C. Graf (Hrsg.)
Lehrbuch Sportmedizin

Besuchen Sie unsere Webseite www.lehrbuch-sportmedizin.de. Beantworten Sie Fragen zu einzelnen Kapiteln oder testen Sie Ihr komplettes sportmedizinisches Wissen in unserem umfangreichen Fragenkatalog und lassen Sie sich Ihre Ergebnisse sofort anzeigen.

C. Graf (Hrsg.)

Lehrbuch Sportmedizin

Basiswissen, präventive, therapeutische und besondere Aspekte

Begründet von Richard Rost

2. vollständig überarbeitete und erweiterte Auflage

Unter Mitarbeit von T. Abel, P. Bärtsch, A. Berg, D. Berger, B. Bjarnason-Wehrens, W. Bloch, K. Brixius, P. Eysel, T. Foitschik, K. Gottwald, M. Halle, U. Hoffmann, B. Koch, T. Klotz, K. Köhler, C. Mauch, J. Michael, P. Platen, E. Quilling, K. Röcker, M. Rudolph, W. Schänzer, D. Schnell, K. Schommer, H-M. Steffen, J. Steinacker, K. Steindorf

Mit 177 Abbildungen in 325 Einzeldarstellungen und 91 Tabellen

Die beiliegende CD-ROM beinhaltet zusätzliche Kapitel zum Thema „Ausführliche anatomische, physiologische und pathophysiologische Hintergründe" sowie Übungsfragen und Antworten zu allen Kapiteln des Buches und der CD-ROM

Deutscher Ärzte-Verlag Köln

Prof. Dr. med. Dr. Sportwiss.
Christine Graf
Deutsche Sporthochschule Köln
Institut für Motorik und
Bewegungstechnik
Abt. Bewegungs- und
Gesundheitsförderung
Am Sportpark Müngersdorf 6
50933 Köln

ISBN 978-3-7691-0607-7

1. Auflage 2001

aerzteverlag.de

Bibliografische Information Der Deutschen Nationalbibliothek
Die Deutsche Nationalbibliothek verzeichnet diese Publikation in der Deutschen Nationalbibliografie; detaillierte bibliografische Daten sind im Internet über http://dnb.d-nb.de abrufbar.
Die Wiedergabe von Gebrauchsnamen, Handelsnamen, Warenbezeichnungen usw. in diesem Werk berechtigt auch ohne besondere Kennzeichnung nicht zu der Annahme, dass solche Namen im Sinne der Warenzeichen- oder Markenschutz-Gesetzgebung als frei zu betrachten wären und daher von jedermann benutzt werden dürften.

Wichtiger Hinweis:
Die Medizin und das Gesundheitswesen unterliegen einem fortwährenden Entwicklungsprozess, sodass alle Angaben immer nur dem Wissensstand zum Zeitpunkt der Drucklegung entsprechen können. Die angegebenen Empfehlungen wurden von Verfassern und Verlag mit größtmöglicher Sorgfalt erarbeitet und geprüft. Trotz sorgfältiger Manuskripterstellung und Korrektur des Satzes können Fehler nicht ausgeschlossen werden.
Der Benutzer ist aufgefordert, zur Auswahl sowie Dosierung von Medikamenten die Beipackzettel und Fachinformationen der Hersteller zur Kontrolle heranzuziehen und im Zweifelsfall einen Spezialisten zu konsultieren.
Der Benutzer selbst bleibt verantwortlich für jede diagnostische und therapeutische Applikation, Medikation und Dosierung.
Verfasser und Verlag übernehmen infolgedessen keine Verantwortung und keine daraus folgende oder sonstige Haftung für Schäden, die auf irgendeine Art aus der Benutzung der in dem Werk enthaltenen Informationen oder Teilen davon entstehen.

Copyright © 2012 by
Deutscher Ärzte-Verlag GmbH
Dieselstraße 2, 50859 Köln

Umschlagkonzeption: Hans Peter Willberg und Ursula Steinhoff
Produktmanagement: Marie-Luise Bertram
Manuskriptbearbeitung: Adrian Loew
Satz: Plaumann, 47807 Krefeld
Druck/Bindung: Warlich-Druck, 53340 Meckenheim

5 4 3 2 1 0 / 603

Autorenverzeichnis

Dr. Sportwiss. Thomas Abel
Deutsche Sporthochschule Köln
Institut für Bewegungs- und
Neurowissenschaft
Am Sportpark Müngersdorf 6
50933 Köln

Prof. Dr. med. Peter Bärtsch
Universitätsklinikum Heidelberg
Medizinische Klinik Innere Medizin
Abt. VII: Sportmedizin
Im Neuenheimer Feld 410
69120 Heidelberg

Prof. Dr. med Aloys Berg
Universitätsklinikum Freiburg
Zentrum für Innere Medizin
Abt. für Rehabilitative und Präventive
Sportmedizin
Hugstetter Str. 55
79183 Freiburg

Dinah Berger
Deutsche Sporthochschule Köln
Institut für Bewegungs- und
Neurowissenschaft
Abteilung für Bewegungs- und
Gesundheitsförderung
Am Sportpark Müngersdorf 6
50933 Köln

Prof. Dr. Sportwiss. Birna Bjarnason-Wehrens
Deutsche Sporthochschule Köln
Institut für Kreislaufforschung und
Sportmedizin
Abteilung für präventive und rehalbilitative
Leistungsmedizin
Am Sportpark Müngersdorf 6
50933 Köln

Prof. Dr. Wilhelm Bloch
Deutsche Sporthochschule Köln
Institut für Kreislaufforschung und
Sportmedizin
Abteilung molekulare und zelluläre
Sportmedizin
Am Sportpark Müngersdorf 6
50933 Köln

Prof. Dr. rer. nat. Klara Brixius
Deutsche Sporthochschule Köln
Institut für Kreislaufforschung und
Sportmedizin
Abteilung molekulare und zelluläre
Sportmedizin
Am Sportpark Müngersdorf 6
50933 Köln

Prof. Dr. med Peer Eysel
Universitätsklinikum Köln
Klinik und Poliklinik für Orthopädie und
Unfallchirurgie
Joseph-Stelzmann-Str. 9
50924 Köln

Dr. med Tina Foitschik
Deutsche Sporthochschule Köln
Institut für Bewegungs- und
Neurowissenschaft
Am Sportpark Müngersdorf 6
50933 Köln

Dipl-Ökotroph. Karin Gottwald
Deutsche Sporthochschule Köln
Institut für Bewegungs- und
Neurowissenschaft
Abteilung für Bewegungs- und
Gesundheitsförderung
Am Sportpark Müngersdorf 6
50933 Köln

Prof. Dr. med Dr. Sportwiss. Christine Graf
Deutsche Sporthochschule Köln
Institut für Bewegungs- und
Neurowissenschaft
Abteilung für Bewegungs- und
Gesundheitsförderung
Am Sportpark Müngersdorf 6
50933 Köln

Prof. Dr. med. Martin Halle
Klinikum rechts der Isar
der Technischen Universität München
Präventive und Rehabilitative Sportmedizin
Connollystr. 32
80809 München

Dr. Sportwiss. Uwe Hoffmann
Deutsche Sporthochschule Köln
Institut für Physiologie und Anatomie
Am Sportpark Müngersdorf 6
50933 Köln

Prof. Dr. med. Theodor Klotz, MPH
Klinik für Urologie, Andrologie und
Kinderurologie
Klinikum Weiden
Söllnerstr. 16
92637 Weiden

Dr. Sportwiss. Benjamin Koch
Universitätsklinikum Ulm
Sektion Sport- und Rehabilitationsmedizin
Steinhövelstr. 9
89075 Ulm

Karsten Köhler
Deutsche Sporthochschule Köln
Institut für Biochemie
Am Sportpark Müngersdorf 6
50933 Köln

Prof. Dr. med. Dr. rer. nat. Cornelia Mauch
Klinik und Poliklinik für Dermatologie und
Venerologie
Kerpener Str. 62
50937 Köln

PD Dr. med. Joern William-Patrick Michael
Klinik und Poliklinik für Orthopädie und
Unfallchirurgie
Universitätsklinikum Köln
Joseph-Stelzmann-Str. 9
50924 Köln

Prof. Dr. med. Petra Platen
Ruhr-Universität Bochum
Fakultät für Sportwissenschaft
Universitätsstr. 150
44780 Bochum

Dr. phil. Eike Quilling
Wiener Platz 2a
51065 Köln

Prof. Dr. Kai Röcker
Medizinische Uniklinik Freiburg
Abteilung Rehabilitative und Präventive
Sportmedizin
Hugstetter Str. 55
79106 Freiburg

Dr. med. Margit Rudolf
Orthopädische Universitätsklinik (KORT)
Leipziger Str. 44
39120 Magdeburg

Prof. Dr. Sportwiss. Wilhelm Schänzer
Deutsche Sporthochschule Köln
Institut für Biochemie
Am Sportpark Müngersdorf 6
50933 Köln

Dr. med. Dieter Schnell
Otto-Willach-Str. 2
53809 Ruppichteroth

Dr. med. Kai Schommer
Universitätsklinikum Heidelberg
Medizinische Klinik Innere Medizin
Abt. VII: Sportmedizin
Im Neuenheimer Feld 410
69120 Heidelberg

Prof. Dr. med. Hans-Michael Steffen
Universitätsklinikum Köln
Klinik für Gastroenterologie und
Hepatologie
Kerpener Str. 62
50937 Köln

Prof. Dr. med. Jürgen Steinacker
Universitätsklinikum Ulm
Sektion Sport- und Rehabilitationsmedizin
Steinhövelstr. 9
89075 Ulm

PD Dr. rer.nat. Karen Steindorf
Deutsches Krebsforschungszentrum
Umweltepidemiologie C030
Im Neuenheimer Feld 280
69120 Heidelberg

Vorwort zur 2. Auflage

Körperliche Aktivität in Alltag und Freizeit hat heute noch mehr an Bedeutung gewonnen. Nicht zuletzt liegt dies an den heutigen Lebensbedingungen, die zu einer deutlichen Zunahme sogenannter Zivilisations- oder Bewegungsmangelerkrankungen, z.B. Übergewicht und Adipositas, Bluthochdruck, Diabetes mellitus etc. bis hin zum Vollbild des metabolischen Syndroms sowie der Arteriosklerose führen. Aber auch die Anforderungen im Freizeit- und Leistungssport, das Zusammenspiel mit der Ernährung, Medikamenten-Interaktionen, Motivation sind Themengebiete, die auch in der Sportmedizin/Sportwissenschaft zunehmend differenziert betrachtet werden. Seit dem Erscheinen der ersten Auflage dieses Lehrbuchs ist ein Vielfaches an neuem Wissen hinzugekommen. Daher wurden neben namhaften Autoren der Deutschen Sporthochschule Köln sowie Wissenschaftler und Fachleute anderer Disziplinen integriert, um der breiten Palette dieses besonderen Querschnittsfachs gerecht zu werden. Ich möchte mich daher in diesem Vorwort nochmals explizit bei allen Autorinnen und Autoren bedanken, die an dieser zweiten Auflage mitgewirkt haben.

Ziel ist es, neben Hintergrundwissen auch einfache Handlungsempfehlungen für einen Transfer in den jeweiligen sportärztlichen, sportwissenschaftlichen und bewegungstherapeutischen Alltag zu geben.

Nach wie vor haben wir damit auf den Gedanken von Professor Richard Rost aufgesetzt und dies in seinem Sinn weiterverfolgt. Zahlreiche Anregungen haben dazu beigetragen, dies entsprechend seinem Bestreben weiterzuverfolgen. Ich darf mich daher nicht nur bei Personen bedanken, die bereits in der ersten Auflage aufgeführt wurden, sondern möchte im Besonderen Dr. Nina Ferrari, Nico Wessely, Kristin Manz und Dr. Anna-Maria Platschek für ihre kritische Durchsicht in der Fertigstellung sowie Professor Dr. Heiko Strüder, Dinah Berger und Antonia Graf für ihre Unterstützung während der Entstehung hervorheben. Darüber hinaus möchten wir insbesondere Marie-Luise Bertram und Ute Blechschmidt vom Deutschen Ärzte-Verlag für ihre kompetente und freundschaftliche Unterstützung, aber besonders ihre Geduld danken.

Abschließend möchte ich noch, wie bereits Richard Rost, den Leserinnen und Lesern dieser zweiten Auflage wieder einen großen Gewinn an Wissen und praktischen Empfehlungen für ihre alltägliche Arbeit wünschen.

Für die Autoren
Herbst 2011
Prof. Dr. med. Dr. Sportwiss. Christine Graf

Geleitwort

Das Studium der Sportwissenschaft ist ohne biologisch-medizinische Grundkenntnisse nicht denkbar. Sport fordert den ganzen Körper, ob im Leistungs-, Breiten- oder Freizeitsport, ob für Gesunde oder Kranke, ob für Prävention oder Rehabilitation, ob für junge oder alte Menschen. Aus diesem Grund ist auch in anderen Studiengängen, z.B. der Humanmedizin, das Verständnis für die Effekte von akuter und chronischer Belastung von großer Bedeutung, denn körperliche Aktivität stellt heutzutage mehr denn je das Lebensstil-Medikament schlechthin dar.

Gesundheit, Fitness und Körperbewusstsein sind diejenigen Schlagworte, mit denen die Motivation der breiten Bevölkerung zum Sporttreiben umschrieben werden können, diese Schlagworte gelten heute gleichzeitig als die wesentlichen Merkmale eines aktiven Lebensstils und einer hoher Lebensqualität. Alle damit zusammenhängenden Aspekte einschließlich ihrer Synergieeffekte in einem einzigen umfassenden Lehrbuch darzustellen, ist eine besondere Herausforderung. Dem Begründer dieses Lehrbuchs, Richard Rost, ist dafür zu danken, dass er sich dieser Herausforderung gestellt und zunächst die an der Deutschen Sporthochschule Köln tätigen Fachkollegen motiviert hat, mit ihm gemeinsam das hier vorliegende sportmedizinische Grundlagenbuch zu erarbeiten. In dieser zweiten Auflage hat Christine Graf diese Aufgabe übernommen und weitere Koryphäen der Sportmedizin/Sportwissenschaft anderer Universitäten gewinnen können.

Leider konnte Richard Rost die Vollendung der ersten Auflage seines Lehrbuches nicht mehr miterleben. Diese wurde von seinen Mitarbeiterinnen und Mitarbeitern sowie seinen Kollegen fertiggestellt. Umso erfreulicher ist es, dass dieses Buch nicht nur eine große Resonanz erfährt, sondern nun auch in seiner zweiten, komplett überarbeiteten Fassung vorliegt. Auch dieses Buch ist ein besonderes geworden, dessen Inhalte allen Sportstudierenden, aber auch anderen interessierten Leserinnen und Lesern ein breites Spektrum an Themen sowie Diskussionsstoff bieten.

Köln, im Herbst 2011
Professor mult. Dr. Walter Tokarski
Rektor der Deutschen Sporthochschule Köln

Inhaltsverzeichnis

II Sportverletzungen und Sportschäden

6 Ausgewählte physiologische Aspekte 199

W. Bloch, K. Brixius

IV   Erkrankungen der Sinnesorgane und der Haut

VII　Besondere Aspekte des Sports

Inhaltsverzeichnis der CD-ROM

II   Übungsfragen und -antworten

Übungsfragen Buch

Übungsfragen CD-ROM

Übungsantworten Buch

Übungsantworten CD-ROM

Definitionen

Weiterführende Texte und Fragen zu den Kapiteln finden Sie auf der CD-ROM im Buch, das Symbol ⊘ verweist auf den Datenträger.

Maßeinheiten

Die Maßeinheiten sind international und standardisiert (SI-Einheiten, SY-Systeme International d'Unités). Daneben haben sich in der Sportmedizin einige ältere, oft empirisch definierte Einheiten gehalten. Es werden Basiseinheiten, die definiert sind, sowie aus den Basiseinheiten abgeleitete Einheiten verwendet. Neben den physikalischen Einheiten bzw. Definitionen werden in der Sportmedizin aus Praktikabilitätsgründen teilweise auch biologische Definitionen verwendet.

Basiseinheiten

Länge:	m (Meter)
Masse:	kg (Kilogramm)
Zeit:	s (Sekunde)
Stoffmenge:	mol (Mol)
Stromstärke:	A (Ampere)
Temperatur:	K (Kelvin)
Lichtstärke:	cd (Candela)

Abgeleitete Einheiten

Geschwindigkeit:	zurückgelegter Weg pro Zeit $m \times s^{-1}$
Beschleunigung:	Änderung der Geschwindigkeit pro Zeit $m \times s^{-1}/s = m \times s^{-2}$
Kraft:	Physikalische Definition: Die Eigenschaft, die einer Masse Beschleunigung verleiht. Einheit N = Newton $1 N = kg \times m\ s^{-2}$ 1 Newton ist die Kraft, die der Masse 1 kg die Beschleunigung $1\ m \times s^{-2}$ verleiht.
Sonderfall:	Gewicht (Gewichtskraft): Die Kraft, die im Erdfeld auf eine Masse einwirkt. Da die Erdbeschleunigung $9{,}81\ m\ s^{-2}$ beträgt, ist $G = 9{,}81\ N$
Druck:	Kraft pro Fläche, Einheit Pascal (Pa) 1 Pascal ist der Druck, der von der Kraft 1 Newton auf die Fläche 1 Quadratmeter ausgeübt wird: $Pa = N \times m^{-2}$ In der Sportmedizin wird meist die ältere Einheit mmHg benutzt, der Druck, der entsteht, wenn eine 1 mm hohe Quecksilbersäule auf eine Fläche einwirkt: 1 mmHg = 1 Torr = 133,3 Pa = 0,13 × kPa Weitere, speziell für die Tauch- oder Höhenmedizin wichtige Einheiten sind: – 1 techn. Atmosphäre (at) = 98,0 kPa – 1 physikal. Atmosphäre (atm) = 101,3 kPa – 1 bar = 100 kPa

Arbeit/Energie: Beide Begriffe haben die gleiche Dimension, da Energie die Fähigkeit ist, Arbeit zu leisten.

Arbeit = Kraft × Weg

Einheit: Joule (J) = N × m

Kilojoule (kJ) = 1 000 J

1 Joule ist somit die Arbeit, die geleistet wird, wenn die Kraft 1 N über einen Meter wirkt.

Da auch Wärme eine Energieform darstellt, wird auch sie in m × Joule ausgedrückt. Weitgehend gehalten hat sich bei der Wärmelehre ebenso wie in der Angabe des Energiegehalts von Nahrungsmitteln der Begriff der Kalorie:

1 Kalorie (cal) ist die Energie, die benötigt wird, um 1 ml Wasser um 1 °C zu erwärmen.

1 Kilokalorie (kcal) wird benötigt, um 1 l Wasser um 1 °C zu erwärmen.

Umrechnungsfaktor:

1 cal = 4,185 ≈ 4,2 J

1 kcal = 4,185 ≈ 4,2 kJ

Leistung: Definition: pro Zeit geleistete Arbeit

Leistung = Arbeit/Zeit = Kraft × Weg/Zeit

Dimension = 1 Watt = 1 J s^{-1} = 1 N × m × s^{-1}

Ältere Einheiten: 1 mkg × s^{-1}, die Leistung, die erbracht wird, wenn die Masse 1 kg pro Sekunde 1 Meter angehoben wird.

Da die Masse 1 kg im Erdfeld nach älterer Definition das Gewicht 1 kp aufweist, ältere aber auch 1 mkp^{-1}.

Umrechnungsfaktor: Da im Erdfeld auf die Masse 1 kg die Kraft 9,81 N einwirkt, ist 1 mkp × s^{-1} = 1 m × 9,81 N × s^{-1} = 9,81 Watt

PS (Pferdestärke): 75 mkp × s^{-1}

1 PS = 75 mkp × s^{-1} = 75 m × 9,81 N × s^{-1} = 735 W = 0,73 kW

Temperatur: Kelvin (K) entspricht der üblichen Celsius-Skala, wobei 0 K dem absoluten Nullpunkt entspricht.

0 °C entspricht 273 K.

Met: metabolic equivalent; entspricht dem Multiplikationsfaktor, um den bei gegebener Belastung der Sauerstoffbedarf in Ruhe steigt.

$\dot{V}$ Strömungsvolumen; dabei gibt der Punkt in V an, dass es sich um eine Volumenangabe pro Zeit handelt.

Abkürzungsverzeichnis

2,3-DPG	2,3-Diphosphoglyzerat
5-HT	5-Hydroxytryptamin
A.	Arteria
AÄ	Atemäquivalent
ACE	Angiotensin-Converting-Enzyme (Angiotensin-Konversionsenzym)
ACTH	Adrenokortikotropes Hormon
ADH	Antidiuretisches Hormon
ADK	Anti-Doping-Kommission
ADP	Adenosindiphosphat
AF	Atemfrequenz
AGS	Adrenogenitales Syndrom
AHG	Ambulante Herzgruppe
AIDS	Acquired Immunodeficiency Syndrome
AMP	Adenosinmonophosphat
AMS	Acute Mountain Sickness (akute Höhenkrankheit)
AMV	Atemminutenvolumen
ANP	Atriales natriuretisches Peptid
ASbH	Arbeitsgemeinschaft für Spina bifida und Hydrozephalus
ASS	Azetylsalizylsäure
AT-1	Angiotensin-1-Rezeptor
atm	Atmosphäre (physikalisch)
ATP	Adenosintriphosphat
AVDO$_2$	Arteriovenöse Sauerstoffdifferenz
AVK	Arterielle Verschlusskrankheit
AV-Knoten	Atrioventrikularknoten
AZV	Atemzugvolumen
BE	Broteinheiten
BMI	Body Mass Index (kg/m^2)
BST	Bewegungs- und Sporttherapie
BTPS	Body Temperature Pressure Saturated
BV	Blutvolumen
CF	Zystische Fibrose
CK	Kreatinkinase
COLD	Chronic Obstructive Lung Disease (Chronisch obstruktive Lungenerkrankung)
CRH	Corticotropin Releasing Hormone
CSE	Cholesterin-Synthese- Enzym
d	Tag
DBS	Deutscher Behinderten-Sportverband

DCI	Decompression Illness (Dekompressionskrankheit)
DCS	Decompression Sickness (Dekompressionskrankheit)
DHEA	Dehydroepiandosteron
DK	Durchlässigkeitskonstante
DNCG	Dinatriumcromoglyzinsäure
DNS	Desoxyribonukleinsäure
DRS	Deutscher Rollstuhl-Sportverband
DTG	Drucklufttauchgerät
E2	Östradiol
EDRF	Endothelium Derived Relaxing Factor (Gefäßerweiternder Faktor)
EDV	Enddiastolisches Volumen
EKG	Elektrokardiogramm
ELS	Erregungsbildungs- und -leitungssystem
EPO	Erythropoietin
ES	Extrasystolen
ESV	Endsystolisches Volumen
EUFS	Einfach ungesättigte Fettsäuren
evtl.	eventuell
FBL	Funktionelle Bewegungslehre
FEV_1	Sekundenkapazität (forciertes exspiratorisches Volumen)
FFS	Freie Fettsäuren
FSH	Follikel stimulierendes Hormon
FSME	Frühsommermeningoenzephalitis
FVF	Flimmerverschmelzungsfrequenz
g	Gramm
GFR	Glomeruläre Filtrationsrate
γ-GT	γ-Glutamyl-Transferase
GHRH	Growth Hormone Releasing Hormone
GnRH	Gonadotropin Releasing Hormone
GTÜM	Deutsche Gesellschaft für Tauch- und Überdruckmedizin
h	Stunde
HACE	High Altitude Cerebral Edema (höheninduziertes Hirnödem)
HAPE	High Altitude Pulmonary Edema (höheninduziertes Lungenödem)
Hb	Hämoglobin
HbO_2	Oxigeniertes Hämoglobin
HCG	Humanes Chorion-Gonadotropin
HCM	Hypertrophe Kardiomyopathie
HDL	High-Density-Lipoprotein
HFR	Herzfrequenzreserve
HGH	Human Growth Hormone (Wachstumshormon)
HI	Herzinsuffizienz
HIV	Human Immunodeficiency Virus
HKE	Herz-Kreislauf-Erkrankungen
HKS	Herz-Kreislauf-System
Hkt	Hämatokrit
HMV	Herzminutenvolumen

HRST	Herzrhythmusstörungen
HWS	Halswirbelsäule
Hz	Hertz
HZV	Herzzeitvolumen
i.d.R.	in der Regel
Ig	Immunglobulin
IGF	Insulin-like Growth Factor
IMP	Inosinmonophosphat
INR	International Normalized Ratio
IOC	Internationales Olympisches Komitee
J	Joule
kcal	Kilokalorien
K_{EO2}	Exspiratorische O_2-Konzentration
kg	Kilogramm
KHK	Koronare Herzkrankheit
kHz	Kilohertz
K_{IO2}	Inspiratorische O_2-Konzentration
KKT	Körperkerntemperatur
kp	Kilopond
kPa	Kilopascal
kpm	Kilopondmeter
Kr	Kreatin
KrP	Kreatinphosphat
l	Liter
LDH	Laktatdehydrogenase
LDL	Low-Density-Lipoprotein
LH	Luteinisierendes Hormon
Lig.	Ligamentum
m	Meter
M.	Musculus
MAK	Maximale Arbeitsplatzkonzentration
MALT	Mucosa Associated Lymphoid Tissue
MET	Metabolic Equivalents
MFP-Faktor	„meat-fish-poultry" (Fleisch-Fisch-Geflügel-)Faktor
mg	Milligramm
µg	Mikrogramm
µl	Mikroliter
min	Minute
ml	Milliliter
mmHG	Millimeter Quecksilbersäule
mmol	Millimol
MS	Multiple Sklerose
MUFS	Mehrfach ungesättigte Fettsäuren
N	Newton
N.	Nervus
NÄ	Niacin-Äquivalent

NK-Zellen	Natürliche Killerzellen
Nm	Newtonmeter
NO	Stickstoffmonoxid
NNR	Nebennierenrinde
Pa	Pascal
PAVK	Periphere arterielle Verschlusskrankheit
pCO_2	Kohlendioxid-Partialdruck
P_D	Diastolischer Druck
Pi	Freies Phosphat
P_m	Arterieller Mitteldruck
PMS	Prämenstruelles Syndrom
PNF	Propriozeptive neuromuskuläre Faszilitation
PNS	Peripheres Nervensystem
PRIND	Prolonged Ischemic Neurological Deficit
Proc.	Processus
PS	Progressive Stroke
P_S	Systolischer Druck
PSE	Periodensystem der Elemente
PTCA	Perkutane transluminale koronare Angioplasie
PW	Peripherer Widerstand
PWC	Physical Working Capacity
R.	Ramus
RAAS	Renin-Angiotensin-Aldosteron-System
RE	Retinol-Einheit
RIVA	Ramus interventricularis anterior (Herzkranzarterie)
RNS	Ribonukleinsäure
RPE	Received Perception of Exertion
RQ	Respiratorischer Quotient
RR	Riva-Rocci (Blutdruckmessverfahren nach RR)
rT_3	reversed T_3
s	Sekunde
s.a.	siehe auch
s.o.	siehe oben
s.u.	siehe unten
SCR	Semiclosed Rebreather (Atemgerät für Taucher)
SGOT	Serum-Glutamat-Oxalat-Transaminase
SGPT	Serum-Glutamat-Pyruvat-Transaminase
SOD	Superoxid-Dismutase
sog.	sogenannt
STH	Somatotropes Hormon (Wachstumshormon), s.a. HGH
STPD	Standard Temperature Pressure Dry
SV	Schlagvolumen
T_3	Trijodthyronin
T_4	Thyroxin
TE	Tokopherol-Einheit
TENS	Transkutane elektrische Nervenstimulation

THF	Trainingsherzfrequenz
TIA	Transitorische ischämische Attacke
TRH	Thyreotropin Releasing Hormon (Thyreoliberin)
TSF	Thrombopoietin
TSH	Thyreoidea stimulierendes Hormon (Thyreotropin)
UV	Ultraviolett
V.	Vena
v.a.	vor allem
V_A	Alveolärer Anteil des AZV
VALT	Vascular Associated Lymphoid Tissue
V_E	V_T exspiratorisch
V_I	V_T inspiratorisch
VK	Vitalkapazität
VKAS	Verzweigtkettige Aminosäure
VLDL	Very-Low-Density-Lipoprotein
$\dot{V}O_2$	Sauerstoffaufnahme
VO_2max	Maximale Sauerstoffaufnahme
V_T	AZV
W	Watt
WHO	World Health Organization (Weltgesundheitsorganisation)
WPW	Wolf-Parkinson-White-Syndrom
z.T.	zum Teil
ZNS	Zentrales Nervensystem

I Grundlagen

1 Sportmotorische Hauptbeanspruchungsformen

C. Graf, R. Rost

1.1 Hintergrund

Körperliche Aktivität und sportliche Leistungen werden nicht nur von energetischen Voraussetzungen, sondern auch von psychologischen und zentralnervösen Faktoren sowie den passiven Komponenten des Bewegungsapparats bestimmt. Mit dem Begriff Motorik wird die Gesamtheit aller Bewegungsmöglichkeiten des Menschen beschrieben. Sie wird von Konstitution, Geschlecht, Typus und Alter geprägt. Um diese grundverschiedenen Faktoren in der Sportpraxis besser bewerten zu können, hat sich in der Sportmedizin/Sportwissenschaft die Einteilung in 5 motorische Hauptbeanspruchungsformen bewährt:

⊿ Ausdauer
⊿ Kraft
⊿ Flexibilität
⊿ Koordination
⊿ Schnelligkeit

Im Folgenden sollen diese nun insbesondere hinsichtlich ihrer sportlichen und gesundheitlichen Bedeutung kurz beschrieben werden.

> **Merksätze**
> ⊿ Als die 5 motorischen Hauptbeanspruchungsformen werden Ausdauer, Kraft, Schnelligkeit, Flexibilität und Koordination bezeichnet.
> ⊿ Die einzelnen Beanspruchungsformen haben in den verschiedenen Bereichen des Sports, wie Leistungs-, Freizeit-, Breiten- und Gesundheitssport sowie Bewegungstherapie, eine unterschiedliche Gewichtung.

1.2 Ausdauer

Nach Hollmann und Strüder (2009) ist die Ausdauer durch die Fähigkeit charakterisiert, eine gegebene Leistung möglichst lange durchzuhalten. Dem Größenumfang der arbeitenden Muskulatur zufolge unterscheidet man die lokale Muskelausdauer von der allgemeinen Ausdauer. Die Erstere beansprucht eine Muskelmasse von weniger als $1/7$–$1/6$ der gesamten Skelettmuskulatur. Je nach Art der Energiebereitstellung kann man die lokale aerobe von der lokalen anaeroben Ausdauer unterscheiden. Die lokale aerobe Ausdauer wird i.d.R. v.a. durch eine submaximale dynamische Arbeit beansprucht. Prozentual handelt es sich um die am stärksten trainierbare motorische Beanspruchungsform. Auch bei statischer Arbeit bis zu 15% der Maximalkraft wird die Energie überwiegend aerob bereitgestellt. Bei dieser Belastungsintensität werden die Gefäße und damit wird die Durchblutung noch nicht durch die Arbeitsmuskulatur komprimiert.

Bei Beanspruchung der lokalen anaeroben Muskelausdauer wird die nötige Energie überwiegend anaerob gewonnen. Diese Ausdauerform ist daher von der entsprechenden Menge an glykolytischen Enzymen und energiereichen Phosphaten abhängig. Sie wird v.a. bei statischer Belastung über 15% der Maximalkraft beansprucht.

Auch die allgemeine Ausdauer wird in Abhängigkeit von der eingesetzten Arbeitsmuskulatur definiert und umfasst mehr als $1/7$–$1/6$ der gesamten Skelettmuskulatur. Nach Art der Energiebereitstellung unterscheidet man ebenfalls die allgemeine aerobe und anaerobe Ausdauer. Weiterhin differenziert man die Kurzzeitausdauer (3–10 min), die z.B. beim 3000-m-Lauf bedeutsam ist, von der Mittelzeitausdauer (10–30 min) und der Langzeitausdauer (> 30 min). Die Mittelzeitausdauer wird z.B. beim 1500-m-Freistilschwimmen und die Langzeitausdauer z.B. beim 50-km-Skilanglauf gefordert. Die allgemeine anaerobe Ausdauer wird synonym auch als Schnelligkeitsausdauer bezeichnet. Diese Form der Belastung liegt vor, wenn große Muskelgruppen hauptsächlich anaerob über 20 s bis etwa 2 min beansprucht werden. Unterhalb einer Belastungsdauer von 20 s spricht man von Schnelligkeit [Hollmann und Strüder 2009]. Sie spielt z.B. bei den leichtathletischen Sprintdisziplinen eine entscheidende Rolle. Die Kraftausdauer ist eine Komponente der Kraft und besagt, dass bestimmte Kraftleistungen über einen längeren Zeitraum durchgehalten werden können.

Im engeren Sinne sind mit Ausdauersportarten solche gemeint, die hauptsächlich dynamische Bewegungsmuster und aerobe Energiebereitstellung fordern (allgemeine aerobe Ausdauer). Ausgedrückt wird die aerobe Ausdauerleistungsfähigkeit i.A. durch die maximale Sauerstoffaufnahme

Tab. 1.1: Die wichtigsten Effekte eines Ausdauertrainings auf den Organismus

- Vermehrte Kapillarisierung
- Zunahme der Mitochondrien
- Verbesserung des aeroben Energiestoffwechsels
- Ökonomisierung der Herzarbeit (u.a. weniger Sauerstoffbedarf durch Abnahme der Herzfrequenz)
- Blutdrucksenkung
- Verminderte Katecholaminfreisetzung
- Verbesserung der pulmonalen Größen (AMV, $\dot{V}O_2$max, Vitalkapazität etc.)
- Günstige Beeinflussung des Fettstoffwechsels
- Gesteigerte Insulinempfindlichkeit

($\dot{V}O_2$max). Sie ist eine alters- und geschlechtsabhängige Größe und wird durch die Sauerstoffaufnahme- und die Transportkapazität im Herz-Kreislauf-System sowie durch die Verbrennungssysteme in der arbeitenden Muskulatur bestimmt.

Ein Ausdauertraining ruft eine Vielzahl von Effekten auf den Organismus hervor. Die wichtigsten sind in Tabelle 1.1 aufgeführt. Insbesondere die vielfältigen positiven Effekte auf das Herz-Kreislauf-System erklären die immense Wichtigkeit eines Trainings der allgemeinen aeroben Ausdauer aus gesundheitlicher, speziell kardiovaskulärer Sicht.

Als klassische Ausdauersportarten bezeichnet man v.a. Laufen, Skilanglauf, Schwimmen, Radfahren etc. Bei diesen Sportarten werden große Muskelgruppen beansprucht, sodass eine hohe Trainingseffektivität bez. der allgemeinen aeroben Kapazität erreicht werden kann.

Merksätze

◢ Ausdauer wird als Ermüdungswiderstandsfähigkeit beschrieben.
◢ Man unterscheidet die lokale von der allgemeinen Ausdauer.

1.3 Kraft

Rein physikalisch betrachtet, stellt die Kraft das Produkt aus Masse und Beschleunigung dar. Physiologisch definiert man als Grundkraft die Kraft, die gebraucht wird, um willkürlich mit einem Nerv-Muskel-System einen Widerstand zu überwinden oder ihn zu halten. Sie ist abhängig von Querschnitt, Anzahl und Struktur der einzelnen Muskelfasern bzw. des Gesamtmuskels. Aus sportlicher Sicht ist jedoch nicht nur die absolute Kraft bedeutsam, sondern auch die Geschwindigkeit, mit der sie aufgebracht werden kann, also die Leistung. Die Leistung ist das Produkt aus Kraft und Geschwindigkeit, im Fall der Muskelkontraktion die Kontraktionsgeschwindigkeit. Von einer exzentrischen Kontraktion spricht man, wenn die Kontraktionsgeschwindigkeit negativ ist. Der Muskel ist also nicht verkürzt, sondern aufgrund der Krafteinwirkung gegen einen Widerstand verlängert. Bei isometrischen Kontraktionen ist die Geschwindigkeit null. Die Muskellänge bleibt unverändert. Bei der konzentrischen Kontraktion ist die Geschwindigkeit positiv, d.h., der Muskel verkürzt sich. Von der Maximalkraft unterscheidet man die Schnellkraft und die Kraftausdauer. Die Schnellkraft beschreibt die Fähigkeit eines Nerv-Muskel-Systems, Widerstände mit hoher Kontraktionsgeschwindigkeit zu überwinden. Sie hängt von den Faktoren Grundkraft und Koordination ab und kann somit als Quotient aus Maximalkraft und der Zeit bis zu deren Erreichen beschrieben werden. Die Kraftausdauer bezeichnet die Fähigkeit des Organismus, eine Kraftbelastung über einen längeren Zeitraum durchzuhalten. Ein Beispiel ist die gebückte Haltung beim Dribbling eines Basketballspielers.

Je nach Kraftwirkung handelt es sich um eine statische (= isometrische) bzw. dynamische (= isotonische) Kraftausübung.

Bei statischer Arbeit entwickelt der Muskel/die Muskelgruppe Kraft gegen relativ große ruhende Massen oder Widerstände. Die Länge des Muskels ändert sich nicht (isometrisch).

Im Gegensatz dazu wird bei dynamischer Kraft im Bewegungsablauf Kraft gegen sich bewegende Massen entwickelt. Die Muskellänge ändert sich, der Tonus bleibt weitestgehend gleich (isotonisch).

Direkte Kraft oder konzentrische Kraft: Der Kraftvektor geht direkt durch den Massenschwerpunkt des Körpers und ist auf diesen Schwerpunkt gerichtet.

Bei der exzentrischen Kraft sind die jeweiligen Drehmomente der Kraft und der Last gegensinnig. Als typisches Beispiel gilt hier die Bremskraft.

Kraftbelastung. Als Kraftbelastung wird der Widerstand oder die Last bezeichnet, die im Rahmen eines Krafttrainings genutzt wird.

Normalkraft. Ist die Kraft, die ein Körper bewirkt, der sich auf einem anderen befindet oder sich auf dessen Oberfläche bewegt. Sie wirkt darauf im rechten Winkel. Umgekehrt bewirkt auch der 2. Körper eine gleich große Kraft auf den Ersten in entgegengesetzter Richtung, der sog. Normalrichtung.

Maximalkraft. Stellt die Kraft dar, die ein Sportler mit seiner gesamten Muskelmasse oder einzelnen Körperteilen ausüben kann, ohne diese in Beziehung zu den Körperdimensionen oder zur Muskelmasse zu setzen. In manchen Sportarten, z.B. beim Springen oder Sprinten, ist die gesamte Muskelmasse an der Ausübung beteiligt (s. auch Relativkraft). Die Maximalkraft ist von dem Querschnitt und der Anzahl der eingesetzten Muskelfasern, von der individuellen Struktur des Muskels, der inter- und intramuskulären Koordination, der Ausgangslänge, der Motivation und der Stellung zu den Gelenken abhängig. Die Maximalkraft und zusätzlich genutzte Reserven, die in Extremsituationen freigesetzt werden können, werden als Absolutkraft bezeichnet.

Relativkraft. Bedeutet einen raschen Wechsel zwischen exzentrischer und konzentrischer Kraft.

Die relative Kraft wiederum ist das Verhältnis zwischen Maximalkraft und dem jeweiligen Körpergewicht.

Schnellkraft. Wird als die elastische Kraft bezeichnet. Dabei handelt es sich um die Fähigkeit eines Muskels, schnell bzw. in einer vorgegebenen Zeit Kraft bereitzustellen und einen Widerstand rasch zu überwinden. Grundlage ist eine komplexe Koordination von Geschwindigkeit und Kraft. Die Schnellkraft spielt v.a. in Schnelligkeits- und

Schnellkraftsportarten, bei allen Sprungwettbewerben und im Sprint eine wesentliche Rolle. Sie ist abhängig von dem Muskelquerschnitt, der Muskelfaserzusammensetzung, der max. Zahl von Aktionspotenzialen pro Zeit, von Vordehnung, Gelenkwinkelverhältnissen und Belastungsdauer.

Explosivkraft. Stellt die größte Kraftentwicklung pro Zeiteinheit dar.

Kraftausdauer oder Muskelausdauer ist die Fähigkeit eines Muskels oder einer Muskelgruppe, rhythmische, isotonische oder isometrische Kontraktionen gegen einen Widerstand möglichst lange durchzuhalten.

Der Komplexität des Kraftbegriffs im Sport entsprechend verfolgt ein Krafttraining ebenfalls unterschiedliche Ziele, wie die Verbesserung der Grund- oder Maximalkraft, der Schnellkraft, der Kraftausdauer und der Endkraft eines Muskels. Ein isotonisches Krafttraining beinhaltet Kontraktionen mit wechselnder Muskellänge und soll komplexe Eigenschaften und Funktionen des Muskels verbessern. Das statische, also isometrische Training stellt Kontraktionen gegen relativ große ruhende Widerstände oder Haltearbeit bei gleich bleibender Muskellänge dar. Dazu zählen auch neuromuskuläre Anbahnungs-

Tab. 1.2: Effekte eines Krafttrainings
- Muskelhypertrophie
- Ausgleich muskulärer Dysbalancen
- Steigerung der Kapillarisierung
- Kräftigung des intramuskulären Bindegewebes
- Positive Auswirkungen auf die Gelenkstabilität
- Reduktion des muskulären Fettgehalts
- Zentralnervensystem (Verbesserung der inter-/ intramuskulären Koordination)
- Verletzungsprophylaxe
- Steigerung der Knochendichte und Osteoroseprävention
- Verbesserung der Koordination

und Anspannungsübungen, die z.B. im Bereich der orthopädischen Rehabilitation eingesetzt werden. Dagegen werden beim exzentrischen Krafttraining passive Bewegungen gegen den Widerstand des Muskels erbracht. Beim isokinetischen Training bleibt die ausgewählte Geschwindigkeit während der gesamten Bewegungsausführung, die unter max. Kraftleistung des Muskels erfolgt, gleich.

Aus gesundheitlicher Sicht war das Krafttraining lange umstritten. Dies beruhte im Wesentlichen auf der Sorge, dass es bei hohen Kraftbelastungen zu erheblichen Blutdruckspitzen kommen kann, die durch die häufig eingesetzte Pressatmung noch verstärkt werden (s. auch Abschn. 34.3.2). Zum einen werden aber in einem gesunden Gefäßsystem hohe Blutdruckwerte problemlos toleriert, zum anderen ist natürlich die jeweilige Trainingsform entscheidend. Infolge unangemessener und übertriebener Kraftbelastungen können bei einem vorgeschädigten Herz-Kreislauf-System Schlaganfälle oder Herzrhythmusstörungen (HRST) auftreten. Daher wird insbesondere Risikopatienten und älteren Menschen ein individuell dosiertes, submaximales Krafttraining unter Vermeidung der Pressatmung empfohlen. In der richtigen Durchführung hat ein solches Training eine Vielzahl günstiger gesundheitlicher Effekte, wie z.B. Osteoporoseprävention, besserer Schutz des passiven Bewegungsapparats bei Stürzen, Erleichterung der Alltagsaktivitäten etc. (s. Tab. 1.2). Als Orientierung für die Höhe der Kraftbelastung im Training kann gelten, dass die Übungen in einem Bereich liegen sollen, der 15- bis 20-malige Wiederholungen erlaubt.

Merksätze
◢ Kraft dient der Überwindung von Widerständen oder der Haltarbeit.
◢ Man unterscheidet die konzentrische oder positive Kraft von der exzentrischen Kraft (Bremskraft).

⊿ Isometrisch bedeutet, die Muskellänge bleibt gleich, bei isotonisch ändert sie sich.

⊿ Heutzutage kommt auch dem angemessenen Krafttraining ein hoher gesundheitlicher Nutzen zu.

1.4 Flexibilität

Die Gelenkigkeit oder Beweglichkeit stellt das max. Bewegungsausmaß dar, das ein Gelenk oder eine Gruppe von miteinander kombinierten Gelenken zulässt. Sie hängt von verschiedenen Faktoren des passiven und aktiven Bewegungsapparats ab. Die Flexibilität ist äußerst gelenkabhängig, d.h. eine gute Beweglichkeit in einem Gelenk garantiert nicht unbedingt eine gute Beweglichkeit in allen Gelenken. Bedeutsam aus trainingswissenschaftlicher Sicht ist die Muskelhemmung als Bewegungseinschränkung, da sie durch entsprechende Übungen günstig beeinflusst werden kann. Prinzipiell wird bei jeder Form des körperlichen Trainings auch die Flexibilität geschult. Allerdings sind häufig spezifische Übungen zur Optimierung der Flexibilität erforderlich und sinnvoll. So ist die Gelenkigkeit eine wesentliche Voraussetzung für eine technisch und konditionell gut ausgeführte Bewegung. Man unterscheidet eine statische von einer dynamischen Flexibilität. Erstere beschreibt die Bewegungsweite, die statisch eingenommen werden kann, Letztere die dynamisch erreichbare Bewegungsweite. Übungen zur Verbesserung der Flexibilität sollten in das Auf- und Abwärmprogramm sowie in das eigentliche Trainingsprogramm integriert werden. So kann in vielen Fällen potenziellen Verletzungen vorgebeugt werden. Auch im Alter hat der Erhalt der Flexibilität eine große Bedeutung. Diese hilft nicht nur im Sinne einer Sturz- und somit Verletzungsprophylaxe, sondern auch bei der Bewältigung von All-

tagsaktivitäten, wie z.B. dem Schneiden der Zehennägel oder dem Schnüren von Schuhen etc.

1.5 Koordination

Die Koordination beschreibt das Zusammenwirken des Zentralnervensystems (ZNS) und der Skelettmuskulatur bei geplanten bzw. gezielten Bewegungsabläufen, z.B. beim Ablauf eines Handstands. Mit der intramuskulären Koordination ist das Zusammenspiel innerhalb eines Muskels und mit der intermuskulären Koordination oder Bewegungskoordination das Zusammenspiel zwischen den agonistisch und antagonistisch tätigen Muskeln gemeint. Dementsprechend sind diese Fähigkeiten vom Trainings- bzw. Übungszustand dieser einzelnen Muskeln abhängig. Spezielle Übungen, die die Koordination schulen und steigern, führen nicht nur zur Optimierung des Bewegungsablaufs, sondern auch zu einem reduzierten Sauerstoff- und Energiebedarf. Eine gute Koordination stellt somit eine wesentliche Voraussetzung für praktisch sämtliche Bewegungsabläufe und eine gute Bewegungsökonomie dar.

Merksätze

⊿ Die Koordination ist ein Zusammenspiel aus Nerv und Muskel.

⊿ Die intermuskuläre Koordination beschreibt das Zusammenspiel agonistisch und antagonistisch tätiger Muskeln, die intramuskuläre Koordination hingegen das Zusammenspiel innerhalb eines Muskels.

1.6 Schnelligkeit

Die Schnelligkeit oder auch Geschwindigkeit ist definiert als die Fähigkeit, möglichst schnell auf einen Reiz zu reagieren oder – sportlich gesehen – eine oder mehrere Bewegungen mit größtmöglicher Geschwindigkeit auszuführen. Physikalisch wird die Schnelligkeit als Quotient aus Weg und Zeit beschrieben. Die Bedeutung der Schnelligkeit ist für die verschiedenen Sportarten sehr unterschiedlich. So spielt sie für einen Langstreckenläufer eine weitaus geringere Rolle als für einen Sprinter oder Gewichtheber. Prinzipiell unterscheidet man im Sport zyklische oder azyklische Bewegungen. Bei azyklischen Bewegungen ist die Schnelligkeit weitgehend identisch mit der Schnellkraft. Die zyklischen Bewegungen fassen die Grundschnelligkeit und die Schnelligkeitsausdauer zusammen. Dabei beschreibt die Grundschnelligkeit die max. erreichbare Bewegungsgeschwindigkeit und ist somit abhängig von der Grundkraft, der Koordination und Kontraktionsgeschwindigkeit der Muskulatur sowie der Viskosität der Muskelfasern und dem individuellen Reaktionsvermögen. Die Schnelligkeitsausdauer hingegen bezeichnet die Fähigkeit, trotz einer großen Sauerstoffschuld eine hohe Bewegungsgeschwindigkeit aufrechtzuerhalten. Im Rahmen eines Schnelligkeitstrainings sollen diese Eigenschaften trainiert und geschult werden. Gesundheitlich betrachtet, ergeben sich aus einem Schnelligkeitstraining keine nennenswerten Vorteile.

Merksatz

◢ Aus gesundheitlicher Sicht kommt der Schnelligkeit heutzutage die geringste Bedeutung in den motorischen Hauptbeanspruchungsformen zu.

Literatur

De Marées H (2003) Sportphysiologie, 9. vollst. überarb. Aufl. Sport und Buch Strauß, Köln

Graf C, Höher J (2008) Fachlexikon Sportmedizin, 1. Aufl. Deutscher Ärzte-Verlag, Köln

Hollmann W, Strüder HK (2009) Sportmedizin, 5. Aufl. Schattauer, Stuttgart

I Grundlagen

2 Energiebereitstellung

P. Platen

2.1 Energie

Leben ist ohne Energie nicht möglich. Pflanzen nutzen die Sonnenenergie zur Umwandlung von Kohlendioxid (CO_2) in Sauerstoff (O_2) und zum Aufbau organischer Verbindungen. Die Pflanzen stehen dann wiederum den Tieren und beide den Menschen als Nahrungs- und somit Energiequelle zur Verfügung.

Die aufgenommenen Nahrungsbestandteile werden im Körper in ihre Bestandteile zerlegt, die zum Aufbau körpereigener Verbindungen herangezogen werden (s. auch Kap. 5). Überschüssige Nahrungsbestandteile, die nicht unmittelbar verstoffwechselt werden, können teilweise umgewandelt und im Körper gespeichert werden. Sie werden entweder zum Aufbau körpereigener Substanzen verwendet, wie z.B. die Aminosäuren zum Aufbau von Strukturproteinen, oder die in ihnen enthaltene chemische Energie wird in eine für den Körper nutzbare Energieform umgesetzt, wie z.B. bei der ATP-Resynthese im Rahmen des Muskelstoffwechsels. Bei diesen Prozessen entsteht immer auch Wärme.

> **Merksätze**
> ◢ Leben ist ohne Energie nicht möglich.
> ◢ Bei Stoffwechselprozessen entsteht immer auch Wärme.

2.2 Energiebereitstellung/ ATP-Resynthese

Eine Muskelkontraktion ist die Folge eines komplexen Zusammenspiels zwischen dem zentralen Nervensystem und den in der Peripherie beteiligten Strukturen (s. Abschn. 6.2.1). Für diese Prozesse, speziell für die Muskelkontraktion, ist Energie nötig. Auch der Rücktransport von Ca^{2+}-Ionen in das transversale Tubulussystem ist ein sog. aktiver Prozess und benötigt somit Energie.

Diese Energie wird durch Spaltung des universellen Energiespeichers, des Adenosintriphosphats (ATP), in Adenosindiphosphat (ADP) und freies Phosphat (P_i) gewonnen. Für den Rücktransport von 1 Ca^{2+}-Ion werden 2 ATP benötigt. Ohne verfügbares ATP ist ein Rücktransport und somit eine geregelte Muskelarbeit nicht möglich. Eine dauerhaft erhöhte Ca^{2+}-Ionen-Konzentration innerhalb der Muskelzelle würde zu einer permanenten Freihaltung der Myosinbindungsstellen am Aktin und somit zu einer dauerhaften Stimulation des Greif-Loslass-Zyklus, also zu einem Muskelkrampf führen.

Innerhalb der Muskelzelle ist mit etwa 5 mmol/kg Muskelmasse nur eine sehr begrenzte Menge an „reinem" ATP vorhanden. Damit könnten nur 3–4 max. Muskelkontraktionen entsprechend einer Dauer von weniger als 1 s durchgeführt werden, wenn diese allein aus den vorhandenen ATP-Molekülen bestritten werden müssten. Daher müssen innerhalb der Muskelzelle Mechanismen zur Verfügung stehen, die schnell und effektiv ATP-Moleküle wieder zur Verfügung stellen. Diese Mechanismen der Neubildung von ATP bezeichnet man als Energiebereitstellung oder ATP-Resynthese. Dafür stehen im Wesentlichen 3 verschiedene Wege zur Verfügung (s. Abb. 2.1):

◢ Die anaerob-alaktaziden Wege aus der Zusammenfügung von 2 ADP-Molekülen (Myokinase-Reaktion) bzw. aus der Spaltung von Kreatinphosphat (Lohmann-Reaktion)

◢ Der anaerob-laktazide Weg der Glykolyse aus Glykogen (Speicherform der Glukose innerhalb der Muskulatur und Leber) oder Glukose, die bis zum Pyruvat (Brenztraubensäure) und weiter bis zum (temporären) Endprodukt Laktat (Milchsäure) metabolisiert wird

◢ Die aeroben Wege der vollständigen Verbrennung (Oxidation) von Glykogen bzw. Glukose oder von Fettsäuren zu CO_2 und H_2O

Die Proteine spielen im Energiestoffwechsel eine untergeordnete, jedoch unter bestimmten Bedingungen nicht zu vernachlässigende Rolle. Daher werden sie gesondert dargestellt.

Merksatz

◢ Innerhalb der Muskelzelle bestehen grundsätzlich 3 Möglichkeiten der ATP-Resynthese: die anaerob-alaktaziden, der anaerob-laktazide und die aeroben Resynthesewege.

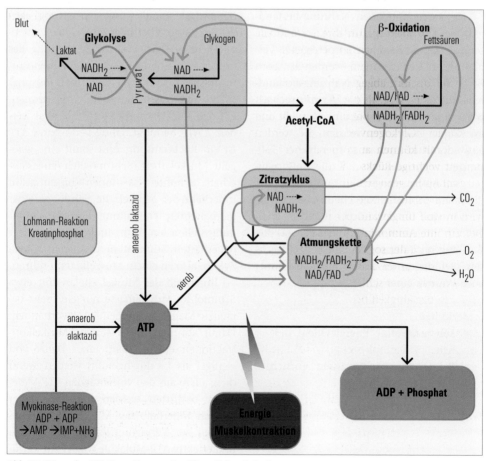

Abb. 2.1: Wege der ATP-Resynthese unter körperlicher Belastung

2.2.1 Anaerob-alaktazide ATP-Resynthese

Myokinase-Reaktion

Aus einem Molekül ADP kann ein Phosphatrest auf ein weiteres ADP unter Bildung von ATP und AMP (Adenosinmonophosphat) nach folgender Reaktion übertragen werden:

Myokinase
$$ADP + ADP \rightarrow ATP + AMP$$

Das Gleichgewicht dieser Reaktion wird nach rechts verschoben, indem das entstandene AMP direkt unter Abspaltung von Ammoniak (NH_3) in IMP (Inosinmonophosphat) umgewandelt wird:

AMP-Desaminase
$$AMP + H_2O \rightarrow IMP + NH_3$$

Die Reaktion spielt quantitativ nur eine untergeordnete Rolle, hat aber dennoch sportmedizinische Relevanz: Das entstandene NH_3 wird ins Blut abgegeben. Dies ist insofern von Bedeutung, als die Myokinase-Reaktion v.a. unter hoher Belastung und im Zustand der Glykogenverarmung aktiviert wird. Somit können aus der NH_3-Messung im Blut wichtige Rückschlüsse auf die Leistungsfähigkeit gezogen werden. Das unter Belastung gebildete NH_3 kann in der Leber zu Harnstoff umgewandelt werden. Längere Zeit erhöhte Ammoniakkonzentrationen im Blut tragen zu der sog. zentralen Ermüdung des Gehirns unter körperlicher Belastung und somit zu einer schleichenden Abnahme der Leistungsfähigkeit bei.

Lohmann-Reaktion

Von einem Kreatinphosphatmolekül kann direkt ein Phosphatrest auf ein ADP unter Entstehung eines ATP-Moleküls übertragen werden, ohne dass weitere Zwischenschritte nötig sind. Die Reaktionsgleichung lautet:

Kreatinkinase
$$ADP + KrP \rightarrow ATP + Kr$$

Diese Reaktion wird durch das Enzym Kreatinkinase (CK) katalysiert und findet im Zytoplasma der Muskelzelle statt. Sie ist mit 2,6 mmol/s/kg schnell, jedoch aufgrund der mit etwa 25 mmol/kg nur geringen verfügbaren Menge an Kreatinphosphat ebenfalls zeitlich sehr begrenzt. Dieser ATP-Resyntheseweg würde nur etwa 6–7 s max. Muskelkontraktionen ermöglichen und somit nicht einmal für einen 100-m-Sprint ausreichen. Das Gleichgewicht der Reaktion ist weit nach rechts verschoben. Das bedeutet, dass bei einer intensiven Belastung (z.B. Sprint) die Konzentration von ATP so lange fast konstant gehalten wird, bis die Kreatinphosphatmenge auf etwa 3 mmol/kg abgenommen hat. Erst dann kommt es auch zu einer deutlichen Abnahme der ATP-Menge der Zelle. Innerhalb von Sekundenbruchteilen ist jetzt eine weitere intensive Muskelarbeit nicht mehr möglich (s. Abb. 2.2).

Merksatz

◢ Die Myokinase- und die Lohmann-Reaktion liefern sehr schnell Energie, aber nur für kurze Zeit.

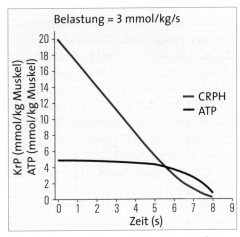

Abb. 2.2: Zeitverhalten von ATP und Kreatinphosphat bei einer Belastung mit einem Energieverbrauch von 3 mmol/kg/s ATP. Anfangskonzentrationen: ATP = 5 mmol/kg Muskel. KrP = 20 mmol/kg Muskel.

2.2.2 Anaerob-laktazide ATP-Resynthese

Die Glykolyse läuft wie die Lohmann-Reaktion im Zytoplasma ab. In einer Reihe von nacheinander geschalteten Reaktionen entstehen aus den Ausgangssubstanzen Glykogen (= in der Muskulatur gespeicherte Glukoseketten) bzw. der Glukose (aus dem Blut bzw. dem Glykogen der Leber), die jeweils 6 Kohlenstoffatome enthalten, 2 Moleküle Pyruvat mit jeweils 3 Kohlenstoffatomen (s. Abb. 2.3). Im Glykogen sind die einzelnen Glukosemoleküle über Phosphatbrücken miteinander vernetzt. Wenn bei Bedarf einzelne Glukosemoleküle wieder abgespalten werden, stehen sie direkt als Glukose-6-Phosphat für die weitere Verstoffwechselung in der Glykolyse zur Verfügung. Die aus dem Blut aufgenommene Glukose muss erst zu Glukose-6-Phosphat metabolisiert werden. Diese Reaktion benötigt zunächst 1 ATP. Bei den Reaktionsschritten der Glykolyse wird an keiner Stelle O_2 benötigt. Sie läuft sowohl unter Bedingungen einer ausreichenden O_2-Versorgung als auch unter den Bedingungen einer O_2-Unterversorgung gleich ab. Die früher oft gebräuchlichen Bezeichnungen aerobe Glykolyse und anaerobe Glykolyse sind daher irreführend.

Das sog. Schlüsselenzym der Glykolyse, das die Geschwindigkeit des Substratdurchflusses regelt, ist die Phosphofruktokinase. Dieses Enzym katalysiert die Phosphatierung von Fruktose-6-Phosphat in Fruktose-1-6-Biphosphat, ebenfalls ein ATP verbrauchender Prozess. Da im weiteren Verlauf der Glykolyse jedoch 4 mol ATP gebildet werden, entstehen in der Gesamtbilanz der Glykolyse aus 1 mol Glukose 2 mol ATP bzw., wenn diese aus dem Glykogen stammt, 3 mol ATP.

Bei einem Schritt der Glykolyse, der Bildung von 1-3-Biphosphoglyzerat aus Glyzerinaldehyd-3-Phosphat, werden H+-Ionen freigesetzt. Sie werden in der Zelle von Wasserstofftransporteuren, NAD+-Molekülen, aufgenommen, die wiederum zu NADH+H+ reduziert werden.

Dem in der Glykolyse gebildeten Pyruvat stehen 2 mögliche Stoffwechselwege zur Verfügung:

◢ Entweder gelangt es in die Mitochondrien, wird dort zum Azetyl-CoA metabolisiert und in den Zitronensäurezyklus eingeschleust (bevorzugter Weg, s.u.) bzw. direkt zum Oxalazetat metabolisiert (Nebenweg, s.u.). Wenn das Pyruvat in den Zitronensäurezyklus gelangt, wird später O_2 benötigt. Dann spricht man von aerober Energiebereitstellung.

◢ Oder es wird im Zytoplasma zu Laktat umgebaut durch die Aufnahme von 2 Wasserstoffen von NADH+H+-Molekülen. Dann spricht man von anaerober-laktazider Energiebereitstellung, da kein O_2 eingesetzt wird.

Grundsätzlich laufen beide Wege nebeneinander ab, sodass stets auch unter Ruhebedingungen Laktat gebildet wird. Der bevorzugte und ökonomischere Weg ist jedoch die Einschleusung in die Mitochondrien und der weitere aerobe Stoffwechsel, weil eine wesentlich größere Menge an ATP bereitgestellt wird.

Bei starker Aktivierung der Glykolyse, also bei großen Mengen an gebildetem Pyruvat, kann das in der Glykolyse entstehende Pyruvat jedoch nicht vollständig in Richtung Zitronensäurezyklus abfließen. Es staut sich an, und größere Mengen Laktat entstehen, da diese beiden Substanzen im Fließgleichgewicht miteinander stehen.

Neben der Atmungskette ist die Bildung von Laktat aus Pyruvat die einzige weitere Möglichkeit, den Wasserstoff von NADH+H+ abzuspalten bzw. NADH+H+ zu oxidieren, freie NAD+-Moleküle für die Aufnahme weiterer H+-Moleküle verfügbar zu machen und somit den Glykolysefluss aufrechtzuerhalten, bei dem freie NAD+-Moleküle benötigt werden. Dies erklärt, warum es biologisch Sinn macht, dass die ansonsten für die Muskelzelle eher ungünstige (Milch-)Säure unter

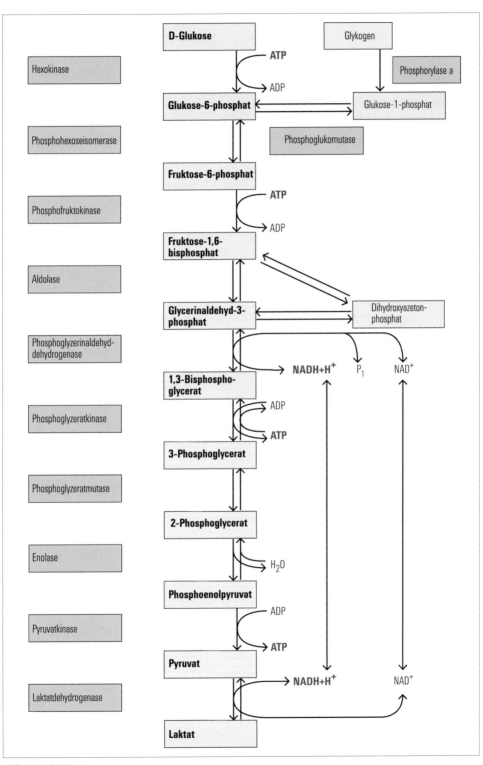

Abb. 2.3: Glykolyse

Belastung entsteht. Auf diese Weise kann nämlich die Glykolyse selbst dann noch laufen, wenn die Atmungskette nicht mehr genügend freies NAD+ bildet und die Glykolyse ohne den Nachschub von NAD+ zum Erliegen käme.

In dieser Stoffwechselsituation wird sie erst dann gebremst, wenn es aufgrund der Laktatanhäufung zur Azidose („Übersäuerung", Anstieg der Wasserstoffionenkonzentration und pH-Wertabnahme) kommt.

Eine starke Azidose würde jedoch zur Zerstörung der Proteine der Zelle und somit praktisch zum Zell- und Gewebeuntergang führen. Daher hat die Natur Schutzmechanismen entwickelt: Eine entstehende Laktatazidose bremst sich sozusagen selbst, indem die vorgeschaltete Glykolyse gehemmt wird, u.a. durch Deaktivierung des Schlüsselenzyms, der Phosphofruktokinase. Dies entspricht dem Gefühl „dicker Beine", wenn bei einem 400-m-Lauf auf den letzten 100 m scheinbar plötzlich „nichts mehr geht". Infolgedessen kommt es zu einem Abbruch der Belastung oder zu einer deutlichen Abnahme der Laufgeschwindigkeit.

Die Kapazität der Glykolyse wird also nicht wie bei der Lohmann-Reaktion durch die Abnahme der Substratmenge, sondern durch die zunehmende Azidose gehemmt. Die Azidosetoleranz ist individuell unterschiedlich und bis zu einem gewissen Grad trainierbar. Je nachdem beträgt die Menge an ATP, die max. anaerob-laktazid gebildet werden kann, 60–75 mmol/kg. Der pH-Wert kann hierbei innerhalb der Muskelzelle, z.B. bei und nach einem 400-m-Lauf, von 7,0 in Ruhe auf 6,3 und im arteriellen Blut von 7,4 auf 6,8 absinken.

Die ATP-Bildungsgeschwindigkeit ist aufgrund einer größeren Zahl von biochemischen Reaktionen zwischen Glukose-6-Phosphat und Pyruvat deutlich langsamer als bei der Lohmann-Reaktion und beträgt etwa 1,4 mmol/s/kg.

Merksätze

◢ Bei der Glykolyse entsteht als temporäres Zwischenprodukt Laktat, das Salz der Milchsäure.

◢ Bei starker Glykolyseaktivierung hemmt die entstehende Azidose die weitere Laktatbildung.

2.2.3 Aerobe Glukose- und Fettsäureoxidation

Glykolyse, Betaoxidation und Zitronensäurezyklus

Das in der Glykolyse entstandene und in die Mitochondrienmatrix transportierte Pyruvat wird durch den Pyruvatdehydrogenase-Komplex dekarboxyliert (CO_2 wird abgespalten) und durch Anhängung einer CoA-Gruppe zum Azetyl-CoA metabolisiert. Azetyl-CoA wird durch Verbindung mit Oxalazetat zu Zitrat, dem Salz der Zitronensäure, und somit in den sog. Zitrat- oder Zitronensäurezyklus eingeschleust. Im weiteren Verlauf folgt eine Reihe von Reaktionen, die schließlich beim Oxalazetat enden (s. Abb. 2.4). Aufgrund der zentralen Rolle des Zitrats heißt dieser Zyklus Zitrat- oder Zitronensäurezyklus oder nach seinem Entdecker auch Krebs-Zyklus. Bei einem Durchlauf entstehen:

◢ 1 CO_2, das ans Blut abgegeben und abgeatmet wird

◢ 3 NADH+H+, die zur Atmungskette transportiert werden

◢ 1 $FADH_2$, das ebenfalls zur Atmungskette transportiert wird

◢ 1 GTP, aus dem durch Phosphataustausch direkt ein ATP gebildet werden kann

In einem Nebenweg kann Pyruvat auch direkt zum Oxalazetat metabolisiert werden (Randle-Zyklus) und somit die Verfügbarkeit von „Trägersubstraten" im Zitronensäurezyklus und demnach seine Durchsatzrate steigern.

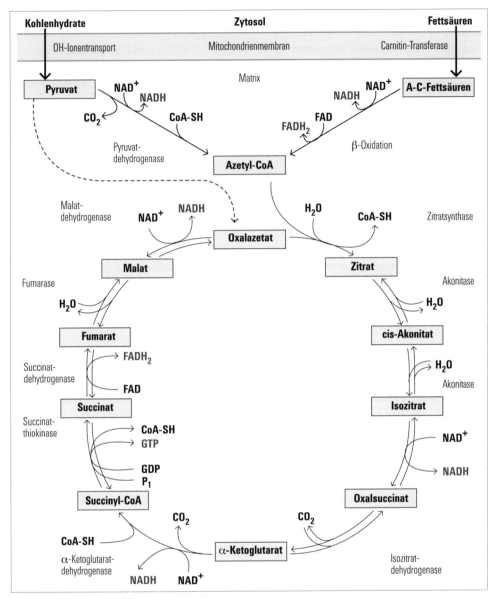

Abb. 2.4: Zitronensäurezyklus

Die Fettsäuren werden in der Muskulatur oder im Fettgewebe mithilfe der hormonabhängigen Lipase aus Triglyzeriden abgespalten. Das hierbei entstandene freie Glyzerolskelett wird ins Blut abgegeben und in der Leber und den Nieren zur Glukoneogenese genutzt. Die freien Fettsäuren werden im Zytosol mit Coenzym A unter Verbrauch von 2 ATP aktiviert und als Azetyl-CoA in die Mitochondrien der Muskelzelle geschleust. Langkettige Fettsäuren können die Mitochondrienmembran jedoch nur mithilfe einer Trägersubstanz, des Carrier Carnitin, passieren.

Das Carnitin ist eine Verbindung aus 2 Aminosäuren und kann im Körper selbst gebildet werden. Es wird v.a. aber mit dem Fleisch in der Nahrung zugeführt (Carne = Fleisch). Diese wichtige Rolle von Carnitin im Fettsäuretransport hat dazu geführt, dass Carnitin als synthetisch hergestellte Substanz unter der Annahme vertrieben wird, durch die zusätzliche Zufuhr eines synthetischen Präparats könne die Konzentration in der Zelle erhöht und somit die Fettsäureverbrennung gesteigert werden. Da Carnitin bei Gesunden jedoch im Körper selbst in ausreichender Menge gebildet werden kann, wurden bisher keine schlüssigen Beweise für fettstoffwechselsteigernde Effekte einer oralen Carnitin-Zufuhr gefunden (s. Abschn. 5.4).

Innerhalb der Mitochondrien werden die Fettsäuren stückchenweise in der Betaoxidation in Azetyl-CoA-Moleküle zerlegt. Die pro gebildetem Azetyl-CoA frei werdenden Wasserstoffatome werden auf jeweils ein FAD und NAD⁺ unter Bildung von einem $FADH_2$ und einem NADH+H⁺ übertragen, die die Wasserstoffatome zur Atmungskette transportieren.

Die Azetyl-CoA-Moleküle aus der Glykolyse und der Betaoxidation konkurrieren miteinander um den Eintritt in den Zitronensäurezyklus. Bei hoher Verfügbarkeit von Azetyl-CoA aus der Betaoxidation wird die Pyruvatdehydrogenase gehemmt. Pyruvat wird jetzt verstärkt im Randle-Zyklus zu Oxalazetat metabolisiert (= anaplerotische Reaktion), wodurch die Kapazität des Zitronensäurezyklus und somit die aerobe Leis-

tungsfähigkeit der Muskelzelle erhöht wird. Oxalazetat hat eine Schlüsselrolle; es kann nicht innerhalb des Zitronensäurezyklus regeneriert werden, wird aber auch zur Biosynthese von Aminosäuren „abgezogen" (= kataplerotische Reaktion). Damit der Zitronensäurezyklus aber laufen kann, muss Oxalazetat vorhanden sein; dies ist durch Pyruvat gegeben. Dieser Basis entstammt der Satz: Die Fette verbrennen im Feuer der Kohlenhydrate. Dies ist insbesondere bei lang dauernden Belastungen und beim Diabetes mellitus (s. Abschn. 16.3 und Abschn. 29.7.5) mit verminderter intrazellulärer Glukoseverfügbarkeit von Bedeutung.

Bei großem Energiebedarf pro Zeit, also bei Belastungen hoher Intensität, reicht die Geschwindigkeit der Bildung von Azetyl-CoA aus der Betaoxidation nicht mehr aus, um den hohen Bedarf zu decken (s. Tab. 2.1). Jetzt werden zunehmend mehr Azetyl-CoA-Moleküle aus der Glykolyse in den Zitronensäurezyklus eingeschleust. Bei sehr hoher Intensität kommt die Einschleusung aus der Betaoxidation fast vollständig zum Erliegen (s. Abb. 2.2). Die genauen Regelmechanismen, die zu einer Hemmung der Fettsäureoxidation bei intensiver Belastung führen, sind nicht bekannt. Folgende Mechanismen spielen hierbei eine Rolle (s. Tab. 2.1):

Tab. 2.1: Eigenschaften der verschiedenen ATP-Resynthesewege und charakteristische Beispiele aus der Leichtathletik; Angaben in mmol ATP

Energielieferndes System	Kapazität (mmol x kg⁻¹)	Menge an ATP pro Molekül (mol)	Leistungsfähigkeit (mmol x kg⁻¹ x s⁻¹)	Beispiele aus der Leichtathletik	Halbwertszeit der Erholung (t/2)
Kreatinphosphat → Kreatin	26	1	2,6	Sprünge, Würfe, Antritte, Kurzsprints	15 sek
Glykogen → Laktat	60–75	3	1,4	400-m-Lauf, 800-m-Lauf	15 min (10–25 min)
Glykogen (Glukose) → CO_2 + H_2O	Ca. 3100	33 (32)*	0,51–0,68 (0,22)	Langstrecke, Marathon, Regeneration bei aufeinanderfolgenden Wettkämpfen	Tage bis Wochen
Fettsäure → CO_2 + H_2O	nahezu unbegrenzt	130 (Palmitin-Säure)	0,24		

* Anmerkung: Die Angaben zur ATP-Ausbeute basieren auf neueren Erkenntnissen. Der derzeitige Wert von 32 mol ATP pro mol Glukose ersetzt den früheren Wert von 38 mol ATP. S.a. Tab. 2.2.

Während lang dauernder, niedrigintensiver Belastung mit kontinuierlicher Abnahme der Glykogenspeicher kommt es zu einer Verschiebung der Substratverbrennung in die andere Richtung: von der Glukoseverbrennung (Azetyl-CoA aus der Glykolyse) in Richtung Fettsäureverbrennung (Azetyl-CoA aus der Betaoxidation).

Bei einer Belastungsintensität von 30–40% der VO_2max verschiebt sich der Anteil der Fettsäureoxidation mit zunehmender Belastungsdauer von etwa 30–40% in den ersten 1–2 h bis zu 60–70% nach mehreren Stunden. Da die Glukoneogenese ausreicht, um den Glukoseverbrauch zu decken, kann eine derartige Belastungsintensität sehr lange durchgehalten werden.

Bei höherer Belastungsintensität von bspw. 70% der VO_2max wird der Energiebedarf zu Beginn nur noch zu 20–30% von der Fettsäureoxidation gedeckt und steigt entsprechend weniger mit zunehmender Belastungsdauer bis auf 40–50%. Da die Glukoneogenese den hohen Glukosebedarf jetzt nicht mehr abdecken kann, kommt es nach einigen Stunden zur Glykogenverarmung und somit zum Belastungsabbruch oder zu einer deutlichen Reduktion der Belastungsintensität.

Ausdauertrainierte haben bei gleicher relativer Belastungsintensität einen höheren Anteil Fettsäureoxidation. Dies bedeutet, dass sie die gleiche relative Belastungsintensität länger durchhalten oder in der gleichen Zeit eine höhere Intensität bewältigen können (s. Abb. 2.5).

Atmungskette

Während der Glykolyse, der Betaoxidation und im Zitronensäurezyklus werden unterschiedliche Mengen an hochenergetischem Wasserstoff (H_2) frei, der von den NAD^+- oder FAD-Molekülen aufgefangen und als $NADH+H^+$ sowie $FADH_2$ zu der Atmungskette, dem letzten Glied der oxidativen Energiebereitstellungsprozesse, transportiert wird. Die Atmungskette ist an der inneren Mito-

chondrienmembran lokalisiert. Die verschiedenen Stoffwechselwege, in denen H_2 frei wird, laufen nur dann ab, wenn ausreichende Mengen an freiem NAD^+ bzw. FAD zum Auffangen des H_2 zur Verfügung stehen. Die große Energie der als $NADH+H^+$ und $FADH_2$ transportierten H_2-Moleküle wird in der Atmungskette unter Verbrauch von O_2 und Bildung von H_2O sukzessive auf ADP unter Bildung von ATP übertragen (s. Abb. 2.6).

Im Reagenzglas geschieht die Bildung von H_2O aus O_2 und H_2 explosionsartig (Knallgasreaktion). Im Gegensatz dazu wird die Energie in der Atmungskette portionsweise bei Durchlaufen mehrerer nacheinander geschalteter Multienzymkomplexe freigesetzt. $NADH+H^+$ wird an höherer Stelle in den Ablauf eingeschleust als $FADH_2$. Daher erklärt sich, weshalb aus 1 $NADH+H^+$ etwa 2,5 mol ATP, aus 1 $FADH_2$ aber nur etwa 1,5 mol ATP gewonnen werden.

Die NAD^+- und FAD-Moleküle werden in der Atmungskette wieder frei und für den kontinuierlichen Ablauf der o.g. Prozesse verfügbar. Das gebildete ATP wird aus den Mitochondrien heraus durch eine Energie verbrauchende Austauschreaktion gegen

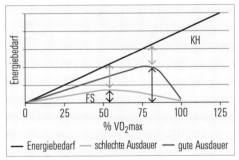

Abb. 2.5: Maximum der Verbrennung aus Fettsäuren (FS) und Anteil der Kohlenhydrat-(KH-)Verbrennung in Abhängigkeit von der Belastungsintensität und der Ausdauerleistungsfähigkeit. Je höher die Belastungsintensität, um so geringer wird der prozentuale Anteil der Fettsäureoxidation an der Energiebereitstellung. Bei Personen mit guter Ausdauerleistungsfähigkeit liegt das Maximum der Fettverbrennung bei etwa 80% der VO_2max. Bei schlecht ausdauertrainierten Menschen liegt das Maximum der Fettverbrennung hingegen nur bei etwa 60% der VO_2max.

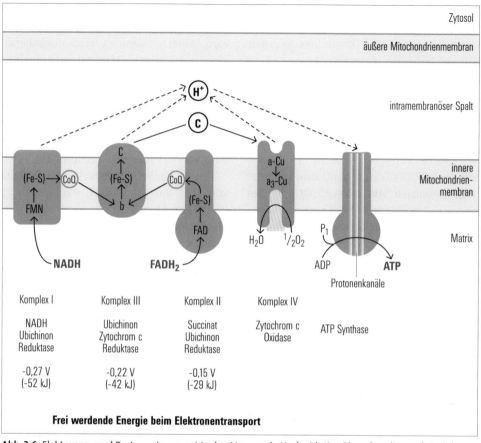

Abb. 2.6: Elektronen- und Protonentransport in der Atmungskette (oxidative Phosphorylierung). Reduktionsäquivalente: NADH (Nikotinamidadeinnukleotid – reduzierte Form), FADH$_2$ (Flavinadenindinukleotid – reduzierte Form), FMN (Flavinmononukleotid), Fe-S (Hämeisen-Schwefelprotein), CoQ (Coenzym Q, Ubichinon), b, c1, c, a1, a3 (mitochondriale Zytochrome).

ADP ins Zytosol geschleust oder zwischen äußerer und innerer Mitochondrienmembran zur Bildung von Kreatinphosphat aus freiem Kreatin, das die äußere Mitochondrienmembran passieren kann, genutzt. ATP und Kreatinphosphat können dann für die Energie verbrauchenden Prozesse der Muskelkontraktion im Zytosol herangezogen werden (zur ATP-Ausbeute bei vollständiger Glukoseoxidation s. Tab. 2.2).

Merksätze

◢ Die aerobe ATP-Synthese beinhaltet die vollständige Verbrennung von Glukose und Fettsäuren zu CO$_2$ und H$_2$O.

◢ An die Glykolyse bzw. Betaoxidation schließen sich der Zitronensäurezyklus und die Atmungskette an.

◢ In der Atmungskette wird die in den Wasserstofftransporteuren gespeicherte Energie sukzessive auf ADP unter Bildung von ATP übertragen.

◢ Die aerobe Energiebereitstellung läuft verhältnismäßig langsam, dafür aber lange. Dies gilt insbesondere für die ATP-Bildung aus den nahezu unbegrenzt verfügbaren Fettsäuren.

Tab. 2.2: Die ATP-Ausbeute bei vollständiger Glukoseoxidation

Reaktionsfolge	ATP-Ausbeute pro Glukose
Glykolyse: von der Glukose zum Pyruvat (im Zytosol)	
Phosphorylierung der Glukose	−1
Phosphorylierung von Fruktose-6-Phosphat	−1
Dephosphorylierung von 2 Molekülen 1,3-BPG	+2
Dephosphorylierung von 2 Molekülen Phosphoenolpyruvat	+2
Bildung von 2 NADH bei der Oxidation von 2 Molekülen Glyzerin-3-Phosphat	
Umwandlung von Pyruvat in Azetyl-CoA (in den Mitochondrien)	
Bildung von 2 NADH	
Zitronensäurezyklus (in den Mitochondrien)	
Bildung von 2 Molekülen Guanosintriphosphat aus 2 Molekülen Succinyl-CoA	+2
Bildung von 6 NADH bei der Oxidation von jeweils 2 Molekülen Isozitrat, α-Ketoglutarat und Malat	
Bildung von 2 $FADH_2$ bei der Oxidation von 2 Molekülen Succinat	
Oxidative Phosphorylierung (in den Mitochondrien)	
2 NADH aus der Glykolyse liefern jeweils 2,5 ATP* (bei NADH-Transport über den Glyzerinphosphat-Shuttle)	+5
2 NADH aus der oxidativen Decarboxylierung von Pyruvat liefern jeweils 2,5 ATP*	+5
2 $FADH_2$ aus dem Zitronensäurezyklus liefern jeweils 1,5 ATP	+3
6 NADH aus dem Zitronensäurezyklus liefern jeweils 2,5 ATP	+15
Nettoausbeute pro Glukose	**+32**

* Anmerkung: Die Angaben zur ATP-Ausbeute basieren auf neueren Erkenntnissen.

2.2.4 Unterschiede zwischen den ATP-Resynthesewegen

Die verschiedenen ATP-Resynthesewege unterscheiden sich im Hinblick auf die:

◢ Kapazität, also die Gesamtmenge der in der Muskelzelle gespeicherten Vorräte bzw. der während der Belastung in die Muskelzelle transportierbaren Mengen der jeweiligen Ausgangssubstanzen. Sie determinieren die max. mögliche Bildungsmenge an ATP.

◢ Leistungsfähigkeit der verschiedenen Systeme, also der Geschwindigkeit der ATP-Resynthese aus den jeweiligen Ausgangssubstanzen.

◢ Erholungsfähigkeit der Systeme, also der Aufladegeschwindigkeit der Substratspeicher nach Entleerung (Glykogen, Fettsäuren, Kreatinphosphat) bzw. der Elimination des Laktats aus der beanspruchten Skelettmuskelzelle und aus dem Blut.

Die wesentlichen Eigenschaften der ATP-Resynthesewege sind in Tabelle 2.1 dargestellt. Wichtig ist, dass niemals ein System allein zur ATP-Resynthese beiträgt, sondern dass es sich immer um eine Mischung der verschiedenen Systeme handelt. Hierbei verschieben sich jedoch die Anteile der Systeme zur Deckung des gesamten ATP-Bedarfs in Abhängigkeit von der Art, Dauer und Intensität ei-

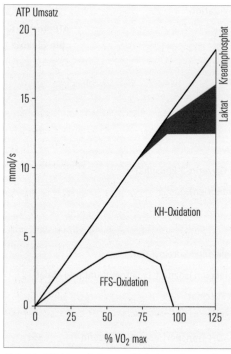

Abb. 2.7: ATP-Umsatz in mmol/s bei aerober und anaerober laktazider und alaktazider Energieproduktion in Beziehung zur Belastungsintensität in Prozent der VO_2max. Bevorzugte Substrate (freie Fettsäuren = FFS, Kohlenhydrate = KH, Kreatinphosphat) und Laktatproduktion bei verschiedenen Belastungsintensitäten (nach Sahlin)

ner körperlichen Belastung erheblich (s. Abb. 2.7).

Der Kreatinphosphatpool ist zwar nur gering, liefert aber pro Zeit eine große Energiemenge, sodass die Kreatinphosphatspaltung vornehmlich bei sehr kurzen, intensiven Belastungen beansprucht wird. Die anaerobe Energiebereitstellung ist zeitlich aufgrund der zunehmenden Azidose begrenzt, liefert aber pro Zeit noch eine recht große Energiemenge, sodass sie für Belastungen von 1–2 min Dauer und hoher Intensität eine große Rolle spielt. Die Glukoseoxidation aus dem Glykogen kann fast doppelt so schnell ATP liefern wie die Fettsäureoxidation. Daher spielt die Glukoseoxidation bei mittelintensiven Belastungen eine große Rolle, während die Fettsäureoxidation mit zunehmender Belastungsdauer in den Vordergrund tritt.

Die Erholungsfähigkeit der Systeme, dargestellt anhand der sog. Halbwertszeit der Erholung, unterscheidet sich ebenfalls erheblich. Die Kreatinphosphatspeicher sind bereits nach etwa 15 s wieder zur Hälfte aufgefüllt. Die mittlere Halbwertszeit des Blutlaktats beträgt dagegen im Mittel 15 min. Die Elimination und Verstoffwechselung erfolgen in Leber, Herz und wenig beanspruchter Skelettmuskulatur. Bei niedrigen Laktatkonzentrationen liegt die Halbwertszeit nur bei etwa 10 min, bei hohen Konzentrationen bei bis zu 25 min. Zu berücksichtigen ist außerdem, dass bei hohen Laktatspiegeln in der Muskulatur erst 7–12 min nach Belastungsabbruch im Blut der Maximalwert erreicht wird. Das liegt an der Tatsache, dass der Transport des Laktats aus der Muskulatur ins Blut eine gewisse Zeit benötigt.

Eine Blutlaktatkonzentration von 20 mmol/l nach einem 400-m-Lauf und einer Eliminationshalbwertszeit von 15 min benötigt somit etwa 4 Halbwertszeiten (10; 5; 2,5; 1,25), also 60 min, bis der Ruhewert von etwa 1 mmol/l wieder erreicht ist. Durch aktive Erholung wie lockeres Auslaufen kann dieser Prozess jedoch beschleunigt und die Erholung auf weniger als die Hälfte der Zeit verkürzt werden.

Eintägiges Fasten oder 3 h Ausdauerbelastung mittlerer Intensität kann zu einer Abnahme des Leberglykogens auf 60% des Ausgangswerts führen. Erschöpfende, lang dauernde Belastungen (Marathon, Ultra-Triathlon) können zu einer vollständigen Entleerung der Glykogendepots führen. Wenn auch die Startermoleküle betroffen sind, dauert es Tage bis Wochen, bis die Speicher wieder ihr normales Niveau erreichen. Dies erklärt u.a., warum nur wenige Marathonläufe im Jahr mit hoher Intensität gelaufen werden können. Bei kohlenhydratreicher Ernährung (70%iger Kohlenhydratanteil an der Energiezufuhr) dauert es etwa 1–2 Tage, bis die Depots wieder vollständig oder sogar etwas über das Ausgangsniveau hinaus aufgefüllt sind (s. auch Abschn. 4.1).

Die Fettspeicher im Organismus reichen selbst bei normalgewichtigen bis schlanken Menschen mehrere Wochen, um den Verbrauch durch moderate körperliche Aktivität zu ersetzen. Intensive Belastungen können jedoch allein aus den Fettspeichern nicht durchgeführt werden, da die Bereitstellung von Energie hieraus zu langsam erfolgt. In dem niedrigintensiven Stoffwechselbereich besteht demnach keine Notwendigkeit für eine Vergrößerung der Speicher zur Optimierung des Fettstoffwechsels.

Bedeutung der Proteine im Energiestoffwechsel

Proteine spielen im Energiestoffwechsel unter den meisten Bedingungen nur eine untergeordnete Rolle. Sie dienen entweder der Neubildung von Glukose (Glukoneogenese) oder werden abgebaut zu Pyruvat bzw. in den Intermediärstoffwechsel eingeschleust, wie z.B. das aus Leucin gebildete Azetyl-CoA in den Zitronensäurezyklus. Unter Ruhebedingungen liegt der Anteil der oxidativen Energiebereitstellung aus Proteinen bei etwa 2%. Beim Fasten (Glykogenmangel) und bei lang andauernder körperlicher Belastung kann der Anteil der Proteinoxidation an der Energiebereitstellung auf 5–10% ansteigen. Somit gewährleistet der Proteinabbau insbesondere bei starker Beanspruchung die Aufrechterhaltung des Energiestoffwechsels. Die Aminosäuren gehen hierbei jedoch möglicherweise als Grundbausteine für Strukturproteine, Enzyme und Immunglobuline verloren. Dies führt sowohl zu einer verzögerten Regeneration bzw. reduzierten Adaptation als auch zu gesundheitlichen Schädigungen wie Störungen des Immunsystems mit erhöhter Infektanfälligkeit. In Phasen hoher bzw. insbesondere lang dauernder körperlicher Belastung ist demnach umso mehr auf eine quantitativ und qualitativ hochwertige Proteinzufuhr zu achten. Diese sollte jedoch auch in diesen Phasen 2,0 g/kg Körpergewicht (KG) nicht überschreiten.

Beim Verbrauch der Aminosäuren während körperlicher Belastung entsteht Ammoniak, das u.a. toxisch für das ZNS ist. Eine vermehrte Ammoniakbildung führt zu der sog. zentralen Ermüdung mit Abnahme der Leistungsfähigkeit und Leistungsbereitschaft. Die Entgiftung von Ammoniak zum harmlosen Harnstoff, der ins Blut abgegeben und im Urin ausgeschieden werden kann, erfolgt hauptsächlich in der Leber. Die Messung der Harnstoffkonzentration im Blut und dessen Ausscheidungsrate im Urin werden in der sportmedizinischen Betreuung und Trainingssteuerung im Leistungssport eingesetzt. Es ergeben sich hieraus Aussagen über den Eiweißauf- und -abbau unter körperlicher Belastung. Ferner wird ein chronisch erhöhter Harnstoffwert im Blut mit der Entstehung einer Übertrainingssymptomatik in Verbindung gebracht.

Merksätze

◢ Die Proteine spielen im Energiestoffwechsel nur eine untergeordnete Rolle.

◢ Bei sehr langen Belastungen oder beim Fasten steigt ihr Anteil an der Energiebereitstellung jedoch von etwa 2% in Körperruhe auf bis zu 10%.

2.2.5 Regulation des Energiestoffwechsels

Enzyme und ihre Bedeutung

Enzyme starten und beschleunigen biochemische Reaktionen und werden daher als Biokatalysatoren bezeichnet. Ihre Aktivität kann stimuliert oder gehemmt werden. Somit regulieren sie den koordinierten Ablauf der Stoffwechselprozesse in den Zellen des Organismus und insbesondere auch innerhalb der Muskelzellen. Bedeutsam aus sportmedizinischer Sicht sind u.a. folgende Enzyme:

⊿ Die Kreatinkinase (CK) katalysiert die Abspaltung und Übertragung des Phosphatrests aus dem Kreatinphosphat auf ein ADP im Rahmen der Lohmann-Reaktion (s.o.). Entsprechend ist die CK-Aktivität innerhalb der Muskelzelle hoch. Im Blut kommt die CK unter physiologischen Bedingungen nur in sehr geringer Aktivität vor. Im Fall eines Muskelzellschadens, z.B. bei einem Herzinfarkt, Muskelkater oder sonstiger Überbeanspruchung der Skelettmuskulatur, gelangt mehr CK ins Blut und kann dort dann in entsprechend hoher Konzentration gemessen werden. Daher macht man sich die CK-Bestimmung im Blut in der Herzinfarktdiagnostik und der Trainingssteuerung im Leistungssport zunutze.

⊿ Die Phosphofruktokinase katalysiert im Rahmen der Glykolyse die Umwandlung von Fruktose-6-Phosphat in Fruktose-1-6-Biphosphat und wird als Schlüsselenzym der Glykolyse bezeichnet. Eine Aktivierung bzw. Hemmung der Phosphofruktokinase führt zu einer entsprechenden Beschleunigung oder Verlangsamung der Glykolyse.

⊿ Der sog. Pyruvatdehydrogenase-Komplex besteht aus 3 Einzelenzymen und katalysiert die Umwandlung von Pyruvat in Azetyl-CoA. Dieser Komplex reguliert somit den Einstrom von Azetyl-CoA aus der Glykolyse in den Zitronensäurezyklus.

⊿ Die ATP-Synthetase ist ein wichtiges Enzym bei der ATP-Bildung im Rahmen der Atmungskette an der inneren Mitochondrienmembran. Ohne ADP kann sie ihre Funktion nicht aufrechterhalten, es entsteht kein neues ATP, und es kann kein $NADH+H^+$ zu NAD^+ reoxidiert werden.

Regulation durch Stoffwechselmetaboliten
Enzyme haben ein sog. pH-Optimum. Bei Über- oder Unterschreiten dieses optimalen pH-Werts wird das entsprechende Enzym gehemmt. So wird z.B. die Glykolyse durch Hemmung des Schlüsselenzyms, der Phosphofruktokinase, durch die zunehmende Übersäuerung gebremst. Dieser Mechanismus ist wichtig, da sich ansonsten die Muskelzelle mit dem anaerob-laktaziden Stoffwechsel selbst zerstören würde.

Der Muskelzellstoffwechsel muss ständig an den wechselnden ATP-Bedarf angepasst werden. In der sog. Atmungskontrolle werden ATP-Verbrauch, ATP-Bildung und Nährstoffabbau koordiniert. Da nur sehr geringe Mengen an ATP, ADP und AMP verfügbar sind, werden diese Substanzen tgl. mehrere tausendmal umgesetzt. Steht kein ADP an der inneren Mitochondrienmembran zur Verfügung, weil die Zelle kein ATP verbraucht hat und somit kein ADP entstanden ist, wird demzufolge auch kein neu gebildetes ATP benötigt und auch kein $NADH+H^+$ zu NAD^+ reoxidiert. Der entstehende hohe $NADH+H^+/NAD^+$-Quotient hemmt wiederum den Zitronensäurezyklus und verlangsamt somit den Abbau von Glukose und Fettsäuren. Darüber hinaus werden viele regulierende Enzyme von den gebildeten Produkten selbst gehemmt. Können diese nicht weiter verstoffwechselt werden, macht auch deren weitere Herstellung keinen Sinn.

Die genannten Prozesse sind wichtige Regulatoren in der Anpassung der ATP-Bildung an den ständig wechselnden ATP-Bedarf der Muskelzelle. Weitere regulative Mechanismen sind das Angebot von Vorstufen, die Verfügbarkeit von Coenzymen und Kofaktoren (z.B. Mg^{2+}, Fe^{2+}) sowie die Steuerung über Hormone u.a.

Merksatz
⊿ Die unterschiedlichen Anteile des Energiestoffwechsels sind eng aufeinander abgestimmt und werden bedarfsgerecht geregelt. Dies geschieht durch Stoffwechselmetaboliten und Aktivierung bzw. Hemmung der beteiligten Enzyme.

2.2.6 Leistungsfähigkeit der Energie liefernden Systeme aus sportpraktischer Sicht

Eine hohe Ausdauerleistungsfähigkeit ist durch eine große Kapazität des Zitronensäurezyklus und der Atmungskette gekennzeichnet. Da diese Stoffwechselwege innerhalb der Mitochondrien lokalisiert sind, ist dies praktisch gleichbedeutend mit einer hohen Mitochondriendichte der Skelettmuskelzelle. Je mehr Mitochondrien in einer Zelle vorhanden sind, umso höher ist demnach auch die Menge bzw. die Aktivität der Enzyme des aeroben Energiestoffwechsels. Bei einer hohen Mitochondriendichte ist der Flaschenhals des Zitronensäurezyklus weit (s. Abb. 2.8). So ist trotz eines hohen Substratflusses ständig genügend freies NAD^+ verfügbar. Erst bei sehr hoher Durchflussrate kommt es zu einem „Rückstau" von Pyruvat und somit zu einer nennenswerten Laktatbildung. Unter dem Aspekt der Langzeitausdauerleistungsfähigkeit ist außerdem bedeutsam, dass eine möglichst große Menge des im Zitronensäurezyklus umgesetzten Azetyl-CoA aus der Betaoxidation der nahezu unbegrenzt verfügbaren Fettsäuren und nur ein geringer Teil aus der Glykolyse stammen. Denn das Glykogen als Ausgangssubstrat der Glykolyse steht mit etwa 1–2% des Muskelgewichts nur in begrenzter Menge innerhalb der Muskel-

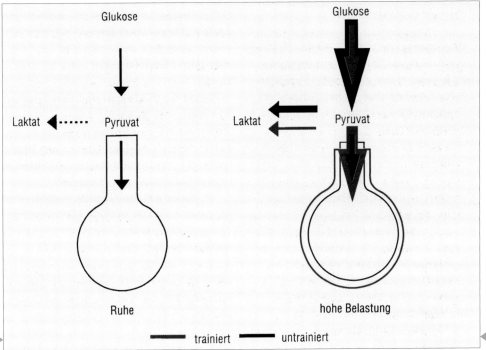

Abb. 2.8: Enzymatische Leistungsfähigkeit des Zitronensäurezyklus. **a)** In Ruhe reicht die Verbrennungskapazität des Zitronensäurezyklus aus, um praktisch alles in der Glykolyse anfallende Pyruvat zu verbrennen. Es wird kaum Laktat gebildet. **b)** Bei hoher Belastung fällt sehr viel Pyruvat an. Die verfügbaren aeroben Enzyme reichen nicht aus, um alles anfallende Pyruvat zu verbrennen. Dieses wird in zunehmendem Maße in Laktat umgewandelt. Nach Training sind mehr Enzyme vorhanden, das anfallende Pyruvat wird bei gleicher absoluter Belastung, aber auch gleicher prozentualer Belastung, bezogen auf die beim Trainierten höhere maximale Leistungsfähigkeit, in geringerem Maße in Laktat umgewandelt. Gleichzeitig kommt es beim Ausdauertrainierten zu einer Verschiebung der energetischen Kapazitäten; während das oxidative System in seiner Funktion verbessert wird, sinkt die glykolytische Kapazität ab, es fällt weniger Pyruvat an. Die Laktatkurve wird nach rechts verschoben, die aerob-anaerobe Schwelle liegt bei einem prozentual höheren Anteil der maximalen Leistungsfähigkeit (siehe Abb. 3.5).

zelle zur Verfügung. Ein Durchschnittsmensch hat etwa 200 g Glykogen in der Muskulatur eingelagert, entsprechend etwa 800 kcal Energie. Selbst ein sehr schlanker Mensch verfügt bei einem Körperfettanteil von 10% hingegen über ca. 7 kg Fett, entsprechend fast 50 000 kcal Energie.

Eine hohe Sprintleistungsfähigkeit ist einerseits durch eine große Kapazität der anaerob-alaktaziden Energiebereitstellung und – mit zunehmender Sprintdauer – durch eine hohe glykolytische Kapazität und einen hohen metabolischen Fluss durch die Glykolyse gekennzeichnet. Da die hierbei entstehenden großen Mengen an Pyruvat jedoch nur begrenzt in den Zitronensäurezyklus abfließen können, werden entsprechend große Mengen an Laktat gebildet.

Merksätze
◢ Eine hohe Ausdauerleistungsfähigkeit ist durch eine große Kapazität des aeroben Stoffwechsels (Zitronensäurezyklus und Atmungskette) gekennzeichnet.
◢ Eine hohe Sprintleistungsfähigkeit bedeutet eine hohe Kapazität der anaerob-alaktaziden und partiell auch laktaziden Energiebereitstellung.

2.3 Ausgewählte Aspekte der Leistungsdiagnostik

2.3.1 Herzfrequenz- und Laktatleistungskurve

Werden bei einem stufenförmig ansteigenden Belastungstest die Blutlaktatkonzentration und die Herzfrequenz (HF) auf den einzelnen Belastungsstufen gemessen, lässt sich aus den Werten eine Laktat- und Herzfrequenzleistungskurve erstellen. Die HF wird heute auf elegante Weise mit einem elektronischen Herzfrequenzmessgerät registriert.

Hierbei wird mittels Elektrodenbrustgurt das EKG-Signal erfasst und die HF an den Empfängerteil, meist eine am Handgelenk zu tragende Armbanduhr, gesendet. Die Pulsuhr zeigt die entsprechende HF digitalisiert an. Im Rahmen einer Fahrradergometrie erfolgt meist die Registrierung per EKG (s. Abschn. 3.3.3). Die Blutentnahme zur Laktatbestimmung erfolgt üblicherweise kapillär aus dem Ohrläppchen. Zur Analytik können unterschiedliche chemische Verfahren eingesetzt werden, die sich jedoch teilweise erheblich in der Messgenauigkeit unterscheiden. Eine gute Interpretation von leistungsdiagnostischen Messgrößen ist nur dann möglich, wenn die eingesetzten Methoden die Anforderungen an hohe Genauigkeit erfüllen. Die aktuellen mobilen Messgeräte wurden in den letzten Jahren erheblich weiterentwickelt, sodass auch mit derartigen Geräten meist eine gute Messgenauigkeit erreicht werden kann.

Eine typische Laktat- und Herzfrequenzleistungskurve ist in Abbildung 2.9 dargestellt. Die HF steigt annähernd linear und knickt dann ab, die Laktatkurve steigt hyperbelförmig an. Die Ruhelaktatkonzentration liegt zwischen 0,6 und 1,8 mmol/l.

Je besser die Ausdauerleistungsfähigkeit ist, umso niedriger sind die Laktatwerte auf den einzelnen Belastungsstufen bzw. umso weiter rechts liegt die Laktatkurve.

Ein Training der Grundlagenausdauer sollte in einem Intensitätsbereich durchgeführt werden, der deutlich im submaximalen Bereich der Laktatleistungskurve liegt. Eine Festlegung auf streng definierte Laktatwerte oder sehr enge Trainingsbereiche kann als allgemeingültige Empfehlung nicht gegeben werden. Vielmehr hängt die Frage der Trainingsintensität entscheidend einerseits von der Gesamttrainingsbelastung (z.B. wöchentliche Gesamtlaufkilometer) und andererseits von dem konkreten Trainingsziel (z.B. Vorbereitung auf einen Marathon oder Grundlagentraining in einer Spielsportart etc.) ab.

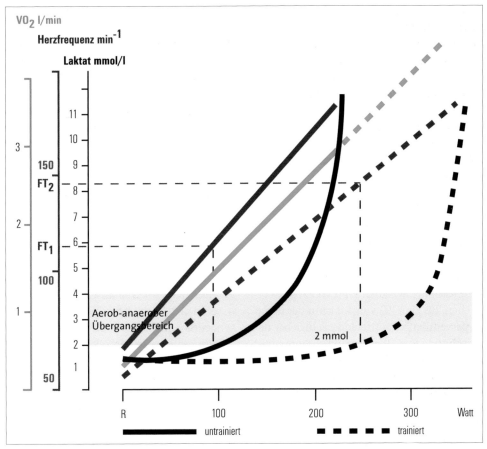

Abb. 2.9: Verhalten von Herzfrequenz (rot), Sauerstoffaufnahme (blau) und Laktat bei Trainierten und Untrainierten unter Belastung mit ansteigender Intensität. Zur Erläuterung dieser Parameter siehe auch Abb. 3.7 und 3.19. Die Trainingsherzfrequenz (FT) entsprechend einem Laktatwert von 2 mmol ist eingezeichnet. Sie liegt durch die Rechtsverschiebung der Laktatkurve beim Trainierten (FT_2) höher als beim Untrainierten (FT_1).

Bei gesundheitsorientiertem Ausdauertraining sollten Intensitäten entsprechend einer Laktatkonzentration von 2–3 mmol/l Blut nicht wesentlich überschritten werden.

Merksätze
◿ Laktat ist ein temporäres Endprodukt des anaeroben Stoffwechsels.
◿ Es zeigt im Stufentest einen charakteristischen hyperbelförmigen Anstieg.
◿ Die HF steigt unter stufenförmig ansteigender Belastung linear an.

2.3.2 Spiroergometrie und maximale Sauerstoffaufnahme

Für leistungsdiagnostische oder spezifische medizinische Fragestellungen, z.B. bei einer Herzinsuffizienz, werden zusätzlich zu den üblichen Parametern während der Belastung die Atemgase, also die Sauerstoffaufnahme ($\dot{V}O_2$), die Kohlendioxidabgabe ($\dot{V}CO_2$) und das Atemminutenvolumen (AMV) ermittelt. Aus dem Verhältnis der CO_2-Abgabe und der O_2-Aufnahme errechnet sich der respiratorische Quotient (RQ). Bei reiner Fettsäureoxidation ist der RQ 0,7, bei reiner Glukoseoxidation 1,0. Unter der Annahme eines konstant geringen und somit zu vernachlässigenden Aminosäureanteils an der Verbrennung lässt sich aus dem RQ demnach der Anteil an Fettsäure- und Glukoseverbrennung durch lineare Interpolation berechnen. Ein RQ von 0,85 entspricht demnach 50% Fettsäure- und 50% Glukoseoxidation, ein RQ von 0,93 annähernd 25% Fettsäure- und 75% Glukoseoxidation. Nahe der Ausbelastung kann durch Hyperventilation, also vermehrte CO_2-Abatmung, der RQ den Wert von 1 überschreiten, wenn zur Kompensation der bei intensiver Belastung auftretenden Laktatazidose aus dem Bikarbonatpuffer des Bluts vermehrt CO_2 abgeatmet wird.

Der Säureanteil des Bluts nimmt somit bei Hyperventilation ab. Bei hoher Laktatazidose kann der RQ einen Wert von 1,2–1,3 erreichen. Bis zum RQ von 1,0 kann der durch Hyperventilation auftretende Fehler bei der Berechnung der Anteile an Fettsäure- und Glukoseoxidation für praktische Zwecke vernachlässigt werden.

Die $\dot{V}O_2$ ist ein direktes Maß für den aeroben Energiestoffwechsel. Anders als bei max. Belastung differiert sie bei submaximaler Belastung für eine gegebene Stufe nicht zwischen Trainierten und Untrainierten. Voraussetzung ist jedoch, dass durch eine unkoordinierte Bewegung nicht zusätzlich O_2 verbraucht wird. Die unter körperlicher Ausbelastung erreichte $\dot{V}O_2$max ist jedoch ein guter Indikator für die Ausdauerleistungsfähigkeit. Sie wird daher auch als das Bruttokriterium der Ausdauerleistungsfähigkeit bezeichnet. Die $\dot{V}O_2$max wird als Absolutwert in l/min und körpergewichtsbezogen in ml/kg KG/min (ml/(min × kg)) angegeben. Für Sportarten, in denen das eigene Körpergewicht nicht getragen werden muss, ist ein hoher absoluter Wert bedeutsam. Dies gilt z.B. für das Rudern. In dieser Sportart wird das Körpergewicht vom Boot getragen. Daher sind hier Athletinnen und Athleten mit großer Statur und Muskelmasse und einer entsprechend hohen absoluten $\dot{V}O_2$max erfolg-

reich. In Sportarten, in denen das Körpergewicht jedoch von der eigenen Muskelmasse zu tragen ist, also z.B. im Langstreckenlauf, sind hingegen leichte Athletinnen und Athleten mit einer sehr hohen körpergewichtsbezogenen, also hohen relativen $\dot{V}O_2$max erfolgreich. Dementsprechend findet sich bei Leistungssportlern in den unterschiedlichen Sportarten für die absoluten und relativen $\dot{V}O_2$max-Werte ein unterschiedliches Ranking (s. Tab. 2.3 bzw. Abb. 2.10).

Wichtige Kenngrößen zur $\dot{V}O_2$max sind:

◢ Die $\dot{V}O_2$max beträgt für untrainierte Männer im 3. Lebensjahrzehnt im Mittel 3,0 l/min bzw. 40 ml/(min × kg).

◢ Für untrainierte Frauen in dieser Altersgruppe liegt die $\dot{V}O_2$max aufgrund der geringeren Muskelmasse von Frauen mit etwa 2,2 l/min bzw. 35 ml/(min × kg) deutlich niedriger.

◢ Hoch ausdauertrainierte Athleten erreichen Werte von 6000 ml/min bzw. über 80 ml/(min × kg).

◢ Bei Athletinnen liegen die entsprechenden Werte bei etwa 4500 ml/min bzw. über 65 ml/(min × kg).

◢ Mit zunehmendem Alter nimmt die $\dot{V}O_2$max und analog die max. Leistungsfähigkeit bei Männern ab dem 30. Lebensjahr etwa um 1% pro Jahr und bei Frauen um etwa 0,8% pro Jahr ab.

Gut ausdauertrainierte Menschen sind in der Lage, Dauerbelastungen bei einem hohen Prozentsatz ihrer $\dot{V}O_2$max durchzuführen. Dies erklärt sich daraus, dass in der Substratoxidation die Fettsäureverbrennung sehr gut ausgebildet ist und das absolute Maximum der Fettverbrennung bei 80–90% der $\dot{V}O_2$max liegt (s. Abb. 2.7). Der RQ liegt also auch kurz vor Erreichen der $\dot{V}O_2$max noch unter 1. Nicht gut ausdauertrainierte Personen haben hingegen eine schlecht ausgebildete Fettverbrennung. Bei ihnen liegt das Maximum der Fettverbrennung bei etwa 60% der $\dot{V}O_2$max (s. Abb. 2.7). Ein RQ von 1 tritt also hier

Tab. 2.3: Charakteristische Werte für die maximale Sauerstoffaufnahme in verschiedenen Sportarten [Nach Neumann, 1988]

Sportart	Maximale Sauerstoffaufnahme (ml x kg^{-1} min^{-1})		Sportart	Maximale Sauerstoffaufnahme (ml x kg^{-1} min^{-1})	
	Männer	Frauen		Männer	Frauen
Ausdauersportarten			**Kraft-/Schnellkraft- und Schnelligkeitssportarten**		
Langlauf	75–80	65–70	200-m-Lauf	55–60	45–50
Skilanglauf	75–78	65–70	100-m- und 200-m-Lauf	48–52	43–47
Biathlon	75–78	–	Weitsprung	50–55	45–50
Radsport (Straßenfahren)	70–75	60–65	Leichtathletischer Mehrkampf (Zehn- bzw. Siebenkampf)	60–65	50–55
Mittelstreckenlauf	70–75	65–68			
Eislauf	65–72	55–60			
Orientierungslauf	65–72	60–65	Nordische Kombination (15-km-Skilanglauf und Skisprung)	65–65	–
Schwimmen	60–70	60–60			
Rudern	65–69	60–64			
Bahnradfahren	65–70	55–60	Gewichtheben	40–50	–
Kanusport	60–68	50–55	Diskuswurf, Kugelstoßen	40–45	35–40
Gehen	60–65	55–60	Speerwurf	45–50	42–47
Spielsportarten			Stabhochsprung	45–50	–
Fußball	50–57	–	Skispringen	40–45	–
Handball	55–60	48–52	**Technische Disziplinen**		
Eishockey	55–60	–	Alpiner Skilauf	60–65	48–53
Volleyball	55–60	48–52	Eiskunstlauf	50–55	45–50
Basketball	50–55	40–45	Turnen	45–50	40–45
Tennis	48–52	40–45	Rhythmische Sportgymnastik	–	40–45
Tischtennis	40–45	38–42			
Kampfsportarten			Segeln	50–55	45–50
Boxen	60–65	–	Schießen	40–45	35–40
Ringen	60–65	–			
Judo	55–60	50–55			
Fechten	45–50	40–45			

deutlich vor Erreichen der $\dot{V}O_2$max auf. Den nicht aus der Fettverbrennung gedeckten Brennstoffbedarf müssen sowohl gut ausdauertrainierte als auch schlecht ausdauertrainierte Menschen aus der Kohlenhydratverbrennung abdecken. Da die Menge an verfügbaren Kohlenhydratspeichern begrenzt ist, ergeben sich hieraus praktische Konsequenzen für das Ausdauertraining: Je höher die Trainingsumfänge werden, umso niedriger muss die Belastungsintensität gewählt werden.

Da schlecht ausdauertrainierte Menschen meist nicht mehr als 3 × pro Woche je-

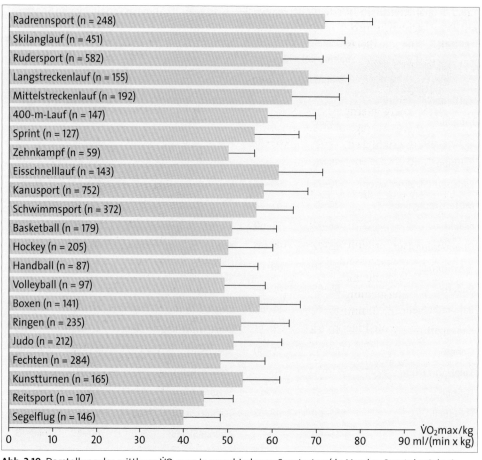

Abb. 2.10: Darstellung der mittleren V̇O₂max in verschiedenen Sportarten (de Maydes, Sportphysiologie, 2002)

weils < 60 min trainieren, ist bei normaler Ernährung kaum von einer kompletten Glykogenentleerung nach dem Training und zwischen den Trainingseinheiten auch immer von einer ausreichenden Wiederauffüllung der Speicher auszugehen. Daher können aus Sicht des Stoffwechsels durchaus auch höhere Belastungsintensitäten mit hoher Kohlenhydratverbrennung im Training durchgeführt werden. Die Annahme, dass bei sehr niedriger Intensität trainiert werden sollte, wenn man „Fett verbrennen" im Sinne von „abnehmen" möchte, ist eine falsche Schlussfolgerung! Bei dieser niedrigen Intensität ist der erreichte Energieverbrauch meist viel zu gering, um nennenswert Körperfett

zu verlieren. Körperfett verliert man immer dann, wenn eine negative Energiebilanz eingehalten wird. Das gelingt prinzipiell auch mit höher intensiven oder intervallartigen Belastungen. Empfehlungen für niedrigere Intensitäten für nicht so gut trainierte Personen resultieren eher aus der Überlegung, dass wegen der fehlenden Erfahrung und des nicht ausreichend adaptierten passiven Bewegungsapparats bei zu hohen Belastungsintensitäten die Gefahr für Verletzungen oder Überlastungen besteht. Dieses Risiko ist bei gut trainierten Menschen geringer. Bei sehr hohen Trainingsumfängen wirkt aber auch in dieser Gruppe trotz des hohen Anteils an Fettsäureoxidation die verfügbare Glykogenmenge limitierend. Je höher die Trainingsumfänge werden, umso niedriger muss daher auch hier die Belastungsintensität gewählt werden.

Merksätze

⊿ Die Spiroergometrie erlaubt eine differenzierte Aussage über die Ausdauerleistungsfähigkeit, den Trainingszustand und den Muskelstoffwechsel.

⊿ Dabei werden die $\dot{V}O_2$ und insbesondere der RQ gemessen.

⊿ Aus den Angaben lassen sich individualisierte Trainingsempfehlungen ableiten. Voraussetzung ist jedoch auch hier eine möglichst sportartnahe Untersuchung.

⊿ Je höher die Trainingsumfänge werden, umso niedriger muss aus Gründen der Glykogenverfügbarkeit die Belastungsintensität gewählt werden.

Literatur

Bowtell JL et al., Tricarboxylic acid cycle intermediate pool size: functional importance for oxidative metabolism in exercising human skeletal muscle. Sports Med (2007), 37(12), 1071–1088

Brooks GA, Lactate: Link between glycolytic and oxidative metabolism. Sports Med (2007), 37(4–5), 341–343

Clasing D, Weicker H, Böning D (1994) Stellenwert der Laktatbestimmung in der Leistungsdiagnostik. Fischer, Stuttgart

De Marées H (2002) Sportphysiologie. Sport und Buch Strauß, Köln

Gastin PB, Energy system interaction and relative contribution during maximal exercise. Sports Med (2001), 31(10), 725–741

Hagermann FC, Energy metabolism and fuel utilisation. Med Sci Sports Exerc (1992), 24(9), 309–314

Mc Ardle W, Katch F, Katch VL (2007) Exercise Physiology: Energy, nutrition, and human performance. Williams & Wilkins, Baltimore

Spriet LL, Heigenhauser GJF, Regulation of pyruvate dehydrogenase (PDH) activity in human skeletal muscle during exercise. Exerc Sport Sci Rev (2002), 30(2), 91–95

Weicker H, Strobel G (1994) Sportmedizin. Biochemisch-physiologische Grundlagen und ihre sportartspezifische Bedeutung. Gustav Fischer, Stuttgart

I   Grundlagen

3 Klinische und apparative Diagnostik

C. Graf

3.1 Allgemeine Grundlagen

Die Durchführung einer individuellen Dosierung von Training bzw. bei der Bewegungstherapie setzt nicht nur dass Wissen um das Vorliegen oder die Besonderheiten der jeweiligen Krankheiten, sondern auch Kenntnisse über die individuelle Situation des Einzelpatienten voraus. Diese erfährt er aus den Ergebnissen der ärztlichen Untersuchung, insbesondere der diagnostischen Maßnahmen und aus entsprechenden sportmedizinisch/sportwissenschaftlichen Testverfahren, um die für eine individuell passende Trainingsplanung und -steuerung bzw. Bewegungstherapie bedeutsamen Konsequenzen ableiten zu können. Die nachfolgenden Ausführungen wollen und können keineswegs aus einem Übungsleiter/Sportlehrer einen medizinischen Diagnostiker machen. Es sollen ihm aber die notwendigen Grundkenntnisse vermittelt werden. Wie die ausgewählten Verfahren, z.B. die Bestimmung der HF, die sorgsame Beobachtung des Patienten und möglicherweise die Blutdruckmessung, trägt auch der aufmerksame Bewegungstherapeut ständig zur Beurteilung des Patienten bei. Aber nicht nur für Patienten bzw. im Rahmen der Bewegungstherapie sind die Kenntnisse über die Leistungsfähigkeit und den Verlauf biomedizinischer/physiologischer Parameter, wie z.B. die HF, von Bedeutung. Auch die Trainingsplanung und -steuerung gestalten sich besser und zielgerichteter, je mehr über das Individuum bekannt ist. Im Folgenden werden die aus sportmedizinisch/sportwissenschaftlicher Sicht wichtigsten Untersuchungsverfahren und Belastungstests aufgeführt.

3.2 Allgemeine ärztliche Untersuchung

Die allgemeine ärztliche Untersuchung besteht aus der Abfrage der eigenen Kranken- bzw. Vorgeschichte (Anamnese) sowie der sozialen und Familienanamnese und der körperlichen Untersuchung. Hierbei werden wichtige Einzelheiten über die zugrunde liegende Erkrankung und evtl. Risikofaktoren festgestellt.

Eine gute Anamnese gibt wichtige Hinweise hinsichtlich Risiko und Belastbarkeit des Patienten bzw. des zu Trainierenden. So ist für die Bewegungstherapie bspw. die Frage wesentlich, ob der Patient nicht nur einen, sondern 2 oder gar 3 Herzinfarkte durchgemacht hat, ob ein Aneurysma vorliegt oder nicht. Wichtig ist auch die Frage nach zusätzlichen Begleiterkrankungen. Für die Bewegungstherapie ist es bspw. von Bedeutung, ob zusätzlich zum evtl. Herzinfarkt ein mit Insulin behandelter Diabetes mellitus vorhanden ist, der potenziell mit einer lebensbedrohlichen Unterzuckerung beim Sport einhergehen kann, oder ob Sehstörungen vorliegen, die möglicherweise die Fähigkeit einschränken, an Ballspielen teilzunehmen, ob schwere Gelenkschäden (Arthrosen) bestehen, Anfallsleiden etc. Ganz wesentlich ist auch die Beurteilung der Familienanamnese: Sind bspw. plötzliche Herztode in Verbindung mit körperlicher Aktivität aufgetreten? In einem gut eingespielten bewegungstherapeutischen Team wird der Arzt dem Übungsleiter die entsprechenden Informationen weitergeben bzw. dieser sie erfragen. Jedoch sollte sich auch der Übungsleiter eigenständig mit dem Patienten unterhalten, um sich über die Schwere der Erkrankung und evtl. Begleiterkrankungen zu informieren, also seine „eigene" Anamnese erheben. Dies gilt nicht nur für Patienten, sondern trifft auch bei der allgemeinen Trainingsbegleitung zu; stets sollten potenzielle Erkrankungen dem Betreuer bekannt sein. Nicht zuletzt trainieren mit der Änderung der Alterspyramide heutzutage auch immer mehr Ältere mit möglichen Krankheiten. Über eine sportmedizinische Voruntersuchung und deren Ergebnisse, zumindest über potenziell vorliegende Erkrankungen, sollte auch der Bewegungstherapeut informiert sein.

Die körperliche Untersuchung ergänzt das Wissen aus der Anamnese. In diesem Zusammenhang werden wichtige Einzelheiten festgestellt, etwa ein erhebliches Übergewicht, das Vorliegen schwerer Arthrosen, Zeichen eines beginnenden Herzversagens durch Wasseransammlungen in den Beinen (Ödeme) etc. Besonders wichtig ist die Untersuchung der Herz-Kreislauf-Funktion, v.a. die Blutdruckmessung (s.u.) und das Abhören (Auskultation) des Herzens. Da für die Notfallbehandlung (s. auch Abschn. 16.3.10) das Abhören auch für den Übungsleiter bzw. Betreuer wichtig sein kann, sollte er sich hierüber informieren und dies gelegentlich üben. Die Auskultation wird mithilfe eines Stethoskops durchgeführt. Hierbei werden über dem Herzen normalerweise 2 Herztöne gehört, von denen der 1. Herzton zu Beginn der Systole durch die Anspannung des Herzens entsteht, der 2. Herzton am Ende der Systole und zu Beginn der Diastole durch den Schluss der Taschenklappen (s. Abschn. 6.4.1 ⊘). Der Untersucher achtet dabei auf die Regelmäßigkeit der Herztöne, besonders aber auch auf das Vorliegen sog. Herzgeräusche. Hierunter versteht man zusätzliche Geräuschphänomene, die auf einen Herzfehler hinweisen können.

Mithilfe der Auskultation wird auch die Lunge bzw. Lungenfunktion beurteilt. Sind die Bronchien infolge eines asthmatischen Anfalls zu eng gestellt, entsteht beim Durchströmen der Luft ein typisches, pfeifendes Geräusch, das häufig auch ohne Stethoskop gehört werden kann (s. Abschn. 6.2.1 ⊘).

Auch über den Bauch (Abdomen) kann die Auskultation Auskunft geben. Bei Durchfall sind die Darmgeräusche (= Peristaltik) lebhafter als bei einem normal funktionierenden Darm.

Merksätze

◢ Mit der Anamnese werden mögliche Erkrankungen bei Patienten, aber auch Gesunden erfasst.

◢ Kenntnisse der Familienanamnese erlauben eine Aussage über potenzielle Risiken.

◢ Die Auskultation der Organe kann Aufschluss über deren korrekte Funktion geben.

3.2.1 Körperkomposition

Zur Erfassung des individuellen Zustands bzw. Risikos zählt heutzutage auch die Bestimmung der Körperkomposition. Dies geschieht im praktischen Alltag meist einfach über die Erfassung des sog. Body-Mass-Indexes (BMI), bei dem das Gewicht in Relation zur Körpergröße gesetzt wird. Die Einteilung des BMI findet sich in Abschnitt 16.2.5 (Adipositas). Genauso einfach, aber effektiv ist die Bestimmung des Bauchumfangs mit einem Maßband. Dabei wird der Umfang exakt in der Mitte zwischen unterstem Rippenbogen und Hüftknochen (s. Abb. 3.1) erfasst. Ein erhöhtes Risiko besteht bereits ab einem Wert von 94 cm bei den Männern und 80 cm bei den Frauen. Krankheitswert erreicht man ab 102 bzw. 88 cm (s. auch Abschn. 16.2.5). Aufwändigere Verfahren, z.B. die bioelektrische Impedanzanalyse (BIA) oder DEXA etc., werden i.d.R. nicht unbedingt routinemäßig durchgeführt und werden in Abschnitt

Abb. 3.1: Bestimmung des Bauchumfanges während Atemmittellage zwischen dem höchsten Punkt des Beckenkamms und der untersten Rippe, etwa in Höhe L4/L5

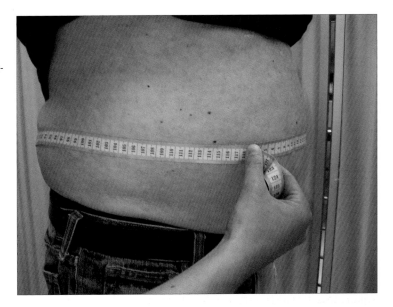

Abb. 3.2: Bestimmung des subkutanen Fettgewebes mit Hilfe der Calipometrie. Zu diesem Zweck wird an ausgewählten Punkten 3-mal die Dicke der jeweiligen Hautfalte bestimmt und gemittelt. Über Formeln kann daraus der Körperfettgehalt berechnet werden.

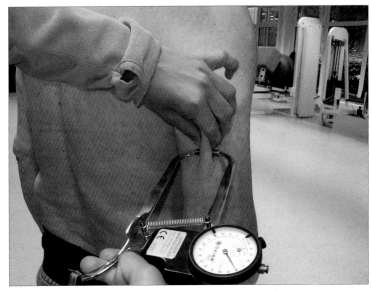

16.2.5 erläutert. Heutzutage wird auch gerne mithilfe von Calipern (Kalipometrie) die Hautfaltendicke und damit der Anteil an subkutanem Fettgewebe bestimmt (s. Abb. 3.2). Auch wenn das subkutane Fettgewebe bei weitem nicht den gleichen Krankheitswert hat wie das Bauchfett (= viszerale Fettgewebe, s. auch Abschn. 16.2.5), korreliert es aber hoch mit der Gesamtkörpermasse.

3.2.2 Pulszählen

Die Beurteilung der Pulsfrequenz war über Jahrtausende bis zu Beginn dieses Jahrhunderts das wichtigste ärztliche Verfahren zur Kreislaufbeurteilung. Inzwischen stehen uns naturgemäß wesentlich bessere Möglichkeiten zur Verfügung. Deren Nachteil besteht nur darin, dass sie sich nicht regelmäßig unter den Bedingungen der Bewegungstherapie anwenden lassen.

Manche Autoren befürchten, dass durch das ständige Pulszählen der Patient neurotisiert werde. Darüberhinaus führe die Pulsfrequenzmessung häufig zu fehlerhaften Beurteilungen und scheinbarer Sicherheit, da sie oft falsch durchgeführt werde, häufig erst länger nach Ende der Belastung. Zusätzlich seien die Ergebnisse durch frequenzbeeinflussende Medikamente oft nicht verwertbar. Diese Einwände sind alle im Grundsatz zwar richtig, sie sollten jedoch nur dazu führen, sich die Einschränkungen der Methode bewusst zu machen. Denn oft stellt die Beurteilung der Pulsfrequenz die einzig objektive Belastungskontrolle dar. Subjektive Kriterien (Hautrötung/Gesichtsfarbe, Schweißneigung etc.) sind individuell sehr unterschiedlich und schwer objektivierbar. Die regelmäßige Kontrolle der Pulsfrequenz in den Herzgruppen hat darüber hinaus einen psychologischen Effekt, da ständig daran erinnert wird, dass es sich hierbei um keine allgemeine Sportgruppe handelt, sondern um eine spezifische Therapiegruppe mit einem erhöhten Risiko. Zumeist fühlt sich der Patient durch eine Pulsüberwachung nicht verunsichert, sondern vielmehr gesichert. Auch in der „normalen" Trainingssteuerung stellt die HF die am einfachsten fassbare, objektivierbare Größe dar. Um sie aber richtig beurteilen und damit auch nutzen zu können, ist immer wieder der Hinweis wichtig, dass die Herzfrequenzmessung nur dann sinnvoll ist, wenn sie korrekt und sorgfältig durchgeführt sowie sinnvoll interpretiert wird.

Unter Puls versteht man die Druckwelle in den Schlagadern, die durch das Pumpen des Herzens entsteht. Diese Druckwelle kann im Prinzip an jeder Schlagader getastet werden (s. Abb. 3.3). Der Puls wird i.A. an der Daumenseite des Unterarms über der Radialisarterie festgestellt (Radialispuls). Personen, die ihn dort nicht finden können, fühlen ihn gelegentlich auch an der Halsschlagader neben dem Kehlkopf. Eine weitere Möglichkeit besteht im Auflegen der Hand auf den Brustkorb über dem Herzen, hier kann das Schlagen des Herzens direkt gefühlt werden. In besonderen Fällen, zur Beurteilung des Schweregrads von Durchblutungsstörungen an den Beinen (arterielle Verschlusskrankheit, s. Abschn. 16.9), wird der Arzt auch an den Füßen den Puls tasten.

Die Pulsbeurteilung gibt keineswegs nur Informationen über die Geschwindigkeit der Herzaktion (Pulsfrequenz). Es werden zusätzlich weitere Pulskriterien beachtet, von denen die wichtigsten die Regelmäßigkeit und die Stärke des Pulsschlags sind. Die Beurteilung der Pulsfrequenz gibt also nicht nur Informationen über die Intensität der Kreislaufbelastung, man kann bspw. auch das Auftreten von Herzrhythmusstörungen feststellen. Nicht selten fallen Extrasystolen erstmals beim Pulsnehmen nach dem Sport auf. Die Stärke des Pulsschlags gibt ferner eine Information über das Blutdruckverhalten.

Um diese Vorteile ausnutzen zu können, muss das Pulsnehmen korrekt erfolgen. Häufig wird der Fehler beobachtet, dass der Radialispuls mit dem Daumen gefühlt wird. Der Daumen ist von der Natur als Gegenhalt für die übrigen Finger geschaffen und mit verhältnismäßig wenig Empfindungsnerven ausgestattet. Die korrekte Pulsregistrierung erfolgt, wie in Abbildung 3.3 dargestellt, mit jeweils 3 Fingern, wobei bei der Beurteilung des eigenen Pulses der Arm von der Handflächenseite, bei der Beurteilung des Pulses anderer Menschen von der Rückseite gefasst wird. Der Puls ist oberhalb der letzten Sehne der Unterarmbeugemuskulatur deutlich zu fühlen. Bei der Benutzung von 3 Fingern verspürt man plastisch den Ablauf der Pulswelle.

Ein Ziel in der Herzgruppe ist, dass der Patient selbst lernen soll, seine Pulsfrequenz beurteilen zu können. Dies ergibt sich einmal rein organisatorisch aus der Durchführung der Bewegungstherapie als Gruppen-

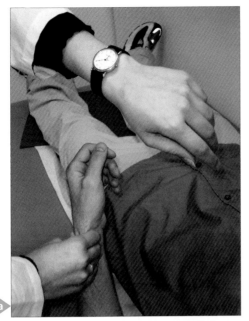
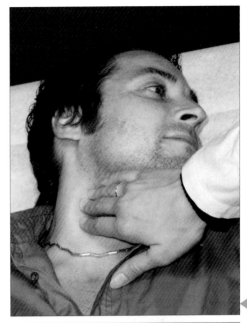

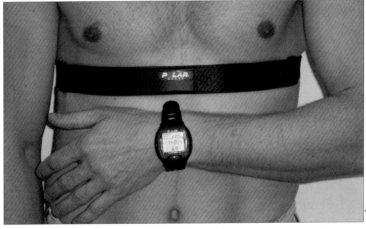

Abb. 3.3a–c: Die Erfassung der Herzfrequenz kann an der Radialarterie **a)**, an der Halsschlagader **b)** oder mit einer Pulsuhr **c)** erfolgen

therapie, bei der nach der Belastung nicht gleichzeitig bei allen Teilnehmern vom Arzt bzw. Übungsleiter der Puls gefühlt werden kann, zum anderen sollte er sich auch außerhalb des Sports selbst kontrollieren können. Wichtig ist hierzu, dass er lernt, die Pulsfrequenz sofort nach der Belastung festzustellen, da sonst zu niedrige Werte ermittelt werden. Das Pulszählen sollte innerhalb der ersten 10 s nach Belastung beginnen, es wird dann über 10–15 s durchgeführt und anschließend mit dem Faktor 4 bzw. 6 auf 1 min umgerechnet. Dabei sollte der Patient nach der Belastung nicht stehen bleiben, da sonst das Blut in den Beinen versackt, es kommt nicht genug Blut zum Herzen zurück, und die Pulsfrequenz fällt rascher ab. Er sollte langsam weitergehen oder sich, falls er im Gehen nicht zählen kann, zumindest hinsetzen. Bei Freizeitsportlern, auch solchen, die Sport leistungsorientiert treiben, sind Pulsuhren häufig verbreitet. Das vereinfacht natürlich die Messung, allerdings sollte auf potenzielle Störgrößen, z.B. 2 Läufer nebeneinander, Reaktion auf Erschütterungen, geachtet werden. Eine Bestimmung zusätzlicher Größen, die bei manchen Pulsuhren möglich sind, z.B. der sog. Own Zone, machen aus sportmedizinisch/sportwissenschaftlicher Sicht wenig Sinn. Der wissenschaftliche Nutzen und versprochene Hintergrund sind bislang nicht erwiesen.

Merksätze

◁ Zur körperlichen Untersuchung zählen neben der Auskultation auch die Inspektion und die Palpation, z.B. der Organe, aber auch der HF.
◁ Die Erfassung der HF erfolgt an der A. radialis oder A. carotis.
◁ Der Puls gibt Aufschluss über die Geschwindigkeit des Herzschlags, den Rhythmus, kann aber auch zur Trainingskontrolle genutzt werden.

3.3 Apparative Untersuchungsverfahren

Im Folgenden werden die wichtigsten medizinischen, technischen Untersuchungsverfahren erläutert, die aus sport-/bewegungstherapeutischer Sicht eine Rolle spielen.

3.3.1 Blutdruckmessung

Die Messung des Blutdrucks erfolgt i.d.R. indirekt. Unter einer direkten Druckmessung versteht man die Messung des Drucks in der Schlagader selbst über eine Nadel oder einen Katheter, der in sie eingeführt wird. Dieses Verfahren bleibt naturgemäß speziellen Untersuchungssituationen vorbehalten.

Die indirekte Blutdruckmessung wurde von dem italienischen Kinderarzt Riva-Rocci eingeführt, sie wird daher meist mit den Buchstaben RR abgekürzt. Genau betrachtet ist dies nicht ganz korrekt, denn eigentlich wird damit zunächst nur der systolische Wert beschrieben. Erst der russische Arzt Korotkoff ergänzte die Bestimmung des diastolischen Werts. Besser wäre daher die Abkürzung BD.

Bei der indirekten Methode wird eine Manschette um den Oberarm gelegt, in der mithilfe einer Handpumpe ein Druck erzeugt wird. Gleichzeitig wird die Blutströmung über ein Stethoskop im Bereich der Armbeuge beurteilt. Der in der Manschette herrschende Druck wurde früher über ein Quecksilbersteigrohr gemessen, daher erfolgt nach wie vor die Angabe des Blutdrucks in mmHg. Ein Druck von 100 mmHg bedeutet, dass eine Säule von 10 mmHg gehalten werden kann. Quecksilber wurde deshalb verwendet, weil es auf der einen Seite ein hohes spezifisches Gewicht hat, auf der anderen Seite flüssig ist. Bei der Verwendung von Wasser müssten die Messgeräte 13 × höher sein, da das spezifische Gewicht des Quecksilbers 13 × größer ist als dasjenige des Wassers. In später entstandenen Geräten werden statt der Quecksilbersäule Federwiderstände zur Druckmessung verwandt, statt der Handpumpe gibt es solche, die den Druck mithilfe einer Motorpumpe erzeugen, statt des Abhörens über der Arterie durch den Untersucher werden Mikrophone benutzt. Das Prinzip bleibt jedoch jeweils das gleiche. Der Vorgang der Druckmessung wird im Einzelnen in Abbildung 3.4 dargestellt. Wichtig zur korrekten Bestimmung ist, dass die Manschette eine passende Größe im Verhältnis zum Oberarm besitzt. Andernfalls kann es zu falsch hohen oder niedrigen Ergebnissen kommen. Insbesondere bei der Adipositas findet sich das sog. Undercuffing, d.h. die Blutdruckmanschette wird, bezogen auf den Oberarmumfang, zu klein gewählt. Es kann zu einer Überschätzung des tatsächlichen Blutdrucks um bis zu 30 mmHg kommen. Umgekehrt führt eine zu groß gewählte Manschette zum sog. Overcuffing. Es kann zu einer Unterschätzung des tatsächlichen Blutdrucks um bis zu 10–30 mmHg kommen. In Abhängigkeit vom jeweiligen Oberarmumfang werden daher die folgenden Manschettengrößen empfohlen:

◢ < 24 cm Oberarmumfang: 10 × 18 cm (Breite × Länge)
◢ 24–32 cm: 12–13 × 24 cm
◢ 33–41 cm: 15 × 30 cm
◢ > 41 cm: 18 × 36 cm

Der Messpunkt sollte sich stets auf der Höhe des Herzens befinden. Auch bei den inzwischen häufig eingesetzten Handmessgeräten wird daher der Arm auf den Ellbogen aufgestellt. Finden sich bei Einzelmessungen an beiden Armen Blutdruckunterschiede, wird an dem Arm mit dem höheren Blutdruck gemessen. Liegen diese Unterschiede > 20/10 mmHg, empfiehlt sich eine Untersuchung der Durchblutungssituation der Extremitäten, denn es könnte z.B. ein Hinweis auf eine Aortenisthmusstenose sein (s. Abschn. 16.4 und Abb. 3.4). Zunächst wird der Druck in der Manschette auf einen Wert gepumpt, der deutlich über dem zu erwartenden systolischen Druck liegt. Bei einem normalen Blutdruck wird man bspw. die Manschette auf einen Druck von 180 mmHg aufpumpen. In diesem Fall wird der Blutfluss in der Armschlagader völlig unterdrückt, der Untersucher wird über der Armbeuge keine Strömungsgeräusche hören können. Anschließend wird der Manschettendruck über ein Ventil langsam abgelassen. In dem Augenblick, in dem der höchste (der systolische) Druck unterschritten wird, wird die nächste Pulswelle „durchkommen", die Arterie unterhalb der Manschette wird kurz geöffnet. Hierdurch entsteht ein Geräusch, das Korotkoff-Geräusch, das der Untersucher hören kann. Da der Manschettendruck jedoch noch deutlich höher liegt als der niedrigste (der diastolische) Wert, wird die Schlagader nach dieser Druckspitze wieder geschlossen und bei der nächsten Druckwelle wiederum eröffnet. Der Untersucher hört also bei jeder Herzaktion ein solches Geräusch. In dem Au-

genblick, in dem in der Manschette allerdings auch der diastolische Wert unterschritten wird, bleibt die Schlagader ständig geöffnet, die Geräusche, die durch die ruckartige Öffnung des Gefäßes entstehen, entfallen. Treten beim Ablassen des Drucks bspw. erstmals Geräusche ab einem Manschettendruck von 120 mmHg auf, die bei 80 mmHg wieder verschwinden, wird der Untersucher diese beiden Werte mit 120/80 mmHg als systolischen bzw. diastolischen Druck notieren.

Heute wird der Blutdruck zumeist oszillometrisch registriert; dabei werden die sog. pulsatorischen Schwankungen analysiert. Die Geräte messen den systolischen Druck und die max. Strömungsamplitude. Daraus wird der diastolische Druck berechnet. Solche Geräte sind v.a. für Laien deutlich einfacher zu handhaben. Um verlässliche und aussagekräftige Werte zu bekommen, sollte nicht nur eine einmalige, sondern 3-malige Messung im Sitzen und nach 3- bis 5-minütiger Ruhephase erfolgen. Für den Hausgebrauch empfiehlt es sich, die Messungen morgens zwischen 6 und 9 Uhr sowie abends zwischen 18 und 21 Uhr jeweils vor der Mahlzeit und – wenn nötig – vor der Einnahme von blutdrucksenkenden Medikamenten durchzuführen. Auch die regelmäßigen Eigenmessungen haben eine hohe Aussagekraft bez. der individuellen Blutdruckverläufe. Dabei sollten etwa 12 Messungen von mindestens 7 Tagen vorliegen. Ähnlich wie bei der Pulsmessung beschrieben, sollten die Messungen sinnvoll und systematisch „verwendet" werden, zu viele Eigenmessungen bei eher ängstlichen Patienten können zur Verunsicherung beitragen.

Im Rahmen einer 24-Stunden-Blutdruckmessung oder ambulanten Blutdruckmessung (ABDM) werden Blutdruck und Pulsfrequenz mit einem tragbaren Messgerät in definierten Zeitabschnitten gemessen. Die gewonnenen Werte dienen zum einen der Detektion potenzieller Hypertoniker oder ggf. auch der Einschätzung von Phasen mit

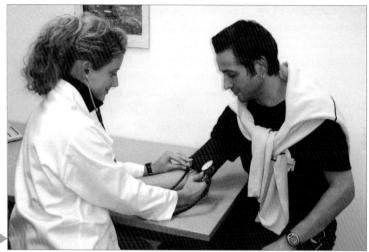

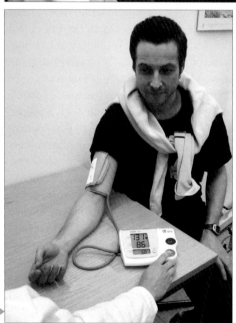

Abb. 3.4a–b: Vorgang der Blutdruckmessung nach Riva Rocci (RR). **a)** Der Untersucher legt eine Manschette um den rechten Unterarm. Gemessen wird im Sitzen. Über einen Ballon wird der Druck in der Manschette erhöht. Die Höhe des Drucks kann an einer Quecksilbersäule abgelesen werden. Der Untersucher setzt ein Stethoskop (Höhrrohr) über der Armarterie in der Ellenbeuge unterhalb der Manschette auf. Der Manschettendruck wird zunächst deutlich höher aufgeblasen, als dies für den höchsten (systolischen) Druck zu erwarten ist. Solange der Manschettendruck über dem systolischen Druck liegt, bleibt die Arterie ständig verschlossen, es sind keine Geräuschphänomene hörbar. Fällt der Manschettendruck kurzfristig unter den systolischen Wert ab (ab 4. Druckwelle), geht die Arterie kurz auf, der Untersucher höht ein Geräuschphänomen bis der Manschettendruck auch unterhalb des diastolischen Druckwertes liegt (ab 8. Druckwelle in der Grafik). Das Gefäß ist jetzt ständig geöffnet, Korotkoff-Geräusche sind nicht mehr hörbar. Der Druck, bei dem das erste Geräusch gehört wird, wird als „oberer" (systolischer) Druck angegeben, der Druck, ab dem die Geräusche verschwinden als „unterer" (diastolischer) Druck. **b)** zeigt eine automatische oszillometrische Messung, bei der die Schwingungen der Arterie aufgezeichnet werden.

zu niedrigem Blutdruck und damit der Abklärung von Synkopen (s. auch Abschn. 16.2.6) und der Beurteilung, ob eine blutdrucksenkende Therapie tatsächlich effektiv ist. Auch das Verlaufsmuster – über Tag liegen die Werte etwa 10–20% über denen der Nacht – hat Aussagekraft. So findet sich dieser sog. Dip, die Nachtabsenkung, z.B. nicht bei Nierenerkrankungen und kann somit wichtige Hinweise für weitere Untersuchungen geben. Im praktischen Ablauf wird die

Manschette meist am nicht dominanten Arm, d.h. am linken Oberarm, angelegt; auch hier gilt es, auf die richtige Größe und Position zu achten. Die Messintervalle liegen i.d.R. während des Tagesintervalls (6–22 Uhr) zwischen 10- und 20-minütigen Messungen, und in der Nacht (22–6 Uhr) durchschnittlich bei 30 min bzw. zwischen 15- bis 60-minütigen Abständen. So werden im Schnitt 80 Messwerte gewonnen (64 über Tag, 16 über Nacht). Wichtig ist – wie beim Langzeit-EKG

– die begleitende Protokollierung der jeweiligen Tätigkeiten, um eine möglichst genaue Einschätzung der Messungen zu haben.

Merksätze
◢ Die Blutdruckmessung erfolgt i.d.R. 3-malig nach 3- bis 5-minütiger Ruhepause an dem Arm, an dem der höhere Wert gemessen wurde.
◢ Heutzutage werden hauptsächlich oszillometrische Verfahren genutzt.
◢ Eine passende Manschettengröße und -position in Herzhöhe sind essenziell für die korrekte Bestimmung der Blutdruckwerte.
◢ Die 24-Stunden-Messung erlaubt eine Einschätzung des Tagesprofils und stellt sowohl in der Diagnostik als auch in der Beurteilung der Therapie eine wichtige Untersuchungsmethode dar.

3.3.2 Laborwerte

Zahlreiche, v.a. aus dem Blut bestimmte Laborwerte sind zwar nicht direkt für die Bewegungstherapie ausschlaggebend, trotzdem aber für die Beurteilung der Gesamtsituation des Sporttreibenden ggf. Patienten von Interesse (s. Tab. 3.1). Denn so können das individuelle Risikoprofil und damit die Zielsetzung eines Trainings konkretisiert werden. Daher sind v.a. Konzentrationsbestimmungen bestimmter Stoffe im Blut wichtig, die mit Risikofaktoren in Beziehung stehen, wie Blutzucker (BZ) oder Blutfette. Dies gilt aber ferner auch für Laborwerte, die eine Aussage über den Ablauf von Krankheitsprozessen ermöglichen. Als Beispiel sei auf Enzyme hingewiesen, die dem Nachweis etwa eines akuten Herzinfarkts (AMI, s. auch Abschn. 16.3) oder von chronischen Nieren- (s. Kap. 18) oder Lebererkrankungen (s. auch Abschn. 17.1) dienen. Sie werden daher in den jeweiligen Kapiteln besprochen. Allerdings darf

nicht außer Acht gelassen werden, dass manche Sportarten, insbesondere im Leistungssport, Änderungen zur Norm auch ohne nennenswerten Krankheitswert auftreten können. Ein Beispiel ist ein erhöhter Hämoglobingehalt nach Höhentraining oder eine Steigerung der CK infolge der Muskelarbeit.

Zu den Basisuntersuchungen zählt die Bestimmung der Blutkörperchensenkungsgeschwindigkeit (BSG). Bei dieser Untersuchung wird Blut durch den Zusatz bestimmter Flüssigkeiten ungerinnbar gemacht, dann in einem Glasröhrchen hochgezogen bzw. aufgestellt. Der Schwerkraft folgend setzen sich jetzt die Blutkörperchen langsam von dem Plasma ab. Diese „Senkungsgeschwindigkeit" liegt in der 1. Stunde normalerweise nicht höher als 10 mm, in der 2. Stunde nicht höher als 20 mm. Die genauen Werte, auch in Abhängigkeit vom Lebensalter finden sich in Tabelle 3.1. Ein beschleunigtes Absetzen, also eine erhöhte BSG, weist auf eine Veränderung in der Zusammensetzung von Bluteiweißen hin. Sie stellt einen unspezifischen Hinweis auf ein Krankheitsgeschehen, bspw. auf eine Entzündung, eine Krebserkrankung etc. dar.

Auch die Bestimmung der Zusammensetzung der Blutkörperchen, das sog. kleine Blutbild (BB), ist teil der Basisuntersuchung. Eine Verminderung etwa der roten Blutkörperchen und damit eine Leistungsverschlechterung sind z.B. besonders beim Sport für Nierenpatienten von Wichtigkeit (s. auch Abschn. 18.2). Eine Zunahme von weißen Blutkörperchen weist auf das Vorhandensein von Abwehr- und Abräummechanismen, also eine Entzündungsreaktion, hin. Es wird aber auch bei zahlreichen anderen akuten Erkrankungen, bspw. auch bei einem akuten Myokardinfarkt, beobachtet. Nicht selten wird heutzutage auch die Erhebung spezieller Marker, z.B. das sog. CRP (= Capsel-reaktives Protein) empfohlen. Dabei handelt es sich um einen Faktor, der sehr sensibel auf das Vorliegen von Entzündungs-

Tab. 3.1: Normwert

Biologische Größe	Einheit	Referenzbereich männlich/weiblich	Umrechungsfaktor/ Einflussgrößen
Entzündungsparameter			
ZB-BSR (BSG) 1 h nach Westergren			
Bis 50 Jahre	mm/h	Bis 15/bis 20	Schwangerschaft ↑
> 50 Jahre	mm/h	Bis 20/bis 30	
S-C-reaktives Protein (CRP)	mg/l	< 5	
Hämatologische Untersuchungen			
B-Hämoglobin	g/dl mmol/l	13,5–17/12–16 8,3–10,5/7,4–9,9	x 0,62 = mmol/l Kinder + Schwangerschaft ↓
B-Hämatokrit	%	40–52/37–48	Kinder + Schwangerschaft ↓
B-Erythrozyten	Mio./µl	4,3–5,7/3,9–5,3	Kinder + Schwangerschaft ↓
B-Ery-Durchmesser	µm	6,8–7,3	
B-Ery-Durchmesser-Streuung (±)	µm	0,6–0,9	
Erythrozytenindizes:			
B-Ery-MCV (mittleres korpuskuläres Volumen)	fl	85–98	Alkoholismus ↑
B-Ery-MCH (mittleres korpuskuläres Hämoglobin HBE)	pg	28–34	
B-Ery-MCHC (mittlerer korpuskulärer Hämoglobingehalt)	g/dl	31–37	
B-Retikulozyten	/1000 Erys	3–18	
B-Thrombozyten	1000/µl	140–345	
B-Leukozyten			
2–3 Jahre	/µl	6000–17 000	
4–12 Jahre	/µl	5000–13 000	Schwangerschaft
Erwachsene	/µl	3800–10 500	Körperliche Belastung ↑
Eisenstoffwechsel			
Serum-Eisen	µg/dl µmol/l	50–160/50–150 9–29/9–27	x 0,179 = µmol/l
Serum-Ferritin			
2–17 Jahre	µg/l	7–142	
18–45 Jahre	µg/l	10–220/6–70	
Ab 46 Jahre	µg/l	15–400/18–120	
Serum-Transferrin	g/l	2,0–3,6	Schwangerschaft ↑ Orale Kontrazeptiva ↑
Serum-Folsäure	ng/ml	3–15	
Serum-Vitamin-B12	pg/ml	210–910	

Tab. 3.1: Fortsetzung

Biologische Größe	Einheit	Referenzbereich männlich/weiblich	Umrechungsfaktor/ Einflussgrößen
Gerinnungsuntersuchungen			
Blutungszeit	min	Bis 6	
P-PTT	s	20–35	(reagenzabhängig)
P-TPZ	%	70–100	
P-Thrombinzeit	s	14–20	(reagenzabhängig)
P-Fibrinogen	mg/dl µmol/l	Bis 450 Bis 13,5	Schwangerschaft evtl. ↑ x 0,3 = µmol/l
P-Antithrombin III	%	70–120	Schwangerschaft ↑
P-D-Dimer	µg/ml	< 0,5	
Serumelektrolyte			
Natrium	mmol/l	Kinder 130–145 Erwachsene 135–145	
Kalium	mmol/l	Kinder 3,2–5,4 Erwachsene 3,6–5,0	
Calcium (gesamt)	mmol/l	2,2–2,6	Schwangerschaft ↓
Magnesium	mmol/l	0,65–1,05	
Chlorid	mmol/l	97–108	
Phosphat	mmol/l	Kinder 1,1–2,0 Erwachsene 0,84–1,45	
Säure-Basen-Status (arteriell)			
pH		7,37–7,45	
pCO$_2$	mmHg kPA	35–46/32–43 4,69–6,16/4,29–5,76	Schwangerschaft ↓ x 0,134 = kPA
pO$_2$	mmHg kPA	72–107 9,65–14,34	Altersabhängig: 102 – 0,33 x Lebensjahre x 0,134 = kPA
O$_2$-Sättigung	%	94–98	
Standardbikarbonat	mmol/l	22–26	Schwangerschaft ↓
Basenexzess	mmol/l	−2 bis +2	
Laktat (Plasma)	mmol/l	0,6–2,4	
Nierenfunktionsuntersuchungen			
Harnstoff	mg/dl mmol/l	12–50 2,0–8,3	x 0,1665 = mmol Dursten, eiweißreiche Kost ↑
Kreatin	mg/dl µmol/l	0,5–1,1/0,5–0,9 44–97/44–80	x 88,4 = µmol/l Muskelatropie + alte Menschen ↑
Kreatinin-Clearance 24 h	ml/min	≥ 110/≥ 95	Wert gilt bis 30 Jahre: danach −10 für jede weitere Dekade

Tab. 3.1: Fortsetzung

Biologische Größe	Einheit	Referenzbereich männlich/weiblich	Umrechungsfaktor/ Einflussgrößen
Enzymaktivitäten			
GOT = AST	U/l	Bis 19/bis 15	
GPT = ALT	U/l	Bis 23/bis 19	
γ-GT	U/l	6–28/4–18	Alkoholismus ↑
CHE	U/l	3000–8000	
GLDH	U/l	Bis 4,0/bis 3,0	
AP (alkalische Phosphatase)			
2–17 Jahre	U/l	Bis 700/bis 600	Beginn der Pubertät ↓
18–49 Jahre	U/l	Bis 175/bis 150	
Ab 50 Jahre	U/l	Bis 175/bis 170	Adipöse Frauen evtl. ↑
LAP	U/l	20–35/16–32	Schwangerschaft evtl. ↑
LDH	U/l	120–240	Kinder bis 310
HBDH	U/l	70–135	Kinder bis 175
Amylase	U/l	Bis 121	Schwangerschaft evtl. ↑
Lipase	U/l	Bis 190	
Elastase 1	ng/ml	Bis 2	
CK	U/l	10–80/0–70	Körperliche Belastungen evtl. ↑
CK-MB	U/l	< 5	Bis 6% Total-CK
Troponin T	ng/ml	< 0,1	EDTA-Blut abnehmen!
Troponin I	ng/ml	< 0,5	EDTA-Blut abnehmen!
Serumproteine			
Proteine gesamt	g/l	66–83	Schwangerschaft evtl. ↓
Albumin	g/l	35–52	Schwangerschaft evtl. ↓
Albumin	%	54–65	
α1-Globulin	%	2–5	
α2-Globulin	%	7–13	
β-Globulin	%	8–15	
γ-Globulin	%	11–22	
Coeruloplasmin	g/l	0,2–0,6	Orale Kontrazeptiva evtl. ↑ Schwangerschaft ↑
Transferrin	g/l	2,0–3,6	Orale Kontrazeptiva evtl. ↑ Schwangerschaft ↑
Haptoglobin	g/l	0,3–2,0	
IgA	g/l	0,7–4,0	Kinder ↓

Tab. 3.1: Fortsetzung

Biologische Größe	Einheit	Referenzbereich männlich/weiblich			Umrechungsfaktor/ Einflussgrößen
Serumproteine					
IgE	µg/l kU/l	12–240 5–100			
IgG	g/l	7–16			Kinder ↓
IgM	g/l	0,4–2,3			Kinder ↓
α1-Antitrypsin	g/l	0,9–2,0			Orale Kontrazeptiva evtl. ↑ Schwangerschaft ↑
C3-Komplement	g/l	0,9–1,8			
C4-Komplement	g/l	0,1–0,4			
α2-Makroglobulin	g/l	1,3–3,0			Schwangerschaft evtl. ↑
β2-Mikroglobulin	mg/l	Bis 2,4 (> 60 Jahre bis 3,0)			
Lipidstoffwechsel/Harnsäure					
Harnsäure	mg/dl µmol/l	Bis 6,4/bis 6,0 Bis 381/bis 357			x 59,485 = µmol/l
		Ia	**Ib**	**II**	
Triglyzeride	mg/dl mmol/l	< 200 < 2,5	< 200 < 2,5	< 150 < 1,7	x 0,0114 = mmol/l
Cholesterin	mg/dl mmol/l	< 250 < 6,5	< 200 < 5,0	< 180 < 4,5	x 0,259 = mmol/l
LDL-Cholesterin	mg/dl mmol/l	< 160 < 4,0	< 130 < 3,5	< 100 < 2,5	Die Angaben sind als **Therapieziele** zu verstehen: **I Primärprävention**
HDL-Cholesterin	mg/dl mmol/l	> 40 > 1,0	> 40 > 1,0	> 40 > 1,0	• ohne Risikofaktoren • mit Risikofaktoren für Atherosklerose
LDL-Cholesterin/HDL-Cholesterin Lipoprotein (a) = Lp(a)	– mg/dl	< 4 Risikogrenze > 30	< 3	< 2	**II Sekundärprävention** bei KHK/Atherosklerose
Glukosestoffwechsel					
CB-Glukose 0 (nüchtern)	mg/dl mmol/l	70–109 3,89–6,1			x 0,0555 = mmol/l Im venösen Blut bis 10% ↑
OGTT mit 100 g Glukose: CB-Glukose 2-h-Wert	mg/dl mmol/l	< 140 < 7,77			x 0,0555 = mmol/l Im venösen Blut bis 10% ↓
Er1cy-HBA	%	< 6,5			ETDA-Blut abnehmen!
CB-β-Hydroxybutyrat	mmol/l	Bis 0,5			Schnelltestgeräte zur Diagnose der diabetischen Ketoazidose

Tab. 3.1: Fortsetzung

Biologische Größe	Einheit	Referenzbereich männlich/weiblich	Umrechungsfaktor/ Einflussgrößen
Leberstoffwechsel			
Bilirubin gesamt	mg/dl	Bis 1,1	x 17,104 = µmol/l
	µmol/l	Bis 19	Fasten ↑
Bilirubin direkt	mg/dl	Bis 0,3	
Ammoniak	µg/dl	Bis 94/bis 82	x 0,588 = µmol/l
	µmol/l	Bis 55,3/bis 48,2	
Hormone			
FT4 (RIA)	ng/dl	0,6–1,8	
TSH (RIA)	mU/l	0,4–4,0	
Parathormon (PTH) intakt	pg/ml	12–72	

reaktionen hinweist. Da auch im Rahmen der Atherosklerose entzündliche Mechanismen diskutiert werden, kann CRP als sog. Surrogatparameter betrachtet werden. Allerdings liegen die hierbei relevanten Konzentrationen weit unter der Grenze von 5 mg/l. Die exakte Bestimmung in diesem niedrigen Bereich erfolgt daher durch hochsensitive Tests, daher auch der Name hochsensitives CRP oder hsCRP. Die untere Nachweisgrenze liegt dabei im Bereich von 0,2 mg/l. Aktuelle Studien weisen zwar darauf hin, dass CRP ein unabhängiger Risikofaktor für die Entwicklung von Herzkreislauferkrankungen wie Schlaganfall, Herzinfarkt und periphere arterielle Verschlusskrankheit (pAVK) darstellt. Um dies aber zu untermauern, müssen mehrfach erhöhte CRP-Spiegel gemessen und andere potenzielle Ursachen, z.B. Infektionen ausgeschlossen werden.

> **Merksätze**
> ◢ Durch die Bestimmung ausgewählter Laborparameter können Risikofaktoren, aber auch physiologische Kenngrößen bestimmt werden.
> ◢ Zu berücksichtigen ist, ob Training, Trainingszustand oder Sportarten einen Einfluss auf die Laborwerte haben.

3.3.3 Elektrokardiogramm

Ruhe-EKG

Das EKG bildet die Herzstromkurve bzw. die Erregungsleitung ab und stellt eine der wichtigsten Untersuchungsmethoden in sportmedizinischen Vorsorgeuntersuchungen (s. Abschn. 16.8.1) sowie im Rahmen ärztlicher Untersuchungen und der (kardialen) Rehabilitation dar. Aufgrund dieser Bedeutung wird es in seinen Grundzügen im Folgenden ausführlicher beschrieben. Wie in Abschnitt 16.7.1 geschildert, beruht die Erregung von Herzmuskelzellen auf elektrischen Vorgängen und Schwankungen (Potenzialen), die sich an der Zellwand abspielen. So kommt es zu zahlreichen Einzelspannungen der Zellen, die sich zu einer Gesamtspannung summieren. Grundsätzlich basiert die elektrische Leitfähigkeit der Zellen auf einer speziellen Konstellation an Salzlösungen bzw. einem Austausch der kleinsten Einheiten (Ionen) durch sog. Ionenkanäle. Diese Kanäle öffnen sich in Abhängigkeit vom Membranpotenzial, d.h. sie sind spannungsaktiviert, der Verschluss wiederum hängt nicht an der Spannung, sondern an Kanalproteinen. Nur durch eine Koordination der verschiedenen beteiligten Kanäle sind diese Abläufe, die für die Muskelkontraktion und viele andere biochemischen

Reaktionen nötig sind, möglich. Krankhafte Störungen, sog. Kanalopathien, können zu schwerwiegenden Herzrhythmusstörungen, bspw. dem Brugada-Syndrom oder Long-QT-Syndrom führen (s. auch Abschn. 16.7). Diese bei der Herztätigkeit entstehenden Spannungen sind von jedem Punkt des Körpers aus ableitbar. Die bildliche Darstellung der Spannungen in Form des EKGs spiegelt somit die Vorgänge der Herzerregung, also gewissermaßen die „Zündmechanismen" wider. Nicht verwechseln darf man dies mit der eigentlichen Herzfunktion, denn die ist wiederum die Folge dieses elektrischen Impulses. Auch bei einem „guten" EKG, also einem normalen Ablauf der Herzstromkurve, kann die Herzfunktion, die Kraft des Herzschlags, eingeschränkt sein. Umgekehrt kann eine deutlich pathologisch veränderte Stromkurve mit einer guten Pumpfunktion des Herzens einhergehen. Trotzdem liefert natürlich das EKG wichtige Informationen über das Herz, seine Lage im Brustkorb, seine „Leitfähigkeit" und seinen Rhythmus.

Die in Abbildung 3.5 wiedergegebene normale EKG-Kurve unterscheidet sich von derjenigen Kurve, die den Erregungsablauf der Einzelmuskelfaser wiedergibt (s. Abb. 3.6). Denn die Abläufe ab einer Zelle unterscheiden sich teils erheblich von der gesamten Summe der Spannungen, die an der Körperoberfläche (KOF) abgeleitet werden und in zeitlich unterschiedlichem Ablauf erregt werden.

Die typische EKG-Kurve wurde von ihrem Erstbeschreiber Einthoven mit einer Reihe von Buchstaben bezeichnet, die noch heute Gültigkeit haben. Zunächst werden vom Sinusknoten ausgehend die Herzvorhöfe erregt. Diese Vorhoferregung drückt sich in der P-Welle aus. Die Überleitung von den Vorhöfen auf die Herzkammern wird durch den AV-Knoten etwa um 0,2 s verzögert (s. auch Abschn. 16.7.1).

Es folgt die Erregung der Herzkammern, die mit der Q-Zacke beginnt. Die Überlei-

tungszeit wird daher auch als PQ-Zeit bezeichnet. Der Q-Zacke folgen eine meist große Zacke nach oben (R-Zacke) und wieder eine kleine Auslenkung nach unten, die S-Zacke. Dieser gegensinnige Verlauf entsteht infolge der unterschiedlichen Ausbreitung der Erregung in den Herzkammern. Der Verlauf der Q-Zacke ist bspw. auf die rückläufige Erregung der Papillarmuskeln zurückzuführen. Der Gesamtkomplex aus Q, R und S wird auch als Kammerkomplex bezeichnet. Nach der Erregung der Kammern verläuft die Kurve zunächst eine kurze Zeit in der Null-Linie. Das bedeutet, dass sich alle Herzkammermuskelzellen im gleichen Erregungszustand befinden. Danach folgt eine Auslenkung nach oben zu der sog. T-Welle. Diese beiden Anteile, die Strecke zwischen der S-Zacke und der T-Welle (ST-Strecke) sowie die T-Welle, stellen die Erregungsrückbildung dar. Man könnte eigentlich annehmen, dass die Rückbildung der Erregung spiegelbildlich zum Kammerkomplex verlaufen sollte. Die Ursache, warum sie aber in Form der T-Welle auftritt, liegt daran, dass ebenso wie die Erregung auch die Rückbildung in den einzelnen Herzabschnitten nicht gleichzeitig erfolgt.

Nach der T-Welle ist die Herzaktion abgeschlossen. In manchen Fällen folgt noch eine kleine „Nachschwankung" in Form einer U-Welle, die aber erst einmal unberücksichtigt bleiben kann. Bis zur nächsten P-Welle ist das Herz nicht erregt, es befindet sich elektrisch (und auch mechanisch) im

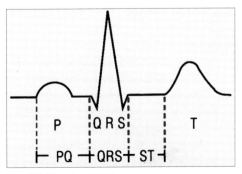

Abb. 3.5: Typische EKG-Kurve

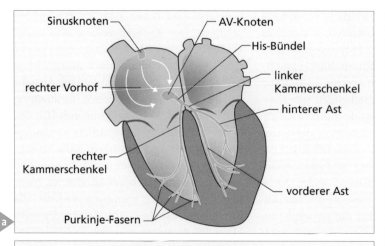

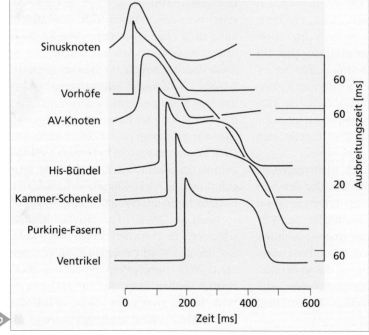

Abb. 3.6: a) Schematische Darstellung des Erregerbildungs- und Erregerleitungssystems. Die Pfeile zeigen die bevorzugten Verlaufsrichtungen der Erregung über das Vorhofmyokard an. Nach Antoni H. Electrophysiology of the heart at a single cell level and cardiac rhythmogenesis. In Greger R, Windhorst U (Hrsg.) Comprehensive Human Physiology. Band 2. Springer Verlag, Berlin (1996). b) Fortleitung von Aktionspotenzialen im Erregerbildungs- und Erregerleitungssystem. Bitte beachten Sie, dass das Aktionspotenzial des AV-Knotens dem des Sinusknotens ähnelt. Quelle: Schmidt, Unsicker (Hrsg.), Lehrbuch Vorklinik, Deutscher Ärzte-Verlag 2003

Stadium der Diastole. Auch dies ist wieder durch die Null-Linie erkennbar, die Zellen sind nun alle gleich „unerregt".

Je nachdem, von welchem Ort die elektrische Erregung abgeleitet wird, bietet die EKG-Kurve ein sehr unterschiedliches Bild. So sind – in Abhängigkeit von der Lokalisation der Elektrode – die Kurven und Zacken unterschiedlich hoch oder fehlen ggf. ganz. So ist bspw. nicht immer eine Q-Zacke vorhanden. Um dies von pathologischen EKG-Bildern unterscheiden zu können und die Aussage zu standardisieren, hat man sich auf bestimmte, standardisierte Ableitungen geeinigt.

Extremitätenableitungen. Bei den bereits von Einthoven eingeführten Extremitätenableitungen werden 4 Elektroden an den Armen und Beinen befestigt. Eine rote Elektrode befindet sich am rechten Arm, eine gelbe am linken Arm und eine grüne am linken Unterschenkel. Die zusätzliche schwarze Elektrode am rechten Unterschenkel dient lediglich der Erdung bzw. der Entstörung gegenüber elektrischen Spannungen, die sich in zahlreichen Räumen finden (s. auch Abb. 3.7). Dabei ist zu berücksichtigen, dass Messen immer den Vergleich von 2 Punkten miteinander bedeutet. Auch die Messung der Körpergröße bspw. bedeutet den Vergleich des Abstands zwischen der Fußsohle und der Schädeldecke. Beim EKG wird der elektrische Spannungsunterschied zwischen 2 Ableitpunkten gemessen. Aus diesem Grund werden die Extremitätenableitungen auch als bipolare Ableitungen bezeichnet. Dabei sind folgende Möglichkeiten gegeben:

◢ Ableitung vom rechten Arm zum linken Arm (Ableitung I)
◢ Ableitung vom rechten Arm zum linken Bein (Ableitung II)
◢ Ableitung vom linken Arm zum linken Bein (Ableitung III)

Obwohl es sich zeitlich betrachtet stets um den gleichen elektrischen Vorgang handelt (einen Herzschlag!), stellt sich dieser in Abhängigkeit von der Lage der Ableitlinie im elektrischen Feld bzw. von der Projektion des sog. elektrischen Vektors des Feldes, der es nach Größe und Richtung beschreibt, auf diese Ableitlinie unterschiedlich dar. Am besten kann man sich dies anhand einer Bergwanderung vorstellen. Den größten Höhenunterschied wird man überwinden, wenn man senkrecht in Richtung Bergspitze geht. Quer zum Berg wiederum überwindet man keine Höhe. Im normalen EKG wird man die größte Spannung in der Ableitung II feststellen, da diese parallel zur Herzachse läuft, oder, um im Bild zu bleiben, in Richtung zum Berg; man spricht dann vom sog. Mitteltyp. Bei sehr schlanken jungen Menschen ist diese Herzachse eher sehr senkrecht, die Ableitung I verläuft quer zur Herzachse. Deshalb wird hier nur eine sehr niedrige Spannung registriert, so wie im Beispiel bei der

Wanderung quer zum Berg der Höhenunterschied gering ist. Das ist der sog. Steiltyp. Dreht die Herzspitze in solchen Fällen noch etwas weiter nach rechts, ist die größte Ableitung in III zu finden (Rechtstyp). Wird die Herzachse dagegen bei einem sehr muskelkräftigen Menschen nach links gedreht, wird sich die Projektion v.a. auf die Ableitung I verbessern, man findet hier die höchste Auslenkung (Linkstyp).

Daraus wird deutlich, dass mit den Extremitätenableitungen v.a. die Lage des Herzens im Brustkorb beurteilt werden kann. Das gilt für ein gesundes Herz, aber auch für die Darstellung pathologischer Veränderungen. So kann eine Hypertrophie der linken Herzkammer z.B. infolge einer arteriellen Hypertonie zu einem Linkstyp führen, eine Hypertrophie der rechten Kammer bei einer chronischen Bronchitis zu einem Rechtstyp (s. Abb. 3.8).

Brustwandableitungen. Die höchsten Spannungen sind zu erwarten, wenn die Registrierung direkt über dem Herzen vorgenommen wird wie mit den Brustwandableitungen. Wie bereits bei den Extremitätenableitungen erläutert, wurden bestimmte Punkte definiert, die mit V_1–V_6 bezeichnet werden. V_1 liegt im 4. Zwischenrippenraum (ICR) am rechten Rand des Brustbeins, V_6 im Bereich der mittleren linken Achsellinie. Die übrigen sind dazwischen angeordnet. V_1 und V_2 geben somit v.a. Informationen über die rechte Kammer, V_3 und V_4 über die Herzscheidewand bzw. V_4–V_6 über die linke Kammer. Es ist somit möglich, Veränderungen, die auf einen Infarkt in diesen Bereichen zurückzuführen sind, näher zu lokalisieren. Eine Infarktnarbe im Bereich des Septums wird v.a. in V_3 und V_4 zu finden sein (Septuminfarkt), typische Veränderungen in V_6 weisen auf einen Seitenwandinfarkt hin.

Auch jedem der genannten Punkte auch in der Brustwandableitung muss ein Vergleichspunkt zugeordnet werden. Dazu

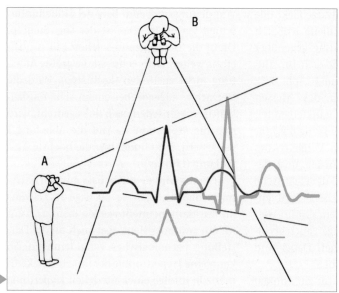

Abb. 3.7: Die Abbildung verdeutlicht, dass die in Abb. 3.5 gezeigte „typische" EKG-Kurve je nach elektrischer Betrachtungsweise sehr unterschiedlich aussehen kann. Der Untersucher sieht jeweils nur die senkrechte Position des sog. elektrischen Herzvektors, d.h., die Höhe der Projektion der R-Zacke auf die Ableitlinie.
a) Dem Untersucher A wird von seinem Standpunkt aus die Kurve sehr hoch erscheinen, dem Untersucher B von seinem Standpunkt dagegen sehr flach. Solche standardisierten unterschiedlichen Betrachtungsweisen sind besonders: **b)** Extremitäten- oder Standardableitungen nach Einthoven und Goldberger (**links**), Brustwandableitungen nach Wilson (**rechts**)

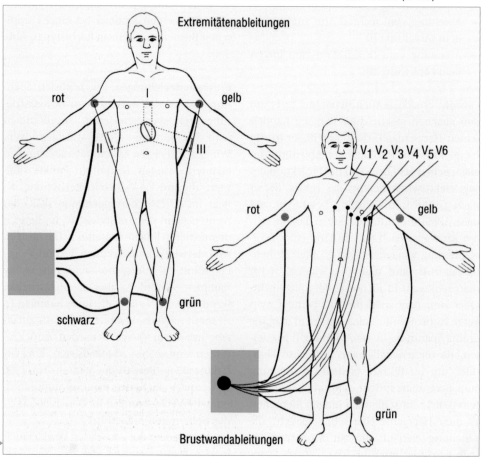

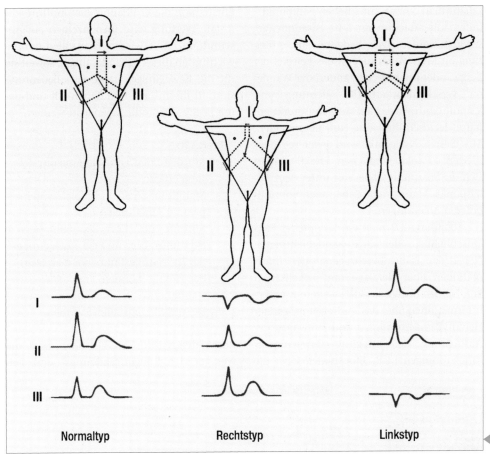

Normaltyp · Rechtstyp · Linkstyp

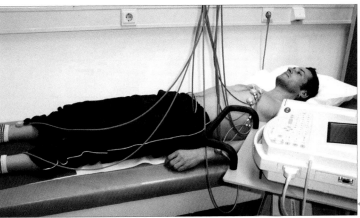

Abb. 3.8: a) Mit Hilfe der Extremitätenableitungen lässt sich die Lage des Herzens im Brustraum erkennen. Beim Normaltyp projiziert sich der Herzvektor am ausgeprägtesten auf die Ableitung II, sie ist hier am höchsten, I und III sind etwa gleich hoch. Bei sehr schlanken Menschen kann das Herz gewissermaßen „nach rechts durchhängen". Hier wird jetzt die Projektion auf die Ableitung III am größten, es entsteht ein Rechtstyp. Umgekehrt wird bei kleinen untersetzten Personen das Herz nach links gedrängt. Jetzt projiziert es sich am deutlichsten auf die Ableitung I, die am höchsten ausfällt (Linkstyp). Solche Typenänderungen lassen sich auch unter krankhaften Bedingungen feststellen. Kommt es beispielsweise bei einer Aortenklappenstenose (s. Abb. 16.29) zu einer Vergrößerung der linken Herzkammer, entsteht auch hier ein Linkstyp. **b)** zeigt das übliche Vorgehen bei der Aufzeichnung eines Ruhe-EKGs. Die entsprechenden Elektroden werden mit Sog auf der Haut an den vorgegebenen Extremitäten- bzw. Brustwandpositionen angebracht während der Patient liegt.

schafft man einen „künstlichen Nullpunkt", indem die Ableitungen I–III zusammengeschaltet werden. Dies bedeutet eine Ableitung im Kreis. Auch hier ist das Beispiel der Bergwanderung hilfreich, ändert der Wanderer verschiedentlich die Richtung und kommt dann wieder am Ausgangspunkt an, hat er letztlich die Höhe Null überwunden. Mit diesem Nullpunkt wird jeder der definierten V-Punkte verglichen. Effektiv ändert sich die Spannung dabei nur unter dem Ableitpunkt. Man spricht daher auch von unipolaren Ableitungen.

Abbildung 3.9 zeigt ein komplettes EKG einschließlich der Brustwandableitungen. Neben den bisher bereits genannten Informationen über Herzlage und Lokalisation von Narben bringt das EKG weitere wichtige Informationen über das Vorliegen möglicher Herzrhythmusstörungen und Störungen der Ausbreitung der Erregung (Erregungsleitungsstörungen), z.B. Blockbilder. Über die

Entstehung dieser Phänomene und ihre klinische Wertung wird im Einzelnen auf Abschnitt 16.7.1 verwiesen. Hier sollen nur die wichtigsten dieser Veränderungen, soweit sie für die Bewegungstherapie von Bedeutung sind, in ihrem EKG-Bild dargestellt und damit besser verständlich gemacht werden.

> **Merksätze**
> ⊿ Mit dem EKG wird die Erregungsleitung erfasst.
> ⊿ Man unterscheidet unipolare von bipolaren Ableitungen.
> ⊿ Mithilfe des EKGs können Herzrhythmus, Lage und ggf. auch Größe des Herzens bestimmt werden. Darüber hinaus können krankhafte Zustände, z.B. Narben nach einem Herzinfarkt, abgebildet werden.

Rückbildungsstörungen. Veränderungen, die weniger das Erregungsbildungs- und Lei-

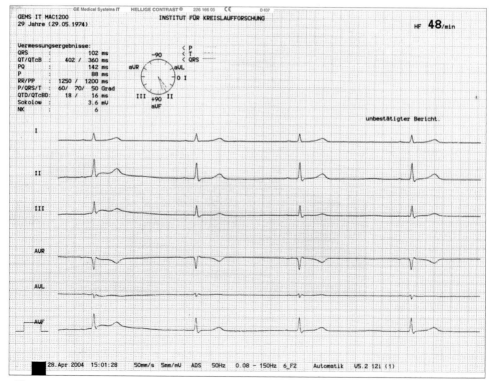

Abb. 3.9: Typisches Bild eines normalen EKGs bei einem Sportler in den Extremitätenableitungen

tungssystem betreffen, sondern besonders die Arbeitsmuskulatur, zeigen sich v.a. in Störungen der Erregungsrückbildung, teilweise kombiniert mit Störungen der Erregungsausbreitung.

Störungen der Erregungsrückbildung spiegeln die ST-Strecke bzw. die T-Welle wider. Die ST-Strecke kann angehoben (ST-Hebung) oder gesenkt (ST-Senkung) sein. Solche Veränderungen sind im Prinzip zunächst einmal unspezifisch. Sie können Ausdruck einer Durchblutungsstörung sein, eine Folge von Narbenbildungen darstellen oder auch auf eine Herzmuskelentzündung hinweisen. Ist die Rückbildung im Ruhe-EKG normal und bilden sich solche Rückbildungsstörungen bei Koronarpatienten, besonders in Form von ST-Senkungen, erst unter Belastungsbedingungen aus, stellen sie i.A. belastungsinduzierte Durchblutungsstörungen (Ischämie) dar.

Die Kombination von Rückbildungsstörungen mit Veränderungen des Kammerkomplexes findet sich v.a. im Verlauf eines Herzinfarkts. Ein akuter Herzinfarkt äußert sich zunächst in einer Anhebung der ST-Strecke. Man spricht hier von einem STEMI, einem ST-Strecken-Hebungs-Infarkt (ST-segment-elevation myocardial infarction). Kommt es zu keiner ST-Strecken-Hebung, spricht man von einem NSTEMI, N steht dann für non bzw. nicht.

Im Verlauf der Ausheilung bzw. der Narbenbildung kommt es häufig zu folgenden Veränderungen, die komplett oder nur teilweise ausgeprägt sein können:

⊿ Je nach Lokalisation verändert sich der Kammerkomplex durch eine Vertiefung der Q-Zacke (Nekrose-Q), oder es kommt zu einem völligen Verschwinden der R-Zacke (R-Verlust).
⊿ Die T-Welle wird negativ.

Diese Bilder können im EKG erhalten bleiben, da das Narbengewebe den normalen Ablauf der elektrischen Leitung verändert

und sich anhand dessen die Lage des Infarkts nach den oben gegebenen Hinweisen bestimmen lässt. Es kann allerdings vorkommen, dass sich das EKG nach einem Infarkt wieder völlig normalisiert.

> **Merksätze**
> ⊿ Im EKG können ebenfalls Hinweise auf Herzrhythmusstörungen oder Erregungsrückbildungsstörungen sein.
> ⊿ Narbengewebe infolge eines alten Herzinfarkts äußert sich – je nach Lokalisation – durch Q-Zacken und/oder R-Verlust.

Sonderformen des EKGs

Für die Bewegungstherapie spielen neben dem Belastungs-EKG, das unter Abschnitt 3.4.4 besprochen wird, die folgenden Sonderformen des EKGs eine wichtige Rolle.

Telemetrie-EKG. Unter Telemetrie versteht man die Messung über größere Entfernungen hinweg. Im Prinzip können die verschiedensten Größen wie Blutdruck, Atemfrequenz etc. telemetrisch ermittelt werden. Beim Telemetrie-EKG werden über Elektroden am Probanden oder Patienten die EKG-Signale aufgezeichnet und über einen kleinen Sender an eine Empfangsstation weitervermittelt. Diese Form setzt allerdings voraus, dass die Kurve dauernd beobachtet wird, und ist damit sehr arbeitsintensiv. Sie spielt aufgrund des Langzeit-EKGs heute nicht mehr die gleiche Rolle wie zu Beginn der Bewegungstherapie von Herzpatienten. Von praktischer Bedeutung ist sie jedoch noch in Form der Schwimmtelemetrie zur Überwachung von Herzpatienten hinsichtlich Rhythmusstörungen beim Schwimmen (s. auch Abschn. 16.7). Dies setzt spezielle, wasserdichte Sender und Elektroden voraus.

Langzeit-EKG. Das Langzeit-EKG, auch 24-Stunden- bzw. Bandspeicher-EKG oder nach seinem Erstbeschreiber Holter-EKG bezeich-

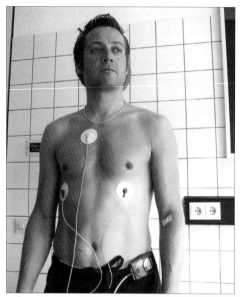

Abb. 3.10: Anlage eines Langzeit-EKGs. Es werden Elektroden an der Brustwand befestigt, die die EKG-Kurve aufnehmen und digital aufzeichnen. Üblicherweise wird ein EKG über 24 Stunden registriert und hinterher per Computer ausgewertet.

net, nimmt heute in der Untersuchung von Herzpatienten einen wichtigen Platz ein (s. Abb. 3.10 und 3.11). Dabei werden 1 oder 2 EKG-Ableitungen ständig auf ein Speichermedium, heute i.d.R. auf einen Chip, aufgenommen. Es handelt sich um bipolare Ableitungen, wobei meist eine Elektrode auf dem oberen Ende des Brustbeins, die andere über der Herzspitze befestigt wird.

Die Auswertung erfolgt über eine Computeranalyse. Die Ergebnisse liefern eine lückenlose Aufzeichnung der HF über einen definierten Zeitraum, z.B. auch von Trainingseinheiten oder Übungsstunden. Der Computer ist in der Lage, Rhythmusstörungen zu analysieren, Art und Häufigkeit der Arrhythmien werden ausgedruckt.

Inzwischen lassen sich mit modernen Geräten auch Rückbildungsstörungen feststellen. Untersuchungen mit solchen Geräten haben gezeigt, dass bei vielen Patienten im Laufe des Tages Durchblutungsstörungen auf-

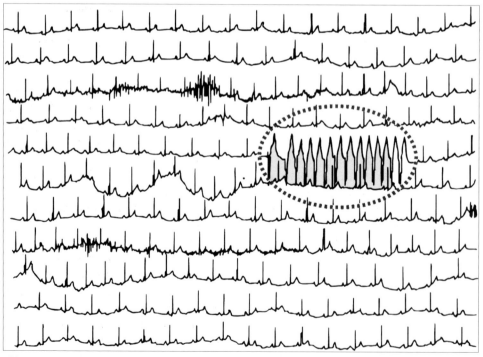

Abb. 3.11: Beispiel eines auffälligen Ereignisses im Langzeit-EKG. In der 5. Zeile finden sich eine Salve von 14 Kammerextrasystolen, die vom Patienten nicht bemerkt wurde.

treten, die von ihnen nicht bemerkt werden (stumme Myokardischämie). Ferner haben Untersuchungen ergeben, dass bei fast allen Herzpatienten irgendwann mehr oder minder schwere Rhythmusstörungen auftreten. Der Bewegungstherapeut erhält hierdurch optimale Informationen über die Belastung seines Patienten während der Sportstunde und über evtl. Gefährdungen durch vom Patienten nicht bemerkte Rhythmus- bzw. Durchblutungsstörungen. Ein Beispiel für eine solche Aufzeichnung zeigt Abbildung 3.11.

Tele-EKG. Hochrisikopatienten, z.B. mit gefährlichen Herzrhythmusstörungen, können „ihr" EKG per Telefon an Computer in speziellen Zentren übertragen. Die Ärzte können, ohne dass der Patient in das Krankenhaus kommen muss, das EKG kontrollieren und mit früheren Aufzeichnungen vergleichen. Wenn es erforderlich ist, haben sie die Möglichkeit, dem Patienten bereits telefonische Handlungsanweisungen zu geben.

Herzfrequenzvariabilität. Das Herz reagiert nicht monoton auf Veränderungen, sondern kann sich rasch – sogar von Herzschlag zu Herzschlag – Situationen anpassen. Im EKG kann man dies an minimal veränderten Strecken zwischen den R-Zacken messen, die mit bloßem Auge nicht erkennbar sind. Dieses Phänomen wird als Herzfrequenzvariabilität bezeichnet. Störungen dieser Anpassungsfähigkeit finden sich häufig bei Herzkrankheiten, aber auch Depressionen, Tumorerkrankungen etc. Welchen Stellenwert die Herzfrequenzvariabilität im Sport hat, ob sich ein Zusammenhang mit dem Übertraining zeigt, kann derzeit noch nicht beantwortet werden (s. Abb. 3.12).

3.3.4 Lungenfunktionsprüfung

Die Lungenfunktionsprüfung ist eine für die Bewegungstherapie – speziell bei Lungen-

kranken – sehr wichtige Untersuchungsmethode. Sie kann in ihrer einfachsten Form, der Spirometrie, auch während der Übungsstunde durchgeführt werden. Bei der Spirometrie wird gegen eine Stromuhr ausgeatmet (s. Abb. 3.13). Dabei können verschiedene Lungenfunktionsgrößen bestimmt werden, unterteilt in statische Volumina, also reine Volumengrößen, und dynamische Volumina, zeitabhängige Volumina, die den Luftfluss pro Zeiteinheit angeben. Es sollen hier nicht sämtliche dieser Größen aufgeführt werden, sondern nur diejenigen, die in der Praxis wichtig sind und die dem Bewegungstherapeuten angegeben werden.

- Vitalkapazität (VK) – das nach max. Einatmung max. ausgeatmete Luftvolumen
- Forcierte Vitalkapazität (FVC) – das nach max. Einatmung schnellstmöglich ausgeatmete Luftvolumen
- Sekundenkapazität (FEV_1 = forciertes exspiratorisches Volumen in 1 s) oder Tiffeneau-Test bzw. Atemstoßwert – das nach max. Einatmung innerhalb 1 s größtmöglich ausgeatmete Luftvolumen
- Relative Sekundenkapazität ($FEV_1\%$) – die Sekundenkapazität als Prozentsatz der Vitalkapazität
- Maximale exspiratorische Atemstromstärke (PEF = Peak flow) – die größte Atemstromstärke bei max. möglicher Ausatmung nach möglichst vollständiger Einatmung
- Maximale willkürliche Ventilation (MVV) oder Atemgrenzwert – die Menge Luft, die innerhalb 1 min max. ein- und ausgeatmet werden kann

Während die bisher genannten Werte relativ einfach gemessen werden können, gibt es zahlreiche komplizierter erfassbare Größen, die den Luftfluss und den Widerstand der Atemwege miteinander in Beziehung setzen. Sie werden durch die Bodyplethysmographie bestimmt. Dabei wird der Patient in eine luftdicht abgeschlossene Kammer gesetzt.

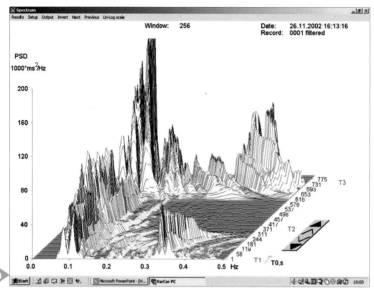

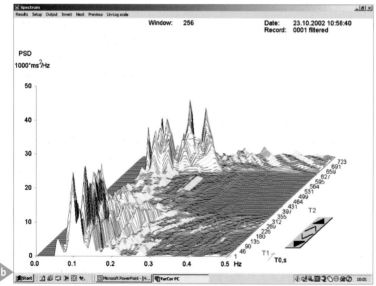

Abb. 3.12: a) Normalbild einer Spektralanalyse der Herzfrequenzvariabilität bei einem jugendlichen Sportler. **b)** Der gleiche Sportler nach einem 14-tägigen, übermäßig intensiven Training. Bitte beachten Sie die deutlich abgeflachten Kurven bei geringerer Skalierung.

Die Verfahren sind aufwändig und stehen dem Bewegungstherapeuten meist nicht zur Verfügung.

Werden Atemwerte unter Belastungsbedingungen bestimmt, spricht man von der Spiroergometrie. Hierbei werden v.a. die VO_2 und die VCO_2 ermittelt und mithilfe des RQ in Beziehung zueinander gesetzt. Weitere Einzelheiten sind in Abschnitt 14.2 beschrieben.

Ein besonders exaktes Verfahren zur Beurteilung der Atemfunktion stellt schließlich die Blutgasanalyse (BGA) dar. Dabei wird die Konzentration an O_2 bzw. CO_2 im arteriellen Blut bestimmt. Die Normwerte sind in Tab. 3.1 zusammengefasst. Eine Störung des Übertritts der Gase von den Alveolen ins Blut oder umgekehrt (Diffusionsstörung) führt zu einer Störung der Blutgaszusammensetzung. Sie macht sich in einem Anstieg der CO_2-Konzentration und/oder in einem Abfall der O_2-Konzentration bemerkbar. Häufig werden diese Störungen erst unter Belastung deut-

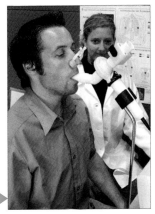
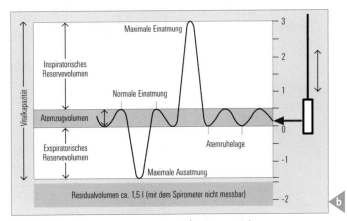

Abb. 3.13: a) Lungenfunktion zur Erfassung der spirometrischen Parameter. **b)** Spirometriekurve

lich, sodass die Blutgaszusammensetzung auch unter Belastungsbedingungen bestimmt wird. Wird nicht genug CO_2 abgegeben, kommt es im Blut zu einer Anreicherung von Kohlensäure und damit zu einer Obersäuerung. Aus diesem Grunde wird bei der Blutgasbestimmung immer auch der Säuregrad (pH) mitbestimmt. Die Entnahme des Bluts erfolgt i.A. nicht direkt aus der Arterie, sondern aus dem Ohrläppchen. Durch entsprechende Salben wird die Durchblutung des Ohrläppchens so stark gesteigert, dass dieses Blut kaum ausgeschöpft wird und damit praktisch als arteriell gelten kann.

Merksätze

◢ Mit der Lungenfunktion können Parameter der Atmung in Ruhe und unter Belastung in Form einer Spiroergometrie erfasst werden.

◢ Damit gewinnt man in Ruhe Hinweise auf die Lungenvolumina und/ oder Atemwegsstörungen, wie z.B. erhöhte Widerstände bei einem Asthma bronchiale.

◢ Zusätzliche Informationen über die Funktion der Lunge liefert die Analyse der Blutgase (O_2 und CO_2).

3.3.5 Röntgenuntersuchung

Der Röntgenuntersuchung kommt bei der Beurteilung von Herz- und Atemwegserkrankungen eine wichtige Rolle zu. Das Prinzip ist allgemein bekannt. Durch den zu Untersuchenden werden elektromagnetische Wellen mit sehr kurzer Wellenlänge und hohem Energieinhalt geschickt, die vom Menschen nicht mehr als Licht wahrgenommen werden können. Je nach der Röntgendichte der durchstrahlten Organe führen sie zu einer Abbildung auf einem entsprechenden Röntgenfilm (s. Abb. 3.14). Anomalien in der Struktur der Lunge oder des Herzens können hierdurch nachgewiesen werden, bspw. eine Verformung des Herzens durch einen Herzfehler oder Veränderungen der Bronchien in Form einer chronischen Bronchitis. Früher wurde für die Bewegungstherapie die röntgenologische Bestimmung des Herzvolumens (HV) genutzt, die daher in ihren Grundzügen beschrieben werden soll.

Unter dem HV versteht man das Raumvolumen, das vom Herzen eingenommen wird, also das Wasservolumen, das von ihm, in einen Wasserbehälter eingebracht, verdrängt würde. Die Bestimmung wird im Liegen durchgeführt, um eine unterschiedliche Füllung des Herzens je nach der in den Beinen zurückbleibenden Blutmenge zu vermei-

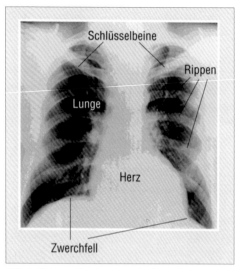

Abb. 3.14: Normale Röntgenaufnahme der Brustkorborgane. Die Lunge lässt aufgrund ihres hohen Luftgehaltes die Strahlen sehr gut durch. Sie ist daher an der starken Schwärzung erkennbar. Das Herz sowie die Knochen lassen dagegen die Strahlen schlecht durch. Hier ist die Röntgenplatte wenig geschwärzt, diese Strukturen stellen sich hell dar.

den. Es werden Röntgenaufnahmen in 2 Richtungen durchgeführt, einmal von vorne nach hinten (posterior-anterior = pa), zum anderen von der Seite her, um das Herz in allen 3 Dimensionen des Raums erfassen zu können. Aus der pa-Aufnahme wird die Fläche des Herzens in Form einer Ellipse ermittelt, mit der Länge 1 und der Breite b. Die Tiefe des Herzens t wird aus der seitlichen Aufnahme bestimmt. Bei Multiplikation dieser 3 Größen würde sich ein Quader ergeben. Da das Herz jedoch in seiner Form einem sog. Rotationsellipsoid entspricht, also einer um ihre Längsachse rotierenden Ellipse, wird ein Korrekturfaktor von 0,4 erforderlich. Das HV errechnet sich daraus nach folgender Formel (s. Abb. 3.15):

$$HV = 0,4 \times l \times b \times t$$

Die Größe des HV ist natürlich von der Körpergröße des Untersuchten abhängig. Sie beträgt normalerweise durchschnittlich etwa 10 ml/kg KG oder absolut 700–800 ml.

Die Ermittlung des HV ermöglicht eine Objektivierung der Herzgröße. Diese Methode ist in der Sportmedizin für die Beurteilung der Größe und damit auch der Leistungsfähigkeit des Sportherzens wichtig. Beim Herz-Kreislauf-Patienten weist dagegen eine Herzvergrößerung i.A. auf eine krankhafte Überforderung hin. Am Anfang der Bewegungstherapie wurde in einem vergrößerten HV sogar eine Kontraindikation gegen jede Belastung gesehen. Obwohl dies inzwischen nicht mehr zutrifft, weist ein erhöhtes HV bzw. eine Herzvergrößerung auf die Notwendigkeit besonderer Vorsicht bei der Bewegungstherapie hin. Durch die regelmäßige Kontrolle des HV gelingt es, evtl. Überforderungen im Rahmen eines Trainings festzustellen. Heute ist diese Methode allerdings durch die Echokardiographie weitestgehend abgelöst worden.

3.3.6 Echokardiographie

Die Echokardiographie stellt die Ultraschalluntersuchung des Herzens dar. So können inzwischen sehr genau die kardialen Strukturen, Herzhöhlen etc. dargestellt und die Wanddicken, Dimensionen und Flussprofile bestimmt werden. Man kann auf diese Art und Weise ein Sportherz oder mögliche strukturelle Fehler (z.B. Vitium cordis, Kardiomyopathien), hypertensive Kardiomyopathie, Entzündungen (z.B. Endokarditis, Myokarditis (s. Abschn. 16.6), Perikarditis, die ggf. die Sporttauglichkeit einschränken, diagnostizieren.

Der Ultraschallstrahl wird von den verschiedenen Strukturen im Brustraum als sog. Echo zurückgesandt und vom Schallkopf aufgenommen. Das Prinzip der Echokardiographie zeigen Abbildung 3.16–3.18. In der Anfangszeit der Echokardiographie war es nur möglich, das Herz in der Richtung eines einzelnen Schallstrahls darzustellen. Da sich das Herz dabei bewegt, wurde diese Technik

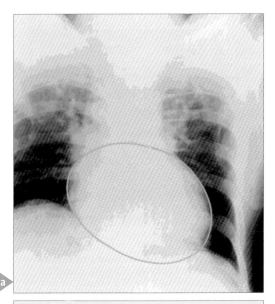
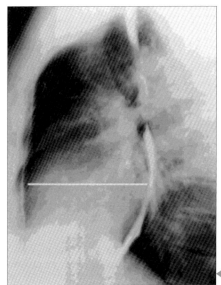
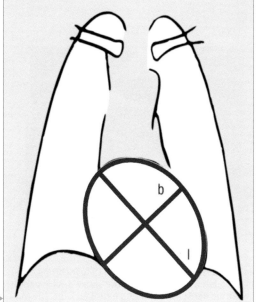
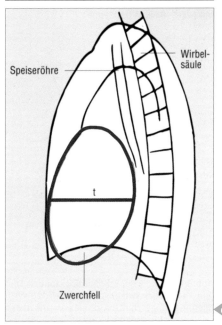

Abb. 3.15: Methode der röntgenologischen Bestimmung des Herzvolumens. Zu diesem Zweck erfolgt eine Aufnahme von vorn (**a**) und von der Seite (**b**), um die Tiefe des Herzens ausmessen zu können. Im Vergleich zu Abb. 3.14, der Röntgenaufnahme im Stehen, stellt sich das Herz bei der Aufnahme im Liegen durch die stärkere Füllung größer dar. In der seitlichen Aufnahme wird die Speiseröhre durch einen Schluck eines Röntgenschatten gebenden Kontrastbreies sichtbar gemacht. Die Tiefe wird als Anstand des hinteren Brustbeinrandes zur Speiseröhre gemessen. **c)** und **d)** Auswertung. In die Aufnahme von vorn wird eine Ellipse eingezeichnet, deren Länge l und Breite b ausgemessen werden. Sie werden dann mit dem Tiefenmesser t multipliziert. Da das ganze ein Ellipsoid darstellt, ist eine Korrektur mit dem Faktor 0,4 erforderlich.

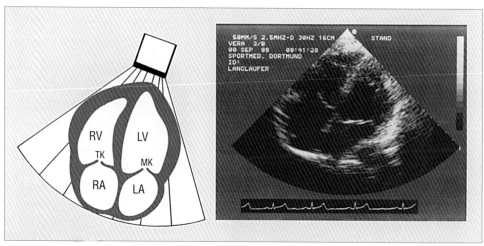

Abb. 3.16: Technik der Echokardiographie I. Die Darstellung erfolgt bei der zweidimensionalen Technik durch einen Ultraschallgeber, dessen Strahl ähnlich wie ein Radarstrahl halbmondförmig hin- und herschwenkt. Wird dieser Strahl im Bereich der Herzspitze aufgesetzt, so erfolgt von hier aus die Darstellung der vier Herzkammern. RV rechter Ventrikel; LV linker Ventrikel; RA rechter Vorhof; LA linker Vorhof; TK bzw. MK Trikus- bzw. Mitralklappe

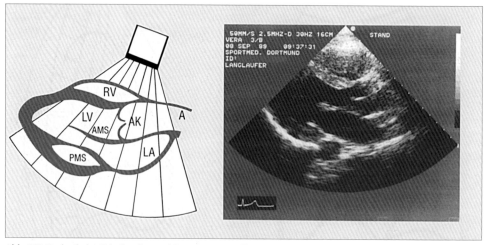

Abb. 3.17: Technik der Echokardiographie II. Die Darstellung des Herzens kann auch in Längsrichtung erfolgen. Hier stellen sich die gleichen Strukturen aus einem anderen Blickwinkel dar. Die Spitze des Herzens ist allerdings abgeschnitten, da sie von Luft überlagert wird, die der Schall nicht durchdringen kann. Die Mitralklappe ist in der Abbildung offen, die Aortenklappe geschlossen, d.h. es wird die Phase der Diastole dargestellt. RV rechter Ventrikel; LV linker Ventrikel; LA linker Vorhof; A Aorta; AK Aortenklappe; AMS vorderes Mitralsegel; PMS hinteres Mitralsegel

auch als M-Mode (abgeleitet von Motion) bezeichnet. Standard ist heute aber, das Herz auch zweidimensional, etwa in der Art eines Radarbildes, darzustellen (2D-Echo). Da der Ultraschall die Rippenknorpel und -knochen nicht durchdringen kann, bedient man sich hierzu eines Kunstgriffs. Der Schallstrahl fährt, ähnlich wie der Radarstrahl, in einem Kreisbogen das Herz ab. Hierdurch gelingt es, gut verständliche Bilder des Herzens zu erhalten. Man kann dies von verschiedenen Stellen aus durchführen.

Beim Längsschnitt wird der Schallkopf neben dem Brustbein aufgesetzt, man sieht

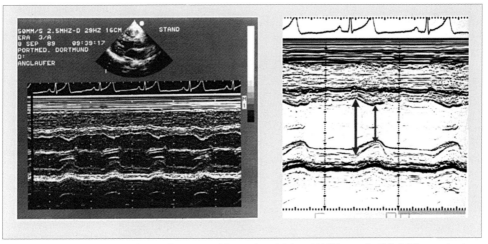

Abb. 3.18: Technik der Echokardiographie III; M-Bild. Aus der gleichen Abbildung wie Abb. 3.17 kann ein eingezeichneter Strahl herausgeblendet werden. Dieser zeigt jetzt die Bewegungen der Herzwand. Dieses sog. M-Bild ist rechts noch einmal vergrößert wiedergegeben. Während der Diastole erschlafft das Herz, der Durchmesser der Herzkammer nimmt zu. Während der Systole verkleinert sich durch die Verdickung der Herzwände dieser Durchmesser. Diastolischer und systolischer Durchmesser sind eingezeichnet. Das Verhältnis dieser beiden Größen zueinander gibt einen guten Eindruck von der Auswurfleistung des Herzens.

hier besonders gut die linke Herzkammer sowie die Mitral- und Aortenklappe. Beobachtet man das Herz von der Herzspitze aus, stellen sich alle 4 Kammern dar (4-Kammer-Blick).

Mit der Echokardiographie gelingt es, im Gegensatz zum Röntgenbild, nicht nur das Herz als Ganzes, sondern ebenso die Einzelstrukturen wie Klappen und Wände darzustellen. Herzklappenfehler lassen sich somit leicht nachweisen, ebenso Bewegungsstörungen der Herzwand wie Herzwandaneurysmata.

Mit der Doppler-Echokardiographie lassen sich darüber hinaus Frequenzänderungen sich bewegender Strukturen, z.B. der Blutkörperchen darstellen (s. Abb. 3.19). Dabei können einerseits die Richtung der Bewegung und so Undichtigkeiten oder Turbulenzen an Herzklappen aufgedeckt werden (s. auch Abschn. 16.5). Andererseits kann auch die Geschwindigkeit der Teilchen berechnet und Aussagen über Flussmuster können gemacht werden. Somit unterstützt die Doppler-Echokardiographie die Funktionsanalyse des Herzens.

Zur Bestimmung einer vergrößerten Herzmasse, insbesondere der linken Kammer kann die Formel von Devereux und Reichek herangezogen werden:

$$LVM = 1{,}04 + ((LVEDD + LVPWD + IVS)^3 - (LVEDD)^3) - 13{,}6 \text{ bzw.}$$

bezogen auf die Körpermasse als linksventrikulärer Massenindex LVMI/m^2

Die sog. Stressechokardiographie ist die Ultraschalldarstellung des Herzens unter Belastung (s. Abb. 3.20). Sie kann dynamisch (Patient liegt in Halbseitenlage und fährt Fahrrad) oder medikamentös (z.B. Gabe von Medikamenten, die die Herzarbeit steigern) erfolgen. Damit können bei stufenweisem Anstieg die Wandbewegung bzw. die Flussmuster dargestellt werden. Mit dieser Methode können potenzielle Wandbewegungsstörungen (WBS) detektiert werden, die einen Hinweis auf mögliche Durchblutungsstörungen geben.

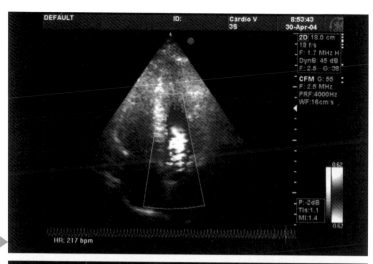

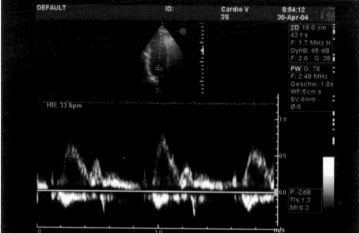

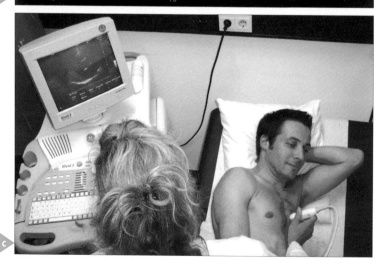

Abb. 3.19a–c: Dopplerechokardiographie. Die Abbildung zeigt **a)** eine Farbdopplerechokardiographie im Bereich der Aortenklappe. So können Undichtigkeiten aufgezeigt werden. **b)** stellt eine gepulste Doppleruntersuchung dar, die in einem Ausschnitt – hier im Bereich der Mitralklappen – den Blutfluss registriert. Die Flussmuster zeigen hier einen Normalbefund mit einer größeren ersten und einer kleineren zweiten Welle. Bei einer pathologischen Hypertrophie, z.B. im Rahmen einer arteriellen Hypertonie, ist dieses Verhältnis umgekehrt.

Abb. 3.20: Stressecho-kardiographie (analog s.o.)

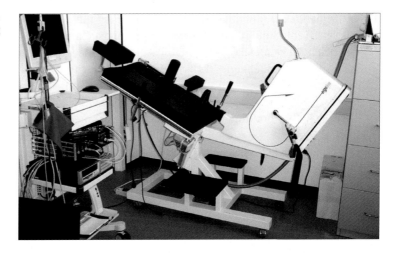

Merksätze

◢ Das Herz kann in bildgebenden Verfahren dargestellt werden.

◢ In der Röntgenuntersuchung wird dabei auch die Lunge beurteilt.

◢ Im Rahmen einer Echokardiographie sind ebenfalls Aussagen zu den Binnenstrukturen und Funktionen möglich.

3.3.7 Ultraschall anderer Organe bzw. Organsysteme

Mit Ultraschall können auch andere Strukturen dargestellt werden. Von besonderem Interesse ist die Darstellung der Gefäße, insbesondere der Halsschlagadern. Die Technik ist dabei identisch wie die der oben beschriebenen Echokardiographie. Nur die jeweiligen Schallköpfe werden in Abhängigkeit der Tiefe, die die Ultraschallstrahlen durchdringen müssen, verändert. Damit lassen sich heute mühelos Strukturen, aber auch schon geringe Veränderungen der das Hirn versorgenden Gefäße (und auch anderer Gefäße), z.B. mögliche Gefäßablagerungen (Plaques, s. auch Abschn. 16.2) darstellen.

Von besonderem Interesse ist heutzutage die Bestimmung der sog. Intima-Media-Dicke. Es handelt sich dabei um die Gefäß-innenhäute (Intima bzw. Media, s. auch Abschn. 16.2.1) der A. carotis communis. So können atherosklerotische Gefäßveränderungen rechtzeitig sehr frühzeitig erfasst und auch im Längsschnitt beurteilt werden. Bei jungen, v.a. gefäßgesunden Personen beträgt die Dicke der beiden Schichten 0,5–0,7 mm. Ab dem 40. Lebensjahr nimmt die Dicke dieser Schicht etwa alle 10 Jahre um 0,1 mm zu. Wenn die Dicke mehr als 0,9 mm beträgt, kann dies als Frühzeichen einer Atherosklerose gewertet werden. Dabei müssen noch gar keine Symptome auftreten.

Beurteilung der Intima-Media-Dicke-Messung:

◢ Werte zwischen 0,7 und 1,0 mm gelten als beobachtungsbedürftige „Grauzone"

◢ Werte ab 1,0 mm gelten als pathologisch (krankhaft erhöht)

◢ Werte ab 1,5 mm weisen auf starke Veränderungen der Gefäßwand hin

Eine Untersuchung wird heutzutage empfohlen bei:

◢ Adipositas (s. auch Abschn. 16.2.5)

◢ Hypercholesterinämie (Fettstoffwechselstörung)

◢ Hypertonie (Bluthochdruck)

◢ Rauchen

◢ Körperlicher Inaktivität

◢ Diabetes mellitus

⊿ Bereits manifester Atherosklerose
⊿ Apoplex (Schlaganfall) oder transitorische ischämische Attacke (TIA)
⊿ Koronarer Herzerkrankung (KHK) bzw. Myokardinfarkt
⊿ pAVK
⊿ HRST (z.B. Vorhofflimmern, s. auch Abschn. 16.7)
⊿ Abklärung möglicher weiterer gesundheitlicher Risiken oder auffälliger Befunde, wie ein erhöhtes CRP (s. hierzu auch Abschn. 3.3.2)

Abdomensonographie*
Die Abdomensonographie stellt die Ultraschalluntersuchung des Bauchraums, damit der Leber, Gallenblase, Milz, Bauchspeicheldrüse, aber auch der Nieren, Lymphknoten und Gefäße dar. Erkrankungen dieser Organe, die häufig mit – z.T. typischen – Größen-, Form- oder Strukturveränderungen einhergehen, aber auch Raumforderungen, Zysten oder Steine/Verkalkungen (Konkremente) können so sichtbar gemacht werden (s. auch Kap. 17). Voraussetzung einer guten Darstellung ist, dass der Patient möglichst nüchtern zu der Untersuchung erscheint.

Mit bestimmten Einschränkungen können auch der Darm und weitere Organe, wie die Nebennieren etc. beurteilt werden.

3.3.8 Herzkatheteruntersuchung

Diese Untersuchung ist nach wie vor die wichtigste diagnostische Maßnahme beim Herz- und Gefäßpatienten, wenn es um die Frage einer Operation geht, obwohl sie in Teilbereichen, besonders bei Herzklappenpatienten, durch die Echokardiographie nicht mehr notwendig ist.

Der Herzkatheter ist ein sehr langer, dünner und fester Schlauch, der in ein Blutgefäß (Vene oder Arterie) eingeführt und bis zum Herzen vorgeführt wird (s. Abb. 3.21). Dieses Verfahren schreckt zunächst den Patienten

ab, der mit der Notwendigkeit einer solchen Untersuchung konfrontiert wird. In der Praxis ist es jedoch für den Betroffenen ein weitgehend schmerzfreies Verfahren. Die Einführung des Katheters in das Gefäß erfolgt unter örtlicher Betäubung. Die Blutgefäße sind innen schmerzfrei, sodass der Patient das Vorschieben des Katheters nicht spürt. Die erste Herzkatheteruntersuchung wurde von Forßmann, der hierfür später den Nobelpreis erhielt, bei sich selbst gewissermaßen nebenbei in der Mittagspause durchgeführt!

Mit der Herzkatheteruntersuchung können verschiedene Ziele verfolgt werden. Die wichtigsten sind die Messung von Drücken und Blutgaskonzentrationen in den Gefäßen sowie die Einbringung von Röntgenkontrastmitteln, mit denen es gelingt, Gefäße (Angiographie) bzw. die Herzkammern (Ventrikulographie) sichtbar zu machen.

In der Herzfehlerdiagnostik wird bspw. ein Katheter über eine Armvene bis zum rechten Herzen (Rechtsherzkatheter) oder von der Arm- bzw. Oberschenkelarterie bis zum linken Herzen (Linksherzkatheter) vorgeschoben.

Liegt bspw. eine Aortenklappenstenose vor, wird man in der Aorta niedrige Blutdrücke messen. Passiert der Katheter das Strömungshindernis der eingeengten Klappe, findet man in der linken Herzkammer sehr hohe Druckwerte und beweist hierdurch den Klappenfehler (s. auch Abschn. 16.4.3).

Liegt ein Vorhofseptumdefekt (ASD) mit Links-Rechts-Shunt vor, fließt also aus dem linken Vorhof über ein Loch in der Herzscheidewand sauerstoffreiches Blut in den rechten Vorhof, findet sich in den Venen vor dem Herzen eine niedrige Sauerstoffsättigung, während im rechten Herzen plötzlich hohe Sauerstoffkonzentrationen bestimmt werden (im Einzelnen s. auch Abschn. 16.4.7).

---

* Schilddrüsensonographie bedeutet analog die Beurteilung der Schilddrüse

Bei der Diagnostik der KHK ist die wichtigste Form der Herzkatheteruntersuchung die Koronarographie. Hierzu wird die Katheterspitze in die Abgänge der linken bzw. rechten Herzkranzarterie eingebracht; über den Katheter wird dann dort Kontrastmittel injiziert. Man kann auf diese Weise die Herzkranzarterien mit ihren Verästelungen und evtl. Einengungen darstellen (s. Abb. 3.21 und Abb. 3.22).

Bei dieser Gelegenheit kann man heute bereits den Katheter weiter in die Koronararterie vorführen und bei speziellen Kathetern einen außen befindlichen Ballon unter hohem Druck aufblasen, um eine evtl. Engstelle zu beseitigen. Diese Technik wird als Ballondilatation oder auch perkutane transluminale Koronarangioplastie (PTCA) bezeichnet, also eine von außen durch die Haut (perkutan) ausgeführte Aufdehnung der Koronargefäße (s. auch Abschn. 16.3.5). Der Eingriff geschieht allerdings, um Missverständnisse zu vermeiden, keineswegs bei jeder Koronarographie, sondern nur in besonderen, dafür geeigneten Fällen. Anschließend wird der Katheter zurückgezogen und in die linke Herzkammer geführt. Dort erfolgt eine erneute Injektion des Kontrastmittels zur Darstellung der Herzkammer. Auf diese Art und Weise gelingt es, die Kontraktionsabläufe, d.h. die Kontraktilität zu beurteilen und evtl. Aussackungen (Aneurysmata) zu finden.

Natürlich bleibt eine Herzkatheteruntersuchung trotz allem ein eingreifender Vorgang mit einem gewissen Risiko. Daher sollte die Indikation zu einer solchen Untersuchung nur dann gestellt werden, wenn hiervon wichtige Konsequenzen zu erwarten sind, insbesondere bei der Abklärung einer evtl. notwendigen Operation oder Ballondilatation bzw. Stentimplantation (s. auch Abschn. 16.3.4).

Nur zur Feststellung der Belastbarkeit für die Bewegungstherapie kann eine solche Un-

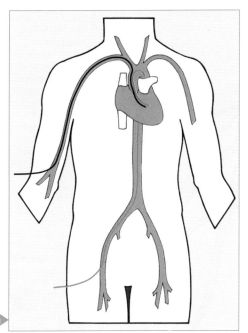
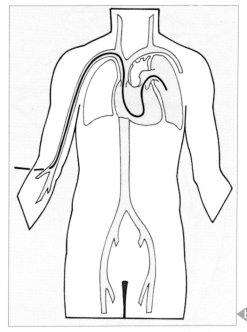

Abb. 3.21: Prinzip der Herzkatheteruntersuchung. **a)** Linksherzkatheter. Der Katheter wird entweder über eine Arm- (schwarz) oder über eine Beinschlagader (blau) vorgeführt, gelangt in die Aorta und von dort aus in das linke Herz. **b)** Rechtsherzkatheter, Herzkatheter über die Venen. Der Herzkatheter wird über die Armvene eingeführt und dann bis zum rechten Herzen vorgeschoben, er dringt durch den rechten Vorhof und die rechte Herzkammer in die Lungenschlagader vor.

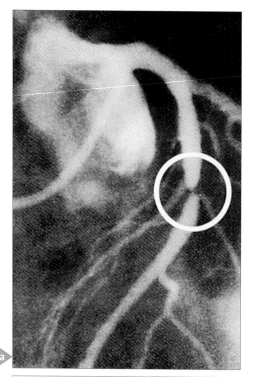

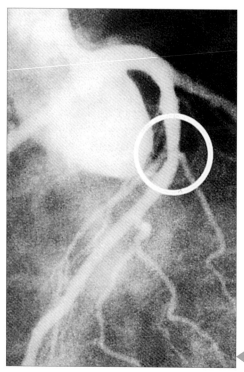

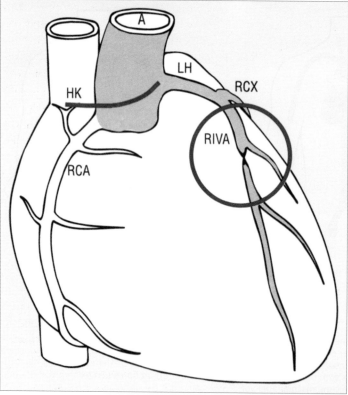

Abb. 3.22: Prinzip der Koronarographie. Ein Katheter (HK) wird in die Koronararterien eingeführt. Dies erfolgt nach dem in Abb. 3.21 gezeigten Prinzip als Linksherzkatheter. Eine speziell vorgebogene Katheterspitze ermöglicht die Einführung in die Herzkranzarterie. Wie in den Röntgenaufnahmen (**a** und **b**) und nochmals schematisch (**c**) durch die Kreise hervorgehoben, lassen sich auf diese Art und Weise Verengungen, hier an der LAD, deutlich darstellen. Abbildung **a)** zeigt das Gefäß vor, Abbildung **b)** nach Aufdehnung durch eine Ballondilatation. Die Koronarangiographie stellt also auch ein hervorragendes Mittel zur Kontrolle eines Behandlungserfolgs dar. A Aorta; RCA rechte Kranzarterie; LH linker Hauptstamm; RCX umschlingender Ast; LAD absteigender Ast

tersuchung nicht durchgeführt werden. Trotzdem sollten natürlich solche Ergebnisse, wenn sie vorliegen, mit berücksichtigt werden.

Gefäßdarstellungen werden nicht nur bei Herzkatheteruntersuchungen durchgeführt, sondern auch im Rahmen der Beurteilung von peripheren Arterien, bspw. im Rahmen der pAVK (s. Abschn. 16.9).

Weniger eingreifend als die Koronarographie ist der sog. Einschwemmkatheter, der vom Patienten im Gegensatz zur „großen Sonde" (Koronarographie) mit dem Begriff „kleine Sonde" bezeichnet wird. Hierbei wird ein sehr dünner Katheter in die Armvene eingeführt, der mit dem Blutstrom über das rechte Herz in die Lungenarterie „eingeschwemmt" wird. Er dient der Druckmessung im Lungenkreislauf, besonders auch unter körperlicher Belastung. Ein zu hohes Ansteigen des Drucks im kleinen Kreislauf, also des Drucks vor dem linken Herzen, ist das empfindlichste Zeichen zum Nachweis eines beginnenden Versagens des linken Herzanteils (Linksherzinsuffizienz, s. auch Abschn. 16.5.1).

Merksätze
- ◢ Mit der Linksherzkatheteruntersuchung werden die Herzkranzgefäße dargestellt. Ebenfalls ist – falls notwendig – eine Ballondilatation oder Stentimplantation möglich.
- ◢ Der Rechtsherzkatheter dient insbesondere der Messung von Drucken und Druckverhältnissen.

3.3.9 Weitere spezielle Untersuchungsverfahren des Herzens

Myokardszintigraphie
Bei dieser in der Kardiologie eingesetzten Technik werden radioaktive Atome wie Technetium oder Thallium (Isotope) in die Vene gespritzt. Diese reichern sich in der Herz-

muskulatur an. Mit einem entsprechenden Messgerät (Scanner) wird das Herz abgefahren und in seinen Strukturen dargestellt. Hierdurch lassen sich wichtige Informationen über die Anatomie des Herzens, aber auch über seine Beweglichkeit und seine Durchblutung ggf. auch Narben erhalten. Die Myokardszintigraphie wird nicht nur in Ruhe, sondern, je nach Fragestellung, auch im Zusammenhang mit körperlicher Belastung durchgeführt.

Liegen Durchblutungsstörungen vor, bspw. im Rahmen einer KHK, kommt es im durchblutungsgestörten Bereich zu einer verminderten Anreicherung der Testsubstanz. In der Hand des Geübten ist die Myokardszintigraphie zum Nachweis einer KHK aussagekräftiger als das Belastungs-EKG. Andererseits ist sie längst nicht so aussagekräftig wie bspw. die Koronarographie und finanziell wesentlich teurer als das Belastungs-EKG. In der Praxis bedeutet dies, dass das Belastungs-EKG die wichtigste Methode zur Beurteilung der Belastbarkeit eines Koronarpatienten darstellt. Wenn über die Notwendigkeit einer Herzoperation, z.B. einer Bypass-Operation, entschieden werden soll, wird die Koronarographie (s. auch Abschn. 16.3.4) erforderlich.

Die Myokardszintigraphie findet v.a. dann Anwendung, wenn es um unklare Fragen geht, bei denen das Belastungs-EKG nicht mehr aussagekräftig ist, bei denen aber eine Herzkatheteruntersuchung noch nicht vertretbar erscheint.

Computertomographie/Kernspintomographie des Herzens
Heute sind auch Untersuchungen des Herzens mit der Computertomographie (CT) oder der Magnetresonanztomographie/Kernspintomographie (MRT) möglich und gewinnen zunehmend an Bedeutung. Parallel zur Ableitung des EKGs werden dreidimensionale Bilder des Herzens gemacht, die eine Sichtung von Bereichen ermöglichen, die mit Ultraschall nicht gut zugänglich sind.

Zur besseren Darstellung der Herzgefäße bekommt der Patient ein jodhaltiges Medikament i.v. gespritzt, um mögliche Ablagerungen zu detektieren. Die Untersuchung ist zwar unkomplizierter als die Herzkatheteruntersuchung, aber im Rahmen des CTs kommt es zu einer deutlichen Strahlenbelastung. Wenn sich tatsächlich ein auffälliger Befund zeigt, ist evtl. ein späterer Herzkatheter zur PTCA etc. nötig.

Die Elektronenstrahltomographie ist eine besondere Form, die sehr empfindlich Verkalkungen in den Herzkranzgefäßen bzw. die Durchgängigkeit von Bypässen darstellen kann.

Die MRT arbeitet mit Magnetstrahlen und stellt daher keine Belastung für den Menschen dar. Inzwischen können auch das Herz und seine Gefäße räumlich dargestellt werden (s. auch Herzklappenfehler). So können Aussagen über die Herzmorphologie, -funktion und -durchblutung gemacht werden.

Die sicherste nichtinvasive Methode, kardiale Durchblutungsstörungen oder Narben zu erkennen, ist die Positronenemissionstomographie (PET). Außerdem erlaubt die PET prognostische Aussagen, inwieweit starre, aber noch nachweislich vitale Myokardabschnitte nach Eröffnung der Gefäße wieder „arbeiten".

Diese Untersuchungen sind sehr teuer und bleiben daher speziellen Zentren vorbehalten.

3.4 Belastungsuntersuchung

In der Auswahl der Testverfahren muss unterschieden werden, ob es sich um primäre leistungsdiagnostische Verfahren handelt oder um Belastungstests, die bei Patienten darüber hinaus die gesundheitliche Situation berücksichtigen und eine Beurteilung der Belastbarkeit ermöglichen.

3.4.1 Hintergrund

Eine sinnvolle Bewegungstherapie, die mit einem möglichst geringen, vertretbaren Risiko für den Patienten unter Berücksichtigung der krankheitsbedingten Einschränkungen der Belastbarkeit zu einem optimalen Therapie-Erfolg führt, setzt eine sorgfältig durchgeführte Belastungsuntersuchung voraus. Sie wird in sehr unterschiedlicher Form durchgeführt, bspw. in Form von Kniebeugeuntersuchungen, Stufentests, Laufbanduntersuchungen etc. Hierzu muss auf die Spezialliteratur verwiesen werden.

Im Bereich der Bewegungstherapie hat sich in Deutschland, wie überhaupt in Europa, weitgehend die Fahrradergometrie durchgesetzt, auf die daher ausschließlich Bezug genommen werden soll.

In den USA wird dagegen vorwiegend die Laufbanduntersuchung durchgeführt. Hierfür kommen v.a. physiologische Argumente in Betracht, da das Laufen eine natürlichere Belastungsform darstellt als Radfahren. Auf dem Laufband ist durch die größere eingesetzte Muskelmasse eine bessere Ausbelastung erreichbar. Die Bedingungen der Untersuchung im Rahmen der Bewegungstherapie werden jedoch überwiegend von pathologischen Gegebenheiten und erst in zweiter Linie aus physiologischen Gesichtspunkten heraus bestimmt.

Auf dem Fahrrad lässt sich ein qualitativ wesentlich besseres Belastungs-EKG ableiten. Die wichtige Messung des Blutdrucks ist während der Belastung am Laufband im Gegensatz zur Fahrradergometrie nicht möglich.

Die Fahrradergometrie kann im Sitzen (s. Abb. 3.23) oder im Liegen durchgeführt werden. Die Untersuchung im Liegen hat den Vorteil einer guten Stabilisierung des Oberkörpers mit besseren Registrierbedingungen. Außerdem sind invasive Untersuchungen wie Einschwemmkatheter (s. auch Abschn. 16.6.3) möglich. Auf der anderen

Seite hat die Belastung im Liegen den Nachteil, dass die Pedale nur mit der Muskelkraft getreten werden können, das Körpergewicht kann nicht zur Unterstützung eingesetzt werden. Es ist daher ein größerer Krafteinsatz erforderlich. Gerade beim älteren Menschen stellt oft die Muskelkraft den limitierenden Faktor in der Belastungsuntersuchung dar. Aus diesem Grund hat sich in der Praxis weitgehend die Untersuchung im Sitzen durchgesetzt.

Prinzipiell unterscheiden sich die Belastungsreaktionen im Liegen nur wenig von denen im Sitzen. Die Belastungspulsfrequenz ist im Liegen einige Schläge tiefer, der Blutdruckanstieg dagegen höher. Wegen des größeren Krafteinsatzes entspricht jedoch eine gleiche objektive Leistung im Liegen einer höheren Belastung bei Fahrradergometrie im Sitzen. Der Unterschied kann für praktische Zwecke mit ca. 25 W angenommen werden.

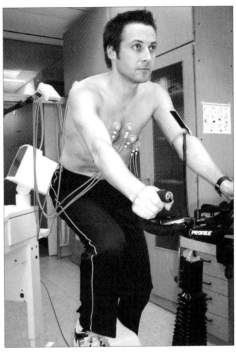

Abb. 3.23: Durchführung eines Belastungs-EGKs

3.4.2 Technische Ausrüstung

Fahrradergometer, EKG-Gerät, Blutdruckmessgerät und Notfallausrüstung zählen zu den technischen Voraussetzungen einer Belastungsuntersuchung. Bei den Fahrradergometern werden drehzahlabhängige und drehzahlunabhängige unterschieden. Die drehzahlabhängigen Geräte sind im Anschaffungspreis billiger. Bei ihnen ist der Widerstand einstellbar. Verschiedene Tretgeschwindigkeiten bedeuten unterschiedliche Leistungen. Bei den elektrisch gebremsten, drehzahlunabhängigen Geräten wird die Leistung eingestellt. Ähnlich wie beim richtigen Fahrradfahren sinkt der Widerstand, wenn man schneller tritt, und umgekehrt.

3.4.3 Physikalische Grundlagen

Für das Verständnis der Ergometrie bzw. Belastungsuntersuchungen sollten einige wenige physikalische Grundlagen bekannt sein. Bei der in Deutschland üblicherweise eingesetzten Fahrradergometrie wird die gemessene Leistung in Watt (W) angegeben.

Energie ist definiert als die Fähigkeit, Arbeit zu verrichten. Energie kommt in verschiedenen Formen vor (thermische, chemische etc.), die ineinander übergehen können. Die internationale Einheit der Energie ist das Joule (J). Eine alte Einheit für Arbeit bzw. Energie ist das Kilopondmeter (kpm). 1 kpm entspricht 9,81 J.

Physikalisch wird Leistung als Arbeit pro Zeit definiert. Arbeit wiederum bedeutet Kraft × Weg, sodass die Leistung auch als Kraft × Weg pro Zeit beschrieben werden kann. Die Grundeinheit der Kraft ist das Newton (N). Grundeinheit der Arbeit ist demnach das Newtonmeter (N × m). Ein Newtonmeter entspricht genau einem Joule (1 Nm = 1 J). Die Grundeinheit der Leistung (Arbeit pro Zeit) ist demnach 1 Nm/s oder 1 J/s. Dies wiederum entspricht genau 1 W.

Merksätze

◢ Ergometrien dienen der Beurteilung der körperlichen Leistungsfähigkeit bzw. Belastbarkeit.

◢ In Deutschland werden überwiegend Fahrradergometrien durchgeführt.

◢ Die Leistung im Rahmen einer Fahrradergometrie wird in W gemessen.

Um die Leistung von 1 kpm/s (entsprechend 9,81 J/s oder 9,81 bzw. ca. 10 W) zu erbringen, müsste eine Person ein Gewicht von 1 kp (bzw. genauer eine Masse von 1 kg im Schwerefeld der Erde, auf die eine Kraft von 1 kp einwirkt) in 1 s um 1 m anheben. Wenn man also in einem Stufensteigtest 30 ×/min, d.h. jede 2. Sekunde 1 × eine 0,5 m hohe Treppe besteigt, ergibt sich bei einem KG von 80 kg eine Leistung von (0,5 × 80) / 2 = 20 kpm/s. Die Person erbringt somit eine Leistung von etwa 200 W.

Zusätzlich muss der Wirkungsgrad berücksichtigt werden, um auf dieser Grundlage den Energieverbrauch für eine bestimmte Leistung zu bestimmen. Für die Fahrradergometrie beträgt der Wirkungsgrad nur etwa 25%, d.h., nur etwa $1/4$ der umgesetzten Energie wird in mechanische Energie transformiert. Der Rest geht als Wärme verloren. Da bei jedem anderen ergometrischen Verfahren der Wirkungsgrad unterschiedlich ist, dürfen verschiedene Belastungsverfahren nur aufgrund ihrer biologischen und nichtphysikalischen Leistung miteinander verglichen werden.

Das gilt auch für die Umrechnung ergometrischer Daten in die Sportpraxis. Im angloamerikanischen Schrifttum wird daher bei dieser Umrechnung vom O_2-Bedarf für eine gegebene Belastung ausgegangen und in sog. METS (metabolic equivalents) gerechnet. Unter MET wird hierbei der Multiplikationsfaktor verstanden, um den bei einer gegebenen Belastung der O_2-Bedarf von 3,5 ml/kg KG in Ruhe ansteigt. Eine Belastung von 3 METS besagt somit, dass die VO_2 3 ×

3,5 ml/kg = 10,5 ml/kg beträgt. Abzüglich des Ruheumsatzes beträgt somit der leistungsbedingte Anstieg der VO_2 7,0 ml/kg.

Für eine bestimmte Leistung lässt sich umgekehrt der O_2-Bedarf abschätzen. Dies gilt zumindest so lange, wie die Belastungsintensität unterhalb der VO_2max liegt. Sog. supramaximale Belastungen, also hochintensive, überwiegend anaerobe Belastungen jenseits der VO_2max, lassen einen Rückschluss auf die VO_2 nicht mehr zu. Der Mehrbedarf an O_2 pro min und W beträgt bei der Fahrradergometrie etwa 12 ml. Unter Berücksichtigung des Ruhebedarfs an O_2 von etwa 250–300 ml (3,5 ml/kg) ergibt sich somit bei einer Leistung von 100 W über 1 min eine VO_2 von $300 + 12 × 100 = 1500$ ml/min.

$$VO_2 \text{ (ml/min)} = 300 \text{ (ml/min)} + 12 \times \text{Belastung (W)}$$

oder

$$VO_2 \text{ (ml/min/kg)} = 3,5 \text{ (ml/min/kg)} + 12 \times \text{relative Belastung (W/kg)}$$

Als EKG-Geräte verwendet man heute meist Geräte, die analog zum Ruhe-EKG sämtliche Brustwandableitungen ableiten, die Extremitätenableitungen werden auf dem Rücken angebracht (s. auch Abschn. 3.3.3). Da es sich dabei um eine Ableitung im Kreis handelt, ergibt sich auch hier ein „künstlicher Nullpunkt".

Der Blutdruck wird in der Belastungsuntersuchung indirekt nach dem Prinzip von Riva-Rocci gemessen (s. Abschn. 3.3.1). Da während einer Ergometrie zahlreiche Druckmessungen notwendig sind, verwendet man zur technischen Erleichterung meistens halbautomatische Messsysteme, bei denen der Manschettendruck über eine Motorpumpe erzeugt wird und die Registrierung der Korotkoff-Geräusche über ein in die Manschette eingelassenes Mikrophon erfolgt. Auch mit den oszillometrischen Messgeräten ist eine Bestimmung der Blutdruckwerte unter Belastung möglich.

Ebenso wie bei der Bewegungstherapie können auch während der Belastungsuntersuchung Zwischenfälle auftreten. Da die Untersuchung unter direkter Überwachung des Patienten durch Blutdruckmessung und EKG geschieht, sind solche Zwischenfälle allerdings überaus selten. Trotzdem handelt es sich hierbei um eine Untersuchung mit einem gewissen Risiko, die unter der Verantwortung eines Arztes durchgeführt werden muss und nicht durch den Bewegungstherapeuten allein geschehen darf. Je nach Schwere des Krankheitsbildes und der Qualifikation des Untersuchungspersonals sollte daher stets ein Arzt anwesend oder zumindest augenblicklich erreichbar sein. Entsprechende medizinische Notfallgeräte, einschließlich eines Defibrillators, müssen verfügbar sein. Im Einzelnen werden diese in Abschnitt 16.3.10 beschrieben. Nach der heutigen Rechtslage ist davon auszugehen, dass für einen tödlichen Zwischenfall während einer Belastungsuntersuchung, bei der die notwendigen Sicherheitsvoraussetzungen nicht erfüllt waren, aus juristischer Sicht ein Kunstfehler anzunehmen ist bzw. dass es zu einer Verurteilung wegen fahrlässiger Tötung kommen kann.

3.4.4 Durchführung eines Belastungstests

Das Belastungsschema sollte möglichst einheitlich eingehalten werden. Dies ist aus der Sicht der Bewegungstherapie dringend zu fordern, um eine Vergleichbarkeit der Aussagen von Belastungsuntersuchungen zu erreichen. Leider wird gegen diese Forderung in der Praxis häufig verstoßen. Viele Untersucher verwenden unterschiedliche Belastungsprotokolle und variieren diese auch noch je nach einer vorher willkürlich angenommenen Belastbarkeit ihres Patienten. Da das Ergebnis einer Belastungsuntersuchung vom Belastungsverfahren abhängig ist, ver-

lieren die Aussagen ihre Vergleichbarkeit, nicht nur die Ergebnisse der einzelnen Untersucher untereinander, sondern auch die Ergebnisse für den einzelnen Patienten im Längsschnittvergleich.

Ein anderes Problem kann sich daraus ergeben, dass nicht selten Untersucher mit variablen Eingangsstufen beginnen oder etwa bei der Leistung von 75 W den Test bereits beenden, da dies „für die ambulante Herzgruppe ausreicht". Für die Optimierung der Bewegungstherapie ist es jedoch wichtig zu wissen, ob der Patient wirklich nur 75 W leisten kann oder etwa in der Lage ist, 200 W zu leisten. Dies spielt nicht nur in der Beurteilung der individuellen Belastbarkeit eine Rolle, sondern ermöglicht eine Aussage über die Wirkung einer so hohen Belastung auf das Herz, kommt es bspw. zu ST-Streckensenkungen oder Herzrhythmusstörungen in diesem Leistungsbereich. Um daher zu einer Vereinheitlichung und Standardisierung zu kommen, wurden von der Gesellschaft für Sportmedizin und Prävention in Zusammenarbeit mit der Deutschen Arbeitsgemeinschaft für kardiale Prävention und Rehabilitation u.a. wichtigen medizinischen Organisationen Empfehlungen für ein Belastungsschema herausgegeben, die auf positiven praktischen Erfahrungen beruhen:

◿ Die Eingangsbelastung beträgt 25/50 W.
◿ Sie wird alle 2 min um weitere 25 W bis zum Auftreten von Abbruchkriterien gesteigert.
◿ In jeweils der 2. Hälfte jeder 2. Belastungsminute werden HF, Blutdruck und EKG registriert.

Es gibt noch weitere Testverfahren, z.B. das BAL-Schema, beginnend mit 50 W, eine Steigerung erfolgt alle 3 min um 50 W bis zur subjektiven Erschöpfung oder zum Auftreten potenzieller Abbruchkriterien. Das Hollmann-Venrath-Schema beginnt dazwischen mit 30 W und wird ebenfalls alle 3 min um 40 W gesteigert. Die Auswahl des Schemas wird in Abhängigkeit des individuellen Leistungs- bzw. Krankheitszustands und der zugrunde liegenden Fragestellung bei dem Probanden bzw. Patienten getroffen. Um aber eine Vergleichbarkeit verschiedener Untersuchungsergebnisse, z.B. Verbesserung des Trainingszustands u.Ä., gewährleisten zu können, muss nochmals betont werden, dass auch die ausgewählten Belastungsschemata identisch sein müssen (s. Tab. 3.2).

Tab. 3.2: Indikationen und Kontraindikationen für eine Belastungsuntersuchung

Indikationen für eine Belastungsuntersuchung [nach Rost 2005]	
	Beurteilung der Leistungsfähigkeit/Belastbarkeit bei Gesunden und Kranken
	Kontrolle der Leistungsfähigkeit vor pharmakologischen oder chirurgischen Eingriffen
	Objektivierung von Trainingseffekten
	Gutachterliche/arbeitsmedizinische Beurteilung (z.B. G26)
	Aufdeckung latenter Symptome, die erst unter Belastung sichtbar werden, z.B. ERBS, HRST, Blutdruckverhalten
	Objektivierung funktioneller Veränderungen, die in Ruhe auftreten, z.B. AV-Blockierung
	Trainingsempfehlungen für Gesunde und Kranke
Kontraindikationen für eine Belastungsuntersuchung	
Absolute Kontraindikationen	Akuter Myokardinfarkt
	Instabile Angina pectoris
	Schwergradige Herzrhythmusstörungen
	Floride Endokarditis
	Hochgradige Aortenstenose
	Dekompensierte Herzinsuffizienz
	Akute Lungenembolie/Lungeninfarkt
	Akute Erkrankung (z.B. Infekt, Nierenversagen etc.)
	Akute Myokarditis oder Perikarditis
	Körperliche Beeinträchtigung
	Fehlendes Einverständnis
Relative Kontraindikationen	Hauptstammstenose oder Ähnliches
	Moderate Klappenstenose
	Elektrolytstörungen
	Tachy-/Bradyarrhythmien
	Vorhofflimmern mit unkontrollierter ventrikulärer Überleitung
	Hypertrophe Kardiomyopathie
	Eingeschränkte Kooperationsfähigkeit
	Höhergradige AV-Blockierung

Merksätze

◢ Die Messung der körperlichen Leistungsfähigkeit sollte mit einem standardisierten Gerät erfolgen.

◢ Im Rahmen der Ergometrie können die submaximale und maximale Leistungsfähigkeit (von Gesunden) bzw. Belastbarkeit (von Kranken) erfasst werden.

◢ Zusätzliche Parameter sind die HF und der Blutdruck.

◢ Aus der maximalen Herzfrequenz (HFmax) können Trainingsherzfrequenzen bestimmt werden (z.B. 50% der HFmax).

Vorbereitungen zur Ergometrie

◢ Evtl. 3 h vorher: nicht essen bzw. leichtes Frühstück, nicht rauchen

◢ Adäquate Kleidung (Turnschuhe!)

◢ Keine sportliche Höchstleistung 12 h zuvor

◢ Absetzen der Medikamente (abhängig von der Fragestellung)

◢ Indikationen und mögliche Kontraindikationen beachten

◢ Anamnese, Untersuchung, Ruhe-EKG

Subjektive Erschöpfung und Beschwerden

Wenn unter Belastung Beschwerden oder Symptome, speziell Angina pectoris (AP), also Herzbeschwerden, und Atemnot auftreten, gilt dies als absolutes Abbruchkriterium. Dies trifft auch dann zu, wenn sich nicht gleichzeitig im EKG Veränderungen nachweisen lassen. Die Angabe von Atemnot kann auf ein beginnendes Herzversagen hinweisen, sie kann aber auch ein wichtiger Hinweis für eine Durchblutungsstörung des Herzmuskels sein (Angina-pectoris-Äquivalent).

Rückbildungsstörungen im Belastungs-EKG

(s. Abb. 3.24)

Sie treten in Form von ST-Senkungen oder ST-Hebungen auf. Meistens weisen sie auf Durchblutungsstörungen des Herzmuskels hin. Sie sind jedoch im Prinzip unspezifisch und müssen vom Arzt interpretiert werden. Sie können auch bei gesunden Herzen oder unter Einfluss von Medikamenten, speziell Digitalis, auftreten und werden dann als falsch positiv bezeichnet. Allerdings ist heute der Einsatz von Digitalis deutlich seltener geworden.

Wenn eine KHK vorliegt, sind Rückbildungsstörungen i.A. als Ausdruck einer unter

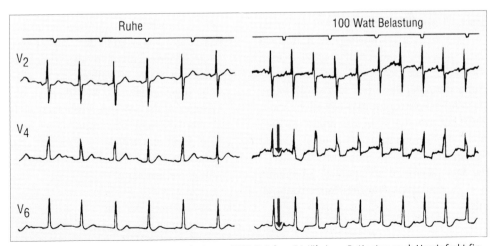

Abb. 3.24: Rückbildungsstörungen im Belastungs-EKG. Bei dem 54-jährigen Patienten nach Herzinfarkt findet sich in Ruhe (**links**) ein normales EKG. Bei 100 Watt ist in V_4 und V_6 eine deutliche ST-Senkung zu beobachten, die mit Pfeilen markiert wurde.

Belastung zunehmenden Durchblutungsstörung anzusehen. Bei ST-Senkungen von mehr als 0,2 mV, bei üblicher Verstärkung also über 2 mm, muss die Belastung i.A. abgebrochen werden. Auch eine belastungsinduzierte ST-Hebung spricht für Durchblutungsstörungen. Hierbei sollte bereits bei einer Hebung um 0,1 mV abgebrochen werden.

Ernsthafte Rhythmusstörungen

Rhythmusstörungen unter Belastung sind häufig. Bei einzelnen, gleichförmigen (monomorphen) Extrasystolen muss nicht abgebrochen werden. Treten verschiedenförmige (polymorphe) Extrasystolen auf, besonders auch solche in Form von Couplets oder Salven (s. auch Abschn. 16.7), ist die Belastung abzubrechen.

Atypisches Blutdruckverhalten

Der Blutdruck kann unter Belastungsbedingungen zu hoch ansteigen. Die Bewertung ist hierbei von den klinischen Voraussetzungen abhängig. Für jugendliche Sportler mit Hochdruck, bei denen keine sekundären Gefäßveränderungen zu erwarten sind (s. auch Abschn. 16.2.6), stellen solche überhöhten Druckanstiege keinen Abbruchgrund dar. Näheres siehe auch unter Belastungshochdruck. Unbedingt beachtet werden muss aber ein zu geringer Anstieg des Blutdrucks unter Belastung, dies stellt ebenfalls einen wichtigen Abbruchgrund dar, besonders dann, wenn der Blutdruck sogar trotz weiter steigender Belastungsintensität nicht mehr zunimmt, sondern abfällt. Sollte es sich nicht um Fehlmessungen handeln, drückt sich in diesem Verlauf ein beginnendes Herzversagen oder eine hochgradige Einengung der Aortenklappe (Aortenklappenstenose) aus.

3.4.5 Beurteilung der Leistungsfähigkeit bzw. Belastbarkeit

Die Belastungsuntersuchung liefert die Voraussetzung für die Durchführung der Bewegungstherapie. Aus diesem Grund ist es für den Bewegungstherapeuten absolut notwendig, die Ergebnisse interpretieren zu können. Die Belastungsuntersuchung liefert wichtige Informationen über die Belastbarkeit, Gesundheit bzw. gesundheitliche Gefährdungen des Patienten während sportlicher Aktivität. Um die durch den Test dokumentierte Belastbarkeit bewerten zu können, muss sie mit den altersentsprechenden Normwerten der Leistungsfähigkeit verglichen werden.

Zunächst ist es wichtig, die Begriffe Leistungsfähigkeit und Belastbarkeit in diesem Zusammenhang nicht synonym zu verwenden:

◢ Unter Leistungsfähigkeit versteht man die Leistungsfähigkeit des gesunden Menschen, die dadurch gekennzeichnet ist, dass die Energie bereitstellenden Systeme, also Kreislauf und Stoffwechsel, ihre Leistungsgrenze erreichen.

◢ Beim Patienten ist dagegen häufig die Belastbarkeit durch einen einzelnen, limitierenden Faktor eingeschränkt. Es ist bspw. möglich, dass ein Koronarpatient von seiner körperlichen Konstitution her in der Lage wäre, 200 W zu leisten, dass er aber aufgrund einer Einengung der Koronararterien nur 50 W bewältigen kann, ohne sich zu gefährden. Die Belastbarkeit, die im amerikanischen Sprachgebrauch auch als „das klinische Maximum" bezeichnet wird, stellt daher diejenige Leistung dar, die ohne gesundheitliche Gefährdung bewältigt werden kann.

Die Einschätzung der max. Leistungsfähigkeit ist abhängig von Körpergewicht und Geschlecht sowie den Ausbelastungskriterien bei der Fahrradergometrie. Denn die Beurteilung der normalen max. Leistungsfähigkeit setzt voraus, dass ein Maximaltest durchgeführt wurde, bei dem der Patient bis an seine max. Leistungsgrenze heran gefordert wird und nicht aus anderen Gründen (fehlender Leistungswille, mangelnde Muskelkraft, klinische Abbruchgründe wie ST-Senkungen im EKG) den Test vorzeitig beendet. Wenn dies zutrifft, kann zur Beurteilung der Ausbelastung die erreichte **HFmax** herangezogen werden. Sie ist altersabhängig und kann nach folgender Faustregel berechnet werden:

Maximalfrequenz (Schläge/min) = 220 Schläge/min minus Lebensalter in Jahren ± 10 Schläge/min

---

Unter Berücksichtigung der 2-Sigma-Streuung gilt als untere HFmax:

Untere maximale Grenzfrequenz (Schläge/min) = 200 Schläge/min minus Lebensalter in Jahren

---

Dies besagt, dass ab diesem Wert 96% der Menschen in den Maximalbereich eintreten. Diese Untergrenze gilt für die Fahrradergometrie. Bei Laufbelastungen liegt sie um etwa 10 Schläge/min höher.

Bei einem Submaximaltest kann bei folgender Submaximalfrequenz abgebrochen werden:

Submaximalfrequenz (Schläge/min) = 180 Schläge/min minus Lebensalter in Jahren

---

Weitere Kriterien zur Beurteilung der Ausbelastung können **respiratorische** (Atemfrequenz u.a.) und **metabolische Parameter** (Blutgase, Säure-Basen-Status, Laktatkonzentration, RQ u.a.) sein. Häufig stehen diese, besonders auch im ärztlichen Alltag jedoch nicht zur Verfügung.

Sämtliche erhobenen Daten sollten in ein **Belastungsprotokoll** eingetragen werden. Dies schließt die Dokumentation der Umgebungsbedingungen (Tageszeit, Temperatur etc.), Einnahme von Medikamenten (Art, Dosierung und Uhrzeit) und anthropometrischer Daten ein.

Merksätze

◢ Ein Vorteil der Fahrradergometrie liegt in der Möglichkeit, begleitend ein EKG abzuleiten und die Blutdruckwerte zu messen.

◢ Für die Durchführung von Belastungsuntersuchung muss eine adäquate Notfallausrüstung vorhanden sein, insbesondere ein Defibrillator.

◢ Als physiologische Zeichen der Ausbelastung kann die HF dienen. Sie sollte mindestens 200 minus Lebensalter erreichen.

◢ Diese Formel gilt nicht, wenn Medikamente eingenommen werden, die die HF beeinflussen, z.B. Betarezeptorenblocker.

Unter dieser Voraussetzung beträgt die normale Leistungsfähigkeit des untrainierten Mannes im Alter von 20–30 Jahren 3 W/kg KG. Sie verschlechtert sich mit jedem Lebensjahr oberhalb von 30 um etwa 1% oder 10% pro Lebensdekade.

Die Leistungsfähigkeit der Frau kann aufgrund ihres geringeren Muskelanteils mit 2,5 W/kg KG angenommen werden. Der altersbedingte Leistungsabfall ist geringer ausgeprägt, er liegt bei 0,8% pro Lebensjahr oder 8% pro Dekade.

Beispiele: Die normale Leistungsfähigkeit eines 70 kg schweren Mannes im Alter von 50 Jahren liegt somit bei 3 × 70 = 210 W minus 20%, also bei ca. 170 W.

Eine Frau im Alter von 50 Jahren, die 60 kg wiegt, sollte 2,5 × 60 = 150 W abzüglich 16% (ca. 25 W), also 125 W leisten können.

An diesen Normwerten orientiert sich die Beurteilung der Belastbarkeit des Patienten. Bei ihm ist das Erreichen eines max. Leistungswerts allerdings häufig nicht aufgrund der HF beurteilbar, da diese oft durch Medikamente (besonders Betablocker, s. auch Abschn. Hypertonie in 16.2.6) oder durch eine krankheitsbedingte Störung der Sinusknotenfunktion verändert sein kann. Hier muss man auf andere Ausbelastungskriterien zurückgreifen. Als optimal haben sich hierzu Stoffwechselparameter erwiesen, bspw. die Bestimmung der Milchsäurekonzentration im Blut. Da diese in der Praxis i.A. nicht zur Verfügung stehen, kann auch auf andere, davon abgeleitete Kriterien zurückgegriffen werden, wie die deutlich verstärkte Atmung (s. auch Abschn. 14.3).

Bewährt hat sich auch die subjektive Bewertung der Belastungsintensität durch den Patienten selbst nach der Borg-Skala (s. Tab. 3.3). Hierbei bewertet der Patient sein Belastungsempfinden (Received Perception of Exertion, RPE) mit RPE-Werten zwischen 7 und 19. Diesen Zahlen sind sprachliche Inhalte zugeordnet, von „sehr, sehr leicht" bis „sehr, sehr schwer". Der Patient kann das subjektive Belastungsempfinden verbal oder in Zahlen ausdrücken. Die Zahlen entspre-

Tab. 3.3: Skala des subjektiven Belastungsfindens nach Borg

RPE	
7	sehr, sehr leicht
8	
9	sehr leicht
10	
11	leicht
12	
13	etwas anstrengend
14	
15	schwer
16	
17	sehr schwer
18	
19	sehr, sehr schwer

chen der ungefähren HF dividiert durch 10, die dem subjektiven Belastungsempfinden im Durchschnitt zuzuordnen ist. Eine Belastung, die die HF nur auf 70 ansteigen lässt (RPE 7), wird i.A. als „sehr, sehr leicht" empfunden, eine Belastung, die die HF auf 130 ansteigen lässt (RPE 13), als „etwas anstrengend" und eine Belastung, die die HF auf 190/min steigert (RPE 19) als „sehr, sehr schwer".

Ein Patient kann dann als ausbelastet gelten, wenn er die Belastung als schwer empfindet entsprechend RPE 15. Es muss jedoch darauf hingewiesen werden, dass es sich hierbei um eine subjektive Bewertungsskala handelt. Eine Reihe von Patienten neigt aus Ängstlichkeit zu Übertreibungen oder umgekehrt aus übertriebenem Leistungsbewusstsein zu Untertreibungen. Die subjektive Bewertung ist daher gleichzeitig durch die Beobachtung des Patienten, speziell seiner Atmung, zu kontrollieren.

Aufgrund der ausgeführten normalen Leistungswerte kann die Belastbarkeit des Patienten eingeordnet werden. Die normale Leistungsfähigkeit eines 50- bis 60-jährigen Mannes mit 3 Dekaden über dem „Idealalter" von 20–30 Jahren liegt somit bei 3 W/kg KG minus 30%, also bei ungefähr 2 W/kg. Für einen Herzinfarktpatienten im Alter von 55 Jahren, der 75 kg wiegt, kann eine „normale Leistungsfähigkeit" also dann angenommen werden, wenn er bspw. 150 W ohne Probleme bewältigen kann.

Im physiologischen Bereich werden häufig auch Bewertungskriterien verwendet, bei denen keine max. Ausbelastung erforderlich ist, bspw. die PWC (Physical Working Capacity). PWC 130 bedeutet diejenige Leistungsfähigkeit, die bei einer Pulsschlagzahl von 130 besteht. Da die Pulsfrequenz selten genau auf einer Belastungsstufe erreicht wird, wird dieser Wert aus den Belastungsstufen mit der jeweils darüber bzw. darunter liegenden HF interpoliert. Die normale Leistungsfähigkeit bei einem Puls von 130/min beträgt für den Mann, unabhängig vom Lebensalter, 1,5, für die Frau 1,25 W/kg KG. Dieses Verfahren setzt allerdings eine normale Pulsfrequenzregulation voraus. Da dies aus den o.g. Gründen bei Herzpatienten oft nicht mehr der Fall ist, soll hierauf nicht weiter eingegangen werden. Wir verweisen auf die spezielle Literatur zur Ergometrie.

> **Merksätze**
> ◢ Die Wattleistung der Fahrradergometrie kann in die korrespondierende VO$_2$ umgerechnet werden.
> ◢ Sollte keine max. Ausbelastung möglich sein, kann eine Einschätzung der Belastbarkeit nach der PWC erfolgen.

3.4.6 Umsetzung der Leistungsdaten in die Praxis

Die Belastungsuntersuchung liefert die Grundlagen zur Verwirklichung des Prinzips der dosierten und kontrollierten Belastung im Rahmen der Bewegungstherapie.

Bei physiologischer Kreislaufregulation ist diese Festlegung verhältnismäßig einfach: Aus dem stufenförmig ansteigenden Belastungstest wird diejenige Belastungsintensität ermittelt, die einer HF von 180 minus Lebensalter, also dem Bereich der aerob-anaeroben Schwelle (s. auch Abschn. 14.3), entspricht. Da diese HF selten genau auf einer Stufe erreicht wird, kann entsprechend interpoliert werden. Ein 40-Jähriger sollte etwa bei einer HF von 140/min trainieren. Wird von ihm z.B. bei 150 W eine HF von 130 erreicht, bei 175 W eine HF von 155, liegt die Trainingsbelastung bei ca. 160 W, die Kontrollfrequenz bei 140.

Bei den meisten Herz-Kreislauf-Patienten werden diese Verhältnisse dadurch kompliziert, dass in zahlreichen Fällen die Belastbarkeit krankheitsbedingt geringer ist als die Schwellenintensität und/oder weil die physiologische Frequenzregulation durch krankheitsbedingte Prozesse bzw. durch medikamentöse Behandlung verändert ist. In solchen Fällen muss die aerob-anaerobe Schwelle aus anderen metabolischen, respiratorischen oder subjektiven Parametern ermittelt werden, die entsprechende HF wird dann zugeordnet. An objektiven Parametern könnte die Laktatbestimmung zur Anwendung kommen, oder es könnten im Rahmen einer Spiroergometrie respiratorische Größen wie der RQ, die Atemfrequenz oder das Atemäquivalent benutzt werden. In der Praxis wird dies selten der Fall sein. Hier muss und kann sich der Untersucher nach der Beobachtung der Atmung bzw. dem subjektiven Belastungsempfinden, quantifiziert bspw. in Form der Borg-Skala, richten.

In der Praxis sieht dies wie folgt aus: Der Patient wird einer stufenförmigen Belastung unterzogen. Der Untersucher unterhält sich im Verlauf des Tests mit dem Patienten und beobachtet dabei die Atmung. Wenn der Patient deutlicher zu hyperventilieren beginnt, sich mit dem Untersucher also nicht mehr frei unterhalten kann, und/oder wenn er angibt, dass die Belastung den Bereich „etwas anstrengend", d.h. RPE 13 in der Borg-Skala, überschreitet, ist der Beginn der Übersäuerung erreicht. Die vom Patienten noch ohne allzu starke Hyperventilation und mit dem Empfinden „etwas anstrengend" absolvierte Belastung wird als Trainingsdosis festgelegt, die dabei erreichte HF als Trainingsfrequenz. Wenn bereits vor dieser Stufe Abbruchgründe auftreten, bspw. überhöhter Blutdruckanstieg, Rückbildungsstörungen oder schwerwiegende Rhythmusstörungen, muss die Trainingsdosis entsprechend niedriger festgelegt werden. Treten bspw. bei einem Patienten bereits bei 125 W Rückbildungsstörungen im EKG als Zeichen von Durchblutungsstörungen auf, kann die zumutbare Trainingsdosis nur 100 W betragen, auch dann, wenn dies für diesen Patienten noch keinen trainingswirksamen Bereich darstellen sollte. Häufig lässt sich die Belastbarkeit jedoch medikamentös verbessern. Im aufgeführten Beispiel wäre es möglich, den Patienten unter einem geeigneten koronarwirksamen Medikament erneut zu belasten, falls er nicht bereits unter einer solchen Behandlung steht. Man wird dann häufig eine bessere Belastbarkeit feststellen, die der Bewegungstherapie zugrunde gelegt werden kann.

Die Aufgabe der Bewegungstherapie besteht darin, die im Belastungstest festgestellte Belastbarkeit sinnvoll in die Trainingspraxis umzusetzen. Eine genaue Dosierung ist hier für das Laufen möglich. Die Umrechnung der fahrradergometrischen Leistung in Laufgeschwindigkeit zeigt Tabelle 3.4. Diese Umrechnung geht vom Energieverbrauch, also dem O_2-Bedarf, bei fahrradergometrischer Belastung bzw. beim Laufen aus. Im Einzelnen wird auf die in Abschnitt 14.3 gegebenen Gleichungen verwiesen.

3.4.7 Verlauf des Blutdrucks unter Belastung

Physiologischerweise kommt es infolge einer Belastung zu einer Steigerung des Blutdrucks. Trotzdem kommt der Messung des Blutdrucks unter Belastungsbedingungen eine krankheitsdiagnostische Bedeutung zu, d.h., ein zu hohes bzw. zu niedriges Ansteigen des Blutdrucks ist für die Beurteilung krankhafter Zustände wichtig, auch für die Beurteilung krankhaft bedingter Einschränkungen der Belastbarkeit. Auch die medikamentöse Einstellung eines Bluthochdrucks kann durch die Ergometrie dargestellt und

Tab: 3.4: Umrechnung der Leistung am Fahrradergometer in Lauf- bzw. Gehgeschwindigkeit (nach Lagerström). Im oberen Teil der Tabelle werden die Angaben in m/min gemacht. Dies eignet sich besonders für Therapiegruppen. Diese Art der Berechnung eignet sich besonders für Aktivitäten im Breitensport. Die Bereiche Gehen, Joggen und Laufen sind voneinander abgesetzt. Sehr niedrige Geschwindigkeiten können nicht gelaufen werden, sie bedeuten mehr oder minder schnelles Gehen.

Watt	kg	50	55	60	65	70	75	80	85	90	95	100	105	110	115
50		95	90	85	80	75	70	70							
60		105	100	90	85	80	75	75	70						
70		115	110	100	95	90	85	80	75	75	70				
80		125	115	110	100	100	90	85	80	75	75	70	70		
90		135	125	115	110	105	95	90	90	85	80	75	75	70	70
100		145	135	125	120	110	105	100	95	90	85	80	80	75	75
110		155	145	135	125	115	110	105	100	95	90	85	85	80	75
120		165	155	140	135	125	120	110	105	100	95	90	90	85	80
130		175	165	150	140	130	125	120	110	105	100	95	95	90	85
140		190	175	160	150	140	135	125	120	115	110	105	100	95	95
150		200	185	170	160	150	140	130	125	120	115	110	105	100	95
160		205	190	175	165	155	145	140	130	125	120	115	110	105	105
170		215	200	185	170	160	150	145	135	130	125	120	115	110	105
180		225	205	190	180	170	160	150	140	135	130	125	120	115	110
190		235	215	200	185	175	165	155	150	140	135	130	125	120	115
200		245	225	205	195	180	170	160	155	145	140	135	130	125	120

gehen   joggen   laufen

kontrolliert werden. Allerdings kommt der Blutdruckmessung keine Bedeutung zur Beurteilung der physiologischen Leistungsfähigkeit zu. Denn der Blutdruck steigt bei Trainierten und Untrainierten auf identischer Belastungsstufe auf gleich hohe Werte an. Der Unterschied liegt darin, dass ein Trainierter höhere Belastungsstufen und damit i.d.R. auch höhere Blutdruckwerte erreicht als ein Untrainierter.

Unbedingt berücksichtigen muss man, dass unter Belastungsbedingungen überwiegend der systolische Wert beurteilt werden kann. Die diastolische Druckmessung unter Belastung unterliegt leicht Fehlern. Wenn bspw. der Blutdruck direkt in der Arterie gemessen wird (s. Abb. 3.25), zeigt sich ein Anstieg der diastolischen Werte. Bei der indirekten Messung nach Riva-Rocci wiederum findet sich häufig ein scheinbares Abfallen der Werte. Dies ist allerdings nur ein Kunstprodukt, das die Folge des Drucks auf der stärker durchströmten Arterie ist. Wenn aber der diastolische Druck unter Belastung falsch gemessen wird, betrifft dies v.a. einen falsch zu niedrigen Wert. Ein überhöhtes Ansteigen des diastolischen Blutdrucks über 120 mmHg

muss ebenfalls als krankhaft bewertet werden.

Im Folgenden soll der Verlauf des systolischen Blutdrucks unter Belastung näher betrachtet werden. Prinzipiell kann der Blutdruckanstieg unter Belastung normal, zu hoch oder zu niedrig sein. Wie in Abschn. 16.2.6 aufgeführt, kann ein zu geringes Ansteigen des Blutdrucks auf ein beginnendes Versagen des linken Herzens hinweisen und sollte daher stets ernst genommen werden. Faktoren, etwa Medikamente, können allerdings eine Rolle spielen und müssen daher unbedingt berücksichtigt werden. Betablocker schränken z.B. den Blutdruckanstieg unter Belastung ein. Die Interpretation der Befunde kann also nur durch einen auf diesem Gebiet erfahrenen Untersucher erfolgen.

Von einem Belastungshochdruck spricht man, wenn der Blutdruckanstieg unter Belastungsbedingungen sehr ausgeprägt ist. Das normale Ausmaß des Blutdruckanstiegs ist abhängig von der Belastungsintensität und vom Lebensalter. Die Obergrenzen des Blutdruckanstiegs in Abhängigkeit von Lebensalter und Geschlecht sind in Abbildung 3.26 gezeigt.

Abb. 3.25: Arterielles Druckverhalten unter fahrradergometrischer Belastung bei direkter Messung in der A. brachialis und indirekter Messung nach Riva-Rocci, Mittelwerte von 12 Sportstudierenden. Die indirekte Messung gibt den systolischen Druck gut, den diastolischen dagegen nicht korrekt wieder. Bei der direkten Messung steigt der diastolische Druck an, während er bei indirekter Messung abzufallen scheint.

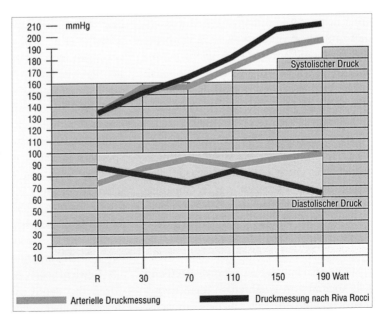

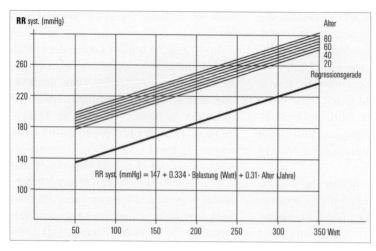

Abb. 3.26: Obergrenzen für den systolischen Blutdruck in Anhängigkeit von Lebensalter und Belastungsintensität (nach Heck). Die Regressionsgerade bezieht sich auf sämtliche Lebensalterstufen, die oben angegebenen geben jeweils die 2-Sigma-Streuung in Abhängigkeit von der Lebensalterdekade an.

Auch bei jugendlichen Sportlern bzw. Normalpersonen kommen überhöhte Blutdruckanstiege im Sinne einer „Belastungshypertonie" vor. Dies kann ein früher Hinweis auf einen später manifesten arteriellen Hochdruck, aber auch eine KHK sein [Le et al. 2008; Palatini 1998; Franz 1982]. Als Ursache werden ein überhöhter sympathischer Antrieb, geringere Dehnbarkeit der Aorta, endotheliale Dysfunktion und eine erhöhte linksventrikuläre Masse diskutiert [Blake, Levin, Koyal 1990; Avolio et al. 1985]. Kriterien zur genauen Beurteilung der Blutdruckwerte unter Belastung in Abhängigkeit von Intensität und Alter wurden von Heck erarbeitet (1994). Andere Autoren berücksichtigen die Blutdruckwerte bei vorgegebenen (sub)maximalen Leistungsniveaus; danach sollte der systolische Blutdruck bei 100 W nicht mehr als 200 mmHg betragen [Franz 2003].

Die Frage, ob ein Sportler oder eine Normalperson mit einem exzessiven Blutdruckanstieg oder auch einer milden arteriellen Hypertonie sporttauglich ist, ist abhängig von dem individuellen Zustand des Betroffenen. Zunächst einmal sollte der Betroffene alles tun, einer Progression vorzubeugen, regelmäßig aktiv sein und bleiben, sein Gewicht normal halten bzw. normalisieren und sich kochsalzarm ernähren. Weitere Konsequenzen ergeben sich hieraus zunächst

nicht. Ein Gefäßsystem ohne Vorschäden toleriert problemlos massive Blutdruckwerte. MacDougall et al. (1985) wiesen bei eigentlich normotonen Bodybuildern Werte bis zu 450 mmHg im Rahmen der Beinpresse nach. Daraus lässt sich für die Praxis zweierlei ableiten: 1) Zum einen muss ein Belastungstest nicht wegen der Blutdruckwerte frühzeitig abgebrochen werden. Werte von bis zu 260 mmHg systolisch und 115 mmHg diastolisch werden auch von der Gesellschaft für Kardiologie „nur" als relative Abbruchkriterien beschrieben [Löllgen und Trappe 2000] bzw. 250 mmHg systolisch von der AHA [Fletcher et al. 2001]. Die Intensität der Belastungsstufe muss dabei unbedingt berücksichtigt werden. Insbesondere unter Maximalbedingungen ist es fraglich, ob die Werte tatsächlich valide bestimmt werden können. Das lockere Auflegen des Arms ist bei Maximalbelastung methodisch erschwert. 2) Bei Sportlern mit einer milden Hypertonie sollten Sportarten mit einem hohen dynamischen Anteil, also Ausdauersportarten, empfohlen werden, z.B. Jogging, Skilanglauf, Radfahren. Nachweislich wird damit auch der Blutdruck gesenkt [Fagard 2005]. Sportarten mit einem höheren statischen Anteil, z.B. Gewichtheben oder Bodybuilding, sind wegen der damit verbundenen Blutdrucksteigerung eher ungünstig. Allerdings finden sich auch zunehmend Daten, dass auch ein angepasstes Krafttraining, eher im Sinne Kraftausdauer, zu einer Blutdruckreduktion führt. Die Datenlage ist jedoch deutlich dürftiger, und mögliche Kontraindikationen, z.B. eine ausreichende Einstellung erhöhter Werte, müssen beachtet werden [Pescatello et al. 2004].

Bestehen jedoch bereits Herz-Kreislauf-Schäden, etwa eine KHK, kann ein überhöhter Belastungsblutdruck das Herz überfordern und zu Zwischenfällen führen. In solchen Fällen sollte der Blutdruck erst medikamentös gesenkt werden, bevor mit einem körperlichen Training begonnen wird.

> **Merksätze**
> ◢ Körperliche Aktivität, auch im Rahmen einer Belastungsuntersuchung, führt zu einer Steigerung des Blutdrucks.
> ◢ Fälschlicherweise zeigt sich meist unter Belastung ein Sinken des diastolischen Blutdrucks, das auf Strömungsgeräusche zurückgeführt werden kann. Blutig bestimmt steigt der diastolische Blutdruck ebenfalls unter Belastung.
> ◢ Ein übermäßiger Belastungsanstieg kann nicht pauschal eingeteilt werden; in der Beurteilung müssen Alter und erreichte Leistung berücksichtigt werden.

3.4.8 Laufbanduntersuchungen

Laufbanduntersuchungen auf Ergometern erfolgen nach dem gleichen Prinzip wie eine Fahrradergometrie. Allerdings ist die Erfassung eines EKGs und eines Blutdrucks unter Belastung methodisch erschwert. Je nach Fragestellung wird daher die Fahrradergometrie meistens vorgezogen.

Als Protokolle für eine Laufbanduntersuchung kommen die beiden folgenden zum Einsatz:

Bruce-Protokoll. Belastungsprotokoll für Laufbanduntersuchungen, das in den USA weitestgehend genutzt wird (s. Tab. 3.5). Es berücksichtigt neben der Höhe der Geschwindigkeit auch den Steigungsgrad zur Leistungssteigerung.

Stufentests. Für Patienten eignet sich eine Eingangsbelastung mit 4,0 km/h, 2,5% Steigung und eine Steigerung um 2,5% alle 3 min. In der Sportmedizin wird nicht selten mit 8–10 km/h begonnen (entspricht 2,0–2,5 m/s) und einer Steigung zwischen 1–1,5% bzw. 5%. Alle 3 (oder 5) min wird die Geschwindigkeit um 2 km/h (bzw. 0,5 m/s) gesteigert.

Allerdings hängt im Gegensatz zur Fahrradergometrie beim Laufen der Energieverbrauch vom Körpergewicht ab. Anders als für die gleiche Wattzahl auf dem Standfahrrad wird für die gleiche Laufgeschwindigkeit der schwerere Patient mehr Energie verbrauchen

Tab. 3.5: Bruce-Protokoll

Stufe	Geschwindigkeit in km/h	Steigung in %	Dauer in min
1	2,74	10	3
2	4,02	12	3
3	5,47	14	3
4	6,76	16	3
5	8,05	18	3
6	8,85	20	3
7	9,65	22	3

als der leichtere oder umgekehrt, er wird bei gleicher Belastbarkeit nur langsamer laufen können. Wird bspw. ein Koronarpatient mit einem Betablocker behandelt, der bei 125 W Rückbildungsstörungen bekommt, liegt seine Belastbarkeit bei 100 W und einer HF von bspw. 105. Diese Belastbarkeit bedeutet für sein KG von 70 kg nach Tabelle 3.4 eine Laufgeschwindigkeit von 110 m/min. Wiegt der gleiche Patient bspw. 90 kg, bedeutet dies nur eine Laufgeschwindigkeit von 90 m/min. Dies ist dann so langsam, dass im Regelfall Laufen nicht mehr möglich ist, sondern nur noch Gehen. Aus diesem Grund ist in der Tabelle eine entsprechende Absetzung der Bereiche Gehen und Joggen bzw. Laufen durchgeführt worden.

Dabei ist allerdings zu berücksichtigen, dass sich gleiche Geh- und Laufgeschwindigkeit für den Energieverbrauch unterschiedlich auswirken. Laufen bedeutet durch die größere eingesetzte Körpermasse, bspw. die Mitbewegung der Arme, einen höheren Energieverbrauch als Gehen mit gleicher Geschwindigkeit. Dies kann in der Praxis der Bewegungstherapie zur Feinabstufung durch den Wechsel von Lauf- und Gehrunden ausgenutzt werden. Tabelle 3.4 gibt nur einen Orientierungsrahmen, nicht zuletzt deshalb, weil in der Umsetzung von Fahrradergometrie in Laufgeschwindigkeit auch individuelle Momente, wie Lauftechnik, hinzukommen. Dem Patienten wird „seine" Laufgeschwindigkeit vorgegeben, er kontrolliert die korrekte „Dosierung" aufgrund seiner Soll-Pulsfrequenz. Liegt die Pulsfrequenz höher als nach der Fahrradergometrie zu erwarten, muss er entsprechend langsamer laufen, und umgekehrt.

Die Umsetzung der individuellen Laufgeschwindigkeit in die Praxis ist nicht zuletzt auch ein pädagogisches Problem. Der Patient muss erst lernen, seine vorgegebene Laufgeschwindigkeit einzuhalten. Dieses Problem wird in der Gruppentherapie noch schwieriger als in der Einzelbehandlung, da die Gruppe dazu verführt, sich auf einen Mittelwert einzustellen. In der Gruppe wird i.A. der gut belastbare Patient für seine Verhältnisse zu langsam, der schlecht belastbare zu schnell laufen. Dieses Problem lässt sich mit pädagogischen Hilfsmitteln lösen.

Von Lagerström wurde dazu der Dreieckslauf entwickelt. Hierbei werden Dreiecke mit gleicher Basis und unterschiedlichen Spitzen ausgeflaggt, deren Umfang jeweils bekannt ist. Die Patienten laufen, je nach vorgegebener Laufgeschwindigkeit, in der Minute unterschiedlich große Dreiecke und kommen gemeinsam zurück (s. Abb. 3.27). Auf diese Weise lernen sie, sich individuell zu belasten, obwohl sie in einer Gruppe laufen. Haben die Patienten „ihr" Lauftempo erlernt, kann man auf solche Hilfsmittel verzichten.

Selbstverständlich kann dieses Dreieck auch durch andere geometrische Vorgaben ersetzt werden, je nach örtlichen Gegebenheiten, bspw. durch einen Pendellauf, bei dem die Patienten von einem gemeinsamen Startpunkt aus gleichzeitig loslaufen. Der gut Belastbare läuft weiter, der schlecht Belastbare kürzer. Auf ein akustisches Signal kehren sie um und kommen gemeinsam zum Ausgangspunkt zurück. Eine andere Möglichkeit wären konzentrische Kreise, wobei der schlecht belastbare Patient innen läuft, der gut belastbare außen etc. Auch ein Vierecklauf, der geometrischen Form der meisten Sporthallen angepasst, ist selbstverständlich durchführbar (s. Abb. 3.27). Zur praktischen Umsetzung des Dreiecklaufs aus pädagogischer Sicht s. auch Abschnitt 16.3.

In andere Bewegungsformen, wie bspw. Schwimmen, Radfahren, Skilanglauf, lässt sich die Fahrradergometrie sinnvollerweise nicht umrechnen. Hier sind nur allgemeine, durchschnittliche Vorgaben möglich. Entnimmt man bspw. der Tabelle 3.6 einen Kalorienverbrauch von 11,3/min Brustschwimmen und geht von einer Leistung von 17 W pro Kalorie und Minute aus, entsprechen

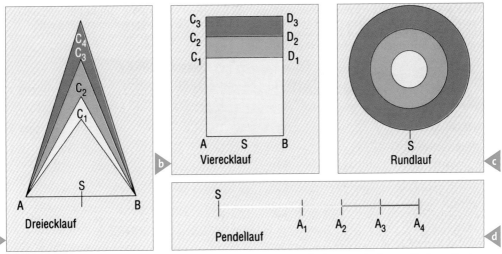

Abb. 3.27: Dreiecklauf nach Lagerström und mögliche Alternative **a)**. Die gesamte Gruppe läuft am Startpunkt (S) los. Je nach Belastbarkeit wird ein vorgegebenes Dreieck mit unterschiedlicher Spitze (C_1 bis C_4) durchlaufen. Das Dreieck ABC1 stellt beispielsweise eine Strecke von 80 m, ABC2 von 90 m, ABC3 von 100 m, ABC4 von 110 m dar. Diese Dreiecke werden innerhalb einer Minute umrundet. Der Patient lernt auf diese Weise, in der Gruppe zu laufen und trotzdem ein individuelles Tempo einzuhalten. Das gleiche kann auch in einem Viereck mit unterschiedlicher Kantenlänge **b)**, in Form von konzentrischen Kreisen **c)** oder eines Pendellaufs, bei dem die Patienten unterschiedliche Strecken zwischen A1 und A4 laufen und auf ein Kommando gleichzeitig zurückkommen **d)**, durchgeführt werden. Die jeweilige Form wird in Abhängigkeit der räumlichen Gegebenheiten gewählt.

50 m Brustschwimmen etwa 190 W/min. Solche Angaben hängen jedoch ungeheuer von der Bewegungstechnik und den Umwelt- bzw. apparativen Voraussetzungen ab. Ein schlechter Schwimmer kann für die gleiche Schwimmgeschwindigkeit bis zum Dreifachen der Energie verbrauchen, die ein guter Schwimmer benötigt. Beim Radfahren oder Skilanglauf ist die Belastungsintensität erheblich von den Wind- bzw. Schneeverhältnissen, von der technischen Ausrüstung und dem Gelände abhängig. Hier ist eine Dosierung nur über die HF möglich, d.h., der Patient muss seine Belastungsintensität nach seiner Sollpulszahl steuern. Er sollte bspw. je nach Vorgabe nur so schnell schwimmen, dass die HF seinen Sollpuls von z.B. 110/min nicht übersteigt.

3.4.9 Belastungstest bei Asthma bronchiale

Während der oben ausgeführte stufenförmige Test, meist fahrradergometrisch, für fast alle Patienten mit unterschiedlichen Herz-Kreislauf- und Stoffwechsel-Erkrankungen benutzt werden kann, ergeben sich beim Asthma bronchiale Besonderheiten. Hier geht es im Belastungstest v.a. darum, ein mögliches Anstrengungsasthma nachzuweisen.

Aus den in Abschnitt 14.4 gegebenen Überlegungen ist die Stimulation des Anstrengungsasthmas von einer hinreichenden Auskühlung der Bronchien abhängig. Der stufenförmige Test eignet sich hierfür wenig, da er dem Bronchialsystem Zeit für eine Anpassung an die Anforderung gibt. Geeignet sind submaximale Belastungen, die lange und intensiv genug durchgeführt werden, um eine solche Auskühlung zu bewirken. Unter hinreichend lange ist hierbei ein Zeit-

Tab. 3.6: Kalorienverbrauch pro 10 Minuten Soport bzw. anderer körperlicher Tätigkeit in Abhängigkeit vom Körpergewicht. Besonders bei Sportarten, bei denen die Bewegungstechnik eine große Rolle spielt (z.B. Schwimmen und Spielsportarten), stellen diese Angaben allerdings nur Mittelwerte mit großen Streubreiten dar (siehe auch Tab. 3.4).

Tätigkeit	Körpergewicht (kg)				
	55–60	65–70	80	90	110–115
Sitzen	10	12	14	16	20
Hausarbeit	34	41	47	53	68
Treppensteigen					
• abwärts	56	67	78	88	111
• aufwärts	146	175	202	229	288
Gehen					
• 3 km/h	29	35	40	46	58
• 6 km/h	52	62	72	81	102
Joggen (10 km/h)	90	108	125	142	178
Joggen (12 km/h)	118	141	164	187	232
Radfahren					
• 10 km/h	42	50	58	67	83
• 21 km/h	89	107	124	142	178
Rasen mähen					
• mit Motormäher	34	41	47	53	67
• mit der Hand	38	45	52	58	74
Holzhacken	60	73	84	96	121
Kegeln	56	67	78	90	111
Tanzen					
• ruhig	35	42	48	55	69
• intensiv	48	57	66	75	94
Golf	33	40	48	55	68
Skilanglauf	98	117	138	158	194
Schwimmen (Kraul, langsam)	40	48	56	63	80

faktor von 6–8 min zu verstehen. Kürzere, also max. durchgeführte Belastungen reichen zeitlich nicht für eine entsprechende Abkühlung aus. Bei längeren Belastungen fehlt die erforderliche Intensität, die Steigerung der Atmung ist zu gering. Die Belastung wird besser am Laufband durchgeführt als am Fahrradergometer, da die eingesetzte Muskelmasse und damit auch die Steigerung der Atmung beim Fahrradergometer oft nicht ausreichen. Wenn es bei der Angabe von Atemnot unter Belastung und entspre-

chendem V.a. ein Anstrengungsasthma nicht gelingt, dieses im Laufbandtest nachzuweisen, ist sogar der freie Test noch günstiger, d.h., man lässt den Betroffenen auf dem Sportplatz laufen und überprüft die Atemfunktion beim Auftreten von Atemnot.

Der Test wird wie folgt durchgeführt: Am Fahrrad- oder Laufbandergometer wird eine Belastungsintensität vorgewählt, die etwa 8 min durchgehalten werden kann, beim Erwachsenen entspricht dies i.A. 2 W/kg KG, am Laufband einer Geschwindigkeit von

2–2,5 m/s. Am Ende dieser Belastungsphase sollte die HF auf einen Wert von mindestens 180 minus Lebensalter, besser 200 minus Lebensalter, angestiegen sein.

Vor und direkt nach der Belastung wird ein einfacher Lungenfunktionstest durchgeführt, besonders die Messung des FEV_1 oder die PEF. Im Einzelnen s. hier Abschnitt 14.2.

Normalerweise erweitert der Sympathikus unter Belastung die Bronchien, die Atemfunktionswerte verbessern sich. Als positiver Nachweis eines Anstrengungsasthmas gilt dagegen eine Einschränkung der genannten Funktionsgrößen um mindestens 20% und mehr nach der Belastung.

Im Bedarfsfall können auch weitere Messgrößen überprüft werden, insbesondere die Blutgaszusammensetzung. Hierbei wird aus dem Ohrläppchen oder einer Arterie Blut entnommen und hinsichtlich seiner Konzentration an O_2 und CO_2 überprüft. Eine hochgradige Lungenfunktionsstörung zeigt sich in einer Abnahme der O_2- bzw. einer Zunahme der CO_2-Konzentration unter Belastungsbedingungen. In solchen Fällen ist körperliche Belastung nur unter großer Vorsicht möglich, da hierdurch Gefahren, insbesondere HRST, ausgelöst werden können.

3.5 Weitere Testverfahren

Neben Tests unter Laborbedingungen finden sich noch weitere Testverfahren, die in den folgenden Abschnitten besprochen werden sollen.

3.5.1 Feldtests

Sicherlich haben ergometrische Verfahren den großen Vorteil, dass sie unter standardisierten Bedingungen durchgeführt werden und so neben der Aussage bez. des individuellen Gesundheitszustands auch eine Vergleichbarkeit gewährleisten. Allerdings wird ihnen in der sportmedizinischen/sportwissenschaftlichen Praxis nicht zu Unrecht vorgeworfen, dass unter den Laborbedingungen die „Realität" eines Trainings nicht unbedingt abgebildet werden kann. Daher werden nicht selten unter bestimmten Bedingungen Feldtests durchgeführt, bei denen eine Leistungsdiagnostik bzw. die Bestimmung physiologischer Größen (z.B. HF, Laktat) unter normalen Umgebungsbedingungen, z.B. Lauftest auf der 400-m-Bahn möglich ist. Umgekehrt ist aber eine Standardisierung nicht exakt möglich ist, sind die Ergebnisse nicht mit denen von Labortests (z.B. Ergometrie) vergleichbar und unterlegen.

Weitere Testverfahren stellen der Conconi- und der Cooper-Test dar. Mit dem Conconi-Test erfolgt die Bestimmung der allgemeinen aeroben Ausdauer bzw. der anaeroben Schwelle. Eine Testperson läuft auf einer 400-m-Bahn mit einer standardisierten Anfangsgeschwindigkeit zunächst 200 m. Die Laufgeschwindigkeit wird ohne Pause kontinuierlich gesteigert, die HF alle 200 m registriert. Zunächst kommt es zu einem linearen Anstieg; das Abknicken im oberen Belastungsbereich zeigt den Schwellenbereich an.

Auch der Cooper-Test dient der Bestimmung der aeroben Ausdauerleistungsfähigkeit. Er wird häufig in den USA genutzt. Innerhalb von 12 min sollen die Versuchspersonen so viele Meter wie möglich absolvieren. Geeignet für Personen zwischen 10–65 Jahren. Männer unter 30 Jahre, die mehr als 2800 m in 12 min laufen, schneiden mit sehr gut ab, bei mehr als 2500 m mit gut, mit mehr als 1800 m durchschnittlich, darunter schlecht. Über 30 Jahre werden jeweils 150 m abgezogen, über 40 Jahre 300 m und ab 50 Jahren 400 m.

Der Pendellauf oder 20-m-Shuttle-run-Test (Léger-Test) bestimmt die aerobe Ausdauer [Léger et al. 1988]. Die Testperson läuft jeweils 20 m mit zunehmender Geschwindigkeit bis zur subjektiven Erschöpfung. Die max. erreichte Geschwindigkeit stellt das Maß für die Ausdauerleistungsfähigkeit dar und kann in die VO$_2$max umgerechnet werden.

3.5.2 Motorische Testverfahren

Testverfahren zur qualitativen und/oder quantitativen Beurteilung der motorischen Hauptbeanspruchungsformen. Man unterscheidet Einzeltests von Testbatterien. Nicht immer lassen sich die motorischen Hauptbeanspruchungsformen isoliert untersuchen. Beim seitlichen Hin-und-her-Springen spielt z.B. neben der Koordination die Schnelligkeit eine wichtige Rolle. Meist werden motorische Testverfahren für Kinder und Jugendliche eingesetzt. Es gibt auch Tests für Erwachsene, hier wird aber auf spezielle Literatur verwiesen, da als standardisierte Verfahren für Erwachsene die o.g. Belastungstests häufiger genutzt werden.

Dordel-Koch-Test (DKT). Der DKT ist eine Testbatterie für 6- bis 16-Jährige. Er besteht aus 7 Testitems: dem seitlichen Hin-und-her-Springen (Koordination und Schnelligkeit), Sit-and-Reach (Flexibilität), Standweitsprung (Sprungkraft), Liegestütz (Oberkörperkraft), Sit-ups (Oberkörperkraft), 6-Minuten-Lauf (Ausdauer) und Einbeinstand (Koordination, Gleichgewicht). Normwerte liegen vor (s. hierzu http://www.fitnessolympiade.de). Weitere Tests für das Kinder- und Jugendalter sind z.B. der AST (Allgemeiner Sportmotorischer Test), MoMo (Motorikmodul) und der MFT (Münchner Fitnesstest).

Eurofit. Mit dem Eurofit kann die allgemeine Fitness von 6- bis 18-Jährigen bestimmt werden. Er besteht aus 9 Testitems: 20-m-Shuttle-run (Ausdauer), Handgrip (max. Handkraft), Standweitsprung (Sprungkraft), Klimmzughang (Kraftausdauer der Arm-, Hand- und Schultermuskulatur), Sit-ups

(Oberkörperkraft), Shuttle-run (Aktionsschnelligkeit), Tapping (Aktionsschnelligkeit der Arme), Einbeinstand (Koordination, Gleichgewicht), Sit-and-Reach (Flexibilität). Normwerte liegen vor.

> **Merksätze**
> ◢ Motorische Testverfahren dienen der Erfassung ausgewählter motorischer Hauptbeanspruchungsformen.
> ◢ Feldstufentests werden meist zur Bestimmung der Ausdauerleistungsfähigkeit in größeren Gruppen durchgeführt.

3.6 Ausgewählte orthopädische Untersuchungsmethoden

J. W.-P. Michael, P. Eysel

Die klinische orthopädische Untersuchung dient als Grundlage jeder Diagnostik und muss systematisch erfolgen. Vor jeder Untersuchung steht die Anamnese-Erhebung, die einen wichtigen Schlüssel zur Diagnosefindung bei der klinischen Untersuchung beiträgt. Neben der Befragung des Patienten kann auch der Inspektionsbefund wegweisend sein. Hierbei ist darauf zu achten, dass die Inspektion auch immer im Seitenvergleich erfolgen muss:
◢ Haltung, Fehlstellung
◢ Gangbild
◢ Schulterstand
◢ Hinken (Verkürzungs-, Schmerz-, Schonhinken)
◢ Konturunregelmäßigkeiten (Schwellung, Atrophie)

Bereits durch die Anamnese-Erhebung und eine korrekte Inspektion kann die Diagnosefindung deutlich erleichtert werden. Erst dann folgt die klinische Untersuchung. Es ist sehr hilfreich, die Untersuchung standardisiert durchzuführen, um mögliche Pathologien nicht zu übersehen. Insgesamt ist bei allen Fragestellungen, und dies gilt für alle Körperregionen, nach Veränderungen zu suchen, die die Diagnose erhärten können:

◢ Rötung, Schwellung, Überwärmung
◢ Schürfwunden, Hämatom, offene Stellen

3.6.1 Untersuchungstests an der Wirbelsäule

Die Untersuchung der Wirbelsäule beginnt mit der Inspektion. Neben der allgemeinen Körperhaltung werden die Schulter- und Beckenstellung beurteilt (Rückenprofil, Lot-Abweichung). Die Überprüfung der Beweglichkeit erfolgt sowohl global als auch segmental. Bezogen auf die einzelnen Abschnitte der Wirbelsäule bestehen starke individuelle Abweichungen. Die Hauptrichtungen der Wirbelsäulenbeweglichkeit sind:

◢ Inklination/Reklination (Sagittalebene)
◢ Lateralflexion (Frontalebene)
◢ Rotation (Längsachse)

Bei der Untersuchung der Wirbelsäule darf nicht vergessen werden, dass auch extravertebrale Gründe vorliegen können und ausgeschlossen werden müssen.

Fingerspitzen-Boden-Abstand (FBA). Maß für die Beweglichkeit der Wirbelsäule durch Vorneigen (Angabe in cm)
Es handelt sich um eine Kombinationsbewegung, da auch die Hüftgelenke in diese Bewegungsprüfung eingeschlossen werden. Die Untersuchung des FBA ist zwar unspezifisch, kann dennoch Hinweise auf eine Verkürzung der ischiokruralen Muskulatur, die Beweglichkeit der Lendenwirbelsäule (LWS) und der Beweglichkeit der Hüftgelenke geben.

Zeichen nach Ott. Entfaltung der Brustwirbelsäule
Hierbei wird über dem Dornfortsatz C7 und 30 cm kaudal davon eine Markierung auf der Haut gemacht. Anschließend beugt sich der Patient max. nach vorne (Inklination) bzw. nach hinten (Reklination). Gemessen wird der Abstand zwischen den markierten Punkten. Der Abstand vergrößert sich i.d.R. bei der Inklination um durchschnittlich 3 cm, bei der Reklination verringert sich der Abstand um durchschnittlich 2 cm.

Zeichen nach Schober. Entfaltung der Lendenwirbelsäule
Über dem Dornfortsatz von SWK 1 und 10 cm kranial davon wird jeweils eine Hautmarkierung durchgeführt. Bei max. Inklination vergrößert sich der Abstand bis zu 5 cm, bei Reklination reduziert sich der Abstand auf etwa 8–9 cm.

Halswirbelsäule

Distraktionstest. Unterscheidung zwischen radikulären und muskulären Pathologien
Durch axialen Zug erfolgte eine Entlastung der Zwischenwirbelräume und damit des Bewegungssegments. Bei Besserung der subjektiven Beschwerden deutet dies auf eine eher radikuläre Problematik hin.

Zeichen nach Lhermitte. Unterscheidung zwischen Rückenmark- und peripheren Nervenkompressionsverletzungen
Am auf der Untersuchungsliege sitzenden Patienten wird bei gleichzeitiger Beugung im Hüftgelenk und Inklination der HWS ein Schmerz ausgelöst, wenn eine Rückenmarksläsion vorliegt.

Brustwirbelsäule

Zeichen nach Adam. Hierbei kann eine strukturelle von einer funktionellen Skoliose unterschieden werden.
Durch Inklination am sitzenden Patienten gleicht sich bei einer funktionellen Skoliose eine skoliotische Seitenverbiegung aus. Bei einer strukturellen Skoliose verbleibt diese

Fehlstellung mit entsprechendem Rippenbuckel und Lendenwulst.

Lendenwirbelsäule

Zeichen nach Lasègue. Test zur Überprüfung einer Nervenwurzelreizung
Durch Heben des gestreckten Beins am liegenden Patienten gibt der Patient einen plötzlich stechenden und blitzartigen Schmerz im Rücken und Bein an.

Zeichen nach Bragard. Unterscheidung zwischen echter Nervenwurzelkompression (positiver Lasègue) und Pseudo-Lasègue
Durchführung des Tests wie bei der Überprüfung des Zeichens nach Lasègue, jedoch zusätzlich Dorsalflexion des Fußes. Hierbei kommt es bei positivem Befund zu einer Schmerzverstärkung.

3.6.2 Untersuchungstests an der oberen Extremität

Die Überprüfung der oberen Extremitäten beinhaltet neben der Inspektion auch die Frage der sportlichen Belastung und ggf. zusätzlicher beruflicher resp. privater Expositionen der oberen Extremität. Nicht immer müssen traumatische Gründe vorliegen, auch degenerative Sehnenveränderungen können zu Schädigungen, v.a. im Bereich des Schultergelenks führen. Im Folgenden werden nur Auszüge über die wichtigsten Untersuchungsmethoden am Schultergelenk wiedergegeben. Aufgrund der Vielzahl an Tests würde eine vollständige Auflistung den Rahmen sprengen.

Schultergelenk

Null-Grad-Abduktionstest. Beurteilung des M. supraspinatus
Am stehenden Patienten hängen die Arme locker am Körper herab. Der Patient wird aufgefordert, die Arme gegen den Widerstand des Untersuchers zur Seite (Abduktion) zu heben. Da der M. supraspinatus als sog. Startermuskel der Abduktion dient, ist bei einer Schädigung des Muskels eine aktive Abduktion nicht möglich.

Test nach Jobe. Beurteilung des M. supraspinatus
Der Arm wird bei gestrecktem Ellenbogengelenk in 90°-Abduktion, 30°-Horizontalflexion und Innen- resp. Außenrotation gehalten. Es wird Druck von oben auf den Unterarm ausgeübt. Bei Angaben von Schmerzen spricht dies für eine Affektion der Rotatorenmanschette.

Drop-Arm-Zeichen. Beurteilung des M. supraspinatus
Der gestreckte Arm wird um 90° passiv abduziert. Der Patient wird dann aufgefordert, den Arm aktiv in dieser Position zu halten. Bei einer Affektion der Rotatorenmanschette ist der Patient nicht in der Lage, den Arm selber zu halten. Bei diesem Test ist jedoch auch eine neurologische Ursache auszuschließen.

Lift-off-Test nach Gerber. Beurteilung des M. subscapularis
Bei Innenrotation des Arms (Handrückenfläche auf den Rücken) wird der Patient gebeten, die Hand nun vom Rücken wegzubewegen. Bei einer Schädigung der Sehne ist der Patient nicht in der Lage, die Hand aktiv oder gegen Widerstand zu bewegen.

Belly-Press-Test. Beurteilung des M. subscapularis
Die Handinnenfläche des Patienten wird bei gebeugten Ellenbogen auf den Bauch gelegt. Bei einer Schädigung der Sehne ist der Patient nicht in der Lage, die Hand auf dem Bauch festzuhalten, die Hand rutscht vielmehr ab.

Infraspinatustest. Beurteilung der Außenrotation (M. infraspinatus)
Bei im Ellenbogengelenk um 90° gebeugten und dem Körper anliegenden Armen wird der Patient gebeten, eine Außenrotation der Unterarme gegen den Widerstand des Untersuchers durchzuführen.

Painful-Arc-Zeichen (schmerzhafter Bogen). Beurteilung von Schmerzen bei einer Abduktion zwischen 60 und 120°
Der Patient wird aufgefordert, den Arm aktiv zu abduzieren. Schmerzen zwischen 60°- und 120°-Abduktion sprechen für eine Einengung des subakromialen Raums.

Impingement-Test nach Neer. Beurteilung eines positiven Engpasssyndroms (Impingement-Syndrom)
Durch ruckartiges Heben des Arms des Patienten nach ventro-medial in die Adduktionsebene über die Horizontale erzeugt eine subakromiale Enge (positives Impingement) ein Anstoßen der geschädigten Strukturen am ventro-kaudalen Akromionrand.

Impingement-Test nach Hawkins und Kennedy. Beurteilung eines positiven Engpasssyndroms (Impingement-Syndrom)
Durch Adduktion des um 90° antevertierten und innenrotierten Arms kommt es zu einem Anstoßen des Tuberculum majus bzw. der Weichteilstrukturen gegen das Akromion.

Yergason-Test. Überprüfung der langen Bizepssehne
Es wird gegen den Widerstand des Untersuchers der Arm des Patienten supiniert. Hierbei wird die lange Bizepssehne angespannt.

Vorderer bzw. hinterer Schubladentest. Überprüfung der Ventral- bzw. Dorsalverschieblichkeit des Humeruskopfs
Der Humeruskopf wird durch Bewegen nach ventral resp. dorsal verschoben. Eine deutliche Translation weist auf eine mögliche Instabilität hin.

Ellenbogen

Chair-Test. Beurteilung einer Epikondylitis humeri radialis
Der Patient wird aufgefordert, einen Stuhl mit gestrecktem Arm und proniertem Unterarm anzuheben.

3.6.3 Untersuchungstests an der unteren Extremität

Die Beurteilung des Gangbildes kann die Diagnosefindung bereits erleichtern. Hüftschmerzen werden meist in der Leiste mit Ausstrahlung in den Oberschenkel bis hin zum Kniegelenk angegeben. Daher ist besonders bei Kindern, die über Knieschmerzen klagen, das Hüftgelenk mit in den Untersuchungsgang zu integrieren.

Hüftgelenk

Trendelenburg-Duchenne-Zeichen. Beurteilung der pelvitrochantären Muskulatur
Auf der Standseite kontrahieren sich beim Einbeinstand die Mm. glutaei medius und minimus und heben damit das Becken auf der Spielbeinseite. Bei einer Schwäche neigt sich das Becken zur gesunden, nicht belasteten Seite.

Kniegelenk

Zohlen-Zeichen. Beurteilung der retropatellaren Gleitfläche
Die Patella wird am liegenden Patienten auf das retropatellare Gleitlager gepresst und der Patient gebeten, den M. quadriceps max. anzuspannen. Durch Anspannen wird die Patella weiter nach kranial und somit auf das retropatellare Gleitlager gezogen.

Payr-Zeichen. Beurteilung einer Meniskus-Hinterhorn-Schädigung
Der Patient wird gebeten, einen Schneidersitz einzunehmen. Nun wird auf das betroffene Bein Druck ausgeübt. Bei Schmerzen im medialen Gelenkspalt weist dies am ehesten auf einen Meniskusschaden hin.

Steinmann-I-Zeichen. Beurteilung eine Meniskusschädigung
Der Patient wird auf dem Rücken gelagert, das betroffene Knie wird um 90° gebeugt und forciert innen- resp. außenrotiert. Bei Innenrotation werden Schmerzen im äußeren Gelenkspalt und vice versa angegeben.

Steinmann-II-Zeichen. Beurteilung einer Meniskusschädigung
Rückenlagerung des Patienten, Innenrotations- (Außenmeniskus) bzw. Außenrotation (Innenmeniskus) des Unterschenkels und Beugung bzw. Streckung des Beins. Hierbei beklagen die Patienten i.d.R. einen „wandernden" Schmerz von vorne nach hinten in die Kniekehle.

Lachmann-Test. Überprüfung der vorderen Schublade
Beugung des Kniegelenks in etwa 20–30°, danach Verschieben der Tibia nach ventral bei fixiertem Oberschenkel. Bei positivem Befund zeigt sich ein weicher Anschlag als Hinweis für eine Instabilität des vorderen Kreuzbands.

Vorderer und hinterer Schubladentest. Beurteilung des vorderen und hinteren Kreuzbands
Lagerung des Patienten auf dem Rücken und Beugung des Kniegelenks um 90°, der Fuß des Patienten wird fixiert, indem sich der Untersucher auf den Fuß setzt. Danach Ventralzug (vorderes Kreuzband) oder Dorsalschub (hinteres Kreuzband) des Tibiakopfs gegenüber dem Femur. Bei einer Schädigung

des Kreuzbands ist ein weicher Anschlag feststellbar.

Sprunggelenk

Thompson-Drucktest. Beurteilung einer Achillessehnenverletzung
Der Patient liegt bäuchlings, die Füße liegen frei über der Untersuchungsliege. Der Untersucher führt eine Kompression der Wadenmuskulatur durch. Bei intakter Achillessehne sollte eine schnelle passive Plantarflexion des Fußes nachweisbar sein.

Literatur

Avolio AP et al., Effects of aging on arterial distensibility in populations with high and low prevalence of hypertension: comparison between urban and rural communities in China. Circulation (1985), 71, 202–210

Blake GA, Levin SR, Koyal SN, Exercise-induced hypertension in normotensive patients with NIDDM. Diabetes Care (1990), 13, 799–801

Buckup K (2009) Klinische Tests an Knochen, Gelenken und Muskeln. Thieme, Stuttgart

De Marées H (2003) Sportphysiologie, 9., vollst. überarb. Aufl. Sport und Buch Strauß, Köln

Engelhardt M (2009) Sportverletzungen. Urban & Fischer, München

Fagard RH, Effects of exercise, diet and their combination on blood pressure. J Hum Hypertens (2005), 19, 20–24

Fletcher GF et al., Exercise standards for testing and training: a statement for healthcare professionals from the American Heart Association. Circulation (2001), 104, 1694–1740

Franz IW (1982) Ergometrie bei Hochdruckkranken. Springer, Berlin, Heidelberg, New York, Tokio

Graf C, Höher J (2008) Fachlexikon Sportmedizin, 1. Aufl. Deutscher Ärzte-Verlag, Köln

Graf C, Rost R (2001) Herz und Sport, 4. Aufl. Spitta, Stuttgart

Habermeyer P (2002) Schulterchirurgie. Urban & Fischer, München

Heck H et al., Normalwerte des Bluthochdrucks bei der Fahrradergometrie. Dtsch Z Sportmed (1984), 35, 243ff.

Hollmann W, Strüder HK (2009) Sportmedizin, 5. Aufl. Schattauer, Stuttgart

Krämer J (2001) Bandscheibenbedingte Erkrankungen. Thieme, Stuttgart

Le VV et al., The blood pressure response to dynamic exercise testing: a systematic review. Prog Cardiovasc Dis (2008), 51, 135–160

Léger L et al., The multistage 20 metre shuttle run test for aerobic fitness. J Sports Sci (1988), 6, 93–101

Löllgen H, Erdmann E, Gitt A (2009) Ergometrie, 3. Aufl. Springer, Berlin

Löllgen H, Trappe R (2000) Leitlinien der Deutschen Gesellschaft für Kardiologie

MacDougall J et al., Arterial blood pressure response to heavy resistance exercise. J Appl Physiol (1985), 58, 785

Palatini P, Exaggerated blood pressure response to exercise: pathophysiologic mechanisms and clinical relevance. J Sports Med Phys Fitness (1998), 38, 1–9

Pescatello LS et al., American College of Sports Medicine. American College of Sports Medicine Position Stand. Exercise and Hypertension. Med Sci Sports Exerc (2004), 36, 533–553

I Grundlagen

4 Trainingslehre

B. Koch

4.1 Allgemeine Grundlagen

Die Trainingslehre gilt als multi- bzw. interdisziplinär geprägter handlungsorientierter Teil der Trainingswissenschaft. Sie vereint und integriert Erkenntnisse aus unterschiedlichen sportwissenschaftlichen Fachbereichen, wie bspw. der Leistungsphysiologie, Sportmedizin, Biomechanik und Sportpsychologie.

Ziel der Trainingslehre ist die anwendungsorientierte und praxisnahe Unterstützung von Planung, Steuerung, Durchführung und Bewertung von Trainingsprozessen. Die Trainingswissenschaft liefert hierzu das Fundament, indem sie die Auswertung und Aufbereitung der Erkenntnisse der zugrunde liegenden sportwissenschaftlichen Teildisziplinen und deren empirischen Überprüfung bez. der Entwicklung der sportlichen Leistung innerhalb des Trainingsvorgangs vornimmt.

Die Begriffe Leistung und Training berücksichtigen im Sinne des biopsychosozialen Modells die komplex miteinander verknüpften physisch-energetischen, motorischen und technisch-koordinativen Faktoren ebenso wie affektiv, psychosozial und äußerlich (sozial, kulturell, klimatisch) determinierte Einflüsse (s. Abb. 4.1).

Die Planung und Gestaltung eines Trainingsprozesses, der eine Verbesserung der sportlichen Leistung anstrebt, müssen demnach diese Bedingungen berücksichtigen. Neben den von außen wirkenden Faktoren, wie die Beschaffenheiten der Sportstätten, die Ausrüstung, die Umgebungsbedingungen und das Verhalten von potenziellen Partnern/Mitspielern, sind auch die leistungsbestimmenden personalen Voraussetzungen des Trainierenden einzubeziehen: Diese setzen sich aus konstitutionellen Eigenschaften (Körperbau, Belastbarkeit), energetisch-konditionellen Fähigkeiten (insbesondere Ausdauer- und Kraftfähigkeit), koordinativ-technischen Fähigkeiten und Fertigkeiten und den individuellen Persönlichkeitsmerkmalen (Motivation, Moral, psychische Belastbarkeit) zusammen. Diese wiederum sind in vielfältigen Wechselbeziehungen eng miteinander verbunden.

Sportliches Training ist demnach ein vielschichtiger Prozess, der – unter planmä-

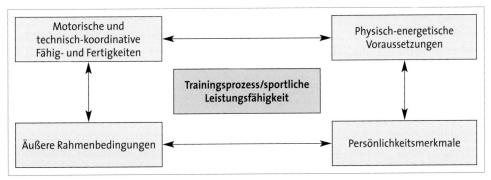

Abb. 4.1: Faktoren mit Einfluss auf Training und Leistung

ßiger Berücksichtigung der genannten Einflussgrößen – eine systematische Verbesserung bzw. einen Erhalt der körperlichen Leistungsfähigkeit zum Ziel hat: Aufgrund ihrer multifaktoriellen Zusammensetzung ist für den angestrebten Erfolg entscheidend, dass der Fokus im Rahmen des Trainings nicht ausschließlich auf einen einzelnen Bereich (z.B. die Verbesserung der sportartspezifischen Technik) gelegt wird, sondern vielmehr alle potenziell leistungsfördernden bzw. -limitierenden Einflüsse ebenfalls einbezieht. So ist der Grad der Anpassung an Belastungen, die durch ein Training hervorgerufen werden, entscheidend.

Zu den Komponenten der körperlichen Leistungsfähigkeit zählen neben den physisch-energetischen, motorischen und koordinativen Faktoren ebenso die affektiven, psychosozialen und äußeren Einflüsse.

Diese auch als Trainierbarkeit oder Adaptabilität bezeichnete dynamische Größe kann interindividuell bei quantitativ oder qualitativ gleichwertigen Übungen bzw. Trainingsbelastungen sehr unterschiedlich ausgeprägt sein. Sportler gleichen Alters und Geschlechts können trotz eines ähnlichen Körperbaus und gleicher sportlicher Aktivitäten sehr unterschiedliche konditionelle und koordinative Fähigkeiten und Fertigkeiten aufweisen. Insbesondere in den höchsten Leistungsbereichen liegt hier eine erhebliche biologische Variabilität vor. Intraindividuell kann die Anpassungsfähigkeit ebenfalls in den verschiedenen Organ- und Funktionssystemen eines Trainierenden unterschiedlich stark ausgebildet sein.

Die Basis für die Adaptabilität der Leistungsfähigkeit der Organe und der weiteren funktionellen Strukturen eines Individuums ist in erheblichem Maße genetisch vorgegeben: So ist die VO$_2$max deutlich durch das Erbgut determiniert, wie u.a. im Rahmen der Heritage Family Study gezeigt werden konnte [Bouchard et al. 2000]. Gehen ältere Studien diesbezüglich von z.T. extrem hohen

prozentualen Werten für das Maß an Vererblichkeit von bis zu 90% aus, werden aktuell Werte von 25% bis max. 40% als realistisch angesehen. Demnach gibt es unterschiedliche Adaptationstypen, die auf identische Trainingsreize mit verschiedenen Verläufen der Anpassung reagieren [Bouchard 1986].

Über diese genetischen Aspekte hinaus sind aber die Effekte körperlicher Aktivitäten und die daraus resultierende Art und das Ausmaß der Beanspruchung für deren Ausprägung mit entscheidend. Die hier ablaufenden Prozesse stellen Anpassungsvorgänge des Organismus an verschiedene Belastungsreize dar und bilden die Grundlage jeder trainingsbedingten Veränderung. Diese Fähigkeit zur Adaption an veränderte Umweltbedingungen unterliegt, unabhängig von Alter und Leistungsniveau, prinzipiell bei allen Menschen den gleichen Gesetzmäßigkeiten. Bezogen auf den Sport bedeutet dies, dass sowohl beim Spitzenathleten als auch beim Kind im Schulsport oder beim Teilnehmer einer Seniorensportgruppe die körperliche Leistungsfähigkeit im Wesentlichen von der Art und Umsetzung der sportlichen Aktivität determiniert wird.

Die Anpassungsfähigkeit des Organismus an die unterschiedlichen Umweltbedingungen ist eine dynamische Größe. Bezogen auf sportliche Tätigkeiten wird sie als Trainierbarkeit oder Adaptabilität bezeichnet. Sie kann inter- und intraindividuell sehr unterschiedlich ausfallen.

Neben den jeweiligen spezifischen Merkmalen eines Trainings (Koordinations-, Kraft-, Ausdauer- bzw. Schnelligkeitstraining) beeinflusst besonders im Kindes- und Jugendalter der Entwicklungsstand das Anpassungsverhalten des menschlichen Organismus. Entwicklungsphasen, die für die Ausformung bestimmter motorischer Hauptbeanspruchungsformen als besonders sensitiv gelten, werden als sensible Phasen der Trainierbarkeit diskutiert. So weisen Kinder im Alter von 7–12 Jahren – u.a. aufgrund ei-

Tab. 4.1: Raster der Phasen der Trainierbarkeit. Nach [Martin et al. 1999]

Motorische Fähigkeiten	Frühes Schulkindalter (ca. 6–10 Jahre)	Spätes Schulkindalter (ca. 10/12–12/13 Jahre)	Pubeszenz (ca. 12/13–14/15 Jahre)	Adoleszenz (ca. 14/15–16/18 Jahre)
Reaktionsfähigkeit	‖‖‖‖‖‖‖‖‖			
Rhythmusfähigkeit	‖‖‖‖‖‖‖‖‖	‖‖‖‖‖‖‖‖‖		
Gleichgewichtsfähigkeit	‖‖‖‖‖‖‖‖‖	‖‖‖‖‖‖‖‖‖		
Orientierungsfähigkeit	‖‖‖‖‖‖‖		‖‖‖‖‖‖‖	‖‖‖‖‖‖‖‖‖
Maximalkraft			‖‖‖‖‖‖‖‖‖	‖‖‖‖‖‖‖‖‖
Schnellkraft	‖‖‖‖‖‖	‖‖‖‖‖‖‖‖‖		
Schnelligkeit	‖‖‖‖‖‖‖‖‖	‖‖‖‖‖‖‖‖‖		
Anaerobe Ausdauer		‖‖‖‖	‖‖‖‖‖‖	‖‖‖‖‖‖‖‖‖
Aerobe Ausdauer	‖‖‖‖‖‖	‖‖‖‖‖‖	‖‖‖‖‖‖	‖‖‖‖‖‖

ner schnelleren Reifung des ZNS und einer Zunahme der Funktionen der akustischen und optischen Analysatoren – eine deutlich erhöhte motorische Lernfähigkeit auf. Diese legt eine Förderung der koordinativen Fähigkeiten in diesem Zeitfenster nahe und erleichtert das Erlernen komplexer Bewegungsfertigkeiten und rascher Bewegungsfolgen (s. Tab. 4.1). Die damit einhergehende zunehmende Präzision der Bewegungssteuerung führt parallel zu einer optimierten Ökonomie der Bewegungsausführungen.

Die empirische Befundlage hinsichtlich der Ausprägung und Nutzbarkeit der sensiblen Phasen gilt allerdings nach wie vor als unklar [Asmus 1995]. Grundsätzlich erscheint im Rahmen der Trainingsplanung eine Ausrichtung an den individuellen Entwicklungsabschnitten sinnvoller als die ausschließliche Beachtung von konkreten Altersangaben.

Die sog. kritischen Phasen zeichnen sich durch eine verminderte Adaptabilität aus. So entwickelt sich z.B. die sportartspezifische Differenzierungsfähigkeit bei Kindern und Jugendlichen relativ früh und ist ab einem späteren Zeitpunkt im Erwachsenenalter nicht mehr in gleicher Qualität zu erlernen bzw. in gleichem Maße zu verbessern.

Relevante physiologische Adaptationsprozesse, die durch ein Training ausgelöst werden und zu einer Steigerung der sportlichen Leistungsfähigkeit führen sollen, basieren immer auf einer „Störung" der Homöostase. Damit wird die Aufrechterhaltung der zum Leben erforderlichen konstanten biochemischen Bedingungen des inneren Milieus beschrieben. Gerät dieser Zustand der Stoffwechselsysteme durch einen überschwelligen Belastungsreiz aus dem Gleichgewicht, führt dies zu einer temporären Verminderung der Leistungsfähigkeit der beteiligten Strukturen und Organe. Diese Störung löst anschließend Anpassungsvorgänge aus, die nicht nur darauf abzielen, das vorherige Leistungsniveau wieder zu erreichen, sondern letztendlich darüber hinaus eine höhere Belastungsverträglichkeit der beteiligten Funktionssysteme zu schaffen und über einen längeren Zeitraum zu erhalten. Bei einer erneut eintretenden höheren (körperlichen) Beanspruchung soll auf diese Weise einer Überlastung vorgebeugt werden. Somit dient dieser erhöhte Funktionszustand als Schutzmechanismus.

Das hier verwendete Modell der sog. Superkompensation kann diesbezüglich nur als didaktisches Muster für die sehr komplexen

Adaptationsvorgänge im Organismus genutzt werden. Es trifft zwar im Sinne einer katabolen und darauf folgenden anabolen Reaktion durchaus auf das Wiederauffüllen der Glykogenspeicher in der Muskulatur und in der Leber nach einer Belastung zu. Darüber hinaus gilt es aber nicht pauschal zur Erklärung aller auf zellulärer Ebene ablaufenden Anpassungsprozesse. Hier müssen zusätzlich strukturelle Adaptationen berücksichtigt werden, die über das aktuelle Stoffwechselverhalten hinaus längerfristig wirken. So führen die bewusst überschwellig gesetzten physiologischen Reize im Rahmen eines Krafttrainings zu diversen Adaptationen im Skelettmuskel, die qualitativ durch eine optimierte intra- und intermuskuläre Koordination gekennzeichnet sind. Durch Zunahme des Muskelquerschnitts (Hypertrophie der Muskelfaser) und/oder Steigerung der Anzahl der Muskelfasern (Hyperplasie) sind darüber hinaus quantitative zelluläre Anpassungsprozesse nachweisbar.

Mittel- bis langfristig führen wiederholte Belastungsreize zu einer bleibenden Leistungsveränderung. Aus leistungsphysiologischer Sicht resultiert der Effekt eines Trainings aus dem Wechselspiel zwischen Belastungsreizen und damit einhergehenden Abbauprozessen und den in der folgenden Regenerationsphase stattfindenden Aufbauprozessen.

Somit rücken neben den Phasen sportlich-körperlicher Beanspruchung, die den aktiven Teil eines Trainings bilden, insbesondere die Erholungsphasen in den Fokus. Diese Phasen können unterschiedlich deutlich ausgeprägt sein (von den Pausen zwischen einzelnen Übungen bis hin zu einer mehrwöchigen Regeneration) und sind für die optimale morphologisch-funktionelle Anpassung der Systeme der Energielieferung und -übertragung essenziell. Kognitive, emotionale und motivationale Beanspruchungsfolgen ziehen ebenso Ermüdungssymptome nach sich, die einer ausreichend intensiven Erholung bedürfen. Kellmann und Kallus

(1999) definieren Erholung dementsprechend als übergeordnetes Konzept, das neben den physiologischen u.a. auch emotionale, soziale und verhaltensbezogene Komponenten integrieren muss, um erfolgreich wirken zu können: Hohe Leistungen können anschließend im Training und im Wettkampf nur abgerufen werden, wenn der Sportler nicht nur physisch, sondern auch mental und kognitiv optimal erholt ist.

Körperliche Belastungen lösen Abbauprozesse aus. Während der Regenerationsphase baut der Organismus anschließend die beteiligten Systeme über das Ausgangsniveau hinaus auf. Der daraus resultierende erhöhte Funktionszustand gilt als wesentlicher Effekt eines Trainings.

Die Zielstellung eines körperlichen Trainings, an der sich die konkrete Umsetzung der Trainingsinhalte ausrichtet, besteht anteilig ebenfalls aus mehreren Fragmenten. So wird aus sportphysiologischer Sicht die Steigerung bzw. Sicherung der motorischen Leistungsfähigkeit als das Hauptziel definiert. Nach einem langjährigen intensiven Training – hauptsächlich im Leistungssport – kann aber auch eine planmäßige Verringerung der Leistungsfähigkeit der beteiligten Organsysteme durch ein gezieltes Abtrainieren Ziel des Trainingsprozesses sein (aktive Deadaptation, s. Abschn. 4.2). Neben den konditionellen und koordinativen Inhalten des Trainings müssen bei der Zielverfolgung auch Teilziele in den beteiligten Basisdisziplinen definiert und berücksichtigt werden. Sportpsychologisch ergeben sich z.B. affektive und motivationale Lernziele, wie Durchsetzungsfähigkeit und Selbstbeherrschung, die Grundvoraussetzungen für das Zustandekommen von sportlichen Leistungen darstellen. Kognitiv steht die Aneignung allgemeiner sportwissenschaftlicher und sportartenspezifischer Kenntnisse im Vordergrund; diese unterstützen das Erreichen des angestrebten Hauptziels, u.a. indem sie das Training effektiver werden lassen.

Die Aussagen zu den Gesetzmäßigkeiten von Belastung und Anpassung sowie zur Zielstellung des körperlichen Trainings treffen prinzipiell sowohl für den Freizeit- als auch für den Leistungssportler zu.

Bezogen auf die Ausübung körperlichen Trainings im Lebenslauf werden gegenwärtig 9 Bereiche unterschieden, die sich – je nach Gestaltung und Absicht/Zielsetzung des Trainings – mehr oder weniger deutlich voneinander unterscheiden lassen.

Sportliche Grundlagenausbildung. Die allgemeine Grundlagenausbildung im Kindesalter zeichnet sich durch vielseitige, überwiegend sportartunspezifische Inhalte aus. Sie hat neben der Verbesserung der konditionellen Komponenten Kraft und Ausdauer vorrangig den Ausbau und die Verfestigung koordinativer Fähigkeiten zum Ziel. Sie bildet die Basis späteren Sporttreibens und ist im Vorschul- und Grundschulalter angesiedelt. Leistungsvoraussetzungen werden auf vorwiegend spielerischer Basis entwickelt. Folgen einer mangelnden oder gar ausbleibenden motorischen Förderung in dieser Alterspanne können u.a. eine geringere Ausprägung betroffener zerebraler Strukturen und eine mindere funktionelle Ausreifung sein: Dies führt zu einer deutlich schlechteren Trainierbarkeit in den Folgejahren.

Gesundheitssport. Bewegung dient im Rahmen dieser Kategorie der umfassenden Förderung und Optimierung des körperlichen und seelischen Wohlbefindens, insbesondere der Lebensqualität der körperlich Aktiven. Das ganzheitlich ausgerichtete Training beinhaltet ein breites Spektrum sportlicher Aktivitäten und zielt vorrangig auf eine Leistungserhaltung ab. Besonders unter diesem Aspekt kommt den trainingsbezogenen Interventionen im Rahmen des Gesundheitssports mit älteren Menschen eine hohe Bedeutung zu. So lassen sich neben einer Steigerung der Kraft- und Ausdauerleistungs-

fähigkeit auch positive Effekte des Alterssports auf kognitive, soziale und emotionale Parameter vermuten; diese konnten empirisch allerdings noch nicht ausreichend belegt werden.

Präventionssport. Körperliche Aktivität wird hier als Schutzfaktor gegen diverse Erkrankungen des Herzkreislaufsystems (Hypertonie, Diabetes mellitus, Arteriosklerose etc., s. Abschn. 16.2) und des Bewegungsapparats (Osteoporose, rheumatische Erkrankungen, Bandscheibenvorfall etc., s. Kap. 20) eingesetzt. Ein gezieltes indikationsspezifisches Training – i.d.R. bestehend aus moderaten Ausdauer- und Kraftsportartenanteilen sowie Maßnahmen zur Koordinationsschulung – soll neben der Vorbeugung von o.g. Erkrankungen auch bei der Bewältigung bereits eingetretener Krankheiten helfen.

Sport-/Bewegungstherapie. Im klinischen und ambulanten Setting werden die Teilnehmer im Rahmen dieser Gruppen auf den anschließend folgenden Rehabilitationssport vorbereitet. Je nach Krankheits- bzw. Verletzungsbild (orthopädisch, neurologisch, psychosomatisch etc.) erstellt der Sporttherapeut ein individuelles und ganzheitliches Trainingsprogramm, das im Rahmen der Therapie den optimalen Heilungsverlauf unterstützen soll. Vermehrt wird die spezielle Bewegungstherapie auch im Kindes- und Jugendalter angeboten, wie z.B. in Trainingsgruppen für adipöse oder asthmakranke Kinder. Im höheren Alter dient das Training im Rahmen der Sporttherapie in erster Linie der Verbesserung von Kraftleistungsfähigkeit und Koordination. Über die Stärkung dieser motorischen Funktionen soll die Eigenständigkeit bei der Durchführung alltäglicher Aktivitäten gefördert bzw. erhalten werden.

Rehabilitationssport. Dieser wirkt mit den Mitteln des Sports und sportlich geprägten Spielen ganzheitlich auf den Rehabilitanden ein, soweit er über die erforderliche Mobilität sowie physische und psychische Belastbarkeit für Übungs- und Spielformen in der Gruppe verfügt. Ziel des Trainings ist die zügige Wiedereingliederung ins Privat- und Berufsleben.

Behindertensport. Diese Kategorie umfasst alle sportlichen Aktivitäten, die von Menschen mit Behinderungen ausgeübt werden. Hier ist im Sinne der Trainingslehre eine Unterteilung zwischen Freizeit-/Breitensport und Leistungssport sinnvoll. So kommt der Leistungshöhe und Trainingsintensität bei einem Spitzenathleten mit Behinderung, der an internationalen Wettkämpfen teilnimmt, natürlich eine entscheidende Bedeutung zu. Teilnehmer einer Rollstuhlbasketballgruppe im Bereich des Breitensports werden hingegen mehr Wert auf Spielfreude und sozialen Kontakt legen. Auch der Sportunterricht an Förderschulen wird dieser Kategorie zugeordnet. Durch entsprechende Modifikationen von Geräten und Inhalten ist auch in diesem Setting ein Training im Sinne der Förderung der motorischen Hauptbeanspruchungsformen möglich und erwünscht.

Freizeit-/Breitensport. Planmäßig durchstrukturierte Trainingseinheiten mit dem Ziel der Leistungssteigerung werden in diesem Bereich nur selten durchgeführt. Der Leistungsstand des Sporttreibenden ist dementsprechend nicht maßgeblich. Im Vordergrund stehen eher emotional und sozial geprägte Aspekte des Sports, wie Motivation, Begeisterung für das Spiel und erlebtes Gemeinschaftsgefühl.

Leistungssport. Neben dem Enthusiasmus für die ausgeübte Sportart besteht die klare Ambition, erfolgreich an Wettkämpfen teilzunehmen. Durch eine explizite Trainingsplanung und gewissenhafte Durchführung der jeweiligen Übungseinheiten werden eine Steigerung und Stabilisierung der sportart-spezifischen Leistung systematisch erarbeitet. Leistungssport kann durchaus bis ins hohe Alter betrieben werden, Trainingsumfänge und -intensitäten sollten allerdings den Gegebenheiten des alternden Organismus angepasst werden: Umbau- und Adaptationsprozesse erfolgen im Alter deutlich langsamer; Regenerationsphasen sollten dementsprechend länger ausfallen (s. Abschn. 4.2).

Je höher die körperliche Belastung, desto länger muss ich regenerieren. Und das ist umso wichtiger, je älter ich werde, denn die Umbauprozesse des Körpers gehen im Alter deutlich langsamer vonstatten als in jungen Jahren.

Hochleistungssport. Nicht nur die Trainingseinheiten, sondern auch ausnahmslos der komplette Lebenswandel (einschließlich Ausbildung, Sozialkontakte und Ernährung) sind der Ausübung der jeweiligen sportlichen Disziplin untergeordnet. Diese wird – eingebettet in einen mehrjährigen Aufbauplan – hoch spezialisiert und mit professioneller Unterstützung (Trainer, Manager, Sportmediziner, Physiotherapeut etc.) ausgeführt. Mithilfe einer umfassenden differenzierten Trainingsplanung, -umsetzung und -diagnostik wird eine erfolgreiche Teilnahme an nationalen und/oder internationalen Vergleichen angestrebt.

> **Merksatz**
> ◢ Sportliches Training ist, abhängig von den Voraussetzungen und dem Umfeld, in dem es durchgeführt wird, unterschiedlich ausgeprägt. Die Gesetzmäßigkeiten von Belastung und Anpassung sowie die generelle Zielstellung treffen dabei prinzipiell für jede Kategorie des Sporttreibens zu.

4.2 Belastungsfaktoren und Adaptationsvorgänge

Bei (Wieder-)Aufnahme eines körperlichen Trainings werden entsprechende Anpassungseffekte in relativ kurzer Zeit schon mit geringem Aufwand erzielt. Mit einer zunehmenden Verbesserung des Leistungsniveaus nehmen sie jedoch immer weiter ab. Weitere Adaptationsprozesse werden dann nur durch den systematischen Einsatz sog. trainingsspezifischer Belastungsfaktoren erzielt. Zu diesen Faktoren gehören:

- Belastungsdauer – der Zeitraum, in dem ein Reiz bzw. eine Kette von Reizen einwirkt, wie die Kontraktionsdauer bei Kraftbelastungen oder die Zeitspanne einer Ausdauereinheit.
- Umfang der Belastung – die Summe der Reizeinwirkungen in einer Übungseinheit, wie z.B. die Gesamtzahl an Wiederholungen oder die Folge an Serien.
- Häufigkeit der Übungseinheiten – die Anzahl der Einheiten innerhalb eines Trainingszyklus (z.B. im Rahmen des Wochen-, Monats- bzw. Jahresplans).
- Belastungsintensität – die Stärke der Einwirkung durch die einzelne Übung. Sie wird in Anlehnung an die individuelle max. Leistungsfähigkeit des körperlich Aktiven prozentual angegeben. Daran angelehnte Intensitätsbereiche erleichtern die Umsetzung in der Trainingspraxis.
- Art bzw. Komplexität der Belastung – die Kopplung verschiedener Inhalte/Methoden innerhalb einer Trainingseinheit, z.B. abwechselnde Beanspruchungen (wie Schwimmen und Laufen) oder der Einsatz unterschiedlich großer Muskelgruppen.
- Belastungsdichte – das zeitliche Verhältnis von Belastung und Pause; so resultieren z.B. aus unterschiedlichen Pausenlängen im Krafttraining bei gleich bleibender Intensität der Übung unterschiedliche Effekte (Kraftausdauer bzw. Schnell- bzw. Maximalkraft).

Die Wirkung eines Belastungsreizes ist demnach nicht nur von seiner Quantität (Dauer, Umfang und Häufigkeit), sondern ebenso von seiner Qualität (Intensität, Komplexität und Dichte) abhängig. Zusätzlich zu den belastungsspezifischen Reizen nehmen auch weitere exogene wie auch endogene Faktoren (genetische Disposition, Alter, Geschlecht, Hormonstatus, Trainingszustand) Einfluss auf die Adaptation.

Anpassungsprozesse werden durch trainingsspezifische Belastungsfaktoren hervorgerufen. Sie sind darüber hinaus von weiteren exogenen und endogenen Faktoren wie Alter und Geschlecht abhängig.

Die hieraus resultierenden Anpassungsvorgänge lassen sich wie folgt unterscheiden:

Der Zuwachs an Muskelmasse, die Vergrößerung des Herzvolumens und eine Steigerung der Kapillarisierung beschreiben morphologische Adaptationsprozesse, während eine Steigerung/Optimierung des Energie- und Gasstoffwechsels und eine Ökonomisierung der Herztätigkeit funktionelle Anpassungen darstellen. Struktur und Funktion stehen dabei in engem Zusammenhang.

Eher langsam adaptierende Strukturen wie Knochen, Bänder oder Sehnen lassen sich von den schnell anpassenden Systemen, insbesondere der Muskulatur, unterscheiden. Dieser Aspekt der ungleich schnellen Anpassung verschiedener Organstrukturen muss im Kindesalter unbedingt berücksichtigt werden, um Schäden am passiven Bewegungsapparat durch zu hohe Trainingsreize zu vermeiden.

Quantitativ und qualitativ optimal gesetzte Belastungsreize, die die individuellen Voraussetzungen eines Organismus berücksichtigen, führen zu einer erhöhten Leistungsfähigkeit. Diese biopositive Anpassung wird von einer Maladaptation unterschieden, die die bionegative Folge einer zu hohen Reizsetzung darstellt (s. Abschn. 4.5).

Im Rahmen der Spezifität von Anpassungen werden Adaptationen danach differenziert, ob sich der einwirkende Reiz ausschließlich spezifisch auf das direkt betroffene System auswirkt oder unspezifisch darüber hinaus auch andere organische Strukturen beeinflusst, die eher nur indirekt an der Belastung beteiligt sind.

Belastungsspezifische Adaptationen infolge eines sportartspezifischen Trainings führen zu speziellen Anpassungen, so z.B. häufige Laufeinheiten zu einem ökonomischeren Laufstil. Diese haben parallel auch allgemeine Anpassungserscheinungen zur Folge – ein regelmäßiges Lauftraining wird z.B. disziplinübergreifend die Grundlagenausdauer verbessern.

Werden Belastungsreize nicht mehr regelmäßig gesetzt, bilden sich entsprechend morphologische und funktionelle Systemanpassungen zurück (passive Deadaptation). Geschieht dies durch ein gezieltes Abtrainieren, wird der Prozess als aktive Deadaptation bezeichnet. Eine erneute Einleitung der Anpassungsprozesse durch Wiederaufnahme des Trainings wird Readaptation genannt.

Adaptationen finden auf vielfältige Weise statt und äußern sich in morphologisch-funktioneller, spezifischer bzw. unspezifischer und biopositiver und -negativer Form.

Funktionelle und strukturelle Anpassungsprozesse als zelluläre bzw. subzelluläre Adaptationen auf körperliche Belastung rücken zunehmend in den (trainings-)wissenschaftlichen Fokus. Um effektive und spezifische Empfehlungen zu Training bzw. Trainingsreizen aussprechen zu können, müssen diese Vorgänge auf zellulärer Ebene berücksichtigt werden. Grundsätzlich findet die Regulation der Zellmasse im Rahmen des Zyklus von Proteinabbau und Proteinsynthese statt [Mader 1990]. Diese Prozesse stehen im Fließgleichgewicht, d.h. sie werden, je nach Beanspruchung, erhalten bzw. entsprechend ange-

glichen. Somit ist der Proteinbestand des menschlichen Organismus zwar konstant, allerdings auf Basis eines beständigen Umsatzes. Proteine weisen des Weiteren deutlich voneinander abweichende Halbwertszeiten und sehr unterschiedliche Syntheseraten auf.

Neben der Proteinumsatzrate in Ruhe existiert ein Kompensationsmechanismus, der durch körperliche Belastung hervorgerufen wird und durch eine Regulation der Proteinsynthese und der damit verbundenen Mechanismen zur Regelung der Transkriptionsrate erfolgt. Grundsätzlich liegt die Halbwertszeit von Proteinen unter der Lebensdauer einer menschlichen Zelle; in einem Zeitfenster von 24 h müssen daher etwa 3–6% der zellulären Proteinmasse abgebaut und wieder aufgebaut werden. Mit zunehmendem Alter kommt es zu einem verminderten Turnover des Ganzkörperproteins [Short und Nair 2000]. Diese altersbedingte Abnahme der Proteinsyntheserate ist vielfach nachgewiesen worden, insbesondere im Skelettmuskel [Rooyackers et al. 1996].

Im Rahmen des Proteinzyklus werden defekte Proteine vom Organismus zu einzelnen Aminosäuren abgebaut und etwa zu $1/3$ ausgeschieden. Der Großteil der verbleibenden $2/3$ dieser während der Proteolyse anfallenden Aminosäuren gelangt für die Produktion neuer Proteine in den sog. Aminosäurepool, die sich in der Körperflüssigkeit befindende Aminosäurenmenge. Dieser Pool stellt die freie Reserve dar, über die die gleichmäßige und kontinuierliche Versorgung des Körpers mit Aminosäuren sichergestellt ist (s. Abb. 4.2).

Als nichtfunktionsbedingter Proteinumsatz wird der durch den Abbau entstehende Verlust an Proteinen unter Ruhebedingungen bezeichnet, der durch die tägliche nahrungsbedingte Proteinaufnahme ersetzt wird (durchschnittlicher Bedarf des menschlichen Organismus: etwa 0,7–0,9 g/kg KG/d, s. auch Kap. 5).

Körperliche Beanspruchungen lösen über einen   Aktivierungsfeedbackmechanismus

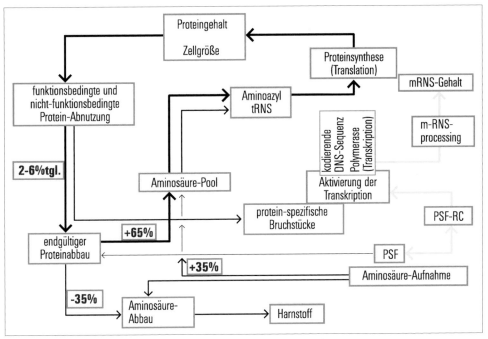

Abb. 4.2: Schema des Proteinzyklus der Muskelzelle. Nach [Mader 1990]

zusätzlich einen funktionsbedingten Anstieg der Proteinumsatzrate aus, indem durch die Belastung und den anschließenden Abbau der Proteine spezifische Bruchstücke entstehen, die diese Steigerung der Syntheserate stimulieren (s. Abb. 4.2). Dies führt in der Muskelzelle zu einer verstärkten Produktion von Funktionsproteinen. Die Umsatzerhöhung führt automatisch zu einem Anstieg der Ausnutzungsrate der individuellen Adaptationsreserve [Mader 1990].

In der 3. Lebensdekade können – in Abhängigkeit von sozial- und umweltbedingten Faktoren – theoretisch etwa 60% der max. zellulären Proteinbildungskapazität aktiviert werden. Als Adaptationsreserve dienen dementsprechend die verbleibenden 40%; diese Anpassungsreserve kann zwar über ein gezieltes Training der körperlichen Leistungsfähigkeit einbezogen werden, nimmt aber im Altersgang deutlich ab (s. Abb. 4.3).

Schematisch in Form eines mathematischen Modells dargestellt, wird davon ausgegangen, dass zum Zeitpunkt der Geburt der prozentuale Anteil intakter Gene bei nahezu 100% liegt. Dieser Anteil nimmt über die Lebensspanne ab und liegt in der 9. Lebensdekade nur noch bei etwa 25%. So kommt es zwar bis zur 3. Dekade zu einer Abnahme der funktionierenden Gene um nahezu $1/4$, parallel entwickelt sich aber die Proteinmasse bis zu einem individuellen Höchstwert, der als ihr Gleichgewichtsoptimum bezeichnet wird. Der relative DNA-Gehalt – als Indikator für die genetische Aktivität des Organismus – nimmt hingegen analog überproportional ab. Als Erklärung hierfür dient die von Individuum zu Individuum höchst unterschiedliche optimale Einstellung der Proteinmasse. Sie basiert auf der individuellen genetischen Disposition und dem zugrunde liegenden Belastungsprofil der einzelnen Person. Die endogenen und exogenen Bedingungen sind in diesem Lebensabschnitt i.d.R. bestmöglich: Es liegen eine optimale proportionale Ausprägung der körperlichen Strukturen, ein vergleichsweise geringer Fehleranteil der noch intakten Gene sowie weitgehend pros-

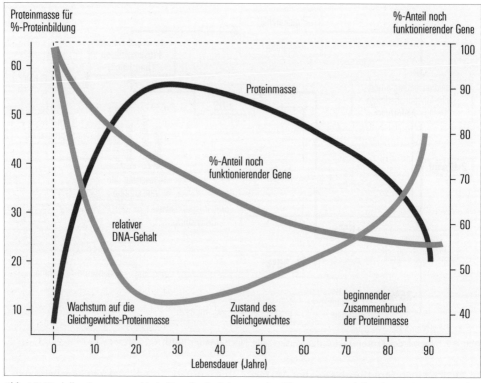

Abb. 4.3: Modellrechnung zum Verhalten der Proteinmasse im Altersgang. Nach [Mader und Ulmer 1995]

perierende Umwelt- und Lebensbedingungen vor.

Aufgrund des geringer werdenden Anteils der noch wirksamen Gene, einhergehend mit einer deutlichen Abnahme der (Alltags- und Sport-)Aktivitäten, nimmt die Proteinmasse bereits ab dem 30. Lebensjahr zusehends ab. Bis zum Ende des 2. Lebensdrittels hält sich diesbezüglich ein Zustand relativen Gleichgewichts. Im weiteren Altersgang nimmt die Anpassungsreserve des Systems bei steigendem Proteinumsatz deutlich ab, sodass die Aufrechterhaltung dieses Gleichgewichts auf Dauer nicht möglich ist. Im Alter ist der menschliche Körper bei abnehmender Proteinmasse – trotz wieder ansteigender DNA-Aktivität – somit nicht mehr in der Lage, den Anteil noch funktionierender Gene zu halten. Hormonelle Umstellungen spielen eine entscheidende Rolle in diesem Prozess. Die Ursache für altersbedingte Atrophie – einhergehend mit der Verminderung des Muskelfaserquerschnitts und einer Reduktion der muskulären Proteinmasse (Sarkopenie) – wird u.a. in der Abnahme zirkulierender anabol wirkender Hormone wie Testosteron, GH (Growth hormone) und IGF-1 (Insulin-like Growth Factor 1) vermutet [Schroeder et al. 2007]. Bei Frauen setzt diese Abnahme mit der Menopause ein und lässt sich ebenfalls auf Veränderungen im hormonellen Milieu zurückführen, wie auf den Rückgang von IGF-1, DHEA (Dehydroepiandrosteron) und Östrogen.

Die Regulation der Zellmasse wird über den Proteinabbau und -aufbau gesteuert und strebt grundsätzlich ein Gleichgewicht an. Körperliche Beanspruchungen lösen zusätzlich einen funktionsbedingten Anstieg der Proteinumsatzrate aus, dieser führt zu einer erhöhten Ausnutzungsrate der individuellen Adaptationsreserve. Im Altersgang nimmt die Proteinsyntheserate ab.

Wird das oben beschriebene Modell dem – i.d.R. in den ersten 3 Lebensdekaden betriebenen – Leistungssport zugrunde gelegt, wird deutlich, dass eine ansteigende Leistungsfähigkeit immer mit einer erhöhten Ausnutzung der Funktionsreserve einhergeht. Somit werden die Ausschöpfungsmöglichkeiten der belasteten Organsysteme bis zum verbleibenden Funktionsmaximum mit zunehmendem Leistungsstand des Sportlers geringer (s. Abb. 4.4). Die umfassenden Adaptationsvorgänge dürfen dementsprechend nicht als stetig fortlaufende Prozesse von Belastung und Anpassung verstanden werden, denen zwingend und unmittelbar eine Leistungsverbesserung folgt: Ein so beschriebener linearer Zusammenhang, der dem Prinzip der Superkompensation entspricht, liegt hier nicht vor! Deutlich erkennbar wird dies beim Leistungsverlauf von Spitzenathleten: Trotz hoher Trainingsumfänge

und optimaler Voraussetzungen sind die zu beobachtenden Leistungszuwächse vergleichsweise gering. Da der Organismus des Athleten die ihm zur Verfügung stehende Anpassungsreserve schon nahezu vollständig ausnutzt, sind nur noch geringfügige Adaptationen und damit einhergehende Verbesserungen möglich. Gleichzeitig besteht die Gefahr, dass eine zu hohe Belastungsintensität bei nicht ausreichender Erholung mittelfristig zu Leistungseinbrüchen (s. Abschn. 4.5), langfristig gar zur rapiden Abnutzung und Funktionseinschränkung der belasteten Organsysteme und Strukturen führt.

Der älter werdende Organismus zeichnet sich durch eine verminderte Anpassungsfähigkeit und geringere Reaktivität aus, weiterhin ist eine Reduzierung der Leistungsfähigkeit hier charakteristisch. Die dem Körper im Alter zur Verfügung stehende Funktionsreserve fällt geringer aus als bei jüngeren Men-

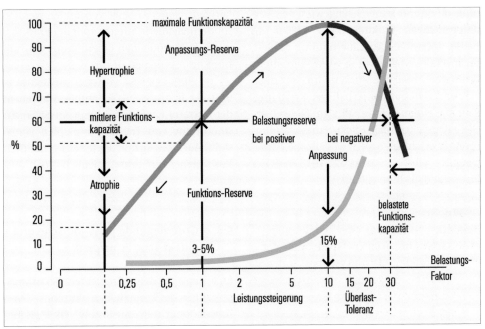

Abb. 4.4: Modell der Relation von max. Funktionskapazität proportional zur Proteinmasse und relativer Auslastung der max. Funktionskapazität in Abhängigkeit von der funktionalen Belastung. Nach [Mader 1990]. Blau = positive Belastungsanpassung, Steigerung der Funktionskapazität bei niedriger Belastung der Funktionsreserve (< 15%). Rot = Überlastungsbereich, Abnahme der Funktionskapazität aufgrund abnehmender Proteinmasse, zunehmende Beanspruchung der Funktionsreserve (> 15%). Wenn die Einstellung des Steady State nicht mehr möglich ist, fällt die Funktionsreserve auf null (= Zusammenbruch der Proteinmasse).

schen. Dementsprechend haben durch Training ausgelöste Belastungsreize eine gesteigerte Ausnutzung der beteiligten Systeme bzw. einen deutlicheren Verschleiß der vorhandenen Strukturen zur Folge.

Einhergehend mit den funktionsunspezifischen Einflüssen kann dies auf die individuelle Funktionsreserve erhebliche Effekte auslösen. So wird ein Sport treibender älterer Mensch durch die langjährigen Trainingsbelastungen, die auf seinen Organismus gewirkt haben, zwar eine deutlich höhere Leistungsfähigkeit im Vergleich zu untrainierten Gleichaltrigen aufweisen, allerdings wird diese auch mit einer höheren Ausnutzung der individuellen Funktionsreserven einhergehen.

Die Konsequenz daraus sollte allerdings nicht in einer umfassenden Schonung des Körpers bestehen, sondern vielmehr in einer moderateren Inanspruchnahme der noch vorhandenen Adaptationsreserve durch entsprechend angepasstes altersgemäßes Training. Aufgrund seiner nachgewiesenen kardioprotektiven Wirkung sollte hierzu ein mäßig intensives Ausdauertraining zählen. Ergänzendes Krafttraining wirkt dem altersbedingten Abfall der Muskelzellmasse entgegen und zielt auf den Erhalt der Kraftfähigkeit auf einem relativ stabilen Niveau ab. Weitere psychosoziale Effekte eines Trainings im Alter erschließen sich, wie z.B. die Förderung des Selbstvertrauens und der Erhalt der Eigenständigkeit im Alltag.

Merksätze
- ◢ Die Ausnutzung der Funktionsreserve führt zu einer Hypertrophie der geforderten Organsysteme, indem ein Ungleichgewicht zugunsten der Zunahme der Proteinmasse ausgelöst wird.
- ◢ Zwar nimmt die Anpassungsreserve im Altersgang ab, bei angepasster Belastung ist sportliches Training zum Erhalt der körperlichen Leistungsfähigkeit durchaus weiterhin sinnvoll.

4.3 Grundprinzipien des sportlichen Trainings

4.3.1 Bedeutung und Einordnung

Den Prinzipien des Trainings liegen diverse Gesetzmäßigkeiten zugrunde, die den Erkenntnissen der relevanten Basiswissenschaften, wie der Physiologie, der Biomechanik, aber auch der Psychologie und der Pädagogik, entsprechen. Sie stellen generelle Handlungsorientierungen dar, die Einfluss auf den Trainingsprozess nehmen und als Bindeglied zwischen dem theoretischen Wissen, den Erfahrungswerten der am Training Beteiligten und der praktischen Anwendung auftreten. Die Gültigkeit dieser Prinzipien ist nur z.T. empirisch abgesichert, sodass ihre Anwendung in den unterschiedlichen Leistungsklassen immer wieder kritisch hinterfragt werden muss. Folglich sollten sie nicht als starr vorgegebene Anordnungen und isoliert auftretende Gesetze verstanden werden, sondern vielmehr interdisziplinär der individuell anzuwendenden Orientierung im Trainingsprozess dienen.

In Abhängigkeit von der Ausrichtung und der fokussierten Zielgruppe werden in der Literatur eine Vielzahl von Ansätzen zur Anordnung von Trainingsprinzipien vorgestellt. Auch die Anzahl der jeweils genannten Prinzipien kann unterschiedlich hoch ausfallen.

4.3.2 Grundlegende pädagogische und didaktische Prinzipien

Ergänzend zu den allgemeinen Belastungsprinzipien des körperlichen Trainings, deren Anwendung zur Auslösung biologischer Adaptationsvorgänge erforderlich ist, werden folgende ganzheitlich ausgerichteten Prinzipien in der modernen Trainingswissenschaft im Sinne des biopsychosozialen Modells berücksichtigt. Diese finden ihre Anwendung in allen Bereichen: sowohl im Kinder- und Jugendtraining als auch im Leistungs-, Freizeit- und Seniorensport.

Das Prinzip der Gesundheitsförderung und -erhaltung ist im Prozess der Leistungsoptimierung von zentraler Bedeutung. Trainer, Übungsleiter, aber auch der Sportler müssen für eine Reduzierung der potenziellen Risiken des Sporttreibens sensibilisiert sein. Insbesondere im (Hoch-)Leistungssport, aber auch im Bereich des Alterssports, spielt eine verantwortungsbewusste Vermeidung von Gefahren häufig nur eine nebensächliche Rolle bzw. werden mögliche Risiken sogar bewusst in Kauf genommen.

Das Prinzip der Entwicklungsgemäßheit bezieht sich vorrangig auf den Juniorenbereich. Training dient demzufolge in erster Linie der Förderung der individuellen kindlichen Entfaltung, sowohl im physischen, motorischen als auch im psychischen Bereich. Ein einseitig, ausschließlich auf Leistungssteigerung ausgerichteter Trainingsprozess kann eine Hemmung in einem oder mehreren Entwicklungsfeldern nach sich ziehen und muss unbedingt vermieden werden.

Dem Prinzip der Einheit von allgemeiner Erziehung und sportlicher Ausbildung liegt die Annahme zugrunde, dass die optimale Entfaltung der körperlichen Leistungsfähigkeit nicht nur von der genetischen Disposition und den physischen Voraussetzungen abhängig ist, sondern auch von der Entwicklung der Gesamtpersönlichkeit des jungen Sportlers. Dieser entwickelt seine Potenziale nur optimal, wenn Trainingsmaßnahmen auch Erziehungswirkung ausüben, die Eigenschaften wie Zuverlässigkeit, Selbstverant-

wortlichkeit und Fleiß vermitteln und stärken.

4.3.3 Belastungsprinzipien zur Auslösung von Adaptationen

Durch das Prinzip des wirksamen Trainingsreizes wird die Notwendigkeit einer Schwellenüberschreitung der bewusst ausgelösten Reize beschrieben. Nur durch diese wird eine Adaptation des Organsystems im Sinne einer optimalen Leistungsanpassung ausgelöst. Die Reizstufenregel charakterisiert die Effekte der unterschiedlich stark wirkenden Reize (s. Tab. 4.2).

Die Belastungsreserve, die durch diese Adaptationsvorgänge in Anspruch genommen wird, ist allerdings durch diverse Faktoren limitiert und individuell unterschiedlich ausgeprägt. Im Altersgang müssen die Trainingsreize somit angepasst werden, da bei beschriebener Abnahme der Anpassungsreserve im Alter grundsätzlich von einem herabgesetzten Belastungspotenzial ausgegangen werden muss (s. Abschn. 4.2 und Abb. 4.4). Hingegen müssen im Rahmen des leistungsorientierten Sports die Reize deutlich hochgradiger ausfallen, um den hohen Trainingszustand aufrechterhalten zu können.

Das Prinzip der progressiven Belastungssteigerung beruht auf dem Grundsatz der Wirkkette von Reiz und Reaktion: Körperliche Beanspruchungen werden von den leistungsrelevanten Funktionssystemen mit anschließender Wiederherstellung bzw. Anhebung auf ein höheres Niveau beantwortet. Bei konstanten Trainingsreizen über einen

Tab. 4.2: Schwellenkonzept der Reizstufenregel. Modifiziert nach Roux [nach Steinhöver 2003]

Belastungsintensität/Reizstärke	Funktionelle/Morphologische Anpassung
Unterschwellig	Wirkungslos
Leicht überschwellig	Erhalt des aktuellen Funktionsniveaus
Mittel bis stark überschwellig	Auslösung physiologisch/anatomischer Adaptationen
Zu stark überschwellig	Funktionsbeeinträchtigungen/Schädigungen des Organismus

längeren Zeitraum bleiben diese Adaptationen aus und werden erst über eine weitere Belastungssteigerung wieder initiiert.

Der Leistungssportler erreicht eine vertiefte Ausschöpfung der (noch) vorhandenen Leistungspotenziale nur über deutliche Umfangs- und Intensitätssteigerungen. Fallen diese Anstiege allerdings zu drastisch aus, ist eine Stagnation bis hin zu Leistungseinbußen die Folge.

Bei Freizeitsportlern und bei (Wieder-) Einsteigern in das sportliche Training sind diese Belastungsanpassungen durch progressive Reizsteigerungen relativ leicht umsetzbar und werden vom Organismus gut toleriert, da der Leistungsstand dieser Sportler niedrig ist und die absolute Gesamtbelastung gering ausfällt. Die nur minimal ausgeschöpfte Anpassungsreserve ermöglicht eine rasche Kompensation.

Belastungssteigerungen im Kinder- und Jugendtraining sollten einer allmählichen Anpassung an höhere Beanspruchungen unterliegen. Durch eine dem Alter entsprechende und moderate Steigerung der Umfänge und anschließend der Intensitäten der Übungseinheiten wird u.a. die wachstumsbedingte höhere Empfindlichkeit der Strukturen des passiven Bewegungsapparats berücksichtigt: Zu hohe Belastungen wirken bionegativ und lösen langfristig Folgeschäden aus (s. Abschn. 4.2).

Das Prinzip der variierenden Belastung kann diese Prozesse optimal ergänzen und stellt eine Möglichkeit dar, die Leistung weiter zu steigern. Durch das Initiieren ungewohnter Belastungsreize werden dem Organismus dementsprechend angemessene Reaktionen der Anpassung abverlangt. Die zusätzliche Wirksamkeit dieses Prinzips rückt insbesondere bei Sportlern in den Fokus, deren Funktionsreserve durch eine ausschließliche kontinuierliche Trainingssteigerung nicht mehr ausgenutzt bzw. erreicht werden kann.

Auch in der sportlichen Grundlagenausbildung im Kindesalter kommt der variablen Übungsgestaltung eine hohe Bedeutung zu. Nur durch abwechslungsreiches Ausprobieren und vielfältiges Üben können Kinder die Phasen erhöhter Aufnahme- und Lernfähigkeit für die optimale Entwicklung motorischer Grundfähigkeiten und Bewegungsfertigkeiten nutzen.

Neben der Modifikation der Belastungsintensität und der Variation der Übungsinhalte kann diesbezüglich auch die regelmäßige Umgestaltung der Regenerationsphasen genutzt werden.

Unter diesem Aspekt gilt es auch, die abnehmende Belastungsverträglichkeit und die damit einhergehenden deutlich längeren Regenerationszeiten bei älteren Aktiven zu berücksichtigen. Diese Erholungsphasen können aktiv zur Schulung und damit zum Erhalt der koordinativen Fähigkeiten genutzt werden, da sie i.d.R. ohne größere muskuläre bzw. strukturelle Beanspruchung durchgeführt werden können, wie z.B. Übungen zur Förderung der vestibulären Wahrnehmung im Rahmen der Unfallprophylaxe. Viele Sportvereine integrieren diese Inhalte schon bewusst in die jeweiligen Angebote zum Gesundheits- und Alterssport.

Das Prinzip der wechselnden Belastung berücksichtigt die unterschiedlich langen und voneinander abweichenden Wiederherstellungsprozesse der diversen Funktionssysteme, die im Training beansprucht werden. Durch eine korrekte Akzentuierung der Übungseinheiten innerhalb eines Zyklus wird gewährleistet, dass die Anpassungsreserve einzelner Strukturen nicht übermäßig in Anspruch genommen wird, während andere ungenutzt bleiben. Diese Ökonomisierung ist speziell für die Trainingsplanung kombinierter Sportarten, wie z.B. Triathlon, Moderner Fünfkampf oder Mehrkampf im Geräteturnen, von hoher Bedeutung.

4.3.4 Zyklisierungsprinzipien zur Sicherung der Anpassung

Anpassungsvorgänge an Reize, die im Verlauf des Trainings und der Regeneration wirken, verlaufen auf zellulärer Ebene höchst unterschiedlich. Durch das Prinzip der optimalen Gestaltung von Belastung und Erholung werden diese Phänomene berücksichtigt. So führt ein Krafttraining grundsätzlich zu einer erhöhten Inanspruchnahme des myofibrillären Systems und löst Effekte aus, die Einfluss auf den Gehalt der myofibrillären Proteine haben. Hingegen löst eine lang andauernde Beanspruchung des aeroben Energiestoffwechsels, wie z.B. bei einem Dauerlauf oder einer intensiven Radtour, in erster Linie einen Stimulus auf den Mitochondrienbestand der Muskelzelle aus [Hollmann und Strüder 2009]. Für beide Trainingsformen gilt, dass die ausgelösten Adaptationseffekte inter- und intraindividuell meist sehr heterogen ausfallen (s. Abschn. 4.2). Dies gilt ebenso für die anschließende Wiederherstellung der einzelnen biologischen Subsysteme. Demzufolge müssen die kurz-, mittel- und langfristigen Erholungsphasen dem Bedarf der jeweiligen Strukturen gerecht werden und sich nach deren Adaptationsverhalten ausrichten. Dies gilt insbesondere für die Regenerationsverläufe im Kindes- und Jugendalter und die Schutzfunktion, die diese für den wachsenden Organismus darstellt. Wiederherstellungsvorgänge können binnen weniger Stunden abgeschlossen sein, sich aber auch über mehrere Tage bzw. Wochen ausdehnen, dies hängt vom Zeitbedarf der beteiligten Subsysteme ab [Schnabel, Harre, Krug 2008]. Ihnen kommt in der Trainingsplanung eine entscheidende Rolle zu, die für die angestrebte Leistungsentwicklung essenziell ist.

Der Zyklus von Belastung und Erholung ist in der psychischen Stressregulation ebenfalls von großer Bedeutung – im Sinne des biopsychosozialen Modells gilt diese besonders im Hochleistungsbereich als ein wichtiger Garant für sportliche Bestleistungen.

Das Prinzip der Wiederholung und Kontinuität besagt, dass Leistungszugewinne nur bei regelmäßiger und wiederholter adäquater Reizsetzung zu erwarten sind. Liegt die Trainingsbeanspruchung über einen längeren Zeitraum unterhalb einer mittleren funktionalen Aktivität (s. Abb. 4.4), kann eine Deadaptation die Folge sein. Diese ist die Konsequenz unregelmäßiger bzw. inadäquater Reizsetzung und betrifft alle organischen Systeme. Bei schwerwiegenden Verletzungen eines Sportlers – mit entsprechend längerem Aussetzen des Trainings – kann diese Inaktivitätsatrophie beobachtet werden, aber auch beim Aktiven, der die Erholungsphasen zwischen den Trainingsintervallen zu lang wählt.

Werden die Belastungsreize hingegen in zu schneller Abfolge wiederholt, kann der Organismus dies über einen gewissen Zeitraum kompensieren, der u.a. von der individuellen genetischen Disposition und dem Trainingszustand abhängig ist. Chronische Überlastungen führen allerdings über eine negative Belastungsadaptation unweigerlich zum Leistungsabfall – ein Phänomen, das im Hochleistungssport zur Erklärung von Leistungsrückgängen trotz hoher Intensitäten und Umfänge der Trainingseinheiten herangezogen wird (s. Abb. 4.4 und Abschn. 4.5).

Insbesondere ab der 7. Lebensdekade kann eine übermäßige Ausnutzung der Funktionsreserve mit dem deutlichen Verlust an Proteinmasse einhergehen und zu Einschränkungen der Leistungsfähigkeit führen. Somit gilt ausdrücklich in diesem – grundsätzlich aber auch in jedem anderen – Lebensabschnitt der Grundsatz, dass Trainingsreize optimal, nicht maximal, gesetzt werden müssen, um Erfolge zu erzielen!

Im Rahmen des Prinzips der Periodisierung und Zyklisierung wird der Trainingsprozess in mittel- bis langfristige Phasen unterteilt. Unter Berücksichtigung der o.g. Prinzipien wird der kontinuierliche Aufbau des Sportlers vorangetrieben, allerdings mit periodisch unterschiedlicher Gewichtung. In kürzeren und längeren sog. Zyklen werden trainingsspezifische Schwerpunkte gesetzt, die einerseits einer chronischen Überlastung entgegenwirken und andererseits eine optimale Einstellung der Leistungsfähigkeit, z.B. vor einem Saisonhöhepunkt, gewährleisten sollen.

Darüber hinaus können die unterschiedlichen Aufgaben, die sich im komplexen Prozess der sportlichen Leistungsentwicklung ergeben, nicht sinnvoll parallel in einer Phase bzw. in einem Zyklus gelöst werden. Im Leistungssport und in der Talentförderung haben sich daher Jahres- bzw. Mehrjahrestrainingspläne durchgesetzt. Sie sehen eine kontinuierliche, aufeinander aufbauende Zyklisierung vor, in deren Rahmen individuelle Gegebenheiten adaptativer Mechanismen und regenerative Prozesse einbezogen werden. So werden im Jugendbereich sensible und kritische Entwicklungsphasen und die besondere Situation des Heterochronismus der Erholungsprozesse in diesem Lebensabschnitt berücksichtigt. Inwieweit neben trainingsmethodischen und -inhaltlichen Aspekten hier auch grundlegende physiologische Gesetzmäßigkeiten ausreichend Beachtung finden, hängt vom Kenntnisstand und der Orientierung an entsprechenden Trainingsmodellen des Trainers bzw. des Trainierenden ab.

4.3.5 Spezialisierungsprinzipien zur Steuerung der Anpassung in die spezifische Richtung

Das Prinzip der Individualität basiert auf den potenziell höchst unterschiedlichen Voraussetzungen bez. der Adaptationsfähigkeit, die der einzelne Sportler mitbringt. So kann ein Belastungsreiz mit gleicher Stärke und Ausrichtung bei 2 Trainierenden gegensätzliche Anpassungsvorgänge auslösen.

Neben den biologischen und psychosozialen Gegebenheiten können auch methodische und didaktische Vorgehensweisen, die auf eigenem Wissen und individuellen Vorerfahrungen beruhen, Einfluss auf den Trainingsprozess nehmen.

Das Prinzip der Altersgemäßheit ist im Kindesalter durch das Prinzip der Entwicklungsgemäßheit ausreichend berücksichtigt (s.o.). Zur Trainingsplanung soll an dieser Stelle ergänzend die Orientierung am biologischen Alter empfohlen werden, da das kalendarische Alter nicht mit der biopsychosozialen Entwicklung übereinstimmen muss.

Für ältere Menschen trifft dies ebenfalls zu. So wird ein Organismus, der über Jahrzehnte an Trainingsbelastungen gewöhnt wurde, eine erheblich bessere Leistungsbereitschaft und Adaptabilität aufweisen als ein untrainierter Jüngerer – dessen Ausschöpfungsrate der Anpassungsreserve wahrscheinlich dementsprechend geringer ausfällt. Den vorliegenden Bedingungen sportlicher Beanspruchungen im höheren Alter und den sich daraus ergebenden Konsequenzen für die Ausgestaltung eines entsprechenden Trainings muss in der Trainingswissenschaft höchste Beachtung zukommen.

Das Prinzip der zunehmenden Spezialisierung beschreibt die notwendige Ausrichtung an einem sportartspezifischen Anforderungsprofil, sobald die Grundlagenausbildung abgeschlossen und eine hierauf aufbauende Sportkarriere beabsichtigt ist. Langfristig führt dieser Prozess zu einer fokussierten Konzentration der Trainingsbemühungen auf einzelne vorrangige Fähigkeiten und Fertigkeiten. Aus gesundheitsorientierter Sichtweise sollte eine Ausgleichssportart aufgenommen werden, die zur Kompensation der einseitig ausgerichteten Belastungen dient.

Für den Breiten- und Gesundheitssport ist dieses Prinzip nur im Bereich spezieller, z.B. rehabilitativer, Aspekte von Bedeutung.

Adaptationsmechanismen beeinflussen sich grundsätzlich wechselseitig. Das Prinzip der regulierenden Wechselwirkung befasst sich mit diesen Verflechtungen im Trainingsprozess. Inwieweit sich Adaptationen ergänzen bzw. einschränken ist für die Trainingsdurchführung von entscheidender Bedeutung und Grundlage der Planung der Zyklisierung. Ein zu intensives Training der Kraftausdauer kann so z.B. die Entwicklung der Schnellkraft negativ beeinflussen.

Im Alterssport sind diese Wechselwirkungen grundsätzlich durchaus positiv zu bewerten: Jede Art von sportlicher Ertüchtigung führt zu einer mäßigen Beanspruchung der Organsysteme und erhöht die körperliche Leistungsfähigkeit. Verbesserte koordinative Fähigkeiten, die sich in dieser Lebensphase ohne bewusste Einwirkung zurückbilden, können demnach auch Ergebnis eines moderaten Krafttrainings sein – somit wirkt dieses über seine eigentliche Zielstellung hinaus aufbauend.

4.3.6 Proportionalisierungsprinzipien zur Ausbildung der Leistungsvoraussetzung

Die zunehmende Ausdifferenzierung, die im Rahmen der sportartspezifischen Entwicklung nach Abschluss der Grundlagenbildung notwendig wird, ist durch das Prinzip der optimalen Relation von allgemeiner und spezieller Ausbildung definiert. Es beschreibt das Verhältnis von allgemeinen zu speziellen Trainingsinhalten innerhalb des Aufbauprozesses. Langfristig kommt dieser Differenzierung in der Förderung von jungen Talenten und Athleten eine bedeutsame Rolle zu. Das Grundlagentraining stellt dabei die Basis für alle weiteren speziellen Fördermaßnahmen dar. Im Freizeit-, Gesundheits- und Seniorensport ist hingegen eine allgemeine Förderung der motorischen Hauptbeanspruchungsformen im Sinne einer ganzheitlichen Entfaltung vorrangig.

Unter Berücksichtigung der Wechselwirkungen aller am Trainingsprozess beteiligten Komponenten befasst sich das Prinzip der optimalen Relation der Entwicklung der Leistungskomponenten mit der Ausrichtung dieser in der sportlichen Gesamtausbildung. Insbesondere in der leistungsorientierten Praxis gilt dieses Prinzip als entscheidendes Instrument im Ausbau und in der Stabilisierung von Trainingserfolgen. So ist jede sportliche Disziplin grundsätzlich auf die Ausbildung mehrerer Leistungsfaktoren angewiesen: Neben der Schulung der allgemeinen konditionellen Leistungsfähigkeit (Kraft und Ausdauer) sind Koordinationsübungen ebenso zu berücksichtigen wie das spezielle sportartspezifische Techniktraining. Die optimale Gewichtung dieser Inhalte gilt als wichtige Aufgabe, deren Schwierigkeit in der individuellen Ausrichtung auf den jeweiligen Sportler besteht.

Bei Kindern steht entwicklungsgemäß das Grundlagentraining im Vordergrund. Dieses wird im Altersgang schrittweise zugunsten der sportartspezifischen Konditions- und Technikschulung sukzessive abgebaut.

> **Merksätze**
> ◢ Methodische Prinzipien sind von hoher Bedeutung für den Trainingsprozess und die angestrebten Leistungssteigerungen.
> ◢ In der Sportwissenschaft werden diverse Ansätze und Kategorisierungsvorschläge diskutiert, deren Legitimität nur z.T. empirisch nachgewiesen ist.
> ◢ Trainingsprinzipien sind i.d.R. für den Leistungssport entwickelt worden und lassen sich nur begrenzt bzw. modifiziert auf die weiteren Zweige der sportlichen Aktivitäten, wie den Freizeit- oder den Gesundheitssport, übertragen.

4.4 Steuerung und Regelung von sportlichen Leistungen

Trainingsprozesse gelten als dynamische Systeme, deren Komplexität – verhältnismäßig umfassend – durch synergetische Ansätze erfasst und interpretiert werden kann. Neben der starken Vernetzung der beteiligten Subsysteme können so ebenfalls die trainingsrelevanten Wechselwirkungen mit der Umwelt, wie z.B. den klimatischen Bedingungen, der Ausstattung der Trainingsanlage und/oder durch soziale Interaktionen innerhalb der Mannschaft, einbezogen werden. Die synergetische Sichtweise geht somit über die klassische leistungsphysiologische Betrachtung des Trainingsprozesses hinaus, deren Fokus einschränkend auf den biologischen Adaptationsvorgängen liegt, und ermöglicht eine differenziertere Beurteilung der Vorgänge im Training.

Im Folgenden wird die Trainings- und Leistungssteuerung, trotz oben erwähnter Vorbehalte, mithilfe der dem kybernetischen Ansatz entliehenen Begriffen Steuerung und Regelung verdeutlicht. Diese definieren Abläufe im Rahmen eines Trainings schematisch als Eingangsgrößen, die aufgrund der den einzelnen Subsystemen implizierten Gesetzmäßigkeiten unterschiedliche Ausgangsgrößen herbeiführen. Neben den Mechanismen von Belastung und Adaptation und den individuellen Voraussetzungen des Athleten ist die Zielvorgabe für die Ausrichtung der Steuerung ausschlaggebend.

Werden im Sinne der Regelung ergänzend Rückmeldungen über die bewirkten Ausgangsgrößen und mögliche Differenzen zwischen den Soll- und Ist-Werten in das System integriert, führt diese Maßnahme zur effizienteren Ausnutzung der Potenziale und damit zum schnelleren Erreichen des Ziels.

Steuerungs- und Regelungsmechanismen basieren auf einem synergetischen Ansatz, der zum Ziel hat, alle beteiligten Komponenten, die am Zustandekommen einer sportlichen Leistung beteiligt sind, zu berücksichtigen.

Diese Rückkopplungsprozesse stellen eine unerlässliche Erweiterung des sportlichen Handelns dar und werden als Maßnahmen der Trainingskontrolle und -auswertung in die Vorgänge des Regelkreises integriert (s. Abb. 4.5). Die darauf folgenden Handlungen, also die Planung und Durchführung des Trainings, werden anschließend, falls nötig, anhand der gewonnen Erkenntnisse neu ausgerichtet. Somit evaluieren und sichern die Leistungskontrollen die Auswirkungen eines Trainings und die daraus resultierenden Erfolge.

Für die Abstimmung aller Maßnahmen, die im Rahmen der Planung, Durchführung, Kontrolle, Diagnose und Modifizierung des Trainings ergriffen werden, wird der Begriff Trainingssteuerung verwendet.

Maßnahmen im Rahmen der Trainingssteuerung dienen der zielorientierten Entwicklung der sportlichen Leistung auf wissenschaftlicher Grundlage.

Um der Komplexität gerecht zu werden, die durch die Hinzunahme einer Anzahl weiterer Komponenten bedingt ist, muss die oben aufgeführte schematische Darstellung deutlich ergänzt werden. Das erweiterte Modell besteht aus aufeinander aufbauenden Phasen, die für das Gesamtkonzept der Trainingssteuerung und -regelung jeweils von Bedeutung sind (s. Abb. 4.6). Diese Phasen können im Einzelnen wie folgt charakterisiert werden:

◢ **Phase 1 – Sportartenanalyse**
Ausgangspunkt jeglicher Trainingssteuerung ist die Zielbezogenheit und die darauf abgestimmte Trainingsplanung. Einzelne Komponenten der sportlichen Leistung (funktionell-anatomische, biomechanische, psychosoziale und/oder umweltbedingte) können nur effektiv angesteuert werden, wenn das Anforderungsprofil der Sportart genau bekannt ist und die Zielsetzung dementsprechend präzise formuliert werden kann. Es fehlt hier z.T. aus trainingswissenschaftlicher Sicht die empirisch belegte Grundlage dieser Profile: Sie basieren häufig auf dem Erfahrungspool aus der Praxis.

◢ **Phase 2 – Diagnose des momentanen Leistungszustands**

Motorische, sportmedizinische und psychologische Testverfahren ermöglichen die Ermittlung des aktuellen Leistungs- bzw. Trainingszustands des Sportlers. Mit ihrer Hilfe kann, unabhängig davon, ob es sich um einen Teilnehmer einer Rehasportgruppe oder einen Leistungssportler handelt, die individuelle Belastbarkeit ermittelt, und es können Entwicklungspotenziale aufgedeckt werden. Letzteres ist insbesondere im (Hoch-)Leistungssport von großer Bedeutung. Die Einhaltung der Gütekriterien der Objektivität, Validität und Reliabilität ist bei der Anwendung leistungsdiagnostischer Verfahren Grundvoraussetzung für objektive Prognosen zum Leistungsstand (s. Abschn. 2.3).

◢ **Phase 3 – Ziel- und Normsetzungen im Rahmen der Trainings- und Wettkampfplanung**

Im Sinne der Zyklisierung und Periodisierung von Trainingsphasen und Wettkämpfen müssen kurz-, mittel- und langfristige Zielformulierungen vorgenommen werden. Besonders im Kindes- und Jugendalter ist hier die Orientierung an altersgemäßen Vergleichswerten hilfreich, um den kontinuierlichen Aufbauprozess der jungen Sportler mit einem Kollektiv abgleichen und auf diese Weise dokumentieren zu können. Da Adaptationsvorgänge allerdings sehr individuell verlaufen können, sollten Normwerte mit Vorsicht angewendet werden – das kalendarische Alter muss nicht mit dem biologischen übereinstimmen!

◢ **Phase 4 – Trainings- und Wettkampfdurchführung**

In dieser Phase werden die an der sportlichen Leistung beteiligten Komponenten entsprechend der Empfehlungen des vorangegangenen Schritts im Training und bei Wettkämpfen ausgebildet und gefordert.

◢ **Phase 5 – Trainings- und Wettkampfkontrollen**

Analog zur 2. Phase werden die aktuelle allgemeine und sportartspezifische Leistungsfähigkeit und der Trainingszustand in regelmäßigen Abständen überprüft, um anschließend in

◢ **Phase 6 – Auswertung und Normvergleiche**

Rückschlüsse für die weitere Ausrichtung des Trainingsprozesses ziehen zu können.

◢ **Phase 7 – Synchron-, Schnell- und Spätinformationen sowie Planungsänderungen**

Die Beibehaltung oder Anpassung der Trainingsinhalte und der Wettkampfabfolge, aber auch von Zielen und Prognosen, hängt von diesen Auswertungen ab. Darauf basierende Anweisungen können mit unterschiedlichem zeitlichem Abstand im Training oder noch in der akuten Wettkampfphase erfolgen.

Merksatz

◢ Der Prozess der Steuerung und Regelung der sportlichen Leistung muss im Rahmen eines erweiterten Phasenmodells alle trainings- und wettkampfrelevanten Komponenten berücksichtigen.

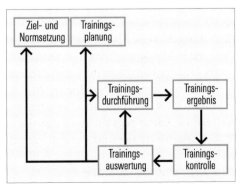

Abb. 4.5: Regelkreis trainingsspezifischer Steuerungs- und Regelungsprozesse. Nach [Grosser 1986]

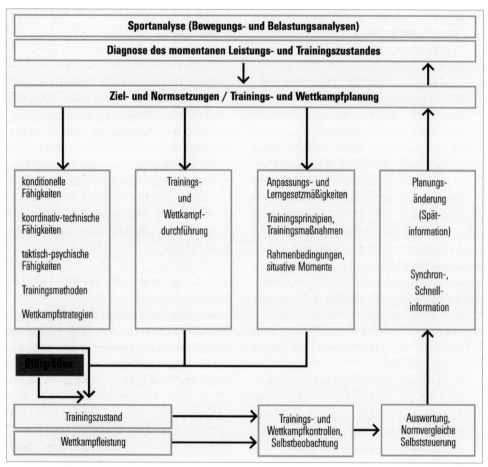

Abb. 4.6: Erweitertes Modell der Steuerung und Regelung von sportlicher Leistung. Nach [Grosser 1986]

4.5 Überlastung und Übertrainingssyndrom

B. Koch, J.M. Steinacker

Eine Stagnation der Leistungsentwicklung bzw. eine Minderung der sportartspezifischen Leistungsfähigkeit, die ungeachtet eines weitergeführten oder intensivierten Trainings eintritt, kann Folge eines altersbedingten Abbaus, einer organischen Erkrankung (z.B. eines Infekts oder einer Eisenmangelanämie) oder einer Verletzung des Athleten sein. Können diese Ursachen durch medizinische Untersuchungen ausgeschlossen werden, muss von einem Übertrainingssyndrom

ausgegangen werden, einem Symptomkomplex, dem ein Krankheitswert zugeschrieben wird [Meeusen et al. 2006]. Hält dieser Leistungseinbruch nur wenige Wochen an, wird der Begriff Short-term Overtraining verwendet, bei der langfristigen Spätform, die mit gravierenden Einschränkungen einhergeht, wird die Bezeichnung Long-term Overtraining verwendet. Zur Abgrenzung gegenüber ähnlichen Phänomenen, die i.d.R. vor dem Auftreten des Übertrainings beobachtet werden, sollen einige verwandte Begriffe nachfolgend erläutert werden.

Als Überlastungszustand oder Overreaching bezeichnet man den kurzzeitigen Übertritt des Organismus in einen übertrainingähnlichen Zustand. Dieser Prozess wird oft bewusst im Rahmen einer progressiven Belastungssteigerung im Leistungtraining ausgelöst, um eine Adaptation zugunsten eines höheren Funktionszustands zu erreichen. Dies kann auch als sog. Overload-Training bezeichnet werden.

Als Resultat einer höheren Beanspruchung tritt bei jedem anstrengenden Training eine physische und psychische Ermüdung auf, die aufgrund von Verringerungen der Funktionen des Organismus kurzfristig zu einer reversiblen Leistungsminderung führt. Im Rahmen eines Mikrozyklus ist die periphere, muskuläre Ermüdung als essenzielle Vorstufe zur anschließenden Leistungssteigerung zu sehen, während die zentrale Ermüdung weiter gehend ist und auch eine Vorstufe zum Übertraining darstellen kann. Während dieser Phase geht eine verminderte motorische Leistungsfähigkeit mit einer erhöhten Verletzungsanfälligkeit einher.

Eine extreme Form der Ermüdung stellt die Erschöpfung dar. Diese sollte als Hinweis zum Abbruch der Trainingsbelastung verstanden werden, eine ausreichend lange Regenerationsphase sollte folgen [Meeusen et al. 2006].

Lokale Überlastungssymptome betreffen i.d.R. begrenzt nur die ausführenden Organsysteme und äußern sich z.B. in Myogelosen (muskuläre Verhärtung mit Druckschmerzsymptomatik) oder Insertionstendinosen (schmerzhafte Entzündung des Sehnenansatzes) und sind nicht typisch für einen Übertrainingszustand, sondern meist Anzeichen für ungenügende Vorbereitung, Fehler in der Bewegungsdurchführung oder chronische Verletzungen.

Bestehen keine organisch begründeten Befunde, muss die Symtomentrias, bestehend aus einer ungewöhnlich schnellen Ermüdung, einer verminderten Belastbarkeit mit einhergehendem Leistungsabfall, als deutliches Warnsignal für ein Übertraining erkannt werden. Weiterhin ist ein Nachlas-

sen der sportartspezifischen Leistungsfähigkeit zu beobachten. Durch deutlich erhöhte Trainingsintensitäten, sprunghaft angestiegene Trainingsumfänge und eine zu hohe Frequenz von Wettkämpfen ist die Gesamtbelastung des Sportlers zu hoch: Die Potenziale, die der Organismus zur Regeneration in den Pausen bereitstellt, reichen nicht aus, um den ursprünglichen Funktionszustand wiederherzustellen. Einhergehend mit Leistungseinbrüchen und subjektiven Erschöpfungszuständen kann es zu weiteren Symptomen kommen, die physiologisch nur z.T. objektivierbar sind und als Folge der psychischen und physischen Überforderung angesehen werden. Hierzu gehören z.B. orthostatische Kreislaufdysregulationen, eine erhöhte Infektanfälligkeit, Muskel- und Gelenkschmerzen, Übelkeit, Schlafstörungen, depressive Verstimmung, Zyklusstörungen bis hin zur Amenorrhö, Libidomangel und eine allgemeine Antriebslosigkeit. Diese Symptome sind i.d.R. reversibel, die Erholungsprozesse können sich allerdings über Zeiträume von 2–3 Wo. bis zu einigen Monaten (bis hin zu einigen Jahren!) erstrecken.

Neben einer „Missachtung" bzw. Fehldeutung der grundsätzlichen Trainingsprinzipien (s. Abschn. 4.3), insbesondere Monotonie des Trainings, hohe Belastungsumfänge mit zu geringen Regenerationsphasen, gelten exogene Stressoren, die unabhängig vom Sport auftreten können, als Hauptursache des Übertrainingssyndroms. Diese können physiologisch begründet sein (hohe körperliche Beanspruchung im Beruf, einseitige Ernährung, ungewohnte klimatische Umgebung etc.), häufig treten aber zusätzlich psychische Belastungen auf (z.B. Beziehungskrisen, Termindruck im Alltag, finanzielle Probleme), die die Symptome eines Übertrainings verstärken. Dementsprechend muss sich die Multidimensionalität dieses Krankheitsbildes auch in der Behandlung widerspiegeln: Physiologische und psychologische Erholung sind integrale Bestandteile jeglicher Trainingsplanung, unabhängig von Alter und Leistungsstand des Sportlers [Kellmann 2008]. Diesbezüglich wird nochmals die Tragweite des ganzheitlich ausgerichteten biopsychosozialen Modells in der Trainingslehre deutlich.

Aufgrund der voneinander abweichenden klinischen Befunde werden nach Israel (1976) die sympathikotone und die parasympathikotone Ausprägung des Übertrainingssyndroms als wesentliche Erscheinungsformen differenziert:

Dem „klassischen" sympathikotonen Zustand des Übertrainings werden überwiegend Erregungsprozesse zugerechnet, die sich in einer erhöhten Ruheherzfrequenz und einem erhöhten Ruheblutdruck, einem verzögerten Rückgang der Belastungsherzfrequenz auf das Ausgangsniveau, abnormes erhöhtes belastungsinduziertes Atemvolumen, Tremor, erhöhte Schweißsekretion, einen gesteigerten Energieumsatz mit einhergehender Abnahme des Körpergewichts, emotionale Instabilität und erhöhter Erregbarkeit äußern können. Dies fand sich früher häufig bei Intervalltraining ohne ausreichende Ausdauergrundlage und bei Athleten von Trainern, die überwiegend fordernd/bestrafend mit wenig Entlastung arbeiten.

Bei der parasympathikotonen Form des Übertrainingssyndroms dominieren die Erschöpfungssymptome, depressive und apathische Stimmungslagen (bis zum Burnout-Syndrom), Appetitlosigkeit, ein gesenkter Blutdruck sowie Leistungsminderungen im hochintensiven und im koordinativen Bereich [Lehmann et al. 1998]. Diese Ausprägung ist eher bei leistungsorientierten Athleten in ausdauerbetonten Sportarten zu beobachten, allerdings aufgrund der relativen Symptomarmut häufig nicht eindeutig zu diagnostizieren.

Eine Kombination beider Ausprägungen, die durch einen Übergang zwischen erst sympathikotonen und anschließend parasympathikotonen Symptomen charakteri-

siert wird, tritt ebenfalls häufig in Erscheinung. Lehmann et al. (1998) schlagen vor, die häufiger anzutreffende parasympathikotone Variante als „moderne" Form des Übertrainingssyndrom zu bezeichnen.

Als Ursache für das Übertrainingssyndrom wird eine durch chronisch einwirkenden Stress (physiologisch und psychologisch) ausgelöste neurohumorale Störung bzw. Fehlsteuerung in der hypothalamischen Regulation diskutiert. So könnten die hormonellen Anpassungsvorgänge als Schutzmechanismus des Organismus gegenüber einer fortschreitenden Erschöpfung verstanden werden [Steinacker et al. 2005].

Chronisch hohe Trainingsbelastungen und zu kurze bzw. vernachlässigte Regenerationsphasen können eine Überforderung des Sportlers und eine länger andauernde physische und psychische Erschöpfung bewirken, die als Übertraining bzw. Übertrainingssyndrom bekannt ist. Sie geht mit einer Stagnation bzw. einem Einbruch der allgemeinen und sportartspezifischen Leistungsfähigkeit einher, ohne dass ein krankhafter Organbefund vorliegt.

4.5.1 Ursachen

Nach dem Modell der relativen Auslastung der max. Funktionskapazität (s. Abschn. 4.2) führt eine erhöhte Ausnutzung der verbleibenden Funktionsreserve durch eine längerfristige Belastung zu einer Abnahme der Differenz zwischen tatsächlicher Beanspruchung und dem noch zur Verfügung stehenden Funktionsmaximum. Für den Leistungssport bedeutet dies konkret, dass die hohe Ausbelastung des zellulären Organsystems Leistungszunahmen nur noch bedingt und über entsprechend lange Zeiträume zulässt. Ist der ausgeglichene Zustand der Proteinmasse durch eine Überbeanspruchung nicht mehr gegeben, tendiert die Funktionsreserve gegen null. Der daraus resultierende stärkere

Verschleiß der belasteten Strukturen führt dauerhaft zu Überlastung eben dieser und in der Folge zum Übertrainingssyndrom.

Mit zunehmendem Alter kommt es zusätzlich zu einer physiologischen Abnahme der Funktionsreserve, sodass selbst relativ geringe Trainingsbelastungen eine deutlichere Nutzung der noch vorhandenen Adaptationsreserve erfordern. Durch eine Anpassung der sportlichen Aktivitäten an die altersbedingte verringerte Leistungsfähigkeit können Erschöpfungssyndrome und Übertraining verhindert werden.

Im Jugendtraining wirken grundsätzlich dieselben Mechanismen, auch wenn die Anpassungsreserve hier deutlicher ausgeprägt ist. Im Rahmen des Trainingsprozesses können folgende ursächlichen Quellen des Übertrainingssyndroms benannt werden:

⊿ Hohe Trainingsbelastung mit hohen Trainingsumfängen über eine längere Zeitspanne
⊿ Begrenzte Methodenauswahl, häufige Wiederholung gleicher Inhalte
⊿ Zu geringe Anteile an Regenerations- bzw. Ausgleichstraining
⊿ Überforderung durch Monotonie im Training
⊿ Fehlende Regenerationsphase nach Trainingslagern
⊿ Fehlende Erholung im Alltag durch starke Mehrfachbelastung (Training, Schule, Familie etc.)
⊿ Überzogene Zielsetzung durch hohe Erwartungshaltung seitens Eltern und/oder Trainer

Zur Vermeidung eines drohenden Übertrainingszustands ist ein frühzeitiges Erkennen erster Warnhinweise hilfreich, um die entsprechenden Gegenmaßnahmen einleiten zu können und damit einer Manifestierung der Symptome entgegentreten zu können. Hier bieten sich Trainingstagebücher zur Erfassung subjektiver Parameter, wie z.B. Schmerzen, „müde" Arbeitsmuskulatur,

Wohlbefinden und Motivation, als präventiv einzusetzendes Instrument an.

Im (Leistungs-)Sport wird eine erhöhte Ausnutzung der individuellen Funktionsreserve zugunsten der Leistungssteigerung bewusst angesteuert. Eine Überbeanspruchung des Organismus kann die Ausbildung eines Übertrainingssyndroms zur Folge haben.

Fehlerhafte Trainingssteuerung, die sich in einem Missverhältnis von Belastungs- und Erholungsphasen zeigt, gekoppelt mit zu hohem Erwartungsdruck sind die Hauptauslöser eines Übertrainingssyndroms. Aber auch außerhalb des Trainings liegende Stressoren begünstigen die Entstehung und Ausweitung der Symptome eines Übertrainings.

4.5.2 Diagnostik

Durch die gemeinsame Erfassung unterschiedlicher Faktoren auf physiologischer und psychologischer Basis versuchen die verschiedenen Disziplinen der Trainingswissenschaft, valide Instrumente zur frühzeitigen Erkennung des Übertrainingssyndroms zu eruieren. Da objektive Parameter und präzise Grenzwertfestlegungen für einzelne Marker momentan noch fehlen, ist eine zuverlässige Beurteilung bislang nicht möglich [Urhausen und Kindermann 2002].

Aus diesem Grund hat sich bis heute kein standardisiertes Diagnoseschema etablieren können. Die von der Sportmedizin anvisierten physiologischen Marker zeigen sowohl unter Ruhe- als auch unter Belastungsbedingungen eine große individuelle Streuung auf [Meeusen et al. 2006]. Somit können diese Parameter nur unter großen Vorbehalten und – aufgrund der multifaktoriellen Genese – nur in Einbindung weiterer Verfahren zur allgemeinen und speziellen Diagnostik verwendet werden.

Neben einem Anamnesegespräch können die im Folgenden beschriebenen Instrumente und Untersuchungsmethoden eingesetzt werden. Grundsätzlich gilt: Das ausführliche ärztliche Gespräch, die persönliche Untersuchung und die daraus resultierende ganzheitliche sportmedizinische Beurteilung sind für die Analyse eines Überlastungssyndrom wesentlich. Weiterhin spielt die Erfahrung des behandelnden (Sport-)Mediziners bei der Auswahl der Methoden und der Deutung der Symptome eine erhebliche Rolle.

Eine Stagnation bzw. Abnahme der sportartspezifischen Leistung trotz hohen Trainingsaufwands oder eine deutliche Abnahme der tolerierten Trainingsbelastung sind die wichtigsten Marker für ein Übertrainingssyndrom. So ist der betroffene Sportler nicht in der Lage, eine Trainingseinheit bzw. einen Wettkampf in gewohnter Intensität zu beenden. Dementsprechend stellt ein sportartspezifischer Leistungstest das wichtigste diagnostische Instrumentarium dar. Häufig sind standardisierte Belastungstests allerdings nicht sportartspezifisch ausgerichtet. Hochintensives Krafttraining kann bei zu hohen Belastungsumfängen und -intensitäten einen deutlichen Abfall der Maximal- und der sportartspezifischen Kraft nach sich ziehen. Somit können, bei vorliegenden Symptomen, entsprechende kraftdiagnostische Tests zur Aufdeckung eines Übertrainingssyndroms hinzu gezogen werden.

Eine Abnahme des Körpergewichts in intensiven Trainingsphasen kann auf eine negative Energiebilanz mit einhergehendem Verlust der aktiven Körpermasse hindeuten bzw. Ausdruck eines Flüssigkeitsdefizits sein. Dementsprechend ist eine regelmäßige Gewichtskontrolle ein einfach und günstig zu erfassender Parameter. Infolge eines Übertrainings konnte die Abnahme des Körperfettanteils dokumentiert werden.

Im Rahmen spiroergometrischer Untersuchungen konnten Beeinträchtigungen der max. bzw. der Kurzzeitausdauerleistungsfähigkeit nachgewiesen werden. Weiter findet sich in eine reduzierte max. Blutlaktatkonzentration. Die HFmax bei Ausbelastung

kann ebenfalls leicht erniedrigt sein – dies stellt aber i.d.R. die simpel herzuleitende Konsequenz der reduzierten erbrachten Leistung dar. Veränderungen in der Ruheherzfrequenz werden indes kaum noch als zuverlässiger Indikator für das Übertrainingssyndrom diskutiert [Meeusen et al. 2006].

Zur Beurteilung des vegetativen Funktionszustands des Sportlers wird die Nutzung der Herzfrequenzvariabilität (Herzratenvariabilität, HRV), also die Schlag-zu-Schlag-Änderung der Herzperiodendauer, diskutiert. Diese stellt einen sensitiven Parameter zur Bestimmung des sympathisch-parasympathischen Einflusses auf den Herzrhythmus dar. Es gilt als gesichert, dass gesunde Ausdauertrainierte eine global und instantan erhöhte HRV aufweisen. Diese gibt Auskunft über die sympathisch-parasympathische Balance, die bei optimal Trainierten auf eine gesteigerte Aktivität des Parasympathikus und somit auf ausreichende Erholungsprozesse des Organismus hinweist. Bei übertrainierten Athleten zeigten sich hingegen ein Abnahme der HRV und eine eingeschränkte Baroreflexsensitivität. Um die diversen HRV-Parameter als verlässliche Marker zur Erkennung von Übertrainingszuständen nutzen zu können, bedarf es zukünftig weiterer kontrollierter Studien. Zudem gilt es, die interindividuell höchst unterschiedlich zu bewertenden Einflussgrößen wie Alter, Geschlecht und Trainingszustand in die Beurteilung zu integrieren.

Die neuromotorische Erregbarkeit überlasteter Skelettmuskulatur kann im Zuge der Reduktion der intrinsischen sympathischen Aktivität – ausgelöst durch ein Übertraining im Ausdauerbereich – inhibiert sein. Dieser Vorgang beeinflusst überwiegend die peripheren muskulären Strukturen und kann als Schutzmechanismus gegen weitere Überlastungen interpretiert werden. Eine Normalisierung der Werte konnte über einen Zeitraum von weniger als 2 Wo. verfolgt werden. Die neuromuskuläre Erregbarkeitsmessung hat aber hohe methodische Variabilität und ist für die Routine deshalb ungeeignet.

Blutphysiologische Parameter wie CK, Harnstoff oder Harnsäure können der Beurteilung muskulärer bzw. metabolischer Beanspruchungen dienen. So weisen z.B. erhöhte Serumharnstoffwerte auf einen erhöhten Proteinkatabolismus bzw. auf lange intensive Ausdauertrainingseinheiten hin [Urhausen und Kindermann 2002]. Allerdings ist dieser Wert sehr stark von der Eiweißzufuhr und dem Hydratationszustand abhängig und scheint so zur Diagnose eines Übertrainingssyndroms nicht ausreichend zuverlässig zu sein. Besser geeignet ist die 24-Stunden-Harnstoffausscheidung im Sammelurin als Katabolismusmarker.

Ein Anstieg des Enzyms CK im Blut gilt u.a. als Indikator für eine akut erhöhte muskulär-mechanische Belastung einhergehend mit einer verstärkten Muskelzellschädigung und damit der muskulären Trainingsbelastung. Starke und ungewohnte Belastung können mit hohen CK-Anstiegen einher gehen, die sich dann im Verlauf wieder rückbilden. Die CK ist aber nicht als Parameter für ein Übertrainingssyndrom geeignet [Steinacker et al. 2000]. Hier bietet sich eine individuelle Verlaufsbeurteilung an, für die zuvor ermittelte Basalwerte des Athleten und die Trainingsziele und beabsichtigten Wirkungen des Trainings herangezogen werden.

Akuter Stress nach einer unmittelbar vorausgegangenen körperlichen Beanspruchung führt zu einer gesteigerten Freisetzung der Katecholamine Adrenalin und Noradrenalin. Anhand der basalen Ausschüttung (Feststellung über Urinkonzentration der Katecholamine nach Nachtruhe) lässt sich eine Überlastung des Organismus diagnostizieren. Wenn eine Überstimulation vorliegt („klassischer Typ"), können die Katecholaminspiegel erhöht sein. Ein Abfall der basalen Konzentration um 50% wird hier bei der parasympathikotonen Form als potenzieller Marker angenommen. Um diese Beurteilung

zu optimieren, wäre es hilfreich, eine individuelle Baseline der entsprechenden Werte des Sportlers zugrunde legen zu können.

Durch eine systematische Erfassung der aktuellen Befindlichkeit können subjektiv hohe und überfordernde Trainingsbelastungen erfasst werden. Standardisierte Erfassungsbögen, wie die Eigenzustandsskala nach Nitsch (1976), der Erholungs-Belastungs-Fragebogen nach Kellmann und Kallus (2000) oder das Profile of Mood States nach McNair, Lorr und Droppleman (1992), stellen eine Möglichkeit der subjektiven Belastungseinschätzung dar. Sie helfen, die Belastungswahrnehmung und -verträglichkeit des einzelnen Sportlers greifbar zu machen. Nicht korrekte Aussagen, die der Sportler bewusst oder unbewusst, in diesem Zusammenhang tätigt, schränken die Auswertbarkeit dieser Fragebögen ein.

Bei akuter metabolischer Belastung, einhergehend mit Glykogenmangel, wird Cortisol als kataboles Hormon hoch reguliert. Dies kann im Speichel oder im nächtlichen Sammelurin als Katabolismusmarker gut nachgewiesen werden. Gleichzeitig nimmt das anabol wirkende Testosteron ab. In Abhängigkeit von Umfang und Intensität vorangegangener körperlicher Belastungen kann es zu einem Abfall des Testosteron-Cortisol-Quotienten kommen, der auf einen erhöhten Cortisolwert und einen verminderten Testosteronspiegel zurückzuführen ist. Als Marker für ein Übertrainingssyndrom ist dieser Quotient allerdings ungeeignet [Meeusen et al. 2006]. Hypercortisolismus gilt als ein Auslöser des Übertrainingssyndroms.

In hoch belastenden Trainingsphasen führt ein erhöhter metabolischer Umsatz der Fettzellen zu einem Abfall u.a. des zirkulierenden Fettgewebshormons Leptin [Steinacker et al. 2005].

Verschiedene Hormone und Zytokine werden auf hypothalamischer Ebene als ein Fehlsignal integriert. Dies resultiert in Störungen der hypothalamisch-hypophysären und der hypophysär-peripheren Hormonachsen [Lehmann et al. 1998]. Die hormonelle Diagnosestellung eines Übertrainingzustands mit dem Hypophysenkombinationstest ist aufwändig und scheint in der alltäglichen Trainingspraxis kaum anwendbar bzw. wenig praktikabel zu sein [Urhausen und Kindermann 2002]. Das schilddrüsenstimulierende Hormon TSH ist ein einfacher Marker des hypophysären Funktionszustands [Steinacker et al. 2005].

Der Nachweis einer Belastungsunverträglichkeit bzw. einer zu hohen Trainingsintensität über den Anstieg des Blutammoniakspiegels wird ebenfalls diskutiert. Allerdings sind vorliegende Studienergebnisse nicht konsistent [Urhausen und Kindermann 2002].

Eine erhöhte Infektanfälligkeit infolge des Einflusses andauernder hochintensiver sportlicher Belastungen auf das Immunsystem konnte in diversen Studien nachgewiesen werden. Diese Nachbelastungsdysfunktion des Immunsystems ist in der sog. J-Kurve beschrieben: Führt regelmäßige moderate Aktivität zu einer Stärkung des Immunsystems, können hohe Umfänge von (Ausdauer-)Belastungen zu einer Immundefizienz führen. Diese manifestieren sich i.d.R. in einer erhöhten Infektrate im Bereich der oberen Atemwege (upper respiratory tract infection, URTI). Diese Infektionen sind u.a. einer der pathogenetischen Faktoren im Frühstadium des Übertrainingssyndroms [Meeusen et al. 2006]. Als Ursache für diese Infekte können belastungsinduzierte Beeinträchtigungen der unspezifischen Körperabwehr und eine erhöhte Sekretion von proinflammatorischen Zytokinen angenommen werden.

Aktuell wird die Rolle von oxidativem Stress in der Pathophysiologie des Übertrainingssyndroms diskutiert. Erschöpfende Belastungen führen demnach zu einem Anstieg des oxidativen Stresses, der wiederum eine effektive Adaptation an die Belastung beeinträchtigt [Tanskanen, Atalay, Uusitalo 2010].

Eindeutige laborchemische Grenzwerte, die das Vorliegen eines Übertrainingssyndroms bestätigen, liegen nach dem momentanen wissenschaftlichen Erkenntnisstand nicht vor. Darüber hinaus scheinen die Erhebung und Analyse der genannten Parameter zu aufwändig, um sie als dauerhaft begleitende Maßnahme in die Trainingssteuerung mit aufzunehmen.

Aufgrund des Fehlens eines zuverlässigen Diagnostik-Tools, erfolgt die Diagnose eines Übertrainingssyndroms zuerst über die Symptome eines anhaltenden Leistungsverlusts und über den Ausschluss anderer möglicher Ursachen. Diese können über eine Trainingsanalyse und anhand einer Ausschlusskriterienliste ermittelt werden (s. Abb. 4.7).

Merksatz

◢ Wichtigste Symptome des Übertrainingssyndroms sind anhaltender Leistungsverlust und Belastungsunverträglichkeit. Erklärungsansätze und Diagnosestellung des Übertrainingssyndroms sollten multiparametrisch ausgerichtet sein. Ausschließlich einzelne Parameter zu erheben und zu interpretieren, ist empirisch ungenügend abgesichert und hat sich bis dato nicht bewährt.

4.5.3 Behandlung von Übertrainingszuständen

Da die Feststellung des Überlastungstrainingssyndroms nach wie vor eine Ausschlussdiagnose darstellt, sind potenzielle Behandlungsansätze und Therapiemaßnahmen dementsprechend nur vage zu formulieren. Wirksame spezifische Therapieformen, die z.B. auf der Verabreichung von Nahrungsergänzungsmittel oder Medikamente beruhen, sind nicht ausreichend

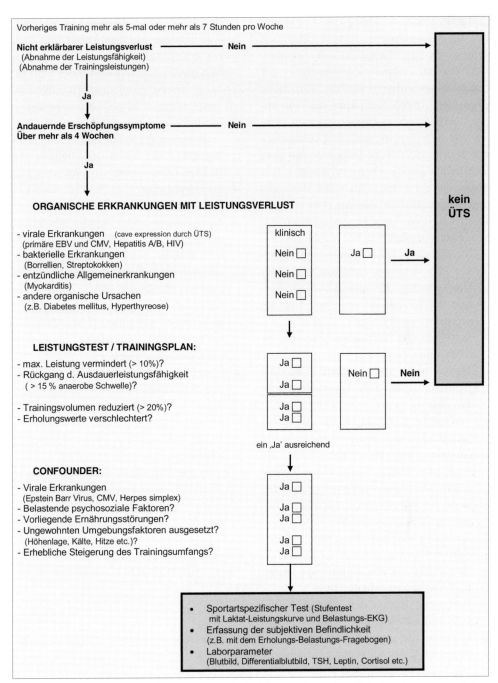

Abb. 4.7: Ausschlusskriterien und Diagnose des Übertrainingssyndroms. Modifiziert nach [Meeusen et al. 2006]

überprüft. Die Anwendung von Antidepressiva zur Behandlung der u.U. auftretenden depressiven Stimmungslagen, die im Rahmen der parasympathikotonen Form des Übertrainings auftreten können, ist nicht zu empfehlen. Treten Symptome auf, die auf ein Übertrainingssyndrom hinweisen, sollten von dem Trainer bzw. dem behandelnden Sportmediziner in Absprache mit dem Sportler alle biologischen und sozialen Einflüsse, die ein Fortschreiten des Syndroms begünstigen würden, minimiert bzw. ausgeschaltet werden. Grundlegend können folgende Maßnahmen ergriffen werden:

◢ Modifikation des Trainingsplans mit einer Reduktion der Umfänge und einer Umgestaltung der Intensitäten (Reduktion des Spezialtrainings, Förderung des regenerativen Trainings)
◢ Bestreiten von Wettkämpfen nur bei absolut hoher Priorität
◢ Maßnahmen zur aktiven Erholung (Spiele, entspannende Lockerungsübungen etc.)
◢ Zusätzliche Regeneration durch Massagen und Sauna-Anwendungen
◢ Unterstützung im psychosozialen Bereich, u.a. durch Übungen zur Selbstwahrnehmung (Beobachtung und Reflexion des individuellen Anpassungsverhaltens an Belastungen etc.)
◢ Beachtung und Einhaltung einer vollwertigen Ernährung
◢ Gewährleistung von ausreichend langen und erholsamen Schlafphasen
◢ Potenzielle Infektionen erkennen und vollständig auskurieren
◢ Milieuwechsel durch Aufenthalte in entspannter Umgebung (Urlaub, verlängerte Wochenenden, trainingsfreie Phasen)

Therapeutische Maßnahmen zielen primär auf die Reduktion der physiologischen und psychologischen Stressoren ab. Für den übertrainierten Athleten stehen Regeneration und Erholung im Vordergrund.

Im Jugendbereich müssen diese Maßnahmen gemeinsam mit den Eltern und dem Trainer abgestimmt werden. Grundsätzlich können für das Training im Kindes- und Jugendalter diverse prophylaktisch ausgerichtete Empfehlungen ausgesprochen werden:

◢ Erhebung und ggf. Reduzierung der Gesamtbelastung, z.B. durch Erstellung eines Tagesplans, der neben dem Training alle anderen Lebensbereiche berücksichtigt
◢ Kommunikation aller Beteiligten stärken (z.B. durch Einbindung der Lehrer)
◢ Abwechslungsreiche Trainingsgestaltung durch das bewusste Setzen von unterschiedlichen Schwerpunkten und die Einbindung außergewöhnlicher Elemente (z.B. Besuch eines Erlebnisbads oder eines Kletterparks)
◢ Individuelle jugendspezifische Entwicklungsprozesse (biologische, psychosoziale) berücksichtigen
◢ Gründliche Trainingsprotokollierung, um den adäquaten Wechsel von Belastungs- und Erholungsphasen kontrollieren zu können

Merksatz
◢ Im Leistungssport kommt der Prophylaxe des Übertrainingssyndroms bereits im Rahmen des Jugendtrainings eine wichtige Bedeutung zu.

Literatur
Asmus S (1995) Sensibel genug für sensible Phasen? In: Nicolaus J, Zimmermann K (Hrsg), Sportwissenschaft interdisziplinär, 199–214. Gesamthochschul-Bibliothek, Kassel
Bouchard C et al., Genomic scan for maximal oxygen uptake and its response to training in the HERITAGE Family Study. J Appl Physiol (2000), 88, 551–559
Bouchard C (1986) Genetics of aerobic power and capacity. In: Malina RM, Bouchard C (Eds), Sports and Human Genetics, 59–81. Human Kinetics, Champaign
Hollmann W, Strüder HK (2009) Sportmedizin – Grundlagen für körperliche Aktivität,

Training und Präventivmedizin. Schattauer, Stuttgart

Israel S, Problems of overtraining from an internal medical and performance physiological standpoint. Medicine and Sport (1976), 16(1), 1–12

Kellmann M (2008) Erholung und Untererholung im Sport. In: Beckmann J, Kellmann M (Hrsg), Enzyklopädie der Psychologie – Anwendung der Sportpsychologie, Bd. 2, 393–424. Hogrefe, Göttingen, Bern, Toronto, Seattle

Lehmann M et al., Autonomic imbalance hypothesis and overtraining syndrome. Med Sci Sports Exerc (1998), 30(7), 1140–1145

Kellmann M, Kallus KW (2000) Der Erholungs-Belastungs-Fragebogen für Sportler. Handanweisung. Verlag Swets Test Services, Frankfurt,

Kellmann M, Kallus KW (1999) Mood, recovery-stress state and regeneration. In: Lehmann M, Forster C,

Lehmann M et al. (1999), Overload, fatigue, performance incompetence, and regeneration in sport. Plenum Press, New York, 101–117.

Mader A, Aktive Belastungsadaptation und Regulation der Proteinsynthese auf zellulärer Ebene. D Z Sportmed (1990), 41(2), 40–58

Martin D et al. (1999) Handbuch Kinder- und Jugendtraining. Hofmann, Schorndorf

McNair DM, Lorr M, Droppleman LF (1992) Manual for the Profile of Mood States. Educational and Industrial Testing Service, San Diego

Meeusen R et al., Prevention, diagnosis and treatment of the overtraining syndrome. ECSS Position Statement „Task Force". Eur J Sports Sci (2006), 6(1), 1–14

Nitsch JR: Die Eigenzustandsskala (EZ-Skala) – Ein Verfahren zur hierarchisch-mehrdimensionalen Befindlichkeitsskalierung. In: Nitsch JR, I Udris (eds): Beanspruchung im Sport. Limpert, Bad Limburg, 1976, 81–102.

Rooyackers OE et al., Effect of age on in vivo rates of mitochondrial protein synthesis in human skeletal muscle. Proc Natl Acad Sci USA (1996), 93(26), 15364–15369

Schnabel G, Harre HD, Krug J (Hrsg) (2008) Trainingslehre – Trainingswissenschaft. Leistung, Training, Wettkampf. Meyer & Meyer, Aachen

Schroeder ET et al., Hormonal regulators of muscle and metabolism in aging (HORMA): design and conduct of a complex, double masked multicenter trial. Clin Trials (2007), 4(5), 560–571

Short KR, Nair KS, The effect of age on protein metabolism. Curr Opin Clin Nutr Metab Care (2000), 3(1), 39–44

Steinacker JM et al., Die unmittelbare Wettkampfvorbereitung (UVW) im Rudern am Beispiel der Junioren-National-Mannschaft des Deutschen Ruderverbandes Leistungssport (2000)30:, 29–34.

Steinacker JM et al., Thyroid hormones, cytokines, physical training and metabolic control. Horm Metab Res (2005), 37(9), 538–544

Steinhöver D (2003) Grundlagen des Athletiktrainings. Phillipka Verlag, Münster

Tanskanen M, Atalay M, Uusitalo A, Altered oxidative stress in overtrained athletes. J Sports Sci (2010), 12, 1–9

Urhausen A, Kindermann W, Diagnosis of overtraining – what tools do we have? Sports Med (2002), 32(2), 95–102

I Grundlagen

5 Sporternährung

C. Graf, K. Gottwald, K. Köhler, R. Rost, W. Schänzer

5.1 Hintergrund

Sport bedeutet die Erbringung einer körperlichen Leistung und damit die Umwandlung von biochemischer in Bewegungs-, also sportliche Energie. Die Aufnahme der biochemischen Energie erfolgt durch die Ernährung. Für den Sportler ist eine adäquate Ernährung daher von immenser Bedeutung. Angesichts der teilweise extremen Belastungen im Hochleistungssport stellt die ausreichende Versorgung des Körpers mit Energiebaustoffen (Kohlenhydraten, Fetten und Eiweißen), aber auch Funktionsstoffen wie Vitaminen und Mineralien sowie Wasser eine wichtige Voraussetzung für den möglichen Erfolg dar. Demgegenüber ist das Wissen um eine „vernünftige" Ernährung in Sportlerkreisen noch teilweise erheblich defizitär. Beide Faktoren, das Wissen um die Bedeutung einerseits, aber fehlendes Detailwissen andererseits, führen gemeinsam dazu, dass wie in kaum einem anderen Bereich des Sports so viel Aberglaube zu finden ist wie auf dem Gebiet der Sporternährung. Darüber hinaus hat die Nahrungsmittelindustrie inzwischen den boomenden Markt von Millionen Gesundheits- und Fitnesssportlern entdeckt und suggeriert in aufwändigen Werbekampagnen, dass man ohne bestimmte Sporternährungen, spezielle Zusätze von Vitaminen, Aminosäuren, Spurenelementen etc. keine Hoffnung auf Erfolg haben könne. Ein Sportler, der 10–20 h pro Wo. trainiert, ist besonders anfällig für eine entsprechende Werbung, da er keineswegs etwas für den Erfolg unterlassen möchte, was vielleicht eine Rolle spielt, selbst wenn er nicht daran glaubt. Zunehmend werden darüber hinaus spezielle Ernährungsformen und Nahrungsmittel als die Leistung steigernde Hilfen (ergogene Hilfen) angepriesen, die sich in einer Grauzone zum Doping bewegen.

Bereits an dieser Stelle soll daher festgestellt werden, dass eine spezielle „Sporternährung" oder ein spezielles „Sportgetränk" i.A. nicht erforderlich ist. Der Aktive sollte sich so ernähren, wie es generell für eine gesunde und ausgewogene Kost in den Industrieländern gefordert wird, nämlich bewusst, quantitativ und qualitativ ausreichend, d.h. mit einem hinreichend hohen Anteil an Kohlenhydraten (ca. 55–60%), ausreichend Eiweißen (10–15%) und nicht allzu viel Fetten (max. 25–30% der Energiezufuhr), außerdem hinreichend Vitamine, Elektrolyte und Flüssigkeit.

Ein Sportler, der sich in dieser Form ernährt, braucht i.A. keinerlei Nahrungsmittelzusätze. Der erhöhte Energiebedarf ist schon durch die Nahrungsmenge und die entsprechend angepasste Zusammensetzung gedeckt, sodass Defizite in bestimmten Bereichen eigentlich gar nicht entstehen. Weitere Zusätze sind somit bestenfalls in Ausnahmesituationen, bei extremen Belastungen wie etwa einer Tour de France oder in sehr einseitigen Sportarten (z.B. Kraftsport) erforderlich und bei Sportlern, die die Energiezufuhr aus Gewichtsgründen künstlich niedrig halten, wie z.B. bei Turnern, Eiskunstläufern etc. Für durchschnittliche Gesundheits- und Fitnesssportler sowie in den allermeisten Sportarten, speziell den Spielsportarten, sind besondere Ernährungsformen nicht erforderlich. Trotzdem lassen sich bei zahlreichen Sportlern erhebliche qualitative Ernährungsdefizite nachweisen. Wichtigste Forderung an den Sportler ist daher, dass er sich entsprechende Kenntnisse über eine vernünftige Ernährung aneignet und diese dann auch umsetzt.

Die ausreichende Ernährung des Sportlers muss zunächst quantitativ seinen Energiebedarf abdecken. Dieser setzt sich aus dem Ruheumsatz, dem Leistungszuwachs und der nahrungsinduzierten Thermogenese zusammen. Nicht ganz identisch mit dem Ruheumsatz ist der sog. Grundumsatz. Dieser beschreibt den minimalen Energieumsatz des Körpers unter bestimmten Bedingungen: im Liegen, bei einer neutralen Umgebungstemperatur (22 °C) und nach 12-stündigem Fasten. Das Maß der Energie stellt korrekterweise das Joule (J) bzw. Kilojoule (1 kJ = 1000 J) dar. In der Praxis hat sich jedoch weitgehend die ältere Maßeinheit Kalorie gehalten. 1 Kalorie entspricht dabei 4,2 Joule bzw. 1 Kilokalorie (kcal) = 4,2 kJ. Im Folgenden wird ausschließlich der Begriff Kilokalorie (vereinfacht Kalorie) verwendet.

Der Grundumsatz wird mit ca. 1 kcal/h je kg KG angegeben. Der 70 kg schwere Mann weist somit einen Grundumsatz von 1680 Kalorien/24 h auf. Der durchschnittliche Umsatz des körperlich inaktiven Mannes liegt durch die Alltagsbelastungen bei ca. 2500, bei der Frau bei ca. 2000 kcal/24 h. Der Kalorienbedarf durch körperliche Aktivität wird im Regelfall überschätzt: 1 min Joggen verbraucht ca. 10 kcal (s. auch Kap. 34). Wer somit jeden Tag 1 h joggt, erhöht den Kalorienumsatz von 2500 auf 3100. Beim Fußballspieler, auch beim leistungsmäßigen Fußballspieler, ist der Energieverbrauch pro Zeit eher geringer (ca. 90 kcal/10 min). Der Fußballprofi, der im Durchschnitt 3 h tgl. trainiert, hat somit einen täglichen Kalorienverbrauch von ca. 4000. Nur unter extremen Bedingungen kann der Kalorienverbrauch auch extrem ansteigen, bei dem bereits genannten Beispiel der Fahrer bei der Tour de France kann der Bedarf während des Rennens bei bis zu 10 000 kcal tgl. liegen. Dann wird es aller-

dings schwierig, die erforderlichen Nahrungsmittel rein mengenmäßig aufzunehmen. Um den Gesamtenergiebedarf zu berechnen, sind neben dem Grundumsatz der Leistungsumsatz und die nahrungsinduzierte Thermogenese wichtig. Der Leistungsumsatz erfolgt durch eine Umsatzsteigerung durch Muskeltätigkeit und wird anhand eines PAL-Werts (physical activity level) eingestuft. Der Anteil am Gesamtenergieumsatz ist daher abhängig von der Aktivität des Einzelnen. Der PAL-Wert ist definiert als durchschnittlicher Energiebedarf für körperliche Aktivität als Mehrfaches des Grundumsatzes.

Des Weiteren führt auch die Aufnahme von Nahrung zu einer Umsatzsteigerung (nahrungsinduzierte Thermogenese). Diese Umsatzsteigerung erfolgt durch Energie verbrauchende Umbauvorgänge von Nährstoffen im Körper z.B. (Absorption von Nährstoffen, Energie verbrauchende Prozesse wie Glukoneogenese von Aminosäuren etc.). Die Höhe der Steigerung ist abhängig von Menge und Zusammensetzung der Nahrung. Die Hauptnährstoffe haben eine unterschiedliche Umsatzsteigerung zur Folge. Die Thermogenese durch Kohlenhydrate macht ca. 4–7%, die der Fette 2–4% und die der Proteine ca.18–25% aus. Bei einer Mischkost wird daher von ca. 10% ausgegangen.

Merksätze

⊿ Eine ausreichende Versorgung des Körpers mit Energiebaustoffen (Kohlenhydraten, Fetten und Eiweißen), aber auch Funktionsstoffen wie Vitaminen und Mineralien sowie Wasser stellt eine wichtige Voraussetzung für körperliche Aktivität dar.

⊿ Sportler bzw. sportlich Aktive sollten sich stets gesund und ausgewogen ernähren, d.h. mit 55–60% Kohlenhydraten, 10–15% Eiweißen und max. 25–30% Fett sowie hinreichend Vitaminen, Elektrolyten und Flüssigkeit.

5.2 Energieträger

Die Ernährung enthält 3 Energieträger, die sog. Makronährstoffe, Kohlenhydrate, Fette und Eiweiße, denen im Sport und auch teilweise für die einzelnen Sportarten jeweils eine unterschiedliche Rolle zukommt. Wie unter Abschnitt 2.2 besprochen, sind die quantitativ wichtigsten Energieträger die Fette, weil sie dem Körper in praktisch unbeschränkten Mengen zur Verfügung stehen und einen hohen Energiegehalt aufweisen. Andererseits haben sie den Nachteil, dass die Freisetzung der Energie nur sehr langsam erfolgt. Außerdem sind sie in ihrer Verbrennung immer von einer ausreichenden Verfügbarkeit von Kohlenhydraten abhängig (Fette verbrennen im Feuer der Kohlenhydrate). Qualitativ sind daher die Kohlenhydrate der wichtigste Brennstoff. Gerade weil sie in bedeutend geringerer Menge als die Fette vorhanden sind, hängt in den meisten Sportarten die Leistungsfähigkeit von einer ausreichenden Verfügbarkeit der Kohlenhydrate ab. Den Eiweißen kommt dagegen vielmehr die Bedeutung von Funktionsstoffen zu, wie z.B. in Form von kontraktilem Muskeleiweiß oder auch als Stoffwechselregulatoren in Form von Hormonen und Enzymen. Erst in jüngster Zeit ist bekannt geworden, dass die Eiweiße auch in nennenswertem Ausmaß zur Energiebereitstellung herangezogen werden können, unter Belastung zu bis zu 10% des Energieumsatzes. Eine ausreichende Eiweißzufuhr ist somit also nicht nur für den Muskelaufbau des Kraftathleten, sondern auch für die Funktionsenzyme bspw. des Langläufers und für dessen Energiebereitstellung bedeutsam.

5.2.1 Kohlenhydrate

Die Kohlenhydrate bestehen, wie der Name besagt, aus Kohlenstoff (C) und Wasser (H_2O). Ihre Grundformel lautet $C_n(H_2O)_n$; n

wiederum entspricht der jeweiligen Anzahl in dem entsprechenden Zucker bzw. Saccharid. Bei den Grundbaustoffen, den Einfachzuckern (Monosacchariden), entspricht die Größe von n im biologischen Bereich i.A. 6, d.h., die für den Menschen wichtigen Monosaccharide sind fast ausschließlich sog. Hexosen, sie entsprechen der Summenformel $C_6(H_2O)_6 = C_6H_{12}O_6$. Aus dieser Summenformel lassen sich unterschiedliche Strukturformeln ableiten. Abbildung 5.1 zeigt die 3 für den menschlichen Stoffwechsel wichtigsten Einfachzucker Fruktose (Fruchtzucker), Glukose (Blutzucker, Traubenzucker) und Galaktose. Wie erkennbar, können diese Formeln als Ketten geschrieben werden (s. Abb. 5.1), i.A. werden die Kohlenhydratmoleküle jedoch als Ringe dargestellt. Diese Ringe wiederum können auch spiegelbildlich angeordnet werden. Man nennt sie deshalb auch optische Isomere, da sie das Licht nach rechts oder nach links drehen können. Für den Menschen ist bei der Glukose z.B. die rechtsdrehende (D-Glukose) wesentlich. Hieraus leitet sich ein weiterer Begriff für die Glukose ab, nämlich Dextrose (dexter = rechts). Die Fruktose kommt dagegen überwiegend in der linksdrehenden (L) Form vor.

Verbinden sich 2 Einfachzucker miteinander unter Abspaltung eines Wassermoleküls, entsteht ein Zweifachzucker, ein Disaccharid. Der Rohrzucker, der übliche Kristallzucker, besteht z.B. jeweils aus einer Glukose- und einer Fruktose-Einheit (wissenschaftlicher Name Saccharose). Die Maltose wird aus je 2 Glukose-Einheiten gebildet, der Milchzucker (Laktose) aus je einer Einheit Glukose und Galaktose.

Werden mehr als 2 Kohlenhydratringe aneinandergefügt, spricht man von komplexen Kohlenhydraten. Einheiten, die zwischen 3 und 10 Monosacchariden (z.B. Glukose) enthalten, werden als Oligosaccharide bezeichnet, bei noch größeren Einheiten spricht man von Polysacchariden. Letztere stellen die Speicherform der Kohlenhydrate dar. Pflanzliche Kohlenhydrate werden, soweit sie auf Glukosebasis entstehen, als Stärke bezeichnet, tierische als Glykogen. Daneben findet sich noch eine zweite pflanzliche Speicherform der Kohlenhydrate, die Zellulose. Diese ist für den menschlichen Verdauungstrakt nicht direkt nutzbar. Energetisch wird sie allerdings vom Menschen indirekt verwertet über den Verzehr des Fleisches von Pflanzenfressern, deren Verdauungssystem auch die Zellulose aufbereiten kann. Der Zellulose kommt in der menschlichen Ernährung jedoch gerade, weil sie nicht verdaut werden kann, eine wichtige Bedeutung zu. Sie bildet einen wesentlichen Anteil der sog. Ballaststoffe, also unverdaulicher Substanzen unserer Ernährung, die mit dem Stuhl wieder ausgeschieden werden.

Eine ausreichende Menge dieser Ballaststoffe ist für die Ernährung aus mehreren Gründen wichtig: Ballaststoffe sind erforderlich, um die Transportfunktion des Darms in Gang zu halten. Sie absorbieren ferner Schadstoffe, speziell krebserregende Stoffe, aber auch Cholesterin. Ein zu geringes Maß an Ballaststoffen in unserer heutigen Ernährung ist eine der wesentlichen Ursachen der zunehmenden Häufigkeit des Dickdarmkrebses, weil hierdurch Nahrungsbestandteile mit krebserregender Potenz zu lange im Darm verweilen und so auf die Darmschleimhaut einwirken können.

Bedeutung der Kohlenhydrate für die Ernährung des Sportlers

Die Kohlenhydrate sollten in einer ausgewogenen Ernährung und damit auch in der Ernährung des Sportlers etwa 55–60% der aufgenommenen Kalorien ausmachen. Sie sind damit der wichtigste Kalorienträger. Diese allgemein für die gesunde Ernährung gültige Feststellung gilt ganz besonders für den Sportler, da für ihn die Kohlenhydrate für die Energiebereitstellung besonders wesentlich sind. In der Praxis zeigen Ernährungsanaly-

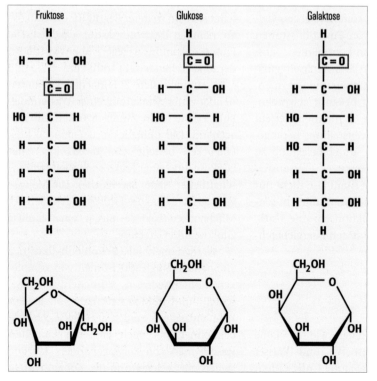

Abb. 5.1: Biochemische Struktur der drei wichtigsten Monosaccharide in Ketten- und Ringform

sen von Sportlern meist einen viel zu geringen Kohlenhydratanteil im Bereich von 40–45% der Gesamtkalorien. Besonders der Ausdauersportler ist auf eine hohe und ausreichende Kohlenhydratzufuhr angewiesen. Diese sollte – wie in der Ernährung ganz allgemein – v.a. in Form komplexer Kohlenhydrate und nicht als hoch gereinigte Mono- bzw. Disaccharide erfolgen. Eines der Hauptprobleme in der Ernährung der Industrieländer besteht darin, dass die Nahrungsmittel zu weit verarbeitet sind. Bei dieser Verarbeitung werden Ballaststoffe sowie wichtige Mineralien und Vitamine entfernt. Hoch gereinigte Mono- bzw. Disaccharide werden daher auch als leere Kohlenhydrate bezeichnet. Kohlenhydrate sollten am günstigsten in möglichst natürlicher Form (Gemüse, Vollkornprodukte, ungeschälter Reis etc.) aufgenommen werden.

Hinsichtlich der Energiebereitstellung erscheint es dagegen zunächst günstig, möglichst einfache Kohlenhydrate, am günstigsten Traubenzucker (Glukose) als „Sofortenergie" aufzunehmen; eine Botschaft, die auch von der einschlägigen Werbung dem Sportler näher gebracht wird. Die Aufnahme von Traubenzucker während und speziell vor dem Sport hat jedoch potenzielle Nachteile: Traubenzucker wird im Magen und Darm sehr rasch aufgenommen. Dadurch steigt der Blutzuckerspiegel steil an. Es kommt zu einer Gegenregulation mit einer raschen Insulinausschüttung und dadurch zu einem ungünstigen Blutzuckerabfall (s. Abb. 5.2). Dieser Vorgang ist allgemein bekannt z.B. nach einem Frühstück, das zu viele einfache Kohlenhydrate enthält (z.B. Brötchen und Marmelade). Ca. 2 h später kommt es zu einer Unterzuckerung (postalimentäre Hypoglykämie), eine häufige Ursache des Büro- bzw. Seminarschlafs. Besonders ungünstig ist es, Traubenzucker vor einem länger andauernden Wettkampf aufzunehmen: Durch den steilen Blutzuckeranstieg mit der schnellen Insulinausschüttung wird die Fettverbren-

nung (Lipolyse) gehemmt. Die Fettverbrennung ist jedoch besonders wichtig, um die Vorräte des Glykogens im Muskel zu schonen. Anders sieht dies mit der Zufuhr von Glukose während einer Ausdauerbelastung etwa in Form von Getränken aus. Hier kann sie dazu beitragen, den Blutzuckerspiegel aufrechtzuerhalten. Allerdings hat die Glukose in Getränkeform den Nachteil, dass hierdurch der osmotische Druck im Getränk ansteigt. Stark zuckerhaltige Getränke bleiben daher relativ lange im Magen liegen und werden nur schlecht resorbiert.

Für die während einer Ausdauerbelastung notwendige Kohlenhydratzufuhr eignen sich daher wesentlich besser Oligosaccharide. Polysaccharide haben den Nachteil, dass sie zu langsam resorbiert werden. Ihre Resorption erfolgt meist erst dann, wenn die sportliche Belastung bereits abgeschlossen ist. Oligosaccharide, also Kohlenhydrate mit einer Kettenlänge zwischen 3 und 10 Glukose-Einheiten, werden hinreichend rasch resorbiert, ohne den Blutzuckerspiegel zu steil ansteigen zu lassen. Gleichzeitig erhöhen sie den osmotischen Druck im Getränk kaum. Die Zufuhr von Kohlenhydraten während einer Belastung erfolgt somit am günstigsten in Form von oligosaccharidhaltigen Getränken, z.B. in Form von Maltodextrin oder auch von Instanthaferflocken, die im Getränk verrührt und aufgelöst werden. Eine weitere Möglichkeit besteht in der Aufnahme von Oligosacchariden in Form von Obst, z.B. Bananen, die dann gleichzeitig den Vorteil der Zufuhr wichtiger Elektrolyte (Kalium und Magnesium) aufweisen.

Abschließend soll noch auf einige spezielle Aspekte der Kohlenhydratzufuhr beim Sportler eingegangen werden.

Kohlenhydratloading. Die große Bedeutung der verfügbaren Glykogenspeicher und die Notwendigkeit, diese nach Belastung wieder aufzufüllen, könnte beim Ausdauerathleten die Vorstellung hervorrufen, durch den Ver-

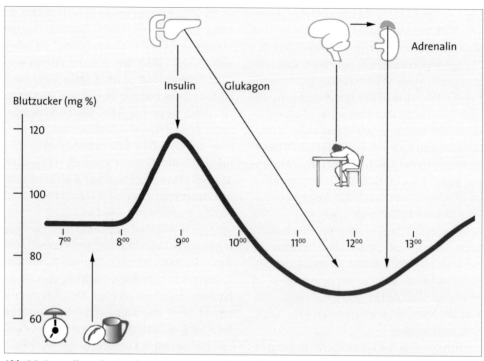

Abb. 5.2: Darstellung der Regelungsvorgänge des Blutzuckers an einem typischen Beispiel, der „postalimentären Hypoglykämie", d.h. der Unterzuckerung nach einer sehr kohlenhydratreichen Mahlzeit. Die Modellperson steht um 7 Uhr auf, frühstückt sehr kohlenhydratreich (Brötchen, Kaffee mit Zucker, Marmelade). Darufhin steigt der Blutzucker stark an. Dies wird von den Messwerten registriert, Insulin wird ausgeschüttet. Der Blutzucker sinkt deutlich unter den Normalwert ab. Es kommt zur typischen „Büromüdigkeit" zwischen 11 und 12 Uhr. Bei dieser „kritischen Situation" wird als Notfallmaßnahme Adrenalin ausgeschüttet, das den Blutzucker wieder anhebt. Ähnlich können auch andere Hormone zu einem Wiederanstieg des Blutzuckers führen, insbesondere das aus der Bauchspeicheldrüse selbst stammende Glukagon. Günstiger wäre es, weniger kohlenhydratreich zu frühstücken und insbesondere solche Kohlenhydrate zu sich zu nehmen, die nur langsam aufgenommen werden (z.B. Vollkornbrot) und daher nicht zu einem ausgepräten Zuckeranstieg führen.

zehr möglichst großer Kohlenhydratmengen diese Speicher und damit auch die Ausdauerleistungsfähigkeit zu vergrößern. Dies ist allerdings nicht möglich, da nach Auffüllen der Speicher zusätzlich aufgenommene Kohlenhydrate in Fette umgewandelt und, falls nicht benötigt, in den Fettdepots gespeichert werden. Der physiologische Weg zur Vergrößerung der Glykogenspeicher besteht in der Durchführung eines adäquaten Ausdauertrainings. Allerdings lässt sich die natürliche Begrenzung der Kohlenhydratspeicherung auch gewissermaßen durch einen Ernährungstrick durchbrechen, der von Saltin eingeführt wurde und mit dem Begriff des Kohlenhydratloadings bezeichnet wird. Dieses

Ernährungsverfahren wird von Ausdauersportlern angewendet.

Das Grundprinzip beruht darauf, dass zunächst die Speicher durch ein intensives Training extrem entleert werden. Anschließend werden ihnen große Mengen Kohlenhydrate angeboten, die von ihnen dann gewissermaßen wie von einem ausgepressten Schwamm aufgesaugt werden (Superkompensation). Auf diese Weise – so konnte durch Muskelbiopsien vor und nach dem Kohlenhydratloading nachgewiesen werden – wird eine weit übernormal große Glykogenspeicherung erreicht.

Das Originalverfahren verläuft folgendermaßen: Ca. 1 Wo. vor dem Wettkampf führt der Athlet über 3–4 Tage ein jeweils erschöpfendes Training bei einer kohlenhydratarmen, eiweiß- und fettreichen Ernährung durch. Hierdurch werden die muskulären Glykogenspeicher komplett entleert. Am 3. Tag vor dem Wettkampf erfolgt eine stark kohlenhydratreiche Ernährung mit 500–600 g Kohlenhydraten pro Tag, d.h., 70–80% der aufgenommenen Kalorien bestehen aus Kohlenhydraten (auch als Nudelparty bezeichnet). Bis zum Wettkampftag wird die kohlenhydratreiche Ernährung fortgeführt, das Training kann am Tag vor dem Wettkampf ausgesetzt werden. Dadurch geht der Sportler mit einem sehr hohen muskulären Glykogengehalt in den Wettkampf.

Obwohl das Verfahren nicht nur in der Theorie funktioniert, sondern auch in der Praxis realisiert werden kann, hat es seine Nachteile. Durch diese Form des Kohlenhydratloadings stehen zwar 2000–3000 kcal in Form einer Kohlenhydratenergiereserve zur Verfügung, diese Form des Kohlenhydratloadings ist jedoch gerade vor einem Wettkampf psychisch und physisch sehr belastend, und die großen Kohlenhydratmengen können zu Ernährungsstörungen bis hin zu Durchfällen führen. Die hohe Glykogenkonzentration in der Muskulatur ist gleichzeitig mit einer starken Wassereinlagerung (3 ml H_2O/g Kohlenhydrate) verbunden. Damit verbunden ist jedoch eine glykogenbedingte Gewichtszunahme von 2–2,5 kg, die gerade bei Sportarten mit Gewichtsklassendifferenzierung beachtet werden muss. In der Phase des Kohlenhydratloadings sollte unbedingt auf eine hohe Wasser- und Kaliumzufuhr geachtet werden, da Wasser und Kalium mit Glykogen eingelagert werden. Der Athlet, der ein solches Verfahren anwenden will, sollte daher auf jeden Fall vorher ausprobieren, ob er es verträgt oder nicht. Inzwischen wurden auch vereinfachte Methoden des Kohlenhydratloadings entwickelt, wobei z.B. die Phase der extrem kohlenhydratarmen Kost durch eine normale Mischkost ersetzt wird.

Fruktose (Fruchtzucker) wird teilweise ebenfalls für den Sportler in besonderem Maße empfohlen. Als Argument wird angeführt, dass Fruchtzucker ohne den Insulinmechanismus von der Muskelfaser aufgenommen werden können, hierdurch würde auch die Gefahr einer Hypoglykämie als Reaktion auf die Fruchtzuckerzufuhr vermieden.

Fruktose kann ebenfalls direkt zur Energiegewinnung herangezogen werden. Die Verstoffwechselung findet hauptsächlich in der Leber statt. Die Fruktose wird unter Verbrauch eines ATPs durch die Fruktokinase zu Fruktose-1-Phosphat phosphoryliert. Darin liegt der wichtige Unterschied zum Glukoseabbau, da das Enzym Fruktokinase nicht durch Insulin induziert und kann somit auch bei Diabetikern normal verstoffwechselt werden. Fruktose-1-Phosphat wird durch die Aldolase B in Glyzerinaldehyd und Dihydroxyacetonphosphat gespalten. Letzteres wird in die Glykolyse eingeschleust und zu Pyruvat bzw. Laktat abgebaut. Je nach Stoffwechsellage kann es auch zur Glukoneogenese herangezogen werden. Glyzerinaldehyd wird nach der Umwandlung in Glyzerinaldehyd-3-Phosphat in den Glukosestoffwechsel eingeschleust. Außerhalb der Leber wird Fruktose zu Sorbitol reduziert und dann zu Glukose oxidiert.

Der Abbauweg von Fruktose ändert sich jedoch je nach Gehalt von Glukose im Körper. Ist Fruktose das einzige Kohlenhydrat oder die Glukosezufuhr sehr gering, wird Fruktose nach Abbau zu Glyzerinaldehyd und Dihydroxyacetonphosphat zu Glukose oder Glukose-6-Phosphat synthestisiert. Somit kann der Blutglukosespiegel aufrechterhalten bzw. der Glykogenspeicher aufgefüllt werden. Dieser Umbauvorgang, bei dem Fruktose aus dem Magen-Darm-Kanal aufgenommen wird und von der Leber zunächst in Glukose umgewandelt wird, stabilisiert den Blutzuckerspiegel. Auf der anderen Seite hat die Fruchtzuckerzufuhr den Nachteil, dass die Aufnahme im Magen-Darm-Kanal deutlich langsamer erfolgt als von Glukose. Der o.g. Umwandlungsvorgang benötigt zusätzlich Zeit. Außerdem kann die längere Verweildauer des Fruchtzuckers im Magen-Darm-Kanal bei empfindlichen Personen zu Magen-Darm-Problemen (Blähungen, Durchfällen) führen. Zusammenfassend kann von der Zufuhr von Fruktose kein größerer Vorteil erwartet werden.

Bienenhonig/Bienenpollen. Dem Bienenhonig bzw. den Bienenpollen und den hieraus entwickelten industriellen Produkten werden nicht nur von Sportlern, sondern häufig auch in der Allgemeinernährung große Erwartungen als „Naturprodukte" mit teilweise mystischen Vorstellungen entgegengebracht. Diese konnten bisher nicht bewiesen werden. Bienenhonig besteht im Wesentlichen aus einfachen Zuckern: Mono- und Disacchariden. Ein wesentlicher Gehalt an zusätzlichen Nährstoffen, speziell Vitaminen, ist nicht vorhanden. Auch für Präparate aus Bienenpollen konnte ein häufig propagierter leistungssteigernder Effekt bisher nicht bewiesen werden.

Merksätze
◢ Kohlenhydrate stellen den qualitativ wichtigsten Energieträger für den Sportler dar.
◢ Kohlenhydrate sollten mit etwa 55–60% der aufgenommenen Nahrungskalorien auch den quantitativ größten Anteil stellen, obwohl die Praxis zeigt, dass bei den meisten Sportlern zugunsten eines zu hohen Fettanteils in der Ernährung die Kohlenhydratmenge relativ zu gering ist.
◢ Die Kohlenhydratzufuhr geschieht in Form von Pflanzenprodukten, Getreide, Hülsenfrüchten, bis zu einem gewissen Grad auch als Glykogen in tierischen Produkten, optimal als komplexe naturbelassene Kohlenhydrate mit einem hohen Anteil an Ballaststoffen, die gleichzeitig auch eine entsprechende Vitamin- und Elektrolytzufuhr garantieren.
◢ Da die im Körper gespeicherte Kohlenhydratmenge bei ausschließlicher Kohlenhydratnutzung für max. 2,5 h ausreicht, ist es wichtig, bei länger dauernden Belastungen Kohlenhydrate zuzuführen. Eine Kohlenhydrataufnahme bei Belastung unterhalb von 2 h ist nicht erforderlich. Am günstigsten geschieht die Kohlenhydratzufuhr während der Belastung in Form von Oligosacchariden.

5.2.2 Fette (Lipide)

Die Fette sind biochemisch eine uneinheitlichere Gruppe als die Kohlenhydrate. In ihrer chemischen Struktur weisen sie erhebliche Unterschiede auf. Die Gemeinsamkeit besteht v.a. darin, dass sie nicht in Wasser (= hydrophil), sondern nur in Fettlösungsmitteln löslich sind (= lipophil), z.B. Alkohol.

Die 3 für die menschliche Ernährung wichtigsten Fette sind die Triglyzeride (= Neutralfette), das Cholesterin und die Phospholipide.

Die wichtigsten Fette für die Energiebereitstellung sind die Triglyzeride, sie werden auch als Neutralfette bezeichnet (s. Abb. 5.3). Von diesem Fett können praktisch beliebige Mengen für den Bedarfsfall gespeichert werden. Die Triglyzeride bestehen, wie der Name ausdrückt, aus einem Glyzerinmolekül, einem dreiwertigen Alkohol, an dem 3 freie Fettsäuren durch Wasserabspaltung gebunden werden. Die Bindung einer organischen Säure an eine Alkoholgruppe heißt Veresterung. Durch diesen Vorgang werden die freien Fettsäuren neutralisiert, daher der Name Neutralfette.

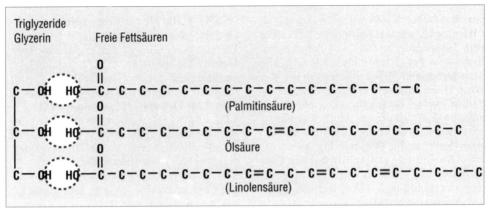

Abb. 5.3: Strukturformel der Triglyzeride. Sie werden aus einem Glyzerinmolekül und drei freien Fettsäuren durch Veresterung hergestellt.

Die freien Fettsäuren (FFS) stellen unterschiedlich lange Kohlenstoffketten dar, die sich an eine organische Säuregruppe, die Carboxylgruppe (COOH) anschließen. Kurzkettige FFS enthalten bis zu 6 Kohlenstoffatome, Fettsäuren mittlerer Kettenlänge 6–12 und langkettige Fettsäuren mehr als 12, bis zu 26 Kohlenstoffatomen. Die freien Fettsäuren sind Hauptenergieträger (s. Abschn. 16.2.6).

Nicht aus energetischer, aber aus gesundheitlicher Sicht ist der Sättigungsgrad dieser Fettsäuren wichtig. Ein Kohlenstoffatom hat 4 Bindungsmöglichkeiten. In der Kette kann es somit neben den Verbindungen zu den beiden Nachbarkohlenstoffatomen noch 2 Wasserstoffatome binden. Fehlt bei 2 benachbarten Kohlenstoffatomen jeweils 1 Wasserstoffatom, gehen sie eine sog. Doppelbindung ein, die Fettsäure ist ungesättigt. Besteht nur eine Doppelbindung, spricht man von einfach ungesättigten Fettsäuren (EUFS), liegen mehrere Doppelbindungen vor, von mehrfach ungesättigten Fettsäuren (MUFS). Abbildung 5.3 zeigt je ein Beispiel für eine gesättigte Fettsäure (Palmitinsäure), für eine einfach ungesättigte Fettsäure (Ölsäure) und für eine mehrfach ungesättigte Fettsäure (Linolensäure). Einfach und mehrfach ungesättigte Fettsäuren besitzen einen vorbeugenden Effekt gegenüber der Entwicklung der Arteriosklerose. Sie sind v.a. in Pflanzenfetten bzw. pflanzlichen Lebensmitteln zu finden. Durch die Doppelbindungen wird die Festigkeit dieser Fette vermindert, Pflanzenfette weisen daher meist die Natur von Ölen auf. Da dies für industrielle Prozesse ungünstig ist, werden primär ungesättigte Fettsäuren von der Industrie häufig durch Hinzufügen von Wasserstoff gehärtet (hydrogeniert). Dabei entstehen die sog. Transfettsäuren. Normalerweise stehen bei der Doppelbindung die beiden Wasserstoffatome auf der gleichen Seite. Durch den Vorgang der Härtung werden sie oft in eine Diagonalstellung verschoben, sie stehen in einer „Transstellung". Solche Transfettsäuren sind gesundheitlich ungünstig, weil Transfetten eine negative Wirkung insbesondere auf koronare Herzerkrankungen, insbesondere Schlaganfall und Herzinfarkt, zugeschrieben wird. Im Stoffwechsel wirken sie sich negativ auf das LDL/HDL-Cholesterin-Verhältnis und das Gesamtcholesterin aus (s. Abb. 5.4).

Unter den ungesättigten Fettsäuren gelten heute als besonders wertvoll die Omega-3-Fettsäuren (s. Abb. 5.4), wie sie z.B. im Fischöl vorkommen (z.B. Eikosapentaensäure). Der Name leitet sich von einer Doppelbindung am drittletzten Kohlenstoffatom ab (das letzte Kohlenstoffatom der Kette wird mit dem griechischen Buchstaben Omega

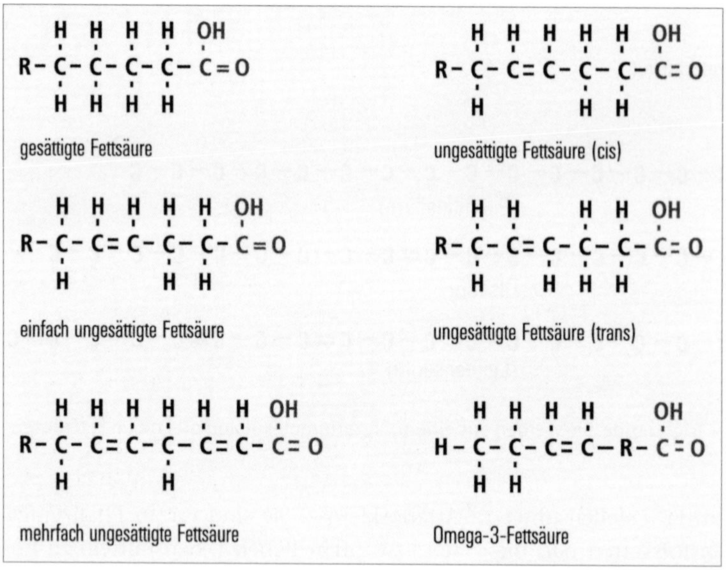

Abb. 5.4: Die Struktur der gesättigten, ungesättigten und mehrfach ungesättigten Fettsäuren unter Einschluss der Cis- und Transformen sowie der Omega-3-Fettsäuren. Der Säurerest ist rot gekennzeichnet.

bezeichnet). Diese langkettigen Fettsäuren haben eine günstige Wirkung auf Immunsystem, Thrombozytenaggregation, Fließeigenschaften des Bluts und hohe Serumtriglyzerinspiegel.

Triglyzeride enthalten die gleichen Grundbausteine wie auch Kohlenhydrate, nämlich Kohlenstoff, Wasserstoff und Sauerstoff. Sie können daher auch aus Kohlenhydraten hergestellt werden. Dies gilt allerdings nicht für alle ungesättigten Fettsäuren, die z.T. mit der Nahrung aufgenommen werden müssen. Sie sind für den Körper essenziell und heißen deshalb auch essenzielle Fettsäuren. Wegen der Notwendigkeit einer

Zufuhr mit der Ernährung wurden sie früher auch Vitamin F genannt. Dieser Ausdruck trifft jedoch nicht zu, da ein Vitamin definitionsgemäß keinen wesentlichen Energiegehalt besitzen darf. Ferner ist noch umstritten, welche der ungesättigten Fettsäuren wirklich essenziell sind. Dies gilt bisher nur für die Alpha-Linolensäure als sicher.

Phospholipide sind Lipide, die Phosphat enthalten. Als Beispiel hierfür wird das Lecithin aufgeführt (s. Abb. 5.5). Es findet sich in vielen Nahrungsmitteln, speziell Eiern und Weizenkeimöl. Im menschlichen Organismus kommt es v.a. im Nervengewebe, in den Markscheiden der Nervenfasern vor. Es ent-

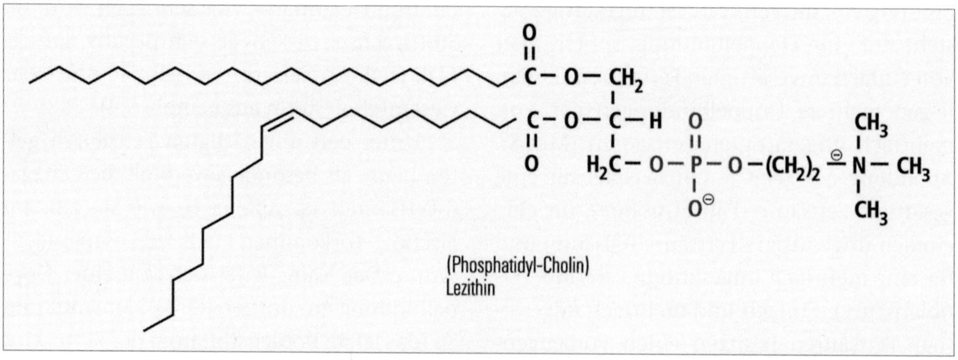

Abb. 5.5: Strukturformel von Lezithin (Phosphatidylcolin).

hält Cholin, das für den Überträgerstoff vieler Nerven, das Azetylcholin, als Baustein benötigt wird. Daher wurde seit jeher angenommen, dass die vermehrte Zufuhr von Lecithin mit der Ernährung die Hirnleistungsfähigkeit verbessert. Studien an Demenzkranken oder Menschen mit kognitiven Einschränkungen konnten jedoch keine Besserung durch Lecithingaben feststellen. Ähnliche Annahmen liegen für die körperliche Leistungsfähigkeit vor. Auch dies konnte durch entsprechende Untersuchungen bisher nie bewiesen werden.

Cholesterin besitzt eine gegenüber den Triglyzeriden komplett unterschiedliche Strukturformel (s. Abb. 5.6). Die Dreifachfette sind letztlich einfache lange Ketten, reine Energiespeicher, die bei Bedarf in die Verbrennung eingeschleust werden. Das Cholesterinmolekül stellt jedoch ein kompliziertes Ringsystem dar, das eine fettlösliche flache Scheibe darstellt, an die eine kurze wasserlösliche Fettsäure gebunden ist. Aufgrund dieser doppelten Löslichkeit und seiner Form eignet sich das Cholesterin besonders als Baustoff für Grenzflächen, speziell Zellwände. Darüber hinaus ist das Cholesterin eine wichtige Ausgangssubstanz für zahlreiche, auch für den Sportler wichtige Hormone, Vitamine und Medikamente. In dieser komplizierten Struktur ist es gewissermaßen als Brennstoff „viel zu schade". Das Viererringsystem, das das Grundgerüst des Choles-

terinmoleküls bildet, wird auch als Steroidgerüst bezeichnet. Hiervon leiten sich bspw. die Sexualhormone ab, speziell auch das männliche Sexualhormon (Testosteron), dem in der Muskelentwicklung besondere Bedeutung zukommt. Auch die Anabolika, also biochemisch analoge Substanzen zum Testosteron, die im Doping eine wesentliche Rolle spielen (s. auch Abschn. 35.1), entsprechen in ihrer Form dem Steroidgerüst. Die weiblichen Sexualhormone (Östrogen, Progesteron) weisen die gleiche Grundform auf. Andere Hormone mit dieser Struktur sind z.B. die Nebennierenrindenhormone, speziell das Cortison. Aus der Gruppe der Vitamine ist das Vitamin D ähnlich, das unter Sonneneinstrahlung in der Haut aus dem Cholesterin aufgebaut werden kann. Aus der Gruppe der Medikamente ist auf das früher wichtigste Herzmedikament Digitalis hinzuweisen.

Wörtlich übersetzt bedeutet der Begriff Cholesterin Gallenfett, da es erstmals in Gallensteinen gefunden wurde. Cholesterin wird über die Gallenflüssigkeit aus der Leber ausgeschieden und kann dann in der Gallenblase zu Steinen eingedickt werden. Es kommt aber keineswegs nur hier vor, sondern in jeder Zelle. Da es – wie beschrieben – keinen Brennstoff, sondern ein Strukturfett darstellt, ist es somit aus der Sicht des Sportlers für die Energiebereitstellung unbedeutend.

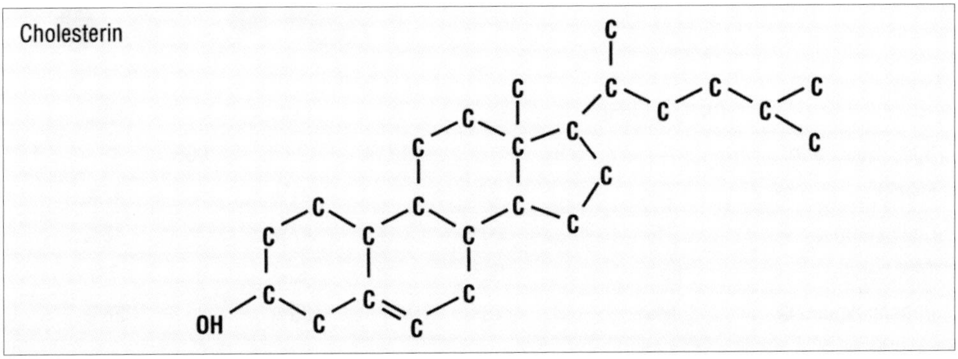

Abb. 5.6: Strukturformel des Cholesterins.

Allerdings kommt Cholesterin wegen seiner gesundheitlichen Stellenwert eine wichtige Bedeutung zu, da ein erhöhter Cholesterinwert im Blut die Entstehung einer Arteriosklerose begünstigt (s. Abschn. 16.2). Vor diesem Hintergrund ist auch die Beziehung zwischen Sport und Cholesterin von großem Interesse, da durch körperliche Aktivität die Verteilung des Cholesterins in den verschiedenen Lipoproteinfraktionen verändert werden kann.

Da Fette nicht in Wasser löslich sind, kommen sie in reiner Form im Organismus praktisch nicht vor. Sie binden sich an Proteine und werden dadurch wasserlöslich und in der Blutbahn transportierbar. Solche Fetteiweißkomplexe (**Lipoproteine**) enthalten stets unterschiedliche Anteile der 3 Lipidkomponenten Neutralfette, Cholesterin und Phospholipide. Die Lipoproteine werden nach der Molekülgröße bzw. ihrem spezifischen Gewicht eingeteilt (s. Abb. 5.7). Daraus ergibt sich auch je nach Zusammensetzung ein unterschiedliches gesundheitliches Risiko. Der Proteinanteil der Lipoproteine wird Apolipoprotein genannt. Diese weisen gemeinsam mit den Phospholipiden die hydrophile Oberfläche auf und ermöglichen so zum einen den Transport durch die Blut-

bahn, zum anderen spielen sie eine wichtige Rolle bei der Interaktion mit den Zellen. Je nach Zusammensetzung der Apolipoproteine ergeben sich unterschiedliche Transportpartikel. Die Apoproteine dienen dabei als Erkennungsfaktoren für spezifische Rezeptoren. Man unterscheidet im Wesentlichen 6 Apolipoproteine (ApoA, Apo B-48, Apo B-100, ApoC, ApoD und ApoE). Jedes Apolipoprotein hat eine spezifische Aufgabe im Körper. Defekte an den Apolipoproteinrezeptoren können Störungen im Lipidstoffwechsel (Arteriosklerose) hervorrufen.

Fettaufnahme. Die in Magen und Darm aufgenommenen Fette werden zunächst locker mit Eiweißen gekoppelt und in Form sehr großer Moleküle mit geringer Dichte, den Chylomikronen, zur Leber transportiert. Ihr spezifisches Gewicht liegt unter 0,9. Dort werden sie in Lipoproteine von zunächst noch sehr geringer Dichte (0,9–1,0) umgewandelt (Very Low Density Lipoprotein = VLDL). Diese werden dann an die Blutbahn abgegeben. Durch Abspaltung von Triglyzeriden werden sie weiter zu Lipoproteinen von immer noch geringer, aber größerer Dichte verdichtet (LDL = Low Density Lipoprotein, spezifisches Gewicht 1,006–1,06). Anschlie-

Lipoproteine	Chylomikrone	VLDL	LDL	HDL
Spez. Gew. g/ml	0,9 –	1,006 –	1,063 –	1,21
Eiweiß ●	2%	7%	21%	47%
Cholesterin ●	7%	20%	47%	18%
Triglyzeride ○	85%	55%	9%	7%
Phospholipide ●	6%	18%	23%	28%

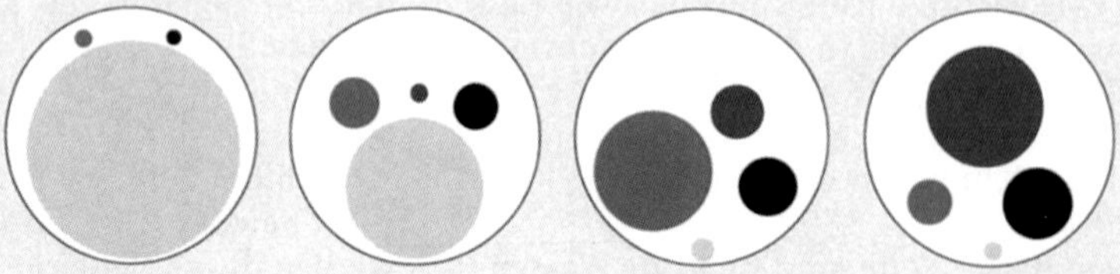

Abb. 5.7: Darstellung der Lipoproteine.

ßend erfolgt eine weitere Verdichtung zu kleinen kompakten Lipoproteinen (High Density Lipoprotein = HDL) mit einem spezifischen Gewicht zwischen 1,06 und 1,21. Die verschiedenen Klassen VLDL, LDL und HDL stellen ihrerseits jeweils Gruppen von Lipoproteinen dar, die aufgrund ihres spezifischen Gewichts noch weiter unterteilt werden, z.B. die HDL-Gruppe in 4 Untergruppen, von denen insbesondere die Gruppen HDL_2 und HDL_3 wichtig sind. LDL hingegen wird in 6 Subgruppen gefasst, die höchste Atherogenität besteht bei den besonders kleinen LDL-Partikeln 1 und 2, die geringste bei den größeren 5 und 6. Bereits daraus wird deutlich, dass die Aufteilung bzw. Zusammensetzung der Lipoproteine besonders aus gesundheitlicher Sicht wichtig ist. Bei der Entstehung der Arteriosklerose (s. auch Abschn. 16.2) spielt die Einlagerung von LDL in die Gefäßwand eine wesentliche Rolle. Umgekehrt werden Fette aus der Gefäßwand in Form von HDL abtransportiert. Wer im Blut einen hohen LDL-Gehalt aufweist, hat also eine hohe, wer einen hohen HDL-Anteil aufweist, eine geringe Herz-Kreislauf-Gefährdung. Die Konzentration an HDL im Blut wird durch körperliches Training (s. auch Abschn. 16.2.6), aber auch durch Nikotinkarenz und ggf. Alkoholgenuss erhöht. Jedoch ist die Menge des Alkohols entscheidend. In der Literatur wird daher nicht mehr als ein Glas Wein oder Bier empfohlen. Die Senkung des LDL-Spiegels wird in der Literatur kontrovers diskutiert. In einigen Studien konnte eine Senkung des LDL-Spiegels um etwa 10% durch körperliche Aktivität erreicht werden, in anderen Studien wurde durch körperliche Aktivität vielmehr der Triglyzeridspiegel gesenkt und der HDL-Spiegel erhöht. In diesen Studien wurde kein Einfluss auf LDL-Spiegel und Gesamtcholesterol gefunden. Außerdem kommt es durch ein Ausdauertraining durch eine Verschiebung von den eher kleinen LDL-1- und -2-Partikeln zu den „ungefährlicheren" LDL-5- und -6-Partikeln.

Bedeutung der Fette für die Ernährung des Sportlers

Fette sind an sich kein essenzieller Nährstoff, d.h. sie sind in der Ernährung – auch des Sportlers – für den Körper eigentlich verzichtbar, da sie vom Körper selbst aus Kohlenhydraten hergestellt werden. Ausnahmen sind die essenziellen Fettsäuren, speziell die Linolensäure (s.o.). Außerdem werden sie für die Aufnahme von fettlöslichen Vitaminen, den Vitaminen A, D, E und K (s.u.) benötigt. Die essenziellen Fettsäuren und auch die fettlöslichen Vitamine kommen allerdings in ausreichender Menge in pflanzlichen Fetten vor. Eine Aufnahme von tierischen Fetten ist somit für den Sportler eigentlich nicht erforderlich, wenn er seinen Energiebedarf anderweitig abdeckt (s. vegetarische Ernährung). Trotzdem nimmt der Sportler mit der üblichen Ernährung natürlich auch Fette, speziell tierische Fette auf, meist zu viel, z.B. durch Fleisch. Wenn so viel Energie aufgenommen werden muss, dass dies von der Menge her ausschließlich mit Kohlenhydraten nicht zu schaffen ist, z.B. während der Tour de France oder bei Bergsteigern, bei denen neben der Energiebereitstellung für das Klettern viel Energie für die Wärmebildung benötigt wird, kann auf eine besondere Fettzufuhr nicht verzichtet werden. Ansonsten ist ein relativ zu hoher Fettanteil in der Ernährung für den Sportler negativ, da dies einerseits z.T. auf Kosten der benötigten Kohlenhydrate geht, andererseits aus gesundheitlicher Sicht schädlich ist, da mit zu vielen Fetten auch zu viel Cholesterin aufgenommen wird, das wiederum die Entstehung der Arteriosklerose begünstigt.

Fettloading. In Analogie zum Kohlenhydratloading (s. auch Abschn. 5.2.1) wurden Versuche unternommen, durch eine erhöhte Fettzufuhr die Leistungsfähigkeit zu verbessern. Die Vorstellung besteht darin, dass hierdurch die Konzentration an freien Fettsäuren im Blut, die vom Muskel genutzt werden können, ansteigt. Ein Beweis für eine solche Annahme wurde bisher allerdings noch nicht erbracht. Hierbei wird 5–6 Tage vor Wettkampfbeginn eine sehr fettreiche Nahrung aufgenommen (60–70%). Diese Ernährungsweise sollen die Glykogenvorräte bei Ausdauerathleten schonen und die Fettverbrennung erhöhen. Jedoch konnten keine eindeutigen Vorteile einer solchen Kostform festgestellt werden.

Glyzerin. Glyzerin ist ein Bestandteil der Triglyzeride. Es wird nach Aufspaltung der Neutralfette in freie Fettsäuren und Glyzerin in die Leber transportiert und dort zum erneuten Aufbau von Traubenzucker (Neoglukogenese) verwendet. Theoretisch wäre es daher möglich, durch eine Aufnahme von Glyzerin die Leistungsfähigkeit zu steigern. Entsprechende Untersuchungen konnten eine solche Vermutung bisher allerdings noch nicht beweisen.

Carnitin. Carnitin, eine Art Aminosäure, spielt eine wichtige Rolle im Energiestoffwechsel der Fette. Von den beiden optischen Isomeren des Carnitins ist die biologisch aktive Form das linksdrehende Isomer, das L-Carnitin. Dieses übernimmt eine Transportfunktion: An Grenzschichten, z.B. beim Ein-

tritt durch die Zellwand in die Zelle, speziell aber an der Doppelmembran der Mitochondrien, verbindet sich Carnitin an der Außenwand mit einer langkettigen Fettsäure, schleust diese nach innen und gibt sie dort frei (s. Abb. 5.8). Anschließend kehrt es zurück und holt die nächste Fettsäure. Angesichts dieser Funktion erscheint die Annahme logisch, dass die Geschwindigkeit der Fettverbrennung durch zusätzliche Gabe von Carnitin verbessert werden könnte. Unter Langzeitausdauersportlern, speziell Langläufern, Triathleten oder Radfahrern, ist daher heute die Einnahme von Carnitin weit verbreitet (s. dazu auch Abschn. 5.7), doch konnten Studien keine Beweise für eine muskuläre Carnitinerhöhung gezeigt werden.

Fettsäuren mittlerer Kettenlänge. Fettsäuren mit einer Kettenlänge von 6–12 Kohlenstoffatomen können direkt vom Darm in die Blutbahn aufgenommen werden, ohne Umwandlung in Chylomikrone. Sie stehen damit theoretisch dem Muskel direkt zur Verfügung. Aus diesem Grund werden zur Leistungssteigerung im Ausdauerbereich kommerzielle Präparate angeboten. Der Beweis eines solchen leistungssteigernden Effekts steht allerdings aus.

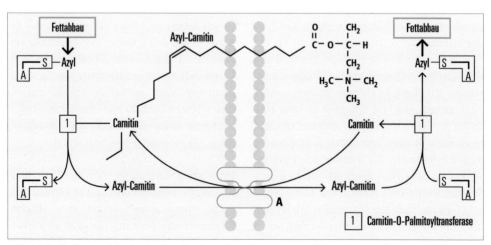

Abb. 5.8: Rolle des Carnitins im Stoffwechsel. Das komplexe Carnitin dient im Fettstoffwechsel als Transportmedium. Die aktivierten Fettsäuren werden in Zytoplasma auf Carnitin übertragen und dann in den Matrixraum geschleust. Dort werden die Fettsäuren vom Carnitin auf CoA rücküberttragen.

Der überwiegende Teil der Studien zeigte bei einer Zufuhr von durchschnittlich 30–86 g MCF nicht den erhofften Effekt, sondern häufig Probleme im Magen-Darm-Trakt (z.B. Durchfälle).

Merksätze

⊿ Die Fette sind eine biochemisch uneinheitliche Gruppe. Die Gemeinsamkeit besteht v.a. darin, dass sie nicht in Wasser (sie sind nicht hydrophil), sondern nur in Fettlösungsmitteln löslich sind, z.B. Alkohol (= lipophil).

⊿ Die 3 für die menschliche Ernährung wichtigsten Fette sind die Triglyzeride (= Neutralfette), das Cholesterin und die Phospholipide.

⊿ Fette binden sich an Proteine und werden dadurch wasserlöslich und auch in der Blutbahn transportierbar. Solche Fetteiweißkomplexe (Lipoproteine) enthalten stets unterschiedliche Anteile der 3 Lipidkomponenten. LDL stellt das Lipoprotein mit der niedrigsten und HDL das mit der höchsten Dichte dar.

⊿ Die Aufteilung der Lipoproteine ist besonders aus gesundheitlicher Sicht wichtig. Das LDL ist besonders atherogen. Dagegen sorgt das HDL für einen Abtransport der Fette aus der Blutbahn.

⊿ Aus sportlicher Sicht ist eine Fettzufuhr dann sinnvoll, wenn sehr viel Energie aufgenommen werden muss, die von der Menge her ausschließlich mit Kohlenhydraten nicht zu schaffen ist, z.B. während der Tour de France. Ansonsten ist ein relativ zu hoher Fettanteil in der Ernährung für den Sportler negativ, da dies z.T. auf Kosten der benötigten Kohlenhydrate und der Gesundheit geht.

5.2.3 Eiweiße (Proteine)

Allgemeine Bedeutung für den Organismus. Eiweiße bestehen ebenso wie Fette und Kohlenhydrate aus Kohlenstoff, Wasserstoff und Sauerstoff, zusätzlich kommen noch die Elemente Stickstoff und z.T. auch Schwefel hinzu. Schon hierin zeigt sich, dass ihnen unter den 3 sog. Energieträgern eine Sonderstellung zukommt. Auch sie sind für den Organismus „gewissermaßen zu schade, um nur verbrannt zu werden". Trotzdem trifft es nicht zu, wie häufig geglaubt, dass Eiweiße überhaupt nicht zum Energiestoffwechsel beitragen. Nach Abbau und Entfernung des Stickstoffs (Aminogruppe) wird das verbleibende Kohlenstoffskelett in der Leber teilweise zum Aufbau von Glukose (Glukoneogenese) bzw. Fetten genutzt oder direkt in den Zitronensäurezyklus eingeschleust. In Ruhe tragen damit die Eiweiße mit ca. 2,5% zum Energiestoffwechsel bei, unter Belastung kann dieser Anteil bis auf 10% ansteigen. Da dies unter hohem Energieaufwand geschieht, werden sie nur in Ausnahmefällen unter Kohlenhydratmangel zur Energieversorgung verwendet. Jedoch werden durch Ausdauersport Muskelfasern verschlissen und strukturelle Veränderungen der Zellmembranen hervorgerufen, was einen Proteinmehrbedarf erklärt. Der Abbau von körpereigenen Eiweißstrukturen wird als Katabolismus bezeichnet, entsprechende Vorgänge, die mit einem solchen Abbau einhergehen, als katabol.

Aus sportlicher Sicht kommen den Eiweißen folgende Funktionen zu:

Strukturfunktion. Eiweiße sind entscheidend am Aufbau von Körperstrukturen beteiligt, für den Sportler bspw. am Aufbau der Muskulatur. Die kontraktilen Elemente des Muskels (Aktinomyosin) stellen typische Eiweiße dar. Der Aufbau von Körperstrukturen durch Eiweiße wird als Anabolismus bezeichnet, entsprechende Vorgänge als anabol.

Enzymfunktion. Fast alle Enzyme, die als Biokatalysatoren die verschiedensten physiologischen Prozesse regeln, enthalten einen Eiweißanteil, der als Trägersubstanz (Apoenzym) die eigentliche Wirkgruppe (Coenzym) ergänzt. Die Stoffwechselfunktionen werden unter körperlicher Aktivität vermehrt beansprucht. Daher braucht keineswegs nur der Kraftathlet zum Muskelaufbau, sondern auch der Ausdauerathlet zur Regelung seiner Stoffwechselfunktionen vermehrt Eiweiß, weil diese Enzyme sich im Verlauf ihrer Aktivität verschleißen.

Hormonale Funktion. Verschiedene Hormone, die Stoffwechselprozesse regeln, sind eiweißartiger Natur, z.B. Insulin. Das Gleiche gilt für Überträgerstoffe im Gehirn, z.B. die Endorphine (s. auch Kap. 29).

Immunfunktion. Den Eiweißen kommt eine entscheidende Rolle in der körpereigenen Abwehr zu, besonders durch den Aufbau von Antikörpern. Werden unter hohen Belastungen beim Sportler viele Eiweiße verbraucht (katabole Zustände), kann sich dies negativ auf das Abwehrsystem auswirken. Des Weiteren haben sie in Form von Gerinnungsfaktoren (Fibrinogen und Thrombin) wichtige Schutzfunktionen.

Pufferfunktion im Säure-Basen-Haushalt. Eiweiße können je nach Bedarf sowohl saure als auch alkalische Valenzen binden und sind daher von entscheidender Bedeutung für die Aufrechterhaltung des optimalen pH-Werts: Auch dies ist für den Sportler im Zustand der Übersäuerung wesentlich.

Bedeutung für den Flüssigkeitshaushalt. Die Eiweiße besitzen einen sog. kolloidosmotischen Druck und sorgen dafür, dass Flüssigkeit optimal verteilt bzw. in den Gefäßen gehalten wird (s. auch Abschn. 5.5). Selbstverständlich ist auch die Regulierung des Flüssigkeitshaushalts für den Sportler wesentlich.

Transportfunktion. Eiweiße sind wichtige Transportmoleküle für unterschiedliche Substanzen. Auf die Lipoproteine wurde bereits im vorangegangenen Abschnitt verwiesen.

Zur **Energiebereitstellung** s.o.

Biochemie der Eiweiße

Das Grundelement aller Eiweiße bilden die sog. Aminosäuren. Das Schema aller Aminosäuren und eine Reihe wichtiger Vertreter dieser Familie zeigen Abbildung 5.9 und 5.10. Kennzeichnende Strukturen sind eine organische Säuregruppe (Carboxylgruppe) und eine am nächsten Kohlenstoff angebundene stickstoffhaltige Aminogruppe. Der Rest des Moleküls kann sehr unterschiedlich geformt sein.

Im menschlichen Organismus spielen etwa 20 Aminosäuren eine Rolle. Diese sind in Tabelle 5.1 aufgeführt. Hierbei wird unterschieden zwischen Aminosäuren, die der Körper selbst herstellen kann (nichtessenzielle Aminosäuren), sofern die Einzelmoleküle zur Verfügung stehen, und Aminosäuren, die er nicht aufbauen kann, sondern mit der Nahrung aufnehmen muss (essenzielle Aminosäuren). Diese sind in Tabelle 5.1 getrennt aufgelistet.

Wenn sich Aminosäuren miteinander verbinden, entstehen Peptide. Ab Kettengrößen von 50–100 Aminosäuren wird von einem Polypeptid gesprochen, darunter heißen sie Oligopeptide. Mehr als 100 Amino-

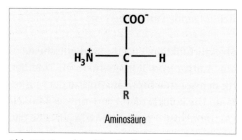

Abb. 5.9: Grundstruktur der Aminosäuren. Sie unterscheiden sich nur in der Natur ihrer Seitenkette R (rot), die für jede Aminosäure spezifisch ist.

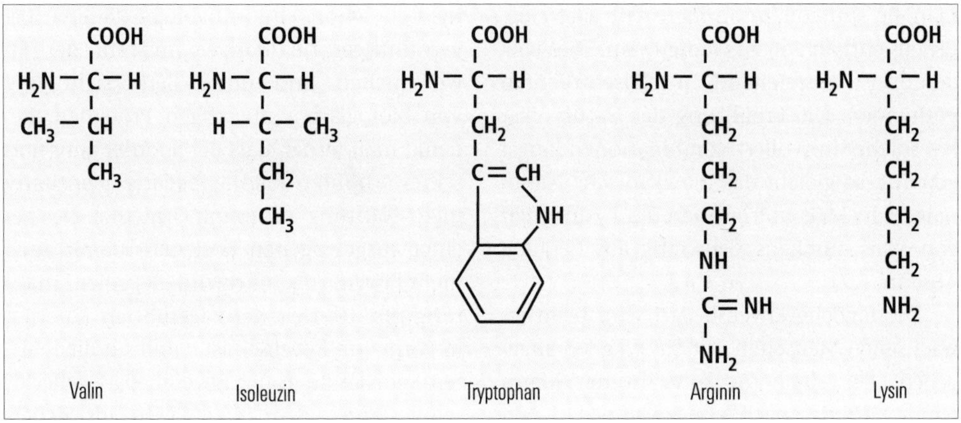

Abb. 5.10: Die Strukturformeln einiger wichtiger Aminosäuren. Tryptophan zählt wie Valin und Leuzin zu den sog. verzweigtkettigen Aminosäuren.

säuren bilden jeweils ein Eiweiß oder Protein. Der Abbau der Eiweiße erfolgt durch eine Desaminierung, d.h. eine Abspaltung der Aminogruppe „-NH2". Das verbliebene Kohlenstoffskelett wird in der Leber weiter verwertet, verbrannt oder in Fette bzw. Kohlenhydrate (Glukoneogenese) umgebaut. Je 2 -NH2-Gruppen werden anschließend mit einem CO_2-Molekül kombiniert und als Harnstoff ausgeschieden.

Rolle der Eiweiße in der Ernährung

Eiweiße bzw. Aminosäuren sind für die Ernährung unverzichtbar, da nur durch sie der notwendige Stickstoff aufgenommen werden kann. Hinzu kommt, dass ausreichende Mengen von jeder einzelnen essenziellen Aminosäure enthalten sein müssen. Lebensmittel, die von allen essenziellen Aminosäuren hinreichende Mengen enthalten, werden als biologisch vollwertig bezeichnet. Die biologische Wertigkeit von tierischen Eiweißquellen wie Fisch, Fleisch, Hühnereiweiß und Milchprodukten liegt bei 100%, d.h., sie enthalten alle erforderlichen essenziellen Aminosäuren in ausreichender Konzentration. Wichtige pflanzliche Eiweißquellen sind v.a. Hülsenfrüchte wie Erbsen, Bohnen und Linsen. Aber auch Brot, Getreide, Kartoffeln etc. enthalten Eiweiß. Pflanzliche Eiweiße sind i.A. jedoch nicht vollwertig, d.h.,

Tab. 5.1: Essenzielle und nichtessenzielle Aminosäuren, die für den Menschen wichtig sind

Essenzielle - Aminosäuren	Nichtessenzielle Aminosäuren
Histidin	Alanin
Isoleuzin*	Arginin
Leuzin	Asparagin
Lysin	Asparaginsäure
Methionin	Cystein
Phenylalanin	Glutaminsäure
Threonin	Glutamin
Tryptophan	Glycin
Valin*	Prolin
	Serin
	Tyrosin

* verzweigtkettige Aminosäure

ihnen fehlt die eine oder andere Aminosäure. Die biologische Wertigkeit von Nahrungseiweiß gibt an, wie viel Gramm Körpereiweiß durch 100 g des entsprechenden Nahrungseiweißes aufgebaut werden kann. Eine Ausnahme bildet lediglich die Sojabohne, sie ist biologisch vollwertig. Ein weiterer Nachteil des pflanzlichen Eiweißes ist seine geringe Konzentration. So enthalten z.B. 30 g Fisch etwa 14 g Eiweiß, die gleiche Menge an Bohnen, also eine sehr eiweißhaltige Pflanze, liefert dagegen nur 5 g Eiweiß. Trotzdem kann man sich auch mit pflanzlichen Eiweißen durchaus vollwertig ernähren, wenn man sie sinnvoll zusammenstellt. Getreide-Eiweiß enthält z.B. zu wenig Lysin. Dies wiederum ist ausreichend in Hülsenfrüchten vorhanden. Die Ernährung der Naturvölker hat solche sinnvollen Kombinationen längst erkannt, so gleicht das mexikanische Nationalgericht Mais mit Bohnen das Lysindefizit von Mais durchaus vollwertig aus (s. auch Abschn. 5.7).

Der tägliche Eiweißbedarf wird beim erwachsenen Menschen mit 0,8 g/kg KG angegeben. Für einen 70 kg schweren Mann würde sich demnach ein Eiweißbedarf von 56 g/d errechnen (enthalten in etwa 200 g magerem Fleisch). Dieser Wert enthält jedoch noch Reserven, da er davon ausgeht, dass nicht alle Eiweiße biologisch vollwertig sind und ihre Bioverfügbarkeit unterschiedlich ist und zusätzlich ein Sicherheitszuschlag von 30% für körperliche Belastung eingerechnet wird. Bei einer ausschließlichen Ernährung mit vollwertigem Eiweiß dürfte der Tagesbedarf nur bei 0,5 g/kg KG liegen. Im Wachstumsalter ist der Eiweißbedarf erhöht, er beträgt beim Säugling 2,2 g/kg/d, beim Kind bis zu 6 Jahren 1,2 g/kg KG/d, vom 7.–18. Lebensjahr ca. 1 g/kg KG/d. Auch bei schwangeren und stillenden Frauen kann der Bedarf mit 1 g/kg KG/d angenommen werden.

Spezielle Bedeutung der Eiweiße für die Sporternährung

Obwohl Eiweiße für den Muskelaufbau eine große Bedeutung haben, wurde und wird die Rolle der Eiweiße für den Sportler häufig überbewertet. Selbstverständlich sind Eiweiße für den Sportler wichtig, nicht nur für den Aufbau der Muskulatur bei Kraftathleten, sondern auch für die Funktion der Enzymsysteme beim Ausdauersportler, für den Erhalt der Abwehrfunktion bei hohen Belastungen etc. Der Sportler benötigt somit mehr Eiweiß als ein körperlich Inaktiver. Allerdings wird das Ausmaß dieses Mehrbedarfs meist weit überschätzt. Wie ausgeführt, enthält die übliche Angabe von 0,8 g Eiweiß/kg

KG tgl. schon eine erhebliche Reserve bei vernünftiger qualitativer Auswahl der Eiweißquellen und unter Berücksichtigung von biologisch vollwertigen Proteinen. Bedenkt man ferner, dass der Sportler aufgrund seines erhöhten Kalorienbedarfs quantitativ mehr Nahrung aufnimmt, bedeutet dies bei einer ausgewogenen Kost, dass damit auch mehr Eiweiß zugeführt wird. Bei einer Ernährung mit 10–15% der zugeführten Kalorien in Form von Eiweißen ist damit für die meisten Sportler auch der Eiweißbedarf gedeckt, selbst dann, wenn man diesen aus Sicherheitsgründen für den Ausdauersportler mit 1,5 g/kg KG ansetzt.

Darüber liegende Empfehlungen, die früher gegeben wurden und teilweise heute noch praktiziert werden, liegen mit Sicherheit zu hoch. Eiweißzufuhren von bis zu 3 g/kg KG/d, bei extremen Kraftathleten sogar von bis zu 6 g/kg KG/d können sich vielmehr gesundheitsschädigend auswirken. Sie werden i.A. mit einer Zufuhr von tierischem Eiweiß realisiert. Die hierzu erforderlichen großen Mengen an Fleisch enthalten zum einen sehr viele Zellkerne mit Kernsäuren, zum anderen große Fettmengen. Beim Abbau der Kernsäuren entsteht Harnsäure, die dann im Urin ausfallen kann und bei entsprechend empfindlichen Sportlern die Bildung von Nierensteinen fördert und somit die Niere geschädigt werden kann, v.a. wenn zusätzlich die Trinkmengen nicht ausreichend sind. Außerdem können sich diese Abbauprodukte in Gelenken und Sehnen ablagern und die Verletzungsanfälligkeit erhöhen. Die großen aufgenommenen Fettmengen können außerdem die Ausbildung einer Arteriosklerose beschleunigen.

Auch für die Anwendung spezieller Eiweiß- und Aminosäurepräparate, ohne die viele Sportler heute nicht auszukommen glauben und die in vielen Fitnessstudios angepriesen werden, gibt es i.A. keinen vernünftigen Grund. Sie befriedigen nur einen nicht vorhandenen Bedarf. Solche Präparate können nur in wenigen Ausnahmefällen sinnvoll sein:

- Kraftathleten, z.B. Gewichtheber der Weltspitze mit einem KG von 150 kg und mehr, benötigen bei einem angenommenen Bedarf von bis zu 2 g/kg KG 300 g Eiweiß pro Tag und damit so große Mengen, dass diese bei Absättigung aus natürlichen Quellen (Fleisch) die genannten Gefahren mit sich bringen könnten. Aus diesem Grund ist für sie die Einnahme von Eiweißpulver, meist auf Sojabohnenbasis, sinnvoll.
- In einer Reihe von Sportarten, z.B. Turnen, Eiskunstlauf etc., belasten sich heute vorwiegend auch Kinder extrem, die schon durch ihr Wachstum einen erhöhten Eiweißbedarf aufweisen. Gleichzeitig wird versucht, bei ihnen zur Leistungsoptimierung das Körpergewicht niedrig zu halten. Durch die hierzu erforderliche relative Mangelernährung kann ein Eiweißdefizit entstehen, das zu gesundheitlichen Schäden, speziell Wachstumsstörungen, führen kann. In solchen Fällen sollte die Einnahme von Eiweißpräparaten erwogen werden, um zumindest Eiweißmangelschäden bei diesen insgesamt gesundheitlich sehr bedenklichen Praktiken zu verhindern.
- Auch im Ausdauerbereich neigen insbesondere Sportlerinnen zu Mangelernährung, um ihr Körpergewicht niedrig zu halten, bis hin zur Magersucht. Auch hier sollte man eine vernünftige Ernährung empfehlen. Wenn dies nicht angenommen wird, sollte man zumindest die Einnahme von Eiweißpräparaten anraten.

In den letzten Jahren wurden zunehmend spezifische Aspekte einzelner Aminosäuren bekannt. Diese sind aus physiologischer Sicht teilweise von erheblichem Interesse. Sie werden andererseits, obwohl häufig unbewiesen, zur Vermarktung spezieller Aminosäurepräparate benutzt.

Arginin, Lysin, Ornithin. Die Infusion dieser 3 Aminosäuren (s. auch Abb. 5.10) führt zu einer vermehrten Freisetzung von Wachstumshormonen (HGH). Wachstumshormon hat einen anabolen Effekt, d.h., es führt auch zu einer Hypertrophie der Skelettmuskulatur. Aus diesem Grund wird der Einnahme entsprechender Präparate eine anabole Wirkung über den reinen Effekt einer Eiweißzufuhr hinaus nachgesagt. Die hierfür erforderlichen Konzentrationen an Aminosäuren werden durch die noch dazu sehr teuren Präparate aber nicht erreicht.

Tryptophan und **verzweigtkettige Aminosäuren (VKAS).** Tryptophan einerseits und die VKAS Isoleuzin und Valin andererseits (s. Abb. 5.10) sind hinsichtlich des Phänomens der Ermüdung interdependent. Ermüdung wird, je nach Belastungsform, durch sehr unterschiedliche mechanische und metabolische Vorgänge ausgelöst. Insbesondere bei Langzeitausdauerbelastungen kann sie durch zentrale, im Gehirn ablaufende Vorgänge bewirkt werden. Im Gehirn wird das Ermüdungsgefühl durch den wichtigen Neurotransmitter Serotonin (= 5-Hydroxytryptamin bzw. 5-HT) vermittelt, der sich vom Tryptophan ableitet. Ein erhöhtes Tryptophanangebot an das Gehirn könnte somit eine verstärkte Produktion dieses Neurotransmitters bewirken. Andererseits besteht hinsichtlich des Rezeptors für die Aufnahme von Tryptophan in das Gehirn eine Konkurrenz mit den VKAS. Werden bei einer Ausdauerbelastung in verstärktem Maße Eiweiße verbrannt, speziell VKAS, steigt die relative Konzentration von Tryptophan im Serum an, dies könnte dann über eine erhöhte Serotoninproduktion Ermüdung bedeuten. Umgekehrt könnte man durch eine verstärkte Zufuhr von VKAS den Ermüdungsgrad herabsetzen bzw. das Einsetzen von Ermüdung verzögern.

Aus diesen physiologischen Erkenntnissen zur Entstehung von Ermüdung lassen sich theoretisch 2 Interventionsmöglichkeiten über die Ernährung ableiten, die beide propagiert wurden. Zum einen könnten vermehrt VKAS in entsprechenden Präparaten zugeführt werden, um Ermüdung zu verhindern. Zum anderen dämpft Serotonin/5-HT nicht nur die allgemeine Aktivität, sondern auch Schmerzrezeption und Belastungsempfinden. Auf diese Weise könnte ihre vermehrte Produktion zu einem größeren Durchhaltevermögen führen. In diesem Fall würde sich Tryptophan leistungssteigernd auswirken. Ein Beleg für die Gültigkeit einer dieser beiden gegensätzlichen Ansätze konnte bisher noch nicht erbracht werden, entsprechend auch kein Beweis für die Wirksamkeit von Präparaten mit den genannten Aminosäuren.

Glutamin. Glutamin wird vermehrt in den Zellen des Immunsystems gefunden und dort wahrscheinlich auch verstoffwechselt. Aus diesem Grund wurde eine spezielle Bedeutung dieser Aminosäure für die Abwehrfunktion angenommen. Weiterhin wird ein Glutaminmangel mit der Entwicklung eines Übertrainingszustands in Verbindung gebracht. Glutaminpräparate werden daher empfohlen, um die Abwehrfunktion zu verbessern bzw. der Entwicklung eines Übertrainingszustands vorzubeugen. Wissenschaftliche Belege für diese Hypothesen liegen noch nicht vor.

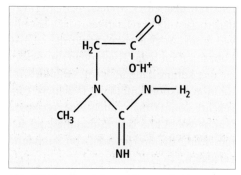

Abb. 5.11: Kreatin wird vom Körper selbst hergestellt.

Aspartat. Kalium- bzw. Magnesiumaspartat, Salze der nichtessenziellen Aminosäure Asparginsäure, werden mit einer Verbesserung der aeroben Leistungsfähigkeit in Verbindung gebracht. Als mögliche Ursache werden eine Verbesserung des Fettsäurestoffwechsels und damit ein Spareffekt auf das Glykogen angenommen. Darüber hinaus soll die Anhäufung von Ammoniak, dem Stoffwechselendprodukt der Eiweiße, vermindert werden, da dessen Konzentrationsanstieg im Serum mit Ermüdungserscheinungen verbunden ist. Definitive Beweise hierfür liegen gleichfalls noch nicht vor.

Glyzin, Gelatine. Glyzin stellt eine Aminosäure dar, die v.a. im Kollagen vorkommt. Hieraus wird Gelatine gewonnen, die einen hohen Glyzinanteil enthält. Als einfachste Aminosäure ist sie besonders in Phasen des Wachstums von großer Bedeutung. Glyzin wird für den Aufbau von Kreatin benötigt. Da Kreatinphosphat wesentlich an der Energiebereitstellung beteiligt ist, wurde für Glyzin eine leistungssteigernde Wirkung angenommen. Aufgrund der Bedeutung von Kollagen für den Aufbau des Bindegewebes wurde ferner für die Zufuhr von Gelatine- bzw. Glyzinpräparaten eine Bedeutung bei der Verhinderung von Überlastungsschäden des intramuskulären Bindegewebes angenommen. Für beide Hypothesen liegen keine hinreichenden Beweise vor.

Kreatin. Kreatin ist keine eigentliche Aminosäure, enthält aber Stickstoff und wird daher besprochen (s. Abb. 5.11), zumal ihm in letzter Zeit eine zunehmende Bedeutung zur Leistungssteigerung v.a. in Kraft- und Schnellkraftsportarten nachgesagt wird. Kreatin kann nach oraler Zufuhr direkt vom Muskel aufgenommen und zur Synthese von Kreatinphosphat genutzt werden. In einer Reihe von objektiven Untersuchungen konnten Leistungssteigerungen in den genannten Sportarten festgestellt werden. Hierzu werden tgl. 20–30 g Kreatin eingenommen. Auf der anderen Seite führt dies zu einer vermehrten Wassereinlagerung in die Muskulatur, damit zu Spannungsgefühlen im Muskel und zu einer Gewichtszunahme, die den Erfolg beeinträchtigen. Da Kreatin normalerweise mit der Nahrung, v.a. mit Fleisch aufgenommen wird, ist die Grenze gegenüber einem Dopingverfahren nur schwer zu ziehen (s. Abschn. 5.8.3).

Inosin. Inosin ist gleichfalls keine Aminosäure, sondern gehört zu den Nukleosiden, die z.B. als Strukturelemente für die Kernsäuren wichtig sind. Da es Stickstoff enthält, wird es ebenfalls hier mit genannt. Inosin soll die ATP-Produktion im Muskel erhöhen und damit die Kraftleistung verbessern; gleichzeitig soll die Sauerstoffabgabe im Muskel gesteigert werden und damit sollen auch Ausdauerathleten von dieser Substanz profitieren. Ein Beweis für diese in der Werbung verbreiteten Thesen wurde bisher noch nicht erbracht.

Merksätze

◢ Eiweiße bestehen aus Kohlenstoff, Wasserstoff und Sauerstoff sowie Stickstoff und teilweise auch Schwefel.

◢ Der Abbau von körpereigenen Eiweißstrukturen wird als Katabolismus bezeichnet, umgekehrt heißt der Aufbau Anabolismus.

◢ Aminosäuren sind für die Ernährung unverzichtbar, da nur durch sie der notwendige Stickstoff aufgenommen werden kann.

◢ Essenzielle Aminosäuren können nicht im Körper synthetisiert werden, sondern müssen mit der Nahrung zugeführt werden.

◢ Mit einem Eiweißgehalt von 10–15% der zugeführten Kalorien ist für die meisten Sportler der Eiweißbedarf gedeckt.

5.3 Vitamine

Vitamine stellen für den Körper lebensnotwendige Substanzen dar, die von ihm nicht selbst hergestellt werden können und daher von außen zugeführt werden müssen. Damit stehen sie zumindest teilweise im Gegensatz zu den Energieträgern. Hinzu kommt, dass sie in sehr geringen, kalorisch unbedeutenden Mengen vorkommen. Der Begriff Vitamin geht von der früheren irrigen Annahme aus, es handele sich um für das Leben (vita) notwendige Amine. Tatsächlich enthalten aber zahlreiche Vitamine keine Aminogruppe (z.B. Vitamin C und D).

Die Vitamine wurden in der Reihenfolge ihrer Entdeckung mit Buchstaben bezeichnet. Dabei stellte sich später heraus, dass manchen Stoffen der Vitamincharakter irrtümlicherweise zugebilligt worden war. Aus diesem Grund ist die Buchstabenbezeichnung in ihrer Reihenfolge nicht konsequent und logisch.

Eine Reihe von Vitaminen kann auch in Form von Vorstufen (Provitaminen) aufgenommen werden, die dann im Stoffwechsel in das eigentlich wirksame Vitamin umgewandelt werden.

Die Funktion der Vitamine ist sehr unterschiedlich und teilweise noch nicht geklärt. Die Bedeutung sehr vieler Vitamine, speziell der sog. B-Vitamine, besteht in ihrer Beteiligung an Enzymen. Sie bilden häufig die effektive Wirkgruppe eines Enzyms, das sog. Coenzym, das zusammen mit dem Eiweißträger, dem Apoenzym, das Gesamtenzym ergibt. Aus gesundheitlicher Sicht ist wichtig, dass eine Reihe von Vitaminen die Aufgabe hat, Sauerstoffradikale abzufangen, die gewebsschädigend wirken können, speziell Vitamin C, E und Betakarotin (Provitamin A). Sportler und Nichtsportler nehmen ferner regelmäßig Vitamine ein, wenn sie sich von Infektionen bedroht sehen. Die Frage, welche Rolle Vitamine bei der Infektabwehr spielen, ist allerdings noch umstritten.

Die Funktion der Vitamine bei der Regelung wichtiger Stoffwechselprozesse und der Abwehr freier Sauerstoffradikale ist besonders auch für den Sportler von großem Interesse. Mangelerscheinungen können die körperliche Leistungsfähigkeit erheblich einschränken.

Es gibt daher kaum einen Sportler, der nicht zumindest zeitweise Vitamine einnimmt, um seine Leistungsfähigkeit zu verbessern bzw. sich seine Gesundheit zu erhalten. Auch wenn die Werbung für Vitaminpräparate anderes suggeriert, ist die Einnahme von Vitaminpillen durch Sportler in den allermeisten Fällen überflüssig, aber glücklicherweise ungefährlich. Zwar benötigen Sportler aufgrund ihrer höheren Stoffwechselaktivität und des stärkeren Sauerstoffumsatzes mehr Vitamine als Nichtsportler. Dies kann aber durch eine gesunde ausgewogene Ernährung des Sportlers ausgeglichen werden, da die erhöhte Kalorienzufuhr mit einer notwendigerweise vermehrten Aufnahme von Vitaminen einhergeht. Eine Vitaminaufnahme über den normalen Bedarf hinaus (Vitaminsubstitution) ist also lediglich unter speziellen Bedingungen sinnvoll, z.B. bei nachgewiesenem Defizit an bestimmten Vitaminen oder auch bei einer aus sportlicher Sicht für notwendig erachteten Ernährungseinschränkung. Dies ist der Fall, wenn das Gewicht aus der Zielsetzung des Sports heraus niedrig gehalten werden soll, z.B. bei Eiskunstläufern, Kunstturnern, z.T. bei Langläufern etc. Unabhängig davon, ob eine solche Ernährungsweise aus gesundheitlicher Sicht vertretbar bzw. aus Leistungssicht sinnvoll ist oder nicht, sollten dann Vitamintabletten eingenommen werden, um zumindest in diesem Bereich potenzielle Mangelzustände zu verhindern. Dies sollte dann allerdings in einer vernünftigen Dosierung erfolgen. Vernünftig heißt, dass max. die üblicherweise empfohlene Tagesaufnahmemenge eines bestimmten Vitamins in Tablettenform zugeführt wird. Durch die zusätzliche Aufnahme des Vitamins mit der Ernährung wird eine überdurchschnittlich hohe Aufnahme garantiert.

Gefährlich werden können sog. Megadosen an Vitaminen, also unvernünftig hohe Mengen, die dem Zehnfachen und mehr des normalen Bedarfs entsprechen. Problematisch ist dies insbesondere für die fettlöslichen Vitamine (Vitamin A, D, E und K), da diese im Gegensatz zu den wasserlöslichen Vitaminen nicht über die Niere ausgeschieden, sondern im Körperfett gespeichert werden. Zu tödlichen Vitaminvergiftungen kann es speziell bei Überdosierungen von Vitamin A und D kommen.

Im Folgenden werden die Vitamine einzeln besprochen. Zurzeit wird 13 Substanzen Vitamincharakter zugesprochen, 4 davon sind fettlösliche Vitamine und 9 wasserlösliche. Anschließend wird eine Reihe von Stoffen besprochen, für die gerade auch aus der Sicht des Sports Vitamincharakter diskutiert wird.

Merksätze
- Vitamine werden als für den Körper lebensnotwendige Substanzen definiert, die von ihm nicht selbst hergestellt werden können und daher von außen in sehr geringen, kalorisch unbedeutenden Mengen zugeführt werden müssen.
- Man unterscheidet fettlösliche (ADEK) von wasserlöslichen Vitaminen.
- Ein Vitaminmangel kann u.U. zu speziellen Krankheitsbildern führen, z.B. Anämie, Skorbut etc.
- Bei einer ausreichenden und ausgewogenen Kost ist eine Zufuhr von außen auch für Sportler nicht zwingend.

5.3.1 Fettlösliche Vitamine

Vitamin A (Retinol)

Vitamin A wird in seiner aktiven Form als Retinol aufgenommen, aber auch in einer Reihe von Vorstufen (Provitaminen), wobei das wichtigste unter ihnen das Betakarotin ist. Aus diesem Grund wird die erforderliche Menge in Retinoleinheiten (RE) angegeben; für Männer beträgt der Tagesbedarf 1000 RE, für Frauen 800 RE. Dies entspricht beim Mann 1 mg Retinol bzw. 6 mg Betakarotin.

Vitamin A findet sich in Lebensmitteln tierischer Herkunft wie Leber, Butter, Käse, Eidotter, Fischöl und Vollmilch, Betakarotin in grünem und gelbem Gemüse, speziell Karotten. Vitamin A ist wichtig für die Entwicklung von Körperoberflächen, Epithelien, daneben auch als Farbstoff für die Netzhaut. Ferner ist v.a. Betakarotin ein wichtiges Antioxidans. Bei Mangelzuständen kommt es zu Hautveränderungen, Störungen des Nachtsehens, in ausgeprägten Fällen zur Erblindung (Xerophthalmie). Bei einer zu großen Menge von Vitamin A können Vergiftungserscheinungen bis hin zu Todesfällen auftreten. Dies gilt allerdings nicht für das Betakarotin, das lediglich zu einer harmlosen, reversiblen Gelbverfärbung der Haut führen kann, wie bei Säuglingen unter Karotenernährung bekannt. Ein leistungssteigernder Effekt für Sportler ist nicht bekannt. Die Einnahme von Betakarotin als antioxidativer Schutz wird speziell für Sportler diskutiert.

Vitamin D (Cholekalzitriol)

Unter Vitamin D wird eine Gruppe von eng miteinander verwandten Substanzen verstanden, die sich alle vom Steroidgerüst ableiten. Die aktive Form ist das Cholekalzitriol. Eine Vorstufe ist das Vitamin D3 (Cholekalziferol), das mit der Nahrung zugeführt wird. Es wird speziell in Milchprodukten, Fisch, Ölen gefunden, kann aber auch unter der Einwirkung von Sonnenlicht aus Cholesterin in der Haut synthetisiert werden. Der Tagesbedarf liegt bei 200 IU. Da Vitamin D für das Knochenwachstum wichtig ist, besteht ein erhöhter Bedarf im Wachstumsalter, daher sollte Vitamin D Säuglingen extra zugeführt werden.

Vitamin D ist gemeinsam mit dem Parathormon der Nebenschilddrüse entscheidend am Calcium- und Phosphatstoffwechsel beteiligt. Es regelt insbesondere die Resorption von Calcium aus dem Magen-Darm-Kanal. Ein Vitamin-D-Mangel führt im Kindesalter zu Knochenverbiegungen, bekannt als Rachitis, im Erwachsenenalter zur Osteomalazie. Vitamin-D-Überdosierungen hingegen führen zu Kalkablagerungen v.a. in den Nieren, aber auch im Herzen und in den Blutgefäßen (Arteriosklerose). Ein leistungssteigernder Effekt ist nicht bekannt. Ein Sportler, der sich ausreichend ernährt und sich regelmäßig in der Sonne aufhält, hat also keinen Grund, eine Vitamin-D-Substitution durchzuführen.

Vitamin E (Tokopherol)

Vitamin E ist ein Sammelbegriff für verschiedene, einander sehr ähnliche Substanzen, die wichtigste unter ihnen ist das Alpha-Tokopherol. Dementsprechend wird die aufzunehmende Menge in Alpha-Tokopherol-Einheiten (TE) angegeben. Eine TE = 1 mg Alpha-Tokopherol. Die erforderliche Tagesmenge entspricht 10 mg Alpha-Tokopherol für Männer bzw. 8 mg für Frauen.

Vitamin E kommt in zahlreichen Lebensmitteln vor, v.a. in Pflanzenölen wie Weizenkeimöl, Sojabohnenöl, ferner in Vollkornprodukten und Eiern. Seine Bedeutung war lange Zeit unklar. Es wurde diskutiert, dass es bei der Muskelentwicklung eine Rolle spielt, und wurde deshalb von Sportlern eingenommen. Außerdem nahm man aufgrund von Tierversuchen einen Einfluss auf die Fertilität an („Fruchtbarkeitsvitamin"). Heute wird seine Bedeutung v.a. als Antioxidans, als Schutz vor freien Sauerstoffradikalen, gesehen. Da der Sportler einen vermehrten Energieumsatz aufweist, also mehr verbrennt und damit auch mehr Radikale bildet, wird ihm die Einnahme von Vitamin E zum Erhalt seiner Gesundheit empfohlen. Häufig wird dies immer noch mit der Annahme einer Leistungssteigerung verbunden. Aufgrund der Ergebnisse einschlägiger Untersuchungen wurde besonders auf die Möglichkeit einer Verbesserung der Belastbarkeit von Sportlern in der Höhe hingewiesen. Vitamin E schützt – nachgewiesen durch verschiedene Studien – speziell vor arteriosklerotischen Herz-Kreislauf-Erkrankungen. Die gleiche Schutzfunktion wird bei Krebserkrankungen angenommen, ist aber nicht erwiesen. Grundlage ist die Vorstellung, dass gleichfalls freie Radikale als Teilursachen verantwortlich gemacht werden. Für den Sportler ist besonders zu berücksichtigen, dass ein Beweis für einen leistungssteigernden Effekt der Vitamin-E-Einnahme bisher noch nicht vorliegt. Unabhängig davon ist darauf hinzuweisen, dass bei einer vernünftigen Ernährung auch der Sportler ausreichend Vitamin E aufnimmt und nicht auf Tabletten angewiesen ist. Prinzipielle Bedenken gegen eine Vitamin-E-Substitution bestehen jedoch nicht, nachdem ernsthafte gesundheitliche Schädigungen nicht bekannt sind. Bei hohen Dosen wurden gelegentlich Kopfschmerzen und Magen-Darm-Reizerscheinungen (Diarrhö) beobachtet.

Vitamin K (Phyllochinon)

Vitamin K findet sich in zahlreichen pflanzlichen Lebensmitteln, speziell Salat etc. Es wird aber auch in ausreichender Menge von den Darmbakterien gebildet. Daher ist i.A. keinerlei zusätzliche Zufuhr erforderlich. Vitamin K wird für die Blutgerinnung benötigt. Bei Mangelzuständen kommt es zu Blutgerinnungsstörungen bzw. zu Blutungsneigungen (s. Kap. 15). Ein Zusammenhang zwischen der Leistungsfähigkeit und Vitamin K ist nicht bekannt. Aus sportmedizinischer Sicht ist darauf hinzuweisen, dass Patienten mit Herz-Kreislauf-Erkrankungen, speziell nach Herzinfarkt oder nach Herzklappenersatz (s. auch Abschn. 16.2), teilweise mit Medikamenten behandelt werden, die das Vitamin K verdrängen, um die Blutgerinnbarkeit herabzusetzen. Bei solchen Patienten sollte die stärkere Blutungsneigung berücksichtigt werden, besonders bei unfallträchtigen Sportarten wie alpiner Skilauf etc. Der Tagesbedarf liegt bei 80 ng bei Männern und 65 ng bei Frauen. Über die Ernährung kann es durch Leber, Eier, Spinat und Blumenkohl aufgenommen werden.

5.3.2 Wasserlösliche Vitamine

Dieser Gruppe gehören 9 Einzelvitamine an, und zwar Vitamin C sowie 8 Vitamine des sog. Vitamin-B-Komplexes. Aufgrund ihrer Wasserlöslichkeit werden zuviel aufgenommene Mengen über die Niere ausgeschieden. Vergiftungserscheinungen sind daher i.A. auch bei Einnahme großer Mengen nicht zu erwarten. Aufgrund der Beteiligung an zahlreichen Stoffwechselvorgängen wird häufig der Zusammenhang zwischen B-Vitaminen und Sport – insbesondere eine Leistungssteigerung – diskutiert. Eine zusätzliche Gabe zur Leistungssteigerung konnte jedoch bisher nicht sicher nachgewiesen werden. Eine ausreichende Zufuhr über die Nahrung sollte jedoch immer gesichert sein.

Vitamin-B-Komplex

Vitamin B1 (Thiamin). Thiamin, auch antineuritisches Vitamin (Aneurin), kommt in zahlreichen pflanzlichen und tierischen Lebensmitteln vor, speziell in Vollkorngetreide, Bohnen, Samen, Nüssen, Fleisch und Gemüse. Der Tagesbedarf liegt bei ca. 1 mg für die Frau und 1,5 mg für den Mann. Vitamin B1 spielt in Form des Thiaminpyrophosphats eine zentrale Rolle im Kohlenhydratstoffwechsel. Es wird auch als Cocarboxylase bezeichnet, d.h., es ist das Coenzym der Carboxylase, desjenigen Enzyms, das Pyruvat in Azetyl-CoA umwandelt und damit in den Zitronensäurezyklus einschleust. Da die Nervenzellen ausschließlich Kohlenhydrate und keine Fette verbrennen können, ist Thiamin für sie besonders wichtig. Bei Vitaminmangelerscheinungen kommt es daher v.a. auch zu Nervenschädigungen bis hin zur Beriberi. Diese Erkrankung kommt vorwiegend in den Entwicklungsländern vor als Folge der ausschließlichen Ernährung mit geschältem Reis, also mit Reis, bei dem mit der äußeren Hülle auch die Vitamine entfernt wurden. Das Krankheitsbild äußert sich durch Lähmungserscheinungen. In Industrieländern werden solche Mangelerscheinungen nur unter speziellen Bedingungen der Fehlernährung beobachtet, z.B. bei Obdachlosen, Alkoholikern, Drogenabhängigen etc., die nicht genug Vitamin B1 aufnehmen.

Aufgrund seiner zentralen Bedeutung in der Energiefreisetzung ist Vitamin B1 auch für den Sportler von großem Interesse. Es hat daher Versuche gegeben, die Leistungsfähigkeit durch Vitamin B1 zu steigern, um vermehrt Pyruvat in den Zitronensäurezyklus einzuschleusen und damit die aerobe Belastbarkeit zu verbessern. In einigen Untersuchungen konnte tatsächlich ein Absenken des Laktatwerts für gleiche Belastungen beobachtet werden. Ein definitiver Beweis einer solchen Leistungssteigerung liegt jedoch nicht vor. Da das Vitamin B1 gespritzt werden muss, um hinreichende Konzentration zu erreichen, liegt ein Grenzfall zum Doping vor. Zwar gehören Vitamine grundsätzlich zur Ernährung und sind somit keine Dopingmittel, da aber andererseits nach der Dopingdefinition auch die Anwendung von an und für sich physiologischen Mitteln auf unnatürliche Art und Weise als Doping verstanden wird, könnte eine solche Manipulation als illegal betrachtet werden.

Vitamin B2 (Riboflavin). Die erforderliche Aufnahmemenge von Vitamin B2 ist etwas geringer als die von Vitamin B1. Sie beträgt beim Mann ca. 1,7 mg, bei der Frau 1,3 mg. Vitamin B2 findet sich v.a. in Milch und Milchprodukten, Leber, Eiern, Gemüse, Weizenkeimöl, Vollkornprodukten und Hefe. Auch Riboflavin ist ein Coenzym wichtiger aerober Enzyme, speziell der Flavoproteine, die an der Energiebereitstellung aus Kohlenhydraten und Fetten beteiligt sind. Ferner spielt es im Eiweißstoffwechsel eine Rolle. Aufgrund seines häufigen Vorkommens sind Mangelzustände äußerst selten. Sie zeigen sich in Form von Zungenentzündungen, Mundwinkelrhagaden (= Einrissen der Mundschleimhaut) und Hautschäden. Obgleich auch dem Riboflavin aufgrund seiner Bedeutung für den aeroben Energiestoffwechsel eine leistungssteigernde Bedeutung zukommen könnte, liegen entsprechende Befunde nicht vor.

Niacin. Niacin ist ein wasserlösliches Vitamin des B-Komplexes, Synonyma sind Nikotinsäure, Nikotinamid und Antipellagra-Faktor. Es findet sich in zahlreichen Lebensmitteln wie Fleisch, Fisch, Geflügel, Vollkornprodukten, Bohnen. Es kann aber auch im Körper aus Tryptophan gebildet werden. Die erforderliche Tagesmenge wird in Niacinäquivalenten (NÄ) angegeben. Ein NÄ entspricht 1 mg Niacin bzw. 60 mg Tryptophan. Die erforderliche Menge beträgt 16–19 NÄ für den Mann und 13–14 NÄ für die Frau.

Wie den Vitaminen B1 und B2 kommt auch Niacin die Rolle eines Coenzyms im Energiestoffwechsel zu, und zwar jeweils bei einem Enzym in der Glykolyse der Kohlenhydrate und bei einem weiteren Enzym im Fettstoffwechsel.

Mangelzustände kommen in Europa kaum vor. Bei ausschließlicher Ernährung durch Mais, der kein Tryptophan enthält, bildet sich das Krankheitsbild der Pellagra, die durch schwere Hautschäden gekennzeichnet ist.

Obwohl Niacin aufgrund seiner Bedeutung im Energiestoffwechsel theoretisch zu einer Leistungssteigerung führen könnte, haben entsprechende Untersuchungen mit hohen Mengen bei Ausdauersportlern eine Verminderung der Fettverbrennung beobachten lassen und damit eine vorzeitige Erschöpfung der Glykogendepots. Weiterhin wirkt Niacin histaminartig, d.h., die Hautdurchblutung wird gesteigert. Dies könnte sich positiv für die Wärmregulation auswirken. Entsprechende Befunde liegen jedoch nicht vor.

In größeren Mengen kann Niacin zu Magengeschwüren und Leberschäden führen. Seine Einnahme ist für den Sportler daher nicht ratsam.

Vitamin B6 (Pyridoxin). Pyridoxin und verwandte Stoffe, die unter dem Begriff Vitamin B6 zusammengefasst werden, finden sich v.a. in eiweißhaltigen Lebensmitteln wie Fleisch, Geflügel, Fisch, Weizenkeimöl, Vollkornprodukten, Reis und Eiern. Die Tagesaufnahmemenge wird mit 2 mg angegeben. Als Coenzym ist es Bestandteil von mehr als 60 Enzymen, die im Eiweiß-, Kohlenhydrat- und Fettstoffwechsel wirksam werden. Es ist an der Umwandlung von Tryptophan in Niacin beteiligt, ferner am Aufbau von wichtigen Farbstoffen wie Hämoglobin und Myoglobin sowie beim Abbau des Muskelglykogens und bei der Glukoneogenese in der Leber.

Aufgrund seines häufigen Vorkommens sind Mangelerscheinungen überaus selten. Sie zeigen sich in allgemeiner Schwäche, Depressionen, Anämie (Blutarmut), epileptischen Anfällen, Hautveränderungen etc. Beim Leistungssportler könnte es im Fall eines Vitamin-B6-Mangelzustands zu einer Leistungsverschlechterung kommen. Bei vernünftiger Ernährung ist dies jedoch auszuschließen. Umgekehrt wurde ein leistungssteigernder Effekt durch eine Substitution bisher nicht nachgewiesen.

Vitamin B12 (Zyanokobalamin). Vitamin B12 findet sich in größeren Mengen nur in Lebensmitteln tierischer Herkunft, wie Fleisch, Fisch, Geflügel, Milchprodukten und Eiern, nicht in pflanzlichen Lebensmitteln. Es wird allerdings auch von Bakterien und Hefepilzen produziert und damit u.a. von den Darmbakterien. Die Tagesaufnahmemenge wird mit 2 µg angegeben.

Vitamin B12 wirkt als Coenzym verschiedener Enzyme, die v.a. mit der Synthese von DNS beschäftigt sind. Gemeinsam mit der Folsäure ist es von entscheidender Bedeutung für die Bildung roter Blutkörperchen, ferner für die Ausbildung der Markscheiden von Nervenfasern. Vitamin-B12-Mangelerscheinungen aufgrund von Ernährung sind selten. Selbst bei strengen Vegetariern wird aufgrund der Produktion der Darmbakterien und der Zufuhr von pflanzlichen Nahrungsmitteln, die mit Vitamin B12 angereichert sind, im Regelfall kein Defizit beobachtet. Probleme treten v.a. dann auf, wenn die Resorption von Vitamin B12 im Magen aufgrund eines dort nicht ausreichend verfügbaren, sog. intrinsischen Faktors (IF), der für die Resorption erforderlich ist, gestört wird (s. auch Abschn. 17.1). In der Folge entsteht eine schwere Blutarmut (perniziöse Anämie), verbunden mit ausgeprägten Nervenschädigungen (Lähmungen, Polyneuropathie).

Ein leistungssteigernder Effekt durch Vitamin-B12-Gabe wurde nicht beobachtet. Bei Sportlern, bei denen eine Blutarmut besteht (meist durch Eisenmangel bedingt), wird häufig auch eine zusätzliche Vitamin-B12-Gabe durchgeführt, um die Blutbildung zu unterstützen.

Folsäure. Folsäure leitet ihren Namen ab von folia (Blätter), was besagt, dass dieses Vitamin des B-Komplexes v.a. in grünen Blättern und im grünen Gemüse vorkommt. Weitere wichtige Quellen sind Innereien wie Leber, außerdem Bohnen, Vollkornprodukte und Obst. Die erforderliche Tagesmenge wird mit

0,2 mg angegeben. Frauen in der Schwangerschaft wird eine Erhöhung dieser Dosis auf 0,6 mg empfohlen, da bei dieser Dosierung Wirbelsäulenmissbildungen (Spina bifida) seltener auftreten. Im Stoffwechsel ist Folsäure als Coenzym beim Aufbau von Purinbasen von Bedeutung. Diese wiederum sind wichtige Bestandteile der Nukleinsäuren. Außerdem ist Folsäure ebenso wie Vitamin B12 wichtig für die Bildung der roten Blutzellen.

Zu Mangelerscheinungen kommt es nach einer normalen Ernährung praktisch nie, höchstens bei Randgruppen (z.B. Alkoholikern) mit entsprechend einseitiger Ernährung.

Bei Sportlern wurde eine Leistungssteigerung durch Folsäure bisher nicht beobachtet, auch keine verstärkte Blutbildung über das normale Maß hinaus. Bei Blutarmut aus anderen Gründen (z.B. Anämie) wird allerdings häufig gemeinsam mit Vitamin B12 Folsäure eingesetzt, um die Bildung neuer roter Blutkörperchen zu fördern.

Pantothensäure. Pantothensäure ist ebenfalls ein wasserlösliches Vitamin des B-Komplexes. Die Tagesaufnahmemenge wird mit 4–7 mg angegeben. Pantothensäure kommt in zahlreichen tierischen und pflanzlichen Lebensmitteln wie Innereien, Eiern, Gemüse, Hefe und Vollkornprodukten vor. Sie ist ein wichtiger Bestandteil des Coenzyms A, das im Energiestoffwechsel eine zentrale Rolle spielt (Verbindung mit Essigsäure zur aktivierten Essigsäure). Ferner spielt sie eine Rolle bei der Glukoneogenese, dem Auf- und Abbau von Fettsäuren und der Bildung von Azetylcholin, dem Überträgerstoff, der u.a. in der neuromotorischen Endplatte die Muskelkontraktion auslöst.

Mangelerscheinungen treten aufgrund des häufigen Vorkommens bei normaler Ernährung nicht auf. Wegen ihrer wichtigen Bedeutung im Energiestoffwechsel könnte die Substitution von Pantothensäure über das normale Maß hinaus theoretisch die Leistungsfähigkeit steigern. Ein Beweis für die Richtigkeit einer solchen Annahme liegt allerdings nicht vor.

Biotin, fälschlicherweise auch als Vitamin H bezeichnet, ist gleichfalls ein wasserlösliches Vitamin des B-Komplexes. Es findet sich in Innereien, wie Leber, sowie in Eiern, Hülsenfrüchten und Gemüse. Es wird ferner in größeren Mengen von den Darmbakterien produziert. Die Tagesaufnahmemenge liegt bei 30–100 µg. Aufgrund des häufigen Vorkommens sind Mangelzustände selten. Wenn überhaupt, kommt es nur bei einer Ernährung mit sehr viel rohen Eiern zu Mangelerscheinungen, weil Hühnereiweiß das Biotin bindet und seine Resorption verhindert. Ein Biotinmangel zeigt sich in Form von Appetitmangel, Depressionen, Hautentzündungen und Muskelschmerzen. Durch den Verzehr von gekochten anstatt von rohen Eiern wird das Problem beseitigt. Eine Deckung des Eiweißbedarfs vorwiegend mit rohen Eiern ist auch aus diesem Grund nicht zu empfehlen – abgesehen von der Infektionsgefahr durch Salmonellen. Ein die Leistung steigernder Effekt durch zusätzliche Zufuhr von Biotin wurde nicht nachgewiesen.

Vitamin-B-Komplex. Aufgrund der vielfältigen Bedeutung der B-Vitamine für den Energiestoffwechsel werden von Sportlern selten nur einzelne B-Vitamine, sondern häufig Multivitaminpräparate mit einer Kombination aller B-Vitamine u.a. Vitamine eingenommen. Entsprechende Untersuchungen konnten zeigen, dass ein komplexer Vitamin-B-Mangel die Energiefreisetzung behindert und zu einer Leistungsminderung führt. Ein Beweis dafür, dass durch eine Vitamin-B-Komplex-Substitution über das erforderliche Maß hinaus die Leistungsfähigkeit gesteigert werden kann, liegt allerdings gleichfalls nicht vor.

Vitamin C (Ascorbinsäure)

Vitamin C hat seinen Namen Ascorbinsäure von der typischen Erkrankung, die bei einem ausgeprägten Mangel entsteht, dem Skorbut. Bekanntlich kommt es bei Seefahrern mit einseitiger Ernährung zu Symptomen wie Zahnfleisch- und Hautblutungen, körperlich, Vitamin-C-armer Abwehrschwäche und Blutarmut bis hin zu Todesfällen.

Diese Mangelerscheinungen lassen sich verhindern durch den Verzehr von Vitamin-C-reichen Nahrungsmitteln, v.a. Obst, speziell Zitrusfrüchten, Gemüse, Kartoffeln etc. Der Wirkmechanismus des Vitamin C ist nicht hinreichend geklärt. Es soll eine Rolle beim Aufbau des Kollagens spielen und damit u.a. auch der Dichte der Blutgefäße, aber auch von Knorpel, Sehnen und Knochen. Es ist ferner wichtig für die Bildung einer Reihe von Hormonen und Neurotransmittern, die auch unter körperlicher Belastung wichtig sind, wie Adrenalin. Ferner ist es beteiligt an der Resorption von Eisen aus dem Darm und an der Bildung roter Blutkörperchen. Aus neuerer Sicht ist besonders wichtig, dass Vitamin C ausgeprägte antioxidative Eigenschaften besitzt.

Mangelerscheinungen sind bei einer üblichen Ernährung nicht zu befürchten, lediglich bei atypischer und einseitiger Ernährung, wie sie z.B. bei Alkoholikern vorkommt.

Der Tagesbedarf wird mit 75 mg angegeben. Sportler nehmen bei sich häufig einen erhöhten Vitamin-C-Bedarf an, der mit einer vernünftigen Ernährung, die auch Obst und Gemüse enthält, einfach abzudecken ist. Häufig werden Vitamin-C-Tabletten oder auch Injektionen eingesetzt, um Infektionen vorzubeugen. Ein Beweis für die Effektivität solcher Maßnahmen liegt nicht vor. Die gelegentlich von Sportlern praktizierte Einnahme von Megadosen (5–10 g/d) ist nicht unbedenklich. Hierunter kann es zu Nebenwirkungen kommen wie Magen-Darm-Problemen (Durchfall), Störungen der Aufnahme von anderen Vitaminen im Darm (B6/B12), Gicht, Nierensteinen etc. Beim Absetzen dieser hohen Dosis kann ein relativer Mangel von Vitamin C entstehen („Rebound-Skorbut"), da sich der Körper inzwischen an die hohen Dosen gewöhnt hat. Ein leistungssteigernder Effekt des Vitamin C ist nicht bewiesen.

5.3.3 Vitaminartige Substanzen

In der Werbung werden immer wieder sog. neue Vitamine angepriesen. 2 dieser Substanzen sollen im Folgenden angesprochen werden.

Vitamin B 15. Hierbei handelt es sich um eine biochemisch unscharf definierte Verbindung, die auch unter dem Namen Pangamsäure vertrieben wird. Sie besteht aus einer Mischung aus Calciumglukonat und einer Aminosäure (Dimethylglyzin). Der Begriff Vitamin ist schon deshalb nicht korrekt, weil Mangelzustände bisher nicht nachgewiesen wurden. Auch ein behaupteter leistungssteigernder Effekt ist nicht objektiv verifiziert worden.

Coenzym Q 10. Dieses Coenzym, das auch als Ubichinon bekannt ist, stellt ein Lipid dar, das dem Vitamin K verwandt ist. Es spielt eine Rolle in der Atmungskette, also für die oxidative Energiebereitstellung. Ein Vitamincharakter kommt ihm jedoch nicht zu, da bisher keine Mangelerscheinungen beobachtet wurden. In einigen wenigen Veröffentlichungen wurde über eine Steigerung der VO_2max und der aeroben Leistungsfähigkeit berichtet, ferner fand sich eine antioxidative Funktion. Aus diesem Grund wird es auch Sportlern empfohlen bzw. von ihnen eingenommen. Ein endgültiger Beweis für eine Leistungssteigerung bzw. für eine positive gesundheitliche Bedeutung wurde bisher nicht erbracht, allerdings wurden auch keine negativen Effekte bei Einnahme gesehen.

5.4 Mineralstoffe/Elektrolyte

Unter Mineralstoffen werden Elemente verstanden, die sich normalerweise in festem Zustand befinden. Tragen sie eine elektrische Ladung, bezeichnet man sie als Ionen bzw. Elektrolyte. Von den ca. 100 Elementen des periodischen Systems der Elemente (PSE) sind nach heutigem Kenntnisstand 25 für den Menschen wesentlich. Die bereits besprochenen wichtigsten Elemente Wasserstoff, Sauerstoff, Kohlenstoff, Schwefel und Stickstoff machen etwa 96% der Körpermasse aus. Die verbleibenden 20 Elemente – Mineralstoffe und Elektrolyte – sind somit nur für die restlichen 4% der Körpermasse verantwortlich. Die zurzeit als für den Menschen als wesentlich betrachteten Mineralstoffe sind in Tab. 5.2 aufgelistet, einschließlich der empfohlenen Tagesaufnahmemengen. Im menschlichen Körper findet sich darüber hinaus eine Reihe von weiteren Mineralstoffen wie Bor, Nickel, Silikon und Vanadium, deren Bedeutung zurzeit noch nicht definitiv geklärt ist. Die quantitativ wichtigsten unter ihnen, von denen somit auch größere Mengen mit der Nahrung aufgenommen werden müssen, nämlich Calcium, Phosphor, Kalium, Chlor, Natrium und Magnesium, werden als Makromineralien bezeichnet. Dagegen werden Eisen, Fluor, Zink, Kupfer, Selen, Mangan, Jod, Molybdän und Chrom nur in geringen Mengen benötigt, sie heißen daher auch Mikromineralien oder Spurenelemente.

Die Mineralstoffe sind zum einen Bau- zum anderen Funktionsstoffe; als Energieträger spielen sie dagegen keine Rolle. Als Bau-stoffe sind sie insbesondere am Aufbau des Knochenskeletts beteiligt (Calcium, Phosphor). Als Funktionsstoffe spielen sie eine wichtige Rolle als Bestandteile von Enzymen, die dann auch als Metalloenzyme bezeichnet werden. In gleichem Sinne sind sie für die Aktivität zahlreicher Hormone wichtig. Bedeutsam sind sie ferner für die Erregungsvorgänge, speziell des Muskels (Muskelkontraktion) und der Aktivität der Nervenzellen bzw. der Nervenleitung, sowie für den Sauerstofftransport, den Säure-Basen- und Flüssigkeitshaushalt, die Blutgerinnung und den Herzrhythmus.

Mineralstoffe finden sich im Boden, sie werden von Pflanzen und über diese von Tieren aufgenommen. Sie kommen daher in pflanzlichen ebenso wie in tierischen Nahrungsmitteln vor und werden außerdem dem Körper über das Trinkwasser zugeführt. Umgekehrt werden sie über Urin, Schweiß und Stuhl abgegeben. Bei unzureichender Zufuhr bzw. zu großer Ausscheidung können Mangelerscheinungen auftreten, bei einigen Mineralstoffen kann es infolge überhöhter Zufuhr zu Krankheitserscheinungen kommen.

Aufgrund ihrer vielfältigen Funktion beim Aufbau und der Funktion der Körpergewebe sind sie besonders für Sportler wichtig. Die Zufuhr von Mineralien und Elektrolyten in Form von Tabletten oder Sportgetränken gehört daher zum Ritual zahlreicher Sportler. Bei einer vernünftig ausgewählten und ausgewogenen Ernährung ist eine solche Substitution jedoch keineswegs erforderlich. Trotzdem oder gerade deshalb sollte der Sportler über die Bedeutung der wichtigsten Mineral-

Tab. 5.2: Wichtigste Mineralstoffe und die durchschnittlich empfohlene Tagesaufnahmemenge

	Kalzium (mg)	Phosphor (mg)	Magnesium (mg)	Eisen (mg)	Zink (mg)	Jod (µg)	Selen (µg)
Kinder 7–10 Jahre	800	800	170	10	10	120	30
Frauen > 25 Jahre	800	800	280	10	12	150	55
Männer > 25 Jahre	800	800	350	10	15	150	70

stoffe und über eine optimale Versorgung mit ihnen hinreichend Bescheid wissen.

Im Folgenden werden daher die Mineralstoffe in der Reihenfolge ihres Gehalts im Körper besprochen.

Merksätze

◢ Unter Mineralstoffen versteht man Elemente, die sich normalerweise in festem Zustand befinden. Tragen sie eine elektrische Ladung, bezeichnet man sie als Elektrolyte.

◢ Makromineralien nennt man diejenigen Mineralstoffe, die in größeren Mengen mit der Nahrung aufgenommen werden. Spurenelemente werden nur in geringen Mengen benötigt.

◢ Mineralstoffe haben im Körper vielfältige Aufgaben und sind Bestandteile zahlreicher Baustoffe, u.a. der Enzyme.

◢ Ein Mangel an Mineralien ruft eine Vielzahl von Krankheiten hervor, z.B. Osteoporose, Anämie, Muskelkrämpfe, HRST etc.

5.4.1 Makromineralstoffe

Calcium (Ca)

Calcium ist aufgrund seiner Beteiligung am Aufbau des Knochenskeletts mit 2% der Körpermasse der mengenmäßig wichtigste Mineralstoff. Die tägliche Aufnahmemenge wird für den Erwachsenen mit 800–1000 mg angegeben, im Wachstumsalter, in der Schwangerschaft und der Stillperiode erhöht sich der Bedarf auf 1000–1200 mg. Die wichtigsten Calciumquellen sind Milch und Milchprodukte, Käse und Joghurt, aber auch Fisch und Gemüse. Ein Glas Milch enthält 300 mg, $1/3$ des Tagesbedarfs eines Erwachsenen.

Neben seiner Bedeutung für die Knochen- und Zahnbildung spielt Ca in ionisierter Form (Ca^{++}) eine wichtige Rolle bei der Er-

regungsbildung am Skelett- und Herzmuskel sowie der glatten Muskulatur der Blutgefäße. Ca ist ferner ein Aktivator für zahlreiche Enzyme, speziell auch für diejenigen, die beim Glykogenabbau und damit der Energiebereitstellung in Muskeln und Leber erforderlich sind. Es spielt eine Rolle bei der Übertragung der Nervenimpulse und bei der Blutgerinnung. Die Regelung des Calciumstoffwechsels, speziell auch seine Aufnahme über den Darm, erfolgt in einer Zusammenarbeit zwischen dem Vitamin D und dem Parathormon aus der Nebenschilddrüse (Calcitonin). Ferner sind dabei auch andere Hormone, insbesondere das Schilddrüsenhormon (T_3) und die Östrogene bei der Frau, von großer Bedeutung.

Aufgrund der großen Mengen an Ca, die sich im Skelettsystem finden, kommt es i.A. nie zu einem akuten Mangel. Dieser kann, wenn überhaupt, nur langfristig eintreten, z.B. durch Mangelernährung, speziell bei einer Magersucht (Anorexie), etwa im Rahmen der „Triade der Sport treibenden Frau" (s. auch Abschn. 30.2). Zu einem Calciummangel kann auch eine Ernährung mit bestimmtem Gemüse (z.B. Spinat) führen, da die hierin enthaltenen Stoffe wie Phytate und Oxalate Ca binden und die Resorption behindern. Kaffee und Alkohol erhöhen die Calciumausscheidung über die Niere und können daher ebenfalls einen Calciummangel verursachen.

Folgende typische Mangelerscheinungen werden auf Calciummangel zurückgeführt:

Muskelkrämpfe. Die typischen Muskelkrämpfe des Sportlers nach längerer Belastung (z.B. am Ende der 2. Halbzeit eines Fußballspiels) werden oft mit einem vermehrten Calciumverlust über den Schweiß in Verbindung gebracht. Der Mechanismus erscheint verständlich, da es durch Calciummangel zu einer Übererregbarkeit der Muskelfaser kommen kann. Angesichts der großen Calciumreserven ist der Mechanismus jedoch noch unklar. Möglicherweise spielt ein Magnesiummangel hierbei die größere Rolle. Bei Sportlern mit häufigen Muskelkrämpfen ist die Empfehlung, auf eine calcium- und magnesiumreiche Ernährung zu achten, evtl. vor dem Spiel ein Calciumpräparat oder ein entsprechendes calciummagnesiumhaltiges Sportgetränk einzunehmen, sicher nicht falsch (s. auch Kupfer).

Osteoporose. Die Verdünnung und Schwächung der Knochenstruktur, die mit dem Begriff der Osteoporose bezeichnet wird, ist zunehmend auch ein Problem des Sports, speziell des Ausdauersports der Frau. Vor allem im Rahmen der bereits angesprochenen Triade der Sport treibenden Frau kommt es zu einem relativen Östrogenmangel und damit zu einem Abbau von Knochensubstanz (s. Abschn. 30.2 und 1.2). Hierbei handelt es sich somit nur sekundär um ein Ernährungsproblem. Auf der anderen Seite ist v.a. die Frau nach den Wechseljahren betroffen. Entscheidend für die Entwicklung einer Osteoporose in dieser Lebensphase ist die aus den Entwicklungsjahren mitgebrachte Knochenmasse. Aus diesem Grund sollte man speziell Kindern und Jugendlichen, ganz besonders Mädchen und hier wiederum Sport treibenden Mädchen und Frauen zu einer calciumreichen Ernährung raten, selbstverständlich auch dann, wenn bereits Osteoporosesymptome bzw. Symptome einer Magersucht eingetreten sind. In solchen Fällen ist auch eine medikamentöse Calciumsubstitution vertretbar.

Herzrhythmusstörungen. Wegen der Bedeutung des Ca für die Herzerregung können bei Calciummangel schwerwiegende bis lebensbedrohliche HRST auftreten. Beim gesunden Sportler sind solche Mangelzustände aufgrund der großen Reserven im Knochen nicht zu befürchten. Dies kann jedoch unter Ausnahmebedingungen der Fall sein, besonders bei großen Flüssigkeitsverlusten, etwa im Rahmen einer schweren Durchfallerkrankung auf Sportreisen. In solchen Fällen empfiehlt sich eine sorgfältige Kontrolle des Elektrolytstoffwechsels ggf. eine Substitution.

Tetanie/Hyperventilationstetanie. Wenn die hormonale Regelung des Ca gestört ist, speziell durch eine Unterfunktion der Nebenschilddrüsen, sinkt die Calciumkonzentration im Serum ab. Dies führt zu einer verstärkten Erregbarkeit der Muskulatur mit Krampfzuständen. Die echte Tetanie ist ein sehr seltenes Krankheitsbild. Gerade auch bei Sportlern kommt jedoch relativ häufig eine sog. Hyperventilationstetanie mit folgendem Mechanismus vor: Wenn der Sportler unter psychischem Stress erregungsbedingt zu intensiv atmet (Hyperventilation), dann wird dadurch vermehrt CO_2 abgegeben. In der Folge kommt es zu einer Alkalisierung des Bluts. Das ionisierte Calcium (Ca^{++}) wird in die nicht ionisierte Form (Ca) zurückgedrängt. Hierdurch kommt es zu einem relativen Calciummangel im Blut, der ähnliche Zustände begünstigt, wie sie für die echte Tetanie beschrieben wurden.

Diese sind charakterisiert durch Taubheitsgefühl im Gesicht, v.a. um den Mund herum, schließlich schmerzhafte Krämpfe im Bereich der Finger (Pfötchenstellung) bis zu dramatisch erscheinenden Krämpfen des gesamten Körpers, die mit einer Epilepsie verwechselt werden können. Als Nothilfe empfiehlt sich die Rückatmung, d.h. die Atmung in einen Plastikbeutel. Hierdurch wird das ausgeatmete CO_2 wieder aufgenommen (nicht Plastiktüte über den Kopf ziehen! So kann es zu Erstickungstodesfällen kommen!). Sportlern, die hierzu neigen, wird man zu einer calciumreichen Ernährung, z.T. auch zur Einnahme von Calciumtabletten raten.

Phosphor (P)

Phosphor ist in Form des Phosphats (Salz der Phosphorsäure) der Partner des Ca, v.a. beim

Knochenaufbau. Die zum Ca gemachten Ausführungen gelten daher auch weitgehend für P. Der Tagesbedarf liegt für Erwachsene ebenso wie beim Ca im Bereich von 800 mg mit einem erhöhten Bedarf im Wachstumsalter. Gute Phosphorquellen in der Ernährung sind Milchprodukte (wie Milch, Käse), Fleisch, darüber hinaus Meeresfrüchte, Getreideprodukte, Gemüse, Hülsenfrüchte, z.T. auch Obstsäfte.

Neben ihrer Bedeutung für die Knochen- und Zahnbildung sind Phosphate wichtig für den Säure-Basen-Haushalt und den Aufbau der Phospholipide. Ferner sind sie an Vitaminen bzw. Enzymen beteiligt (Thiaminpyrophosphat = Cocarboxylase). Sie stehen – für den Sportler ganz besonders wichtig – im Zentrum der Energiebereitstellung durch die energiereichen Bindungen am ATP und Kreatinphosphat (s. Abschn. 2.2). Auch Glukose wird zunächst phosphoryliert bevor sie in den Prozess der Glykolyse eintritt. Ein weiteres wichtiges Phosphat ist das 2,3-Diphosphoglyzerat (DPG), das in den roten Blutkörperchen vorkommt und die Abgabe von Sauerstoff an das Muskelgewebe begünstigt.

Die Symptome eines Phosphormangels entsprechen denen eines Calciummangels, d.h. Knochenabbau und Leistungsschwäche. Bei einer normalen Ernährung kommt bei gesunden Menschen, also auch bei Sportlern, ein Phosphormangel aufgrund der Vielfalt in der Ernährung nicht vor.

Wegen seiner breit gefächerten, gerade für den Sportler wichtigen Funktion gibt es eine Reihe von Untersuchungen zum Einfluss einer Phosphatsubstitution auf die Leistungsfähigkeit. Dies äußert sich speziell etwa in dem Bestreben, über das 2,3-DPG den Sauerstofftransport zu verbessern. Die Resultate dieser Untersuchungen sind widersprüchlich. Ein weiterer Ansatz zur Nutzung von Phosphat im Rahmen ergogener Hilfen besteht in der direkten Einnahme des energetisch sehr wichtigen ATP, das in einigen Mineralstofftabletten zur Leistungssteigerung

angeboten wird. Es dürfte jedoch den Muskel nicht erreichen, da es im Magen abgebaut wird. Die Alternative stellt das gleichfalls wichtige energiereiche Kreatinphosphat dar. Auch hier sind die Ergebnisse widersprüchlich. Wahrscheinlich ist, dass das Kreatinphosphat im Darm aufgespalten wird. Bez. der Aufnahme von Kreatin zur Leistungssteigerung wird auf Abschnitt 5.8 verwiesen.

Kalium (K)

Kalium ist ein metallisches Element, das im Körper ausschließlich in ionisierter Form (K^+) vorkommt. K ist das wichtigste intrazelluläre Elektrolyt. Es ist für die Zellerregung, speziell die Muskel- und Nervenerregung und damit auch für den Sportler von entscheidender Bedeutung. K ist ferner für den Säure-Basen-Haushalt bedeutsam und für den Energiestoffwechsel der Glukose, speziell für den Transport der Glukose in die Zelle und für die Glykogenspeicherung. Der tägliche Kaliumbedarf des Erwachsenen wird mit mindestens 2 g angegeben. K findet sich in vielen Lebensmitteln, ganz besonders in Obst (Bananen! Zitrusfrüchten), Gemüse, ferner Milchprodukten, Fleisch und Fisch.

Aufgrund seiner wichtigen Bedeutung wird der Kaliumstoffwechsel im Körper sehr genau geregelt, v.a. durch die Hormone der Nebennierenrinde (u.a. Aldosteron). Wegen dieser guten Regulierung und wegen des großen Angebots in der Ernährung kommen Kaliummangelzustände beim Gesunden und damit auch beim Sportler i.A. nicht vor.

Unter besonderen Bedingungen kann jedoch, z.B. beim Fasten, im Rahmen einer Magersucht (Anorexie) oder auch beim „Gewichtmachen", besonders wenn dies noch zusätzlich durch die Einnahme von Diuretika (harntreibenden Medikamenten) unterstützt wird, ein solcher Mangel auftreten. In solchen Fällen geht sehr viel K über die Niere verloren. Ähnliches kann den Sportler bei schweren Durchfallerkrankungen und Erbrechen, v.a. bei Sportreisen ins Ausland, treffen. In diesen Fällen kommt es zur Hypokaliämie, die über Störungen der Herzmuskelerregung zum Herzstillstand und damit zum Tode führen kann. Umgekehrt kann auch eine zu hohe Kaliumzufuhr zu einer überhöhten Kaliumkonzentration im Blut (Hyperkaliämie) führen, die gleichermaßen gefährlich ist. Aufgrund der Ausscheidung von überschüssigem K über die Niere wird eine solche Gefahr den gesunden Sportler allerdings nicht betreffen, sie ist v.a. ein Problem der Nierenkranken. Trotzdem sollten Kaliumtabletten vom Sportler nicht ohne ärztliche Kontrolle eingenommen werden.

Aufgrund seiner vielfältigen Bedeutung speziell für die Muskel- und Nervenerregung kann somit beim Sportler ein Kaliummangel zu einer Leistungsschwäche führen. Ausgeprägte Kaliumverluste, speziell bei Fehlernährung und Gewichtmachen, aber auch durch Durchfallerkrankungen und Erbrechen, können tödliche Konsequenzen mit sich bringen. Der Sportler sollte daher auf eine ausreichende Kaliumzufuhr mit der Ernährung achten.

Bei Ausdauerbelastungen besteht die Gefahr des Kaliumverlusts mit dem Schweiß. Dieses Risiko wird allerdings meist überschätzt, weil mit dem Glykogenabbau K an das Blut abgegeben wird. Bei sehr lang anhaltenden Belastungen und zunehmender Erschöpfung der Glykogenvorräte nach 2 h sollte mit dem Sportgetränk jedoch auch K ersetzt werden. Am günstigsten geschieht dies durch kaliumreiche Mineralwässer bzw. Obstsäfte, evtl. auch Obst direkt. Der Verzehr der Banane zu diesem Zweck hat sich in Langläuferkreisen geradezu symbolhaft durchgesetzt.

Chlor (Cl)

Chlor kommt im Körper ausschließlich als negativ geladenes Ion Chlorid (Cl^-) vor. Es ist im Kochsalz der Partner des Natriums (Natriumchlorid) und spielt ebenso wie dieses im Rahmen des Flüssigkeitshaushalts eine wesentliche Rolle. In diesem Zusammenhang ist es beim Aufbau der elektrischen Potenziale der Zellmembran und damit für die Erregungsbildung speziell auch der Muskelfasern und der Nervenzellen/-fasern von Bedeutung. Ferner wird es für die Bildung der Magensäure im Verdauungsprozess benötigt. Aufgrund seines häufigen Vorkommens im Kochsalz entstehen Mangelerscheinungen selten. Bei intensiven körperlichen Belastungen kann es über den Schweiß zu ausgeprägten Verlusten kommen. Da diese parallel mit Natriumverlusten einhergehen, werden sie gemeinsam mit dem Natrium (s.u.) besprochen.

Natrium (Na)

Natrium (Na^+) spielt u.a. gemeinsam mit K und Cl eine entscheidende Rolle bei der Erregungsbildung der Muskel- und Nervenfasern sowie für den Wasser-Salz-Haushalt des Körpers. Der minimale Tagesbedarf wird mit 0,5 g Na angenommen. Da Kochsalz 40% Na enthält, beträgt somit der minimale Bedarf 1,25 g Kochsalz tgl. Die Durchschnittsernährung des Deutschen enthält aber etwa 10–15 g Kochsalz pro Tag! Bereits dies zeigt, dass sich ein ernährungsbedingter Natriummangel nur sehr schwer erreichen lässt. Die in unserer Ernährung viel zu hohe Kochsalzaufnahme ist durch eine v.a. auf tierische Nahrungsmittel abgestellte Ernährung (Fleisch) bedingt, die im Gegensatz zur Pflanzenkost sehr viel Na und wenig K enthalten. Ein weiterer Grund liegt in der Verwendung von Kochsalz zu Konservierungszwecken. Die zu hohe Kochsalzzufuhr ist gesundheitlich nicht unbedenklich, da sie bei entsprechend familiär belasteten Personen zur Ausbildung eines Bluthochdrucks beiträgt. Bei fehlender Hochdruckneigung ist bei sonst organisch gesunden Menschen jedoch keine gesundheitliche Gefährdung, auch nicht durch hohe Kochsalzaufnahmen zu erwarten.

Während K den wichtigsten intrazellulären Elektrolyten darstellt, fungiert Na v.a. im extrazellulären und damit auch im Gefäßraum. Es beeinflusst entscheidend den osmotischen Druck der Körperflüssigkeiten, speziell des Bluts. Dies wird schon an der normalen Natriumkonzentration im Plasma deutlich, die 130–150 mmol/l beträgt. K erreicht dagegen nur eine Konzentration von 3,5–5,0 mmol/l. In der Blutflüssigkeit liegt das Verhältnis von Na^+- zu K^+-Ionen somit etwa 40:1; die Natriumkonzentration liegt in der Zelle nur bei 20 mmol/l. Bekanntlich entspricht die Elektrolytkonzentration im Blutplasma derjenigen einer 0,9%igen Kochsalzlösung (= 9 g Kochsalz auf 100 ml Flüssigkeit). Diese Elektrolytmenge wird im Blut entscheidend vom Kochsalz, also vom Natriumchlorid, bestimmt. Die o.g. Zahlenverhältnisse verdeutlichen jedoch, wie schwierig es ist, einen Natriummangel zu erreichen.

Die Bedeutung der Aufnahme von Elektrolyten durch Getränke, speziell Kochsalz, im Sport wird daher häufig überschätzt. Mit dem Schweiß geht bei körperlicher Aktivität zwar Kochsalz verloren. Die Schweißabgabe dient jedoch vorrangig der Kühlung durch Flüssigkeitsverdunstung (s. auch Abschn. 26.1.1), wobei der Körper bemüht ist, die wertvollen Elektrolyte soweit als möglich zu schonen. Schweiß besteht zu 99% aus Wasser und enthält daher deutlich weniger Elektrolyte bzw. Kochsalz als Plasma. Er ist, gemessen am Plasma, hypoton. Die Elektrolytkonzentration des Schweißes liegt bei ca. 0,25 g% im Vergleich zu 0,9 g% im Plasma. Im Rahmen der Hitzeadaptation kann der Schweiß sogar noch stärker verdünnt werden. Dies bedeutet, dass beim Schwitzen durch die verstärkte Flüssigkeitsabgabe die Kochsalzkonzentration im Blut theoretisch sogar noch ansteigt, da nach außen mehr Wasser als Salz verloren geht. Somit ist zunächst beim Flüssigkeitsersatz im Sport kein zusätzliches Kochsalz erforderlich. Bei lang andauernden Belastungen, v.a. in der Hitze,

kann es jedoch zu einem Kochsalzmangel kommen, wenn ständig mit dem Schweiß Salz verloren geht und die Flüssigkeit nur durch Wasser ersetzt wird. In diesem Fall kann die Natriumkonzentration im Blut zu stark absinken. Es entsteht eine evtl. sogar lebensgefährliche Hyponatriämie. Hierzu wird insbesondere auch auf den Abschnitt Sportgetränke verwiesen (s. Abschn. 5.5).

Natriumbikarbonat (NaHCO₃)

Natriumbikarbonat stellt ein Salz dar, das als Puffersubstanz wichtig ist, d.h., es dient zum Auffangen von überschüssigen Säuren bzw. H_2-Ionen. Letztlich ist Natriumbikarbonat nichts anderes als Soda. Für den Sportler ist dies von Interesse, weil durch das Bikarbonat Säuren, speziell Milchsäure, die leistungseinschränkend wirken, abgefangen werden könnten. Dies gilt für anaerobe Belastungen, z.B. Sprint, wie für hochintensive aerobe Belastungen gleichermaßen, da auch dann zusätzlich Laktat anfällt. Es wurde daher eine Reihe von Untersuchungen über eine mögliche Steigerung der Belastbarkeit durchgeführt, die in Analogie zum Kohlenhydratloading mit Sodaloading bezeichnet wurde. Speziell bei Belastungen, die über die Milchsäurebildung energetisch finanziert werden (z.B. Sprints), konnte dabei eine Leistungsverbesserung beobachtet werden (400–800-m-Lauf, 100-m-Schwimmen, 5-km-Radrennen). Dabei kann es jedoch bei anfälligen Personen zu Magen-Darm-Beschwerden (Übelkeit, Durchfälle) kommen. Im Bereich der aeroben Belastbarkeit wurden allerdings keine Verbesserungen gesehen. Die zugeführten Mengen lagen bei 20–25 g.

Die Frage, inwieweit es sich hierbei um ein Dopingverfahren handelt, ist noch offen. Sie dürfte schon deshalb schwierig zu beantworten sein, da Natriumbikarbonat als normale Puffersubstanz im Körper vorkommt und seine Zufuhr zur Leistungssteigerung nicht nachweisbar ist.

Magnesium (Mg)

Magnesium gehört zu den sog. Erdalkalimetallen. Es ist dem Ca verwandt und zeigt im Körper ähnliche Wirkungen. Gerade wegen ihrer Ähnlichkeit geraten sie z.T. in eine Konkurrenzsituation und fungieren dann als Antagonisten. Mg kommt im Körper v.a. als positiv geladenes Ion (Mg^{++}) vor. Die empfohlene Aufnahmemenge ist geringer als beim Ca, sie liegt für die Frau bei 280, für den Mann bei 350 mg tgl.

Auch Mg findet sich in zahlreichen Lebensmitteln wie Meeresfrüchten, Nüssen, Obst, Gemüse und Vollkornprodukten. Etwa die Hälfte des körpereigenen Magnesiums befindet sich im Knochensystem, sodass hier ein großes Reservoir vorliegt. Von Sportlern wird sehr häufig bei zahlreichen echten oder eingebildeten Beschwerden ein Magnesiummangel angenommen, der mit der Einnahme von Magnesiumpräparaten behoben werden soll. Aufgrund der großen Reserven von Mg im Knochensystem ist dies allerdings eher selten. Die Bestimmung der Magnesiumkonzentration im Serum ist dabei meist wenig hilfreich, da sie kaum eine verlässliche Auskunft über die gesamte Versorgung des Organismus mit diesem Mineral gibt, zumal sich das meiste Mg in den Körperzellen und nicht in den Körperflüssigkeiten bzw. dem Plasma befindet.

Im Körper spielt Mg eine wichtige Rolle als Bestandteil von mehr als 300 Enzymen, bspw. der ATPase, also desjenigen Enzyms, das ATP aufspaltet und damit für die Muskelkonzentration von entscheidender Bedeutung ist. Darüber hinaus findet es sich bei zahlreichen weiteren Enzymen, die für die aerobe Energiebereitstellung wesentlich sind. Weiterhin ist Mg von großer Bedeutung bei den Erregungsvorgängen der Nervenzellen/-fasern und der Muskelfasern, hier wiederum teilweise als Gegenspieler des Ca.

Aufgrund des großen Knochenreservoirs und des ausreichenden Vorkommens in Lebensmitteln sind die angeblich bei Sportlern häufigen Mangelerscheinungen in Wirklichkeit eher selten. Sie können aber auch bei Athleten infolge von Fehlernährung auftreten, speziell bei Mangelernährung, Durchfallerkrankungen, aber auch bei der Einnahme von Diuretika im Rahmen z.B. des Gewichtmachens, wenn zu viele Elektrolyte über den Urin verloren gehen. In solchen Fällen kommt es tatsächlich zu Leistungsschwäche, Muskelkrämpfen und HRST.

Nach körperlicher Belastung wird häufig ein Absinken der Magnesiumkonzentration im Blut gesehen. Dies kann nur z.T. durch einen Verlust über den Schweiß erklärt werden. Der größere Anteil des Mg wird in Muskel- und Fettzellen verlagert, wo es zur Lipolyse benötigt wird. Auch in die Erythrozyten kann Mg verlagert werden.

Sportler führen v.a. folgende Symptome auf einen Magnesiummangel zurück: allgemeine Leistungsschwäche, leichtere Formen von HRST (Extrasystolen) und Muskelkrämpfe bei längeren Belastungen (z.B. bei Fußball- oder Tennisspielern). In solchen Fällen sollte man zu der versuchsweisen Einnahme von Mg in Form von Tabletten, Sportgetränken oder magnesiumreichen Mineralwässern raten sowie zu einem ausreichenden Magnesiumgehalt in der Ernährung.

Zu gefährlichen Situationen bis hin zu tödlichen HRST kann es ähnlich wie beim Kaliumverlust bei Sportlern kommen, wenn ausgeprägte Magnesiumverluste eintreten, etwa im Rahmen schwerer Durchfallerkrankungen (Reisekrankheit) und bei der Einnahme von Diuretika zu Dopingzwecken, im Rahmen des Gewichtmachens oder zur Muskelpräsentation bei Bodybuildern. Wer solche illegalen und gesundheitsgefährdenden Praktiken durchführen zu müssen glaubt, sollte zumindest für einen adäquaten Elektrolytersatz (speziell K und Mg) sorgen.

5.4.2 Spurenelemente

Unter Spurenelementen oder Mikromineralstoffen werden solche Elemente verstanden, von denen weniger als 100 mg/d aufgenommen werden müssen. Für manche Spurenelemente kann der Bedarf im Millionstelgrammbereich (µg) liegen.

Eisen (Fe)

Eisen gehört zu den Mineralstoffen, denen gerade vom Sportler besondere Aufmerksamkeit gewidmet wird. Es spielt eine entscheidende Rolle für den Sauerstofftransport und die Sauerstoffverwertung als zentrales Element des roten Blut- (Hämoglobin) und des Muskelfarbstoffs (Myoglobin), aber auch der Cytochrome, der Enzyme der Atmungskette und anderer Metalloenzyme, die verschiedene oxidative Prozesse regeln. Der Körper verfügt darüber hinaus über Eisenspeicher, das Ferritin, eine eiweißgebundene Form des Eisens (Transferrin) und das Hämosiderin. Etwa 70% des körpereigenen Fe sind aktiv am Stoffwechsel beteiligt, 30% finden sich in den Depots, v.a. in der Leber, Milz und im Knochenmark. Fe kommt zweiwertig (Fe^{++}) und dreiwertig (Fe^{+++}) vor.

Der Eisenbedarf beträgt 1,0–1,5 mg tgl. Da jedoch nur 10% des mit der Nahrung aufgenommenen Fe resorbiert werden, beträgt die erforderliche Aufnahmemenge für den Mann 10 mg/d, bei Frauen und Heranwachsenden 15 mg/d.

In den Nahrungsmitteln kommt Fe in 2 Formen vor. Als Hämeisen wird dasjenige bezeichnet, das sich im Hämoglobin bzw. Myoglobin findet, also in Lebensmitteln tierischer Herkunft (Fleisch, Geflügel, Fisch). Dieses Eisen wird wesentlich besser im Magen-Darm-Kanal resorbiert als Eisen pflanzlicher Herkunft, das sog. Non-Hämeisen.

Gute Eisenquellen sind Leber, Fleisch, Muscheln, Geflügel, im pflanzlichen Bereich Obst, v.a. Trockenobst und Hülsenfrüchte. Fe wird ferner mit dem Wasser aufgenommen, in das es über die eisenhaltigen Leitungsröhren kommt, ebenso mit allen Lebensmitteln, die in eisernen Kochgeräten zubereitet werden.

Die Aufnahme von Fe wird durch bestimmte Faktoren verbessert. So verhindert Vitamin C die Umwandlung von Fe^{++} in Fe^{+++} und begünstigt damit v.a. die Aufnahme des Non-Hämeisens. Daneben soll es einen in Fleisch, Fisch und Geflügel vorhandenen Faktor geben (MFP von engl. meat, fish, poultry), der die Eisenresorption verbessert. Seine Natur ist bisher nicht geklärt. Einige Stoffe vermindern die Aufnahme von Fe, wie z.B. Phytate, Polyphenole in Tee und Kaffee, Phosphate, Calciumsalze und Oxalate.

Ein Eisenmangel gehört zu den häufigsten ernährungsbedingten Mangelerscheinungen, sogar in den westlichen Industrieländern. Betroffen sind v.a. Frauen aufgrund ihres erhöhten Bedarfs durch den Blutverlust während der Menstruation und Heranwachsende wegen des bei ihnen vorhandenen erhöhten Bedarfs.

Auch bei Sportlern, ganz besonders natürlich bei Sportlerinnen, stellt sich relativ leicht ein Eisenmangel ein, da bei ihnen zum einen ein erhöhter Bedarf zum Aufbau von Muskulatur (Muskelfarbstoff) und roten Blutkörperchen (Hämoglobin; ganz besonders bei Höhentraining) vorliegt, und weil zum anderen bei ihnen ein vermehrter Verlust (gerade bei Ausdauersportarten) stattfindet.

Der vermehrte Eisenverlust beim Sportler kann auf verschiedene Arten geschehen: Unter körperlicher Belastung gehen mit dem Schweiß auch viele eisenhaltige Hautzellen (Schuppen) verloren. Ferner werden bei Sportlern teilweise rote Blutkörperchen mechanisch geschädigt und dann vermehrt zerstört. Dies ist im Extremfall als sog. Marschhämolyse bekannt: Bei Personen mit besonders empfindlichen roten Blutkörperchen können diese beim ständigen Auftreten des

Fußes beim Marschieren (Soldaten) oder analog bei Läufern in größeren Mengen zerstört werden. Der Farbstoff wird dann über die Niere ausgeschieden, es kommt zu einer scheinbaren Nierenblutung. Eine solche Rotverfärbung des Urins kann auch auf die Zerstörung besonders empfindlicher Muskelstrukturen (Herzmuskel) zurückgehen, dann erscheint Myoglobin im Urin (s. auch Abschn. 18.2.2). Auch bei Sportlern, bei denen die Zerstörung von Erythrozyten nicht so weit geht, dass eine sichtbare Verfärbung des Urins eintritt, können auf diesem Weg größere Eisenmengen verloren gehen. Die Marschhämolyse sollte besser als mechanische bzw. traumatische Hämolyse bezeichnet werden, da sie auch in anderen Sportarten mit mechanischen Erschütterungen (z.B. bei Karatekämpfern) auftritt. Wenn das Phänomen zu stark ausgeprägt ist, sollte man dem betreffenden Sportler raten, in andere Sportarten mit weniger starken mechanischen Belastungen zu wechseln (z.B. zum Radfahren oder Schwimmen).

Weiterhin kann Fe mit dem Stuhlgang verloren gehen. Bei manchen Sportlern wird die Darmtätigkeit durch das Laufen so stark angeregt (s. Läuferdiarrhö), dass es zur vermehrten Abschilferung von Darmzellen und Eisenverlusten bis hin zu Darmblutungen kommen kann.

Die geschilderten Mechanismen können zu einem Eisenmangel in unterschiedlichem Ausmaß führen. Der empfindlichste Nachweis für einen Eisenmangel besteht in einer Messung der Transportsubstanz im Serum, des Serumferritins. In einem weiteren Stadium sinkt dann auch die Eisenkonzentration im Blut ab. Erst danach entwickelt sich bei ausgeprägterem Eisenmangel eine Blutarmut (Eisenmangelanämie), da für die Erythrozytenbildung keine ausreichenden Eisenmengen mehr verfügbar sind.

Mit einem Eisenmangel werden beim Sportler zahlreiche Symptome in Verbindung gebracht, insbesondere Blässe, Müdig-

keit, Leistungseinschränkung, Neigung zu Infektionen etc. Hierzu ist festzustellen, dass ein Beweis für die Bedeutung eines Eisenmangels ohne Blutarmut für diese Symptome bisher noch nicht erbracht wurde. Oft liegen ihnen ganz andere Ursachen (z.B. Übertraining, Frustration etc.) zugrunde. In solchen Fällen wird häufig dennoch eine Eisenbehandlung empfohlen oder durchgeführt. Diese ist keineswegs immer berechtigt und sollte eigentlich nur dann erfolgen, wenn wirklich eine Blutarmut (Anämie) vorliegt. Trotzdem ist auch gegen die Eisenbehandlung eines isolierten, vorhandenen oder vermuteten Eisenmangels kein Einwand zu erheben, solange dies nur vorübergehend und mithilfe von Tabletten erfolgt. Der Körper hat eine sehr gute Regulationsfähigkeit für die Eisenaufnahme, um sich vor unnötigen und dann toxisch wirkenden Eisenmengen zu schützen. Die Verabreichung von Fe mithilfe von Injektionen ist zwar für den Sportler psychologisch eindrucksvoller, jedoch nicht unkritisch, da es hierunter zum einen zu allergischen Reaktionen kommen kann, und zum anderen möglicherweise der Körper mit unnötigen Eisenmengen überflutet wird, die dann zu Gesundheitsschädigungen, speziell zu Leberschäden führen können (Eisenspeicherkrankheit = Hämochromatose).

Merksätze

◢ Es besteht bei Sportlern, speziell Sportlerinnen sehr häufig ein Eisenmangel, der in eine Eisenmangelanämie führen kann.

◢ Angesichts der großen Bedeutung des Eisens für den Energiestoffwechsel, v.a. den Sauerstofftransport, sollte der Sportler besonders auf eine ausreichende Eisenzufuhr in der Ernährung achten.

◢ Da bei der Wiederherstellung von Erythrozyten auch Vitamine beteiligt sind (Folsäure, Vitamin B12) bestehen gegen die Einnahme von Vitamin-Eisen-Präparaten keine Bedenken, solange die übliche Tagesmenge von 10–15 mg nicht überschritten wird.

◢ Eine medikamentöse Behandlung einer vorhandenen Eisenmangelanämie oder auch nur eines vermuteten Eisenmangels sollte vorzugsweise in Tablettenform mit 100–200 mg Fe tgl., dann aber unter ärztlicher Kontrolle erfolgen.

Kupfer (Cu)

Kupfer ist als Metall in seiner Funktion dem Fe eng verwandt. Es begünstigt u.a. die Eisenaufnahme im Darm, deshalb enthalten Eisenpräparate häufig auch Cu. Der Tagesbedarf liegt bei 1,5–3 mg. Cu kommt in zahlreichen Lebensmitteln vor, speziell in Fleisch, Meeresfrüchten und Getreideprodukten. Es spielt eine wichtige Rolle als Bestandteil von Enzymen, Metalloenzymen, u.a. bei der aeroben Energiefreisetzung als Bestandteil der Cytochrome, der Enzyme der Atmungskette. Eine neuerdings zunehmend wichtige Bedeutung wird auch in seiner Beteiligung an der Superoxiddismutase (SOD) gesehen, einem Enzym, das für die antioxidative Abwehr freier Sauerstoffradikale bedeutsam ist. Die Speicher- bzw. Transportform des Cu im Plasma ist das Coeruloplasmin. Aufgrund der Versorgung u.a. mit Trinkwasser aus kupferhaltigen Wasserleitungsrohren besteht praktisch kein Mangelzustand. Die These, dass auch Kupfermangel zu Muskelkrämpfen führe, ist wissenschaftlich allerdings noch nicht bewiesen. Die Einnahme größerer Kupfermengen kann dagegen zu Vergiftungserscheinungen (Übelkeit, Erbrechen, Leberschädigungen etc.) führen. Über leistungssteigernde Effekte ist nichts bekannt.

Zink (Zn)

Ebenso wie Cu und Fe ist Zn ein wichtiger Bestandteil von ca. 100 sog. Metalloenzymen, darunter der LDH, die für die Milchsäurebildung eine Rolle spielt. Zn ist ferner wichtig für Wachstumsprozesse, Wundheilung und die Immunfunktion. Der Tagesbedarf liegt mit 10–12 mg in der gleichen Größenordnung wie derjenige von Fe. Zu einem Zinkmangel kann es kommen, wenn sich der Sportler kalorienarm ernährt. Es werden u.a. in diesem Zusammenhang bei Nachwuchssportlern Wachstumsstörungen angenommen. Ein leistungssteigernder Effekt ist bisher nicht bekannt. Wichtige Nahrungsquellen sind Fleisch, Milchprodukte und Meeresfrüchte, speziell Muscheln.

Chrom (Cr)

Auch Cr ist ein Metall, das vom Organismus benötigt wird. Die empfohlene Tagesaufnahmemenge liegt bei 50–200 µg. Es kommt v.a. in Hefe, Vollkornprodukten, Nüssen, Milchprodukten, Pilzen, u.a. auch in Bier vor. Chrom spielt hauptsächlich im Kohlenhydratstoffwechsel eine Rolle. Es aktiviert insbesondere das Insulin und ist damit für die Regelung des Blutzuckerspiegels und die Bildung von Muskelglykogen für den Ausdauersportler wichtig. Es ist ferner im Aminosäurestoffwechsel von Bedeutung und somit auch für den Kraftsportler von Interesse. Chromhaltige Präparate werden daher besonders auch auf dem Markt für Bodybuilder angeboten. Ein definitiver Beweis für die Wirksamkeit liegt jedoch nicht vor.

Selen (Se)

Selen ist ein dem Schwefel ähnliches Element. Der Tagesbedarf liegt bei 50–70 µg. Es kommt v.a. in Innereien und Meeresfrüchten sowie Getreideprodukten vor. Das Interesse am Se ist in neuerer Zeit mit der Erkenntnis gewachsen, dass ihm gemeinsam mit dem Vitamin E eine antioxidative Bedeutung zukommt, speziell als Bestandteil mehrerer Enzyme wie der Glutathionperoxidase, die freie Radikale abbauen. Daher wird ihm teilweise eine vorbeugende Wirkung gegen Krebs- und Herz-Kreislauf-Erkrankungen (Arteriosklerose) zugebilligt. Da beim Sportler vermehrt freie Sauerstoffradikale gebildet werden, könnte für ihn Se von Interesse sein. Dieser Aspekt ist bislang jedoch nicht hinreichend untersucht.

Bor (B)

Ob Bor für den Menschen unbedingt notwendig (essenziell) ist, ist bisher umstritten. Ein Bormangel wurde u.a. mit der Entstehung einer Osteoporose in Verbindung gebracht, ohne dass dies bisher belegt wäre.

Jod (I)

Jod ist wichtiger Bestandteil des Schilddrüsenhormons Thyroxin. Bei Jodmangel kommt es zu einer zu geringen Produktion von Thyroxin und damit zu einer Leistungsschwäche, gleichzeitig zu einem vermehrten Wachstumsreiz auf die Schilddrüse und in der Folge zur Entwicklung eines Kropfs (Struma). Unter den heutigen Ernährungsbedingungen besteht bei einer ausgewogenen Ernährung jedoch keine Gefahr eines Jodmangels. In manchen Regionen allerdings empfiehlt man die zusätzliche Einnahme von Jod oder jodhaltigen Salzen; in der Schwangerschaft und Stillzeit wird es auch in Tablettenform zusätzlich zugeführt. Eine Leistungssteigerung durch erhöhte Jodzufuhr ist nicht bekannt. Der Tagesbedarf liegt bei 150 ng. Das häufigste Vorkommen ist in Meerestieren und Meeresfrüchten sowie in jodiertem Speisesalz.

Fluor (F)

Fluor ist wichtig für die Knochen- und insbesondere die Zahnbildung. Es wird daher als Prophylaxe zur Verhinderung der Karies benutzt. Der Tagesbedarf liegt zwischen 1,5 und 4 mg. Es wird über Milch, Eidotter, Trinkwasser und Meeresfrüchte aufgenommen. Bei zu hoher Aufnahme kann es seinerseits wieder zu Veränderungen des Zahnschmelzes führen. Ein Einfluss auf die Leistungsfähigkeit ist nicht bekannt.

5.5 Wasser-/Flüssigkeitshaushalt

Obwohl Wasser keine Kalorien enthält, ist es das wichtigste Lebensmittel überhaupt. Ohne Kalorienzufuhr kann der Mensch je nach Reserven und Umweltbedingungen einige Wochen überleben. Ohne Wasser- bzw. Flüssigkeitszufuhr ist ein Überleben nur max. 1 Wo. lang möglich. Wasser ist das Medium, in dem alle Stoffwechselprozesse ablaufen. Es bildet je nach Alter $3/4$ (Säuglinge) bis zur Hälfte (alte Menschen) der Körpermasse. Die Körperflüssigkeit wird in verschiedene Räume eingeteilt, in den Intrazellulärraum, also das in den Zellen befindliche Wasser, sowie den Extrazellulärraum, der wiederum in den interzellulären Zwischenraum (Interzellulärraum) und den intravasalen Raum innerhalb der Gefäße unterteilt wird. Die Verteilung der Flüssigkeit in diesen Räumen wird von der jeweiligen Konzentration der gelösten Substanzen, dem sog. osmotischen Druck bestimmt. Dieser hängt von der Zahl der gelösten Teilchen ab. Da dies v.a. die Elektrolyte sind, vorwiegend K und Na, Cl, aber auch Mg, Ca und Bikarbonat, steht der Wasserhaushalt eng mit dem Elektrolythaushalt in Verbindung (s. Abschn. 5.4.1).

Für den Sportler ist von Bedeutung, dass der Wasserhaushalt wesentlich mit der Wärmeregulation verbunden ist. Bei der Muskelarbeit entsteht Wärme, die mit der Flüssigkeit von der Muskulatur zur Körperschale transportiert und dann dort abgegeben wird, z.T. über die Verdunstung von Flüssigkeit (Schweiß). Auf die Probleme des Wärmehaushalts wird daher verwiesen (s. Abschn. 26.1.1).

5.5.1 Täglicher Flüssigkeitsbedarf

Der tägliche Wasserbedarf hängt von zahlreichen Faktoren ab, u.a. der Körpermasse, aber auch von der körperlichen Aktivität und der Umgebungstemperatur. Bei normaler körperlicher Aktivität und mittleren Temperaturen beträgt der Wasserbedarf etwa 1 ml/Kalorie Energieaufnahme, für den Mann also im Durchschnitt 2800 ml, für die Frau 2000 ml.

Ein Gleichgewicht des Wasserhaushalts liegt vor, wenn Zufuhr und Abgabe bzw. Verlust ausgeglichen sind.

Wasser geht dem Körper auf folgende Art und Weise verloren: Über die Haut erfolgt eine ständige Flüssigkeitsverdunstung, die normalerweise nicht bemerkt wird (Perspiratio insensibilis). Bei hohen Umgebungstemperaturen bzw. erhöhter Wärmeproduktion während körperlicher Belastung wird über die Haut aktiv Flüssigkeit abgegeben in Form des Schwitzens (Perspiratio sensibilis, s. Abschn. 26.1.1). Die größte Quelle der Flüssigkeitsausscheidung ist jedoch die Urinausscheidung über die Niere. Hinzu kommt Flüssigkeit, die über die Atemluft und mit dem Stuhlgang verloren geht.

Ausgeglichen wird der Flüssigkeitsverlust über Getränke, dies aber keineswegs allein. Auch sog. feste Nahrungsmittel enthalten mehr oder minder größere Wassermengen. Darüber hinaus entsteht bei der Verbrennung als Endprodukt Wasser, das sog. Stoffwechselwasser (z.B. bei der Verbrennung von Kohlenhydraten pro entstandenem CO_2 ein Molekül H_2O). Das lebensmittelgebundene und das Stoffwechselwasser machen zusammen etwa 1 l aus. Bei einem Flüssigkeitsbedarf von 2,5 l ist somit nur eine Trinkmenge von 1,5 l erforderlich.

Unter körperlicher Belastung, speziell bei hohen Temperaturen, kann der erforderliche Flüssigkeitsbedarf extrem ansteigen. Bei einem Marathonlauf bei hohen Umgebungstemperaturen können z.B. Flüssigkeitsdefizite von 4 l und mehr auftreten. Bemerkens-

wert hierzu ist i.A., dass der Durst nur einen schlechten Regulator darstellt. Er zeigt ein Flüssigkeitsdefizit zu spät an. Wenn Sportler aufgefordert werden, so viel zu trinken, wie sie es für erforderlich halten, ist es im Regelfall zu wenig. Man kann dies feststellen, indem man das Körpergewicht misst. Bei hinreichender Flüssigkeitszufuhr müsste das Körpergewicht konstant bleiben.

Regulierung des Flüssigkeitshaushalts

Der Körper ist stets bestrebt, alle wichtigen Parameter des Stoffwechsels im Gleichgewicht zu halten (Homöostase). Dazu gehört insbesondere auch der Flüssigkeitshaushalt. Wird dem Körper zu viel Wasser zugeführt (Überwässerung), wird über die Niere verstärkt Urin ausgeschieden (Diurese). Bei geringer Flüssigkeitszufuhr wird umgekehrt die Nierenausscheidung vermindert, und die im Harn auszuscheidenden Substanzen werden in einer geringeren Flüssigkeitsmenge konzentriert.

Die wichtigste Steuerungsgröße für diese Rückkopplungsmechanismen ist die Osmolalität, d.h. die Konzentration der innerhalb eines bestimmten Flüssigkeitsraums gelösten Teilchen, also Glukose, Proteine, Elektrolyte, speziell Natriumchlorid etc. Diese Konzentration wird in speziellen Zellen des Hypothalamus im Zwischenhirn bestimmt, die als Osmorezeptoren bezeichnet werden. Bei hoher Konzentration erfolgt dann eine Ausschüttung des antidiuretischen Hormons (ADH) aus dem Hinterlappen der Hirnanhangdrüse (Hypophyse), das, wie sein Name sagt, die Urinausscheidung in der Niere vermindert. Umgekehrt wird bei niedriger Konzentration (Überwässerung) die ADH-Abgabe gebremst und damit vermehrt Urin ausgeschieden.

Unter Osmose wird die Diffusion von Flüssigkeit durch eine halbdurchlässige Membran verstanden, die Flüssigkeiten mit unterschiedlichen Konzentrationen voneinander trennt. Diese Konzentrationen sind bestrebt, sich gegenseitig auszugleichen, d.h., die Flüssigkeit wird aus dem Lösungsraum mit der geringeren Konzentration in den Lösungsraum mit der höheren Konzentration „gesaugt" (s. Abb. 5.12). Die Wirkung der wasseraussaugenden Kraft wird als osmotischer Druck bezeichnet. Dieser hängt von der Zahl der Teilchen ab, die in den jeweiligen Flüssigkeitsräumen gelöst sind, nicht von ihrer Größe. Den Elektrolyten kommt somit eine besonders hohe Bedeutung zu, weil sie klein und damit in großer Zahl vertreten sind.

Der osmotische Druck der Körperflüssigkeiten entspricht einer 0,9%igen Kochsalzlösung, d.h. einer Lösung von 9 g Kochsalz in 100 ml Wasser (physiologische Kochsalzlösung). Flüssigkeiten, die diesen osmotischen Druck aufweisen, werden als isoton bezeichnet. Wenn z.B. Körperzellen (z.B. rote Blutkörperchen) in eine Lösung mit geringerer Konzentration eingebracht werden (hypotone Lösung), würden sie aufgrund ihres höheren osmotischen Drucks Flüssigkeit ansaugen und ggf. platzen. Werden umgekehrt Zellen in eine Flüssigkeit mit höherer Konzentration eingebracht (hypertone Lösung), würde durch diese aus den Zellen Flüssigkeit abgesaugt, die Zellen würden schrumpfen. Die Konstanthaltung des osmotischen Drucks in allen Körpergeweben ist daher für den Organismus von entscheidender Bedeutung. Dies spielt z.B. eine wichtige Rolle beim Flüssigkeitsersatz durch Infusionen. Diese dürfen immer nur isoton sein, da sie sonst zu einer Schädigung der Erythrozyten führen würden.

5.5.2 Flüssigkeitsersatz/Sportgetränke

Aufgrund der großen Bedeutung der Flüssigkeit für die Regelung der Stoffwechselvorgänge, das Säure-Basen-Gleichgewicht und die Wärmeregulation ist die ausreichende Zufuhr von Flüssigkeit gerade für den Sport-

ler, besonders bei intensiven und lang andauernden Belastungen in höheren Umgebungstemperaturen von entscheidender Bedeutung. Dabei geht es nicht nur um die Flüssigkeitszufuhr, sondern gleichzeitig auch um den Ersatz von Elektrolyten, da diese mit dem Schweiß verloren gehen. Ferner wird die Flüssigkeit zusätzlich benutzt, um bei längeren Ausdauerbelastungen die Getränke als Träger von energiereichen Substanzen, hauptsächlich Kohlenhydraten, zu benutzen. Dies hat dazu geführt, dass heute zahlreiche sog. Sportgetränke nicht gerade billig angeboten werden. Dabei sind sie keineswegs immer sinnvoll zusammengesetzt. Wichtiger als der Gebrauch solcher Sportgetränke ist, dass der Sporttreibende um die Grundregeln eines vernünftigen und ausreichenden Flüssigkeitsersatzes weiß. Ggf. kann er sich dann seine Getränke selbst zusammenstellen oder die für seine Bedingungen geeigneten aus dem großen kommerziellen Angebot aussuchen.

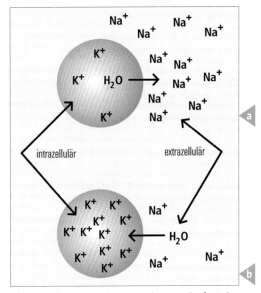

Abb. 5.12: Osmose und osmotischer Druck. **a)** Sind im Extrazellularraum vermehrt Elektrolyte oder andere osmotisch wirksame Substanzen, ist er im Vergleich zum Intrazellularraum hyperton. **b)** Analog ist hier der Intrazellularraum hyperton. Flüssigkeit fließt stets vom hypotonen zum hypertonen Bereich.

Von den 3 Anteilen eines Sportgetränks, Flüssigkeit, Elektrolyte und Kohlenhydrate, ist für alle Sportarten der wichtigste Anteil das Wasser und für die meisten Sportarten auch der einzig notwendige. Bei allen Belastungen, die max. bis zu 1 h, teilweise auch bis zu 2 h dauern, kommt es nicht zu einer Verminderung der Elektrolytkonzentrationen im Blut bzw. zu einer Erschöpfung der Kohlenhydratvorräte. Der Flüssigkeitsverlust kann dagegen erheblich sein. Die Schweißbildung kann bei höherer Temperatur bei trainierten Sportlern 2–3 l/h betragen. Da gleichzeitig die Flüssigkeitsaufnahme über den Magen bei max. 1 l/h liegt, kommt es hierdurch zu einem Flüssigkeitsdefizit (Dehydratation). Nach einschlägigen Untersuchungen können solche Flüssigkeitsverluste im Umfang von bis zu 5% des Körpergewichts ohne Leistungseinschränkung toleriert werden. Dies ist bei den einzelnen Sportarten unterschiedlich. Ausdauerbelastungen werden durch eine Dehydratation relativ rasch beeinträchtigt. Kraftsportler, bei denen es im Rahmen des Gewichtmachens oft zu erheblichen Flüssigkeitsverlusten kommt, sind in ihrer spezifischen Kraftleistung hierdurch wesentlich weniger eingeschränkt. Trotzdem besteht natürlich bei ihnen durch solche Verfahren eine gesundheitliche Gefährdung (s. auch Abschn. 35.5).

Schon aus Gründen des Erhalts der Leistungsfähigkeit, aber auch aus gesundheitlichen Gründen, sollte der Sportler bestrebt sein, den Flüssigkeitsverlust soweit als möglich auszugleichen.

Die Flüssigkeitsaufnahme wird von der Entleerung aus dem Magen in den Darm und der Aufnahme der Flüssigkeit im Darm bestimmt. Hierbei spielt eine Reihe von Faktoren eine Rolle, wie die Temperatur des Getränks, der Geschmack, die Magenfüllung und die osmotische Konzentration. Flüssigkeitsmengen von mehr als 0,5 l im Magen stören die Magenentleerung. Auch hochkonzentrierte Lösungen werden schlechter entleert. Dies hat dazu geführt, dass von der Sportgetränkeindustrie v.a. isotone Lösungen angeboten werden, also Sportgetränke mit dem gleichen osmotischen Druck, den auch das Plasma aufweist. Der osmotische Druck wird dabei sowohl durch die enthaltenen Elektrolyte wie auch den Traubenzuckerzusatz aufgebaut. Die Vorstellung geht davon aus, dass eine isotone Lösung besser resorbiert wird als eine hypertone oder ggf. reines Wasser. Ein definitiver Beweis für den Vorteil solcher isotoner Lösungen liegt allerdings nicht vor. Kühle Flüssigkeiten (5–10 °C) werden besser aufgenommen als warme, sie tragen zusätzlich zum Abbau der erhöhten Körpertemperatur bei. Geschmacksstoffe verbessern die Flüssigkeitsaufnahme. Von stark kohlensäurehaltigen Getränken ist abzuraten, da das Gas ausperlt und zu negativen Sensationen führt. Weiterhin wird hierdurch wahrscheinlich die Flüssigkeitsresorption behindert.

Vor längeren Belastungen, v.a. bei höheren Temperaturen empfiehlt sich folgendes Schema: Vor dem Beginn wird eine Überwässerung (Hyperhydratation) angestrebt. Hierzu werden 1–2 h vor Beginn z.B. des Laufs 0,5 l eines Sportgetränks aufgenommen, 50–30 min vorher nochmals 300–500 ml. Hierdurch hat man ggf. die Chance, rechtzeitig vorher eine volle Blase zu entleeren. Während der Ausdauerbelastung sollten dann alle 10–15 min 200–250 ml getrunken werden. Dadurch erreicht man eine Aufnahme von etwa 1 l, was die Schweißmenge bei mildem Schwitzen und mäßigen Temperaturen in etwa kompensieren kann. Größere Wassermengen können vom Magen nicht weitertransportiert werden. Eine vollständige Flüssigkeitskompensation (Rehydration) bei den o.g. max. Schweißmengen ist also nicht möglich.

5.5.3 Kohlenhydratzusatz zu Sportgetränken

Die meisten Sportgetränke enthalten als Energiespender Kohlenhydrate. Bei der 1. Generation dieser Getränke waren dies v.a. Traubenzucker (Glukose), aber auch Fruktose und Rohrzucker. Bei Belastungen bis zu 2 h Dauer ist ein solcher Ersatz nicht notwendig, da bis zu dieser Zeit die körpereigenen Kohlenhydrate immer noch ausreichend sind. Wenn das Muskelglykogen erschöpft ist, sollte jedoch eine Zufuhr von Traubenzucker notwendigerweise von außen erfolgen, da die körpereigene Neusynthese von Kohlenhydraten in der Leber (Glukoneogenese) aus Laktat, Glyzerin, Aminosäuren etc. nicht ausreicht, um die Fettverbrennung zu gewährleisten.

Für einen solchen Ersatz ist Traubenzucker allerdings keineswegs das Mittel der 1. Wahl. Traubenzucker kann den Blutzucker in die Höhe schießen lassen und zu einer starken Insulinausschüttung mit sekundärem Abfall führen. Ein weiterer Nachteil ist der hohe osmotische Druck solcher Lösungen. Er verzögert die Entleerung des Getränks aus dem Magen und damit auch die Flüssigkeits- und Kohlenhydrataufnahme. Aus diesem Grund haben sich in letzter Zeit zunehmend Sportgetränke auf der Basis von Oligosacchariden durchgesetzt. Diese gewährleisten eine langsamere Freisetzung des Traubenzuckers, gleichzeitig ist der osmotische Druck in solchen Lösungen aufgrund der höheren Teilchengröße geringer und damit die Magenentleerung weniger beeinträchtigt. Die max. tolerierten Glukosekonzentrationen in Sportgetränken liegen bei 5–10%. Geht man von einer max. Trinkmenge von 1 l/h aus, sind dies 50–100 g Glukose, die pro Stunde aufgenommen werden können, entsprechend 200–400 kcal. Ein Hochleistungsläufer kann pro Stunde Laufen 1000 und mehr Kalorien verbrauchen. Die restliche Energiemenge wird aus Fetten und aus in der Leber synthetisiertem Traubenzucker bereitgestellt.

Bei Belastungen, die länger als 2 h dauern, sollten daher dem Sportgetränk Kohlenhydrate beigesetzt werden, am günstigsten in Form von Oligosacchariden. Evtl. könnten diese aber auch zusätzlich in Form von Obst (Bananen) aufgenommen werden. Ein solches Sportgetränk kann man sich selbst zusammenstellen, indem man z.B. einem elektrolythaltigen Mineralwasser ohne Kohlensäure Oligosaccharide (z.B. Maltodextrin oder Instanthaferflocken) in einer Konzentration von 5–10% zusetzt. Die Getränke, die vor der Belastung in der Überwässerungsphase aufgenommen werden, sollten jedoch keinen Traubenzucker enthalten, da dies den Einsatz der Fettverbrennung hemmt.

5.5.4 Kochsalz- und Elektrolytersatz

Eine Elektrolytzufuhr ist bei Belastungen, die bis zu 1 h, bei niedrigen Temperaturen auch bis zu 2 h, dauern, nicht erforderlich. Da der Schweiß hypoton ist, also weniger Elektrolyte enthält als die Körperflüssigkeit, kommt es durch das Schwitzen zu einem Anstieg der Elektrolytkonzentrationen im Serum. Bei lang andauernden Belastungen und in heißer Umgebung unter einem Flüssigkeitsersatz nur durch Wasser entsteht jedoch die Gefahr ausgeprägter Natriumverluste (s. Abschn. 26.3.1). Daher sollte ein Kochsalzersatz durchgeführt werden. Die erforderlichen Mengen entsprechen der Schweißkonzentration von max. 2,5 g Kochsalz pro Liter. Ein Kaliumersatz unter Belastung ist meist nicht erforderlich, da beim Glykogenabbau größere Mengen Kalium frei werden. Nach völliger Erschöpfung der Glykogenreserven könnte jedoch auch ein Kaliumdefizit entstehen. Deshalb enthalten Sportgetränke eine dem ungefähren Bedarf entsprechende Konzentration von 120–225 mg Kalium pro Liter. Ähnliche Konzentrationen an Elektrolyten finden sich aber auch in üblichen Mineralwässern, die man als Grundlage für die eigene Getränkezusammenstellung genauso gut wählen kann. Wer zu Muskelkrämpfen neigt, kann versuchsweise auch ein stärker magnesiumhaltiges Mineralwasser verwenden.

Wichtig ist insbesondere auch der Elektrolytersatz nach intensiveren lang andauernden Belastungen in heißer Umgebung, speziell wenn diese ständig wiederholt werden, z.B. im Rahmen eines Trainingsprogramms. Hier werden Natriummengen von 10–25 g tgl. empfohlen. Dies erreicht man leicht bei einer üblichen Ernährung und etwas stärkerem Nachsalzen, nachdem schon die übliche Ernährung viel mehr Kochsalz als nötig enthält, nämlich 10–15 g. Kochsalztabletten sind für den Sportler – bis auf wenige Ausnahmen wie intensive Trainingsprogramme bei extrem hohen Temperaturen – fast immer unnötig. Da bei dem Aufbau des Muskelglykogens umgekehrt wieder stärkere Kaliummengen benötigt werden, empfiehlt sich gerade in der Erholungsphase ein entsprechender Kaliumersatz. Dies sollte jedoch mithilfe kaliumreicher Nahrungsmittel und nicht etwa mit Kaliumtabletten geschehen. Auch Sportgetränke, die Kalium und Magnesium enthalten, können hierbei hilfreich sein.

> **Merksätze**
> ◢ Wasser ist der Hauptbestandteil unseres Körpers.
> ◢ Ein ausgewogener Flüssigkeitshaushalt ist für den Sportler sehr wichtig.
> ◢ Wenn durch intensives Training viel Flüssigkeit verloren geht, muss sie wieder zugeführt werden. Der Nutzen sog. Sportgetränke ist allerdings umstritten.

5.6 Genussmittel

Der Oberbegriff Genussmittel, hauptsächlich bezogen auf Alkohol, Koffein und Nikotin, ist nicht zuletzt auch im Zusammenhang mit Ernährung und Sport mehr als problematisch. Statt Genussmittel müsste hier vielmehr Suchtmittel stehen. Zwar kann ein Glas guter Wein ein Kulturgut darstellen, eine Tasse guter Kaffee tatsächlich Genuss und selbst eine Zigarre, wenn man sie nur gelegentlich raucht, muss nicht verteufelt werden. Andererseits nehmen viele Menschen Alkohol, Koffein oder auch Nikotin in solchen Mengen und mit einer solchen Regelmäßigkeit zu sich, dass in diesen Fällen nicht mehr von Genussmittel die Rede sein kann. Darüber hinaus kommen Alkohol und Kaffee gerade aus der Sicht des Sports spezielle Bedeutungen für die Energiebereitstellung in legalem Sinn und in der Grauzone des Dopings zu.

5.6.1 Alkohol

Die Verbindung von Alkohol und Sport ist ein uraltes und immer wichtiger werdendes Reizthema. Glaubt man der modernen Fernsehwerbung, sind Alkohol und Sport untrennbar miteinander verbunden, zumindest wird heute jedes wichtige Sportereignis im TV mithilfe einer Brauerei präsentiert. Auf der anderen Seite haben Sportler den Ruf, besonders gesunde und gesundheitsbewusste Menschen zu sein, also nicht zu rauchen oder zu trinken. Manche Sportler sind allerdings unrühmliche Ausnahmen. Von solchen Entgleisungen abgesehen, halten andere Sportler den Alkohol sogar für eine wesentliche Energiequelle, die vom Muskel sehr gut verwertet werden könne. Schließlich enthält 1 g Alkohol 7 kcal. In Sportarten wie dem Schießen, die von Koordinationsfähigkeiten bestimmt werden, ist Alkohol ein uraltes Mittel zur Verbesserung der Treffsicherheit („Zielwasser") und steht daher auf den Dopinglisten (s. hierzu Abschn. 35.10).

Auf die psychosozialen Aspekte in der Beziehung zwischen Alkohol und Sport soll an dieser Stelle nicht weiter eingegangen werden. Die folgenden Ausführungen konzentrieren sich auf die gesundheitlich und leistungsphysiologisch wesentlichen Gesichtspunkte.

Korrekterweise muss gesagt werden, dass unter Alkohol hier Ethylalkohol (Ethanol) verstanden wird, das die Summenformel C_2H_5OH (detaillierter CH_3-CH_2OH) besitzt. Biochemisch fasst man unter Alkohol Stoffe zusammen, die eine Hydroxyl-(OH)-Gruppe aufweisen. Ein weiterer Alkohol ist bspw. das Methanol (C_3OH), ein giftiger Alkohol, der immer dann Schlagzeilen macht, wenn er als Ethanolersatz getrunken wird und dann zu schweren Vergiftungserscheinungen, speziell zu Erblindungen führt. Langkettigere Alkohole (5-kettige Kohlenstoffgerüste) spielen als Azyl-Alkohol eine Rolle, sie entstehen bei manchen Vergärungen, z.B. in Obstweinen, und sind dann für negative Auswirkungen (Kopfschmerzen) verantwortlich.

Der hohe Energiegehalt des Alkohols macht seine Bedeutung als „Lebensmittel" deutlich.

Dies kann am Beispiel des Biers vorgerechnet werden: Ein normales Bier enthält im Durchschnitt 4,5% Alkohol, 1 l Bier (2 × 0,5-l-Flaschen) enthält somit 45 ml Alkohol. Berücksichtigt man das spezifische Gewicht von Alkohol (0,8 g/ml), sind dies 36 g Alkohol oder ca. 250 kcal. Da Bier noch andere Nährstoffe (Kohlenhydrate) enthält, kann man von ca. 300 Kalorien ausgehen.

Wer als Mann jeden Tag 2 Flaschen Bier zum Abendessen trinkt, nimmt mit dem Bier 300 Kalorien und damit etwa 10% seines Kalorienbedarfs auf. Alkoholreduziertes Bier reduziert diese Zufuhr um 50%.

Dies ist ein durchaus realistischer Durchschnittswert für die deutsche Bevölkerung. Als Energieträger spielt Alkohol hierzulande

etwa die Rolle, die den Proteinen zukommen sollte. Dabei handelt es sich hier weitgehend um sog. leere Kalorien, d.h., außer Kalorien enthalten alkoholische Getränke i.A. keine weiteren Nährstoffe wie Mineralstoffe oder Vitamine (Bier ist dabei sogar noch eine gewisse Ausnahme).

Gesundheitliche Bedeutung des Alkohols

Inwieweit der Genuss von Alkohol gesundheitlich vertretbar ist, hängt sowohl akut wie chronisch v.a. von der Dosis ab. Alkohol wirkt bei akuter Einnahme toxisch auf das Gehirn, d.h. er führt zu Hirnfunktionsstörungen. Werden geringe Mengen eingenommen, führt dies zu einer Anregung der Hirnfunktion, die möglicherweise auf der Dämpfung von Hemmungsfunktionen beruht. Im Bereich niedriger Blutalkoholkonzentrationen (0,2–0,4 Promille) könnten hierdurch bestimmte Leistungen im motorischen (aber auch im mentalen) Bereich verbessert werden. Bei weiter ansteigenden Alkoholkonzentrationen (0,8 Promille und mehr) wird dagegen die Koordination zunehmend gestört. Es treten Fehleinschätzungen auf, die dann nicht nur im Straßenverkehr, sondern auch im Sport zu schweren bis tödlichen Unfällen (z.B. beim alpinen Skilauf) führen können. Bei noch höheren Konzentrationen (2–4 Promille) kommt es zum typischen Bild der akuten Alkoholvergiftung mit zunehmender Benommenheit, schließlich Bewusstlosigkeit; bei einer Alkoholkonzentration über 4 Promille tritt dann der Tod durch Atemlähmung ein.

Auch bei chronischer, gewohnheitsmäßiger Alkoholaufnahme ist die gesundheitliche Bedeutung v.a. eine Frage der Dosis. Alkohol in mäßigen Mengen, als Teil des Lebensstils, z.B. das regelmäßige Bier am Abend, das Glas Wein zum Mittagessen, muss keineswegs gesundheitsschädlich sein. Dem regelmäßigen Genuss von Alkohol in geringen Mengen wird z.T. sogar eine positive gesundheitliche Bedeutung zugemessen, besonders aus der

Sicht des Herz-Kreislauf-Systems, da Alkohol der Entstehung der Arteriosklerose entgegenwirken soll (s. Abschn. 16.2). Die hierfür optimale Menge liegt bei tgl. 10 g Alkohol für Frauen und 20 g Alkohol für Männer was etwa 0,5 l Bier oder 1 Glas Wein tgl. entspricht. Als Wirkmechanismus wird eine Erhöhung des HDL-Werts, also des „positiven Blutfetts", diskutiert. Unklar ist dabei, ob wirklich das antiatherogen wirkende HDL_2 ansteigt oder nur das aus gesundheitlicher Sicht weniger bedeutsame bis negativ zu wertende HDL_3. Diese Frage ist methodisch noch nicht entschieden. Darüber hinaus wird darauf hingewiesen, dass möglicherweise die Erhöhung des HDL-Werts durch Alkohol nur Ausdruck von dessen Leberschädlichkeit sei, da auch bspw. Pflanzenschutzmittel zu einem Anstieg des HDL führen. In neuerer Zeit wird der gesundheitlich positive Effekt weniger dem Alkohol selbst zugebilligt, sondern den in den Schalen der Trauben enthaltenen Farbstoffen, Flavonen. Daher wird – nicht zuletzt von der einschlägigen Werbung – v.a. Rotwein empfohlen. Die Farbstoffe binden freie Sauerstoffradikale und wirken damit als Antioxidans. Auf diese Weise sollen sie der Entstehung der Arteriosklerose, aber auch Krebserkrankungen vorbeugen.

Eine solche Diskussion ist stimulierend und belegt, dass keineswegs alles, was Freude bereitet, gesundheitsschädigend sein muss. Auf der anderen Seite kann hieraus nicht abgeleitet werden, dass es unbedingt empfehlenswert sei, Alkohol zu trinken. Aus ernährungsphysiologischer Sicht wird der Verzehr von Alkohol daher nicht empfohlen, da die möglichen negativen Folgen weitaus gravierender ausfallen als die positiven. Außerdem ist nicht bis zuletzt geklärt, ob die günstige Wirkung von Wein nicht genauso durch die im Traubensaft enthaltenen sekundären Pflanzenstoffe hervorgerufen werden kann. Die nach wie vor bestehende Diskussion ist v.a. auf epidemiologische Untersuchungen

zurückzuführen, nach denen Menschen, die mäßig trinken, weniger häufig am Herzinfarkt sterben oder an Bluthochdruck leiden als strenge Nichtalkoholiker. Hierbei handelt es sich möglicherweise jedoch um Selektionseffekte, da möglicherweise Menschen, die überhaupt nichts trinken, dieses deshalb tun, weil sie nicht ganz gesund sind. Außerdem muss berücksichtigt werden, dass dem Alkohol ein hohes Suchtpotenzial zukommt. Immerhin gibt es in Deutschland 2–3 Mio. Alkoholkranke.

Bei einer chronischen Zufuhr größerer Alkoholmengen treten die gesundheitsgefährdenden Momente ganz in den Vordergrund. Diese betreffen v.a. das Nervensystem, die Leber, aber auch das Herz-Kreislauf-System. Bei Alkoholmengen ab tgl. 60 g für den Mann und 40 g für die Frau werden die Leberzellen, die den Alkohol abbauen müssen, geschädigt. Sie „verfetten", es entwickelt sich eine Fettleber, schließlich geht das Lebergewebe unter und wird durch Bindegewebe ersetzt. Die Leberstruktur wird umgebaut, es kommt zur Leberzirrhose (s. Abschn. 17.3.5) und zum Tod im Leberkoma.

Auf die Toxizität des Alkohols für das Nervengewebe wurde bereits bei den akuten Vergiftungen hingewiesen. Bei chronischem Alkoholgenuss kommt noch hinzu, dass viele Alkoholiker sich dann auch sonst nicht mehr ausreichend ernähren und einen hohen Teil ihres Kalorienbedarfs durch Alkohol absättigen. Es kommt bei ihnen daher zu einem Vitaminmangel, speziell zu einem Mangel an dem für das Nervensystem wichtigen Vitamin B1. Die Folge sind vielfältige Nervenschädigungen (Polyneuropathien) im peripheren Bereich, die sich v.a. in Beinlähmungen zeigen und im Bereich des zentralen Nervensystems die bekannten Erscheinungen des Alkoholdeliriums mit Zittern und Halluzinationen (weiße Mäuse etc.) hervorrufen.

Aus der Sicht des Kreislaufsystems führt Alkoholgenuss in großen Mengen zu einem

Überangebot an Kalorien und damit Übergewicht. Ferner werden durch die Leberschädigung die Fette nicht mehr ausreichend verarbeitet, die Blutfette steigen an, beides Faktoren, die die Entstehung der Arteriosklerose begünstigen. Außerdem wird zu viel Alkohol mit der Entstehung einer dilatativen Kardiomyopathie (DCM, s. Abschn. 16.6.1) in Verbindung gebracht.

Leistungsphysiologische Aspekte des Alkohols

Alkohol wird von manchen Sportlern wegen seines hohen Kaloriengehalts als durchweg brauchbare Energiequelle angesehen, die noch dazu für die Aufnahme in den Muskel nicht vom Insulinmechanismus abhängig sei. Insbesondere im Rahmen der Regeneration wird daher von manchen Langläufern gerne Bier getrunken. Bei der Betrachtung des Alkoholstoffwechsels erweisen sich solche Überlegungen jedoch als Irrtum. Alkohol entsteht zwar aus Kohlenhydraten, wird aber vom Stoffwechsel wie ein Fett behandelt. Alkohol wird nicht direkt vom Muskel aufgenommen, sondern zunächst in der Leber verstoffwechselt. Die C_2-Einheit des Alkoholmoleküls zeigt dessen Verwandtschaft mit der aktivierten Essigsäure, d.h., es wird auf dem gleichen Weg in den Zitronensäurezyklus eingeschleust wie die Fette, also gewissermaßen über einen Nebenschluss. Alkohol enthält zwar sehr viele Kalorien, diese können aber nur in geringer Menge pro Zeit bereitgestellt werden. Die gesunde Leber ist in der Lage, pro Stunde 8–10 g Alkohol abzubauen. Dies entspricht 55–70 Kalorien. Hinzu kommt, dass hieraus keine kalorische Entlastung für die Kohlenhydrate entsteht, da die Fette, die den gleichen Weg benutzen wie der Alkohol, in ausreichender Menge vorhanden sind.

Ferner wirkt sich Alkohol negativ auf den Glukosestoffwechsel aus. Die Glukoneogenese in der Leber wird beeinträchtigt. Dies leistet der Entstehung von Unterzuckerungszuständen (Hypoglykämie) bei Ausdauerbelastungen Vorschub. Ferner wirkt Alkohol, wie die Alltagserfahrung beweist, diuretisch, d.h., es kommt zu einer vermehrten Flüssigkeitsausscheidung über die Niere, die das Maß des aufgenommenen Flüssigkeitsvolumens übersteigt. Auch dies ist aus der Sicht einer Ausdauerbelastung ungünstig.

Von manchen Sportlern werden die psychologischen Effekte des Alkohols im Sinne des Abbaus von leistungsmindernden Hemmungen geschätzt. Dies könnte in v.a. koordinativ bestimmten Sportarten positiv wirksam sein. In entsprechenden Untersuchungen konnte jedoch eine solche Leistungssteigerung bisher nicht effektiv nachgewiesen werden. Selbst für die Schützen steht ein solcher Beweis noch aus, da er ggf. unter Wettkampfbedingungen „doppelblind" durchgeführt werden müsste, ein Verfahren, das kaum realisierbar ist. Ein Laborversuch, in dem die Wettkampfspannung fehlt, die durch Alkohol neutralisiert werden soll, sagt über einen möglichen positiven Effekt nichts Definitives aus. Hierzu wird auf den Abschnitt 35.10 der Dopingproblematik hingewiesen. Des Weiteren hemmt Alkohol die Regenerationsfähigkeit und setzt somit den Trainingseffekt herab.

Merksätze

- Alkohol ist eine chemische Substanz mit der Endung -OH.
- Im Sport sollte Alkohol prinzipiell vermieden werden. In manchen Sportarten gilt er sogar als Dopingmittel.
- Im Herz-Kreislauf-Bereich wird ihm aufgrund seiner lipolytischen Eigenschaften in Maßen eine gewisse protektive Komponente zugeschrieben.
- Alkohol kann die Regenerationsfähigkeit herabsetzen.

5.6.2 Nikotin

Nikotin-„Genuss" geschieht in Deutschland praktisch ausschließlich durch das Rauchen. In anderen Ländern ist auch der Kautabak nicht zuletzt unter Sportlern verbreitet. Das Rauchen, speziell das Zigarettenrauchen, ist eine der großen und unnötigen gesundheitlichen Sünden dieser Gesellschaft. Allein in Deutschland sterben jährlich ca. 200 000 Menschen am Rauchen. Diese Zahl errechnet sich wie folgt: In Deutschland wird jeder 2. Todesfall von einer Herz-Kreislauf-Erkrankung verursacht. Hierfür sind im Wesentlichen die 3 großen Risikofaktoren verantwortlich, Fehlernährung zusammen mit Fettstoffwechselstörungen, Bluthochdruck und Rauchen. Von den 400 000 Herz-Kreislauf-Todesfällen sind somit $1/3$ (30 %), ca. 130 000, dem Rauchen anzulasten. Schon der Konsum von 1–4 Zigaretten pro Tag erhöht das Sterberisiko erheblich.

Ferner ist das Rauchen für zahlreiche Krebserkrankungen verantwortlich. Die häufigste Krebserkrankung des Mannes, der Lungenkrebs (Bronchialkarzinom), tritt zu 90 % bei Rauchern auf. Somit gehen etwa 30 000 Lungenkrebstote auf das Konto der Zigarette. Krebserkrankungen, die mit dem Rauchen in einem mehr oder minder engen Zusammenhang stehen, sind ferner Zungen- und Lippenkrebs, Magen- sowie Blasenkrebs.

Ca. 6 % der Todesfälle, also knapp 50 000 jährlich, sind weiterhin auf nichtkrebsbedingte Atemwegserkrankungen (s. auch Abschn. 14.4) zurückzuführen. Auch hierbei spielt das Rauchen eine wichtige Ursache.

Über diese Todesfälle hinaus sollten auch die zahlreichen chronischen Erkrankungen bedacht werden, die Folgen des Rauchens sind. So werden in Deutschland allein jährlich etwa 50 000 Beine als Folge der „Raucherkrankheit", also Durchblutungsstörungen im Bereich der Beine, amputiert. Auch derjenige, der bspw. einen Herzinfarkt als Folge des Rauchens erleidet, und nicht daran

stirbt, ist häufig in seiner Lebensqualität erheblich eingeschränkt.

Mit dieser Auflistung der gesundheitlichen Folgen des Rauchens, speziell des Zigarettenrauchens, wurden bereits die Wesentlichen Schadensmechanismen angesprochen.

Das Rauchen ist bei den meisten Menschen als Suchterkrankung anzusehen, bei der der entscheidende, die Sucht verursachende Faktor das Nikotin ist. Nikotin führt zu funktionellen Veränderungen im Gehirn, die vom Raucher als Wohlgefühl empfunden werden. Das Nikotin selbst dürfte beim Rauchen aber nicht den eigentlichen krank machenden Faktor darstellen. Krankheitsverursacher sind vielmehr die bei der Verbrennung entstehenden Teerprodukte und freie Sauerstoffradikale. Im Zigarettenteer wurden zahlreiche krebserregende Stoffe festgestellt. Hierzu wird insbesondere auch auf die Entstehung des Lungenkrebses (Bronchialkarzinom) verwiesen. Speziell die Inhalation macht den Zigarettenrauch besonders gefährlich. Der Zigarrenraucher, der nicht inhaliert, ist wesentlich weniger gefährdet. Bei ihm entsteht durch den direkten Kontakt der Teerprodukte mit der Mundschleimhaut häufiger ein Lippen- und/oder Zungenkrebs, die allerdings wesentlich früher erkannt werden als der Lungenkrebs und daher bessere Heilungschancen aufweisen. Hinzu kommt, dass der Zigarrenraucher meist wesentlich weniger raucht als der Zigarettenraucher, der es auf 60–80 Zigaretten pro Tag bringen kann. „Kalt genießen", also Kautabak, bei dem keine Teerprodukte entstehen, ist wesentlich ungefährlicher.

Ein weiterer stark gesundheitsgefährdender Faktor, der die Diskussion um das Rauchen bestimmt, ist das Auftreten von freien Sauerstoffradikalen. Bei einer einzigen Inhalation von Zigarettenrauch werden 10^{15} freie Radikale aufgenommen. Dieser aggressive Sauerstoff wird heute für zahlreiche Erkrankungen mitverantwortlich gemacht, neben den Krebserkrankungen auch für die Entstehung der Arteriosklerose. Für die Häufigkeit des Herzinfarkts bei Rauchern wurden früher viele Ursachen angenommen, z.B. eine gefäßverengende Wirkung des Nikotins. Diese Zusammenhänge dürften inzwischen aber als geklärt gelten: Die freien Sauerstoffradikale oxidieren das gefährliche LDL, das dann in die Gefäßwand aufgenommen wird (s. auch Abschn. 16.2.4).

Auch für das Rauchen gilt letztlich die Aussage von Paracelsus, dass die Dosis entscheidet, ob eine Substanz Gift oder Heilmittel ist. Wie eingangs festgestellt, ist gegen eine gelegentliche Zigarre nichts einzuwenden. Das Problem beim Rauchen ist jedoch seine hohe suchterzeugende Potenz. Angesichts der großen gesundheitlichen Schäden, die hieraus resultieren, sollte jeder Verantwortungsbewusste, ob Sportler oder Nichtsportler, auf das Rauchen verzichten.

Speziell für den Sportler ergeben sich im Zusammenhang mit dem Rauchen zusätzlich leistungsphysiologische Aspekte. Beim Rauchen entsteht durch unvollständige Verbrennung CO, das zum Fe des Hämoglobins (Fe^{++}) eine wesentlich höhere Affinität als O_2 aufweist, d.h., CO wird $300 \times$ stärker an das Fe angebunden als O_2 und wandelt dabei Fe^{++} in Fe^{+++} um (Methämoglobin). Diese chemische Bindung ist sehr fest. Beim Raucher sind somit bis zu 10% der Hämoglobinmoleküle durch CO blockiert und fallen für den Sauerstofftransport aus. Erst ca. 10 h nach der letzten Zigarette werden alle Eisenmoleküle wieder freigegeben. Die VO_2max ist beim Raucher also um bis zu 10% reduziert.

Trotz dieser Einschränkung gibt es immer wieder Spitzensportler, die rauchen. Dies scheint einer Leistungsminderung zu widersprechen. Bei diesen Sportlern handelt es sich jedoch ausschließlich um solche, die nicht in typischen Ausdauersportarten engagiert sind, also nicht auf eine VO_2max angewiesen sind, z.B. Hochspringer, Weitspringer etc., oder die Pausen einlegen können, z.B.

Fußballspieler. Daher können sie trotzdem in ihren jeweiligen Sportarten Höchstleistungen erbringen.

Dennoch kann aber das Argument, dass Rauchen die Leistungsfähigkeit einschränkt, gerade für den jungen Sportler, für den Gesundheit noch kein Thema ist, von pädagogisch großer Bedeutung sein.

Zusammenfassend sollte es als allgemeiner Lehrsatz gelten, dass sich Rauchen und Sport nicht miteinander vertragen. Dies gilt sowohl aus gesundheitlicher Sicht, wenn man Sport als Medium für mehr Gesundheit betrachtet, wie aus der Sicht eines leistungsorientierten Sports.

5.6.3 Koffein

Koffein ist Inhaltsstoff nicht nur von Kaffee, sondern auch von einer Reihe weiterer Getränke wie Cola, manchen „Sport- oder Energiedrinks" und Schokolade; auch der Tee enthält biochemisch verwandte Stoffe (Teein). Manche Sportler nehmen Koffein auch in Form von Tabletten ein. Es kann als „legalisierte Droge" bezeichnet werden und wirkt ähnlich wie die Weckamine aktivierend auf den Hirnstamm. Gleichzeitig setzt es aus dem Nebennierenmark Adrenalin frei, dessen Wirkung es verstärkt. Die „wach machenden" Eigenschaften des Koffeins werden vom Kaffeetrinker genutzt. Für den Sportler ist von Interesse, dass Koffein genau wie Adrenalin und mit diesem zusammen die Stoffwechselprozesse beschleunigt, speziell die Abbaugeschwindigkeit des Muskel- und Leberglykogens, aber auch von Fetten. Freie Fettsäuren werden aus den Depots freigesetzt; es kommt in der Folge zu einem Anstieg der Serumkonzentration an freien Fettsäuren. Auch die intramuskulären Fette werden gesteigert verbrannt. Diese Effekte, die im Wesentlichen denen der Stimulanzien entsprechen, machen Koffein prinzipiell zu einem „Dopingmittel". Auf der anderen

Seite besteht die Problematik darin, dass Koffein ein allgemeiner Bestandteil der üblichen Ernährung ist. Bezüglich der hiermit verbundenen Dopingregelung wird auf Kap. 35 verwiesen. Jedoch steht Koffein seit dem 01.01.2004 nicht mehr auf der Dopingliste.

Die Frage einer möglichen Leistungssteigerung durch Koffein wurde, ausgehend von den wach machenden Effekten, zunächst v.a. im Bereich von Kurzzeitbelastungen wie Schnellkraft und Schnelligkeitsbelastungen überprüft. Ein effektiver Beweis der Wirksamkeit konnte hierbei nicht erbracht werden.

Neuerdings konzentriert sich das Interesse wegen der Mobilisierung des Fettstoffwechsels auf Ausdauerbelastungen. Der Anstieg der freien Fettsäuren im Blut unter dem Einfluss von Koffein muss noch nicht eine vermehrte Nutzung derselben im Muskelgewebe bedeuten (theoretisch könnte sich hierin auch eine verminderte Nutzung ausdrücken). Tatsächlich wurde im Vergleich zu Placebopräparaten bei Aufnahme von Koffein unter Belastung keine Leistungssteigerung beobachtet.

Andererseits konnte gezeigt werden, dass durch die Zufuhr von Koffein vor Ausdauerbelastungen offensichtlich die Lipolyse mobilisiert wird und schneller in Gang kommt. Die Glykogenreserven werden geschont, was auch muskelbioptisch nachgewiesen wurde. Die gleiche Belastung kann daher länger durchgeführt werden.

Die Frage, ob Leistungssportler Koffein zur Leistungssteigerung zu sich nehmen und in welcher Form, muss von jedem Einzelnen für sich beantwortet werden. Das Ergebnis hängt auch von individuell unterschiedlichen Reaktionen ab. Wenn Sportler in Verbindung mit Wettkämpfen Koffein zu sich nehmen bzw. Kaffee trinken, sollten sie auf jeden Fall die Antidopingregeln beachten (s. Kap. 35). Die Kaffeewirkung tritt bereits nach kurzer Zeit ein. Nach 30 min ist der Serumspiegel von Koffein am höchsten. Die Halbwertszeit beträgt 4 h. Eine Menge von 2–3 g/kg KG hat hierbei eine ausdauerleistungssteigernde Wirkung (s. Abschn. 5.8.3).

Gesundheitliche Bedeutung des Koffeins

Dem Kaffeetrinken wird häufig alles Mögliche an negativen gesundheitlichen Konsequenzen nachgesagt. Davon ist so gut wie nichts bewiesen. Heutzutage kann Kaffee durchaus zur Trinkmenge dazugerechnet werden. Die diuretische Wirkung scheint nur bei Koffeinungewohnten zu bestehen. Allerdings stellt Koffein einen „Säurelocker" dar, d.h., es setzt vermehrt Säure in der Magenschleimhaut frei. Daher können beim Verzehr großer Mengen Kaffee, bzw. bei entsprechender Empfindlichkeit auch bei kleinen Mengen, Magenbeschwerden bis hin zu Magengeschwüren auftreten. Wer hierunter leidet, sollte mit dem Kaffee zurückhaltend sein. Ein Zusammenhang von Kaffee und Magenkrebs bzw. Herzinfarkt, der häufig postuliert wird, ist auch bei erheblichem Kaffeegenuss nicht nachgewiesen worden. Kaffee hebt zwar kurzfristig bei demjenigen, der Kaffee nicht gewohnt ist, den Blutdruck an; die Entstehung eines dauernden Bluthochdrucks wird hierdurch aber nicht begünstigt. Ein systematisches Review von 2005 mit ca. 200 000 Teilnehmern konnte ein geringeres Risiko für Diabetes Typ 2 bei einem gewöhnlichen Kaffeekonsum aufzeigen. Ob dies an den Gerbstoffen liegt, kann derzeit nicht abschließend gesagt werden.

Merksätze

◢ Zu den sog. Genussmitteln zählen u.a. Alkohol, Koffein und Nikotin.

◢ Alkohol und Nikotin können zu schwerwiegenden gesundheitlichen Schäden führen.

◢ Da Alkohol und Koffein Einfluss auf die sportliche Leistung nehmen können, galten sie früher in manchen Sportarten als Dopingmittel. Seit dem 01.01.2004 sind sie nicht mehr als Dopingsubstanz ausgewiesen.

5.7 Vegetarische Ernährung

Grundsätzlich muss man zwischen verschiedenen Formen einer vegetarischen Ernährung unterscheiden: Die Frutarier ernähren sich allein von rohen oder getrockneten Früchten, Nüssen, Samen, pflanzlichen Ölen und Honig. Die Veganer bzw. strenge oder reine Vegetarier nehmen ausschließlich Pflanzenkost zu sich (z.B. auch keinen Honig), im Gegensatz zu den weniger strengen Vegetariern, den Lakto- und den Ovovegetariern, die zusätzlich zu Pflanzen und Früchten noch Milchprodukte bzw. Eier essen. Lakto-Ovovegetarier oder Semivegetarier nennt man die Gruppe, die außer Pflanzenkost noch Eier und Milchprodukte in ihre Ernährung aufnimmt. Allerdings zählt man auch diejenigen hinzu, die auf rotes Fleisch, nicht aber auf Fisch und Geflügel verzichten.

Ist eine vegetarische Diät eines Sportlers nicht sehr gut durchdacht, kann es leicht zu einem Mangel an Kalorien, Vitaminen, Mineralien und Proteinen kommen. Sportler müssen daher um so mehr auf eine ausreichende quantitative und qualitative Zusammensetzung der Nahrung achten. Häufig tritt im Zusammenhang mit einer vegetarischen Kost im Sport ein Eisenmangel auf. Dies betrifft v.a. Sportlerinnen, da der bei ihnen erhöhte Eisenbedarf meist nicht allein durch die rein pflanzliche Ernährung gedeckt wird, da Non-Hämeisen im Gegensatz zu Hämeisen nur zu 3–8% aus dem Darm resorbiert wird. Eine günstige Aufnahme in Verbindung mit Vitamin C kann die Eisenresorption fördern. Bei Verzicht auf Milchprodukte besteht die Gefahr einer Unterversorgung mit Calcium und möglicherweise negativer Auswirkungen auf den Knochenstoffwechsel. Vitamin B12 und Vitamin D sind in Pflanzenprodukten nicht enthalten. Da Vitamin B12 außer in vergorenem Sauerkraut nur in tierischen Lebensmitteln enthalten ist, sollten strikte Veganer Vitamin B12 zuführen bzw. auf eine ausreichende Sonnenexposition zur Vitamin-D-Versorgung achten. Bestimmte Stoffe in Pflanzen, wie Oxalsäure, behindern die Resorption von Eisen, Calcium und Zink. Vegetarier sollten deshalb gesäuertes Brot, das oxalsäurearm ist, verwenden.

Die Eiweiße in Pflanzen haben teilweise nur eine geringe biologische Wertigkeit, sodass es zu einer Unterversorgung kommen kann. Diesem Mangel kann aber durch eine günstige Kombination bestimmter Nahrungsmittel entgegengewirkt werden. Besonders günstig ist z.B. die Verbindung aus Bohnen und Mais oder Reis mit Sojabohnen bzw. die Kombination von Kartoffel und Ei. Durch eine hohe Aufnahme an Ballaststoffen sind Dickdarmkarzinome und Herzinfarkte seltener anzutreffen. Aufgrund einer solchen Ernährungsweise treten Übergewicht, hohe Cholesterinspiegel und Bluthochdruck seltener auf.

Manche Athleten essen Fleisch unter dem Gesichtspunkt, dass sein Gehalt an Kreatin leistungssteigernd sei. Kreatin kann u.U. bestimmte Leistungsaspekte bessern. Da Kreatin jedoch im Körper selbst gebildet wird, ist der leistungssteigernde Effekt der Fleischzufuhr äußerst umstritten. Die hierfür notwendige Fleischzufuhr wäre viel zu hoch. Eine vegetarische Diät ist reich an Kohlenhydraten, was für Trainierende, insbesondere Ausdauerathleten wie Langläufer, Schwimmer und Radsportler zu befürworten ist, da so eine bessere und schnellere Auffüllung der Glykogenspeicher in der Muskulatur und Leber erfolgt. Wichtig ist jedoch die äußerst bewusste Zusammenstellung der Ernährung, um das Risiko von Mangelzuständen zu minimieren.

Im Breiten- und Gesundheitssport hat eine vegetarische Ernährung einen besonderen gesundheitlichen Aspekt. Mit dem Verzicht auf Fleisch werden häufig auch bestimmte Risikofaktoren, wie erhöhte Cholesterin- und Harnsäurespiegel, meist auch Übergewicht, reduziert (s. Abschn. 16.2.5).

Auf diese Weise zeigt sich ein positiver präventiver Effekt, der eine zumindest semivegetarische Ernährung bei Vorliegen entsprechender Risikofaktoren empfehlenswert macht.

Merksätze

◢ Vegetarische Ernährung bedeutet Verzicht auf fleischliche Kost. Allerdings essen manche Vegetarier auch Eier, Milchprodukte oder weißes Fleisch.

◢ Aus gesundheitlichen Gründen ist die vegetarische Ernährung empfehlenswert; auf eine ausgewogene Auswahl der Kost muss allerdings geachtet werden, damit keine Mangelerscheinungen an manchen Eiweißen und Spurenelementen auftreten.

◢ Auf eine rein vegane Kost sollte in besonderen Lebenssituationen (Schwangerschaft, Stillzeit, Leistungssport) aus Sicherheitsgründen verzichtet werden.

Literatur

American Academy of Pediatrics. Committee on Sports Medicine and Fitness, Intensive training and sports specialization in young athletes. Pediatrics (2000), 106, 154–157

Bar-Or O et al., Youth in sport: nutritional needs. Sports Science Exchange Roundtable (1997), 8, 1–6

Bar-Or O, Wilk B, Water and electrolyte replenishment in the exercising child. Int J Sports Nutr (1996), 6, 93–99

Boisseau N et al., Protein requirements in male adolescent soccer players. Eur J Appl Physiol (2007), 100, 27–33

Bresson JL, Protein and energy requirements in healthy and pediatric patients. Bailliares Clin Gastroenterol (1998), 12, 631–645

Burke L (2010) Clinical Sports Nutrition, 4th ed. McGraw-Hill Professional, Australia

Eichner E et al., Muscle builder supplements. Sports Science Exchange Roundtable (1999), 10, 1–4

Graf C, Höher J (2009) Fachlexikon Sportmedizin. Deutscher Ärzte-Verlag, Köln

Hansen MA et al., Role of peak bone mass and bone loss in postmenopausal osteoporosis: 12-year study. Br Me J (1991), 303, 961–964

Haralambie G, Skeletal muscle enzyme activities in female subjects of various ages. Bull Eur Physiopathol Respir (1979), 15, 259–267

Huxley R et al., Coffee, decaffeinated coffee, and tea consumption in relation to incident type 2 diabetes mellitus: A systematic review with meta-analysis. Arch Intern Med (2009), 169(22), 2053–2063

Leiper JB, Carnie A, Maughan RJ, Water turnover rates in sedentary and exercising middle-aged men. Br J Sports Med (1996), 30, 24–26

Maughan R, The athlete's diet: nutritional goals and dietary strategies. Proc Nutr Soc (2002), 61, 87–96

Petrie HJ, Stover EA, Horswill CA, Nutritional concerns for the child and adolescent competitor. Nutrition (2004), 20, 620–631

Sundgot-Borgen J, Eating disorders in female athletes. Sports med (1994), 17, 176–188

Tarnopolsky M, MacDougall J, Atkinson S, Influence of protein intake and training status on nitrogen balance and lean body mass. J App Physiol (1988), 66, 187–193

Timmons BW, Bar-Or O, Riddell MC, Energy substrate utilization during prolonged exercise with and without carbohydrate intake in preadolescent and adolescent girls. J Appl Physiol (2007), 103, 995–1000

Timmons BW, Bar-Or O, Riddell MC, Oxidation rate of exogenous carbohydrate during exercise is higher in boys than in men. J Appl Physiol (2003), 94, 278–284

Wilk B, Bar-Or O, Effect of drink flavor and NaCl on voluntary drinking and hydration in boys exercising in the heat. J Appl Physiol (1996), 80, 1112–1117

Williams MH (1995) Nutrition for fitness and sport, 4th ed. Brown and Benchmark Publishers, Dubuque, IA

5.8 Nahrungsergänzungsmittel

K. Köhler, W. Schänzer

5.8.1 Einführung

Die Verwendung von Nahrungsergänzungsmitteln (NEM) und verwandter Produkte ist insbesondere im Sport eine weit verbreitete Praxis. Neben einer wachsenden Anzahl an Produkten für die Allgemeinbevölkerung gibt es einen großen und schwer überschaubaren Markt an spezifisch für Sportler beworbenen NEM.

Sowohl die Breite der Produktpalette als auch die Bedeutung des Markts stehen allerdings im krassen Gegensatz zur aktuellen wissenschaftlichen Datenlage, wonach nur eine geringe Anzahl an Substanzen einen potenziellen Einfluss auf die Leistungsfähigkeit bzw. Gesundheit von Sportlern hat.

Zusätzlich sind in den letzten Jahren immer wieder Produkte auf dem Markt aufgetaucht, die aufgrund von Verunreinigungen bzw. Fälschungen dopingrelevante Substanzen enthielten, die nicht deklariert waren. Dies stellt v.a. für Leistungssportler eine ernsthafte Gefahr dar.

5.8.2 Rechtliche Einordnung und Marktübersicht

Definitionen
Im allgemeinen Sprachgebrauch werden solche Produkte als Nahrungsergänzungsmittel bzw. Supplemente bezeichnet, die zur Ergänzung der allgemeinen Ernährung dienen. Formell gibt es allerdings eine rechtliche Differenzierung zwischen Nahrungsergänzungsmitteln, diätetischen Lebensmitteln und nichtrezeptpflichtigen Arzneimitteln.

◢ **Nahrungsergänzungsmittel:** Laut Nahrungsergänzungsmittelverordnung (NemV) handelt es sich hierbei um Produkte zur verbesserten Versorgung des menschlichen Stoffwechsels mit Nähr und Wirkstoffen. Dies bedeutet für NEM mit sportbezogener Ausrichtung, dass keine spezifische Wirkung für Sportler notwendig ist und somit der Ergänzungscharakter zur allgemeinen Ernähung ausreicht. In Deutschland fallen NEM unter Lebensmittel des Allgemeinverzehrs, da sie rechtlich im Lebensmittel- und Futtermittelgesetzbuch (LFGB) definiert sind. Die für NEM zulässigen Inhaltsstoffe sind in Anhang 1 der NemV aufgeführt. Auf europäischer Ebene sind NEM rechtlich unter der Richtlinie 2002/46/EG definiert, wobei hier die zulässigen Mineralstoffe und Vitamine aufgeführt sind.

◢ **Diätetische Lebensmittel:** Produkte mit einer spezifischen Zweckbestimmung, wie z.B. für „intensive Muskelanstrengung, z.B. für Sportler", können auch als diätetische Lebensmittel/bilanzierte Diäten in Verkehr gebracht werden. Die Anforderungen an derartige Produkte sind in § 1 Diätverordnung beschrieben, wobei eindeutig der wissenschaftlich belegte Nutzen für die Verbrauchergruppe „Sportler" hierbei im Vordergrund steht.

◢ **Nichtrezeptpflichtige Arzneimittel:** Aufgrund von Inhaltsstoffen und Darreichungsform können Supplemente theoretisch auch als nichtrezeptpflichtige Arzneimittel eingeordnet werden. Allerdings muss hier gemäß § 2 Arzneimittelgesetz eine therapeutische Wirkung vorliegen.

Aufgrund der diffusen rechtlichen Situation kann es dazu kommen, dass Produkte, die in Bezug auf Inhaltsstoffe, Dosierung oder Darreichungsform vergleichbar sind, rechtlich unterschiedlich eingeordnet und bewertet werden. Zudem gibt es keine eindeutige Definition von Supplementen, die spezifisch im Sport Verwendung finden [Maughan, Depiesse, Geyer 2007]. Im angelsächsischen Sprachgebrauch werden solche Produkte als **dietary supplements, nutritional supplements, nutritional ergogenic aids** oder **sports supplements** bezeichnet.

Im Vordergrund steht jedoch in den meisten Fällen die spezifische Verwendung der Produkte mit dem Ziel, eine für Leistungsfähigkeit, Regeneration und Gesundheit optimale Nährstoffversorgung zu erreichen. Da dies in Ergänzung zur allgemeinen Ernährung erfolgt, wird im Folgenden der Einfachheit halber ausschließlich der Begriff Nahrungsergänzungsmittel verwendet.

Marktübersicht

Der Markt für NEM unterliegt in den letzten Jahrzehnten einem steten Wachstum. Für 2006 wurde der weltweite Umsatz auf ca. 60 Mrd. US-$ geschätzt, wobei die USA mit 8,5 Mrd. US-$ den größten nationalen Markt darstellen [Crowley und Fitzgerald 2006]. Der deutsche Nahrungsergänzungsmittelmarkt wurde für 2008 auf ca. 745 Mio. Euro geschätzt [Bund für Lebensmitterecht und Lebensmittelkunde 2009].

Im Jahr 2008 lag der Markt an Ernährungsprodukten spezifisch für den Sport weltweit bei 31,2 Mrd. US-$ und zeigt weiterhin zweistellige Wachstumsraten auf. Ein Großteil des Markts entfällt allerdings auf Sportgetränke, während der Umsatz mit Sportlernahrung und sportspezifischen Nährstoffsupplementen jeweils im Bereich von 1–2 Mrd. US-$ lag [BCC Research 2008].

5.8.3 Verwendung von NEM

Prävalenz und Substanzspektrum

Laut der Nationalen Verzehrstudie [Max Rubner-Institut 2008] verwenden 27,6% aller Deutschen NEM, wobei der Anteil bei Frauen etwas höher ist als bei Männern (30,9% gegenüber 24,2%). Zudem ist ein altersabhängiger Anstieg der Verwendung beschrieben.

Im Sport und v.a. im Leistungssport ist die Verwendung von Supplementen nochmals deutlich höher als in der Allgemeinbevölkerung. Aktuelle Zahlen liegen bei einer Einnahmehäufigkeit zwischen 44 und 100%, abhängig von Alter, ausgeübter Sportart und Leistungsniveau [Maughan, Depiesse, Geyer 2007; Erdman, Fung, Reimer 2006; Striegel et al. 2006; Sobal und Marquart 1994]. Für Jugendliche Nachwuchsleistungssportler in Deutschland liegt die Prävalenz des Nahrungsergänzungsmittelkonsums bei ca. 80% [Braun et al. 2009]. Allerdings machen die anfangs erwähnten inhomogenen Begriffsdefinitionen die Vergleichbarkeit von Studienergebnissen schwierig.

Zu den unter Athleten populärsten NEM zählen Mineralstoffe, Vitamine, Sportgetränke und Kohlenhydratpräparate. Eiweiß- bzw. Aminosäureprodukte und ergogene Substanzen wie Kreatin und Koffein werden im Leistungssport deutlich seltener verwendet [Braun et al. 2009; Corrigan und Kazlauskas 2003; Sobal und Marquart 1994]. Zudem gibt es geschlechterspezifische Verwendungsmuster: Weibliche Athleten greifen vermehrt zu Eisenpräparaten, während männliche Athleten häufiger Kreatin- und Eiweißpräparate verwenden [Braun et al. 2009; Petróczi und Naughton 2008; Slater, Tan, Teh 2003; Sundgot-Borgen, Berglund, Torstveit 2003].

Motive und Quellen

Zu den von Athleten am häufigsten angegebenen Gründen für die Verwendung von NEM zählen gesundheitsrelevante Aspekte (Krankheitsprävention, Stärkung des Immunsystems) und leistungsbezogene Motive (Leistungssteigerung, Regeneration). Auch das Verhalten von Mannschaftskameraden und Gegner und Empfehlungen aus dem Umfeld (Trainer, Freunde, Familie) werden von Athleten als Motive angeführt. Als Informations- und Bezugsquellen für NEM spielt neben dem familiären Umfeld auch das sportlich-medizinische Umfeld (Trainer, Betreuer, Ärzte, Physiotherapeuten) eine wichtige Rolle [Braun et al. 2009; Nieper 2005; Slater, Tan, Teh 2003; Sobal und Marquart 1994].

Gerade in der Aufklärung über Sinn, Unsinn und Gefahren von NEM sollte zudem berücksichtigt werden, dass Motive, Wissen und tatsächliches Verhalten auch bei Sportlern nur bedingt miteinander kongruent sind [Petróczi et al. 2007].

5.8.4 Hintergrund

Wirksamkeitsnachweis: Probleme im Sport
Im Gegensatz zur Marktgröße und wachsenden Zahl an unterschiedlichen verfügbaren Produkten liegen nur für eine begrenzte Anzahl an Substanzen tatsächlich adäquate wissenschaftliche Studien vor, die eine Beurteilung der tatsächlichen Wirksamkeit zulassen. Stattdessen werden zahllose Produkte mit anekdotischen Berichten, Erfahrungen einzelner (prominenter) Sportler und/oder pseudowissenschaftlichen Veröffentlichungen vermarktet und beworben, was insbesondere für Laien eine schwer zu durchschauende Situation darstellt.

Zur Beurteilung der Wirksamkeit auf der Basis wissenschaftlicher Studien müssen besondere methodische und statistische Aspekte in Betracht gezogen werden. So haben die häufig in Laborstudien eingesetzten Laufbandtests, Fahrradergometertests oder isometrische Kraftübungen nur eine bedingte Aussagekraft in Bezug auf sportliche (Wettkampf-)Leistungen. Zudem stellt sich die Frage, ob derartige Tests ausreichend sensitiv sind, um Veränderungen zu detektieren, die für Leistungssportler relevant sein können [Jeukendrup et al. 1996].

Darüber hinaus ist die Übertragung von Studienergebnissen auf Sportler eines anderen Leistungsniveaus aufgrund von unterschiedlichen biologischen Voraussetzungen

(genetische Ausstattung, Trainingsgeschichte, Trainingsprogramm) i.A. nicht zulässig.

Übersicht über die Wirksamkeit einzelner Substanzen
Aufgrund von Größe, Unübersichtlichkeit und Veränderungen des Markts kann hier nur eine limitierte Zahl an einzelnen Substanzen hinsichtlich ihrer Wirksamkeit beschrieben werden. Zudem handelt es sich hier um eine Momentaufnahme des aktuellen wissenschaftlichen Stands. Aus diesem Grund beschränkt sich die folgende Beschreibung auf die am häufigsten verwendeten Produkte.

Nahrungsergänzungsmittel mit erwiesenem positivem Effekt. Für einige wenige NEM, die von Sportlern regelmäßig verwendet werden, ist die Datenlage über Wirksamkeit und Sicherheit ausreichend, um Effekte auf sportliche Leistungsfähigkeit bzw. verwandte Aspekte angemessen zu beurteilen. Positive Wirkungen sind für die in Tabelle 5.3 aufgeführten Substanzen eindeutig beschrieben.

Allerdings sollte berücksichtigt werden, dass die Wirksamkeit nur in bestimmten, stark kontrollierten Situationen nachgewiesen wurde. So ist ein unangemessener Einsatz in Bezug auf Dosierung, Zeitpunkt und Anwendungsbereich ebenso möglich wie das Auftreten von Nebenwirkungen.

Entsprechend kann es bei übermäßigem Koffeinkonsum zu Schlaflosigkeit, gastrointestinalen Blutungen und bei Überdosierung zu Muskeltremor und eingeschränkter Koordinationsfähigkeit kommen. Die häufig angeführte diuretische Wirkung von Koffein kann unter Belastung wohl vernachlässigt werden.

Auch wenn das Risikopotenzial von Kreatin insgesamt als eher gering anzusehen ist, liegen laut Scientific Committee on Food der Europäischen Kommission nicht ausreichend Daten vor, um die Sicherheit einer Nahrungsergänzung mit Kreatin abschlie-

Tab. 5.3: Nahrungsergänzungsmittel, für die positive Effekte auf die sportliche Leistungsfähigkeit nach aktueller wissenschaftlicher Datenlage eindeutig beschrieben sind

Substanz	Empfohlene Mengen	Nachgewiesene Effekte	Literatur
Koffein	2–3 mg/kg KG	Steigerung der Ausdauerleistungsfähigkeit	[Doherty et al. 2005]
Kreatin	3 g/d	Zuwachs Muskelmasse Zuwachs Muskelkraft Verbesserung der Glykogeneinlagerung	[Hespel et al. 2006]
Bikarbonat	0,3 g/kg KG	Leistungsverbesserung bei kurzen Ausdauer-/Intervallbelastungen	[McNaughton et al. 2008]
Kohlenhydrathaltige Präparate	60–90 g/h	Verbesserung der Ausdauerleistungsfähigkeit (Dauer > 30–60 min)	[Jeukendrup 2004]
Glucosamin Chondroitinsulfat	1,5 g/d	Arthritische Beschwerden: Verbesserung von Symptomen, Regression der Beschwerden	[McAlindon et al. 2000]

ßend zu beurteilen. Aus diesem Grund wird empfohlen, hohe Ladedosen (bis zu 20–30 g/d) zu vermeiden und lediglich Dosen von max. 3 g/d zu konsumieren [Scientific Committee on Food 2008].

Bei der Verwendung von Bikarbonat sollte bedacht werden, dass das Auftreten von gastrointestinalen Irritationen (Übelkeit, Erbrechen) nicht unüblich ist.

Nahrungsergänzungsmittel mit nicht ausreichendem oder fehlendem Wirknachweis. Für die größte Anzahl an Substanzen ist die wissenschaftliche Datenlage nicht eindeutig, sodass eine abschließende Beurteilung nicht möglich ist. Generell beschreiben einige wenige (meist frühe) Studien einen positiven Einfluss auf die Leistungsfähigkeit, während nachfolgende Studien diese Ergebnisse nicht in ausreichendem Maße bestätigen konnten.

Beispielhaft sind hier einige häufig verwendete Substanzen aufgeführt:

◢ **Ribose:** Postuliert wird eine Verbesserung der muskulären ATP-Resynthese bei Kurzzeitbelastungen, sodass Ribose vorwiegend im Kraft- und Schnellkraftbereich eingesetzt wird. Nur in einer einzelnen Studie trat ein leistungssteigernder Effekt auf [Van Gammeren, Falk, Antonio 2002], während mehrere weitere Studien keine signifikante Wirkung zeigen konnten.

◢ **HMB:** Für β-hydroxy-β-methylbutyrat (HMB) wird ebenfalls ein positiver Effekt auf Muskelmasse und Kraftzuwachs erwartet. Wiederum ergaben sich in einigen Studien positive Effekte, aber in anderen Studien konnte dies nicht bestätigt werden [Palisin und Stacy 2005].

◢ **Glutamin:** Erwartet wurde hier ein positiver Effekt auf das Immunsystem von Athleten, insbesondere bei belastungsinduzierter Immunsuppression. Dies konnte bisher nicht eindeutig gezeigt werden. Zudem sollte berücksichtig werden, dass adäquate Mengen an Glutamin auch gut aus Lebensmitteln aufgenommen werden können [Gleeson 2008].

◢ **L-Carnitin:** Aufgrund seiner Bedeutung im Fettsäuremetabolismus wurde lange spekuliert, dass eine L-Carnitin-Supplementierung einen positiven Effekt auf die Fettsäureoxidation und damit womöglich auf die Ausdauerleistungsfähigkeit hat. Allerdings ergab sich in den meisten Studien kein eindeutiger Wirkeffekt durch eine Supplementierung, da der muskuläre Carnitingehalt nicht gesteigert wurde [Heinonen 1996].

◢ **MCT-Fettsäuren:** Mittelkettige Fettsäuren wurden lange als alternatives Substrat zur Schonung der muskulären Glykogenreserven während Ausdauerbelastungen betrachtet, da sie aufgrund ihrer raschen Resorption deutlich schneller verfügbar sind als langkettige Fettsäuren. In der Praxis haben MCT-Präparate allerdings keine große Relevanz, da infolge der schlechten gastrointestinalen Verträglichkeit die max. Zufuhr auf ca. 30 g limitiert ist. Somit ist kein ernsthafter Beitrag zum muskulären Energieumsatz möglich [Jeukendrup et al. 1998].

◢ **Protein-/Aminosäurepräparate:** Auch wenn diese Produkte zu den am häufigsten verwendeten Sportlerprodukten zählen, lässt die aktuelle wissenschaftliche Datenlage den Schluss nicht zu, dass Eiweiß- bzw. Aminosäurepräparate gegenüber eiweißreichen Lebensmitteln von Vorteil sind [Tipton und Witard 2007].

5.8.5 Risiken und Gefahren durch Nahrungsergänzungsmittel

Neben NEM, deren Wirksamkeit wissenschaftlich nicht angemessen erwiesen ist, gibt es auch als NEM erhältliche Produkte, deren Verwendung mit Risiken verbunden ist. Neben gesundheitlichen Risiken, die von Nebenwirkungen bzw. Überdosierungen ausgehen, stellen NEM, die dopingrelevante Substanzen enthalten, v.a. für Leistungssportler ein unkalkulierbares Dopingrisiko dar.

Überdosierungen, Nebenwirkungen
Bei der Verwendung von NEM erscheint insbesondere die im Vergleich zu konventionellen Lebensmitteln unkontrollierte Nährstoffzufuhr problematisch. Auch wenn dies

durch die Richtlinie 2002/46/EG vorgesehen ist, gibt es europaweit keine einheitlichen Höchstmengen für Inhaltsstoffe. Daher veröffentlichte das Bundesinstitut für Risikobewertung Vorschläge zu max. Inhaltsstoffmengen in NEM, wobei diese nicht bindend sind [Domke et al. 2004a, 2004b].

Für zahlreiche Vitamine und Mineralstoffe hat die **European Food Safety Authority** max. Zufuhrmengen, sog. **tolerable upper intake levels** (UL) formuliert. Hierbei handelt es sich um eine Menge, für die die tägliche Zufuhr und Aufnahme aus allen Quellen (Lebensmittel und Ergänzungsmittel) als noch sicher erachtet werden. Für die meisten Nährstoffe ist die Spanne zwischen empfohlener Tageszufuhr (RDA) und UL relativ weit. Für einige Substanzen kann es aber durch eine relativ enge Spanne zu kritischen Zufuhrmengen kommen. Insbesondere für Zink ist diese Spanne sehr klein (RDA: 7–10 mg/d; UL: 25 mg/d). Für das sehr häufig verwendete Magnesium liegt zudem das UL bei 250 mg, wobei dieser Wert ausschließlich die max. tolerable Zufuhrmenge aus NEM beschreibt [European Food Safety Authority 2006].

Im Zusammenhang mit Nebenwirkungen stehen besonders Antioxidantien (Vitamin C, Vitamin E, Betakarotin, Vitamin A) im Fokus. In groß angelegten und gut kontrollierten Studien zeigte sich, dass die Einnahme von fettlöslichen Antioxidantien (Vitamin E, Vitamin A, Betakarotin) sogar mit einem erhöhten Mortalitätsrisiko verbunden ist [Bjelakovic et al. 2008]. Inzwischen gibt es auch Hinweise, dass die hoch dosierte Einnahme von Antioxidantien trainingsbedingte Anpassungsreaktionen und damit positive Gesundheitseffekte dämpfen kann [Ristow et al. 2009].

Nahrungsergänzungsmittel als Dopingfallen
Für Leistungssportler, die in ein Dopingkontrollsystem eingebunden sind, kann zudem die unbewusste bzw. unbeabsichtigte Auf-

nahme von Dopingsubstanzen, die nicht deklariert sind, ein ernsthaftes Risiko darstellen. Hierzu kann es durch die Verwendung von verunreinigten oder bewusst gefälschten NEM kommen. Zudem können als NEM beworbene Produkte Inhaltsstoffe enthalten, deren Verwendung gegen das Dopingreglement verstößt.

Gefälschte NEM. Seit Ende der 1990er Jahre wurde immer wieder gezeigt, dass NEM für Sportler kritische Inhaltsstoffe, wie z.B. die Stimulanzien Ephedrin, Pseudoephedrin, Koffein oder Methylendioxymethamphetamin (MDMA), enthalten können. In den meisten fällen waren diese Substanzen nicht eindeutig auf der Verpackung angegeben. Zusätzlich waren Prohormone von Testosteron und Nortestosteron, aber auch klassische anabol-androgene Steroide wie Metandienon und Stanozolol und neuerdings auch sog. Designersteroide auf dem Markt erhältlich. Auch wenn es sich hierbei rechtlich nicht um NEM handelte, wurden zahlreiche Produkte dennoch als solche beworben und verkauft.

Zudem erweisen sich zunehmend Produkte zur Gewichtsreduktion als problematisch, da sie verschreibungspflichtige bzw. nicht zugelassene Arzneimittel wie Sibutramin oder Clenbuterol enthalten können, ohne dass dies angemessen deklariert ist [Geyer et al. 2008].

Verunreinigte NEM. Eine internationale Studie aus den Jahren 2001/2002 ergab, dass von 634 NEM aus 13 verschiedenen Ländern ca. 15% mit anabol-androgenen Steroiden verunreinigt waren. Bei den Kontaminanten handelte es sich primär um Prohormone von Testosteron und Nortestosteron [Geyer et al. 2004]. Zudem wurden in Deutschland Vitamin C-, Multivitamin- und Magnesiumprodukte beschlagnahmt, die mit Stanozolol und Metandienon verunreinigt waren [Parr et al. 2008].

Auch wenn aufgrund der eher geringen Konzentrationen der Verunreinigungen eine pharmakologische (Doping-)Wirkung zu vernachlässigen ist, besteht für Leistungssportler ein nur schwer kalkulierbares Risiko einer positiven Dopingprobe.

Zur Orientierung für Leistungssportler gibt es inzwischen nationale Initiativen, die Informationen über NEM mit minimiertem Dopingrisiko anbieten. In Deutschland ist dies die Kölner Liste (http://www.koelner-liste.com) des Olympiastützpunkts Rheinland.

5.8.6 Zusammenfassende Betrachtung

Individuelle Kosten-Nutzen-Analyse

Insgesamt ist es somit für jeden Athleten notwendig, den Nutzen von NEM gegenüber den potenziellen Risiken im Einzelfall abzuwägen, um zu einer individuellen Einzelfallentscheidung zu kommen.

So können NEM aufgrund ihrer hohen Nährstoffdichte in besonderen Situationen durchaus eine sinnvolle Ergänzung zu einer ansonsten nichtadäquaten Ernährung (z.B. eingeschränkte Lebensmittelauswahl aufgrund von Reisen, Unverträglichkeiten, besonderen Ernährungsgewohnheiten oder in Gewichtsreduktionsphasen) sein. Zudem ist die Wirksamkeit einiger weniger Produkte beschrieben und auch psychologische Aspekte sollten im Einzelfall nicht außer Acht gelassen werden.

Andererseits kann es durch die Verwendung von NEM zur Überdosierung einzelner Nährstoffe und Nebenwirkungen kommen, und auch das von NEM ausgehende Dopingrisiko sollte gerade im Leistungssport nicht vernachlässigt werden.

Empfehlungen durch Dachverbände

Laut Stellungnahme der Deutschen Gesellschaft für Ernährung ist eine ausgewogene Basisernährung ausreichend, um den Bedarf aller essenziellen Nährstoffe zu decken. Eine zusätzliche Ergänzung der Ernährung mit spezifischen Nährstoffen ist daher nicht nötig und hat daher auch keine positive Wirkung [Deutsche Gesellschaft für Ernährung 2000].

Ähnliche Empfehlungen gelten auch für den Sport. Fachgesellschaften wie das **American College of Sports Medicine** und Sportverbände wie das IOC betonen, dass auch der im Sport potenziell erhöhte Nährstoffbedarf über die empfohlene ausgewogene Basisernährung abgedeckt werden kann. Die Verwendung von NEM sollte somit lediglich in spezifischen Situationen und erst nach einer individuellen Abwägung von Nutzen und Risiken erfolgen [American Dietetic Association et al. 2009; International Olympic Committee 2003].

Literatur

American Dietetic Association et al., American College of Sports Medicine position stand. Nutrition and athletic performance. Med Sci Sports Exerc (2009), 41, 709–731

BCC Research (2008) Sports Nutrition and High Energy Supplements. The Global Market, Report Code: FOD043A. http://www.bccresearch.com/report/FOD043A.html (18.07.2009)

Bjelakovic G et al., Antioxidant supplements for preventing gastrointestinal cancers. Cochrane Database Syst Rev (2008), CD004183

Braun H et al., Dietary supplement use among elite young German athletes. Int J Sport Nutr Exerc Metab (2009), 19, 97–109

Bund für Lebensmitterecht und Lebensmittelkunde (2009). Persönliche Mitteilung

Corrigan B, Kazlauskas R, Medication use in athletes selected for doping control at the Sydney Olympics (2000). Clin J Sport Med (2003), 13, 33–40

Crowley R, Fitzgerald LH, The impact of cGMP compliance on consumer confidence in dietary supplement products. Toxicology (2006), 221, 9–16

Deutsche Gesellschaft für Ernährung (2000) Optimale Nährstoffversorgung ohne angereicherte Lebensmittel und Präparate möglich. http://www.dge.de/modules.php?name=News&file=article&sid=129 (18.07.2009)

Doherty M, Smith PM, Effects of caffeine ingestion on rating of perceived exertion during and after exercise: a meta-analysis. Scand J Med Sci Sports (2005), 15, 69–78

Domke A et al. (Hrsg) (2004a) Verwendung von Vitaminen in Lebensmitteln. Toxikologische und ernährungsphysiologische Aspekte. Bundesinstitut für Risikobewertung, Berlin

Domke A et al. (Hrsg) (2004b) Verwendung von Mineralstoffen in Lebensmitteln. Toxikologische und ernährungsphysiologische Aspekte. Bundesinstitut für Risikobewertung, Berlin

Erdman KA, Fung TS, Reimer RA, Influence of performance level on dietary supplementation in elite Canadian athletes. Med Sci Sports Exerc (2006), 38, 349–356

European Food Safety Authority (2006) Tolerable Upper Intake Levels for Vitamins and Minerals by the Scientific Panel on Dietetic products, nutrition and allergies (NDA) and Scientific Committee on Food (SCF). http://www.efsa.europa.eu/EFSA/efsa_locale-1178620753812_1178633962601.htm (18.07.2009)

Geyer H et al., Nutritional supplements cross-contaminated and faked with doping substances. J Mass Spectrom (2008), 43, 892–902

Geyer H et al., Analysis of non-hormonal nutritional supplements for anabolic-androgenic steroids – results of an international study. Int J Sports Med (2004), 25, 124–129

Gleeson M, Dosing and efficacy of glutamine supplementation in human exercise and sport training. J Nutr (2008), 138, 2045S–2049S

Heinonen OJ, Carnitine and physical exercise. Sports Med (1996), 22, 109–321

Hespel P, Maughan RJ, Greenhaff PL, Dietary supplements for football. J Sports Sci (2006), 24, 749–761

International Olympic Committee (2003) IOC Consensus Statement on Sports Nutrition 2003. http://multimedia.olympic.org/pdf/en_report_723.pdf (18.07.2009)

Jeukendrup AE, Carbohydrate intake during exercise and performance. Nutrition (2004), 20, 669–677

Jeukendrup AE et al., Effect of medium-chain triacylglycerol and carbohydrate ingestion during exercise on substrate utilization and subsequent cycling performance. Am J Clin Nutr (1998), 67, 397–404

Jeukendrup A et al., A new validated endurance performance test. Med Sci Sports Exerc (1996), 28, 266–270

Maughan RJ, Depiesse F, Geyer H, The use of dietary supplements by athletes. J Sports Sci (2007), 25, S103–S113

Max Rubner-Institut (2008) Nationale Verzehrsstudie II, Ergebnisbericht, Teil 2. http://www.was-esse-ich.de/uploads/media/NVSII_Abschlussbericht_Teil_2.pdf (18.07.2009)

McAlindon TE et al., Glucosamine and chondroitin for treatment of osteoarthritis: a systematic quality assessment and meta-analysis. JAMA (2000), 283, 1469–1475

McNaughton LR, Siegler J, Midgley A, Ergogenic effects of sodium bicarbonate. Curr Sports Med Rep (2008), 7, 230–236

Nieper A, Nutritional supplement practices in UK junior national track and field athletes. Br J Sports Med (2005), 39, 645–649

Palisin T, Stacy JJ, Beta-hydroxy-beta-Methylbutyrate and its use in athletics. Curr Sports Med Rep (2005), 4, 220–223

Parr MK et al., Cross-contaminations of vitamine- and mineral-tablets with metandienone and stanozolol. Lebensmittelchemie (2008), 62, 76

Petróczi A, Naughton DP, The age-gender-status profile of high performing athletes in the UK taking nutritional supplements: lessons for the future. J Int Soc Sports Nutr (2008), 5, 2

Petróczi A et al., Limited agreement exists between rationale and practice in athletes' supplement use for maintenance of health: a retrospective study. Nutr J (2007), 6, 34

Ristow M et al., Antioxidants prevent health-promoting effects of physical exercise in humans. Proc Natl Acad Sci USA (2009), 106, 8665–8670

Scientific Committee on Food (2008) Opinion of the Scientific Committee on Food on safety aspects of creatine supplementation. http://ec.europa.eu/food/fs/sc/scf/out70_en.pdf (18.07.2009)

Slater G, Tan B, Teh KC, Dietary supplementation practices of Singaporean athletes. Int J Sport Nutr Exerc Metab (2003), 13, 320–332

Sobal J, Marquart LF, Vitamin/mineral supplement use among athletes: a review of the literature. Int J Sport Nutr (1994), 4, 320–334

Striegel H et al., The use of nutritional supplements among master athletes. Int J Sports Med (2006), 27, 236–241

Sundgot-Borgen J, Berglund B, Torstveit MK, Nutritional supplements in Norwegian elite athletes – impact of international ranking and advisors. Scand J Med Sci Sports (2003), 13, 138–144

Tipton KD, Witard OC, Protein requirements and recommendations for athletes: relevance of ivory tower arguments for practical recommendations. Clin Sports Med (2007), 26, 17–36

Van Gammeren D, Falk D, Antonio J, The effects of four weeks of ribose supplementation on body composition and exercise performance in healthy, young, male recreational bodybuilders: A double-blind, glucose-controlled trial. Curr Ther Res Clin Exp (2002), 63, 486–495

II   Sportverletzungen und Sportschäden

6 Ausgewählte physiologische Aspekte

W. Bloch, K. Brixius

6.1 Skelettmuskel

6.1.1 Struktur der Skelettmuskeln

Skelettmuskeln besitzen einen sehnigen Ursprung, dem ein Muskelbauch folgt, und schließlich ein Ansatz mit Sehne. Diese heftet sich am Skelett oder an Bindegewebsstrukturen, z.B. Faszien, an und überträgt so den Muskelzug. Definitionsgemäß liegt an den Extremitäten der Ursprung immer proximal, also in Rumpfnähe, der Ansatz distal, rumpffern. Allerdings gibt es auch Muskeln mit mehreren Ursprüngen, sog. 2-, 3- und mehrköpfige Muskeln, z.B. die Mm. biceps und triceps am Oberarm. Ziehen Muskeln über mehr als ein Gelenk hinweg, heißen sie mehrgelenkige Muskeln. Da sie auf die entsprechende Anzahl Gelenke wirken, unterscheidet man funktionell eingelenkige von mehrgelenkigen Muskeln.

Skelettmuskelfasern entstehen durch die Verschmelzung von Muskelzellen zu einem großen vielkernigen zellulären Gebilde, das als Faser bezeichnet wird und ein sog. Synzytium darstellt. Sie können eine Länge bis zu max. 20 cm erreichen, wohingegen ihr Durchmesser zwischen 20 und 100 µm schwankt und dabei Geschlechtsunterschiede aufweist, beim erwachsenen Mann ca. 60 µm und bei der Frau ca. 50 µm im Mittel. Der Faserdurchmesser kann darüber hinaus durch ein entsprechendes Training deutlich variiert werden. Den randständig liegenden Kernen der Muskelfaser kommt die Aufgabe zu, ein bestimmtes Areal der Faser, die sog. Kerndomäne, mit Information zu versorgen und damit strukturell und funk-

tionell zu steuern. Die Fasern sind von einer feinen filzartigen Extrazellularmatrixumhüllung (Basalmembran) umgeben, die sich eng an das eigentliche Plasmalemm anlegt. Das Sarkolemm oder Plasmalemm stellt die Zellmembran der Muskelfaser dar. Innerhalb der Basalmembran, aber außerhalb des Plasmalemm liegen sog. Satellitenzellen, undifferenzierte Stamm-/Vorläuferzellen, die bei Regenerationsvorgängen eine wichtige Rolle spielen und neue Kerne für die Muskelfasern liefern können, die für das Wachstum der Muskelfasern von Bedeutung sind, da einzelne Kerndomänen (s. Abb. 6.1) nur ein bestimmtes Faservolumen steuern können und damit auch wachstumsbegrenzend sind. Die Fasern werden gruppenweise zu hierarchisch geordneten Bündeln (Primär- und Sekundärbündeln) zusammengefasst. Ausgehend von der Bindegewebshülle der Einzelfaser (Endomysium) sind alle übergeordneten Organisationsstrukturen von eigenen Bindegewebshüllen umgeben, die Primärbündel und Sekundärbündel von Perimysium und der Muskel insgesamt vom Epimysium und der diesem aufliegenden eine lockere Hülle aus straffem Bindegewebe (Faszie). Die Faszie grenzt den gesamten Muskel von seiner Umgebung verschieblich ab und sichert so seine Form und Lage. Die bindegewebigen Hüllen im und um den Muskel gehen in die Sehnen über, insbesondere das Endomysium mit seiner myotendinösen Verbindung (s. Abb. 6.2) an den Enden der Muskelfaser. Alle bindegewebigen Hüllen sind an der Kraftübertragung vom Muskel auf die Sehne beteiligt.

Eine spezielle Anordnung der Muskelfasern ermöglicht eine besondere innere Me-

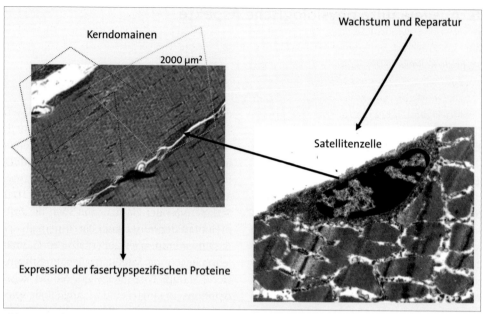

Abb. 6.1: Wachstum von Muskelfasern durch Satellitenzellaktivierung, Zunahme der Zahl von Kerndomänen und Hypertrophie der Muskelfaser

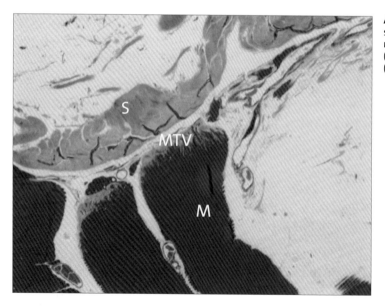

Abb. 6.2: Semidünnschnitt einer myotendinösen Verbindung (MTV) zwischen Muskel (M) und Sehne (S)

chanik. Nur sehr selten liegen im menschlichen Skelettmuskel sämtliche Fasern parallel. Die Fasern gehen i.A. gestaffelt unter einem mehr oder weniger großen Winkel in die Sehne über. Daher spricht man von einseitig oder doppelseitig gefiederten Muskeln. Bei ihrer Kontraktion wird der Fiederungs-

winkel größer. Auf diese Weise gewinnen die Muskelfasern Raum für ihre Dickenzunahme. Da bei gefiederten Muskeln die Fasern nicht der Richtung der Sehne folgen, kann die Verkürzung der einzelnen Fasern nicht zu gleich großer Verkürzung des kompletten Muskels führen. Daher nimmt die

Hubhöhe also mit zunehmendem Fiederungswinkel ab. Andererseits ist die mögliche Gesamtkraft gefiederter Muskeln entsprechend den zahlreichen an der Sehne angreifenden Fasern größer als die parallelfaseriger Muskeln. Ein zuverlässiges Maß für die Muskelkraft stellt deshalb nur der physiologische Querschnitt dar, der die Summe aller Faserquerschnitte umfasst.

Merksätze

◢ Skelettmuskeln besitzen einen Ursprung und Ansatz. Nach dem Muskelkopf folgt der Muskelbauch, und schließlich läuft der Muskel in der Sehne aus.

◢ Die verschiedenen Bindegewebshüllen des Muskels gehen in die Sehne über und sind alle an der Kraftübertragung vom Muskel auf die Sehnen beteiligt.

◢ Die einzelnen Skelettmuskelfasern entstehen durch die Verschmelzung von Muskelzellen.

◢ Die Fasern sind nicht immer parallel, sondern gefiedert angeordnet, wodurch eine höhere Gesamtkraft ermöglicht wird.

In den Fasern finden sich die kontraktilen Elemente, die Myofibrillen, in denen durch die spezielle Anordnung der Myofilamente in der eigentlichen kontraktilen Einheit, dem Sarkomer, die Querstreifung entsteht. Grundsätzlich unterscheidet man 2 Klassen von Myofilamenten (s. Abb. 6.3): die dünnen, spiralig gewundenen Aktin- und die dicken Myosinfilamente, an denen in regelmäßigen Abständen ein dünner Myosinhals mit einem aufgetriebenen, beweglichen Myosinköpfchen zu finden ist, der für die ATP-Spaltung verantwortlich ist. Durch diese Spaltung wird die für die Bewegung des Myosinkopfs notwendige Energie freigesetzt. Die Myosinköpfe setzen an den Aktinuntereinheiten an. Notwendig für eine Aktin-Myosin-Bindung ist die Anwesenheit von Calcium-

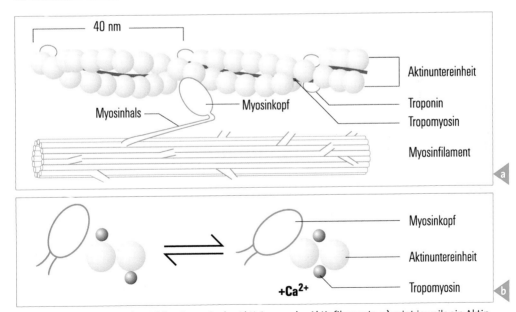

Abb. 6.3: Wirkungsweise der Kalziumionen in der Aktivierung der Aktinfilamente. **a)** zeigt jeweils ein Aktin- bzw. Myosinfilament im Längsschnitt, **b)** im Querschnitt. Das Kalziumion wird an das Troponin im Aktinfilament gebunden. Daraufhin kann das Tropomyosin zwischen die beiden Aktinuntereinheiten gleiten und auf diese Weise die Querbrückenbildung zwischen Myosin und Aktin ermöglichen.

ionen am Troponin, das angelagert an den lang gestreckten Tropomyosinmolekülen in den Rinnen der Aktinfilamente zu finden ist. Die Myosinfilamente bestehen aus schweren (MHC) und leichten (MLC) Myosinketten, die Muskelfasertypen werden v.a. nach ihren schweren Myosinketten unterschieden.

Weiterhin finden sich Mitochondrien, sarkoplasmatisches Retikulum sowie Glykogen, Myoglobin und Lipide in den Skelettmuskelfasern. Der Gehalt dieser Bestandteil ist in den 3 Typen unterschiedlich (s. Tab. 6.1). Der sarkoplasmareiche Fasertyp I wird aufgrund seiner zahlreichen Mitochondrien und des Myoglobins als roter Muskelfasertyp bezeichnet. Dieser Fasertyp funktioniert überwiegend durch aerobe Stoffwechselprozesse, enthält daher auch relativ viele intrazelluläre Lipide. Er verkürzt sich langsam und ist somit zu lang dauernder Arbeit fähig. Er stellt den überwiegenden Anteil bei Ausdauersportlern dar. Der schnellere Fasertyp IIX enthält mehr Myofibrillen, dafür weniger Mitochondrien und Myoglobin (weiße Fasern). Diese Fasern können sich schnell kontrahieren und daher kurzzeitige Höchstleistungen erbringen. Sie arbeiten überwiegend anaerob und sind besonders reichlich bei Schnell- oder Maximalkraftsportlern, aber auch bei immobilisierten und querschnittsgelähmten Patienten zu finden. Dazwischen liegt der sog. Intermediärtyp (Typ IIA), der Eigenschaften beider Typen aufweist. Trotz einer gewissen Determinierung der Muskelfasertypen sind ältere Vorstellungen einer nur begrenzten Faserumwandlung durch Training nicht mehr haltbar, es kommt durch Veränderung mechanischer und meta-

bolischer Belastung des Muskels und aufgrund von hormonellen Einflüssen zu einer Fasertransformation. Diese Fasertransformation ist ein reversibler Prozess, d.h. die Vorgänge sind umkehrbar und laufen in beide Richtungen ab. Dies bedeutet zugleich, dass das Faserspektrum nicht nur in Richtung der „langsamen" Typ-I-Fasern adaptiert, sondern auch umgekehrt in Richtung der „schnellen" Typ II. Es findet auch eine Transformation in Richtung auf Typ-IIX-Fasern statt, die lange Zeit für nicht möglich gehalten wurde. Die Transformation in Richtung auf die Typ-IIX-Fasern ist jedoch durch Training schwierig zu erreichen, da dieser Fasertyp v.a. bei Entlastung der Muskulatur entsteht, wie etwa bei einer Rückenmarksläsion. Es hat sich auch gezeigt, dass die Zuordnung zu einem bestimmten Fasertyp durchaus nicht so stringent ist, wie lange angenommen, da viele Fasern ein heterogenes Muster an MHC-Isoformen enthalten und als Hybridfasern bezeichnet werden können. Im Alter nimmt der Anteil der roten Fasern zu, dies könnte eine Folge des veränderten muskulären Belastungsprofils im Alter sein.

Merksätze

◢ In den Skelettmuskelfasern finden sich neben Mitochondrien, Substraten und Myoglobin auch die Myofibrillen, die aus den Aktin- und Myosinfilamenten bestehen. Sie sind die eigentlichen kontraktilen Elemente der Faser.

◢ Je nach Gehalt an Myoglobin und Mitochondrien werden die Fasern in Typ I, IIA und IIX unterteilt, die in

Tab. 6.1: Skelettmuskelfasertypen

Fasertyp	I	IIA	IIB
Farbe	rot	rosa	weiß
Kontraktionsform	langsame Zuckung	schnelle Zuckung	schnelle Zuckung
Ermüdbarkeit	gering	mittel	rasch
Stoffwechsel	aerob	anaerob + aerob	anaerob

> Abhängigkeit von der metabolischen und mechanischen Belastung eine Fasertransformation zeigen.

6.1.2 Mechanische und metabolische Funktion der Skelettmuskeln

Die motorischen Nervenfasern enden als sog. Endplatte am Muskel. Der Überträgerstoff Azetylcholin verursacht die Depolarisation, die Initialzündung eines Aktionspotenzials. Dieses verläuft nach dem sog. Alles-oder-Nichts-Prinzip, d.h., ein Reiz – wenn er stark genug ist – löst eine Kontraktion aus; „ein wenig kontrahieren" gibt es nicht. Eine Kraftabstufung der Muskelkontraktion erfolgt in erster Linie durch die Rekrutierung von mehr oder weniger Muskelfasern. Danach kann eine weitere Steigerung durch eine Erhöhung der Aktionsfrequenz, die zu Überlagerung von Einzelreizen führt, erreicht werden. Azetylcholin stellt an der neuromuskulären Einheit den Botenstoff dar, und Calciumionen überbringen das Kontraktionssignal an die tiefer gelegenen Myofibrillen. Diese sind in der Muskulatur in Form von Sarkomeren angeordnet, die die eigentliche Funktionseinheit der Muskelkontraktion darstellen. Ein Sarkomer wird durch 2 Z-Streifen begrenzt, die aus dichtem, zugfestem Material bestehen (s. Abb. 6.4). Hier sind die Aktinfilamente mit einem Ende fest verankert, während ihre freien Enden zwischen die Myosinfilamente ragen. Auf diese Weise werden die Aktinfilamente zwischen die Myosinfilamente hineingezogen oder können herausgleiten, sodass sich die Z-Streifen nähern bzw. entfernen. Auf diesem Mechanismus beruht die Verkürzung der Sarkomere während der Kontraktion.

Die eigentliche Muskelkontraktion kommt durch die spezielle Reaktionsweise der Aktin- und Myosinfilamente zustande. Das Myosinköpfchen ist im nicht kontrahierten Zustand locker an das Aktinfilament gebunden. ATP funktioniert als sog. Weichmacher, denn erst die Bindung von ATP und schließlich Spaltung in ADP und energiereiches P_i ermöglicht eine Lösung des Köpfchens. Dieser Vorgang verursacht die charakteristischen Ruderbewegungen der Myosinhälse und -köpfe, mit denen die Aktinfilamente mehr nach zentral in das Sarkomer gebracht werden (s. Abb. 6.3). Bei der Muskelerschlaffung lösen sich dann die Myosinköpfchen wieder von den Aktinfilamenten.

Neben seinen mechanischen Aufgaben ist die Skelettmuskulatur auch das größte Stoffwechselorgan des Körpers und für die Regulation des Glukosespiegels im Blut von entscheidender Bedeutung. Durch körperli-

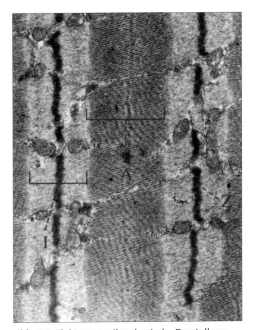

Abb. 6.4: Elektronenmikroskopische Darstellung von Teilen einer Skelettmuskelfaser (längsgeschnitten); 5 Myofibrillen sind zu erkennen mit einem vollständigen Sarkomer; Sarkomere werden von den Z-Streifen begrenzt, in denen sich die Aktinfilamente verankern. Sie bilden insgesamt die I-Bande, die A-Bande wird von Myosinfilamenten und den z.T. zwischen sie reichenden Aktinfilamenten gebildet. Zwischen den Myofibrillen finden sich Anschnitte des sarkoplasmatischen Retikulums und T-Tubuli sowie in Höhe der I-Bande einige kleine Mitochondrien (Vergr. vor Reproduktion x 37 500).

che Aktivität kann die Aufnahme von Glukose insulinunabhängig in die Muskulatur angeregt werden und damit das Insulinsystem entlastet werden. Die Glukoseaufnahme erfolgt über einen Glukosetransporter Glut 4, der nach Insulinstimulation und bei Muskelarbeit in die Zellmembran der Muskelfaser eingebaut wird und dann den Glukosetransport erhöht. Ebenso werden die Aufnahme und Verwertung von Fettsäuren gesteigert und führen zu einer metabolischen Entlastung des restlichen Organismus. Neben der passiven Diffusion von Fettsäuren über die Zellmembran in den Muskel sind verschiedene Fettsäuretransporter verantwortlich, die ähnlich wie die Glukosetransporter beim Training verstärkt in die Zellmembran eingebaut werden, daneben kommt es auch zu einer trainingsbedingten Steigerung der Bildung von diesen Transportern. Der Skelettmuskel besitzt darüber hinaus endokrine Funktion und kann darüber Stoffwechsel und Immunsystem steuern. Hierbei spielt u.a. das vom Muskel gebildete Interleukin 6 neben anderen sog. Myokinen eine Rolle. Es ist an der Regulation der insulinabhängigen Glukoseverwertung und der Steuerung der Fettsäureoxidation sowie an der Regulation des Immunsystems beteiligt. Die während der körperlichen Belastung kurzzeitig ausgeschütteten, proinflammatorisch wirkenden Myokine lösen antiinflammatorische Gegenregulationen des Körpers aus: Stoffe, etwa das Interleukin 10, die entzündliche Reaktionen dämpfen, werden freigesetzt. Dies führt dazu, dass es nicht zu chronischen Entzündungen im Körper kommt bzw. diese unterdrückt werden. Dies hat einen hohen Stellenwert für den Schutz der Körpergewebe, u.a. der Gefäße, da diese Schädigungen bei einer Reihe von Erkrankungen ursächlich für die Folgen der Erkrankung verantwortlich sind, z.B. bei Diabetes und Adipositas. Daher ist der Erhalt der Muskelmasse im Körper auch unter metabolischen Aspekten von zentraler Bedeutung.

Merksätze

◢ Ein ausreichend starkes Aktionspotenzial bewirkt eine Kontraktion des Muskels. Dabei werden die Aktinfilamente an den Myosinfilamenten näher ins Zentrum gebracht.

◢ Für die Kontraktion notwendig sind ATP und Calcium.

◢ Die Skelettmuskulatur ist das größte Stoffwechselorgan des Körpers und an dem Erhalt des metabolischen Gleichgewichts im Körper wesentlich beteiligt.

◢ Körperliches Training steigert die Glukose- und Fettsäureaufnahme in die Skelettmuskulatur über spezielle Transporter.

◢ Der Skelettmuskel hat endokrine Funktion und ist an der Steuerung des Immunsystems beteiligt.

6.1.3 Formen und Funktion der Muskelkontraktion

Muskelkontraktion heißt nicht automatisch Verkürzung mit einer Annäherung von Fix- und Bewegungspunkt. Muskeln können auch, ohne dazu ihre Länge ändern zu müssen, Haltearbeit, sog. statische Arbeit, leisten. Die vom Muskel aufzubringende Kraft ist dann genauso groß wie die entsprechende Last. Durch die intramuskuläre Druckerhöhung wird dabei die Blutversorgung gedrosselt, daher ist diese Arbeitsform zeitlich limitiert. Verkürzungsarbeit stellt dynamische Arbeit dar. Wesentlich ist hierbei die Unterscheidung in konzentrische und exzentrische Kontraktion. Bei der konzentrischen Kontraktion nähern sich die Muskelenden einander an, um mit dieser Kraft die anzugreifende Last zu überwinden. Bei der exzentrischen Arbeit hingegen weichen die Muskelenden auseinander und können so der angreifenden Last nachgeben. Bei den meisten Bewegungsabläufen kommen alle Kontraktionsformen mehr oder weniger ausgeprägt in Mischformen vor. Beim Laufen z.B. wird zunächst das Körpergewicht durch die exzentrische Kontraktion der Beinstrecker abgefangen. Danach kommt eine kurze statische Phase, während in der Abdruckphase die Muskeln konzentrisch arbeiten. Vor allem bei exzentrischen Kontraktionen kann es zu Muskelverletzungen mit Strukturzerstörung der Muskelfasern kommen, während konzentrische Kontraktion so gut wie keine Muskelverletzungen hervorrufen.

Je nach Funktion unterscheiden sich die Muskeln in Hauptbewegungsmuskeln, Antagonisten, Haltemuskeln und Synergisten. Als Hauptbewegungsmuskeln bezeichnet man die Muskeln, die primär in eine Bewegung involviert sind. Die Antagonisten sind jene Muskeln, die einer bestimmten Hauptbewegung entgegenwirken. Der Begriff Antagonist bzw. Gegenspieler besagt prinzipiell, dass dieser Muskel zu einem Hauptbewegungsmuskel die gegensätzliche Bewegung macht. Natürlich handelt es sich aber nicht um eine echte Gegenbewegung; vielmehr sorgt er durch langsames Nachgeben für eine dosierte Bewegung bzw. durch Zunahme seiner Spannung in der Endphase einer Bewegung für das sanfte Abbremsen der durchgeführten Hauptbewegung. Haltemuskeln sichern und fixieren die Gelenke. So ermöglichen sie den gezielten Einsatz der Hauptbewegungsmuskeln. Erst der Einsatz der Haltemuskeln legt den Fixpunkt für eine Muskelaktion fest. Bewegungen sind z.B. im Schultergelenk erst möglich, wenn das Schulterblatt fixiert ist. Synergisten (Mitwirker) sind Muskeln, die beim Einsatz von zweigelenkigen Hauptbewegungsmuskeln nicht erwünschte Mitbewegungen in anderen Gelenken unterbinden. Beim Faustschluss z.B. werden die Strecker des Handgelenks synergistisch aktiviert. So wird ein gleichzeitiges Beugen im Handgelenk verhindert.

Merksätze

- Man unterscheidet statische (Halte-) von dynamischer Arbeit.
- Konzentrische Kontraktion nähert die Muskelenden einander an, exzentrische entfernt sie voneinander. Insbesondere bei exzentrischer Kontraktion treten Muskelverletzungen auf.
- Je nach Funktion unterscheiden sich die Muskeln in Hauptbewegungsmuskeln, Antagonisten, Haltemuskeln und Synergisten.

6.1.4 Plastizität der Skelettmuskeln

Es ist unbestritten, dass sich Muskeln an wechselnde funktionelle Beanspruchung anpassen. So führt längere Inaktivität, z.B. durch Gipsruhigstellung, zu einem dramatischen Kraft- und deutlichen Massenverlust (Atrophie). Durch Training können Muskelmasse und Muskelkraft dagegen vergrößert werden; i.A. wird hier von Hypertrophie gesprochen. Die Veränderung der Muskelmasse hängt dabei von der Art des Trainings, Krafttraining macht eine deutlich stärkere Aktivierung der Proteinsynthese als Ausdauertraining, und vom Zustand der Muskulatur, vom Trainingszustand, von der Ernährung und von der Hormonausschüttung ab. Daher sind Muskelmassenzunahmen sehr unterschiedlich und schwanken interindividuell stark. Es sind jedoch Muskelmassenzunahmen von mehr als 20% in 8 Wo. durchaus erreichbar. Die Hypertrophie beschreibt eine Verdickung der einzelnen Muskelfasern durch Bildung neuer Myofibrillen. Während früher ausschließlich dieser Mechanismus für eine Massenzunahme in Betracht gezogen wurde, gilt es heute als gesichert, dass auch eine Vermehrung von Muskelfasern (Hyperplasie) stattfinden kann. Dabei kommt es über Vermehrung und Differenzierung der Satellitenzellen mit nachfolgender Verschmelzung zur Neubildung von Muskelfasern. Auch ohne die Neubildung von neuen Muskelfasern sind die Satellitenzellen am Muskelwachstum beteiligt. Da aufgrund der begrenzenden „Versorgungsleistung" eines Kerns (Kerndomäne) nur ein begrenztes Volumen der Muskelfaser pro Kern bestehen kann, muss für jedes weitere Muskelwachstum bei Ausschöpfung der Maximalgröße der Kerndomänen eine Zunahme von Muskelkernen erfolgen, die über die Verschmelzung von Myoblasten, die aus Satellitenzellen differenzieren, entsteht. Daher ist eine strenge Trennung zwischen Hypertrophie und Hyperplasie beim Muskelwachstum nicht gegeben. Neben diesen Mechanismen können neue Muskelfasern, aber auch durch eine Längsteilung von bestehenden Muskelfasern, das sog. Fasersplicing, entstehen. Dies erlaubt ein starkes Muskelwachstum, ohne dass der Durchmesser der Einzelfasern über ein für die Muskelfaserversorgung kritisches Maß hinausgeht. Die Gesamtmasse der Muskulatur beträgt bei der Geburt etwa 20% des Körpergewichts, beim untrainierten erwachsenen Mann dagegen 44%. Trainierte Kraftsportler weisen sogar eine Rate von bis zu 65% auf. Bei der Frau fällt der Muskelzuwachs deutlich schwächer aus < 30% der Körpermasse sind bei jungen Frauen Skelettmuskulatur. Die Ausdifferenzierung zu neuen Muskelfasern kommt jedoch hauptsächlich in der Regenerationsphase nach Muskelverletzungen vor. Daher gilt als adäquater Reiz für eine Hypertrophie, dass durch mechanische Belastung Mikroläsionen im Muskel auftreten, die zu einem Umbau des Sarkoplasmas führen. Als Antwort darauf setzen Regenerationsprozesse mit Teilungen der Satellitenzellen ein (Hyperplasie). Parallel kommt es so zu einer verbesserten Belastbarkeit und zu einer erhöhten Proteinsynthesekapazität der Einzelfaser und damit zur Hypertrophie. In welchem Ausmaß eine Hyperplasie tatsächlich zur trainingsbedingten Massenzunahme der Muskulatur beiträgt, kann jedoch noch nicht endgültig abgeschätzt werden. Es wird jedoch zunehmend deutlich, dass es zu Aktivierung von Satellitenzellen bei Muskelbelastung kommt. Interessant erscheinen neue Untersuchungen, die zeigen, dass gerade nach Muskelverletzungen die Regeneration der Muskulatur durch definierte Belastung deutlich gegenüber einer vollständigen Ruhigstellung gesteigert werden kann. Es fehlen bisher jedoch ausreichende Daten über die Belastbarkeit verletzter Muskulatur, die für eine dosierte Belastungsteuerung des geschädigten Muskels notwendig wären.

> **Merksätze**
> ◢ Muskeln passen sich an Arbeit durch Wachstum (Hypertrophie und Hyperplasie) an. Inaktivität führt dagegen zu einem Massenverlust (Atrophie).
> ◢ Der Muskelanteil an der Gesamtmasse des Körpers verdoppelt sich von der Geburt bis zum Erwachsenenalter.

6.2 Sehnen und Bänder

6.2.1 Sehnen

Die sog. kinetische Kette besteht aus der Funktionseinheit Muskel, Sehne, Gelenk und dadurch bewegten Knochen. Dabei wird die Muskelkraft über die Sehne auf das Gelenk übertragen. Sehnen bestehen aus zugfestem Bindegewebe und setzen sich aus vielen Kollagenfasern zusammen. Die eigentlichen Sehnenzellen besitzen lange, feine Ausläufer, durch die sie untereinander Kontakt haben. So entsteht ein dreidimensionales Netz, in dem die kollagenen Fasern und die Grundsubstanz ständig kontrolliert und reguliert werden können. Daher reagieren auch Sehnen auf Belastungsunterschiede.

Der Übergangsbereich zwischen Muskulatur und Sehne wird besonders beansprucht. Einerseits bildet er eine Pufferzone zwischen den 2 verschiedenen Gewebeformen mit ihren unterschiedlichen mechanischen Eigenschaften, ist aber andererseits eine sehr stabile Verbindung von zellulärem mit extrazellulärem Material. Die kollagenen Fasern der Sehne liegen dabei zwischen fingerförmigen Ausstülpungen der Muskelfasern (s. Abb. 6.2). Im Bereich der Muskel-Sehnen-Verbindung liegen i.d.R. auch die sog. Sehnenspindeln, die als Rezeptoren die Muskelspannung messen.

Besonders lange Sehnen, die nicht gerade verlaufen oder auf vorspringende Knochen treffen, sind vor Verschleiß durch Sehnenscheiden geschützt (s. Abb. 6.5). Gleichzeitig wird die Sehne durch die Sehnenscheide geführt. Sehnenscheiden sind bindegewebige Schläuche, die mittels einer Vagina fibrosa fest in der Umgebung verankert sind.

Wenn eine Sehne von einer Kraft gedehnt wird, lässt sich ein typischer Kraft-Dehnungs-Verlauf darstellen (s. Abb. 6.6).

Die initiale rasche Längenänderung der Sehne geht auf eine Straffung der spiralig angeordneten Fibrillen und Fasern zurück. Zunächst zeigt sich hauptsächlich ein Spannungszuwachs. Bei einer schnell einsetzenden Krafteinwirkung wird so eine wirkungs-

volle Dämpfung erreicht. Bei zunehmender Dehnung steigt die Spannung linear an, flacht aber schließlich ab, bevor die Grenze der Reißfestigkeit überschritten wird. Durch die Viskoelastizität nimmt auf Dauer bei konstant gehaltener Dehnung die Spannung ab. Bleibt aber die Zugspannung konstant, stellt sich eine allmähliche Längenzunahme der Sehne ein. Dieser Effekt bildet sich nur sehr langsam wieder zurück.

Insgesamt unterliegen auch Sehnen einem kontinuierlichen Umbau und können ihre Struktur in bestimmtem Maß unterschiedlichen Belastungen anpassen. Der regelmäßige Umbau wirkt auch der physiologischen Alterung des Sehnengewebes entgegen, die u.a. durch die Wirkung von freien Radikalen hervorgerufen wird und die Materialeigenschaften der Sehne beeinträchtigt. Dies wird einerseits durch eine Schädigung der die Extrazellularmatrix bildenden Tendozyten hervorgerufen, andererseits führt oxidativer Stress zu einer direkten Veränderung der molekularen Interaktion der Matrixproteine, im Sinne einer Kreuzverbindung von Kollagen. Ein erhöhter Umbau aufgrund von Überbeanspruchung kann zu einer Einlagerung von weniger stabilem Kollagen in die Sehne führen (Kollagen III an Stelle von Kollagen I), was die Gefahr einer Ruptur deutlich erhöht. Eine Fehlbelastung kann zu ei-

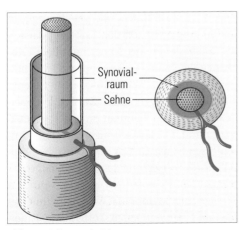

Abb. 6.5: Sehnenscheide.

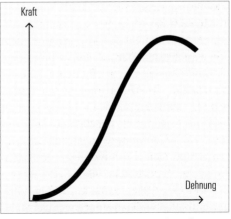

Abb. 6.6: Kraft-Dehnungs-Verhalten der Sehne.

ner Gewebsmetaplasie führen, so führen Druckbelastungen zur Bildung von Extrazellularmatrixbestandteilen, die sonst im Knorpel (z.B. Kollagen II) gefunden werden.

Eine Hilfseinrichtung der Muskeln stellen die Schleimbeutel (Bursa) dar. Es handelt sich um unterschiedlich große, bindegewebige Hohlräume, gefüllt mit Synovia. Meist kommen sie an Reibungspunkten vor, z.B. zwischen Knochenvorsprüngen und Haut, Sehnen oder Faszien etc., und bilden somit eine Art Druckpolster.

Merksätze

⊿ Sehnen unterliegen einem ständigen Umbau und zeigen daher belastungsabhängige physiologische und pathophysiologische Anpassungen.

⊿ Die physiologische Alterung von Sehnengewebe geht mit einer verminderten Belastbarkeit einher.

⊿ Die zwischen Knochen und Sehne gelegenen Schleimbeutel sind eine Art Druckpolster zum Schutz der Sehnen.

6.2.2 Bänder

Bänder (Ligamentum/-a) bestehen aus festem, sehnenähnlichem Bindegewebe und in Form von Kollagenfibrillen, die mechanische Beanspruchung in Zugkräfte umsetzen. Kollagen ist das wichtigste extrazellulär vorkommende Protein des Körpers und wird von Fibroblasten, Tendozyten, Chondrozyten und Osteoblasten synthetisiert. Eine extrazelluläre Vernetzung sorgt für die Festigkeit. In Abhängigkeit vom Kollagengehalt liegt die Zugfestigkeit der Kollagenfasern in einer Größenordnung von 50–300 N/mm². Daher sind Bänder mir niedrigem Kollagenanteil weniger belastbar, wie z.B. die Bänder des Sakroiliacalgelenks, die nur wenig Kollagen enthalten und daher auch weniger Stabilität besitzen. Die Dehnbarkeit von Kollagen-

fasern wird mit etwa 5% der Ausgangslänge angegeben. Die unter Belastung auftretende Verformung von Bändern und Sehnen bildet sich i.d.R. vollständig zurück.

Generell erfüllen Bänder eine Vielzahl verschiedener Funktionen. So dienen sie als Verstärkungsbänder der Gelenkkapseln oder als Führungsbänder bei Bewegungen. Allerdings können sie auch Bewegungen entgegenwirken (Hemmungsbänder). Dies hängt natürlich von der Lage der entsprechenden Bänder ab. Kräfte in Sehnen und Bändern können nur durch äußere Kraft, z.B. Muskelkraft, entstehen.

Merksätze

⊿ Bänder bestehen v.a. aus Kollagenen, die auch die Festigkeit der Bänder bestimmen.

⊿ Bänder haben eine gewisse reversible Dehnbarkeit von 5%, sodass es bei Dehnung der Bänder nicht direkt zu irreversiblen Schädigungen der Bänder kommt.

6.3 Gelenke und Knorpel

6.3.1 Gelenke

Die Knochenelemente des Skeletts sind untereinander durch Gelenke, Diarthrosen (s. Abb. 6.7), verbunden, die die bewegliche Verbindung zwischen den Knochen darstellen. Sie bestehen aus 2 oder mehreren Knochenenden, i.d.R. Gelenkkopf und Gelenkpfanne, die jeweils mit hyalinem Gelenkknorpel überzogen sind. Zwischen diesen beiden Anteilen befindet sich der Gelenkspalt mit der Gelenkschmiere, Synovia. Umschlossen ist das Gelenk von der Gelenkkapsel, die als Fortsetzung des Periosts aufgefasst werden kann. Sie besteht aus einer inneren Schicht, der Membrana synovialis, mit gefäß- und nervenreichen Zotten und Falten und sorgt so für die Ernährung und Versorgung der mukopolysaccharidhaltigen, viskösen Synovia. Diese wiederum dient sowohl der Gleitfähigkeit wie auch der Ernährung des Gelenkknorpels. Die äußere Schicht enthält deutlich mehr kollagene Fasern und sichert so die Führung des Gelenks in der Bewegung, indem sie übermäßige Gelenkausschläge in bestimmte Richtungen hemmt. Auch spezielle Ausformungen der beteiligten Skelettelemente (Knochensicherung) oder Verstärkungsbänder (Bändersicherung) erlauben nur bestimmte Bewegungsmuster. Grundsätzlich erfolgt der Zusammenhalt der Gelenke vorwiegend durch den Tonus der darüber ziehenden Muskeln bzw. ihrer Sehnen (Muskelsicherung).

Durch Zwischenscheiben (Disci, Menisci) oder Pfannenlippen können inkongruente Gelenkflächen ausgeglichen werden und sorgen so für eine gleichmäßigere Kraftverteilung auf den Gelenkflächen. Diese Hilfsstrukturen bestehen stets aus Faserknorpel, der v.a. Kollagen Typ I enthält, und können auf diese Weise Kompressionen und Stöße abfangen. Überdies haben insbesondere die Menisken am Kniegelenk wichtige Aufgaben bei der Gelenkstabilisierung, die auch bei geschädigten Kreuzbändern noch eine gewisse Stabilität des Kniegelenks hervorrufen. Der Meniskus enthält Propriozeptoren, die vermutlich am propriozeptiven Feedback und auch so zusätzlich indirekt, über die Aktivierung der Muskelsicherung an der Gelenkstabilisierung beteiligt sind.

Von den bisher genannten echten Gelenken werden die unechten Gelenke, Synarthrosen (auch Fugen oder Haften) unterschieden. Bei ihnen sind die beteiligten Knochenenden durch Bindegewebsfasern, Knorpel oder sekundär entstandenen Knochen kontinuierlich verbunden; dementsprechend kommen keine Gelenkbewegungen vor. Gelenkspalt und Gelenkkapsel sind nicht besonders ausgeprägt. Solch eine Synarthrose findet sich z.B. zwischen Tibia und Fibula am Unterschenkel, die Syndesmose

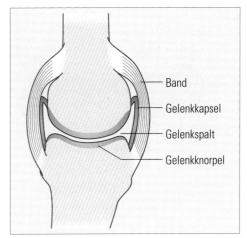

Abb. 6.7: Schematische Darstellung eies sog. echten Gelenks.

(Bandhaft). Sie besteht aus straffem, kollagenem Bindegewebe und dient der Lastverteilung und dem Zusammenhalt.

Die Gelenke werden häufig nach ihrer Form oder Bewegung bezeichnet. So existieren für dasselbe Gelenk oft unterschiedliche Benennungen, z.B. Zapfen- oder Drehgelenk. Funktionell ist es sinnvoll, die Gelenktypen nach ihrer Beweglichkeit um die Raumachsen, d.h. nach der Zahl ihrer Freiheitsgrade, einzuteilen.

Dreiachsige Gelenke entsprechen Kugelgelenken (s. Abb. 6.8). Sie erlauben Bewegungen in beliebig viele Richtungen und bestehen aus einem kugelförmigen Gelenkkopf, der in einer mehr oder weniger stark ausgeprägten Gelenkpfanne liegt. Reicht die Gelenkpfanne über die Hälfte des Gelenkkopfs hinaus, wie z.B. im Hüftgelenk, spricht man von einem Nussgelenk. Hier wird die Beweglichkeit durch die starke Knochenführung der Pfanne eingeschränkt. Im Gegensatz dazu ist beim Schultergelenk die Pfanne klein und flach, was eine große Beweglichkeit ermöglicht. Die fehlende Knochenführung wird durch eine starke Muskelführung ersetzt.

Zweiachsige Gelenke sind das Ellipsoid- und das Sattelgelenk (s. Abb. 6.8). Drehbewe-

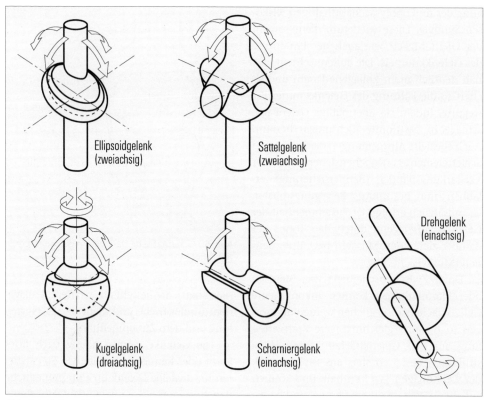

Abb. 6.8: Unterschiedliche Gelenktypen. Die Pfeile stellen die jeweiligen Bewegungsrichtungen, die Striche die Achsen dar.

gungen sind diesen Gelenken nicht möglich. Auch Dreh-Winkelgelenke, wie z.B. das Kniegelenk, zählen zu den zweiachsigen Gelenken. Sie erlauben eine Winkelbewegung und eine Rotationsbewegung. Beim Kniegelenk ist die Drehbewegung neben der Scharnierbewegung allerdings erst in Beugestellung durch Erschlaffen der Gelenkbänder möglich.

Einachsige Gelenke sind Scharnier- und Zapfengelenke (s. Abb. 6.8). Solche Gelenke weisen immer eine starke Bänderführung auf, die sie an seitlichen Verschiebungen oder Überstreckungen hindern (z.B. kleine Fingergelenke).

Körperliche Aktivität kann die Beweglichkeit und Stabilität der verschiedenen Gelenke steigern. Die überknorpelten Berührungsflächen der Gelenkenden dehnen sich aus, die Gelenkkapsel wird weiter, und die Bänder werden länger. Ruhigstellung hingegen führt zur Schrumpfung der Kapsel und Bänder. Gefäßhaltiges Bindegewebe nimmt zu und kann den Bewegungsumfang bis zur vollständigen Versteifung einschränken. Die Stabilität und Funktion der Gelenke können durch Training verbessert werden, dabei spielen Anpassungen der Bandstrukturen und Stärkung der gelenksichernden Muskulatur eine wichtige Rolle. Instabilitäten von Gelenken können zu Fehlbelastungen der Gelenkflächen und zu Knorpelschäden im Bereich der Gelenkflächen und nachfolgend zur Schädigung des darunter liegenden Knochens führen.

Merksätze
- Echte Gelenke bestehen aus einer Kapsel, in der sich 2 mit Knorpelgewebe überzogene Knochenenden und dazwischen Gelenkschmiere befinden.
- Disci und Menisci gleichen ungleichmäßige Knorpelflächen aus.
- Unechte Gelenke weisen keine Gelenkbewegungen auf.

6.3.2 Knorpel

Knorpel ist ein druckstabiles festes Gewebe, das aus Knorpelzellen und einer wasserreichen und -bindenden Interzellularsubstanz besteht. Die Interzellularsubstanz ist aus kollagenen und/oder elastischen Fasern und der amorphen Grundsubstanz zusammengesetzt. Die molekulare Zusammensetzung (v.a. Proteoglykane z.B. Aggrecan) führt zu hohe Wasserbindungseigenschaften, die wiederum dem Knorpel eine mehr oder weniger ausgeprägte prall elastische Konsistenz gibt. Es sind 3 Formen von Knorpel bekannt, wobei unter sportmedizinischen Gesichtspunkten v.a. der die Gelenkflächen überziehende hyaline Knorpel und der den Hauptbestandteil der Zwischenscheiben (Disci, Menisci) ausmachende Faserknorpel von Bedeutung sind, während der elastische Knorpel, der sich z.B. im Kehlkopf findet, kaum Bedeutung hat. Der hyaline Knorpel besitzt darüber hinaus eine zentrale Bedeutung bei der Knochenentwicklung, da die meisten Knochen aus einer Knorpelanlage hervorgehen und während des Längenwachstums dieses von den knorpeligen Epiphysenfugen ausgeht.

Der hyaline Knorpel enthält wie der elastische Knorpel Kollagen Typ II als wesentliche Strukturkomponente (beim elastischen Knorpel kommen noch elastische Fasern hinzu), während der Faserknorpel Kollagen Typ I als Faserbestandteil enthält. Darüber hinaus unterscheiden sich die Knorpelarten auch hinsichtlich ihres Gehalts an Grundsubstanz und damit auch ihrem Wassergehalt bzw. ihren druckelastischen Eigenschaften. Während der Faserknorpel nur relativ wenig Grundsubstanz enthält und damit wenig Wasser bindet, besitzt der hyaline Knorpel einen höheren Anteil an Grundsubstanz, v.a. Aggrecan, und bindet große Anteile an Wasser. Hyaliner Knorpel kommt v.a. dort vor, wo hohe Druckbeanspruchungen bestehen, wie z.B. im Bereich der Gelenkflächen. Der Faserknorpel findet sich in Bereichen großer Scherkräfte, wie bei den Menisci der Kniegelenke oder Disci der Wirbelsäule.

Sportmedizinisch erscheinen der hyaline Gelenkknorpel (Dicke 2–7 mm) und dessen belastungsabhängige Veränderungen von besonderem Interesse und sollen daher näher betrachtet werden. Der gefäßfreie hyaline Gelenkknorpel wird über Diffusion über die Synovialflüssigkeit versorgt und besitzt nur eine sehr begrenzte zelluläre Regenerationsfähigkeit. Aus diesem Grund ist er degenerativen Veränderungen besonders zugänglich. Degenerative Veränderungen, wie sie alters-, belastungs- und verletzungsbedingt auftreten können, verändern die mechanischen Eigenschaften der Gelenke, da Knorpel einzigartige Materialeigenschaften wie Steifheit, Elastizität und niedrigen Reibungskoeffizient so vereint, dass es bis heute keinen vergleichbaren Werkstoff mit diesen Eigenschaften gibt. Die Knorpelzellen sind nur in Fällen von kleinen Knorpelschäden mit geringem Verlust der Extrazellularmatrixkomponenten in der Lage, durch Neusynthese der Proteoglykane die Knorpeloberfläche wiederherzustellen. Bei größeren Defekten reicht jedoch dieser Regenerationsmechanismus nicht aus, und es entstehen dauerhafte Strukturschäden. Um Knorpelveränderungen und mögliche therapeutische Maßnahmen zur Regeneration des Gelenknorpels zu verstehen, ist eine genaue

Kenntnis der Anatomie, der Physiologie und der Pathophysiologie des hyalinen Knorpels Grundvoraussetzung. Im hyalinen Gelenkknorpel gibt es nur ein Zelltyp, die ausdifferenzierten Chondrozyten, die insgesamt 1–5% des Knorpelvolumens füllen und die isoliert durch die von ihnen gebildete Extrazellularmatrix (20–30% des Knorpelvolumens) in kleinen Einheiten sog. Chondronen mit wenigen Zellen liegen. Sie bilden v.a. Kollagen Typ II und Aggrecan, dazu noch andere Kollagene (Typ V, VI, IX, X, XI) und weitere Bestandteile der Grundsubstanz (z.B. Biglycan, Fibronectin und Anchorin). Die hohe Wasserbindungsfähigkeit macht den Knorpel zu einem wasserreichen Gewebe (60–80% des Knorpelvolumens). Die Vernetzung von Kollagenfasern zu einer gerüstartigen Struktur mit der dazwischen gelagerten Grundsubstanz und ihrer chemischen und mechanischen Bindungsfähigkeit für Wasser gibt dem Knorpel die hohe Druckbelastungsfähigkeit. Der Gelenkknorpel ist jedoch nicht einheitlich aufgebaut; nach Orientierung der Kollagenfasern, zellulärer Struktur und Materialbeschaffenheit lassen sich eine oberflächliche, eine mittlere und eine tiefe Zone des Gelenkknorpels unterscheiden.

Die Aufrechterhaltung der Struktur und Funktion des Knorpelgewebes im Lauf des Lebens wird durch die Interaktion zwischen Chondrozyten und Extrazellularmatrix ermöglicht, die nicht nur auf die Freisetzung von Extrazellularmatrix-Makromolekülen aus den Chondrozyten beschränkt ist. Die Extrazellularmatrix stellt einen wesentlichen mechanischen Schutzfaktor der Chondrozyten vor äußeren Belastungen dar und hilft, deren Struktur und Funktion aufrechtzuerhalten. Substrate für die Ernährung des Knorpels, neu synthetisierte Moleküle, Wachstumsfaktoren und metabolische Abfallprodukte werden durch die Extrazellularmatrix transportiert und können dort auch gelagert werden. Eine wesentliche Funktion der Extrazellularmatrix ist die Signalübertra-

gung zu den Chondrozyten. Die mechanische Belastung des Knorpels erzeugt mechanische Reize an den Chondrozyten, die dadurch ihre metabolische Aktivität und Syntheseleistung ändern können und somit wieder die mechanische Reizübertragung verändern können, so entsteht ein enges Wechselspiel zwischen Chondrozyten und der sie umgebenden Extrazellularmatrix, Störungen des Gleichgewichts dieser Interaktion führen zu Degeneration des Knorpels, wie sie bei Alterung, Verletzung und chronischer Überlastung zu beobachten sind. Aber auch eine Entlastung des Knorpels führt zu Veränderungen der Knorpelstruktur und beeinträchtigt die Versorgung des Knorpels, da eine optimale Versorgung durch die über die Synovialflüssigkeit zugeführten Stoffe eine regelmäßig mechanische Belastung des Knorpels benötigt. Eine längere Immobilisierung eines Gelenks, z.B. im Gipsverband, kann die mechanischen Eigenschaften des Knorpels beeinträchtigen. Die genauen Signalübertragungen und die für einen optimalen Erhalt des Knorpels notwendigen mechanischen Reizmuster sind bisher nicht bekannt.

Die metabolische Aktivität und die Reaktivität auf äußere Stimulanzien wie Wachstumsfaktoren und mechanische Stimuli nehmen im Alter ab. Die Chondrozyten synthetisieren Proteoglykane, die kleiner sind. Es werden daher vermehrt Aggrecane unterschiedlicher Größe vorgefunden. In der Extrazellularmatrix nimmt der Wassergehalt ab, gleichzeitig sind kleinere Aggrecan-Moleküle als Folge deren Zerfalls vorzufinden. Die Konzentration von Decorin und von Abbauprodukten wie Aggrecan- und Link-Protein-Fragmenten nehmen dagegen zu. Der Durchmesser der Kollagenfibrillen und die Kollagenvernetzung nehmen zu, die Steifigkeit und Festigkeit des hyalinen Knorpels ab. Trotz dieser Veränderungen behält der Knorpel eine hohe mechanische Stabilität. Bei der Arthrose kommt es zu weiter gehenden strukturellen Veränderungen des Knorpels mit einer Beeinträchtigung der Struktur und Funktion. Es kommt zu Fibrillation und Fragmentation des Knorpels, initial Zunahme der Zellzahl und -aktivität, später Zell- und Extrazellularmatrixverluste, initiale Erhöhung des Wassergehalts, Zerfall des Kollagengerüsts und Verlust von Extrazellularmatrixbestandteilen und Veränderung der Zusammensetzung (z.B. Zunahme von Fibronectin) und Verlust der mechanischen Festigkeit des Knorpels und letztlich Verlust des Gelenkknorpels.

Merksätze

◢ Der hyaline Gelenkknorpel besitzt eine hohe Wasserbindungsfähigkeit, die seine prallelastische Konsistenz erklärt.

◢ Knorpel verfügt nur über eine geringe Regenerationsfähigkeit und ist daher für chronische degenerative Schädigungen sehr anfällig.

◢ Der Knorpel verändert sich in seiner Extrazellularmatrixzusammensetzung im Laufe des Lebens sowie bei Verletzungen und Überlastungen, aber auch bei fehlender Belastung, und wird dadurch anfälliger für degenerative Schädigungen.

II   Sportverletzungen und Sportschäden

7 Allgemeine Aspekte von Sportverletzungen/Sportschäden

J. W.-P. Michael, P. Eysel

Sportverletzungen sind Verletzungen, die sich beim Sport ereignen. Hierbei wird ein Unfall als ein plötzliches Ereignis angesehen. Die Sportverletzungen umfassen sowohl den **Sportunfall** als auch den primären oder sekundären **Sportschaden**. Zu Sportschäden zählen außerdem die Folgen aller akuten oder chronischen (degenerativen) Einflüsse, die die Unversehrtheit des Gewebes zerstören.

Ein Sportunfall ist dagegen ein Ereignis, das durch plötzlich von außen einwirkende Gewalt die Gesundheit gefährdet und zu körperlichen und seelischen Schäden führen kann. Aber auch die akute, einmalige Überschreitung der Toleranzgrenze der individuellen Gewebebelastbarkeit resultiert möglicherweise in einem akuten Gewebeschaden. Je nach Schwere und Ausmaß der Schädigung ist sie reversibel oder irreversibel (sekundärer Sportschaden).

Beim **primären Sportschaden** handelt es sich um eine Verletzungsform des Bewegungsapparats, die durch mehrfache exogene, aber vorwiegend endogene Schädigung auftritt. Vielfach handelt es sich um Fehl- oder Überlastungsreaktionen, die zu Funktionsstörungen, Entzündungen oder Abnutzungserscheinungen führen. Der primäre Sportschaden kann reversibel sein, aber auch durch spezifische Anpassungsreaktionen (Verknöcherungen, Kalkablagerungen, Gefäßschädigungen etc.) irreversible und damit sekundäre Schäden hervorrufen.

Beim **sekundären Sportschaden** handelt es sich stets um irreversible Veränderungen am Gewebe selbst (Verhärtungen, Verkalkungen, Verklebungen usw.) oder um Veränderungen der Funktion des Bewegungsapparats, wie z.B. Instabilitäten, Bewegungs- und Belastungseinschränkungen.

7.1 Ursachen und Epidemiologie von Sportverletzungen

Der Sportler hat 90% seiner Beschwerden am Bewegungs- und Halteapparat. Die Ursachen für Sportverletzungen sind sehr vielfältig und können im Wesentlichen in subjektive und objektive sowie in **exogene** und **endogene** unterschieden werden. Oft liegt aber auch eine Kombination verschiedener Ursachen vor.

Zu den **exogenen Ursachen** zählen sportartspezifische Verletzungsrisiken, wie Gegnereinwirkung, hohe Beschleunigungs- bzw. Abbremskräfte etc. Auch die entsprechende Ausrüstung (Schläger, Skier, Bälle etc.), aber auch Kleidung und das Fehlen einer speziellen Schutzausrüstung können verletzungsträchtig sein. Auch die äußeren Bedingungen einer Sportanlage spielen eine Rolle. So können – abgesehen von technischen Mängeln – durch die Bodenbeschaffenheit (Aschenbahn, Rasen, Tartanbahn etc.) Materialerschütterungen auftreten. Man spricht dann vom sog. resonanzpathologischen Effekt, d.h. feste Böden resorbieren keine Schwingungen und können so zu Mikrotraumen in den Knochenstrukturen führen (z.B. Schienbeinkantenperiostitis). Das Nichtbeachten von sicherheitstechnischen Vorschriften oder falsche Hilfestellung können natürlich genauso zu Verletzungen führen wie eine falsche Trainingsgestaltung mit zu hohen Trainingsintensitäten, zu schneller

Steigerung, ungeeigneten Übungen etc. Auch klimatische Umwelteinflüsse wie Hitze oder hohe Luftfeuchtigkeit, die die Bodenbeschaffenheit verändern, aber auch im Organismus Elektrolytstörungen bewirken können, zählen zu den exogenen Ursachen.

Endogene Ursachen verursachen Sportschäden durch eingeschränkte oder ungenügende sportliche Eignung. Dies kann am Gesundheitszustand liegen, der dauerhaft oder vorübergehend beeinträchtigt ist, oder an konstitutionell bedingten Einschränkungen wie mangelndes Reaktions-, Anpassungs- oder Konzentrationsvermögen. Auch Fehlstellungen der Gelenkachsen oder der Wirbelsäule und angeborene Dysplasien (z.B. an der Hüfte) können ursächlich dafür sein. Akute oder gerade zurückliegende Infektionskrankheiten führen zu einer schnelleren Ermüdbarkeit. Zu frühe Wiederbelastung oder zu schnelle Belastungssteigerung nach Verletzungen und eine unausgeglichene Ernährung, insbesondere unzureichende Flüssigkeits- und Elektrolytzufuhr, Glukosemangel (z.B. Hypoglykämie bzw. Hungerast) etc. spielen ebenfalls eine wichtige Rolle. Das Gleiche gilt für Unerfahrenheit, fachliche Unkenntnis und Ungeschicklichkeit sowie die ungenügende Vorbereitung, das allgemeine und sportartspezifische Aufwärmen und die ungenügende Nachbereitung wie das Abwärmen oder eine nicht ausreichende Regeneration. Angst vor ungewohnten Übungsabläufen und mangelnde Stressbewältigung können sich gerade vor Wettkämpfen und Prüfungen ebenso ungünstig auswirken wie Ignoranz bzw. Nichtbeachten entsprechender Verletzungsanzeichen und das Überschreiten der eigenen Belastbarkeit.

Medikamenteneinfluss, wie z.B. Doping, kann u.a. Muskelverletzungen und Sehnenverletzungen herbeiführen. Antibiotika bedingen oft eine schnellere Ermüdbarkeit. Muskelrelaxanzien können durch Unkonzentriertheit Müdigkeit und verändertes Reaktionsvermögen und das Unfallrisiko er-

höhen. Analgetika verändern die Schmerzschwelle, daher besteht die Gefahr von unbemerkten Überlastungen.

Epidemiologie. Sportliche Betätigungen haben in unserer modernen, von zunehmender Freizeit geprägten Gesellschaft eine immer größere Bedeutung. Die am häufigsten betriebenen Sportarten sind Fußball, Schwimmen, Tennis, Radfahren, Jogging, Skilaufen und Wandern. Epidemiologische Untersuchungen sind abhängig von der Intensität des Sporttreibens, aber auch von Bezugsgrößen.

7.2 Erste-Hilfe-Maßnahmen – Allgemeines

7.2.1 Grundsätze der Ersten Hilfe

Wenn es zu Unfällen oder Verletzungen kommt, sind Erste-Hilfe-Maßnahmen unerlässlich!

Erste Hilfe umfasst alle Maßnahmen, die notwendig sind, einen Notzustand oder eine akute Gefahr für Leben und Gesundheit abwenden zu helfen, bis kompetente Hilfe durch Arzt oder Rettungsdienst möglich ist. Sie haben nur vorläufigen Charakter und stellen keine Behandlung dar. Jeder kann, darf und sollte Erste Hilfe leisten. Die weiterführende Behandlung obliegt aber nur einem Arzt. Die Maßnahmen sollten immer auf die schwerwiegendste Verletzung oder Schädigung ausgerichtet sein und dürfen niemals zu einer weiteren Schädigung führen. Erst beobachten, dann handeln, Ruhe und Übersicht bewahren. Umsichtig helfen. Hektik und Unsicherheit können zu einer Verschlechterung des Zustands und zur Gefahr einer Schocksymptomatik führen. Auch die eigene Sicherheit muss beachtet werden – ein verletzter Helfer ist kein guter Helfer.

Erste Hilfe beinhaltet:

◢ **Lebensrettende Sofortmaßnahmen**: Rettung aus Gefahr, Überprüfung der vitalen Funktionen (Bewusstsein, Atmung, Kreislauf), wenn nötig Atemspende, Wiederbelebung, Blutstillung, Schockbekämpfung, stabile Seitenlage.

◢ **Durchführung des Notrufs 112** (Beachtung der 5 W):
  - **Wo** ist der Notfall?
  - **Was** ist geschehen?
  - **Wie viele** Verletzte/Betroffene sind zu versorgen?
  - **Welche** Verletzungen oder Krankheitszeichen haben die Betroffen?
  - **Warten** auf evtl. Rückfragen der Rettungsleitstelle!

◢ Vor dem Absetzten des Notrufs sollte man sich unbedingt informieren, in welchem Zustand sich der Verletzte befindet (vitale Funktionen, Bewusstseinslage, Schock, schwere Blutungen etc.).

◢ **Schmerzlinderung**: sachgerechte Lagerung oder andere Hilfeleistungen (Schonhaltung, Kühlen, Verbände).

◢ **Präventivmaßnahmen**: Schockprophylaxe, Infektionsprophylaxe durch Verbände etc.

◢ **Betreuung**: Zuwendung, beruhigen und trösten, Verletzten nicht allein lassen, möglichst Notruf u.a. Aufgaben an andere delegieren.

In einer Unfall-/Notfallsituation gilt es, Folgendes zu beachten:

◢ **Erkennen**, was geschehen ist
◢ **Überlegen**, welche Gefahren drohen
◢ **Handeln** unter Berücksichtigung der jeweiligen Situation

Beim Auffinden einer hilflosen oder verletzten Person ist folgendes Vorgehen angezeigt:

◢ **Kontaktaufnahme**: auf den Verletzten zugehen, sich auf seine Ebene begeben
◢ **Beobachten**:
  - Hautfarbe (rosig, stark gerötet, blass oder blau)?
  - Pupillen (weit, eng, seitengleich), Blick konzentriert oder in die Ferne?
  - Zerrissene Kleidung, sichtbare Wunden, Blutungen, Schweißperlen auf der Stirn?
◢ **Ansprechen**: Bewusstseinslage klären (Sprache und Antworten bewusstseinsklar, apathisch, verlangsamt, benommen, orientiert?)
◢ **Körperkontakt herstellen**: Körpertemperatur, Feuchtigkeit der Haut beurteilen, gleichzeitig **Pulskontrolle** (tastbar, schwach, schnell, langsam, unregelmäßig?) am Handgelenk, um Kreislaufverhältnisse einzuschätzen

7.3 Leichte Sportverletzungen

Situation: Person ist voll ansprechbar, Puls und Atmung sind stabil.

◢ Hilfeleistung nach Notwendigkeit:
  - Transport aus Gefahrenbereich, Lagerung
  - Versorgung der Verletzungen
◢ Verletzung in Hinblick auf Schwere beurteilen:
  - Veränderung von Form: Dicke, Länge, Verlauf, offene Verletzung?
  - Beweglichkeit: Einschränkung, Schonhaltung, veränderte Bewegungsabläufe
  - Schmerzempfindlichkeit erhöht?
  - Belastungsfähigkeit vermindert, unmöglich?
  - Bei Extremitäten im Seitenvergleich beurteilen
◢ Sportverletzungen nach der PECH-Regel behandeln

PECH = Reihenfolge von Maßnahmen, die ohne Verzögerung nacheinander angewendet werden sollen **Pause**: sportliche und jede weitere Belastung unterbrechen, sonst ist mit Verschlechterung und Heilungsverzögerung durch die vermehrte Schwellung bzw. überschießende Entzündung zu rechnen. Schmerz ist immer ein Alarmzeichen des Körpers!

Eis: sofortige Kühlung 20–30 min, dann Unterbrechung, max. 90 min. Eis darf aufgrund der Gefahr lokaler Erfrierungen nicht direkt auf die Haut gebracht werden! Die Kühlung dient der Schmerzbekämpfung und Muskelentspannung. Durch die Gefäßengstellung und dadurch bedingte Minderung der lokalen Durchblutung kommt es zur körpereigenen Blutstillung im Gewebe. Außerdem führt die Kälte zu einer Minimierung der lokalen Stoffwechselvorgänge und damit zur geringeren Ausschüttung lokaler Entzündungsstoffe (Mediatoren) und Schwellung.

Compression: Ruhigstellung und Stütze durch Bindenverband mit elastischer Binde oder Sportbandage. Diese soll herzwärts (von peripher nach zentral), nicht zu locker, nicht zu fest gewickelt sein. Gelenke werden in schmerzarmer, natürlicher Stellung verbunden. Direkt nach einer Verletzung ist auch eine Kompression mit den Händen möglich, wenn sonst nichts vorhanden ist.

Ändert sich der Schmerzcharakter und wird klopfend bzw. pulsierend, kann der Verband durch die zunehmende Schwellung zu eng geworden sein. Der Verband muss dann entfernt und nach 5–10 min erneut angelegt werden. Wegen z.T. unbeeinflussbarer Schwellung innerhalb der ersten 12–24 h nach der Verletzung keine Tape-Verbände. Tape-Verbände sind keine Erste-Hilfe-Maßnahme!

Hochlagerung der verletzten Extremität über Herzhöhe, um den venösen Rückfluss zu beschleunigen und den arteriellen Zufluss zu drosseln. So wird die Schwellungsneigung gemindert und der Blutstilleffekt verstärkt. Für mindestens 24 h nach der Verletzung besteht ein absolutes Alkoholverbot. Alkohol führt zu einer deutlich vermehrten Schwellung durch seine peripher gefäßerweiternde Wirkung. Aus dem gleichen Grund verbieten sich durchblutungsfördernde Maßnahmen wie Wärmebehandlung, hyperämisierende Salben, Bäder oder Sauna. Durch Massagen besteht die Gefahr zusätzlicher Verletzungen und Provokation von Entzündungen über

die Schmerzreaktion. Um nicht die Blutstillung zu beeinträchtigen, sollten in den ersten 24 h keine gerinnungshemmenden (z.B. heparinhaltige) Salben verabreicht werden.

7.4 Schwere Sportverletzungen

7.4.1 Störungen der Bewusstseinshelligkeit

Situation: Person ist noch ansprechbar, Atmung und Puls vorhanden, zeigt aber Störungen der Bewusstseinshelligkeit.

Zuerst sollte der Bewusstseinszustand überprüft werden, d.h.:

- Fähigkeit der sinnlichen Wahrnehmung (sehen, hören, fühlen, schmecken, riechen)
- Denkfähigkeit
- Merkfähigkeit
- Reaktionsfähigkeit
- Räumliches und zeitliches Orientierungsvermögen
- Fähigkeit, geordnete Bewegungsabläufe durchzuführen

Stufen der Störung der Bewusstseinshelligkeit. Die Bewusstseinshelligkeit kann wie folgt beeinträchtigt sein:

- **Einengung** (Fixierung nur auf einen Gedanken oder eine Handlung): Vorsicht! Der Verletzte kann sich u.a. durch unüberlegtes Handeln gefährden! Maßnahme: intensiv beobachten, Kontakt über das Gespräch halten.
- **Benommenheit**: verlangsamte Reaktionen im Denken, Reden und Handeln, erschwerte Orientierung, normale Reflexe.
- **Somnolenz**: schläfrig, aber erweckbar. Verletzter zeigt adäquate Reaktion auf Schmerzreize, hält aber nur kurz Blickkontakt, „schaut durch einen hindurch". Maßnahme: stabile Seitenlagerung.
- **Sopor**: schlafähnlicher Zustand, aus dem der Verletzte nur durch sehr starke äu-

ßere Reize erweckbar ist. Auf Schmerzreize zeigt er weitgehend gezielte Abwehrreaktionen, ist nicht voll erweckbar, orientierungslos in Zeit und Raum, fällt immer wieder wie in einen Tiefschlaf, keine Blickfixation mehr möglich: Maßnahme: stabile Seitenlagerung

◿ **Koma**: Bewusstlosigkeit. Verletzter ist nicht mehr erweckbar:
   – Maßnahme: stabile Seitenlagerung unter weiterer Kontrolle der vitalen Funktionen

Ursachen für Bewusstseinsstörungen und deren Behandlung. Bewusstseinsstörungen sind Folge eines Sauerstoffmangels im Gehirn. Die Ursachen sind vielfältig, z.B. Medikamente, HRST, Hypoglykämie etc.

Prinzipiell unterscheidet man eine Ohnmacht (Synkope) als kurzzeitigen Bewusstseinsverlust (Sekunden bis wenige Minuten) von einem **Kollaps**, der eine Bewusstseinseintrübung oder kurzzeitige Bewusstlosigkeit infolge eines plötzlichen Blutdruckabfalls durch Verminderung des venösen Rückstroms zum Herzen darstellt. Die zu treffenden Maßnahmen bestehen in beiden Fällen aus einer **Schocklagerung** (außer bei kardiogener Ursache) mit peripherer Pulskontrolle am Handgelenk. Kommt es zu keiner Besserung und bleibt die Bewusstlosigkeit bestehen, muss der Verletzte in die stabile Seitenlage gebracht werden.

7.4.2 Schock

Unabhängig von den verschiedenen Ursachen ist der Schock eine Abfolge unterschiedlicher Regulationsmechanismen infolge eines Missverhältnisses zwischen erforderlicher und tatsächlicher Blutversorgung des Körpers mit verminderter Durchblutung lebenswichtiger Organe und Störungen der Mikrozirkulation sowie funktionellen und strukturellen hypoxischen Gewebeveränderungen. Der Schockzustand ist nur in den Anfangsstadien reversibel. Durch eine mangelnde Sauerstoffversorgung im Gehirn treten auch hier unterschiedlich ausgeprägte Bewusstseinsstörungen auf. Prinzipiell bedeutet jeder Schock höchste Lebensgefahr und muss zügig und gezielt behandelt werden!

Typische Symptome eines Schocks sind:
◿ Kalte, fahle Blässe der Haut
◿ Bläuliche Verfärbungen der Nase, Lippen, der Finger und Zehennägel (Zyanose)
◿ Schneller und schwächer werdender Puls
◿ Kaltschweißigkeit mit Frösteln oder Frieren
◿ Unruhe, Angst, Verwirrtheit, Benommenheit, später Apathie bis hin zur Bewusstlosigkeit
◿ Übelkeit, Durst und trockener Mund

Als **Ursache** finden sich Störungen der 3 Regelgrößen:
◿ Verminderung der zirkulierenden Blutmenge: Volumenmangelschock (hypovolämisch) durch:
   – Vasodilatation, Blutverlust, Plasmaverlust (z.B. bei Verbrennungen, Peritonitis)
   – Wasser- und Elektrolytverlust (durch Erbrechen, massiven Durchfall, extreme Schweißbildung)
◿ Pumpversagen des Herzens – kardiogener Schock:
   – Akute Füllungsbehinderung des Herzens (Herzbeuteltamponade, massive Lungenembolie)
   – Akut verminderte Förderleistung des Herzens (Herzinfarkt, Myokarditis, akute Herzinsuffizienz)
   – Akute Rhythmusstörungen (extreme Tachykardie, Bradykardie, Arrhythmie)
◿ Versagen der peripheren Kreislaufregulation:
   – **Endokrinologisch bedingter Schock** (Diabetes mellitus, Unterzuckerungsschock, hypoglykämischer Schock an-

derer Ursache, Schilddrüsenfunktionsstörungen)

- **Septisch-toxischer Schock** (toxisches Schocksyndrom nach Streptokokkeninfektionen)
- **Anaphylaktischer Schock** (allergischer Schock)
- **Neurogener Schock** (gestörter neuraler Kontrollmechanismus der Kreislaufregulation mit vermindertem venösem Rückfluss; bei Schädel-Hirn-Traumen, Wirbelsäulenverletzungen, Hirnerkrankungen)

Volumenmangelschock

Von einem **kompensierten Schock** spricht man, wenn bei einem Volumenverlust bis zu ca. 30% der Körper diesen durch Einstrom von Gewebeflüssigkeit in das Gefäßsystem innerhalb von Stunden wieder kompensieren und die Hämodynamik normalisieren kann. Die Schockmaßnahmen tragen deutlich zur Besserung bei. Durch den Rückfluss von Blut aus den Kapillaren der unteren Extremität durch Hochlagerung der Beine um ca. 10° (30 cm) über Herzhöhe kommt es zu einer schnelleren Auffüllung im Gefäßsystem. Der Puls wird am Handgelenk wieder kräftiger und normalisiert sich in der Frequenz.

Beim **dekompensierten Schock** liegt ein Volumenverlust von mehr als 30% vor, den der Körper nicht mehr ausgleichen kann. Die Engstellung der Gefäße (Vasokonstriktion) bleibt bestehen. Das Gewebe wird nur unzureichend mit Sauerstoff versorgt (Hypoxie) mit der Folge von Gewebsschädigungen und weiterem Flüssigkeitsverlust.

Im Rahmen eines Schockzustands versucht der Körper, dem Missverhältnis zwischen erforderlicher und tatsächlicher Blutversorgung entgegenzuwirken. Zunächst erhöht sich die Pulsfrequenz, die Gefäße in der Peripherie verengen sich. Diese als **Zentralisation** des Kreislaufs bezeichnete Phase ist der wesentliche Kompensationsvorgang des

Organismus im Schock. So wird die Versorgung der lebenswichtigen Organe – Gehirn, Herz und Lunge – sichergestellt. Erkennbar wird dies durch fahle Blässe, kalte, schweißnasse Haut, Unruhe, Angst und Frieren des Betroffenen. Im Stadium der Zentralisation kann die Schocklagerung durch Auffüllen des Kreislaufs mit Blut aus den Extremitäten (Autotransfusion) helfen, den Zustand der Vasokonstriktion aufzulösen. So kann sich der Kreislauf wieder normalisieren und die Zeit bis zu ärztlichen Maßnahmen mit einer Volumenauffüllung durch Infusionen überbrückt werden. Sollten nicht rechtzeitig Gegenmaßnahmen eingeleitet werden oder ist der intravasale Volumenverlust zu hoch, kommt es zum dekompensierten Schock. Die durch die Hypoxie entstehende Azidose bedingt eine Kapillarschädigung, Erschlaffung der Gefäßwände und Verklumpung von Blutzellen mit Flüssigkeitsaustritt. So vergrößert sich der Volumenverlust, und der Allgemeinzustand des Betroffenen verschlechtert sich weiter. Diese Phase wird als **Dezentralisation** bezeichnet. Durch die Schädigung wichtiger Organe besteht akute Lebensgefahr. Oft wird das Leben des Verletzten nicht durch die Verletzung an sich, sondern durch den ausgelösten Schock gefährdet.

Anaphylaktischer Schock

Dieser wird auch als allergischer Schock bezeichnet. Es ist eine akute, lebensbedrohliche Allgemeinreaktion des Organismus und tritt i.d.R. sofort nach Kontakt mit dem die Allergie auslösenden Stoff (Allergen) auf. Zusätzlich zu den genannten Symptomen kommt es zu Juckreiz, Hautrötung (im Gegensatz zur sonstigen Blässe), Hitzewallungen, Schwellungen oder Ausschlag am ganzen Körper, Blutdruckabfall mit Schwindelgefühl, Atemnot bis zu Bronchospasmus (asthmatisches Giemen) und Kreislaufversagen.

Erste-Hilfe-Maßnahmen bestehen in einer Unterbrechung des Kontakts mit dem auslösenden Stoff und Kühlung bei lokaler Einwirkung. Außerdem sollen die Vitalfunktionen (Bewusstsein, Atmung, Puls) kontrolliert werden und – wenn notwendig – entsprechende Maßnahmen eingeleitet werden.

Hypoglykämischer Schock/reaktive Hypoglykämie (Unterzuckerung)

Hypoglykämische Zustände sind vom insulinpflichtigen Diabetiker bekannt, wenn nach erfolgter Insulingabe keine oder zu späte Nahrungsaufnahme folgt. Durch Absinken der Blutzuckerkonzentration unter 50 mg/dl kommt es zu typischen Symptomen. Normalerweise treten beim Gesunden bei Hunger, z.B. infolge Fastens, keine Hypoglykämien auf. Bei einigen Menschen kann aber aufgrund angeborener oder erworbener Störungen eine relativ rasche Zuckeraufnahme in den Blutkreislauf zu erhöhter oder verlängerter Insulinproduktion führen und eine symptomatische alimentäre Hypoglykämie auftreten. 2–4 h nach einer Mahlzeit, bei schnellresorbierbaren Kohlenhydraten (zucker- und traubenzuckerhaltigen Nahrungsmitteln) früher, tritt diese reaktive Hypoglykämie auf. Zusätzlicher Stress (z.B. Prüfung, Wettkampf) und Wasser- und Elektrolytverlust durch körperliche Belastung oder gar Verletzungen können die reaktive Hypoglykämie noch verstärken. Typisch für eine Hypoglykämie sind **Symptome** wie Muskelzittern, Schwäche, Bewegungsunsicherheit, Koordinationsstörungen, Heißhunger, Schwarzwerden vor den Augen, Tachykardie, kalter Schweiß, Erregungszustände, Übelkeit, Erbrechen, Unruhe, später Bewusstseinstrübung bis hin zur Bewusstlosigkeit mit Krampfneigung. Solange der Betroffene noch bei Bewusstsein ist, sollte er in die **Schocklage** gebracht werden. Relativ schnell hilft die Zufuhr glukosehaltiger Getränke, die Gabe von Traubenzucker oder eines Schokoladenriegels. Dabei ist eine zusätzliche Flüssigkeitszufuhr unbedingt notwendig!

Kontraindikationen für die Schocklagerung. Bei einigen Verletzungen und Krankheitszuständen kann es durch die Schocklagerung möglicherweise zur einer Verschlechterung der Gesamtsituation kommen, sodass in diesen Fällen die Schocklagerung nicht oder nur als Ganzkörperschräglage angewendet werden darf. Die Schocklage darf bei folgenden Verletzungen nicht angewendet werden (6 B):

1. **Schädel-Hirn-Trauma (Birne):**
   Bei allen Verletzungen und Schädigungen (z.B. Sonnenstich) kann es zu Druckerhöhung im Gehirn (Hirnödem) kommen. Durch die Schocklage könnte es zu einem weiteren Blutandrang im Kopf und damit lebensbedrohlicher Verschlechterung kommen.
   – Maßnahme: flache Lagerung mit erhöhtem Kopf unter Berücksichtigung der geraden Haltung der Halswirbelsäule, d.h. Schräglage von der Brustwirbelsäule aus

2. **Verletzungen und akute Schmerzen im Thoraxbereich (Brust):**
   Schmerzen im Brustkorb und Atemnot können Angst auslösen und dadurch den Zustand verschlechtern. Die Atmung wird durch bessere Nutzung der Atemhilfsmuskulatur in halb sitzender Lage erleichtert. Bei kardiogener Ursache würde die Schocklagerung durch die Zufuhr von Blut das geschädigte Herz noch weiter belasten und die Folge könnte eine akute Insuffizienz mit Herzstillstand sein.
   – Maßnahme: zur Entlastung sitzende oder halb sitzende Lagerung

3. **Verletzungen und akute Schmerzen im Bauch:**
   Schmerzen im Bauchraum können auch immer von Blutungen im Bauchraum kommen. Durch die Schocklage könnte es zu einem weiteren Verlust von Blut kommen und damit zu einer Verstärkung des gesamten Flüssigkeitsverlusts.
   – Maßnahme: Lagerung mit entspannter Bauchdecke durch leicht angewin-

kelte Beine (Knierolle) und leicht erhöhten Kopf

4. **Verletzungen im Bereich des Beckens:**
Die Anhebung der Beine zur Schocklage führt zu einer Bewegung auch im Becken mit der Gefahr weiterer Verletzung und Zunahme möglicher Blutungen. Wenn Voraussetzungen einer schonenden Umlagerung gegeben sind, ist eine **Ganzkörperschräglage** auf fester Unterlage möglich.
   – Maßnahme: flache Lagerung auf fester Unterlage

5. **Wirbelsäulenverletzungen (Buckel):**
Durch das Anheben der Beine kann auch eine Lageveränderung der Wirbelsäule bewirkt werden mit der Gefahr zusätzlicher Schädigung u.U. auch des Rückenmarks.
   – Maßnahme: Unter entsprechenden Voraussetzungen kann eine **Ganzkörperschräglage** auf fester Unterlage angewandt werden. Ist keine entsprechende Unterlage vorhanden, sollten Wirbelsäulenverletzungen **flach auf fester Unterlage mit seitlicher Abstützung der Halswirbelsäule** gelagert werden.

6. **Frakturen im Bereich der unteren Extremität (Beine):**
Hier gilt es, zwischen einzelnen Verletzungen zu differenzieren. Der Versuch der Hochlagerung einer **Fraktur** im Bereich der unteren Extremität kann durch Schmerzauslösung zu einer akuten Verschlechterung des Schockzustands führen. Ähnlich könnte die Reaktion bei Verletzungen im Knie sein. Hier besteht aber die Möglichkeit, mindestens das gesunde Bein hoch zu lagern, sofern die Verletzung nicht hüftnah liegt. Damit wird zumindest eine 50%ige Wirkung erzielt. Eine **Ganzkörperschräglage** ist ebenfalls möglich. Bei bestehendem Kompartmentsyndrom kann aber die Hochlagerung aufgrund der Behinderung der arteriellen Durchblutung zu einer weiteren Verschlechterung führen.

Bei den im Sport häufig vorkommenden Kapsel-Band-Verletzungen, z.B. im Sprunggelenk, gehört die Hochlagerung auch des verletzten Beins bei einer Schocksymptomatik zu den wirkungsvollen schmerzlindernden und die Heilung fördernden Maßnahmen der Ersten Hilfe.

7.4.3 Lebensrettende Sofortmaßnahmen

Situation: Person ist bewusstlos, Atmung und Puls sind vorhanden.

Bei stärkeren Bewusstseinsstörungen und bei Bewusstlosigkeit besteht bei vorhandener Atmung und Herztätigkeit (mindestens am Hals fühlbarer Puls) die Notwendigkeit, den Verletzten in die stabile Seitenlagerung zu bringen!

Wichtig: ständige Kontrolle der vitalen Funktionen (Bewusstsein, Atmung, Puls)

Stabile Seitenlagerung

◢ **Hält Atemwege frei:** (durch Überstrecken des Halses und Kinns, lebensrettender Handgriff). Dadurch wird der Zungengrund angehoben, der aufgrund der Erschlaffung der Muskulatur nach hinten absinkt und die Atemwege verlegt. Bei röchelnder Atmung ist die Verlegung nicht vollständig. Wichtig ist zu unterscheiden, ob der nach hinten gefallene Zungengrund die Atemwege blockiert und nicht eine evtl. abgebissene und verschluckte Zunge oder andere Fremdkörper (z.B. Gebiss).

◢ **Verhindert Aspiration:** Damit kein zurückfließender Mageninhalt aspiriert (angeatmet) wird, soll der Abfluss durch die nach unten gelagerte Mundöffnung erleichtert werden.

◢ **Lagert den Verletzten stabil:** diese sollte möglichst schonend sein und die beiden

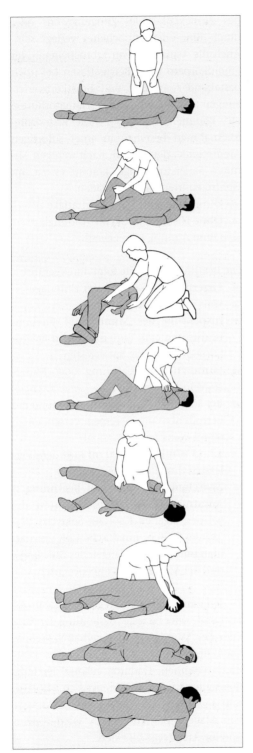

erstgenannten Maßnahmen unterstützen.

Es gibt 2 Möglichkeiten, die stabile Seitenlage durchzuführen (s. Abb. 7.1 und 7.2).

◢ **Variante 1** ist die von den lebensrettenden Gesellschaften vorgeschriebene klassische Form. Dabei kniet der Helfer neben dem Bewusstlosen. Nachdem er festgestellt hat, dass Atmung und Puls weitgehend stabil sind, legt er ihn in die

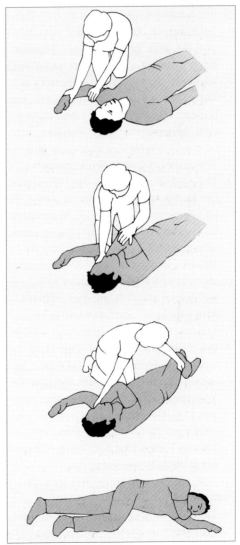

Abb. 7.1: Stabile Seitenlage, Variante 1. Erläuterungen s. Text.

Abb. 7.2: Stabile Seitenlage, Variante 2. Erläuterungen s. Text.

stabile Seitenlage, indem er zunächst den Hals überstreckt, dann das nahe liegende Bein mit gebeugtem Knie aufstellt. Mit dem Hebel des gebeugten Knies wird der Körper des Verletzten leicht weggedreht, sodass man leichter den nahe liegenden gestreckten Arm des Verletzten unter seinen Körper schieben kann. Anschließend rollt man den Verletzten wieder zum eigenen Körper und legt die entferntere Hand unter sein Kinn. Danach fasst man den Verletzten an der entfernten Hüfte und Schulter und zieht ihn zu sich. Dabei muss auf die Überstreckung des Halses und die nach unten zeigende Mundöffnung geachtet werden. Der unter dem Körper liegende Arm des Verletzten wird unter dem Rücken hervorgezogen und abgewinkelt. Der Verletzte liegt dann auf dem helfernahen, angewinkelten Bein, dem nahen angewinkelten Arm und der dem Helfer zugewandten Körperseite.

◿ **Variante 2** entstammt den Richtlinien des European Resuscitation Council. Sie ist z.B. für die Tauchsportler verbindlich. Hier wird der Verletzte nicht über seinen Arm gerollt. Die Ausgangsstellung ist die gleiche, und man rollt den Verletzten nach Überstrecken des Halses in folgender Weise auf sich zu. Der helfernahe Arm wird in 90° abduziert und der Unterarm abgewinkelt. Das ferne Bein wird gebeugt aufgestellt und anschließend das Opfer zum Helfer gezogen. Danach legt man die ferne Hand unter das Kinn des Verletzten unter Beachtung einer überstreckten Halswirbelsäule und des nach unten geöffneten Munds. Diese Variante hat den Vorteil, dass der Körper schonender gelagert werden kann.

Beatmung

Situation: Person bewusstlos, keine Atmung, Puls vorhanden.

Die Ursachen für Atemstörungen sind zahlreich. Die Atemwege können z.B. durch das Zurückfallen des Zungengrunds oder durch Blut oder Erbrochenes verlegt sein. Auch die Aspiration von Erbrochenem oder Fremdkörpern beim Bewusstlosen bei noch bestehender Atmung und Brustkorbverletzungen (z.B. Pneumothorax, Hämatothorax) etc. kommen in Betracht. Die Erste-Hilfe-Maßnahmen bestehen in einer sofortigen Atemspende, denn schon nach wenigen Minuten Sauerstoffmangel kommt es v.a. im Gehirn zu irreparablen Schäden.

◿ Ohne Sauerstoff keine Hirntätigkeit!
◿ Ohne Hirntätigkeit keine Atmung!
◿ Ohne Atmung kein Leben!

Die Beatmung wird wie folgt durchgeführt:
◿ **Lagerung** auf flacher fester Unterlage
◿ **Hals überstrecken**
◿ **Inspektion des Mund-** und **Rachenraums** und evtl. Entfernung von Fremdkörpern, Blut oder Speiseresten
◿ **Mund-zu-Nase-Beatmung** oder Mund-zu-Mund-Beatmung
◿ **Bei Mund-zu-Nase-Beatmung** Mund des Betroffenen mit Daumen verschließen, damit keine Luft entweicht
◿ **12–15 ×/min 300–600 ml Luft** dem Verletzten durch die Nase einblasen
◿ **Zwischen den einzelnen Beatmungen Ausatmen (Exspiration) abwarten**, dabei den eigenen Kopf zur Seite des Verletzten drehen, um frische Luft einzuatmen und die Bewegungen des Brustkorbs und der Magengrube zu beobachten

Zu den häufigsten Fehlern gehört eine unzureichende oder zu feste Abdichtung der Nase oder des Munds, ein mangelhaftes Freimachen der Atemwege und zu großes Beatmungsvolumen. Dadurch gelangt der Luftüberschuss in den Magen, der sich aufbläht, und so besteht die Gefahr des Rückflusses von Mageninhalt, der dann aspiriert wird und die Atemwege blockiert.

Reanimation

Situation: Person ist bewusstlos, Atemstillstand, Pulslosigkeit (Herz-Kreislauf-Stillstand).

Die Hilfeleistung muss sofort in Form der Herz-Lungen-Wiederbelebung (kardiopulmonalen Reanimation) erfolgen. Voraussetzungen für die Herz-Druck-Massage sind:

◢ Lagerung auf harter Unterlage. Nur dann wird der ausgeübte Druck auch auf das Herz übertragen und nicht von einem weichen Untergrund abgefangen.

◢ Flachlagerung auf dem Rücken. Liegt der Kopf höher als das Herz, gelangt nicht genug Blut zum Gehirn.

◢ Brustkorb freimachen. So wird der genaue Druckpunkt lokalisiert, und der Handballen kann nicht abrutschen.

◢ Druckpunkt suchen. Mit dem Zeigefinger am Rippenbogen bis zum Zusammentreffen beider Bögen oberhalb des Schwertfortsatzes entlang fahren. Dort wird ein Finger aufgelegt und 2 weitere Finger der anderen Hand darüber. Orientierend gilt die Mitte des Brustkorbs.

◢ Handballen aufsetzen. Direkt neben die 2 Finger wird der Handballen der anderen Hand darauf gesetzt. Die Finger beider Hände werden vom Brustkorb abgespreizt.

◢ Mit gestreckten Armen den Brustkorb senkrecht durch das Gewicht des Oberkörpers etwa 4–5 cm in einer Frequenz von 100/min in die Tiefe drücken.

◢ Keine Herzmassage während der Beatmung!

Heutzutage wird nur noch die Ein-Helfer-Methode (2 Beatmungen im Wechsel mit 30 Herzmassagen) durchgeführt.

Ein-Helfer-Methode 30:2 (gilt für Erwachsene und Kinder). Mit diesem Verfahren sollte die Reanimation vereinfacht und ein möglich frühzeitiger Beginn der Herzdruckmassage gewährleistet werden, um die Zirkulation zu initiieren und die „No-flow-Zeit", d.h. „kein Blutfluss" zu begrenzen. Dieser Fluss ist allerdings erst nach mehreren Kompressionen effektiv.

Die ehemalige ABC-Regel der Basisreanimation (A: Atemwege freimachen, B: Beatmung, C: Herzmassage, D: Defibrillation) gilt heute nicht mehr. Nach Kontrolle der Ansprechbarkeit und Freimachen der Atemwege, etwa durch Entfernen von Zahnprothesen, folgt die Kontrolle der Atmung. Ist eine Atmung nicht sicher erkennbar, wird sofort mit der kardiopulmonalen Reanimation gestartet. Eine Pulskontrolle (z.B. an der Halsschlagader) muss nicht mehr obligatorisch durchgeführt werden, da es zumeist zu viel Zeit kostet. Auch die bisherige initiale Beatmung entfällt, sondern erst zweimalig nach der Herzmassage.

Um aufwändiges Suchen des Druckpunkts zu vermeiden, soll nun einfach die Mitte des Brustkorbs mit einer Frequenz von 100/min komprimiert werden. Stehen 2 Helfer zur Verfügung soll alle 2 min gewechselt werden, da der neue 30:2-Rhythmus sehr anstrengend ist. Wenn ein Defibrillator zur Verfügung steht, soll bei einem beobachteten Kreislaufstillstand sofort defibrilliert werden. Liegt er allerdings länger als etwa 5 min zurück, wird zunächst mit der Basisreanimation begonnen. Unmittelbar nach einer Defibrillation – ohne Kontrolle von EKG und Puls – wird wieder mit der Basisreanimation (5 Zyklen à 30:2) begonnen.

Damit soll eine unzureichende Durchblutung vermieden werden, denn die meisten Kreislaufstillstände sind bei Erwachsenen kardial bedingt, und es kommt infolge einer Defibrillation noch nicht zu einer Normalisierung der Herzfunktion mit suffizienter Auswurfleistung.

Ist kein Defibrillator vorhanden, wird die Reanimation nicht mehr unterbrochen, bis der Rettungsdienst übernimmt. Im Zweifelsfall sollte bei jeder Unsicherheit, Schockanzeichen, Atemnot etc. der Notruf 112 getätigt werden (s. Abb. 7.3).

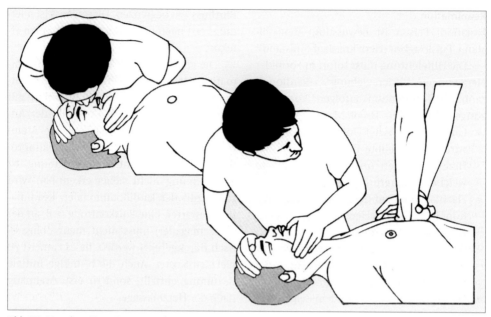

Abb. 7.3: Mund-zu-Nase-Beatmung bzw. Herzmassage

7.5 Präventive Maßnahmen

Die Berücksichtigung aller Faktoren und Ursachen, die zu Sportverletzungen führen können, ist gleichzeitig auch die beste und umfassendste Prophylaxe.

◢ Berücksichtigung von körperlichen, psychisch-physischen Voraussetzungen bei der Auswahl der Sportart, u.U. nach sportmedizinischer Untersuchung und Beratung

◢ Ausrüstung, Kleidung, Schuhe sowie Geräte, Bodenbeschaffenheit und trainingsmethodische und didaktische Faktoren

◢ Beachtung einer ausreichenden Zufuhr von Nährstoffen, Wasser und Elektrolyten, Vitaminen und Spurenelementen

◢ Allgemeine und spezielle **Vorbereitung** auf die jeweilige sportliche Betätigung

Unter allgemeiner Vorbereitung sind z.B. ein Muskel- und Koordinationstraining und der Ausgleich bestehender pathologischer Muskeldysbalancen zu verstehen. Die sportliche Spezialisierung auf einzelne Disziplinen birgt die Gefahr einseitiger Belastung in sich und garantiert keine ganzkörperliche Ertüchtigung mehr. Nur das Training des gesamten Bewegungsapparats unter Berücksichtigung funktioneller, kinetischer Zusammenhänge, neuromuskulärer Regulationen (Koordinations-, Reaktionsfähigkeit) und individueller Besonderheiten sowie die Beachtung Kreislauf und Stoffwechsel stabilisierender Faktoren können Verletzungen und Krankheiten vorbeugen. Individuelle Belastbarkeit und momentane Leistungsfähigkeit müssen bei der **Trainingsgestaltung** sowohl im Hinblick auf den gesamten Trainingsaufbau als auch bei der einzelnen Trainingseinheit berücksichtigt werden. Nach einer sportlichen Belastung braucht das Gewebe einen gewissen Zeitraum, um die verbrauchten Reserven wieder aufzufüllen und die Endprodukte des Energiestoffwechsels abzubauen. Je intensiver das Training war, umso länger braucht man zur Regeneration und Erholung. Nach statisch ausgerichteten Belastungen benötigt der Körper dazu länger als nach dynamischen. Trainierte Sportler brauchen eine kürzere Erholungszeit als untrainierte. Eine sporadische sportliche Betätigung führt zu einer stärkeren Verletzungsgefährdung, weil das Gewebe nicht an die sportliche Belastung angepasst ist und die körperliche Fitness erst schrittweise aufgebaut werden muss. Auch **korrigierende Maßnahmen** wie Einlagen und Höhenausgleich beugen Überlastungsschäden vor, denn Formveränderungen und Normabweichungen, die im normalen Alltag in ihrer Ausprägung ohne Bedeutung sind, können unter intensiver sportlicher Belastung zu einer Fehlbelastung führen. Wichtig sind eine **ausreichende Ausheilung** und das **systematische Aufbautraining** nach Verletzungen. Jede funktionelle Einheit nimmt nach einer Verletzung reflektorisch eine gewisse Schonhaltung ein. Ist die Verletzung ausgeheilt, müssen alle zum reibungslosen Funktionieren notwendigen Strukturen wieder an die normale und sportliche Belastung gewöhnt werden. Dabei müssen neben dem entsprechenden Muskeltraining für Kraft und Beweglichkeit v.a. die koordinativen Fähigkeiten trainiert werden. Aufgrund der vielschichtigen physiologischen und psychologischen Effekte des **Aufwärmens** lässt sich eine Wirkung in Richtung Verletzungsprophylaxe und Leistungssteigerung nachweisen. Durch den Energiestoffwechsel kommt es zu einer Temperaturerhöhung, die Viskosität der flüssigen Bestandteile im Muskel nimmt ab und führt so zu einer Steigerung der Elastizität. So führt die Erhöhung um 2 °C z.B. zu einer Verbesserung der Muskeldehnfähigkeit um 25%. Durch die verbesserte Durchblutung und die Eröffnung neuer Kapillaren kommt es außerdem zu einer höheren Dehnfähigkeit der Bänder und Sehnen. Damit ist die Gefahr von Zerrungen und Rupturen vermindert.

Allgemeines Aufwärmen dient der Erwärmung und Vorbereitung des Gesamtorganismus auf die bevorstehende Belastung. Die **Aktivierung großer Muskelgruppen** mit mittlerer Intensität und angepasster Dauer führt zu einer allgemeinen Aktivierung des Stoffwechsels, des Herz-Kreislauf-Systems und der Atmung. Dazu eignen sich Laufen, Radfahren oder Schwimmen (etwa $1/3$ bis $1/6$ der Muskulatur). Die notwendige Dauer für ein wirksames Aufwärmen wird von unterschiedlichen Faktoren beeinflusst. Sie wird zwischen 10 und 30 min angegeben und sollte nicht länger sein. Dabei spielt neben dem **Alter**, dem **Trainingszustand** auch der Typ des Sportlers eine Rolle. Je älter und untrainierter, umso länger braucht der Sportler für ein wirkungsvolles Aufwärmen. Auch die **Tageszeit** kann eine nicht unerhebliche Rolle spielen: Am Morgen benötigt man mehr Zeit als im Verlauf des Tages.

Sportartspezifische Übungen zum Aufwärmen werden als **spezielles Aufwärmen** verstanden. Die in der jeweiligen Sportart hauptsächlich beanspruchten Muskelgruppen werden gezielt auf die Belastung vorbereitet. Dazu zählen auch Koordination und Technikschulung. Der erfahrene Sportler führt sein individuelles Aufwärmen durch. Er kennt am besten seine Problembereiche und weiß um die entsprechenden Maßnahmen. Dazu kann neben Methoden des Stretchings auch mentales Training als Vorbereitung auf den Übungsablauf gehören. Auch autogenes Training zum Abbau störender Stressreaktionen kann hier eingeordnet werden. Dem individuellen Aufwärmen kommt eine verletzungsprophylaktische und leistungssteigernde Wirkung zu.

Um die Regenerationsphase positiv zu unterstützen, sollten der auf Hochleistung stimulierte Stoffwechsel und die sympathikotone Erregungslage beruhigt werden. Der Körper muss von der katabolen Stoffwechselphase in die anabole Phase überführt werden. Durch Übungen mittlerer Intensität kann dem Körper die Umstellung von einer Phase in die andere erleichtert werden. Hierzu eignen sich langsames Auslaufen, Ausschwimmen, Radfahren mit niedriger Belastungsstufe, gymnastische Übungen, Stretching usw. Bei höheren Intensitäten der sportlichen Belastung oder Wettkämpfen ist zur Wiederherstellung der Leistungsfähigkeit die Unterstützung der regenerativen Prozesse ein wichtiger Trainingsbestandteil. Es soll eine schnellere Erholung und damit die Möglichkeit der erneuten und gesteigerten Belastungsfähigkeit erreicht werden. Die aktiven regenerativen Maßnahmen dienen der Verletzungsprophylaxe. Außerdem wird durch eine Verminderung der Belastungsempfindung die Leistungsbereitschaft des Sportlers positiv beeinflusst. Zu den passiven Regenerationsmaßnahmen gehören u.a. Maßnahmen wie Sauna, Entmüdungsbäder, Massagen, Bestrahlungen, Entspannungstechniken, ausreichend Schlaf und eine angepasste Ernährung, die die Energie-, Flüssigkeits- und Elektrolytverluste ausgleicht. Die Prophylaxe von Sportschäden zeigt nachfolgende Auflistung:

- Erkennen und Behandlung der Verletzung
- Ausgleichssport
- Regeneration
- Reduktion des Verletzungsrisikos
- Steuerung der Belastungsintensität
- Behandlung lokaler oder allgemeiner Infekte

7.6 Spezielle nichtmedikamentöse und medikamentöse Therapieverfahren

7.6.1 Nichtmedikamentöse Therapieverfahren

Verbände

Verbände gehören zu den wichtigsten Maßnahmen der sportmedizinischen Therapie und Prophylaxe. Viele für den Sport entwickelte Verbände und Verbandstechniken haben auch den therapeutischen Bereich herkömmlicher medizinischer Versorgung bereichert.

Grundsätzlich unterscheidet man nach der Zielsetzung 2 Arten von Verbänden, **Erste-Hilfe-Verbände** sowie **funktionelle und stützende Verbände** (Tape) als therapeutische Verbände, Verbände für die Rehabilitation und Verbände für die Prävention.

Erste-Hilfe-Verbände. Es handelt sich um Verbände, die die vorläufige Versorgung von Verletzungen gewährleisten, um Schmerzen und weitere Schädigung zu vermeiden. Sie werden mit Tüchern, Binden oder sonstigem improvisiertem Material (sauberem Küchentuch, zerrissenem Hemd o.Ä.) angelegt und dienen bei offenen Wunden dem Schutz vor Infektion (Wundverband), der Blutstillung (Druckverband), darüber hinaus als stützende Verbände und zur Fixierung kühlender Maßnahmen. Jeder Sportler sollte für die erfolgreiche Erste-Hilfe-Leistung bei anderen, aber auch für sich selbst, die hier aufgeführten Erste-Hilfe-Verbände beherrschen.

Wundverband. Wundverbände sind Schutzverbände. Sie werden bei offenen Verletzungen v.a. als Infektionsschutz angelegt. Normalerweise ist ein steriler Wundschnell- oder Pflasterverband ausreichend. Bei Sportverletzungen finden Klebeverbände auf der schweißfeuchten Haut oft keinen Halt. In diesen Fällen empfiehlt sich die Verwendung einer sterilen Wundauflage (z.B. ST-Kompressen) und deren Fixierung mit einer Mullbinde oder die Verwendung eines entsprechend großen Verbandspäckchens.

Druckverband. Bei stark blutenden Wunden ist der Druckverband die Methode der Wahl, um die gefährliche Blutung zu stillen. Zunächst wird die Wunde mit einer sterilen Wundauflage abgedeckt. Diese wird mit 2–3 Bindengängen fixiert. Dann wird durch Auflegen eines Druckpolsters (andere Binde, Päckchen Papiertaschentücher oder ein mehrfach fest zusammengelegtes Tuch) eine Kompression im Wundbereich ausgeübt, indem das Druckpolster durch den Rest der Binde mit mehreren Bindengängen kreisförmig übereinander fest angewickelt wird. Dabei darf keine Stauung entstehen, der venöse Rückfluss muss gewährleistet sein. Die Wirkung kann durch Auflegen eines weiteren Druckpolsters noch verstärkt werden.

Erste-Hilfe-Stützverbände. Diese Verbände werden in der Ersten Hilfe als Wechselverbände vorwiegend mit einer Idealbinde der jeweiligen Größe angelegt. Sie können aber auch in der Nachbehandlung leichter Verletzungen in ihrer Technik als stützende Salbenverbände genutzt werden.

Generell sollten Erste-Hilfe-Verbände:
◢ Schnell und einfach anzulegen sein.
◢ Nicht zu straff angelegt werden, ohne zu stauen oder abzuschnüren.
◢ Nicht zu locker sein, sonst verrutschen sie und sind uneffektiv.
◢ Flächendeckend angelegt werden, um Schwellungen zu vermindern.
◢ Fortlaufend gewickelt werden, ohne Lücken offen zu lassen, und nicht klaffen.
◢ Immer herzfern beginnen und nach zentral, also herzwärts gewickelt werden.
◢ So angelegt werden, dass keine Schmerzen verstärkt oder provoziert werden.

Verbandstechniken der Erste-Hilfe-Stützverbände. Man unterscheidet verschiedene Wickeltechniken:
◢ **Kreistouren**: sich deckende Bindenlagen, bilden den Anfang und das Ende eines jeden Verbands.
◢ **Spiraltouren (Schraubengang mit Umschlagtour)**: winden sich spiralförmig um zylindrisch geformte Körperteile; wenn der Umfang des Körperteils zunimmt, kann man mit einer eingefügten Umschlagtour die „Nasenbildung" vermeiden.
◢ **Kreuz- und Achtertouren**: bestehen aus 2 Schlingen, die sich nach Art einer Acht kreuzen; werden vorwiegend an Gelenken angewandt.

◢ **Schildkrötenverband**: Die Kreuzungen der Achtertouren liegen in der Beugefalte des Gelenks übereinander an derselben Stelle (Knie- und Ellenbogenverband).
◢ **Kornährenverband**: ein Verband mit Achtertouren, dessen Kreuzungen auf der Streckseite liegen (Hand-, Finger-, Fuß-, Schultergelenksverband).
◢ **Festhaltezipfel**: dient der Vermeidung eines Wegrutschens vom Anfang des Verbands, deshalb wird der Bindenanfang etwas schräg angelegt und der überstehende Zipfel nach der ersten gerade angelegten Kreistour auf diese umgeschlagen und mit der nächsten Kreistour festgehalten. Zur **Fixierung des Verbands** dienen Verbandklammern, Heftpflaster oder Knoten (durch Längseinschnitt des Verbandendes).

Prinzipien für das Anlegen von Erste-Hilfe-Stützverbänden
◢ Der Verletzte sollte je nach Verletzung und Befinden bequem sitzen oder liegen.
◢ Der verletzte Körperteil sollte bequem gelagert werden.
◢ Beobachten des Verletzten (Veränderungen seines Allgemeinbefindens wie plötzliche Blässe und Schweißausbruch. Evtl. entsprechende Maßnahmen einleiten, wie z.B. Schocklagerung).
◢ Die Binde wird mit dem Bindenkopf an der verletzten Extremität unter leichtem, gleichmäßigem Zug entlang gerollt. Der Bindenkopf zeigt dabei nach oben.
◢ Länge und Breite der Binde richten sich nach Umfang und Größe des verletzten Bereichs.
◢ Die Bindenbreite sollte den Durchmesser des zu verbindenden Körperteils nicht wesentlich überschreiten.

Funktionelle Verbände – Tapen. Nach Sportverletzungen ist es oft erforderlich, die verletzte Struktur für einen gewissen Zeitraum ruhig zu stellen bzw. zu entlasten. Nach dem Ausheilen der Verletzung ist diese oft noch nicht so stabil, dass die sportliche Betätigung ohne Risiko wieder aufgenommen werden kann.

Funktionelle Verbände bieten aufgrund der Möglichkeit der Verwendung von unterschiedlichen Materialien und Techniken den Vorteil, verletzte Strukturen zu schützen, zu entlasten, zu stützen und trotzdem eine gewisse für die Heilung der Verletzung unschädliche Bewegung zuzulassen. Extrembewegungen können eingeschränkt werden, und funktionelle Belastungen im schmerzfreien Bereich sind trotzdem möglich. Funktionelle Verbände in der Therapie von Verletzungen obliegen der Verantwortung und Entscheidung des Arztes. Dient der Verband lediglich der Prophylaxe, kann er vom Physiotherapeuten oder bei entsprechenden Kenntnissen auch vom Sportler selbst angelegt werden. Immer sollten einige wichtige Kriterien beachtet werden.

Für das Tapen gilt:

Tapeverbände sollten nur angelegt werden, wenn die Diagnose klar ist.

◢ Tapen ist keine Dauerlösung und kann ein entsprechendes Aufbautraining nicht ersetzten.

◢ Auch Tapen muss man lernen und üben.

◢ Ein Tapeverband darf nicht bei entzündeter oder verletzter Haut angelegt werden.

◢ Tapeverbände können Hautreizungen hervorrufen, Juckreiz kann ein erstes Zeichen sein.

◢ Tapeverbände dürfen keine Schmerzen hervorrufen oder verstärken.

◢ Tapeverbände dürfen nicht abschnüren, keine Stauungen und keine Missempfindungen wie Kribbeln hervorrufen.

◢ Tapeverbände dürfen nicht nass werden: Gefahr der Pilzerkrankung der Haut.

◢ Tapestreifen dürfen keine Falten bilden, sie könnten Reibungen oder Druckstellen bewirken.

◢ Bei Beschwerden ist der Tapeverband sofort zu entfernen (der Patient hat immer Recht!).

◢ Die Festigkeit der Tapeverbände lässt beim Sport durch die Schweißbildung und extreme Belastung relativ schnell nach (ca. 20% nach 15 min).

Grundregeln für das Tapen

◢ Die Anlage des Tapeverbands hängt davon ab, was man mit dem Tape bewirken und welche anatomischen Strukturen man unterstützen oder einschränken möchte etc.

◢ Je nachdem ist die Lagerung zu wählen, z.B. bei einer Achillessehnenentlastung auf dem Bauch. Die Festigkeit eines Tapes hängt außerdem von der Beschaffenheit des jeweiligen Materials ab. Vor dem Anlegen sollte die Haut gereinigt und ggf. mit einem Unterverband oder Adhäsivspray unterlegt werden.

◢ Um Bewegungen im Schmerzbereich zu verhindern, sollte eine Fixierung der Gelenkposition erfolgen. Ein Tapeverband beginnt jeweils mit einem sog. **Ankerstreifen**, denn Tape auf Tape gibt die Festigkeit. Die dann folgenden **Tape-Zügel** imitieren die verletzten Bänder oder Kapsel und wirken als Verstärkung oder Einschränkung. Sie sollten entfernt von der zu unterstützenden Region angelegt werden und am Ankerstreifen beginnen, dann über dieses Gebiet ziehen und entfernt davon wieder am Ankerstreifen enden. Der nächste Tape-Zügel soll den jeweils vorhergehenden um $1/2$ oder $2/3$ seiner Breite überlappen. Danach werden **Tape-Fixierstreifen** angelegt, um die Zügel zu fixieren. Sie verlaufen meist quer dazu. Zuletzt dienen **Tape-Verschalungsstreifen** dem „Verschließen" des Verbands und geben zusätzliche Festigkeit.

◢ Prinzipiell dürfen keine Falten oder Stauungen entstehen, ein Tapeverband muss stets als bequem empfunden werden. Außerdem sollte man nach dem Anlegen kontrollieren, dass der Verband auch tatsächlich seinen Zweck erfüllt.

Physiotherapie

Physiotherapie und physikalische Therapie werden oft synonym für eine Therapie verwendet, deren Aufgaben in einer Anregung oder gezielten Behandlung gestörter physiologischer Funktionen unter Verwendung physikalischer, natürlicher bzw. naturgegebener Mittel besteht. Die Anregung der physiologischen Funktionen geschieht dabei entweder mit einer Reizreaktionstherapie oder über Regulations- und Adaptationsmechanismen. Nachfolgend werden die wichtigsten Maßnahmen beschrieben.

Hydrotherapie. Bei der Hydrotherapie handelt es sich um eine Reiztherapie mit Wasser. Dabei werden die Reize durch unterschiedliche Temperaturen und Erscheinungsformen des Wassers genutzt. Es gibt mehr als 100 verschiedene Anwendungsformen. Sie ist neben der Phyto-, Bewegungs- und Ordnungstherapie sowie Ernährung der wichtigste Bestandteil der Kneipptherapie. Die Wasseranwendungen können kalt, warm, als Teil- (z.B. Fußbäder) oder als Vollbäder genutzt werden. Je nachdem versieht man das Wasser mit speziellen Zutaten, die die Wirkung der Anwendung anregend, entspannend, fiebersenkend, schmerzlindernd etc. unterstützen sollen. Spezielle Wickel wirken wärmeentziehend bei Fieber, gegen Ödeme oder Lymphstauungen. Mit Quark kann die Wirkung noch erhöht werden. Erfolgreich sind sie auch bei Entzündungen infolge von Sportverletzungen. Warme Packungen helfen bei Muskelverspannungen und gegen chronische Schmerzen. Durchblutungs- und heilungsfördernd ist ihre Wirkung in der Behandlung von Prellungen und Muskelverletzungen. Man sollte sie aber erst 24 h nach der akuten Verletzung anwenden.

Thermotherapie

Kältetherapie

Wird bei Verletzungen am häufigsten eingesetzt. Durch die Kälte kommt es lokal zu einer Verminderung der Durchblutung und damit auch des Stoffwechsels. Die Ausschüttung Schmerz erzeugender Mediatorstoffe wird gebremst und so auch die lokale Entzündungsreaktion reduziert. Gleichzeitig wirkt die Kälte der reflektorischen Muskelverspannung entgegen. Durch diese Mechanismen wirkt Kälte stark schmerzstillend. Für die Durchführung der Kältetherapie gibt es folgende Möglichkeiten:

Coldpacks: Gelgefüllte Kissen unterschiedlicher Größe werden im Tiefkühlfach kalt gehalten. Sie können mehrfach verwendet werden und eignen sich besonders für große zu behandelnde Flächen.

Eisbeutel sind mit Natureis gefüllte Folientüten oder mit Eis gefüllte Gummiwärmflaschen.

Eiskompressen gibt es kommerziell hergestellt, man kann sie aber auch selbst anfertigen, indem man in eine Folientüte einen tropfnassen Waschlappen legt und diesen dann im Tiefkühlfach gefrieren lässt.

Eiswasser: In das Eiswasser hinein getauchte Schwämme, Bandagen oder Binden werden um das verletzte Gelenk gewickelt. Damit kann sowohl die Kühlung als auch die Kompression der Ersten Hilfe hervorragend angewandt werden.

> **Merksatz**
> ◢ Kälte wird bei akutem Schmerz, Wärme bei chronischem Schmerz genutzt.

Eistherapie (Kryotherapie, Eismassage, Eislollytherapie)

Eisabreibungen nützen hervorragend in der Tiefentherapie zur Nachbehandlung von Sportverletzungen. Sie bewirken eine reaktive Hyperämie im Gewebe. Dabei kommt es zunächst zu einer Kontraktion der Gefäße, die sich dann reflektorisch erweitern (Dilatation). Der jeweilige Kontakt mit dem Gewebe ist durch das Abreiben immer wieder nur kurz in dem bestimmten Bereich. Das führt zu einem ständigen Wechsel zwischen Verengung und Erweiterung, was den Effekt noch im Sinne einer reflektorischen Gefäßmassage verstärkt. Diesen Mechanismus findet man aber nur bei der Abreibung mit Eis, nicht mit Coldpacks. Sinn der Therapie ist, den Heilungsprozess durch die Durchblutungsförderung zu beschleunigen, denn so gelangen die notwendigen Stoffe besser an den Entzündungsherd, bzw. die Abfallprodukte werden schneller abtransportiert. Die eigentliche Abreibung erfolgt mittels Eis am Stiel durch ein intervallartiges 15–20-minütiges Abreiben (30 s abreiben und 3 s Pause mit leichter Bewegung), sollte aber frühestens 24–48 h nach einer akuten Verletzung angewandt werden. Die Herstellung ist sehr einfach: Ein leerer Joghurtbecher wird mit Wasser gefüllt und mit einem Löffel oder einem altem Bleistift im Tiefkühlfach für ca. 3–4 h eingefroren.

Wichtig zu unterscheiden:

- **Erste-Hilfe-Eis-Anwendung**: Eis (Kühlung auch mit anderen Mitteln möglich) bleibt mit einer Unterlage – nicht direkt auf der Haut – 20–30 min auf dem verletzten Bereich liegen: schmerzstillend.
- **Eistherapie**: Eis (nur mit Eis möglich) wird ohne Unterlage direkt auf der Haut in dem verletzten Bereich 15–20 min bewegt: durchblutungsfördernd, heilend.

Angriffspunkte der Kryotherapie sind:
- Direkte Temperaturwirkung auf die Gefäße
- Bildung lokaler vasoaktiver Stoffe
- Lokale Reflexe aus den Hautnervenenden
- Wirkung der Bluttemperatur auf den Hypothalamus

Wärmetherapie

Zu den Anwendungsformen der Wärmeapplikation zählen:
- Wärme-Hydrotherapie: Bäder, Wickel, Güsse, Duschen
- Wärme-Pelcide: Moor, Fango
- Warmluft
- Dampf

- Ultraschall
- Rotlicht
- Infrarotstrahlung
- Hochfrequenztherapie

Die lokale Anwendung von Wärme führt zu einer etwa um das 3-Fache erhöhten Wärme im Gewebe. Das ist nicht sehr viel, aber trotzdem können über das vegetative Nervensystem muskelentspannende Wirkungen erzielt werden. Außerdem wirkt die Wärme schmerzstillend. Es kommt zu einer Veränderung der Gewebeviskosität und zu erhöhter Elastizität. So reduzieren sich die Steifigkeit der Gelenke und die Anzahl der Muskelspasmen. Dabei wirkt die feuchte Wärme (z.B. nasses Tuch unter einer Wärmflasche) wesentlich besser als die trockene.

Auch die **Sauna** zählt zur Wärmetherapie. Sauna steht synonym für das finnische Bad, das 1920 durch finnische Sportler in Europa bekannt wurde, und für eine trockene Heißluftbehandlung (Temperatur 70–100 °C, Luftfeuchtigkeit 5–20%) des ganzen Körpers, evtl. in Kombination mit Dampfaufgüssen. Ein Saunagang dauert gewöhnlich 8–15 min. Danach sollten eine Abkühlung mit Kaltwasser, Abgüssen o.Ä. und eine individuell gestaltete Ruhepause folgen. Durch die Saunagänge kommt es zu einer Erhöhung der Körperkerntemperatur, zu einer Durchblutungssteigerung, Entschlackung und schließlich zu einer Gefäßreaktion durch den Kältereiz. Somit wird ein Kreislauf- und Stoffwechselreiz gesetzt, der sich günstig auf die Regenerationsfähigkeit auswirkt. Im Hochleistungssport kann die Saunabehandlung auch zur Adaptation an andere klimatische Bedingungen (tropische und subtropische) genutzt werden.

Im Gegensatz zu dieser trockenen Heißluftbehandlung stellt das **Dampfbad** die Anwendung von Heißluft mit einem hohen Feuchtigkeitsgehalt in entsprechenden Räumen dar. Meistens werden Dampfbäder in Dreierkombinationen (3 Räume) mit Warmluft (40–50 °C), Heißluft (60–70 °C) und

Dampf (40–50 °C) genutzt. Die Wirkung ist ähnlich und beruht auf einer Erhöhung der Körpertemperatur und einer Durchblutungsförderung. Das starke Schwitzen entschlackt zusätzlich. Auch solche Dampfbäder können als Teilbäder genutzt werden.

Tabelle 7.1 gibt eine Übersicht über die praktische Anwendung der physikalischen Maßnahmen.

Weitere physiotherapeutische Anwendungen
In **Bewegungsbädern** können gymnastische Übungen im Wasser zur Schmerzlinderung und verbesserten Beweglichkeit beitragen und daher sehr gut in der Rehabilitation von Sportverletzungen und degenerativen Veränderungen am Bewegungsapparat eingesetzt werden. In Form von Aquajogging kann unter Schonung der Gelenke schon früh nach Verletzungen und Operationen am Bewegungsapparat auch an der allgemeinen Fitness gearbeitet werden. Gleichzeitig führt die Bewegung im Wasser zu einer verbesserten Versorgung des Gelenkknorpels.

Lichttherapie wird in Form von Licht-, Sonnenbädern oder mit künstlichem Licht (Höhensonne, Rotlicht oder Ultraviolettphototherapie) angewandt. Dabei wird dem UV-Licht eine bakterientötende Wirkung nachgesagt. Sonnenlicht beeinflusst außerdem unser psychisches Befinden durch Anregung der Produktion körpereigener Schmerzhemmer. Die Anwendungsgebiete sind zahlreich, wie z.B. Bekämpfung von Infektneigung, Akne, Förderung der Knochenheilung nach Frakturen etc. Trotzdem muss man das Risiko des UV-Lichts (Melanomentwicklung) gegenüber dem Nutzen abwägen.

Elektrotherapie. Die Wirkung der Elektrizität auf den menschlichen Körper beruht in erster Linie auf einer Veränderung der Ionenkonzentration in Ruhe. Die wichtigsten Anwendungen sind:
- **Gleichströme** (galvanischer Strom) verbessern die Reaktions- und Funktionsfä-

Tab. 7.1: Praktische Anwendung physikalischer Maßnahmen

Faktor	Therapie
Schmerz	
• Akut	Kälte
• Subakut	Wärme, Elektrotherapie
Entzündung	
• Akut	Kälte
• Subakut	Wärme, Elektrotherapie
Kraftausdauer	Elektrostimulation
Entspannung	Wärme, Massage, Elektrotherapie

higkeit der motorischen Nervenfasern. Er wirkt durchblutungsfördernd, schmerzlindernd und antientzündlich. Auch die Iontophorese ist ein konstanter Gleichstrom zur transkutanen Applikation von ionisierten oder undissoziierten Wirkstoffen. Die Wirkung ist abhängig vom verwendeten Medikament. Meist ist sie durchblutungsfördernd, schmerzlindernd, antientzündlich und abschwellend.
- **Niederfrequenzströme** (bis 1000 Hz, Faradayscher Strom) werden therapeutisch mit Dreieckimpulsen zur Reizung der quergestreiften Muskulatur in Form von Elektrogymnastik angewandt. **Exponentialstrom** dient der selektiven Reizung denervierter Muskulatur in gesunder umgebender Muskulatur zur Erhaltung der Kontraktilität der Muskelfasern. Man versucht, damit die Atrophie der Muskulatur während der Nervenregenerationsphase zu begrenzen. Außerdem wird er für die Bahnung von funktionellen Bewegungsabläufen genutzt.
- Bei den **diadynamischen Strömen** handelt es sich um Reizströme, die aus Gleichstrom unterlegt mit Impulsstromanteilen in unterschiedlicher Kombination bestehen. Alle wirken schmerzstillend und durchblutungsfördernd. Der **Ultrareizstrom nach Träbert** stellt Rechteckimpulse dar. Diese wirken

schmerzlindernd bei hypertoner Muskulatur, Arthrosen und Osteochondrosen, durchblutungsfördernd und antientzündlich. Eine Besserung tritt meist schon während der Therapie ein. Diese Therapieform findet Anwendung bei Schmerzen im Bereich der Gelenke, Muskeln und Nerven.

- **Schwellstromstimulation** stellt eine Reizung normal innervierter Muskulatur durch rhythmische Zu- und Abnahme der Stromstärke beliebiger Serienimpulsströme dar. Seine Anwendung dient der Prophylaxe einer Immobilisationsatrophie (mehrmals tgl. jeweils 20 min und aktives Mitüben der entsprechenden Muskulatur: Elektrogymnastik). Agonist und Antagonist können gleichzeitig oder im Wechsel stimuliert werden.

- **Transkutane elektrische Nervenstimulation (TENS)**: Es handelt sich um ein Gerät, mit dem der Patient sich selbst durch niederfrequente Impuls- und Gleichströme behandeln kann. Rechteckimpulse werden zur Schmerzbehandlung bei chronischen Neuralgien, Myalgien, Rückenschmerzen, Tumorschmerzen, Stumpf- und Phantomschmerzen eingesetzt. Dabei wird die Kathode auf dem Schmerzpunkt mehrmals tgl. mindestens 1 h, besser mehrere Stunden angelegt. Stromstärke und Frequenz kann der Patient selbst nach einem spürbaren Stromgefühl bis zur subjektiven Besserung einstellen.

- **Mittelfrequenzströme** (1000 Hz bis 1000 kHz), z.B. **Interferenzstrom** (Nemec): Kreuzung zweier unterschiedlicher Wechselströme, die dabei endogen wirksame Schwingungen erzeugen. Dadurch wirken sie schmerzlindernd, durchblutungs- und resorptionsfördernd. Dabei werden auch tief liegende Gewebsschichten ohne Hautreizung erreicht.

- **Hochfrequenzströme** (über 1000 kHz) stellen eine hochfrequente, kurzwellige elektromagnetische Energie dar, die im Körper in Wärme übergeht (Diathermie). Sie haben eine durchblutungsfördernde, schmerzlindernde, muskelentspannende und stoffwechselsteigernde Wirkung und werden v.a. bei degenerativen Prozessen des Bewegungsapparats, Myalgien etc. eingesetzt. Die **Ultrakurzwelle** hat eine größere Tiefenwirkung als die **Mikrowelle** und eine günstigere Temperaturverteilung. Die Hauptwirkung liegt in der Muskulatur. Die **Kurzwelle** bzw. Kondensatorfeldmethode bringt eine Tiefenerwärmung, wogegen die Spulenfeldmethode durch die Erzeugung eines hochfrequenten magnetischen Feldes mit einer oberflächlichen Erwärmung der Muskulatur einhergeht. Beim **Ultraschall** handelt es sich um mechanische Longitudinalwellen, die eine mechanische Vibrationswirkung erzeugen. Durch Umwandlung eines Teils der Schallenergie in Reibungsenergie kommt noch eine thermische Wirkung mit Gefäßerweiterung hinzu. Dadurch entsteht im Gewebe eine Art Mikromassage. Die Wirkung ist schmerzlindernd, permeabilitätssteigernd, durchblutungsfördernd und muskelentspannend; Verklebungen im Gewebe können gelöst werden. Diese Form der Therapie wird häufiger bei älteren Verletzungen oder Verletzungsfolgen wie Narben und deren Verklebungen angewandt.

- **Phonophorese**: Mittels Ultraschall erfolgt der Transport von Medikamenten durch die Haut in die Tiefe. Die entsprechende Salbe oder das Gel dient dabei als Kopplungssubstanz.

Eine Elektrotherapie darf bei Sensibilitätsstörungen, zentralen Lähmungen, Hautekzemen, akuten eitrigen Prozessen und fieberhaften Erkrankungen, Thrombosen, schweren Durchblutungsstörungen, Metallimplantaten in dem zu behandelnden Bereich, bei Herzschrittmacherpatienten etc. nicht angewendet werden. Zur näheren Information siehe spezielle physiotherapeutische Lehrbücher.

Krankengymnastik (Bewegungstherapie)
Sie wird sowohl im therapeutischen und rehabilitativen als auch im präventiven Bereich eingesetzt. Der Stellenwert krankengymnastischer Behandlung im Therapiekonzept von Sportverletzungen ist unbestritten und hat sich in den letzten Jahren immer weiter gefestigt. Sieht man allgemein als oberstes Ziel die Erhaltung oder Verbesserung der Selbständigkeit des Patienten, stehen im Sportbereich die Wiederherstellung der sportlichen Belastungs- und Leistungsfähigkeit und die Rezidivprophylaxe im Vordergrund. Einzelziele krankengymnastischer Behandlung sind Schmerzlinderung, Entlastung, Mobilisation, Kräftigung und Stabilisation sowie Koordinationsschulung.

Zur Erreichung dieser speziellen Ziele können alle Möglichkeiten der physikalischen Therapie in jeweiliger Kombination individuell angepasst genutzt werden. So können zur Schmerzlinderung neben Eis, Wärme und Elektrotherapie auch Traktion, Querfriktion und Entspannungstechniken genutzt werden. Mobilisationstechniken lassen sich z.B. nach vorangegangener Eistherapie erfolgreicher anwenden. Die wichtigsten in diesem Zusammenhang genannten Methoden der Krankengymnastik sind:

◁ **Passive Bewegungstherapie**: Sie wird zur Mobilisation bewegungseingeschränkter Gelenke und zur Vermeidung von Bewegungseinschränkungen bei Immobilisation genutzt. Bewegungen werden vorrangig vom Therapeuten ausgeführt. Hierbei muss besonderes auf die Schmerzreaktion geachtet werden, da sonst reflektorisch eine Tonuserhöhung auftreten kann. Die passive Bewegungstherapie sollte weitgehend eine Ausnahme sein und nur in der Anfangsphase genutzt werden.

◁ **Aktive Bewegungstherapie**: Mit dieser Therapieform soll eine Verbesserung der Kraft, Ausdauer und Koordination erreicht werden. Dabei ist auf eine Ökonomisierung der Muskelarbeit, eine Verbesserung der Durchblutung und der Beweglichkeit zu achten. Ggf. sind Maßnahmen zur Entspannung hypertoner Muskulatur notwendig. Stabilisation hypermobiler Gelenke gehört ebenso dazu wie die Beseitigung muskulärer Dysbalancen und ihrer Folgen. Ziel ist weiterhin eine Harmonisierung der Bewegungsabläufe und eine Verbesserung der Reaktionsfähigkeit. Hierher gehören auch die Vermittlung eines positiven Körpergefühls sowie die Gang- und Haltungsschulung.

◁ **Bewegungstherapie im Bewegungsbad**: Diese Behandlung kann einzeln und auch sehr gut in einer Gruppe durchgeführt werden. Die positiven Wirkungen des Wassers, die Ausnutzung des Auftriebs und damit die Möglichkeit der Bewegung der Gelenke ohne zusätzliche Belastung durch das Körpergewicht ermöglichen einen frühzeitigen Behandlungsbeginn nach Verletzungen. Verbesserungen der Beweglichkeit von Gelenken und der Wirbelsäule, Lockerung verspannter Muskulatur und Gangschulung unter Entlastung sind weitere Möglichkeiten dieser Therapieform.

◁ **Krankengymnastik auf neurophysiologischer Grundlage**: Sie ist indiziert bei Funktionsstörungen des Nervensystems. Durch Ausnutzung komplexer Bewegungsmuster kann eine Erleichterung des Bewegungsablaufs erreicht werden. Die Bahnung von Innervation und Bewegungsablauf sowie Förderung oder Hemmung von Reflexen sind ebenfalls Methoden der Behandlung auf neurophysiologischer Grundlage. Weitere Techniken, die in dieser Behandlungsform genutzt werden, sind:
  – **Propriozeptive Neuromuskuläre Fazilitation (PNF)**: Durch Stimulation

der Propriorezeptoren, etwa durch isometrische Anspannung der Muskulatur in bestimmten Richtungen, werden die Reaktionen des neuromuskulären Regulationssystems verbessert. Durch die Anwendung dieser Komplexbewegungen werden unter Ausnutzung propriozeptiver Leitungswege Bewegungsmuster neu gebahnt, die infolge von Verletzungen gestört waren. Ziele der PNF sind die Normalisierung des Muskeltonus, Verbesserung der Koordination, Abbau pathologischer Bewegungsmuster, Bahnung und Einschleifen physiologischer Bewegungsmuster, Muskeldehnung durch spezifische PNF-Techniken und Muskelkräftigung.

- **Vojta-Therapie**: Hier handelt es sich um ein Bahnungssystem auf entwicklungskinesiologischer Grundlage in der Ausnutzung der Steuerung der Körperlage im Raum, charakteristischer Aufrichtungsmechanismen und zielgerichteter phasischer Motorik.
- **Bobath-Therapie**: Es handelt sich um eine Methode zur Verbesserung der Koordination des Bewegungsablaufs durch Tonusregulierung und Bahnung normaler Stell- und Gleichgewichtsreaktionen. Sie geht dabei von „Schlüsselpunkten" der Wirbelsäule und der großen Extremitätengelenke aus. Verhaltenstherapie nach Bobath wird auch in der Ergotherapie genutzt.

◢ **Funktionelle Bewegungslehre nach Klein-Vogelbach (FBL)**: Sie beruht auf der Vermittlung der exakten Beobachtung von Statik und Bewegung. Koordination, Mobilisation und Kräftigung werden durch reaktives Üben und provozierte Gleichgewichtsreaktionen verbessert. Genutzt werden spezifische Übungen mit und ohne Pezziball sowie Ganganalyse und Gangschulung.

◢ **Funktionsanalyse und Therapie nach Brügger**: Funktionskrankheiten sind nach Alois Brügger „eine Gruppe von Krankheiten, die sich durch schmerzhafte Behinderung der Funktion bemerkbar machen". Sie stellen zentralnervös gesteuerte reflektorische Veränderungen am Bewegungsapparat dar. Tendomyotische Veränderungen werden durch Fehlhaltungen verursacht und führen zu unphysiologischen Belastungen, z.B. der Wirbelsäule, und angrenzender Gelenke. Behandlungsziele sind die Aufrichtung der Wirbelsäule mit physiologischer Lendenlordose, Therapie der Reizzustände, Dehnung der Muskulatur, Kräftigung in korrigierter Haltung. Es werden korrigierte Alltagsbewegungen und Stellungen eingeübt.

◢ **Stemmführung nach Brunkow**: Eine dynamische Stabilisation der Muskeln wird über eine Stemmaktivität erreicht. Die Übungen beginnen mit Dorsalextension von Händen und Füßen, die über die Muskelketten des gesamten Körpers (dorsal und ventral) fortgeleitet wird. Dadurch kommt es zu einer dynamischen Stabilisation der Muskeln, die durch antagonistische Muskelaktivität bewirkt wird.

◢ **Klappsches Kriechen**: Dies ist eine Methode zur Korrektur, Mobilisation und Kräftigung der Rumpfmuskulatur durch aktive Übungen für den Rumpf im Vierfüßlerstand oder in der Vierfüßlerfortbewegung.

◢ **Querfriktion (nach Cyriax)**: Dabei handelt es sich um eine mit der Fingerkuppe ausgeführte Massage, die quer zum Faserverlauf der betroffenen Struktur erfolgt. Dadurch werden Adhäsionen mechanisch gelöst und Mediatorstoffe wie Serotonin und Histamin ausgeschüttet, die zur Beseitigung der lokalen Entzündungsreaktion führen. Durch die starke Reizung der Berührungsrezeptoren kommt es zu einer Blockierung der Schmerzleitung aus der betroffenen Struktur. Ziel ist die Schmerzlinderung und Mobilisation bei Überdehnungen, Zerrungen und Insertionstendinosen. Die Querfriktion ist anwendbar ab dem 4. Tag nach der Verletzung.

- **Schlingentischbehandlung**: Behandlungsmethode zur Schmerzlinderung, Entlastung, Dehnlagerung, Mobilisation und Stabilisation. Dabei wird eine Methode des schwerelosen Aufhängens einzelner Extremitäten bis hin zur Ganzkörperaufhängung angewendet.
- **Traktionsbehandlung – Extensionsbehandlung**: Mittels eines dosierten Zugs auf die Wirbelsäule wird eine Entlastung komprimierter Nervenwurzeln bewirkt (Glisson-Schlinge, Perl-Gerät).
- **Medizinische Trainingstherapie (MTT)**: Behandlungsmethode, in der die krankengymnastischen Techniken durch sporttherapeutische Maßnahmen erweitert werden. Nach einer Funktionsanalyse werden nach individuell aufgestelltem Trainingsplan zusätzlich Kraft und Ausdauer trainiert. Dies geschieht in einem Aufbautraining mit und ohne Geräte. Nach Einführung durch den Therapeuten trainiert der Patient nach Plan selbständig. Ziel ist die Verhinderung von Überlastungsschäden, muskulären Schwächen und Dysbalancen. Außerdem dient sie der muskulären Stabilisierung nach Verletzungen. Dieses auch als Aufbautraining genutzte Verfahren ist in der Behandlung von Sportverletzungen eine wichtige Methode, um den Sportler auf die sportliche Belastung vorzubereiten und erneuten Verletzungen vorzubeugen.
- **Muskelfunktionsprüfung (nach Janda)**: Janda hat schon vor Jahren eine Vielzahl von Tests erarbeitet, mit denen man die Muskeln auf ihre Kraft und Dehnungsfähigkeit überprüfen kann. Nach mehrfachen Testungen ist es ihm auch gelungen, eine Wertungsskala der Untersu-

chungsergebnisse aufzustellen. Es gibt heute eine Reihe von Modifikationen der ursprünglichen Tests von Janda, angepasst an sportliche Erfordernisse. Anhand dieser Muskelfunktionsprüfungen können Abschwächung und Verkürzung unterschiedlicher Muskeln und Muskelgruppen festgestellt werden. Solche Veränderungen einzelner Muskeln in Kraft- und Dehnungsfähigkeit können zu einem gestörten Gleichgewicht von Agonisten und Antagonisten führen, es entsteht eine muskuläre Dysbalance. In einzelnen Sportarten gibt es typische Konstellationen solcher Dysbalancen. Man unterscheidet heute sog. physiologische von pathologischen Muskelungleichgewichten. Muskuläre Dysbalancen sind häufige Ursachen von Verletzungen, Fehlbelastungs- und Überlastungsbeschwerden.

- **Manuelle Therapie**: spezielle komplexe Behandlung der Funktionseinheit Gelenkmuskelnerv mit gelenkspezifischen Mobilisationen und ihrer muskulären, reflektorischen Fixierung durch gezielte Mobilisation oder durch Anwendung von Weichteiltechniken. Sie beinhaltet diagnostische und therapeutische Handgrifftechniken für Ärzte (Chirotherapie) und Krankengymnasten. Es sind Techniken, mit denen reversible funktionelle, schmerzhafte Störungen an Wirbelsäule und Gelenken im Sinne einer Hypomobilität oder Dysfunktion behandelt werden können. Krankengymnasten arbeiten mobilisierend, nur Ärzte dürfen manipulierend behandeln. Nach Möglichkeit sollte immer vorher eine Röntgenuntersuchung durchgeführt werden. In der manuellen Medizin werden Funktionsstörungen mit vermehrter (Hypermobilität) und verminderter (Hypomobilität) Beweglichkeit unterschieden. Blockierungen in Gelenken zeigen sich als eine vorübergehende Bewegungseinschränkung. Die Muskulatur der Funktionseinheit ist reflektorisch verspannt, und nach längerer Dauer kann sie auch verkürzt sein. Die segmental zugeordneten Gewebe und auch inneren Organe können in ihrer Funktion beeinträchtigt sein. Manuelle Techniken umfassen u.a. Weichteil-, aktive und passive Mobilisationstechniken sowie Manipulationstechniken.

◢ **Chirogymnastik** oder **funktionelle Wirbelsäulengymnastik** ist ein spezielles bewegungstherapeutisches Verfahren zur Wiederherstellung eines funktionstüchtigen myotonischen Gleichgewichts zwischen statischer und dynamischer Rumpfmuskulatur.

◢ **Osteopathie** ist ein diagnostisches und therapeutisches ganzheitliches Verfahren, in dessen Mittelpunkt die somato-viszeral-psychische Einheit und ihre Wirkungsweise stehen. Für ein ungestörtes Funktionieren des menschlichen Körpers müssen sich die unterschiedlichen Funktionssysteme in Einklang befinden. Man unterscheidet 4 Hauptsysteme, die untereinander in einem funktionellen Gleichgewicht stehen:
  – Parietales System (Funktionen des Bewegungsapparats)
  – Viszerales System (Funktionen der inneren Organe)
  – Kraniosakrales System (Funktionsverbindung zwischen Schädelstrukturen und Iliosakralgelenken)
  – Psyche

Auch ist das Stretching seit Jahren Bestandteil therapeutischer Intervention. Vom Stretching werden folgende Effekte erwartet:
◢ Reduktion der Verletzungsgefahr
◢ Steigerung der sportlichen Leistungsfähigkeit
◢ Beschleunigung der Regeneration
◢ Erhalt und Verbesserung der Beweglichkeit

Massage

Die **klassische Massage** ist eine der ältesten Methoden in der Pflege von Sportlern. Sie wird zur Regulierung und Beeinflussung des Muskeltonus sowie zur Verbesserung der Muskeldurchblutung eingesetzt. Anwendung findet sie außerdem bei Störungen im Bereich von Muskeln, Sehnen und Bändern. Gleichzeitig hat sie je nach Technik auch eine allgemein entspannende Wirkung.

Dazu werden in der klassischen Massage bestimmte Griffe wie Streichung, Knetung, Zirkelung, Hautreizgriffe (Reiben, Hacken, Klopfen, Klatschen), Erschütterung und Vibration benutzt. Es gibt allerdings auch bei der Massage spezielle Unterformen, von denen die wichtigsten im Folgenden genannt werden.

Der **Reflexzonenmassage** liegt die Kenntnis zugrunde, dass den inneren Organen bestimmte Hautareale (Head-Zonen) entsprechen. Durch Behandlung dieser Hautareale kann auch ein Einfluss auf die Regulation der entsprechenden inneren Organe ausgeübt werden. Anwendung findet sie bei Funktionsstörungen der inneren Organe. Zu den bekanntesten Reflexzonenmassagen zählt die **Bindegewebsmassage**, die bei funktionellen Störungen innerer Organe und des Bewegungsapparats und bei vegetativen Beschwerden angezeigt ist. Der **Fußreflexzonenmassage** konnte die ihr nachgesagte Wirkung auf Störungen zugeordneter innerer Organsysteme bisher schulmedizinisch noch nicht nachgewiesen werden. Die Grundlage sind vermutete Nervenbahnen, die die Fußsohlen z.B. mit der Blase und den Geschlechtsorganen, die Ferse und den Bereich des oberen Sprunggelenks mit der Lendenwirbelsäule verbinden. Dadurch können Schmerzen und Störungen in diesen Bereichen positiv beeinflusst werden.

Die **manuelle Lymphdrainage** ist eine Variante der klassischen Massage. Nach Aktivierung der Lymphknoten und Lymphbahnen des gesamten Körpers erfolgt mit sanft kreisendem Druck eine Entstauung. Knochenbrüche, Lymphödeme nach Verletzungen, Blutergüsse und Muskelverletzungen können damit erfolgreich behandelt werden. Lymphdrainage darf bei akuten Entzündungen, akuten Thrombosen, Tuberkulose und bösartigen Erkrankungen nicht angewendet werden. Sie sollte auch nur von entsprechend geschultem Personal ausgeführt werden. Zu weiteren speziellen Formen der Massage, z.B. Unterwasserstrahlmassage, Stäbchenmassage etc., siehe spezielle Lehrbücher.

Akupunktur

Auch die Akupunktur hat inzwischen ihren Einzug in die Sportmedizin gehalten. Ein Hauptanwendungsgebiet liegt in der Therapie der schmerzhaften Krankheitsbilder des Bewegungsapparats. Man unterscheidet die Ohr-, Schädel- und Körperakupunktur. Prinzipiell handelt es sich um eine aus der traditionellen chinesischen Medizin (TCM) stammende Therapiemethode. Hierbei werden charakteristische Punkte der Körperoberfläche, die entlang von 12 Meridianen liegen, mit Akupunkturnadeln stimuliert oder gebremst. Ziel ist es, das Gleichgewicht der energetischen Kräfte der Organe und Organsysteme wiederherzustellen. Im Bereich der Akupunkturpunkte wurde histologisch eine Anhäufung rezeptiver Hautelemente (wie Merkel-Tastscheiben, Meissner-Tastkörperchen) nachgewiesen. Klassische Akupunktur setzt eine an der TCM orientierte Diagnostik und Vorstellung von Krankheit voraus. Hier spielen Yin und Yang als Energieform der jeweiligen Organe und die Störung des Gleichgewichts zwischen beiden eine wesentliche Rolle. Die Anwendung erfolgt bei Schmerzsyndromen und funktionellen Erkrankungen mit Störungen vegetativer Regulationsvorgänge.

Die Akupunktur ist ein ergänzendes Verfahren in der Behandlung von Sportverletzungen und spielt v.a. eine Rolle in der Therapie von Überlastungsschäden oder chronischen Schmerzzuständen.

Sonderformen der Akupunktur sind im Folgenden genannt.

◢ **Elektroakupunktur** ist ein der Akupunktur entsprechendes Therapieverfahren. In die Haut eingestochene Nadeln oder aufgeklebte Elektroden an den entsprechenden Akupunkturpunkten werden durch niederfrequente Wechselströme stimuliert (Elektrostimulationsanalgesie). Sie wird auch zur Schmerztherapie genutzt.

◢ **Laserakupunktur** ist eine sanfte Methode der Reizung der Akupunkturpunkte mittels punktförmiger Laserstimulation.

◢ **Injektionsakupunktur**: In die Akupunkturpunkte wird das jeweilig geeignete Biotherapeutikum injiziert. Dadurch wird sowohl die Wirkungsdauer der Akupunktur als auch die Wirkung des jeweiligen Präparats verstärkt.

◢ **Akupunktmassage**, **Akupressur**: Die Akupressur ist ebenfalls eine Behandlungsmethode aus der TCM. Sie wird auch als „sanfte Schwester" der Akupunktur bezeichnet. Durch manuellen Druck oder Reibung auf Akupunkturpunkte und das umgebende Gewebe mit dem Finger oder einem Stäbchen wird eine Stimulation ausgeübt. Akupressur kann der Sportler nach entsprechender Anleitung selbst anwenden.

◢ **Shiatsu** ist eine in Japan entwickelte aus der TCM hervorgegangene Form der Massage mit Ausübung von Druck auf bestimmte Hautbereiche, durch die ein Ausgleich und eine Harmonisierung energetischer Ströme innerhalb des Organismus angestrebt werden sollen.

7.6.2 Medikamentöse Therapie von Sportverletzungen

Sportverletzungen treten an Muskeln, Sehnen, Kapsel-Band-Apparat sowie knöchernen und knorpeligen Strukturen auf. Sie können als akutes Trauma, als Folge von akuten oder chronischen Reizzuständen durch Fehl- und Überbelastung und in Form von degenerativen Veränderungen in Erscheinung treten. Bei jeder Verletzung kommt es im Gewebe zu ganz typischen Veränderungen im Sinne einer Entzündung. Zu den Erstmaßnahmen bei Sportverletzungen gehört auch der Einsatz bestimmter Medikamente, die u.a. einer solchen Entzündung vorbeugen. Die Verabreichung sollte nicht ohne ärztliche Überwachung erfolgen. Im Vordergrund stehen folgende Ziele einer Therapie:

⊿ Analgesie (Schmerzlinderung)
⊿ Resorptionsförderung zur Abschwellung
⊿ Reiz- und Entzündungshemmung (antiphlogistisch)
⊿ Durchblutungsregulierung (anfangs hemmend, später fördernd)
⊿ Regenerationsförderung

Neben der Schmerzbekämpfung steht v.a. der Abbau von Schwellung im Vordergrund. Schwellungen rufen einerseits weitere Schmerzen hervor, andererseits wird die Durchblutung gestört und die zur Heilung notwendige Anlieferung von Sauerstoff, Aminosäuren, Enzymen und Immunzellen sowie der Abtransport zerstörter Zellen und Abfallprodukte gemindert.

Die Ziele der medikamentösen Therapie lassen sich im Wesentlichen auf folgenden Wegen erreichen:

⊿ **Systemisch** in Form einer oralen Darreichungsform
⊿ **Parenteral** als i.m. oder i.v. Injektion der Wirksubstanz
⊿ **Lokal** als Injektion oder perkutane Applikation in Form von Salben, Gels oder Lösungen

Der Sportler kann lokale Maßnahmen meist selbständig anwenden. Sie sind bei vielen leichteren Verletzungen durchaus ausreichend. Steht nicht der Schmerz, sondern die Schwellung im Vordergrund, wird man sich für eine systemische Therapie z.B. mit Enzymen entscheiden, die gleichzeitig auch einen antientzündlichen Effekt aufweist.

Die Zahl möglicher Präparate sowohl zur lokalen Anwendung als Salbe, Creme, Gel oder Fluid ist unübersichtlich groß. Genauso verhält es sich mit den systemisch anzuwendenden Mitteln. Meistens hat der Sportmediziner aufgrund empirischer Erfahrungen ein Spektrum von 20–30 unterschiedlichen Salben und Tabletten mit unterschiedlichen Wirkmechanismen im Repertoire.

Aus der Fülle angebotener Mittel sollten entsprechend der vorherrschenden klinischen Symptomatik die entsprechende Therapie, systemisch oder lokal, und das geeignete Mittel ausgewählt werden.

Die wichtigsten lokal wirksamen Gruppierungen sind:

⊿ **Analgetische (schmerzlindernde) Wirkstoffe**: z.B. Lidocain; nichtsteroidale Antirheumatika (NSAR), z.B. Salicylate, Diclofenac, Ibuprofen; pflanzliche Wirkstoffe wie Aconitum Menthol, Rhus toxicodendron sowie homöopathische Arzneimittel und homöopathische Komplexmittel
⊿ **Resorptionsfördernde Wirkstoffe mit regulierender Wirkung auf die Durchblutung**: Rosskastanienextrakte, Arnika, Hamamelis, Meerzwiebel, Capsicum; Enzympräparate wie Bromelain, Heparin und Heparinoide
⊿ **Entzündungshemmende Wirkstoffe**: NSAR (s. auch Analgetika), Heparin etc., Rosskastanienextrakte, Arnika, Chamomillae, Enzyme, homöopathische Mittel, Traumeel
⊿ **Heilungs- und regenerationsfördernde Wirkstoffe**: pflanzliche Wirkstoffe, Calendula, Echinacea, D-Panthenol, ätherische Öle, Organextrakte, homöopathische Mittel

Die wichtigsten peroral systemisch wirksamen Gruppierungen sind:

◢ **Analgetisch wirksame Substanzen**:
  - Prostaglandinproduktionhemmende Mittel, z.B. Paracetamol, Azetylsalizylsäure
  - NSAR, z.B. Diclofenac, Ibuprofen
  - Pyrazolonabkömmlinge, z.B. Metamizol
  - Pflanzliche Wirkstoffe, z.B. Aconitum, Brennesselblätterextrakt, Weidenrindenextrakt
  - Homöopathische Mittel

◢ **Resorptionsfördernde Wirkstoffe mit regulierender Wirkung auf die Durchblutung**:
  - Rosskastanienextrakte; andere pflanzliche Wirkstoffe: Arnika, Hamamelis; Enzyme: Bromelain, Trypsin, Chymotrypsin; homöopathische Mittel

◢ **Entzündungshemmende Wirkstoffe**:
  - Im Wesentlichen analgetisch wirksame Substanzen; zusätzlich Cortisonpräparate; Enzyme mit antientzündlicher Wirkung

◢ **Regenerationsfördernde Wirkstoffe**:
  - Vitamine: C, E und B einzeln oder in Kombination mit Elektrolyten und Spurenelementen (Magnesium, Zink, Selen); Hämoderivate wie Actovegin

7.7 Notfallkoffer

Bei der Bestückung des Notfallkoffers ist zu berücksichtigen, von wem der Koffer genutzt werden soll. So wird der Inhalt für einen betreuenden Arzt anders aussehen als für einen Physiotherapeuten oder Trainer bzw. der Inhalt des Verbandskastens in einer Sporthalle. Der Notfallkoffer des betreuenden Physiotherapeuten wird neben einer Auswahl von oben angeführten Materialien für die Wundversorgung und Kühlung auch Tape, elastische Klebeverbände, Schaumgummi und Einreibe- oder Massagemittel enthalten. Der betreuende Sport- oder Mannschaftsarzt wird sich i.d.R. seine Notfalltasche nach den zu erwartenden typischen Verletzungen und Schädigungen sowohl im Hinblick auf die notwendigen Verbandsmaterialien als auch auf die Auswahl der Medikamente individuell selbst zusammenstellen. Bei der Auswahl des entsprechenden Inhalts ist auch die Frage wichtig, wie intensiv die Betreuung ist oder ob es ein Team von Arzt und Physiotherapeut gibt, sodass sich jeder an seinen Behandlungsaufgaben bei der Bestückung seines Koffers orientieren kann. In diesen Fällen wird der Arzt sich mehr auf den medikamentösen Inhalt und die medizinisch notwendigen Geräte seines Koffers konzentrieren. Ist der Arzt alleiniger Betreuer einer Sportveranstaltung, muss sein Koffer auch zusätzlich alle notwendigen Materialien für die Erstversorgung von Wunden und Verletzungen enthalten. Auch darf nicht vergessen werden, den Notfallkoffer regelmäßig auf dessen Vollständigkeit und v.a. auf die Haltbarkeit der zu verwendenden Medikamente zu überprüfen.

II   Sportverletzungen und Sportschäden

8 Kopf- und Halsverletzungen

J. W.-P. Michael, P. Eysel

8.1 Schädelhirnverletzungen

Neben unproblematischen Hautverletzungen können infolge von Traumata auch Schädelfrakturen und Schädelhirnverletzungen mit funktionellen und morphologischen Schädigungen des Gehirns auftreten. Vielfach können diese Gehirnverletzungen direkt oder indirekt durch Hämatome ausgelöst werden.

Sehr selten treten im Sport jedoch lebensbedrohliche Verletzungen auf. Betrachtet man allerdings ausschließlich die Kopfverletzungen, finden sich tödliche Zwischenfälle in bis zu 10% der Sportunfälle. Daher muss das Risiko jeweils sportartspezifisch betrachtet werden. Beim Inlineskaten werden Kopfverletzungen mit 5–17% in der Literatur angegeben [Jerosch und Heck 2005].

> **Merksatz**
> ◢ Führend sind die Kampf- und Kontaktsportarten wie Boxen, Kickboxen, Rugby, Fußball und Eishockey, aber auch beim Schwimmen, Turmspringen und Wasserball treten im Vergleich zu anderen Sportarten mehr Kopfverletzungen auf.

Freizeitsportler sind häufiger betroffen als Spitzensportler, da Freizeitsportler oft schlechter ausgerüstet und untrainiert sind. Snowboarder erleiden häufiger ein Schädel-Hirn-Trauma als Skifahrer, möglicherweise bedingt durch den Sturz auf den Hinterkopf [Siu und Chandran 2004].

Weichteilverletzungen können zu ausgedehnten Hämatomen ohne Hautverletzung führen oder mit Schnitt-, Riss- oder Quetschwunden einhergehen. Bei Weichteilverletzungen im Gesicht ist besonders auf Schädigungen des N. facialis zu achten. Damit einhergehend können Sensibilitätsstörungen im Versorgungsgebiet des N. trigeminus sein [Donald 1991]. Die ausgesprochen gute Durchblutung im Kopfbereich ist für den starken Blutverlust bei einer Verletzung verantwortlich, begünstigt auf der anderen Seite aber auch den raschen Heilungsverlauf und verhindert die Entstehung von Entzündungen. Ausgedehnte Blutergüsse im Gesichts- und Kopfbereich müssen stets sorgfältig untersucht werden. Sie können Hinweise auf schwerwiegendere Verletzungen sein. Finden sie sich im Bereich der Augen, wo sie als Monokel- oder Brillenhämatom in Erscheinung treten, können sie z.B. Zeichen einer Schädelbasisfraktur darstellen. Offene Wunden können zu einem erheblichen Blutverlust führen, u.U. sogar bis zum Blutungsschock. Blutstillung erfolgt hierbei durch Kompression von außen bzw. eine tiefe Naht. Bei Gesichtswunden müssen funktionelle und kosmetische Aspekte berücksichtigt werden. Gegenüber sonst üblichen Regeln der Wundbehandlung wird bei Gesichtsverletzungen keine oder nur eine geringe Wundrandexzision durchgeführt, da die Haut zu straff ist. Auch wenn bei Kopfwunden eine außerordentlich gute Heilungstendenz besteht, ist doch die **Tetanusprophylaxe** als Bestandteil der Wundversorgung nicht zu vergessen. Vielfach wird während des Wettkampfs eine Wundversorgung mit Klammern oder Klammerpflastern durchgeführt, damit der Sportler das Spiel oder den Wettkampf fortsetzen kann. Dabei sollten allerdings die beschriebenen chirurgischen Grundregeln und insbesondere die sorgfältige Überwachung, die bei jeder Kopfverletzung angezeigt ist, nicht außer Acht gelassen werden.

Frakturen des Gesichtsschädels, des Jochbogens, Nasen- oder Kieferskeletts sowie der Orbita kommen im Sport bevorzugt bei Kampf- und Mannschaftssportarten vor. Die Einteilung der Gesichtschädelfraktur erfolgt nach Le Fort. Die z.T. komplizierten Frakturen erfordern eine sorgfältige Beurteilung durch jeweilige Fachspezialisten, insbesondere da sie auch die Schädelbasis betreffen können. Das Ausmaß der Verletzung wird durch spezielle apparative Untersuchungen wie CT oder MRT genau erfasst. Auf begleitende Verletzungen der Gesichtsnerven (s.o.) muss geachtet werden. Auch die Behandlung muss umsichtig und dem Ausmaß der Frakturen mit den resultierenden funktionellen Störungen entsprechend durchgeführt werden.

8.1.1 Schädelfrakturen

Schädelfrakturen müssen nicht zwingend mit einer intrazerebralen Blutung einhergehen. Unterteilt werden Schädelfrakturen in:

- Kalottenfraktur
- Impressionsfraktur
- Berstungsfraktur

Geschlossene **Kalottenfrakturen** bedürfen keiner besonderen Behandlung, sofern keine Dislokation besteht, müssen jedoch sehr sorgfältig überwacht werden, um rechtzeitig mögliche Komplikationen erkennen zu können. Begleitverletzungen können Arterien an der Innenseite des Hirnschädels betreffen und dann zu einem epiduralen Hämatom führen. Bei offenen Verletzungen (Impressionsverletzung und Berstungsbrüchen) sind ggf. operative Behandlungsmaßnahmen erforderlich.

Hinweise auf das Vorliegen einer **Schädelbasisfraktur** sind der Austritt von Liquor bzw. Blut aus Nase, Mund und Ohr. Aber auch das Auftreten sog. Brillen- oder Monokelhämatome sowie Funktionsausfälle der Hirnnerven können Hinweise dafür sein. Die CT und MRT helfen, die exakte Lokalisation und das Ausmaß der Fraktur sowie auch die begleitende Weichteilschädigung zu bestimmen. Der dauernde Austritt von Liquor stellt ein besonderes Risiko dar, da sich sog. Liquorfisteln nur selten von selbst schließen. Durch den Kontakt zur keimhaltigen Außenwelt kann es zu Infektionen kommen, insbesondere zu Hirnhautentzündungen und Hirnabszessen. Insofern sind somit eine sorgfältige medikamentöse Prophylaxe mit Antibiotika und häufig auch eine operative Versorgung erforderlich.

8.1.2 Gedeckte Schädelhirnverletzungen

Einteilung. Gegenüber den offenen Schädelhirnverletzungen, also einer Eröffnung des Liquorraums, bleibt bei stumpfen Verletzungen die Dura meist unverletzt. Der früher üblichen Einteilung in Commotio cerebri (Gehirnerschütterung), Contusio cerebri (Gehirnprellung) und Compressio cerebri (Gehirnquetschung) wird heute eine Einteilung nach dem Schweregrad nach dem Glasgow Coma Scale (GSC) gegenübergestellt:

- Leichte Schädelhirnverletzung
- Mittelschwere Schädelhirnverletzung
- Schwere Schädelhirnverletzung

Hierbei dienen das Augenöffnen (Punkteskala 1–4), beste sprachliche Antwort (Punkteskala 1–5) und beste motorische Antwort (Punkteskala 1–6) als zu bewertende Reaktionen. Demnach ergibt sich folgende Einteilung:

- GCS 13–15 Punkte: leicht
- GCS 9–12 Punkte: mittelschwer
- GCS 3–8 Punkte: schwer

Bei der **Commotio cerebri** (leichten Schädelhirnverletzung) handelt es sich um eine reversible Funktionsstörung ohne strukturelle Schädigung des Gehirns. Die Symptome sind meist nach wenigen Tagen wieder abgeklungen, bleibende Schäden sind daher nicht zu erwarten. Typisch für eine Commotio cerebri sind:

◢ Bewusstlosigkeit unmittelbar nach der Verletzung bis zu 15 min mit anschließendem Dämmerzustand.

◢ Meist retrograde Amnesie, d.h., Ereignisse vor dem Unfall sind nicht mehr erinnerbar.

◢ Erbrechen, Benommenheit, Schwindel und Kopfschmerzen, die als postcommotionelles Syndrom noch längere Zeit anhalten können.

Da das Auftreten von Komplikationen wie Blutungen nicht von vornherein ausgeschlossen werden kann, ist eine sorgfältige Verlaufskontrolle mit Prüfung der Bewusstseinslage und der Reaktionsfähigkeit erforderlich.

Bei einer **Contusio cerebri** (mittelschweren Schädelhirnverletzung) liegt ein substanzieller Schaden des Gehirns mit einer länger andauernden Bewusstlosigkeit vor. Häufig kommen neurologische und psychische Symptome hinzu, die evtl. Rückschlüsse auf den Ort der Verletzung erlauben. Daher ist eine laufende Überwachung der Bewusstseinslage zwingend notwendig, denn in vielen Fällen tritt ein intrakranielles Hämatom auf, wodurch der Hirndruck erhöht wird. Eine entsprechende Symptomatik kann sich aber auch infolge einer generalisierten Schwellung des Gewebes, eines sog. Hirnödems, ausbilden. Es treten Lähmungen der Augenmuskulatur und auch Halbseitenlähmungen auf. Später entwickelt sich eine völlige Bewusstlosigkeit, die Pupillen werden reaktionslos, und es kommt zur Atemlähmung. Im Mittelpunkt der Therapie stehen die Senkung des intrakraniellen Druckes

(ICP) durch geeignete Lagerung und entsprechende Medikamente und die Erhaltung der Atemfunktion.

Bei einer **Compressio cerebri** (schweren Schädelhirnverletzung) liegt i.d.R. eine Blutung im Gehirn vor. Die zunehmende Raumforderung durch das sich ausbildende Hämatom führt zu einem entsprechenden Druck auf das Gehirn. Dies kann eine spätere zweite Bewusstseinsstörung nach einem freien Intervall nach sich ziehen. Je nach Ort der Einblutungen lassen sich verschiedene Verlaufsformen unterscheiden:

◢ Epidural
◢ Subdural
◢ Intrazerebral

Das **epidurale** Hämatom tritt bei ca. 6–10% aller Schädel-Hirn-Traumata auf und entsteht zwischen Knochen und harter Hirnhaut. In 90% der Fälle liegt ebenfalls eine Schädelfraktur vor.

Merksatz
◢ Das epidurale Hämatom entsteht durch Zerreißung der A. meningea media, i.d.R. einseitig temporal.

Abhängig vom Lebensalter und der Lokalisation besteht eine Letalität von 35–50%. Der typische Verlauf mit initialer Bewusstlosigkeit, danach folgendem freien Intervall und anschließender rascher Verschlechterung der klinischen Symptomatik erscheint nur bei ca. 20% der Fälle. Bei schneller Diagnosestellung und schneller Entlastung durch eine Anbohrung der Schädelkalotte besteht eine gute Prognose.

Das **akute subdurale Hämatom** resultiert aus Verletzungen der Gefäße der Hirnrinde und entsteht infolge einer massiven Hirnkontusion. Es findet sich in bis zu 15% der Schädel-Hirn-Traumata und ist meistens unilateral frontoparietal lokalisiert. In 70% der Fälle liegt das Subduralhämatom isoliert vor, in 10% kombiniert mit einem epiduralen Hämatom. **Subakute und chronische** Subduralhämatome treten meist bei Patienten mit erhöhter Blutungsneigung und nach Bagatelltraumen auf. Die Symptome ähneln denen einer epiduralen Blutung. Lokalisation und Diagnose werden mittels CT gesichert. Therapeutisch ist eine frühmöglichste Entlastung anzustreben. Allerdings ist die Prognose deutlich ungünstiger, da es meist zu einer substanziellen Hirnschädigung kommt.

Das **intrazerebrale Hämatom** ist auch Folge einer Kontusion und tritt in 10–45% aller Schädel-Hirn-Traumata auf. Dieses ist in der Mehrzahl der Fälle im Frontal- und Temporallappen lokalisiert. Die Blutung im Hirngewebe ist dabei ähnlich wie bei einem Schlaganfall oder einer angeborenen Gefäßmissbildung. Es finden sich Hirndruckzeichen sowie Lähmungen und Ausfälle, die sich auf die betroffenen Hirnareale beziehen. Als Spätfolgen können epileptische Anfälle resultieren bzw. psychoorganische Veränderungen mit Leistungsminderung oder dauerhaften Lähmungen. Nach Schädelbasisfrakturen können mitunter auch dauerhafte Ausfälle der Hirnnerven entstehen.

Literatur

Donald PJ (1991) The management of soft tissue trauma to face and neck. In: Paparella MM et al. (Eds), Otolaryngology, 3rd ed., vol. IV. Saunders, Philadelphia

Jerosch J, Heck VC, Verletzungsmuster- und -prophylaxe beim Inline-Skating. Orthopäde (2005), 34, 441–447

Siu TL, Chandran KN, Snow sports-related head and spinal injuries: an eight-year survey from the neurotrauma centre for the snowy mountains. Austral J Clin Neurosci (2004), 11, 236–242

II   Sportverletzungen und Sportschäden

9 Verletzungen der oberen Extremität

J. W.-P. Michael, P. Eysel

In bestimmten Sportarten machen Verletzungen des Schultergürtels und der Schulter bis zu 50% der Gesamtverletzungen aus. Dabei spielen direkte Verletzungsmechanismen, z.B. Prellungen bzw. indirekte Mechanismen, z.B. infolge eines Sturzes auf die Hand, eine Rolle. Natürlich führen auch sportartspezifische Belastungen zu einer Häufung von Schulterverletzungen. Dies gilt besonders in Ball- bzw. Kontaktsportarten und Sportarten, bei denen Stürze aus hoher Geschwindigkeit auftreten, wie Motorsport, Radfahren, Skifahren und Reiten.

9.1 Verletzungen des Schultergürtels

9.1.1 Frakturen

Klavikulafrakturen zählen zu den häufigsten Frakturen bei Kindern und Jugendlichen. Meist sind sie die Folge von Stürzen auf die Schulter oder den ausgestreckten Arm. Daraus resultieren Quer-, Schräg- oder Mehrfragmentbrüche. Besonders häufig ist das mittlere Drittel betroffen. Das kann man relativ schnell an der Deformierung und Schwellung sowie einer abnormen Beweglichkeit diagnostizieren. Die endgültige Sicherung erfolgt durch ein Röntgenbild.

Meistens ist eine konservative Behandlung der Fraktur ausreichend. Sie wird mit einem Rucksackverband durchgeführt, der für 4 Wo. getragen wird. Liegt der Bruch allerdings in Gelenknähe oder sind die Bruchenden stark disloziert, wird eine Operation bevorzugt. Das gilt auch bei Komplikationen wie Begleitverletzungen der Blutgefäße und des Nervenplexus durch Knochenfragmente.

Skapulafrakturen bzw. Frakturen des Akromions oder Coracoids entstehen meist durch direkte Traumen. Typische Symptome sind lokale Schmerzen und eine Abduktionseinschränkung der Schulter. Die genaue Diagnose ergibt sich aus dem Röntgenbild. Bei intraartikulär verlaufenden Frakturen und größeren Dislokationen ist eine Operation erforderlich. Eine gefürchtete Komplikation infolge der längeren Immobilisation, besonders bei älteren Patienten, ist die Schultersteife.

Unter den **Humerusfrakturen** unterscheidet man Humeruskopffrakturen, Humerusschaftfrakturen und Frakturen der Humeruskondylen des Ellenbogengelenks (s.u.).

Die **Humeruskopffrakturen** treten besonders bei älteren Menschen auf. Meist sind sie die Folge indirekter Gewalteinwirkung, z.B. nach Stürzen. Dabei können sie als Frakturen der Kopfkalotte, subkapitale Frakturen, Trümmerfrakturen, Luxationsfrakturen oder Abrissfrakturen des Tuberculum majus auftreten. Das Röntgenbild offenbart den jeweiligen Frakturtyp.

Führende Symptome sind Schmerzen und Schwellungen sowie die Einschränkung der Beweglichkeit. Operiert werden Abrisse des Tuberculum majus, Luxationsfrakturen und stark dislozierte Frakturen, außerdem Frakturen mit Gefäßnervenschäden oder Sehneneinklemmungen.

An Komplikationen können akute Nervenschädigungen insbesondere des N. axillaris vorkommen. Gefürchtete Spätkomplikationen sind die Schultersteife (Arthrose des

Schultergelenks) und die Nekrose des Humeruskopfs (bei Luxationsfrakturen).

Frakturen des **Humerusschafts** treten als Quer-, Torsions- oder Biegungsbrüche auf. Bei der Diagnose muss besonders auf mögliche Schädigungen des N. radialis geachtet werden: Sie stellen die häufigste Komplikation einer Oberarmfraktur dar. Bei solchen Begleitverletzungen und bei ausgedehnter Dislokation der Fragmente ist eine Operation nötig. Allerdings besteht auch durch die Operation selbst die Gefahr einer iatrogenen Radialisverletzung.

9.1.2 Gelenkverletzungen

Typische **Gelenkverletzungen** im Schulterbereich sind Verletzungen des Sternoklavikulargelenks, Akromioklavikulargelenks bzw. des Humeroglenoidalgelenks.

Sternoklavikulargelenksluxationen treten durch direkte Schläge oder indirekte Kraftübertragung infolge von Stürzen auf die Schulter auf. Dabei handelt es sich je nach Grad der Schädigung um eine:

◢ Distorsion
◢ Teilzerreißung der Bänder
◢ Vollständige Luxation mit Zerreißung aller Bänder und Verletzung des Diskus

Man findet eine Schwellung und eine druckschmerzhafte vorstehende Klavikula. Im Röntgenbild zeigt sich eine Seitendifferenz. Bei einer vollständigen Luxation ist eine operative Versorgung unumgänglich. Dabei werden die zerrissenen Bänder genäht, und

eine Reposition wird mit einer temporären Drahtspickung gesichert. Bei chronischer Instabilität mit entsprechender Symptomatik kann ein plastischer Bandersatz notwendig werden. Bei akuten Läsionen des Sternoklavikulargelenks kann es gelegentlich zu gravierenden Begleitverletzungen des Mediastinums kommen.

Die Luxation des **Akromioklavikulargelenks** oder Schultereckgelenkssprengung zählt zu den häufigeren Gelenkluxationen und tritt besonders bei Stürzen im Rad- oder Motorsport, aber auch bei Kampfsportarten auf. Die Einteilung erfolgt nach Tossy I–III und beschreibt das Ausmaß der Verletzung.

Bei einer Subluxation und Luxation erkennt man einen Hochstand des Schlüsselbeins, das auf Druck elastisch federt (Klaviertastenphänomen). Das Röntgenbild zeigt die kraniale Verschiebung des Schlüsselbeins. Dabei hält der betroffene Arm ein Gewicht, um den Hochstand besser zu verdeutlichen. Das Ausmaß der Verschiebung entspricht den verschiedenen Verletzungsgraden (s. Abb. Abb. 9.1).

Eine komplette Luxation erfordert ein operatives Vorgehen, da ansonsten eine Instabilität verbleibt. Die zerrissenen Bänder werden genäht und temporär fixiert. Daran schließt sich eine funktionelle Nachbehandlung unter Entlastung des Schultereckgelenks an. Auch hier kann, wenn infolge einer konservativen Behandlung eine chronische Instabilität verbleibt, eine spätere Bandplastik erforderlich werden.

Verletzungen des Humeroglenoidalgelenks mit einer **akuten traumatischen Schulterluxation** zählen zu den am häufigsten im Sport vorkommenden Luxationen.

Abb. 9.1: Röntgenaufnahme des Akromioklavikulargelenkes unter Belastung bei kompletter Gelenksprengung mit Ruptur aller Bänder.

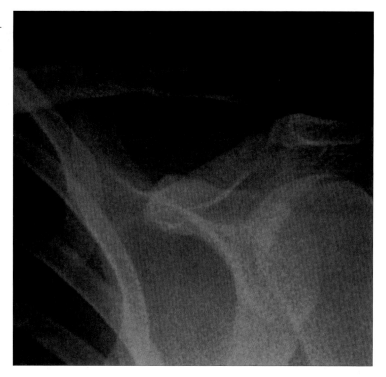

Dazu führen Stürze auf die Schulter, Verdrehung des Arms und ähnliche Mechanismen. In den meisten Fällen erfolgt eine Ausrenkung nach vorne. Diese Form der Verletzung ist im Seitenvergleich der Schulterkonturen schon von außen gut erkennbar. Der Oberarmkopf kann in der Achselhöhle getastet werden, die Schulter erscheint bei der Funktionsprüfung federnd fixiert. Im Röntgenbild lassen sich Luxation, Luxationsrichtung und ggf. begleitende Knochenverletzungen feststellen bzw. ausschließen. Bei der Untersuchung muss besonders auf begleitende Nervenverletzungen geachtet werden, die in etwa bei 10% der Verletzungen vorkommen.

Die Reposition sollte möglichst schonend erfolgen. Anschließend wird der Arm für eine Zeitlang ruhig gestellt, damit die Kapsel verheilen kann. Erst danach schließt sich eine intensive physiotherapeutische Nachbehandlung mit Aufbau und Kräftigung der Muskulatur an.

Gefürchtete Spätschäden sind die Schultersteife, die sekundäre Arthrose des Schultergelenks und rezidivierende Schultergelenksluxation (in ca. 20% nach akuten Schulterluxationen).

Rezidivierende Schultergelenksluxationen können in Bezug auf ihre Entstehung folgendermaßen eingeteilt werden:

◢ Posttraumatisch
◢ Habituell bei Dysplasie (beginnen meist im Kindesalter)
◢ Willkürlich (kann vom Betroffenen selbst luxiert/subluxiert und reponiert werden)

Im Vordergrund der Beschwerden stehen Instabilität und Schmerzen, wodurch sportliche Aktivitäten eingeschränkt werden können. Bei ausgeprägten Instabilitäten luxiert das Schultergelenk ohne größere Krafteinwirkung, z.B. im Schlaf. Genauso leicht lässt es sich dann aber von dem Betroffenen selbst wieder einrenken.

Das Röntgenbild zeigt bei der posttraumatisch rezidivierenden Schulterluxation 2 typische knöcherne Läsionen, die allerdings auch schon bei der Erstluxation entstehen können:

- Hill-Sachs-Delle = Impression am Humeruskopf
- Bankartläsion = Läsion am Unterrand der Pfanne

Bei der posttraumatisch rezidivierenden Luxation ist eine operative Stabilisierung angezeigt. Dazu können verschiedene Verfahren eingesetzt werden:

- Reine Weichteileingriffe – Raffung von Gelenkkapsel und M. subscapularis
- Knöcherner Pfannenaufbau – Verstärkung des vorderen Pfannenrands mit einem Knochenspan plus zusätzliche Raffung der Gelenkkapsel
- Rotationsosteotomie – Innendrehung des Humeruskopfs um 30° plus zusätzliche Raffung der Gelenkkapsel

Im Anschluss an die Operation ist zunächst eine je nach Verfahren unterschiedlich lange Immobilisierungsphase erforderlich, an die sich eine mehrwöchige, intensive Rehabilitationsphase mit Mobilisation und Muskeltraining anschließt.

Merksatz

- Speziell bei Überkopfsportarten treten vielfach **Schulterinstabilitäten** und schmerzhafte Schulterprobleme auf, ohne dass eine komplette Schulterluxation vorausgegangen sein muss.

Diese können Folge rezidivierender Mikroverletzungen bei Überlastung sein, aber auch bei einmaliger Sub- bzw. vollständiger Luxation entstehen. Häufig finden sich strukturelle Schäden an wichtigen Stabilisatoren des Schultergelenks:

- Labrum
- Kapsel
- Bandkomplex
- Rotatorenmanschette
- Skapula
- Muskulatur

Beim **Apprehensionstest** versucht der Arzt bei der Untersuchung, die Schulter passiv nach ventral zu luxieren. Der Patient spannt reflektorisch dagegen, um eine schmerzhafte Verrenkung zu vermeiden. Ein sog. Dead-arm-Syndrom tritt bei bestehender vorderer Instabilität gelegentlich auf, wenn bei forcierter Abduktionaußenrotationsbewegung eine Subluxation des Oberarmkopfs resultiert. Der Druck auf den Plexus brachialis verursacht dabei einen heftigen Schmerz, der für längere Zeit zu einem Lähmungsgefühl führt.

Differenzialdiagnostisch muss bei Instabilitäten auf Einklemmungsmechanismen und das sog. Impingement geachtet werden. Instabilitäten können allerdings auch zusätzlich auftreten. Leistungssportler weisen häufig eine vermehrte Beweglichkeit auf, die sich auf eine Überdehnung der Kapsel-Band-Strukturen zurückführen lässt. Sie darf aber nicht mit einer Instabilität verwechselt werden. Die pathologischen Muster, die zu einer Instabilität führen, können nicht allein mit dem Röntgenbild aufgedeckt werden, vielmehr sind z.T. apparative und invasive Untersuchungsverfahren wie computertomographische Kontrastarthrographie, MRT oder Arthroskopie erforderlich.

Als häufigste strukturelle Schäden werden dabei gesehen:

- Ablösung des vorderen unteren Labrumanteils von der Gelenkpfanne (Bankartläsion)
- Verletzung des Labrum-Bizepssehnenkomplexes
- Ablösung der Gelenkkapsel vom vorderen Pfannenrand mit Bildung einer Luxationstasche
- Knöcherne Läsion des Humeruskopfs (Hill-Sachs-Defekt)

Infolge von Schultergelenksluxationen kommt es häufig zu Instabilitäten. Ihre Zahl kann durch eine frühzeitige operative Fixierung eines gerissenen Labrums deutlich gesenkt werden. Liegt eine Instabilität ohne vorhergegangene Luxation vor, ist eine konservative Behandlung Erfolg versprechend. Ein optimal strukturiertes Trainingsprogramm sorgt für den getrennten Aufbau der Skapulastabilisatoren, der Rotatorenmanschette und der Oberarmmuskeln. Kommt es danach zu keiner subjektiv zufriedenstellenden Stabilisierung, wird auch hierbei ein operatives Vorgehen empfohlen. Anschließend sollte das Gelenk für 3 Wo. immobilisiert werden, bevor eine kontrollierte Krankengymnastik folgt. Erst nach der 6. Wo. sind wieder alle Bewegungen erlaubt. Kontakt- und Überkopfsportarten sind aber erst nach 6 Monaten wieder möglich.

Zu den schwerwiegenderen **Muskel-/Sehnenverletzungen an Schulter und Schultergürtel** zählen:

- Rotatorenmanschettenruptur
- Bizepssehnenruptur
- Trizepssehnenruptur (seltener)
- Andere Muskel-/Sehnenverletzungen des Oberarms und der Schulter

9.1.3 Muskel- und Sehnenverletzungen

Zu einer Ruptur der **Rotatorenmanschette**, insbesondere des M. supraspinatus, kommt es typischerweise durch einen Sturz auf den gestreckten Arm. Dabei drückt der Humeruskopf die Manschette gegen das Akromion, wobei diese meist reißt. Auch bei einem Wurf kann durch extreme Scherkräfte in der Durchzugsphase eine solche Verletzung vorkommen. Die Symptome bestehen aus einem lokalen Druckschmerz, entsprechendem Funktionsausfall und -schmerz. Untersuchungen wie die Arthrographie, Sonographie oder MRT sichern die Diagnose. Kommt es infolge der Verletzung zu dauerhaften Be-

schwerden und Leistungseinschränkungen, wird über eine Arthroskopie oder eine offene Operation des Schultergelenks der Muskelriss mit einer Naht versorgt, und meist vorliegende sekundäre Schäden an der Bursa subacromialis bzw. der acromialen Gleitfläche werden beseitigt.

Der **Riss der langen Bizepssehne** zählt zu den häufigsten Sehnenrupturen. Sie kommt allerdings meist beim älteren Menschen vor, seltener beim jüngeren Sportler. Vielfach liegt eine begleitende Läsion der Rotatorenmanschette vor. Typisch sind die Verformung des Muskelbauchs und eine Funktionseinschränkung, die im späteren Verlauf in vielen Fällen kompensiert wird.

Beim jüngeren Patienten ist eine operative Rekonstruktion mit Verlagerung des Sehnenansatzes auf die kurze Bizepssehne möglich. Bei älteren Patienten ist es durch ausgedehnte degenerative Schäden meist nicht möglich, den Schaden operativ zu beheben. Daher wird überwiegend funktionell-konservativ behandelt, ohne dass später eine nennenswerte Funktionseinbuße resultiert.

9.1.4 Überlastungsschäden

Zu den **Überlastungsschäden** und **belastungsabhängigen Krankheitsbildern** an der Schulter zählen:

- Omarthrose
- Akromioklavikulararthrose
- Impingementsyndrom
- Bizepssehnensyndrom
- Tendinitis calcarea
- Bursitis subacromialis
- Coracoiditis
- Thrombose der V. subclavia/axillaris (Paget-von-Schrötter-Syndrom)

Als **Omarthrose** wird ein vorzeitiger Verschleiß bezeichnet, der infolge einer Schulterluxationen oder Fraktur im Schultergelenksbereich und gelegentlich auch bei chronischer Überlastung in Wurfsportarten und bei Schwerathleten auftritt. Diese geht mit einer Funktionseinschränkung, Funktionsschmerz und in fortgeschrittenen Stadien auch rezidivierenden Gelenkergüssen einher. Die Diagnose wird durch ein Röntgenbild gesichert (s. Abb. 9.2). In den Anfangsstadien ist meist eine funktionell-symptomatische Therapie ausreichend. Sollte dennoch eine konservative Therapie nicht ausreichen, besteht die Möglichkeit eines Gelenkersatzes, entweder in Form eines teilweisen Ersatzes des Gelenks (sog. Hemi-Schulter-TEP ohne Ersatz der Pfanne) oder als kompletter Ersatz (mit Pfannenersatz). Ziel der Operation ist neben einer völligen Schmerzfreiheit auch ein Funktionsrückgewinn bei Bewegungseinschränkung des Gelenks. Daher ist auch nur eine kurzfristige Ruhigstellung in einem Gilchrist-Verband für 2–3 Tage notwendig, anschließend erfolgt eine frühfunktionelle Behandlung mit einer Abduktion bis max. 90°

und freier Innenrotation unter Vermeidung einer Außenrotation. Nach etwa 6 Wo. wird die Schulter für alle Bewegungsrichtungen freigegeben.

Zu einer **Akromioklavikulararthrose** kommt es infolge starker mechanischer Beanspruchung. Insbesondere Schultereckgelenkssprengungen mit verbleibenden Instabilitäten können eine vorzeitige Akromioklavikulargelenksarthrose begünstigen. Typisches Symptom ist ein Funktionsschmerz, der als sog. endgradiger schmerzhafter Bogen in Erscheinung tritt, d.h., bei etwa 120° Abduktion im Schultergelenk beginnt der Schmerz und hält bis zum Ende der Abduktionsbewegung an. Evtl. tritt eine äußerlich sichtbare Schwellung bzw. ein lokaler Druckschmerz auf. In den meisten Fällen reicht eine lokale konservative Behandlung aus. Auch Injektionsbehandlungen werden mit gutem Erfolg durchgeführt. In seltenen Fällen kann eine operative Gelenkplastik mit

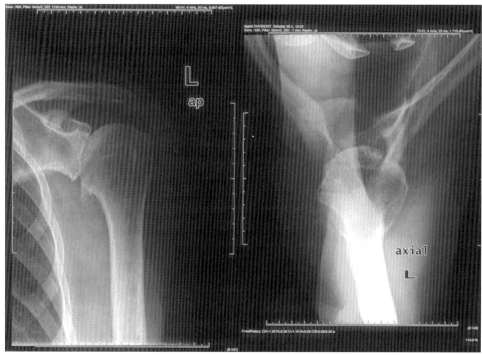

Abb. 9.2: Röntgen des linken Schultergelenkes in 2 Ebenen (ap und axial) mit deutlichen Arthrosezeichen, aufgehobenem Gelenkspalt und Osteophyten

Resektion der Gelenkenden erforderlich sein.

Beim **Impingementsyndrom** handelt es sich um eine funktionelle Engpasssymptomatik. Dabei sind die Supraspinatussehne, die Bursa subacromialis, das Ligamentum coracoacromiale, das Akromion und das Tuberculum majus beteiligt. Speziell beim Überkopfathleten werden verschiedene funktionelle Impingementtypen unterschieden, die bevorzugt in Kombinationen mit Instabilitäten vorkommen. Als typisches Symptom tritt der Schmerz bei Abduktionsbewegungen zwischen ca. 60 und 120° Schulterabduktion in Erscheinung (sog. schmerzhafter Bogen). Verstärkt wird dieser Schmerz durch eine gegen Widerstand ausgeführte Abduktion. Oft bestehen chronische Belastungsschmerzen und in fortgeschrittenen Fällen sogar Schmerzen in Ruhe. Hinweise auf die zugrunde liegenden strukturellen Schädigungen ergeben sich aus verschiedenen Funktionstests in unterschiedlichen Rotations- und Winkelstellungen. Eine genauere Einschätzung erlaubt die sonographische oder kernspintomographische Untersuchung.

Die physikalische Therapie mit lokalen Anwendungen und Krankengymnastik hat in der Behandlung einen hohen Stellenwert; ggf. kann diese durch antiphlogistische oder analgetische Präparate und besonders effektive lokale Infiltrationen unterstützt werden. Bei Therapieresistenz und je nach ursächlicher struktureller Schädigung sind mit gezielten arthroskopischen Eingriffen gute Behandlungserfolge möglich. Nach der Operation wird eine frühfunktionelle Behandlung eingeleitet. Es besteht das Ziel, die Ausbildung einer Schultersteife zu verhindern. Der Patient wird dazu angehalten, das Schultergelenk schmerzorientiert in alle Bewegungsrichtungen zu bewegen, eine Einschränkung im Rahmen der Nachbehandlung besteht nicht.

Beim **Bizepssehnensyndrom** liegen i.d.R. degenerative Veränderungen der Bizepssehne vor. Es kann sich aber auch bei starker mechanischer Beanspruchung im Verlauf des Sulcus intertubercularis und beim Durchtritt durch das Schultergelenk entwickeln. Im Endstadium kann die lange Bizepssehne sogar reißen. Neben dem Funktionsschmerz besteht eine Druckempfindlichkeit der im Sulcus intertubercularis gut tastbaren Bizepssehne. Außerdem lässt sich ein Schmerz bei Supination des Unterarms gegen Widerstand provozieren. Üblicherweise wird eine konservative Behandlung mit physikalischer Therapie durchgeführt. Auch Injektionsbehandlungen sind möglich, wobei allerdings bei versehentlichen Injektionen in die Sehne die Gefahr einer Bizepssehnenruptur besteht.

Zu einer **Tendinitis calcarea/Bursitis subacromialis** kommt es im Rahmen von degenerativen Schäden der Rotatorenmanschette mit Kalkeinlagerungen in der Nähe des Tuberculum majus. Wenn diese Kalkdepots in die Bursa subacromialis eingelagert werden, entsteht ein hochakuter Reizzustand. Im chronischen Stadium werden häufig auch Kalkablagerungen ohne Symptomatik gefunden. Akut finden sich eine starke Schmerzhaftigkeit und hochgradige Berührungsempfindlichkeit, die zu einer massiven Funktionseinschränkung und einer Schonhaltung des Arms führen. Die Röntgenuntersuchung bzw. Sonographie zeigt meist ein typisches Kalkdepot in der Schultergelenkskapsel. Je nach Symptomatik erfolgt eine hoch dosierte Gabe von Schmerzmitteln bzw. Injektionsbehandlungen, intensive physikalische Therapie und frühzeitig dosierte Krankengymnastik, da sich aus einem hochakuten Stadium sehr schnell eine Schultersteife entwickeln kann. Bei chronischen therapieresistenten Verlaufsformen sind auch arthroskopische Operationen mit Entfernung der Bursa subacromialis und Ausräumung des Kalkherds angezeigt. Eine weitere Behandlungsmöglichkeit besteht in der Zertrümmerung und Mobilisierung des Depots durch Stoßwellentherapie.

Eine schmerzhafte **Schultersteife** tritt im Gefolge vieler Weichteilerkrankungen in der Umgebung der Schulter auf. Sie wird durch Verklebungen und Fibrosierungen der Gelenkkapsel verursacht. Auch Verletzungen und längere Immobilisierung können zu ihrer Entstehung beitragen. Bei der Untersuchung findet sich eine deutliche Bewegungseinschränkung des Humeroglenoidalgelenks, v.a. bei fixiertem Schulterblatt. Die Behandlung erfordert eine intensive krankengymnastische Mobilisierung, die ggf. unter analgetischer Begleittherapie forciert durchgeführt werden muss. Bei ausbleibender Besserung wird eine Mobilisation in Narkose vorgenommen. Danach muss die Schulter auf einer elektrischen Bewegungsschiene intensiv nachbehandelt werden, um das intraoperativ erzielte Bewegungsausmaß zu erhalten.

Die **Insertionstendinosen-Coracoiditiden** stellen einen Reizzustand der Ansätze der kurzen Bizepssehne, der Sehne des M. coracobrachialis und des M. pectoralis minor dar. Sie kommen besonders bei Wurfsportarten, aber auch bei Tennis- und Handballspielern vor. An Symptomen bestehen funktionsabhängige Schmerzen und ein umschriebener, lokaler Druckschmerz am Coracoid. Physikalische Therapiemaßnahmen und lokale Infiltrationsbehandlungen führen in den meisten Fällen zu einer Beschwerdebesserung.

Bei einer **Thrombose der V. subclavia/ axillaris (Paget-von-Schroetter-Syndrom)** handelt es sich um eine Kompression der Hauptvenen des Schultergürtels bei exzessiven Belastungen, wie sie z.B. in Überkopf- und Wurfsportarten auftreten können. Neben venösen können auch arterielle Durchblutungsstörungen oder neurologische Kompressionserscheinungen vorliegen. Die akute Thrombose äußert sich durch eine rasch zunehmende Schwellung des gesamten Arms mit starker Schmerzhaftigkeit. Nur durch intensive Behandlungsmaßnahmen wie eine

medikamentöse Thrombolyse oder ein operatives Vorgehen kann eine bleibende Behinderung des venösen Abflusses mit Schwellneigung und Funktionseinschränkung verhindert werden.

Nervenlähmungen (Klimmzuglähmung/ Rucksacklähmung) sind typische Verletzungen infolge von Irritationen des N. thoracicus longus bei Überlastung in Überkopfsportarten oder aber durch lokale Kompression des Nervenplexus durch das Schlüsselbein. Eine Lähmung des N. thoracicus longus führt zu einer Lähmung des Schulterblatts, wobei der Arm dann nicht mehr über die Horizontale nach vorne gehoben werden kann. Plexusirritation führt zu Kribbelparästhesien, Taubheitsgefühl in Unterarm und Hand und gelegentlich zu motorischen Ausfällen, besonders bei Überkopfarbeiten. Die Behandlung ist zunächst konservativ. Nach vorübergehender Schonung oder Ruhigstellung werden Krankengymnastik und physikalische Therapie in Form von Massagen und Wärmeanwendungen empfohlen. Bei Therapieresistenz kann auch eine operative Dekompression erforderlich werden.

9.2 Verletzungen des Ellenbogengelenks

Verletzungen an der oberen Extremität hängen von der jeweiligen Sportart und dem Alter ab. So finden sich bis zu 59% aller im Schulsport auftretenden Verletzungen in diesem Bereich. Insgesamt gesehen machen sie etwa 20–30% aller Sportverletzungen aus.

Der Ellenbogen selbst ist im Vergleich zu anderen Gelenken eher seltener betroffen. Anders ist das mit Fehlbelastungs- bzw. Überlastungsschäden. Dort führt der Ellenbogen, v.a. in Sportarten wie Tennis und den Wurfdisziplinen der Leichtathletik. Akutverletzungen im Sport treten häufiger am Unterarm auf, z.B. die Unterarmfraktur. Auch hiervon sind besonders Kinder betroffen.

Unfallmechanismus. Direkte und indirekte Gewalteinwirkungen können Verletzungen am Ellenbogen und Unterarm verursachen. So kann ein Sturz direkt auf den Ellenbogen zu einer Olekranonfraktur oder einer suprakondylären Humerusfraktur führen. Auch ein Sturz auf den gestreckten Arm kann eine Biegungs- oder Stauchungsfraktur am Ellenbogen etwa im suprakondylären Humerusbereich oder auch am Radiusköpfchen hervorrufen. Bei direkter Krafteinwirkung auf den Unterarm kann eine komplette Unterarmfraktur auftreten, wobei sowohl Elle wie auch Speiche gebrochen sind. Eine isolierte Ellenfraktur tritt als sog. Parierfraktur auf, z.B. bei Abwehr eines Schlags. Häufig geht sie mit einer gleichzeitigen Luxation des Radiusköpfchens einher.

Sehnenabrisse infolge von indirekter Gewalteinwirkung durch Muskelzug sind bei jüngeren Sportlern selten. Ältere Menschen weisen dagegen häufig degenerative Sehnenschäden auf; daher reicht oft bereits ein leichtes Trauma aus, um schwerwiegendere Schäden hervorzurufen.

9.2.1 Knöcherne Verletzungen an Ellenbogen und Unterarm

Beim Sport kommt es typischerweise zu folgenden Frakturen an Ellenbogen und Unterarm:
◢ Suprakondyläre Humerusfraktur
◢ Olekranonfraktur
◢ Radiusköpfchenfraktur
◢ Unterarmschaftfraktur
◢ Radiusfraktur

Die **suprakondyläre Humerusfraktur** wird meist durch direktes Trauma oder indirekte Krafteinwirkung bei einem Sturz auf die Hand verursacht. Sie kann komplett suprakondylär verlaufen, kann aber ggf. die Gelenkflächen mit betreffen. Auch Abbruchfrakturen der Kondylen und Mehrfragment- oder Trümmerfrakturen können auftreten.

Am verletzten Ellenbogen findet sich eine deutliche Schwellung und Fehlstellung. Ein Röntgenbild sichert die Diagnose und kann das Ausmaß der knöchernen Begleitverletzungen aufdecken. Bei der Untersuchung ist auf Begleitverletzung der Blutgefäße und der Nerven zu achten.

Sind die Gelenkflächen mit einbezogen oder weichen auseinander, müssen sie optimal reponiert und stabilisiert werden. Daran kann sich eine möglichst frühzeitige funktionelle Bewegungstherapie anschließen. Trotz optimaler Therapie verbleiben häufig Bewegungseinschränkungen des Ellenbogengelenks. Sind bei Kindern die Wachstumsfugen mit betroffen, können Fehlstellungen durch verletzungsbedingte Wachstumsstörungen der Epiphysen auftreten.

Olekranonfrakturen treten meist nach Stürzen auf den gebeugten Ellenbogen auf. Der M. triceps zieht dann das proximale Fragment nach oben, was sich als Delle tasten lässt. Dieser Muskelzug verhindert auch ein Verheilen unter konservativer Behandlung, weswegen solche Frakturen operativ mit einer Zuggurtung versorgt werden müssen. Ansonsten resultiert eine Streckinsuffizienz des Ellenbogens.

Der Sturz auf die Hand bei gestrecktem Ellenbogen kann eine **Radiusköpfchenfraktur** verursachen. Sie kann in Form einer Meißelfraktur oder bis hin zum kompletten Abbruch des Köpfchens und Mehrfragmenttrümmerfrakturen auftreten.

> **Merksatz**
> ◢ Massive Verschiebungen erfordern eine operative Fixierung, um die Gelenkkongruenz wiederherzustellen.

Andernfalls kommt es zu Fehlstellung und Bewegungseinschränkung, insbesondere der Pro- und Supination (s. Abb. 9.3).

Unterarmschaftfrakturen treten meist durch direkte Gewalteinwirkung auf (Parierfraktur). Die entsprechende Stelle ist ge-

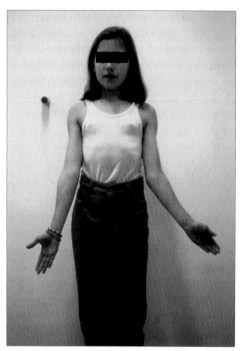

Abb. 9.3: Zustand nach fehlverheilter Radiusköpf-chenfraktur

schwollen, instabil und schmerzt. Das Rönt-genbild sichert die Diagnose. Dabei muss be-sonders auf Luxationen in den benachbarten Gelenken geachtet werden. Komplette Un-terarmschaftfrakturen müssen aufgrund ih-rer Instabilität operativ versorgt werden.

Isolierte Frakturen der Elle gehen häufig mit einer Luxation des Radiusköpfchens im Ellenbogengelenk einher (Monteggia-Frak-tur). Bei einer Radiusschaftfraktur kommt es vielfach zu einer distalen Ulnaluxation (Ga-leazzi-Fraktur).

Die häufigste Fraktur überhaupt ist die **distale Radiusfraktur**, die bei Stauchung oder Sturz auf die Hand auftritt. Je nach Ver-schiebung kommt es zu typischen Fehlstel-lungen wie Gabel- oder Bajonettstellung. In der Hälfte der Fälle liegt zusätzlich eine Frak-tur des Processus styloideus der Elle vor. Je nach Frakturbefund und Dislokation der Fragmente ist eine Reposition, Drahtfixation oder sogar offene Reposition mit Osteosyn-

these nötig. Meist reicht aber eine konserva-tive Behandlung mit Gipsruhigstellung aus.

Besonders bei der häufigen Radiusfraktur kann sich das Krankheitsbild einer Sudeck-Dystrophie entwickeln, die auch nach Ab-heilen der eigentlichen Fraktur Kontrakturen von Weichteilen und Gelenken hinterlässt.

9.2.2 Gelenkverletzungen des Ellenbogens

Luxationen des Ellenbogengelenks gehö-ren zu den häufigeren Gelenkverrenkungen. Sie können isoliert oder kombiniert mit Frak-turen auftreten. Folgende Einzelgelenke sind betroffen:
- Humero-Ulnargelenk
- Humero-Radialgelenk
- Proximales Radio-Ulnargelenk

Die Luxation des Radiusköpfchens erfolgt immer nach vorne und tritt häufig zusam-men mit einer Ellenfraktur als sog. Monteg-gia-Fraktur auf (s.o.). Die Diagnose ergibt sich aus der Fehlstellung, der Deformierung und federnden Fixation sowie dem Röntgen-bild.

Liegen außerdem Bandläsionen mit Relu-xationstendenz vor, empfiehlt sich eine ope-rative Stabilisierung mit Rekonstruktion des Bandapparats. Komplikationen betreffen meist Gefäße und Nerven, Absprengungen von Knorpelknochen, konsekutiv auftre-tende Bandinstabilität und rezidivierende Luxationen. Als Spätschäden finden sich meist eine bleibende Funktionseinschrän-kung und ein frühzeitiger Gelenkverschleiß.

Die **Luxation des distalen Radio-Ulnar-gelenks** erfolgt ebenfalls durch einen Sturz auf die Hand oder infolge von Verdrehun-gen. Insgesamt kommt sie häufiger vor. Tritt sie gemeinsam mit einer Radiusfraktur auf, handelt es sich um eine Galeazzi-Fraktur (s.o.).

Der Betroffene kann i.d.R. keine Pro-/Supinationsbewegung mehr durchführen. Das Gelenk ist federnd fixiert und verformt. Das Röntgenbild sichert die Diagnose und gibt Aufschluss über begleitende knöcherne Verletzungen. Häufig kann keine Reposition durchgeführt werden, weil sich der Diskus zwischen den Gelenkflächen verschoben hat. Daher muss die Verletzung operativ versorgt werden. Im Allgemeinen ist auch eine Bandrekonstruktion vorzunehmen. Anschließend wird der ganze Arm 4–6 Wo. ruhig gestellt.

Oft kommt es infolge des Diskusschadens zu bleibenden Gelenkschmerzen. Aber auch permanente Reluxationen der Elle können komplizierend auftreten und so eine spätere Bandplastik notwendig machen.

Bei der **Osteochondronekrose** (M. Panner) handelt es sich um eine Knochennekrose, die im Kindes- und Jugendalter meist an der radialen Humerusgelenkfläche auftritt. Meist liegen sportartspezifische Überlastungen, z.B. beim Turnen oder Tennis, zugrunde.

Zuerst treten meist belastungsabhängige Schmerzen und eine enggradige Funktionseinschränkung auf. Die Diagnose kann mit einer MRT gesichert werden (s. Abb. 9.4).

Das Röntgenbild kann nur indirekte Hinweise geben. Die Prognose ist günstig. Nur selten kommt es zur Abtrennung eines Dissekats. Unter Schonung und lokaler Therapie klingt die Erkrankung allmählich ab.

9.2.3 Weichteilverletzungen/ Weichteilschäden

Insertionstendinosen treten häufig infolge von Überlastungen im Sport am Ellenbogen auf. Sie werden daher oft schon nach der entsprechenden Sportart betitelt:

◢ Epicondylitis humeri ulnaris: Werferellenbogen
◢ Epicondylitis humeri radialis: Tennisellenbogen

◢ Olekranon mit Trizepssehnenansatz
◢ Tuberositas radii mit Bizepssehnenansatz

Die **Epicondylitis radialis** ist weitaus häufiger als die **Epicondylitis ulnaris**, wobei bei Letzterer häufig der mediale Kapsel-Band-Apparat mit betroffen ist. Das Hauptsymptom ist der Belastungsschmerz. Bei der Untersuchung findet sich ein lokaler Druckschmerz. Das Gelenk ist in seiner Funktion meist nicht beeinträchtigt. Eine konservative Behandlung ist i.d.R. ausreichend. Diese wiederum kann sehr vielfältig gestaltet werden:

◢ Sportspezifisches Training mit Verbesserung von Schlag- und Grifftechnik
◢ Physikalische Therapie, Elektrotherapie, Ultraschallanwendung, Iontophorese
◢ Lokale, externe, medikamentöse Behandlung
◢ Bandagen, Orthesen, Braces
◢ Lokale Infiltrationen

Eine operative Therapie ist nur in ca. 10% der Fälle erforderlich. Dabei wird eine Sehnenfaszienkerbung oder eine Deperiostierung und Denervierung des entsprechenden

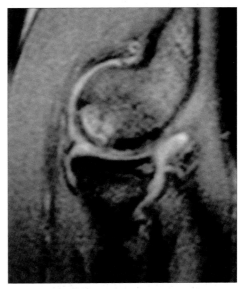

Abb. 9.4: Osteochondronekrose der radialen Humerusgelenkfläche bei einer Turnerin (kernspintomographische Darstellung)

Epikondylus vorgenommen. Nach operativer Behandlung kann es mehrere Monate bis zur vollständigen Rehabilitation und Wiederaufnahme des Sports dauern. Die Strukturen müssen postoperativ vorsichtig gedehnt und mobilisiert werden. Hierfür stehen spezielle Massagetechniken zur Verfügung.

Eine **Bursitis olecrani** entsteht häufig infolge von Schlägen oder Stößen auf das Olekranon. Sie kann Ausdruck einer Verletzung oder eines entzündlichen Reizzustands sein. Neben einer auffälligen weichen Schwellung bestehen eine lokale Druckschmerzhaftigkeit und ein Funktionsschmerz. Gelegentlich entwickelt sich auch, v.a. bei Begleitverletzungen der darüber liegenden Haut, eine eitrige Schleimbeutelentzündung. Unter Schonung, Salbenanwendung und Injektionstherapie kommt es rasch zu einem Abklingen des entzündlichen Reizzustands. Die hohe Rezidivrate erfordert allerdings häufig eine operative Entfernung des entzündeten Schleimbeutels.

Die Ruptur der distalen Bizepssehne ist mit 3% aller Bizepssehnenrisse sehr selten. Diese entsteht meist spontan ohne adäquates Trauma besonders bei Sportlern jenseits des 50. Lebensjahres. Durch eine exzentrische Kontraktion tritt der Riss typischerweise auf. Neben degenerativen Vorschäden, die den größten Teil ausmachen, werden Rauchen, exzessives Krafttraining und die Einnahme von Anabolika als mögliche Ursachen beschrieben [Wirth 2001; Safran und Graham 2002]. Klinisch imponieren ein plötzlich nach proximal verlagerter Muskelbauch mit Hämatombildung und Schwellung sowie eine Schwäche bei der Ellenbogenbeugung und der Supination gegen Widerstand. Die Therapie der Wahl ist operativ wegen des bestehenden deutlichen Kraftverlusts der Supination. Hierbei wird die Sehne refixiert, wenn möglich am anatomischen Ansatz am Tuberculum radii. Die Nachbehandlung erfolgt teilfunktionell mit einer Bewegungslimitierung für insgesamt 6 Wo.

9.3 Verletzungen der Handgelenksregion

Verletzungen im Handgelenksbereich sind relativ häufig und machen etwa 25% aus. Die meisten Frakturen betreffen die Processus styloidei von Radius und Ulna. Seltener dagegen sind Verletzungen im Bereich der Handwurzelknochen, z.B. als Stressfrakturen oder Stressreaktionen. Diese können bei chronischer Überlastung, z.B. bei Turmspringern, gelegentlich auftreten. Trotz der eng umschriebenen Symptomatik wird aufgrund der atypischen Lokalisation das Vorliegen einer Stressreaktion häufig übersehen, zumal auch der Röntgenbefund nicht immer eindeutig ist. Die MRT vereinfacht hier die Diagnosestellung. Therapeutisches Vorgehen besteht zunächst in Trainingspause, in Ausnahmefällen auch in Ruhigstellung. Bei Lokalisation am Kahnbein mit schlechter Heilungstendenz wird auch eine operative Therapie empfohlen. An weiteren Überlastungsschäden von Knochen und Gelenken sind Mondbeinnekrose und Arthrosen im Handwurzelbereich zu nennen.

9.3.1 Frakturen

Zu den typischen Handgelenksfrakturen zählt die **Kahnbeinfraktur** (Skaphoid-Fraktur), meist infolge eines Sturzes auf die dorsal extendierte Hand. Aufgrund der straffen Bändersicherung kommt es i.d.R. zu keiner ausgeprägten Verschiebung der Fragmente. Die Symptome werden daher häufig als Distorsion oder Kontusion gedeutet. Bei der Untersuchung findet man einen Druckschmerz in der Tabatiere und einen Stauchungsschmerz des 1. Fingerstrahls. Die Röntgenaufnahme des Handgelenks zeigt nicht immer eine typische Frakturlinie, sodass bei unklarer Diagnose eine Röntgenkontrollaufnahme, evtl. auch Aufnahmen in verschiedenen Ebenen, bzw. eine MRT oder Szintigraphie erforderlich sind. Bei stabilen Frakturen wird eine konservative Behandlung bevorzugt. Dabei werden Arm und Hand für 10–12 Wo. in Gips ruhig gestellt. Handelt es sich aber um eine instabile oder dislozierte Fraktur, wird sie operativ versorgt. Die Stabilisierung erfolgt meist mit einer Kompressionsschraube. Allerdings ist auch hiernach eine mehrwöchige Gipsruhigstellung erforderlich.

> **Merksatz**
> ◿ Mit Wiederaufnahme des Sports kann erst nach mehreren Monaten gerechnet werden. Eine häufige Komplikation ist eine Pseudarthrose, die im weiteren Verlauf sogar zu einer Handgelenksarthrose führen kann.

Neben den häufigeren Frakturen im Bereich des Handgelenks, insbesondere der Processus styloidei von Radius und Ulna, müssen auch **Handgelenksdistorsion, -kontusionen bzw. Luxationen der Handwurzelreihe** in Betracht gezogen werden, wobei diese vielfach das Mondbein betreffen. Die Diagnose dieser sog. perilunären Luxationen wird anhand spezieller Röntgenbilder gestellt. Je nach Ausprägung ist eine Reposition oder sogar operative Versorgung der gerissenen Ligamente erforderlich.

Die Sprengung des distalen Radio-Ulnar-Gelenks führt zu einer abnormen ulnaren Beweglichkeit. Diese kann bei der Untersuchung gefühlt und durch ein Röntgenbild nachgewiesen werden. Dabei entstehen häufig Begleitverletzungen des faserknorpeligen Diskus, die dann zu einer chronischen Schädigung des Gelenks führen können.

9.3.2 Weichteilverletzungen

Beim **Karpaltunnelsyndrom** kommt es zu einer Kompression des Nervus medianus im Karpaltunnel. Ursächlich können selten ein vorangegangenes Trauma (z.B. distale Radiusfraktur, perilunäre Luxation), aber auch Überlastungen sein. Bei Frauen findet sich am häufigsten das sog. idiopathische Karpaltunnelsyndrom, das auf eine schlaffere Bänderführung und eine damit verbundene Druckerhöhung aufgrund der stärker möglichen Dorsalflexion zurückgeführt wird. Vermehrte Wassereinlagerungen in der Schwangerschaft und Reizzustände im Rahmen einer chronischen Polyarthritis können ebenfalls dazu führen.

Sowohl motorische wie auch sensible Anteile des Nervs laufen gemeinsam unter dem Retinaculum flexorum hindurch. Die entsprechende Symptomatik betrifft somit die Muskeln des Daumenballens, die Mm. lumbricales I und II. Sie zeigt sich in Hyp- bzw. Parästhesien mit Einschlafen der Finger. Oft kommt es zu nächtlichen Schmerzattacken und morgendlichen Greifschwierigkeiten. Eine konservative Therapie mit Ruhigstellung und Antiphlogistika kann nur in den Anfangsstadien erfolgreich sein. Hilft dies nicht, ist eine operative Spaltung des Retinaculum erforderlich. Anschließend sollte eine funktionelle Bewegungstherapie eingeleitet werden. Das Handgelenk muss frühfunktionell bewegt werden, um Bewegungseinschränkungen zu vermeiden. Eine Handgelenkschiene kann kurzfristig das bereits erreichte Bewegungsausmaß halten.

Bandverletzungen am Handgelenk sind häufig und werden oft unterschätzt. Zu den Bandverletzungen zählen:
◿ SL-Verletzung (zwischen Os scaphoideum und Os lunatum)
◿ LT-Verletzung (zwischen Os lunatum und Os triquetrum)
◿ Diskusverletzung (auch TFCC genannt: Triangular Fibro-Cartilage Complex)

9.4 Verletzungen der Hand und der Finger

9.4.1 Epidemiologie und Definition von Sportverletzungen an der Hand

Verletzungen der oberen Extremitäten und besonders der Hand können in bestimmten Sportarten mit einem Anteil von über 40% auftreten. Besonders die Ballsportarten (Volleyball, Handball, Basketball) gefährden die oberen Extremitäten. Dagegen sind die oberen Extremitäten bei Leichtathletik und Fußball mit einem Anteil von etwas mehr als 10% am wenigsten gefährdet. An der Hand sind die Verletzungen bei Sportlern wie aus Tabelle 9.1 ersichtlich verteilt.

Die meisten Verletzungen betreffen die Finger und Daumen. Auch das Handgelenk ist in > $1/4$ aller Fälle beteiligt. Seltener sind Verletzungen im Mittelhand- und Handwurzelbereich.

Die Verteilung der verschiedenen Verletzungsarten ergibt ebenfalls eine deutliche Rangfolge (s. Tab. 9.2).

Tab. 9.1: Verteilung der Verletzungen an der Hand bei Sportstudierenden

Finger und Daumen	57%
Handgelenk	28%
Mittelhand	10%
Sehnen	4%
Handwurzel	1%

Tab. 9.2: Verteilung verschiedener Verletzungsarten

Distorsion	61%
Frakturen und knöcherne Ausrisse	32%
Sehnen-, Bandverletzungen	4,5%
Luxation	3%

9.4.2 Verletzungstypen

Folgende Verletzungstypen treten im Sport besonders häufig auf:
- Distorsion, Luxation der Fingergelenke
- Ulnare Seitenbandläsion des Daumengrundgelenks
- Strecksehnenruptur an den Fingerendgliedern
- Metacarpalfrakturen, Köpfchenfraktur des Metacarpale V
- Distorsion der Handgelenke
- Skaphoidfrakturen
- Luxationsfraktur des Daumensattelgelenks

Zu den typischen Sportverletzungen an der Hand zählen die **Mittelhandfrakturen**, die bei Stürzen auf die Hand oder bei Kampfsportarten wie beim Boxen auftreten. Die Hand ist meist erheblich geschwollen und stark schmerzempfindlich. Gelegentlich kann man eine Verschiebbarkeit der Fragmente tasten. Die Diagnose wird durch das Röntgenbild gesichert.

Dabei zeigt sich meist eine Verkippung des distalen Fragmentes nach volar. Diese bestimmt auch die Therapie. Bei Kippwinkeln über 30° werden i.A. eine Reposition und operative Stabilisierung erforderlich, um eine Einschränkung der Grundgelenksbeweglichkeit zu vermeiden.

Bei einer **Fraktur des Daumensattelgelenks (Bennett-Fraktur)** handelt es sich um eine Gelenkfraktur vom 1. Mittelhandknochen, die meist zu einer Verschiebung der Gelenkflächen führt.

Eine schmerzhafte Schwellung und Funktionseinschränkung im Daumensattelgelenk sind typische Symptome. Die Diagnose wird durch das Röntgenbild gesichert.

Meist wird diese Luxationsfraktur operativ behandelt, da durch den Muskelsehnenzug eine Reposition nicht erreicht werden kann. Die Fixation kann mit Drähten, Schrauben oder Kleinfragmentplättchen vorgenommen werden. Anschließend erfolgt eine mehrwöchige Gipsruhigstellung. Allerdings kann die spätere Ausbildung einer Daumensattelgelenksarthrose auch bei optimaler Reposition der Gelenkflächen nicht immer verhindert werden.

Zu **Strecksehnenabrissen und knöchernen Strecksehnenausrissen** kommt es vielfach bei den Ballsportarten. Sie entstehen durch das Auftreffen des Balls auf die gestreckten Finger. Dabei kann die Strecksehne partiell oder komplett rupturieren, ggf. sogar mit ihrer knöchernen Insertion ausreißen. Das wiederum führt zu einer Subluxation und Luxation des Endgelenks.

Neben der Schwellung fällt die typische Beugestellung des Fingerendglieds auf. Aktiv kann es nicht mehr gestreckt werden. Daher bezeichnet man es auch als Hammer- oder Dropfinger (s. Abb. 9.5). Im Röntgenbild können eine knöcherne Beteiligung und etwaige Subluxation des Gelenks diagnostiziert werden.

Frische Strecksehnenrisse ohne Knochenbeteiligung bedürfen lediglich einer konservativen Behandlung. Dabei wird das Endgelenk in Überstreckstellung fixiert, Grund- und Mittelgelenk verbleiben in Beugestellung. Strecksehnenrisse mit Knochenbeteiligung, insbesondere solche, die zu einer Subluxation des Endgelenks geführt haben, müssen operativ behandelt werden. Dabei ist eine anatomisch genaue Reposition der Fragmente anzustreben und die Sehne mittels einer knöchernen Durchzugsnaht zu refixieren. Bereits 1 Wo. nach dem Trauma ist eine Ruptur als veraltet anzusehen. Dann kann nur noch eine operative Behandlung spätere Funktionsdefizite verhindern. Eine sechswöchige Immobilisation ist in jedem Fall erforderlich.

Bei der **Seitenbandruptur des Daumengrundgelenks (Skidaumen)** handelt es sich um die Ruptur des ulnaren Seitenbands. Sie entsteht, wenn bei einem Sturz der Daumen über den Griff des Skistocks nach radial ab-

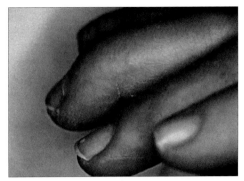

Abb. 9.5: Dropfinger bei Strecksehenruptur der Finger.

duziert wird. Aber auch bei anderen Sportarten kann es beim Sturz auf den gestreckten Daumen zu einer Läsion des ulnaren Seitenbands kommen.

Neben Schwellung und einem lokalen Druckschmerz findet sich eine pathologische ulnarseitige Aufklappbarkeit des Daumengrundgelenks. Mit einer gehaltenen Röntgenaufnahme lassen sich die Instabilität bzw. etwaige knöcherne Begleitverletzungen nachweisen. Dabei ist allerdings zu berücksichtigen, dass physiologischerweise Hypermobilitäten bis zu 25° in diesem Gelenk bestehen können, sodass im Zweifelsfalle eine Vergleichsaufnahme mit der gesunden Gegenseite vorgenommen werden sollte. Bei einer Aufklappbarkeit von über 20° wird eine operative Rekonstruktion des gerissenen Bands empfohlen. Anschließend sollte die Hand für 6 Wo. ruhig gestellt werden. Auch bei Teilrupturen wird bei konservativem Vorgehen eine mehrwöchige Immobilisation vorgenommen.

Luxation oder Distorsionen der Fingergelenke, ebenso wie komplette Luxationen der Finger, sind häufige in allen Sportarten vorkommende Verletzungen. Begleitverletzungen an Kapsel-Band-Strukturen oder Gelenkknorpel können Spätfolgen hervorrufen. Das betroffene Gelenk ist in einer federnden Fehlstellung fixiert. Das Röntgenbild kann zusätzliche knöcherne Beteiligungen ausschließen.

Nach der Reposition, die meist in Leitungsanästhesie erfolgt, ist eine nochmalige Röntgenkontrolle des Repositionsergebnisses erforderlich. Anschließend wird der Finger für die Dauer von 2 Wo. ruhig gestellt, anschließend funktionell weiterbehandelt. Auch bei Distorsionen ohne Luxation wird eine Ruhigstellung empfohlen, da sonst relativ lang anhaltende Gelenkbeschwerden verbleiben.

9.4.3 Typische sportbedingte Überlastungsschäden an der Hand

Durch Überlastung oder Fehlbelastung im Sport können ebenso wie nach zurückliegenden Verletzungen Reizzustände, Überlastungsreaktionen und Aufbrauchschäden an Knochen-, Weichteil- und Gelenkstrukturen auftreten.

Typische Schäden oder Reizerscheinungen an den Weichteilen der Hand, die auf eine Überlastung zurückzuführen sind, sind:
- Insertionstendinose des Flexor carpi ulnaris am Os pisiforme und an den Basen der Mittelhandknochen
- Sehnenscheidenentzündungen der Beugesehnen im distalen Abschnitt, aber auch unter dem Retinaculum flexorum, hier mit möglicher Kompressionssymptomatik des N. medianus

- Tendovaginitis stenosans – eine lokalisierte Verdickung der Beugesehnenscheide mit mechanischer Einengung als sog. schnellender Finger an Daumen und Langfinger vorkommend

Die Diagnose der **Insertionstendinosen und Tendovaginitiden** erfolgt durch den charakteristischen Untersuchungsbefund (z.B. Druckschmerz). Die Therapie hängt von der Lokalisation und dem Stadium der Erkrankung ab. Initial werden meist verschiedene physikalische Therapieverfahren eingesetzt. Gelegentlich können auch Infiltrationsbehandlungen sinnvoll sein.

Merksatz
- Nur in Ausnahmefällen ist ein operatives Vorgehen indiziert, was insbesondere bei der Tendovaginitis stenosans zu einer sofortigen Besserung führt.

Literatur
Safran MR, Graham SM, Distal biceps tendon ruptures: incidence, demographics and the effect of smoking. Clin Orthop (2002), 404, 275–283
Wirth CJ (2001) Ellenbogengelenk. In: Wirth CJ (Hrsg), Praxis der Orthopädie, 3. Aufl., Bd. 2: Operative Orthopädie. Thieme, Stuttgart

II   Sportverletzungen und Sportschäden

10 Verletzungen des Körperstamms

J. W.-P. Michael, P. Eysel

10.1 Thoraxverletzungen

Thoraxverletzungen kommen im Sport zu etwa 0,5–3,5% vor. Die meisten Thoraxverletzungen im Sport entstehen durch direkte Gewalteinwirkung: Prellung, Kompression oder Stauchung. Allerdings können auch im Rahmen von Be- oder Überlastungsschäden Verletzungen der Muskulatur oder Sehnen bzw. der Sehnenansätze im Bereich des knöchernen Thorax auftreten. Da der Brustkorb Herz und Lunge beherbergt, können im Rahmen von Verletzungen auch diese lebenswichtigen Organe geschädigt werden, z.B. die Lunge: Pneumothorax (s.u.). Daher müssen Atem- und Kreislauffunktion bei Thoraxverletzungen überprüft bzw. überwacht werden.

Schwere Thoraxverletzungen können zu Blutungen in die Brusthöhle (Hämatothorax), zur Einschränkung der Atmung und sogar zu Lufteintritt in den Brust- bzw. Zwerchfellraum führen (Pneumothorax). Dies kann im schlimmsten Fall akut lebensbedrohlich sein.

10.1.1 Rippenfrakturen

Häufiger sind aber Kontusionen mit konsekutiven Rippenprellungen oder **Rippenfrakturen**. Allerdings können auch solche Rippen- oder Rippenserienfrakturen aufgrund von Begleitverletzungen oder der schmerzbedingten Atmungseinschränkung gefährlich werden. Rippenfrakturen treten i.d.R. in der Mitte des Thorax ab der 5.–9. Rippe auf. Die unteren Rippen werden eher selten verletzt,

weil sie mobiler sind und besser ausweichen können. Die oberen 4 Rippen werden dagegen durch den Schultergürtel geschützt. Im Vergleich zu den Rippenfrakturen sind **Sternumfrakturen** sehr selten. Auch sie bergen die Gefahr gravierender Begleitverletzungen und müssen sorgfältig untersucht und beobachtet werden.

> **Merksatz**
> ◢ Gekennzeichnet sind solche Verletzungen durch lokale Druck- und atemabhängige Schmerzen.

Je nach Schwere kommt es auf der betroffenen Seite zur Schonatmung. Im Röntgenbild sind nicht immer alle Rippenfrakturen erkennbar. Es dient daher eher der Aufdeckung von Begleitverletzungen. Speziell bei **Rippenserienfrakturen**, wenn 2 oder mehr Rippen verletzt sind, ist mit Lungenquetschungen und Einblutungen oder Eindringen von Luft in den Thorax zu rechnen (Pneumothorax). In schweren Fällen kann es sogar zu Herzkontusionen kommen. Viele dieser Begleitverletzungen treten erst mit einer zeitlichen Verzögerung in den ersten Tagen nach dem Unfall in Erscheinung.

Daher müssen Patienten mit Rippenserienfrakturen sorgfältig überwacht und stationär aufgenommen werden. Ohne schwerwiegende Begleitverletzungen werden – aufgrund der guten Heilungstendenz von Rippenfrakturen – keine komprimierenden Verbände angewendet. Schließlich kann dadurch die ohnehin schon beeinträchtigte Atemfunktion weiter eingeschränkt werden. Um der Schonatmung und den sich daraus ergebenden Komplikationen, z.B. Lungen-entzündung, entgegenzuwirken, ist die Schmerzbekämpfung sehr wichtig. Bei reinen Kontusionen stehen dagegen lokale physikalische Maßnahmen im Vordergrund, wie z.B. Atemgymnastik.

10.1.2 Pneumothorax

Zu den gefürchteten Komplikationen zählt der **Pneumothorax**. Dabei dringt meist infolge einer Verletzung, manchmal aber auch spontan (Spontanpneumothorax), Luft in den Thoraxraum ein. So wird der normalerweise dort herrschende Unterdruck aufgehoben. Die Konsequenz ist ein Kollaps des betroffenen Lungenabschnitts oder sogar eines kompletten Lungenflügels. Hinweise auf einen Pneumothorax sind ein scharfer, lokalisierter Schmerz, begleitet von Husten und Atemnot. Es kann zu paradoxen Atembewegungen kommen, d.h., der betroffene Thorax bewegt sich genau gegenteilig zum normalen Atemmuster. Die Diagnose wird durch ein Röntgenbild gesichert. Die Luft wird dann über ein weitgehend steriles Drainagesystem abgesaugt, wodurch sich die Lunge wieder entfalten kann. Einen Sonderfall bildet der **Spannungspneumothorax**, bei dem mit jeder Inspiration weitere Luft in den Brustraum gelangt, aber in der Exspiration nicht mehr entweichen kann. Es kommt zu einer zunehmenden Atemnot und Kompression der großen thorakalen Gefäße mit Schocksymptomatik. Wenn der Thorax nicht durch ein Ventilsystem baldmöglichst entlastet wird, handelt es sich um eine akut lebensbedrohliche Situation.

10.1.3 Thoraxdeformitäten

Eine Missbildung des Brustkorbs stellt die sog. **Trichterbrust** dar. Dabei kommt es im Bereich des Brustbeins zu einer trichterförmi-

gen Einziehung aufgrund einer Wachstumshemmung im mittleren und unteren Drittel des Sternums. In schweren Fällen können sogar Herz und Lunge verlagert sein. Dies ist im Röntgenbild zu erkennen. Erst bei schweren Veränderungen ist eine Operation nötig.

Im Gegensatz dazu springt bei der **Kiel-** oder **Hühnerbrust** das Brustbein hervor. Diese Deformität kann sowohl angeboren als auch erworben sein. Auch hier richtet sich die Therapie nach funktionellen Einschränkungen. Empfohlen werden i.d.R. stabilisierende Übungen, um die Deformität soweit wie möglich „aufzurichten". Gelingt dies nicht und zeigen sich im weiteren Verlauf kardiale oder pulmologische Einschränkungen, ist ggf. eine operative Intervention in Betracht zu ziehen.

10.2 Verletzungen der Wirbelsäule

Der Anteil von Verletzungen und Schäden an der Wirbelsäule wird im Sport i.A. mit bis zu 5% angegeben. Je nach Sportart kommt es eher zu Akutverletzungen oder Überlastungsschäden. Dabei reicht die Bandbreite der Erkrankungen von Muskelverspannung und Muskelzerrung über Prellung mit Schäden an den Wirbelkörpern und Wirbelbögen (insbesondere beim wachsenden Skelett) bis hin zu Frakturen mit neurologischer Symptomatik.

Je nach Lokalisation werden **Frakturen** von Dornfortsatz, Querfortsatz, Wirbelkörper und Wirbelbogen mit oder ohne Beteiligung des Rückenmarks unterschieden. Bei Dornfortsatzfrakturen finden sich meist Abrissfrakturen infolge von Extrembewegungen, während Querfortsatz-, Wirbelkörper- und Wirbelbogenfrakturen auf Stauchungen und äußere Gewalteinwirkung zurückgeführt werden können. Mehr als 50% der Wirbelkörperfrakturen und -luxationen finden sich im Übergang zwischen Brust- und Lendenwirbelsäule. Eine begleitende neurologische Symptomatik kommt in etwa 10% der Fälle hinzu. Über die Art einer Wirbelsäulenverletzung können möglicherweise bereits die Anamnese des Unfallhergangs und die Untersuchung Aufschluss erteilen. Letztendlich sichert aber die Röntgenuntersuchung die Diagnose. In Anbetracht möglicher Begleitverletzungen, insbesondere des Rückenmarks, sollten weitere apparative Untersuchungen mittels CT oder MRT durchgeführt werden.

Merksatz

◿ Bei jeder sicheren Wirbelsäulenverletzung ist außerdem eine sorgfältige neurologische Untersuchung mit weiteren Kontrollen notwendig. Außerdem kann es auch zu Begleitverletzungen im Bereich von Thorax und Bauchraum kommen.

Abrissfrakturen der Dornfortsätze finden sich v.a. an der Halswirbelsäule. Eine Röntgenuntersuchung sichert auch hier die Diagnose. Als Ursache kommen neben Traumata auch Ermüdungsfrakturen in Betracht, die dann meist den 7. Halswirbel betreffen. Unter konservativen Behandlungsmaßnahmen kommt es zu einer bindegewebigen Ausheilung ohne verbleibende Funktionsdefizite. Eine operative Intervention kommt nicht infrage, da die Strukturen i.d.R. mehrfach frakturiert sind und eine Refixierung nicht mehr möglich ist. Bei Beschwerdepersistenz werden die störenden Frakturanteile operativ entfernt unter Erhalt der ligamentären Strukturen, die einen sehr wichtigen Zuggurtungseffekt haben.

10.2.1 Halswirbelsäule

Schwere Verletzungen im Bereich der Halswirbelsäule entstehen meist durch Stauchung bei Anprallverletzungen des Schädels. Konsekutiv kommt es zu **Frakturen** oder Zer-

reißungen des Bandapparats und der Bandscheibe. Mit neurologischen Ausfällen bis hin zu hohen Querschnittlähmungen ist in bis zu 10% der Fälle zu rechnen. Eine Operation ist nur dann notwendig, wenn es durch die Verletzung zur Instabilität des betroffenen Segments oder neurologischer Symptomatik kommt. Dadurch sollen Rückenmark und Nerven entlastet und die Fraktur stabilisiert werden. Gerade infolge von Verletzungen der oberen Halswirbelsäule sind auch Querschnittlähmungen mit Todesfolge möglich.

Schleuderverletzungen bzw. **Distorsionen der Halswirbelsäule** treten durch eine plötzliche Beschleunigung oder Verzögerung bei einem Anprall auf; daher der Name Schleudertrauma. Die Einteilung erfolgt nach Erdmann Grad I–IV. Hierbei sind zusätzliche Einrisse von Kapseln und Bändern sowie Schädigungen an Nerven und Gefäßen möglich. Zu den typischen Symptomen zählen von der Halswirbelsäule ausstrahlende Schmerzen in den Schultergürtel sowie – mit zeitlicher Verzögerung – Kopfschmerzen und Übelkeit. Behandlungsmaßnahme ist die Ruhigstellung mit einer Halskrawatte und vorsichtige physikalische Therapiemaßnahmen; später kommen krankengymnastische Übungen hinzu. Die vegetative Begleitsymptomatik kann über einen längeren Zeitraum bestehen bleiben und erfordert vielfach eine medikamentöse Behandlung.

10.2.2 Brust- und Lendenwirbelsäule

Am Übergang zwischen Brust- und Lendenwirbelsäule treten Wirbelfrakturen häufig infolge von Stauchungs- oder Biegungsbelastung auf. Neben Querfortsatzfrakturen werden Frakturen des vorderen, mittleren und hinteren Wirbelsäulenpfeilers unterschieden. Von dem betroffenen Abschnitt und der daraus resultierenden Instabilität hängen die Therapiemaßnahmen ab.

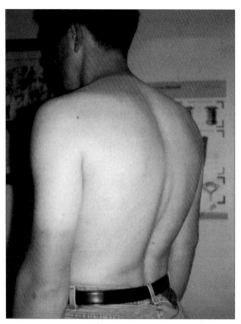

Abb. 10.1: Juvenile Osteochondrose der Brustwirbelsäule (Morbus Scheuermann)

Kompressionsfrakturen ohne Beteiligung der Wirbelkörperhinterkante werden einer funktionell konservativen Behandlung unterzogen. Wenn nötig, muss zunächst eine Reposition unter Extension und Lordosierung vorgenommen werden. Daran schließt sich eine etwa 3-monatige Ruhigstellung in einem Korsett an. Ausgedehntere und instabile Frakturen oder das Vorliegen von Rückenmarksverletzungen oder stärkeren Verschiebungen erfordern eine operative Behandlung zur Entlastung des Rückenmarks und Stabilisierung des betroffenen Wirbelsäulenabschnitts.

Sportbedingte Überlastungsschäden. Bei Erwachsenen finden sich häufig durch den Sport ausgelöste Überlastungsschäden, insbesondere an den Bandscheiben und Wirbelbogengelenken. Allerdings ist es nicht immer eindeutig, inwiefern degenerative oder anlagebedingte Schäden vorliegen. Dies gilt besonders für die Lendenwirbelsäule. Bei Kindern und Jugendlichen werden Schäden an der Wirbelsäule schneller sportlichen Überlastungen zugeschrieben. Dabei handelt

es sich zumeist um Wachstumsstörungen an den Wirbelkörpern, sog. juvenile Osteochondrosen (M. Scheuermann), die von Formveränderungen bis hin zu schwerer Deformierung führen können. Die Konsequenz sind Fehlstellungen wie Kyphosen oder Skoliosen (s. Abb. 10.1).

Eine sorgfältige körperliche Untersuchung einschließlich der segmentalen Funktionsprüfung kann über Haltungs- und Formfehler sowie mögliche Schäden Aufschluss geben. Erst dann sollten gezielt Röntgenbilder angefertigt werden, an denen das Ausmaß und der Grad der Schädigung festgelegt werden können sowie auch eine prognostische Beurteilung getroffen werden kann. Daran orientieren sich die Behandlung und die weitere mögliche sportliche Belastbarkeit.

Merksatz

◢ Diese Entscheidung spielt insbesondere für das wachsende Skelett eine wichtige Rolle und sollte daher sehr sorgfältig und konsequent umgesetzt werden.

Spondylolisthesis

Eine weitere wichtige Ursache von Beschwerden im Bereich der Wirbelsäule, die unter Überlastung schon im Wachstumsalter auftreten können, sind die Spondylolyse und die Spondylolisthese (Wirbelgleiten). Am häufigsten tritt die Spondylolyse am 5. Lendenwirbelkörper auf (s. Abb. 10.2), sodass dieser bei einer Spondylolisthesis über den ersten Sakralwirbel nach vorne gleitet. Die Einteilung der Spondylolisthese erfolgt nach Meyerding I–IV. Hierbei wird das Ausmaß der Ventralverschiebung auf der LWS-Seitaufnahme in 4 Stufen unterteilt. Die Wirbelkörperdeckplatte kaudal des verlagerten Wirbelkörpers wird geviertelt und als Maßstab für die Gradeinteilung verwendet. Die Ursache einer Spondylolyse ist eine Spaltbildung im Bereich des Wirbelbogens, die beim Kind auf einer fehlenden Verknöcherung der noch knorpelig angelegten Wirbelbogenanteile beruht. Beim Erwachsenen kann sie auch als Ermüdungsbruch auftreten. In der Normalbevölkerung wird das Vorkommen von Spondylolysen auf 4–5% geschätzt. Die Behandlung und auch die weitere Sportausübung richten sich nach dem Beschwerdebild bzw. nach den im Röntgenbild nachweisbaren strukturellen Veränderungen. Funktionsaufnahmen der Wirbelsäule mit Flexion und Extension im Sitzen dienen zum Nachweis der Instabilität bei spondylolytischer und degenerativer Spondylolisthese. Das Therapieziel ist:

- Schmerzfreiheit
- Stabilisierung des Gleitwirbels
- Wiederherstellung der WS-Statik

Die operative Versorgung besteht in einer Reposition des Gleitwirbels und Fixierung mittels Schrauben-Stab-System (s. Abb. 10.3) im Sinne einer posterioren lumbalen interkorporellen Fusion (PLIF), ansonsten ist ein zusätzlicher ventraler Eingriff notwendig (ALIF). Nach der Operation ist das Ziel, ein stabiles Muskelkorsett zu erhalten, um die knöcherne Konsolidierung zu unterstützen. Hierbei sind stabilisierende Bewegungsübungen sehr wichtig, mobilisierende Übungen sind für einen Zeitraum von mindestens 3 Monaten zu vermeiden.

Spina bifida
Eine weitere Form der Spaltbildung des Wirbelbogens kann am Dornfortsatz auftreten.

Abb. 10.2: Röntgen der LWS in 2 Ebenen (ap, seitlich) im Stand mit Versatz von LWK 5 gegenüber SWK 1 nach ventral um mindestens 50% (Spondylolisthese Grad II nach Meyerding)

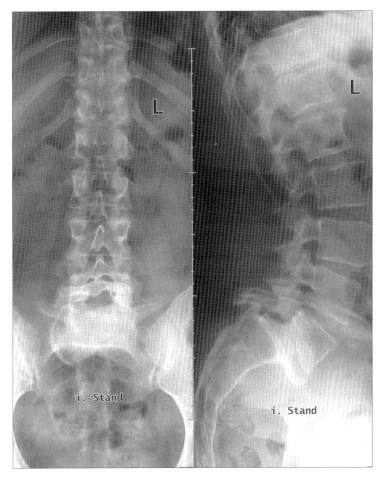

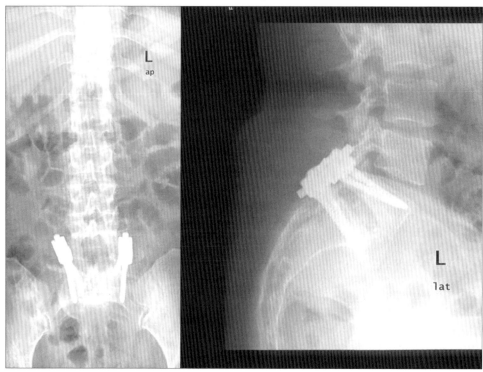

Abb. 10.3: Postoperatives Röntgen der LWS in 2 Ebenen (ap, seitlich) mit Reposition des Wirbelkörperversatzes von LKW 5 gegenüber SWK 1 und Fixierung mittels dorsalem Schrauben-Stab-System und intercorporellem Spacer (PLIF=Postero-Lumbale Intervertebrale Fusion)

Wenn diese mit einer angeborenen Rückenmarksschädigung einhergeht, liegen meist ausgeprägte neurologische Symptome vor. Man spricht dann auch von einer offenen Spina bifida. Bei einem lediglich ausbleibenden knöchernen Bogenschluss sind auch unter Belastung im jugendlichen und erwachsenen Alter keine spezifischen Schäden zu erwarten.

Haltungsschäden

Aus Haltungsfehlern und Haltungsschwächen können sich strukturelle Schäden wie der M. Scheuermann und auch skoliotische Fehlhaltungen entwickeln.

Skoliosen

Insbesondere bei der Skoliose ist die eigentliche ursächliche Störung in etwa 85% der Fälle nicht bekannt. Sie führt zu einer Wachstumsdeformität der Wirbelsäule mit Seitausbiegung, Verdrehung und Rotation der Wirbelsäule. Die meisten Skoliosen werden erstmals im Alter von 10–12 Jahren festgestellt und eher zufällig entdeckt. Bis etwa 20° Seitausbiegung lässt sich eine krankengymnastische Behandlung durchführen. Ab 20° wird meist zusätzlich ein Korsett verordnet, darüber hinausgehende Verkrümmungen erfordern eine operative Behandlung ab etwa 40°. Bei geringgradigen Skoliosen ist i.d.R. keine Einschränkung sportlicher Belastung gegeben. Im Gegenteil: Bestimmte Sportübungen sind sogar als Bestandteile der Therapie erwünscht. Bei hochgradigeren bzw. progredienten Skoliosen sind Sportarten, insbesondere solche, die zu einer Verschlimmerung führen können (z.B. Racketsportarten, Reiten) unerwünscht.

Bandscheibenvorfälle, Lumbago, Ischialgie

Durch degenerative Veränderungen oder übermäßige Belastungen kann es zu einer Verlagerung von Bandscheibengewebe nach dorsal in den Rückenmarkskanal kommen und in der Folge ein Bandscheibenvorfall auftreten. Zu Beginn einer solchen Entwicklung stehen degenerative Veränderungen im Vordergrund. Meist besteht auch ein lokaler Schmerz, der als Lumbalgie bezeichnet wird. Sobald das Bandscheibengewebe auf Nervengewebe drückt, insbesondere auf die Nervenwurzel, kommt es zum Schmerzbild einer Ischialgie. Es treten ziehende Schmerzen entlang dem Versorgungsgebiet der Nervenwurzel auf, die in das Bein ausstrahlen können. Dies ist mit einer Nervenfunktionsstörung, Sensibilitätsminderung, motorischen Lähmungen und Reflexabschwächung verbunden. Die Behandlung im akuten Stadium besteht aus physikalischer und medikamentöser Therapie mit Kortikosteroiden und Antiphlogistika. Bei chronischen Ischialgien oder auch stärkeren Lähmungserscheinungen ist ein operatives Vorgehen angezeigt, bei der offen, aber auch mikrochirurgisch oder perkutan, Bandscheibengewebe entfernt wird. Dies ist meist mit einer Veränderung der Wirbelsäulenstatik verbunden, sodass weitere sportliche Belastungsmöglichkeiten im Einzelfall festgelegt werden müssen. Als Sonderfall bzw. Notfall ist der sog. **Massenprolaps** anzusehen, bei dem der massive Bandscheibenvorfall zu einer kompletten Kompression des Rückenmarks und zu einer Lähmung der Blase und des Mastdarms führt, was eine sofortige operative Revision erfordert. Die postoperative Nachbehandlung beinhaltet neben rückengerechten Verhaltensweisen auch eine stabilisierende Krankengymnastik und eine entlordosierende Therapie. Eine Mobilisation der Bewegungssegmente sollte für einen Zeitraum von 12 Wo. vermieden werden.

M. Bechterew

Die Bechterew-Erkrankung, eine entzündlich rheumatische Erkrankung, manifestiert sich primär an den Kreuzbeinfugen und den kleinen Wirbelgelenken. So kommt es an der Wirbelsäule häufig zu einer Versteifung in kyphotischer Fehlstellung. In fortgeschrittenen Fällen sind auch die Rippengelenke mit betroffen, sodass evtl. die Atemfunktion eingeschränkt ist. Neben der medikamentösen Therapie steht die krankengymnastische Behandlung im Vordergrund. Mit ihr kann zwar die Versteifung nicht aufgehalten werden, wohl aber die Fehlstellung günstig beeinflusst werden. Hochgradige Fehlstellungen erfordern operative Korrekturen in mehreren Etagen, um eine Aufrichtung zu erzwingen. Aufgrund des hohen Frakturrisikos sollten speziell die Sportarten vermieden werden, die mit einer Belastung der Wirbelsäule einhergehen.

10.3 Verletzungen der Bauchregion

Abdominalverletzungen kommen im Sport eher selten vor. Der Anteil der im Sport erlittenen Verletzungen beträgt etwa 10%.

> **Merksatz**
> ◢ Bei den meisten derartigen Verletzungen handelt es sich um stumpfe Verletzungen durch Verkehrsunfälle, Stürze oder Aufprall auf Hindernisse. Die am meisten betroffenen Organe sind Milz, Leber, Nieren und Darm.

10.3.1 Hernien

Körperliche Anstrengung kann auch zur Entstehung sog. **Hernien** (Brüche) beitragen. Darunter versteht man sackförmige Ausstülpungen des Bauchfells, z.T. mit Eingeweiden. Sie treten an Stellen, die eine „Bindegewebsschwäche" aufweisen, auf. Meist gibt es dort keine festigende Muskulatur. Wird der Druck im Bauchraum erhöht, z.B. bei der Bauchpresse, können die jeweiligen Anteile durch die sog. Bruchpforte in den Bruchsack austreten. Eine typische Lokalisation ist am Leistenkanal als sog. **Leistenhernie**. Typisch sind aber auch Hernien im **Nabelbereich** (Nabelhernie) oder nach Operationen (Narbenhernien). Je nach Größe, Verschieblichkeit oder gar eingeklemmter Darmanteile reicht die Behandlung von Überwachung bis hin zur Notoperation. Allerdings entsteht auch infolge einer solchen Operation wieder eine erneute Schwachstelle, an der sich Hernien ausbilden können.

Milz- und **Leberverletzungen**. Richtungweisend sind Schmerzen im Bauchraum. Da die großen Gefäße dort zu finden sind, muss der Beurteilung des Kreislaufs und dem Erkennen einer Schocksymptomatik besondere Bedeutung zukommen. Daher sollten Betroffene stets notfallmäßig versorgt und weiteren diagnostischen Maßnahmen wie Röntgenaufnahme, Ultraschalluntersuchung, MRT, CT und Laparoskopie zur Abklärung der vorliegenden Organverletzungen unterzogen werden. Die Mortalitätsrate bei Verletzungen innerer Organe ist nicht unerheblich. Sie wird mit bis zu 10% bei Milzrupturen bzw. bis zu 30% bei Leberverletzungen angegeben. Frühzeitige Diagnosestellung und operative Behandlung verbessern die Prognose.

10.3.2 Nieren- und Blasenverletzungen

Auch die inneren Organe des **Urogenitaltrakts** sind bei Abdominalverletzungen häufig mit betroffen. Insgesamt ist mehr als die Hälfte aller Abdominalverletzungen an den Organen Milz und Nieren lokalisiert. Zu den übrigen Verletzungen zählen die Harnblasenverletzungen und die Verletzungen des Ureters und der Harnröhre. Leitsymptom dieser Verletzungen ist neben der Lokalsymptomatik der Nachweis von Blut im Urin (Hämaturie).

Allerdings kann es auch ohne Verletzung der ableitenden Harnwege zu einem vermehrten Auftreten roter Blutkörperchen im Urin beim Leistungssportler kommen. Dies ist z.T. auf eine gesteigerte Nierendurchblutung durch körperliche Anstrengung, Mikroverletzungen der Blasenschleimhaut bzw. eine vermehrte Hämoglobinfreisetzung durch übermäßige mechanische Belastung der Erythrozyten in den Blutgefäßen zurückzuführen. Erst bei wiederholtem Auftreten dieser Form von Hämaturie wird eine urologische Abklärung empfohlen.

10.3.3 Genitalverletzungen

Zu den typischen **Hodenverletzungen** zählt die Hodenkontusion. Sie tritt bevorzugt bei Ball- und Kontaktsportarten auf, sodass ein Hodenschutz zur Prophylaxe bei vielen Sportarten routinemäßig eingesetzt wird.

Es kommt zu einer starken lokalen Schmerzhaftigkeit. Zu den Therapiemaßnahmen zählen die Kryotherapie, Hochlagern des Hodensacks und antiödematöse und analgetische medikamentöse Behandlung für einige Tage. Meist kommt es darunter zu einer raschen Besserung. Gelegentlich kann es zu einer Einblutung und Ausbildung eines Hämatoms kommen, was in seltenen Fällen auch ein operatives Vorgehen erforderlich machen kann.

An weiteren Genitalverletzungen ist die nicht seltene **Penisverletzung** zu erwähnen, die durch Quetschung, z.B. durch einen Sturz auf die Hochsprunglatte, entsteht. Vor allem an der Peniswurzel können dabei Läsionen an der Harnröhre auftreten, die später zu Stenosen führen. Im akuten Fall kommt es zu starken Schmerzen und Blutaustritt aus der Harnröhre. Hämatome im Bereich der Eichel und der Vorhaut können zu behandlungsbedürftigen Phimosen (Einschnürungen durch die Vorhaut) führen. Durch ständige mechanische Irritationen wie beim Radfahren wird die empfindliche Haut des Perineums gereizt, und es kommt zu oberflächlichen Erosionen. Wenn die Hauptäste des N. pudendus mit betroffen sind, können auch Sensibilitätsstörungen im Bereich des Damms hinzukommen. An weiteren Komplikationen sind Reizerscheinungen der Harnröhre und der Prostata möglich. Bei schwerer wiederholter Traumatisierung des Damms kann es bei Männern zu Erektionsstörungen kommen. Den chronischen mechanischen Irritationen des Damms wird zunächst mit der Überprüfung und Korrektur der Sattelform und evtl. Polsterung vorgebeugt. Bei Hautirritationen ist eine sorgfältige Hautpflege und Hygiene hilfreich. Weiter gehende Komplikationen erfordern eine fachurologische Behandlung.

II Sportverletzungen und Sportschäden

11 Verletzungen der Hüft- und Beckenregion

J. W.-P. Michael, P. Eysel

11.1 Verletzungen und Erkrankungen der Hüftregion

Je nach Sportart treten bis zu 80% aller Verletzungen an der unteren Extremität auf. Inwieweit das Becken und die Oberschenkel betroffen sind, hängt von der Art der Verletzung ab. Beckenfrakturen als Sportverletzungen sind eher selten; häufiger treten knöcherne Sehnenabrisse am Becken auf. Bis zu 60% aller Muskelverletzungen finden sich an der Hüfte bzw. dem Oberschenkel.

Chronische Überlastungsschäden treten bevorzugt als Insertionstendopathien an Sehnen, deren Ursprung oder ihrem Ansatz am Becken, auf. Gelenkverletzungen sind zwar seltener, zumeist aber schwerwiegender und haben eine ungünstige Prognose. Dies gilt insbesondere bei der Hüftluxation und Hüftpfannenverletzungen, die im Sport nur bei Stürzen mit großer Krafteinwirkung vorkommen.

Zu den Folgen von Fehlbelastungen zählen Reizzustände an der Symphyse und an den Iliosakralgelenken. Sie treten hauptsächlich bei Turnern bzw. Tänzern auf. Auch eine Koxarthrose kann sich als Spätfolge aus Fehlbelastungen entwickeln. Sportarten mit stoßförmiger Belastung der Gelenke und das Vorliegen von prädisponierenden Faktoren wie Hüftgelenksdysplasien u.a. Deformitäten nach vorangegangenen Erkrankungen führen vermehrt zur Ausbildung eines späteren Hüftgelenkverschleißes. Ein gesicherter Zusammenhang ist allerdings nicht gegeben und in der Pathogenese der Koxarthrose tritt die Überlastung lediglich als Kofaktor auf.

11.2 Verletzungen und Erkrankungen der Beckenregion

Die Anteile des knöchernen Beckens sind straff miteinander verbunden. Diese Besonderheit ermöglicht eine elastische Verformbarkeit, und erst eine hohe äußere Krafteinwirkung führt zu knöchernen Verletzungen. Dabei handelt es sich meist um sehr ernste Verletzungen, die mit hohen Blutverlusten und Verletzungen von wichtigen Weichteilorganen einhergehen können. Bei der Einteilung sind Beckenfrakturen von Oberschenkelfrakturen zu unterscheiden.

11.2.1 Frakturen und andere Knochenverletzungen

Beckenfrakturen
- Beckenrandfraktur, apophysäre Abrissfrakturen
- Beckenringfraktur
- Hüftpfannenfraktur

Zu den **Beckenrandfrakturen** zählen die Frakturen der Darmbeinschaufel, isolierte Frakturen von Schambein und Sitzbein sowie Sehnenabrissfrakturen, die als Sportverletzungen an den Sehnenansätzen lokalisiert sind: z.B. die Spina iliaca anterior superior als Ansatz des M. sartorius, die Spina iliaca anterior inferior als Ansatz des M. rectus femoris, der Tuber ossis ischii als Ansatz des M. biceps, M. semitendinosus, M. semimembranosus und der Trochantor minor als Ansatz des M. iliopsoas. Solche Abrissfrakturen treten bei max. Krafteinwirkung der Muskulatur auf und sind daher typische Verletzungen des jüngeren Sportlers. Die Symptomatik besteht aus dem Funktions-, Druck- und Stauchungsschmerz bei der Untersuchung. Die entscheidende diagnostische Maßnahme ist die Röntgenuntersuchung, in der sich die Knochenverletzung darstellt. Manchmal benötigt man allerdings spezielle Aufnahmetechniken zur endgültigen Sicherung der Diagnose.

Merksatz

⊿ Beckenrandbrüche führen nicht zu einer Beeinträchtigung der Stabilität des Beckenrings.

Operative Maßnahmen sind deshalb eher selten erforderlich. Nur gelegentlich muss eine Abrissfraktur operativ fixiert werden, dies gilt v.a. für jüngere Sportler. Meist ist aber konservatives Vorgehen mit temporärer Ruhigstellung ausreichend, ohne dass später funktionelle Defizite verbleiben.

Zu **Beckenringfrakturen** kommt es durch äußere Krafteinwirkung wie bei Stürzen oder massiven Prellungen. Eine Beckenringfraktur kann mit einer Instabilität des Beckens einhergehen, meist kommt es begleitend zu mitunter schwerwiegenden Weichteilverletzungen an Blutgefäßen, Darm u.a. inneren Organen. Funktions- und Belastungsschmerz, Stauchungsschmerz sowie äußere Prellmarken und Hämatome sind die führenden Symptome. Die Röntgenuntersuchung zeigt die verschiedenen Typen von Beckenringfrakturen:

⊿ Vordere/hintere Beckenringfraktur
⊿ Vollständige Beckenringfraktur
⊿ Doppelseitige vollständige Beckenringfraktur

Besonders wichtig ist die Diagnose von Begleitverletzungen, die sich durch Blutverlust und typische Symptome bei Schädigung innerer Organe zu erkennen gibt. Eine operative Therapie ist erforderlich bei instabilen Brüchen mit Dislokationen sowie bei Begleitverletzungen von Gefäßen, Darm, Blase und Harnröhre. Akute Komplikationen wie Blutungen können lebensbedrohlich sein. Begleitverletzungen der inneren Organe können durch Infektionen auch später noch bedrohlich werden. Spätkomplikationen treten bei bleibenden Dislokationen auf, insbesondere wenn diese zu einer Störung der Statik des Beckens führen. Auch Instabilitäten der Schambeinfuge und frühzeitige Verschleißerscheinungen des Iliosakralgelenks sind als Spätfolgen möglich.

Stürze auf die Hüfte oder Krafteinwirkung über den Oberschenkel können zu einer **Hüftpfannenfraktur** führen. Sehr häufig treten begleitend Luxationen des Hüftkopfs auf. Fehlstellung und Verkürzung des Beins, Funktionseinschränkung und Funktionsschmerz sind die charakteristischen Symptome. Die Röntgenuntersuchung zeigt die möglichen Bruchformen auf.

Das Vorliegen einer Luxation erfordert eine notfallmäßige Versorgung. Frakturen ohne Dislokationen können ohne Operation durch Entlastung, evtl. Extensionsbehandlungen ausheilen. Bei dislozierten Brüchen ist eine Osteosynthese nach Reposition mit vollständiger Wiederherstellung der Gelenkkongruenz erforderlich. Komplizierend kann es zu Knorpelknochenabscherungen des Hüftkopfs und bei der Luxation nach dorsal zu Läsionen des N. ischiadicus kommen. In vielen Fällen kommt es zu einem frühen Hüftgelenkverschleiß.

Stressfrakturen im Bereich des Beckens, z.B. Sitz- und Schambein, entstehen unter Dauerbelastung, wie z.B. bei Marathonläufern und Gehern in seltenen Fällen. Häufiger sind Schenkelhals und Femurschaft betroffen. Die Behandlung erfolgt i.A. konservativ. Unter Entlastung kommt es zur Ausheilung, bei Stressfrakturen im Schenkelhalsbereich kann dagegen auch eine operative Stabilisierung notwendig werden.

11.2.2 Gelenkverletzungen

Folgende Gelenke oder gelenkige Verbindungen des Beckens können bei akuten Verletzungen oder chronischen Schädigungen betroffen sein:

- Hüftgelenk
- Iliosakralgelenk
- Symphyse
- Azetabuläre Labrumläsion

Die **Hüftgelenksluxationen** sind Verletzungen, die bei schweren Stürzen oder anderen Kontusionsverletzungen auftreten, häufig in Kombination mit Hüftpfannenfrakturen. Je nach Luxationsrichtung werden verschiedene Formen unterschieden. So kann der Hüftkopf nach hinten, vorne, oben oder unten verschoben sein.

Bei einer zentralen Luxation hat der Hüftkopf die Pfanne perforiert und ist ins Becken vorgedrungen. Zu den Symptomen zählen lokale Schmerzen, typische Beinfehlstellungen und eine federnde Gelenkfixation. Das Röntgenbild zeigt die Luxationsrichtung, wobei besonders auf begleitende Frakturen geachtet werden muss. Eine Hüftgelenksluxation ist immer ein **Notfall**. Eine sofortige Reposition kann evtl. das Entste-

hen einer Kopfnekrose verhindern. Je nach knöchernen Begleitverletzungen sind eine operative Reposition und Stabilisierung vorzunehmen. An weiteren Komplikationen treten Nervenlähmungen und Gefäßläsionen auf. Auch müssen Blutverluste, die z.T. erheblich sein können durch Einblutungen ins kleine Becken, in Betracht gezogen werden. Spätfolgen sind die aseptische Kopfnekrose bzw. der frühzeitige Gelenkverschleiß (s. Abb. 11.1).

Meist treten **Verletzungen des Iliosakralgelenks** im Zusammenhang mit Beckenringfrakturen auf, bei denen es zu einer Kontinuitätsdurchtrennung im Gelenkbereich gekommen ist. Davon zu trennen sind chronische Schäden des Iliosakralgelenks, die in Form von Blockierungen oder Instabilitäten bei Überlastung auftreten können. Diese werden im Rahmen einer Beckenringlockerung v.a. beim Turnen und Tanzen beobachtet.

Meist werden tief sitzende Kreuzschmerzen mit Ausstrahlung in die Glutealgegend angegeben. Außerdem bestehen Belastungsschmerzen auf der betroffenen Seite. Bei der Untersuchung findet sich eine lokale Druckempfindlichkeit. Mit manuellen Tests lässt sich eine Beteiligung des Iliosakralgelenks

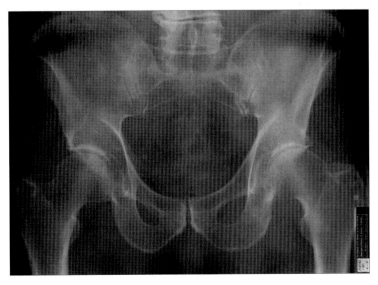

Abb. 11.1: Röntgen Beckenübersicht mit deutlichen arthrotischen Veränderungen des linken Hüftgelenkes (Sklerose, Osteophyten, Gelenkspaltverschmälerung) und beginnend auf der rechten Seite

überprüfen. Die bevorzugte Behandlungsform stellen manualtherapeutische Maßnahmen und Physiotherapie dar, gelegentlich
können auch Infiltrationen erforderlich sein.

> **Merksatz**
> ◢ Eine Mitbeteiligung des Iliosakralge-
> lenks im Rahmen von vollständigen
> Beckenringbrüchen erfordert ggf.
> eine operative Versteifung des Iliosa-
> kralgelenks.

Akute **Symphysenverletzungen** treten isoliert oder im Zusammenhang mit kombinierten Beckenringverletzungen auf. Chronische
Schädigungen werden ähnlich wie am Iliosakralgelenk infolge von Überlastungen beim
Turnen, aber auch Fußball gesehen. Frauen
während und kurz nach Schwangerschaften
sind durch die hormonell bedingten Bandlo-
ckerungen besonders anfällig.

Die führenden Symptome sind lokale
Schmerzen und der Funktionsschmerz bei
einseitiger Belastung (Einbeinstand). Im
Röntgenbild lässt sich eine bestehende Seitendifferenz nachweisen (Aufnahme im Einbeinstand). Chronische Schäden führen im
Verlauf auch zu osteochondrotischen Veränderungen und Verkalkungen.

Bei isolierten traumatischen Sprengungen
der Symphyse ist eine konservative Therapie
mit einem Becken- oder Trochantergurt möglich. Chronische Beschwerden erfordern physikalische Behandlungsmaßnahmen, evtl. lokale Infiltrationsbehandlungen. Ganz selten,
überwiegend nach schwereren traumatischen
Schädigungen, ist eine operative Stabilisierung angezeigt. Hierbei erfolgt eine Verschraubung und Verplattung beider Schambeine.

Azetabuläre Labrumläsionen treten mit
einer Prävalenz von über 20% bei Sportlern
auf, die über Leistenbeschwerden klagen
[Narvani et al. 2003]. Das Labrum besteht
zum größten Teil aus Typ-I-Kollagen-Faser-
bündeln. Es bewirkt eine geringe Vertiefung
der Gelenkpfanne und verbessert die Stabili-

tät des Gelenks. Neuere Untersuchungen
konnten zeigen, dass Labrumläsionen neben
einem direkten traumatischen Zusammenhang auch beim femoro-azetabulären Impingement beschrieben worden sind [Biedert et
al. 2003]. Die Klassifikation der Labrumläsion erfolgt modifiziert nach Czerny, Hofmann und Neuhold (1996). Eine exakte Diagnose ist nur mittels MRT möglich. Die
Therapie der Labrumläsion wird bestimmt
durch die zugrunde liegende Pathologie.

Der Entstehung einer Koxarthrose liegen
entweder dysplastische oder nichtdysplasti-
sche Veränderungen zugrunde [Ganz et al.
2003]. Bei der Dysplasie-Koxarthrose zeigt
sich eine exzessive Überlastung des Pfannenrands mit Schädigung des Labrumkomplexes
(s. Abb. 11.2). Durch die zunehmende In-
kongruenz kommt es sehr schnell zu einer
Gelenkzerstörung mit Ausbildung typischer
arthrotischer Veränderungen (Gelenkspaltverschmälerung, osteophytären Randanbau-
ten, zystische Veränderungen). Die nichtdys-
plastischen Veränderungen führen über degenerative Prozesse zur Früharthrose. Häufig
liegt hier ein Impingement zwischen proxi-
malem Femurende und dem Pfannenrand
vor. Es werden entsprechend 2 femoro-azeta-
buläre Impingementtypen [Ito, Minka II,
Leunig 2001] unterschieden:
◢ Cam-Impingement (Nockenwellen-Im-
pingement)
◢ Pincer-Impingement (Beißzangen-Im-
pingement)

Die Therapie richtet sich nach der Beschwerdesymptomatik und sollte so lange wie möglich konservativ sein. Diese kann neben physikalischen Maßnahmen die Gabe von
Schmerzmitteln und aktive und passive physiotherapeutische Maßnahmen beinhalten.
Sollte eine Beschwerdepersistenz oder gar
eine -progredienz bestehen, bestehen Möglichkeiten der arthroskopischen und offenen
Hüftchirurgie. Zu den Grenzen der arthroskopischen Intervention gehören u.a. eine

Abb. 11.2: Röntgen Beckenübersicht in ap-Projektion mit valgischer Fehlstellung beider Schenkelhälse (rechts mehr als links) und Pfannenranddefizit

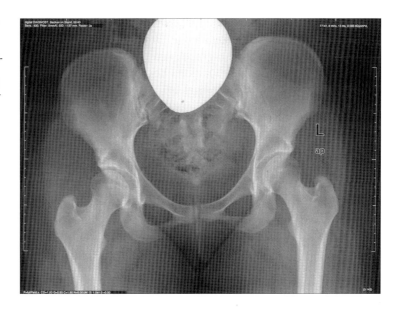

fortgeschrittene Knorpelschädigung und eine erhebliche Bewegungseinschränkung. Postoperativ muss das Hüftgelenk krankengymnastisch beübt und mobilisiert werden. Es erfolgt eine Abrollbelastung der betroffenen Extremität für die Zeit der Wundheilung bis etwa 14 Tage, danach Belastungszunahme mit halbem Körpergewicht für weitere 2 Wo. und anschließend Übergang zur Vollbelastung.

11.2.3 Weichteilverletzungen und Überlastungsschäden

Weichteilverletzungen, insbesondere Muskelverletzungen treten bevorzugt an Hüfte und Oberschenkel auf. Zu den Weichteilverletzungen zählen außerdem Prellungen, Haut-, Sehnenverletzungen und Reizzustände der Sehnenansätze sowie Verletzungen und Schäden an Schleimbeuteln bzw. anderen Weichteilstrukturen.

Die Muskelverletzungen des Oberschenkels und der Hüftmuskulatur verteilen sich im Wesentlichen auf die Streckmuskulatur und den M. quadriceps, die Beugemuskulatur mit den Hamstrings und die Adduktorenmuskulatur. Zahlenmäßig überwiegen Verletzungen der Quadricepsmuskulatur und der Hamstrings, allerdings findet sich eine deutliche Abhängigkeit von der jeweiligen Sportart, wie Tabelle 11.1 zeigt.

Grundsätzlich unterscheidet man **direkte Muskelverletzungen** infolge von Kontusionen durch äußere Gewalteinwirkung von indirekten Verletzungen wie **Muskelzerrungen** oder **Muskelrissen** bzw. **Muskelfaserrissen**. Letztere kommen bei Muskelaktivierung zustande. Ursachen speziell für das

Tab. 11.1: Verletzungen der Muskulatur in Abhängigkeit zur Sportart

	Leichtathletik	Fußball	Turnen
Quadriceps	43,9%	53,5%	35,0%
Hamstrings	46,2%	26,7%	41,7%
Adduktoren	7,6%	18,6%	21,7%
Andere	2,3%	1,2%	1,6%

Auftreten von Muskelzerrungen und -rissen sind eine ungenügende Dehnfähigkeit der Muskulatur, Muskelübermüdung und eine gestörte intramuskuläre Koordination. Besonders anfällig sind dabei zweigelenkige Muskeln wie die Ischiokruralmuskulatur und der M. quadriceps, die durch das Zusammenwirken von Hüft- und Kniegelenk hohe äußere Kräfte auffangen müssen. Die sich daraus ergebende exzentrische Muskelkontraktion und die dabei besonders hohen und verletzungsgefährdenden Kraftspitzen in den Muskelfaserbündeln unterstützen diese Art der Verletzungen. Als weiterer Faktor spielt die Elastizität des Muskels eine Rolle, denn fehlende Dehnfähigkeit begünstigt ebenfalls das Auftreten von Verletzungen. Dysbalance, Muskelermüdung, Aufwärmzustand und insbesondere Vorverletzungen sowie Muskelverkürzung infolge eines stereotypen Trainings in bestimmten Sportarten sind als Risikofaktor anzusehen.

Bei den Muskelverletzungen ist es nicht immer leicht, die Muskelzerrung vom Muskelfaserriss oder vom Muskelriss zu unterscheiden.

Typisch für die **Muskelzerrung** sind der langsam einsetzende Schmerz und der in Ruhe weitgehend schmerzfreie Muskel. Im Gegensatz dazu tritt beim **Faserriss** ein scharfer messerstichartiger Schmerz auf und bleibt auch noch in Ruhe bestehen. Bei einem **kompletten Riss** ist eine Delle im Muskelverlauf tastbar. Ein Hämatom bzw. eine Kontinuitätsunterbrechung lässt sich durch eine sonographische Untersuchung nachweisen.

Die rechtzeitige Einleitung von Erstmaßnahmen ist für den weiteren Verlauf von entscheidender Bedeutung. Noch am Verletzungsort sollten unbedingt Kälte und Kompressionsverbände angewendet werden. Außerdem sollte die betroffene Extremität entlastet und hoch gelagert werden. In der Folge sollten sich eine antiödematöse, entzündungshemmende und analgetische Thera-

pie sowie physikalische Maßnahmen wie Iontophorese und Lymphdrainagen anschließen.

> **Merksatz**
> ◢ Die lokale Injektion von Enzympräparaten kann den Heilungsvorgang beschleunigen. Liegen bei einem Muskelfaserriss oder Muskelriss größere Blutergüsse vor, können diese abpunktiert werden.

Bei Muskelfaserrissen, die größer als $1/4$ des Muskelquerschnitts sind, bzw. bei Vorliegen ausgedehnter Hämatome, wird ein operatives Vorgehen empfohlen. Muskelzerrungen sind i.A. nach 8–10 Tagen ausgeheilt. Bei Muskelfaserrissen am Oberschenkel dauert es bis zu 6 Wochen, bis die volle Belastbarkeit wieder erreicht ist.

11.2.4 Sehnenverletzungen und Sehnenschäden

Knöcherne Sehnenausrissfrakturen kommen eher im Bereich des Beckens vor. Sie treten v.a. im Kindes- und Jugendalter auf. Die erst im späteren Alter zunehmenden degenerativen Sehnenveränderungen erklären, warum knöcherne Ausrissfrakturen mehr bei jüngeren Sportlern zu finden sind. Außerdem sind die Sehnenansätze häufig an Apophysen lokalisiert, deren max. Festigkeit erst nach Wachstumsabschluss erreicht wird. Typische Lokalisationen für Ausrissfrakturen sind die Spina iliaca anterior superior als Ansatzstelle des M. tensor fasciae latae, die Spina iliaca anterior inferior mit dem Ansatz der Sehne des M. rectus femoris und das Os ischii als Ansatzstelle der ischiokruralen Muskelgruppe. Seltener betroffen ist der Trochanter major mit dem Ansatz der Außenrotatoren und der Trochanter minor mit dem Ansatz des M. iliopsoas.

Ähnlich wie bei Sehnenrupturen kommt es bei knöchernen Sehnenausrissen zu einem plötzlich auftretenden Schmerz bei voller Belastung. Meist ist er verbunden mit einem deutlichen Kraftverlust und kompletten Funktionsausfall des Muskels. Bei der Untersuchung findet man je nach Lokalisation an den Ansatzstellen einen lokalen Druckschmerz. Später kann sich ein Hämatom ausbilden. Die Röntgenuntersuchung kann den knöchernen Ausriss aufdecken.

Knöcherne Sehnenausrisse werden i.d.R. im Bereich des Beckens und der Hüfte konservativ behandelt. Nur bei stärkerer Dislokation erfolgt gelegentlich eine Refixation und Verschraubung. Aber meist kommt es auch bei einer konservativen Therapie mit Entlastung und ggf. physikalischen Therapiemaßnahmen zu guten funktionellen Ergebnissen. Die vorliegenden Dehiszenzen an den Apophysen sind nach einiger Zeit knöchern durchbaut.

Unter übermäßiger Beanspruchung und Dauerbelastung kann es an den Übergangszonen der knöchernen Sehneninsertion zu chronischen Gewebsschädigungen – **Insertionstendinosen** – kommen. Die Kraftbeanspruchung ist im Sehnenansatzbereich am größten, weil hier durch ständige Änderung der Zugrichtung besonders hohe Belastungen auftreten. Bei chronischen Verlaufsformen muss dies aber nicht die einzige Ursache sein.

Gewebevorschäden, Überlastung, Muskelverspannungen, Allgemeininfekte, chronische Infektionsherde und Schäden an benachbarten Gelenken können gleichermaßen das Entstehen einer Insertionstendinose begünstigen. Sie finden sich besonders häufig an Becken und Hüfte und betreffen folgende Sehnenansätze (s. Tab. 11.2).

> **Merksatz**
> ◢ Typisch für die Insertionstendinose sind der Belastungsschmerz und die jeweilige Lokalisation.

Bei chronischem Verlauf können auch Knochensporne an den Sehnenansätzen als Ausdruck einer strukturellen Schädigung im Bereich der Übergangszonen des Sehnenansatzes nachgewiesen werden.

Je nach Stadium stehen verschiedene Behandlungsmöglichkeiten zur Verfügung. Das Spektrum reicht von einfachen physikalischen Anwendungen über krankengymnastische Übungsbehandlungen mit Dehnung der zugehörigen Muskulatur bis zu medikamentösen Therapiemaßnahmen, die lokale Infiltrationen (ggf. auch von Cortisonpräparaten) einschließen. Gerade diese können bei Insertionstendinosen zu einer schlagartigen Beschwerdebesserung führen und das Leistungsvermögen sofort wiederherstellen. Allerdings darf diese Form der Behandlung nicht zu oft wiederholt werden, da es sonst zu Sehnenschäden mit lokaler Gewebszerstö-

Tab. 11.2: Insertionstendinosen

Ansatz	Muskel	Folge
Os pubis	M. adductor longus	Adduktorensyndrom
	M. adductor brevis	Leistenschmerz
	M. gracilis	Fußballerleiste
	M. rectus abdominis	
Os ischii	Ischiocruralmuskulatur (dorsal)	
	M. adductor magnus (ventral)	
Trochanter major	M. glutaeus medius	
	M. glutaeus minimus	
Trochanter minor	M. iliopsoas	

rung kommt. Dies gilt v.a., wenn die Injektion unmittelbar in das Sehnengewebe erfolgt, denn dadurch wird die Reißfestigkeit der Sehne deutlich herabgesetzt.

Bei Therapieresistenz werden operative Behandlungsmaßnahmen mit Faszienkerbung und Deperiostierung vorgenommen.

Weitere Weichteilschäden bzw. **-verletzungen** sollten bei Leisten- und Hüftschmerzen im Sport neben den erwähnten Insertionstendinosen in Erwägung gezogen werden.

Sie betreffen Schleimbeutel wie die Bursa iliopectinaea, die zwischen vorderer Gelenkkapsel und dem M. iliopsoas liegt, und die Bursa trochanterica, die auf und hinter dem Trochantor major eine Gleitschicht bildet. Durch wiederholte Prellungen bei Stürzen auf die Hüfte v.a. bei Torhütern im Handball und Fußball kommt es zu einem chronischen Reizzustand dieses Schleimbeutels.

Leistenschmerzen, die ebenfalls häufig bei Fußballern auftreten, können auch durch Läsionen und Irritationen von Blutgefäßen und Nerven hervorgerufen werden, die unter dem Leistenband hindurch ziehen.

Auch abdominelle, urologische bzw. gynäkologische Erkrankungen können eine Schmerzprojektion in den Hüft- und Leistenbereich auslösen.

Bei der Diagnose dieser vielfältigen Ursachen sind häufig fachspezifische Untersuchungsmethoden erforderlich. Entsprechend unterschiedliche Behandlungsmaßnahmen wie neurochirurgische Dekompressionen bei Nerveneinklemmungen oder chirurgische (bzw. urologische/gynäkologische) Eingriffe bei abdominellen Ursachen können dabei notwendig werden.

Literatur
Biedert RM (2003) Leistenbeschwerden. Abstract, 18. Jahreskongress GOTS, München
Czerny C, Hofmann S, Neuhold A, Lesions of the acetabular labrum: accuracy of MR arthrography in detection and staging. Radiology (1996), 200, 225–230
Ganz R et al., Femoroacetabular impingement. Clin Orthop Rel Res (2003), 717, 112–120
Ito K, Minka II MA, Leunig M, Femoroacetabular impingement and the cam-effect: a MRI-based quantitative study of the femoral head-neck offset. J Bone Joint Surg (2001), 83, 171–176
Narvani AA et al., Acetabular labrum and its tears. Br J Sports Med (2003), 37, 207–211

II   Sportverletzungen und Sportschäden

12 Verletzungen der unteren Extremität

J. W.-P. Michael, P. Eysel

12.1 Verletzungen des Oberschenkels

12.1.1 Leiste

Leistenbeschwerden gehören mit bis zu 60% zu den häufigsten Problemen im Sport. Diese sind nur sehr schwer zuzuordnen, da oft eine multifaktorielle Genese zugrunde liegt. Dementsprechend schwierig gestaltet sich die Therapie [Biedert 1996]. Als Differenzialdiagnose kommen nachfolgende Diagnosen infrage:

◢ Hernie (Inguinal-, Femoral-, Bauchwandhernie)
◢ Ansatztendinosen (M. rectus abdominis)
◢ M. psoas-Syndrom
◢ Wirbelsäulenerkrankungen (Spondylose, Spondylolyse, Spondylolisthese)
◢ Bursitiden (Bursitis iliopectinea)
◢ Koxarthrose
◢ Labrum-Pathologie
◢ Abriss-, Stressfrakturen

Die Adduktoren spielen eine sehr große Rolle, da bei jeder Kontraktion der Adduktoren gegen Widerstand zusätzlich eine muskuläre Kontraktion der Bauchmuskulatur erfolgt. Adduktorenverletzungen können in akut (Zerrung, Riss) und chronisch (Überlastung) unterteilt werden.

> **Merksatz**
> ◢ Überlastungen entstehen nicht selten durch schlecht tolerierte Trainingseinheiten.

Die wichtigste therapeutische Maßnahme beinhaltet ein konservatives Konzept zur Wiederherstellung der muskulären Balance, Verbesserung der Beckenstabilisierung und eine medikamentöse Therapie [Biedert und Meyer 1997]. Eine operative Intervention ist nur dann angezeigt, wenn ein chronisch rezidivierendes Schmerzsyndrom entstanden ist, und besteht aus einem sehnenansatznahen Release, ohne dass die Sehne komplett abgelöst wird [Biedert, Warnke, Meyer 2003].

12.1.2 Oberschenkel

Frakturen

Schenkelhalsfrakturen. Treten häufig nach Stürzen auf die Seite bzw. das Trochantermassiv auf. Beim Kind und Jugendlichen sind Frakturen eher selten, beim älteren Menschen dagegen – bedingt durch die Osteoporose – sehr viel häufiger. Bei der Einteilung unterscheidet man mediale von lateralen Frakturen. Bei den Abduktionsfrakturen kommt es zu einer Valgusstellung des Kopfs, bei den Adduktionsfrakturen tritt eine Varusstellung ein. Fehlstellung und ggf. Beinverkürzung, Funktionsschmerz und Belastungsunfähigkeit sind die führenden Symptome. Der genaue Typ der vorliegenden Schenkelhalsfraktur wird durch das Röntgenbild festgestellt.

Abduktionsfrakturen, bei denen sich das Kopffragment in Valgusstellung auf den Schenkelhals aufstülpt, können konservativ behandelt werden. Ansonsten muss eine Reposition mit Osteosynthese notfallmäßig erfolgen. Besonders bei älteren Patienten ist die Operation dringlich notwendig, da mit Zunahme der Immobilisation die Überle-

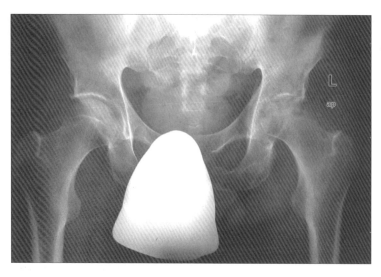

Abb. 12.1: Röntgen Beckenübersicht (ap-Projektion) mit Hüftkopfnekrose links und fehlendem Gelenkspalt

benschancen sinken. Nach Operationen kann es im späteren Verlauf zu einer Kopfnekrose kommen (s. Abb. 12.1), weil bei der Verletzung oder später wichtige Blutgefäße mit betroffen sind und damit die Durchblutung eingeschränkt ist. Eine weitere Komplikation bei konservativer oder auch operativer Behandlung ist die Pseudarthrose.

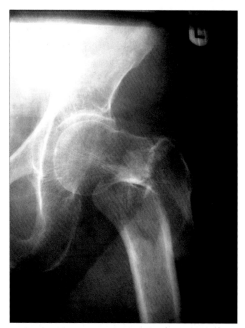

Abb. 12.2: Röntgen linkes Hüftgelenk (ap-Projektion) mit typischer dislozierter Schenkelhalsfraktur

Trochantäre Frakturen. Man unterscheidet bei den **trochantären Frakturen** einen per- und subtrochantären Typ (s. Abb. 12.2). Es handelt sich zumeist um instabile Brüche, die durch Stürze mit Rotations-, Stauchungs-, Adduktions- oder Biegebelastung der Hüfte und des Beins auftreten. Beinverkürzung, Fehlstellungen, Funktionsschmerz und Belastungsunfähigkeit sind Hinweise auf die vorliegende Verletzung. Das Röntgenbild zeigt die genaue Lokalisation und den Frakturtyp. Reposition und eine stabile Osteosynthese sind in den meisten Fällen erforderlich. Dabei kann es als Komplikation zu einer Achsfehlstellung oder sogar zu einer Pseudoarthrose kommen.

Femurschaftfrakturen. Diese sind die Folge direkter Gewalteinwirkung, treten aber auch bei Einwirkung von Torsions- und Biegekräften auf. Es kann zu verschiedenen Formen von Femurschaftbrüchen kommen, die man in Torsions-, Biege- und Querfrakturen einteilt. Typische Symptome sind die Fehlstellung, massive Schwellung des Beins und Belastungsunfähigkeit. Mit der Röntgenuntersuchung lassen sich der Frakturverlauf und etwaige knöcherne Aussprengungen feststellen. Je nach Frakturtyp stehen verschiedene Osteosyntheseverfahren zur Verfügung. Bei

Trümmerfrakturen sind aufwändige Operationsverfahren mit Anlagerungen von Knochenspänen erforderlich, die eine mehrmonatige Entlastung erfordern. Der mitunter große Blutverlust mit bis zu 2 l kann eine Schocksymptomatik auslösen. Bleibende Fehlstellungen können im weiteren Verlauf zu einem vorzeitigen Verschleiß der angrenzenden Gelenke führen. Ein Sturz auf den Oberschenkel bzw. das Knie kann durch direkte Gewalteinwirkung zu einer **distalen Femurfraktur** führen. Unterschieden werden dabei die suprakondylären von den kondylären Frakturen, die i.d.R. als intraartikuläre Frakturen ins Kniegelenk reichen. Schwellung und Schmerz im distalen Oberschenkelbereich mit Beteiligung des Kniegelenks weisen auf die Diagnose. Das Röntgenbild sichert die Diagnose und zeigt die Lokalisation.

Meistens ist eine operative Behandlung erforderlich. Bei den intraartikulären Frakturen müssen die Gelenkflächen exakt wiederhergestellt werden, da auch kleinste Inkongruenzen zu einer vorzeitigen Kniegelenksarthrose führen. An Begleitverletzungen kann es zu Gefäß- und Nervenschädigungen in der Umgebung des Kniegelenks kommen. Verbleibende Fehlstellungen führen durch Fehlbelastung des Kniegelenks zu einer Kniegelenksarthrose.

Folge äußerer Gewalteinwirkung wie Tritt oder Schlag sind sehr häufig **Muskelkontusionen**. Besonders häufig ist der M. quadriceps betroffen, was auf seine exponierte Lage am Oberschenkel zurückzuführen ist. Insbesondere der mittlere Anteil, der Vastus intermedius, der dem Femur direkt aufliegt und so bei starker Druckeinwirkung keine Ausweichmöglichkeit hat, ist bei einer Kontusion gefährdet. Im Vordergrund der Symptomatik stehen Schmerz und Funktionseinschränkung, in den meisten Fällen kommt es zu einem Hämatom. Die Diagnose wird durch die sonographische Untersuchung bestätigt.

Sofortmaßnahmen wie Kompression und Kühlung sowie Hochlagerung und Schonung helfen, das Auftreten eines Hämatoms zu verhindern. Die sich anschließende Behandlung beinhaltet physikalische Therapiemaßnahmen wie Elektrotherapie und Lymphdrainage. Außerdem wird versucht, mit geeigneten Medikamenten eine schnelle Abschwellung zu erreichen, um den Heilungsverlauf zu beschleunigen. Je nach Größe des Hämatoms kann auch eine sonographisch gesteuerte Punktion vorgenommen werden. Eine komplette Immobilisation des Muskels verzögert die Heilung und verschlechtert das funktionelle Ergebnis.

Als typische Komplikation kann eine **Myositis ossificans** (Verknöcherung der Muskulatur) auftreten. Eine typische Lokalisation für diese Erkrankung ist der am Oberschenkel verlaufende M. vastus intermedius.

Diese Komplikation wird gelegentlich aber auch durch falsche Behandlung, wie vorzeitiges unvorsichtiges Massieren und ungenügende Ruhigstellung, begünstigt. Allerdings spielen sicherlich auch individuelle Dispositionsfaktoren eine Rolle. Zur Behandlung werden entzündungshemmende und in den Knochenstoffwechsel eingreifende Medikamente eingesetzt. Evtl. kann auch eine Röntgenbestrahlung indiziert sein. Trotzdem kann später eine operative Entfernung notwendig werden, v.a. bei Funktionsbehinderung und bei Schmerzen.

12.2 Verletzungen und Überlastungsschäden am Kniegelenk

Verletzungen des Kniegelenks führen bei Sportlern in einer Vielzahl der Fälle zur Aufgabe des Sports. Auch wenn die diagnostischen und therapeutischen Möglichkeiten heutzutage eine optimale Betreuung und Behandlung gewährleisten, sind dennoch die volle Belastbarkeit und die Funktion des Kniegelenks nicht immer gegeben. Vor allem Fußball und alpiner Skisport zählen zu den Sportarten, bei denen die meisten Kniegelenkverletzungen auftreten. Auch andere Sportarten (z.B. Stop-and-go) sind verletzungsträchtig. Durch den komplexen Aufbau des Kniegelenks können entweder isolierte Verletzungen oder aber natürlich auch Kombinationsverletzungen auftreten, die dann im weiteren Verlauf die Sportfähigkeit beeinflussen können.

> **Merksatz**
> ◢ Von den akuten Verletzungsformen des Kniegelenks müssen Fehl- und Überlastungsschäden unterschieden werden.

Diese können zwar auch durch Mikrotraumatisierung entstehen, zumeist aber infolge von Dauerbelastungen bzw. extremen Beanspruchungen. Hierzu zählen besonders Knorpelschäden an Kniescheibe, Femurkondylen und Tibia, chronische Schäden der Menisken und Insertionstendinosen.

12.2.1 Frakturen

Zu den Frakturen, die das Kniegelenk betreffen, gehören distale Femurfrakturen, Patellafrakturen und Tibiakopffrakturen bzw. Kombination dieser Frakturen.

Distale Femurfrakturen
Diese treten infolge direkter Gewalteinwirkung, aber auch durch Torsion und Biegung auf. Es kommt zu Frakturen der Kondylen mit typischen in T- oder Y-Form durch das Gelenk verlaufenden Frakturlinien. Je nach Größe der von außen einwirkenden Kräfte treten auch Trümmerfrakturen auf. Zur Symptomatik gehören Schwellung und lokale Schmerzhaftigkeit des Kniegelenks sowie eine massive Funktions- und Belastungseinschränkung. In der obligaten Röntgenuntersuchung werden die Fraktur und der entsprechende Frakturtyp diagnostiziert.

Intraartikuläre Brüche erfordern eine Eröffnung des Gelenks, damit eine exakte Reposition der Fraktur vorgenommen werden kann. Anschließend wird eine Fixation mit einem geeigneten Osteosyntheseverfahren durchgeführt, um Stufenbildungen, die wiederum zu einem schnellen, frühzeitigen Verschleiß des Gelenks führen können, zu vermeiden.

Patellafrakturen
Patellafrakturen kommen durch einen Sturz auf das Knie oder Schlag auf die Kniescheibe vor. Die Kniescheibe kann auf verschiedene Weise frakturieren; meist liegt eine Querfraktur vor. Der Muskelzug des Quadriceps femoris führt zu einer Dehiszenz der Fragmente, wobei das obere Fragment der Patella nach proximal gezogen wird. Bei einer Patellafraktur kann das Knie meist nicht mehr aktiv gestreckt werden. Das Röntgenbild bestätigt die Diagnose und zeigt den genauen Frakturverlauf.

Auch jede Patellafraktur muss exakt reponiert werden, damit eine Stufenbildung vermieden wird und somit einer frühzeitigen Arthrosebildung vorgebeugt werden kann. Osteosyntheseverfahren der Wahl ist zumeist die Zuggurtung, bei der die Kniescheibe geschient und zirkulär mit einer Drahtzerklage eingefasst wird. Extreme Mehrfragmentfrakturen können schlimmstenfalls eine komplette Entfernung der Kniescheibe erfordern.

Tibiakopffraktur
Stürze auf den Schienbeinkopf oder Stauchung in axialer Richtung mit großer äußerer Krafteinwirkung (z.B. bei Skistürzen) können eine **Tibiakopffraktur** verursachen. Aufgrund der anatomischen Gegebenheiten ist besonders der laterale Tibiakopf betroffen. Lokale Schwellung und Schmerzen und im typischen Fall eine Valgusfehlstellung des Kniegelenks weisen auf die Fraktur hin. Die Röntgenuntersuchung sichert die Diagnose. Ggf.

sind weiterführende Untersuchungen durch Spezialaufnahmen oder MRT nötig, um das gesamte Ausmaß der Fraktur abzuschätzen.

Nicht dislozierte Frakturen können konservativ behandelt werden. Ansonsten ist eine operative Gelenkrevision erforderlich, um etwaige Stufen im Gelenk auszugleichen. Knöcherne Defekte müssen mit Knochentransplantaten aufgefüllt und durch eine ausreichende Osteosynthese meist mit einer Metallplatte vollständig wiederhergestellt werden. Bis das Bein bzw. Kniegelenk abgeheilt und die volle Belastbarkeit gegeben ist, kann es 3 Monate dauern. Da die Gelenkkongruenz vielfach nicht hergestellt werden kann, ist die spätere Kniegelenksarthrose eine häufige Folge.

12.2.2 Gelenkverletzungen

Zu den Gelenkverletzungen im engeren Sinne zählen Verletzungen der Kapsel-Band-Strukturen, der Menisken und des Knorpels. Sie können isoliert oder in Kombination auftreten.

Vorderes Kreuzband

Das Auftreten von **Rupturen des vorderen Kreuzbands** hat im letzten Jahrzehnt deutlich zugenommen und ist daher vom Behandlungsaufwand zur wichtigsten Sportverletzung geworden. Derzeit werden etwa 50 000 vordere Kreuzbandrupturen pro Jahr in den USA und 25 000 in Deutschland operativ behandelt.

Zu den wichtigsten Funktionen des Kreuzbandapparats zählt die Kontrolle der Rollgleitbewegung des Kniegelenks. Diese ist dadurch gewährleistet, dass durch Verdrehung des Bands in den meisten Funktionsstellungen des Gelenks immer ein Teil der Fasern unter Spannung steht. So kann eine Vielzahl von unphysiologischen Bewegungen zu partiellen oder totalen Rupturen des Bands führen. Meist liegt die Rupturstelle ansatznah in der Fossa intercondylaris oder etwas weiter distal. Wesentlich seltener kommt es zum knöchernen Ausriss am Tibiakopf. Die Verletzung entsteht durch verschiedenste Mechanismen wie Hyperextension, Valgusrotationsstress oder aber forcierte Quadricepsanspannung bei gebeugtem Kniegelenk. Die Verletzung verspürt der Patient meist mit einem deutlichen Reißen. Anschließend kommt es zu einer Gelenkschwellung mit Hämatombildung. Die Instabilität wird durch geeignete Tests wie Lachman- und Pivot-Shift-Test nachgewiesen. Die Diagnose wird schließlich durch die MRT oder durch Arthroskopie bestätigt.

Die **operative Behandlung** wird mittlerweile überwiegend arthroskopisch vorgenommen, wobei sowohl bei frischen als auch bei älteren Rupturen eine Verstärkung des rupturierten Bands in Form eines körpereigenen Transplantats erforderlich ist. Untersuchungen konnten zeigen, dass die Naht des rupturierten Bands obsolet ist [Krüger-Franke et al. 1996]. Meist werden zu diesem Zweck entweder das mittlere Drittel des Ligamentum patellae oder die mehrfach gedoppelte Semitendinosussehne verwendet. Spezielle Techniken verleihen diesen Transplantaten von Anfang an eine ausreichende Stabilität, sodass postoperativ auf eine Ruhigstellung verzichtet werden kann und ein frühzeitiges Bewegungstraining und baldige Belastung möglich sind. Als Komplikationen nach einer Operation können Bewegungseinschränkungen auftreten, die durch fibrosierende Narbenbildungen im Gelenk verursacht werden. Auch eine Instabilität kann verbleiben. Außerdem besteht wie bei jeder Operation die Gefahr eines Infekts.

Merksätze

◢ Wichtig ist, dass die Kreuzbandersatzplastik nicht im akuten Stadium durchgeführt wird.

◢ Hier hat sich die Versorgung im „entzündungsfreien" Intervall bewährt.

Hinteres Kreuzband

Das **hintere Kreuzband** ist wesentlich kräftiger als das vordere. Es wird daher sehr viel seltener geschädigt. Ursache einer Verletzung kann eine Überstreckung des Kniegelenks, aber auch direkte Gewalteinwirkung sein. Das sog. hintere Schubladenzeichen, bei dem der Tibiakopf gegen die Femurkondylen nach hinten verschoben werden kann, und die Überstreckbarkeit des Kniegelenks weisen auf eine Ruptur des hinteren Kreuzbands hin. Die genaue Diagnose erfolgt durch eine kernspintomographische Untersuchung. Auch bei konservativer Behandlung sind meist gute funktionelle Ergebnisse zu erzielen. Chronische Instabilitäten scheinen allerdings den frühzeitigen Verschleiß des Kniegelenks zu begünstigen. Bei frischen isolierten hinteren Kreuzbandrupturen sollte eine konservative Therapie eingeleitet werden über einen Zeitraum von 8–12 Wo. durch Anlage einer speziellen Orthese, die die hintere Schublade verhindert.

Kollateralbänder

Sowohl Ab- und Adduktionsbelastung sowie Rotationsbelastung können zu einer **Ruptur des Seitenbandapparats** führen. Das mediale Seitenband ist dabei bis zu 10–15-fach häufiger betroffen [Engelhardt et al. 1997]. Die klinische Einteilung erfolgt in Grad I–III [Engelhardt et al. 1997], entsprechend einer Aufklappbarkeit von 5 mm (+), 10 mm (++) und > 10 mm (+++). Die Einteilung des Schweregrads der Seitenbandverletzung reicht von der Bandzerrung ohne wesentliche Kontinuitätsunterbrechung bis zur vollständigen Bandruptur. Bei der Stabilitätsprüfung, die bei 30° gebeugtem Knie im Seitenvergleich vorgenommen wird, kann eine Insuffizienz des Seitenbandapparats sehr differenziert nachgewiesen werden. Zur Diagnosesicherung zählen neben der klinischen Untersuchung Röntgenaufnahmen zum Ausschluss knöcherner Begleitverletzungen sowie die Sonographie und u.U. auch die MRT. Hierbei können zusätzliche Schäden im Bereich des Meniskus und/oder des Kreuzbands nachgewiesen werden.

Bei einer Innenbandruptur wird weiterhin die konservative Therapie favorisiert. Diese besteht in einer funktionellen Behandlung, in einer Orthese und einer Bewegungslimitierung für etwa 6 Wo. unter Vollbelastung. Die Behandlung der lateralen Bandruptur richtet sich nach Begleitverletzungen. Nicht selten sind der Tractus iliotibialis, der M. popliteus und die Kapsel des vorderen und hinteren Kreuzbands mit betroffen. Zur Herstellung einer Gelenkstabilität ist die Rekonstruktion der frischen Verletzung zu empfehlen.

Meniskus

Bei den meisten **Meniskusverletzungen** bestehen bereits degenerative Vorschädigungen. Akute Verletzungen können aber auch bei einem völlig gesunden Meniskus z.B. infolge von Überlastungen oder Rotations- und Scherbewegungen unter Belastung auftreten. Meniskusläsionen werden unterschieden nach der Lokalisation (Vorderhorn, Pars intermedia, Hinterhorn) und nach der Art der Ruptur (Längs-, Radiär-, Horizontal-

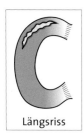 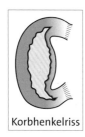 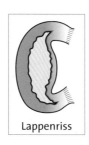 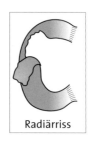

Längsriss   Korbhenkelriss   Lappenriss   Radiärriss

Abb. 12.3: Verschiedene Rissformen des Meniskus.

riss). Dabei werden korbhenkelartige und lappenförmige Risse eher als traumatische Rissformen angesehen (s. Abb. 12.3).

Viele Meniskusverletzungen treten in Kombination mit Bänder- und Knorpelverletzungen auf. Mit zunehmend genaueren Diagnosemöglichkeiten wie der Arthroskopie und MRT zeigt sich, dass der Außenmeniskus sehr viel häufiger betroffen ist, als früher angenommen.

Bei der akuten Verletzung stehen Schwellung oder Gelenkerguss ggf. sogar mit Blut im Vordergrund. Lappenförmige bzw. Korbhenkelrisse führen zu typischen Gelenkblockierungen. Die klinische Untersuchung mit den diversen Menikustests erlaubt im Vorfeld eine relativ genaue Diagnose, die dann durch die MRT bzw. die Arthroskopie gesichert wird.

Bei kleineren Rissen in der vaskularisierten Randzone und sehr kleinen degenerativen Einrissen des zentralen Rands ist eine konservative Behandlung möglich. Größere Risse müssen arthroskopisch-operativ angegangen werden.

Merksatz

⊿ Bezogen auf die Resektion gilt der Grundsatz: So viel wie nötig, so wenig wie möglich. Bei jungen sportlichen Patienten kommt bei Längs- und Vertikalrissen der Randzone eine Refixation durch spezielle Nähte infrage.

Diese Vorgehensweise erfordert allerdings eine sehr schonende Nachbehandlung. Länger bestehende Meniskusschäden führen zu frühzeitigem Gelenkverschleiß, was im Übrigen auch für die früher praktizierte offene Totalresektion des Meniskus galt, die zu einer deutlichen Abnahme der Gelenkstabilität führte und damit eine vorzeitige Arthrose einleitete. Bei jungen Patienten mit totaler Meniskusentfernung und bei Patienten mit medialem oder lateralem Knieschmerz nach Meniskusentfernung ist auch über einen Me-

niskusersatz nachzudenken. Die Transplantation von Allografts ist in 50% der Fälle Erfolg versprechend [Noyes et al. 1998]. Das zusätzlich auf dem Markt vorhandene Kollagenmeniskusimplantat, das sog. CMI, konnte die Erwartungen bislang nicht erfüllen.

Als Sonderfall zeigt Abbildung 12.4 eine Ruptur des vorderen Kreuzbands mit Riss des medialen Seitenbands und des Innenmeniskus. Die Kombination dieser Schädigungen bezeichnet man auch als unhappy triad.

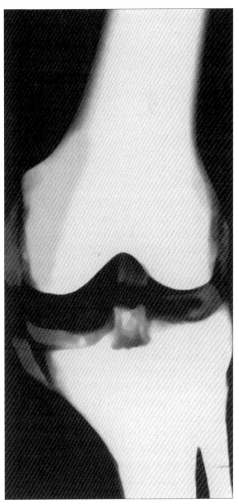

Abb. 12.4: Kombinationsverletzung des Knies mit Beteiligung des vorderen Kreuzbandes (s.a. Text), „unhappy triad"

Gelenkknorpelverletzung

Die fehlende Nervenversorgung des Gelenkknorpels führt dazu, dass viele traumatische Knorpelschädigungen eher spät diagnostiziert werden. Zumeist sind sie Folge von Scher-, Rotations- oder Stauchungsbelastungen und können als Knorpelkontusion mit Erweichung des Knorpels, als Knorpelrisse oder aber auch als komplette osteochondrale Frakturen, sog. flake fractures, auftreten. Davon unterscheiden sich Knorpelschäden, die sich infolge von Überlastungen oder bei bestehenden Instabilitäten allmählich entwickeln. Sie finden sich als **degenerative Chondropathie** am ehesten an der Rückseite der Patella (Chondropathia patellae), wohingegen die osteochondralen Frakturen mehr an den konvexen Oberflächen von Kondylen oder auch Patella lokalisiert sind.

Akute Schäden des Gelenkknorpels äußern sich durch lokale Symptome wie Schwellung, Funktionsschmerz und ggf. Blockierungen. Degenerative Knorpelschädigungen führen typischerweise zu belastungsabhängigen Schmerzen. Im fortgeschrittenen Stadium kommen rezidivierende Gelenkergüsse und typische lokale Symptome meist an der Patella hinzu. Die Diagnose wird durch die MRT und die Arthroskopie gesichert.

Abgetrennte Knorpel-Knochen-Fragmente werden i.d.R. refixiert, wenn nötig, können allerdings auch geschädigte Knorpelanteile entfernt werden. Subchondrale Bohrungen regen möglicherweise das regenerative Wachstum von Faserknorpel an. In geeigneten Fällen besteht auch die Möglichkeit der Knorpeltransplantation. Immer sind sorgfältige Verlaufskontrollen erforderlich, da bei ausbleibender Regeneration ein frühzeitiger Gelenkverschleiß droht. Bevor daher ein Sportler die gewohnte Belastung wieder aufnimmt, sollte eine sehr sorgfältige Untersuchung des Gelenks vorausgehen.

Patellaluxation

Bei einer nichttraumatischen Patellaluxation kommt es ohne ein adäquates Trauma zu einer Luxation. Meist liegen anatomische Formvarianten, sog. Dysplasien, von der Kniescheibe bzw. vom femoralen Patellagleitlager vor, die wiederum das Entstehen einer Luxation begünstigen. Die Luxation der Patella erfolgt so gut wie immer nach lateral. Häufig zerreißt zusätzlich die Gelenkkapsel, und es kann zu einer Abscherung von Knorpelknochenfragmenten kommen.

Sofern keine spontane Reposition erfolgt ist, verbleibt die Kniescheibe außen, und das Knie befindet sich in einer fixierten Zwangshaltung. Röntgenaufnahmen dienen nicht nur der Diagnosesicherung, sondern auch dem Nachweis von begleitenden Knorpel-Knochen-Verletzungen.

Nach der schnellstmöglichen Reposition sollte das Bein zunächst ruhig gestellt werden, damit die Kapselverletzung ausheilen kann. Die spätere Phase dient dem Auftrainieren des M. quadriceps, der die Kniescheibe muskulär führt. Bei Knorpel-Knochen-Absprengungen oder aber Rezidiven ist eine operative Revision des Gelenks erforderlich. Zur Beseitigung der Luxationstendenz wird die Tuberositas tibiae nach medial verlagert, die mediale Gelenkkapsel gerafft und die lateralen Retinakula werden gespalten.

12.2.3 Sehnenverletzungen/-schäden und Weichteilschäden

Bei **Verletzungen der Quadriceps- und der Patellarsehne** handelt sich eher um seltenere Sportverletzungen. Sie treten bei max. Krafteinwirkung auf die Sehne, z.B. bei einem Absprung, auf. Vielfach findet sich eine Vorschädigung der Sehne durch vorangegangene Cortisoninjektionen. Bei Sportlern im Wachstumsalter mit noch offenen Epiphysenfugen kommt es ab und an zum Abriss der Tuberositas-Apophyse, d.h. zu einem knöchernen Sehnenausriss. Von außen lässt sich gut die Deformierung der Gelenkkonturen erkennen. Eine aktive Kniegelenksstreckung ist nicht mehr möglich. Das Röntgenbild dient dem Ausschluss knöcherner Ausrisse. Außerdem zeigt es bei Ruptur der Patellarsehne im Seitenvergleich einen deutlichen Patellahochstand auf der betroffenen Seite, da diese durch den Zug des M. quadriceps femoris hochgezogen wird. Zur Behandlung ist eine operative Refixation erforderlich, da sonst eine Streckinsuffizienz verbleibt. Die Nachbehandlungsphase dient hauptsächlich dem Aufbau der atrophierten Muskulatur.

Insertionstendinosen und **Weichteilschäden** können wie im Knie auch im Bereich der umgebenden Sehnen, Muskeln und Weichteile infolge von Überlastungen auftreten. Sie lassen sich je nach Lokalisation dem medialen, lateralen und vorderen Gelenkanteil zuordnen.

Zu den typischen Symptomen der Insertionstendinosen gehören die lokale Druckempfindlichkeit an der entsprechenden Stelle und der Funktionsschmerz. Intraartikuläre Anomalien, z.B. Plica-Syndrome, führen neben den Funktionsschmerzen gelegentlich auch zu Blockierungen. Die Diagnose dieser Schäden wird meist erst arthroskopisch gestellt. Schleimbeutelentzündungen und Reizungen lassen sich durch lokale Schwellung und lokalen Druckschmerz meist problemlos diagnostizieren; gelegentlich kann auch hier die sonographische Untersuchung unterstützend eingesetzt werden.

Bei den Insertionstendinosen werden bevorzugt konservative Behandlungsmaßnahmen durchgeführt. Zusätzlich sollte die jeweilige Belastungssituation geprüft werden. Eine Anpassung des Sportschuhs kann z.B. weitere Schäden vermeiden. Bei der intraartikulären Plica-Symptomatik stellt die arthroskopische Resektion einen kleinen Eingriff dar. Eine frühe Wiederaufnahme sportlicher Aktivitäten ist daher erlaubt.

Chronische Schleimbeutelentzündungen werden in der Anfangsphase mit physikalischen Anwendungen behandelt. Bei längeren Verläufen wird meist eine operative Entfernung des Schleimbeutels erforderlich.

12.3 Verletzungen und Überlastungsschäden des Unterschenkels

Unterschenkelfrakturen zählen zu den häufigsten Frakturformen im Sport und im Jugend- bzw. jüngeren Erwachsenenalter.

Tibiafrakturen oder **kombinierte Schien- und Wadenbeinbrüche** treten hauptsächlich infolge von Biegung oder Torsion, z.B. bei Skistürzen, oder durch direkte Gewalteinwirkung beim Sturz auf den Unterschenkel auf. Entsprechend der einwirkenden Kraft unterscheidet man Torsions-, Biege- oder Schrägbrüche, Mehrfragment- und Trümmerbrüche. Aufgrund der geringen Weichteildeckung sind Hautverletzungen und somit offene Frakturen relativ häufig. Die lokale Symptomatik und der Unfallhergang deuten auf die Diagnose hin. Der Frakturtyp wird schließlich mit der Röntgenuntersuchung festgestellt. Nach diesem Frakturtyp richtet sich das Behandlungsverfahren. Eine konservative Behandlung in Gipsruhigstellung oder funktioneller Behandlung mit einem Stulpengips oder einer Orthese ist nur bei geschlossenen und stabilen Brüchen möglich. Offene Frakturen erfordern eine Extensionsbehandlung oder die Stabilisierung mit einem Fixateur externe. Zahlreiche weitere Osteosyntheseverfahren wie Marknagel, Platten oder Schrauben stehen für die verschiedenen Bruchformen zur Verfügung. Gleichgültig welche Behandlungsform gewählt wird, das Komplikationsrisiko ist relativ hoch und vielfältig. Es reicht von Fehlstellung über lokale Druckschäden, Pseudarthrosen, Infektionen bis zum Kompartmentsyndrom. Je nachdem kann die Rehabilitationszeit bis zum Wiedereintritt der vollen Belastbarkeit mehrere Monate betragen.

Isolierte Fibulafrakturen entstehen meist infolge von Stößen oder Schlägen auf die Unterschenkelaußenseite. Die Diagnose wird durch eine Röntgenuntersuchung gestellt. Die Behandlung ist in aller Regel konservativ-funktionell. Distale Frakturen des Wadenbeins oder Knöchelbrüche gehören zu den häufigsten Frakturen und werden im Rahmen der Sprunggelenksverletzungen besprochen.

Das **Tibiakantensyndrom** (Shin-splints) ist die Bezeichnung für ein überlastungsbedingtes Schmerzsyndrom am Unterschenkel. Es kann eine Vielzahl von Ursachen haben:

◢ Stressfraktur
◢ Kompartmentsyndrom
◢ Faszienhernie
◢ Riss der Membrana interossea
◢ Periostreizung
◢ Muskelzerrung
◢ Tendinitis/Tendinose

Die Beschwerden finden sich meist auf der distalen Hälfte der Unterschenkelvorderseite, wobei je nach Lokalisation ein mediales von einem lateralen Stresssyndrom unterschieden werden kann. Das mediale Syndrom wird zumeist auf eine **Periostitis** zurückgeführt, die durch Muskel- oder Faszienzug und mechanische Beanspruchung der Tibia unter Gewichtsbelastung hervorgerufen wird. Überlastungsschmerzen an der lateralen Tibiakante lassen eher an ein **Kompartmentsyndrom** in der Loge des M. tibialis anterior denken. Dies tritt allerdings häufig doppelseitig auf.

Merksatz

◢ Meist handelt es sich bei den Betroffenen um Sportler aus Laufdisziplinen. Shin-splints können aber auch bei anderen Sportarten wie beim Skilaufen und Tanzen vorkommen. In mehr als 50% aller überlastungsbedingten Unterschenkelbeschwerden soll ein chronisches Kompartmentsyndrom vorliegen.

Der belastungsabhängige Schmerz erlaubt noch keine Unterscheidung zwischen Kompartmentsyndrom und Stressreaktion. Bei Ersterem finden sich eine lokale Verhärtung und Druckschmerz des betroffenen Muskelkompartments sowie Bewegungs- und Dehnungsschmerz. Die **Stressreaktion** geht meist mit einer eng umschriebenen Schmerzhaftigkeit der Tibia einher. Sie kann auch durch Muskelaktivierung provoziert werden. Die wichtigsten apparativen Untersuchungen zur Diagnose von knöchernen Stressreaktionen sind die Szintigraphie und die MRT, die schon recht früh pathologische Veränderungen anzeigen, bevor das Röntgenbild Hinweise auf eine Knochenbeteiligung liefert.

Während die akute Form des Kompartmentsyndroms zu bleibenden Schäden von Muskel und Nerven führen kann und u.U. die Faszie operativ gespalten werden muss, ist ein solcher Eingriff bei der chronischen Form nur in Ausnahmefällen erforderlich. Erst dann, wenn eine konservative Behandlung mit Anwendung antiödematöser und antiphlogistischer Medikamente sowie physikalischer Therapie und Krankengymnastik, die eine Reduzierung von Trainingsumfang und -intensität bzw. die Überprüfung weiterer ursächlicher Faktoren wie Fußfehlstellungen und nichtadäquate Sportschuhe mit einbezieht, nicht zum Ziel führt.

Das Vorliegen einer Stressreaktion erfordert eine Unterbrechung des Trainings und kann je nach Ausmaß der knöchernen Schädigung bis zu 12 Wo. betragen. Unterstützend kann eine orthetische Schienung des Unterschenkels zur Abheilung eingesetzt werden.

Merksatz

◢ Bei atypischer Lokalisation an der ventralen Kortikalis der Tibia in einer Zone verstärkter Zugspannungen verzögert sich möglicherweise der Heilungsprozess und macht evtl. eine chirurgische Intervention erforderlich.

Degenerative Sehnenschäden begünstigen das Auftreten von **Sehnenverletzungen**. Histologisch gesehen sind die meisten Rupturen der Achillessehne mit einem degenerativen Sehnenschaden verknüpft. Allerdings sind viele dieser Vorschäden symptomlos. Nur 20–30% der Patienten mit Achillessehnenrupturen haben vorausgehende Schmerzzustände der Achillessehne im Sinne einer **Achillodynie**. Man unterscheidet bei der zugrunde liegenden Peritendinitis 2 Formen: Die eine geht mit einer Verdickung der bindegewebigen Sehnenhülle einher und betrifft einen längeren Sehnenabschnitt. Die andere, häufiger vorkommende und lokal sehr begrenzte Form tritt in den inneren Bindegewebsschichten zwischen den einzelnen Sehnenfaserbündeln auf. Neben lokalen Störungen der Durchblutung und toxischen Schäden sowie Stoffwechselstörungen und chronischen Infekten (endogene Faktoren) werden verschiedene exogene Ursachen als begünstigend angesehen, die letztlich zu einer asymmetrischen Belastung der Achillessehne führen. Dazu zählen eine verstärkte Pronation der Ferse durch Fußfehlstellung oder laterale Bandinsuffizienzen sowie durch muskuläre Dysbalancen der Wadenmuskulatur und Fehlbelastungen, die durch Rotationseinschränkungen im Hüftgelenk oder Schäden und Verletzungsfolgen am Fuß verursacht werden.

Zu den führenden Symptomen zählen der morgendliche Anlaufschmerz, ein lokalisierbarer Druckschmerz und Weichteilschwellung und Krepitation. Die Sonographie bzw. MRT dienen der Diagnosesicherung, können aber auch das Vorliegen von Teilrupturen aufdecken. Das Röntgenbild zeigt Verknöcherungen des Achillessehnenansatzes oder Fersensporne und ermöglicht eine Beurteilung des Weichteilschattens der Achillessehne.

Lokale Therapiemaßnahmen sollen die entzündlich degenerativen Reizerscheinungen reduzieren und beinhalten im Wesentlichen physikalische und gelegentlich auch medikamentöse Behandlungen. Entscheidend ist aber, die Ursachen zu analysieren und zu beseitigen.

Dies schließt eine sorgfältige Überprüfung der Belastungssituation sowie auch der angrenzenden Strukturen und Gelenke ein. Des Weiteren ist im Hinblick auf die möglichen endogenen Ursachen eine internistische Untersuchung auf Stoffwechselstörungen oder chronische Infekte sinnvoll.

Operative Maßnahmen sind angezeigt, wenn Teilrupturen der Sehne oder des M. gastrocnemius vorliegen, ebenso bei hartnäckigen fibrösen Adhäsionen des Sehnengleitgewebes.

Die **Achillessehnenruptur** stellt gemeinsam mit den Strecksehnenrissen der Finger die häufigste sportbedingte Sehnenruptur dar. Meist liegen degenerative oder traumatische Vorschäden der Sehne vor, die allerdings nicht immer symptomatisch werden. Die Ursachen sind vielfältig, z.B. rezidivierende Mikroverletzungen, muskuläre Dysbalancen und v.a. altersabhängige Degenerationen. Daraus wird deutlich, warum mit steigendem Alter diese Verletzung zunimmt.

Allgemein gesehen hängt die Belastbarkeit einer Sehne grundsätzlich von ihrem Querschnitt ab. Eine kräftig ausgebildete Achillessehne kann somit Maximalbelastungen von bis zu 10 000 N tolerieren. Vorschädigungen können allerdings zu Rupturen bei schon deutlich geringeren Belastungen führen. Meist treten diese 3–4 cm oberhalb des Ansatzes am Fersenbein auf, dort besitzt die Achillessehne den geringsten Querschnitt und die schlechteste Blutversorgung.

Eine Ruptur unter starker Belastung ruft gelegentlich ein deutlich vernehmbares Geräusch hervor. Der Betroffene verspürt den Riss wie einen messerstichartigen Schmerz. Die aktive Plantarflexion und der Zehenstand können nicht mehr durchgeführt werden. Bei der Untersuchung tastet oder sieht man eine Delle etwas oberhalb des Achillessehenansatzes (s. Abb. 12.5).

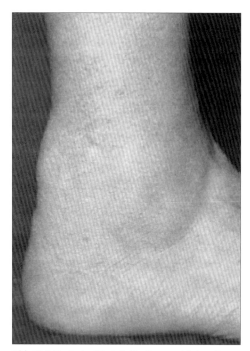

Abb. 12.5: Typische Risslokalisation und Schwellung der Achillessehne

Zur Diagnosesicherung wird neben der klinischen Untersuchung (positiver Thompson-Test) eine sonographische Untersuchung durchgeführt, die Röntgenuntersuchung dient zum Ausschluss eines knöchernen Ausrisses. Liegen die Rissenden nicht sehr weit auseinander, ist eine funktionelle konservative Therapie ausreichend. Die modifizierte Ruhigstellung erfolgt mit einem hochschaftigen Spezialschuh mit Fersenerhöhung oder mit speziellen Orthesen und Bandagen. Beim aktiven Sportler ist aber die Operation mit der Naht des Risses und Verstärkung mit körpereigenen Sehnen wie der Plantaris- oder Palmarissehne die Methode der Wahl. Postoperativ kann eine frühfunktionelle Nachbehandlung in einem hochschaftigen Spezialschuh für ca. 6 Wo. den Heilungsverlauf beschleunigen.

Merksatz

◢ Bis zu einem gewissen Grad ist eine Vorbeugung möglich. Besonders unter der Beachtung bekannter Risikofaktoren, die exogen und durch Überlastung oder rezidivierende Mikrotraumatisierung ausgelöst werden können, aber auch endogen durch Stoffwechsel- und Durchblutungsstörungen, degenerative Veränderungen, toxische Schädigungen, Muskeldysbalancen und chronische Infekte.

Als Überlastungsfaktoren gelten:

◢ Bandinstabilitäten (oberes unteres Sprunggelenk)
◢ Fußfehlstellung (Rückfuß varus)
◢ Verstärkte Pronation (Laufbanduntersuchung)
◢ Fehlbelastungsfolgen (Schwielen, Schleimbeutel, Großzehenarthrose)
◢ Muskuläre Dysbalance (medialer lateraler Gastrocnemius/Soleus)
◢ Fehlrotation der Hüfte

Muskelverletzungen des Unterschenkels, insbesondere im Bereich der Wadenmuskulatur, gehören zu den häufigeren Weichteilverletzungen. Sie kommen v.a. bei Lauf- und Sprungsportarten vor. Die Verletzung des medialen Gastrocnemiuskopfs (**Tennis leg**) stellt eine typische Verletzung im Tennis dar. Sie macht etwa $1/4$ aller in dieser Sportart vorkommenden Verletzungen aus.

Typischerweise kommt es zu lokalen Schmerzen und je nach Grad der Verletzung zur sofortigen Belastungseinschränkung. Eine differenzierte Untersuchung ermöglicht die Unterscheidung zwischen einer Zerrung und einem Riss.

Im Bereich des Unterschenkels ist aufgrund des geringeren Muskelquerschnitts und der im Verhältnis zum Oberschenkel nur wenigen kompensatorisch wirksamen Muskeln der Heilungsprozess besonders bei schwerwiegenden Verletzungen verzögert. Insgesamt kann es bis zu 10 Wo. dauern, bis die volle Belastbarkeit wieder gegeben ist. Erstversorgungen am Unfallort wie Kälte- und Kompressionsanwendungen sowie eine Entlastung stellen wichtige Maßnahmen dar. Anschließend wird eine antiödematöse, entzündungshemmende und analgetische Therapie eingeleitet. Bei Vorliegen eines umschriebenen Hämatoms kann eine Punktion erforderlich sein. Lokale Injektionen von proteolytischen Enzymen sollen den Heilungsvorgang beschleunigen. Weitere wichtige physiotherapeutische Maßnahmen sind die Elektrotherapie und Lymphdrainagen, später vorsichtiges Dehnen und isometrische Anspannungsübungen und evtl. auch vorsichtige Friktionsmassagen. Erst wenn die Funktion und insbesondere die Elastizität der Muskelfasern vollständig wiederhergestellt sind, kann die sportliche Belastung wieder aufgenommen werden.

12.4 Verletzungen und Überlastungsschäden im Fußbereich

Mittelfuß- bzw. **Zehenfrakturen** sind meist die Folge direkter Gewalteinwirkung wie Schläge, Prellungen oder Quetschungen. Die Leitsymptome sind Schwellung und Funktionsschmerz ggf. auch Fehlstellungen. Das Röntgenbild kann über die Lokalisation der Fraktur und das Ausmaß der Dislokation Auskunft geben. Danach wird die Art der Behandlung entschieden. Eine Operation sollte bei stärkeren Dislokationen durchgeführt werden, da ansonsten die Statik des Fußes verändert wird und später Belastungsbeschwerden auftreten.

Von **Stressfrakturen des Fußes** sind überwiegend Langstreckenläufer und Leichtathleten betroffen. Ein Verlust von 5% Knochenmasse kann das Risiko für Stressfrakturen um 40% steigern [Knobloch 2009]. Aber auch in anderen Sportdisziplinen wie bei den Racket-Sportarten sowie beim Fußball und Tanzen treten solche Ermüdungsfrakturen auf. Folgende Knochen des Fußskeletts sind überwiegend betroffen:

- Innenknöchel
- Außenknöchel
- Fersenbein
- Kahnbein
- Metatarsalia
- Großzehensesambein

Bei den Leichtathleten sind überwiegend das Os naviculare, die Tibia und Metatarsalia betroffen; Tibia und Fibula dagegen eher bei Langstreckenläufern. Bei Tänzern sind es die Metatarsalia und bei Rekruten mit hoher Marsch- und Laufbelastung außerdem noch der Calcaneus. Eine **Stressfraktur** ist der Endpunkt einer Stressreaktion. Diese wiederum stellt eine Anpassung des Knochens an eine anhaltend starke Belastung dar. Es kommt zu einer Störung der normalerweise ausgeglichenen Aktivität von Osteoblasten und Osteoklasten. Zunächst entwickeln sich Mikrofrakturen im Bereich der Spongiosa, parallel kommt es zu einer periostalen Knochenneubildung. Diese reicht aber bei anhaltender Belastung nicht aus, um eine Fraktur des Knochens zu verhindern.

Potenzieller Risikofaktor ist u.a. die Ermüdung der Muskulatur mit einer verminderten Energieaufnahmefähigkeit, was letztlich zu einer Überlastung des Knochens führt. Auch Achsfehlstellungen der unteren Extremitäten und Fußfehlformen, insbesondere eine verstärkte Pronation des Rückfußes oder eine vertikalere Ausrichtung der Metatarsalia beim Hohlfuß, scheinen das Entstehen von Stressfrakturen zu unterstützen.

> **Merksatz**
> - Lokale Druckschmerzhaftigkeit über dem betroffenen Knochen, Belastungs- und Funktionsschmerz sind typische Anzeichen einer Ermüdungsfraktur.

Die konventionelle Röntgenaufnahme im Frühstadium ist meist unauffällig. Sehr viel empfindlicher ist die Szintigraphie, die schon in den ersten Tagen nach Beginn positiv ausfällt. Auch die MRT erlaubt eine exakte Lokalisierung und Ausdehnung der Fraktur. Außerdem lassen sich die verschiedenen Phasen und Schweregrade differenzieren.

Therapeutisch steht zunächst die Entlastung des Fußes im Vordergrund. Begleitend werden physikalische Maßnahmen und Antiphlogistika eingesetzt. Darunter klingen die Symptome ab, sodass eine rasche Wiederaufnahme des Trainings möglich ist. Eine wirkungsvolle Rezidivprophylaxe erfolgt durch eine Überprüfung der Sportschuhe mit einer verbesserten Dämpfung und Korrektur von Fehlstellungen. Bei weiblichen Athleten empfiehlt sich darüber hinaus ein Ausschluss hormoneller Ursachen bzw. daraus resultierender Osteoporose.

◢ Fibula- bzw. Calcaneusstressfrakturen heilen unter Entlastung meist folgenlos ab. Seltenere Stressfrakturen des Innenknöchels erfordern dagegen gelegentlich eine operative Fixation.

◢ Stressfrakturen des Os naviculare werden häufig übersehen und als Arthrose des Talonaviculargelenks bzw. Insertionstendinose der Tibialis-posterior-Sehne fehlgedeutet. Eine Naviculare-Fraktur zieht eine mehrwöchige Ruhigstellung nach sich mit konsekutivem intensivem Rehabilitationsprogramm. Verläuft die Heilung verzögert, wird ein operatives Vorgehen mit Osteosynthese und Knochenanlagerung empfohlen.

◢ Stressfrakturen des Mittelfußes betreffen v.a. den II. und III. Metatarsalknochen. Unter konservativer Behandlung mit Polsterung durch geeignete Einlagen und vorübergehender Einstellung der sportlichen Aktivitäten heilen die Frakturen innerhalb weniger Wochen vollständig ab. Eine Sonderform stellt die sog. Tänzerfraktur an der Basis des II. Mittelfußkno-

chens und eine Stressfraktur an der Basis des V. Mittelfußknochens dar. Sie tritt besonders bei abnormer Pronationstendenz des Rückfußes auf und kann mit einem knöchernen Sehnenausriss verwechselt werden. Die Stressfraktur der Großzehensesambeine ist noch eine solche Besonderheit. Bei fehlgeschlagener konservativer Therapie wird gelegentlich eine operative Entfernung vorgenommen.

Durch **Überlastungen im Sport** oder **posttraumatisch** können bleibende Schäden an Knochen, Gelenken und Weichteilen des Fußes auftreten. Zu den knöchernen Schäden zählen außer den Stressreaktionen und Stressfrakturen (s.o.) chronische Schäden an Gelenken, Sehnen u.a. Weichteilstrukturen. Ob die Überlastung beim Sport tatsächlich ein Risikofaktor für die Entwicklung eines vorzeitigen Gelenkverschleißes ist, konnte bisher nicht wissenschaftlich eindeutig belegt werden. Einigen epidemiologischen Untersuchungen zufolge ist allerdings in Sportarten mit hoher Stoßbelastung eine gewisse Häufung von Arthrosen zu erwarten. So wird die Arthrose des Großzehengrundgelenks, der sog. **Hallux rigidus**, auf eine Überlastung des Vorfußes zurückgeführt. In einigen speziellen Fällen, in denen eine regelmäßige funktionelle Überbeanspruchung vorliegt, z.B. beim Ballett, kann in der Tat ein kausaler Zusammenhang mit dem Sport angenommen werden. So ist auch das häufige Vorkommen von Verknöcherungen der Gelenkkapsel, Knochenwülsten an den Gelenkrändern und freien Gelenkkörpern im Sinne einer Arthose des oberen Sprunggelenks bei Fußballspielern bekannt. Meist werden diese Befunde im Rahmen einer Röntgenuntersuchung festgestellt, bleiben allerdings auch in vielen Fällen asymptomatisch.

Die Leitsymptome stellen Schmerzen, Funktionseinschränkung, Schwellungszustände nach der Belastung und gelegentlich auch Blockierungen und Instabilitätsgefühl dar. Die Diagnose ergibt sich aus dem Röntgenbild.

Merksatz

◢ Bei Blockierungen des Gelenks können v.a. operative Eingriffe erforderlich werden. Dabei werden freie Gelenkkörper und Knochenwülste entfernt bzw. abgetragen und die chronisch gereizte und entzündete Gelenkschleimhaut wird entfernt.

Am Fuß sind folgende Lokalisationen von **Tendinosen** und **Insertionstendinosen** von praktischer Bedeutung:

◢ Calcaneus mit der Achillessehne
◢ Os naviculare mit der Tibialis-Posterior-Sehne
◢ Os metatarsale V mit der Peroneus-Brevis-Sehne

Als Ursache der Intersertionstendinosen müssen folgende Faktoren berücksichtigt werden:

◢ Vorschäden
◢ Überlastung
◢ Muskelverspannungen
◢ Allgemeininfekte
◢ Chronische Infektionen
◢ Schäden benachbarter Gelenke

Die Diagnose kann bereits aus dem typischen Belastungsschmerz und der jeweiligen Lokalisation gestellt werden. Bei Vorliegen von chronischen Schäden wird eine Vielzahl von Behandlungsmaßnahmen ergriffen. Sie reichen von einfachen physikalischen Anwendungen über orthetische Hilfen und Medikamente bis hin zum operativen Vorgehen.

Wichtiger ist die Feststellung etwaiger Risikofaktoren. Dabei sollte besonders nach Ursachen für eine Fehlbelastung des Fußes gesucht werden. Außerdem spielen Instabilitäten des oberen und des unteren Sprunggelenks sowie Fußfehlformen ebenso eine Rolle wie Verletzungen und Vorschäden des Mittel- und Vorfußes, die schließlich zu einer unphysiologischen Belastung führen.

Insbesondere bei der Abklärung von **Belastungsschmerzen an Fuß** und **Sprunggelenk** spielen diese Veränderungen eine Rolle. Dabei sind sehr unterschiedliche Strukturen betroffen:

◢ Entzündete und gereizte Schleimbeutel
◢ Knochensporne und akzessorische Knochen
◢ Reizzustände von Wachstumsfugen
◢ Nervenkompressionen

Die Symptomatik ist wie die vielfältigen Ursachen sehr unterschiedlich. Zur Diagnosefindung sind häufig apparative Untersuchungen wie Röntgenbild, Sonographie und MRT u.a. Maßnahmen nötig.

Auch die Therapie richtet sich nach den jeweiligen Ursachen. Physikalische Maßnahmen und Injektionsbehandlungen bei einer Schleimbeutelreizung, aber auch operative Eingriffe wie bei einem Knochensporn oder beim Vorliegen akzessorischer Knochen können erforderlich werden.

Literatur

Biedert R (1996) Sportartspezifische Traumatologie Fußball. GOTS-Manual Sporttraumatologie, 298–302. Hans Huber, Bern, Göttingen

Biedert R, Meyer S, Das Symphysensyndrom beim Sportler. Schweiz Z Sportmed Sporttraumatol (1997), 45, 57–60

Biedert R, Warnke K, Meyer ST, Symphysis syndrome in athletes' surgical treatment for chronic lower abdominal, groin and abductor pain in athletes. Clin J Sports Med (2003), 13, 278–284

Krüger-Franke M et al., Rupturen des vorderen Kreuzbandes. Arthroskopie (1996) 9: 202–206

Engelhardt M et al. (1997) Kniegelenk: Kapsel-Band-Verletzungen. In: GOTS-Manual, 124–133. Hans Huber, Bern, Göttingen

Knobloch K, Von der Stressreaktion bis zur Stressfraktur im Sport. CHAZ (2009), 5, 277–284

Noyes FR et al., The role of allografts in repair and reconstruction of knee joint ligaments and menisci. Instruc Course Lect (1998), 47, 379–396

II Sportverletzungen und Sportschäden

13 Hautverletzungen und Hautschäden

C. Mauch

Hautverletzungen und Hautschäden sind bei sportlicher Betätigung häufig und können in fast allen Sportarten durch **mechanische** oder/und **thermische** Schädigungen auftreten. Akute mechanische Irritationen entstehen v.a. durch Reiben und Wärme unter Druck. Typisch sind das Auftreten von Blasen, z.B. an Händen und Füßen bei ungewohnten Tätigkeiten wie Rudern, Tennisspielen, Springen und langen Märschen. Chronisch mechanische Irritationen dagegen führen zum Auftreten von schwarzen Fersen infolge punktförmiger Einlagerungen von Blut (black heel), von Schwielen (Kallus) bzw. Hühneraugen (Klavus). Thermische Hautschädigungen erfolgen aufgrund akuter oder chronischer Einwirkung von Hitze oder Kälte. Erfrierungen sind v.a. beim alpinen Sport anzutreffen. Allerdings können Frostbeulen (Pernionen) bereits durch Kälte-Einwirkungen, die nur wenig unterhalb der Zimmertemperatur zu liegen braucht, zustande kommen.

Einen besonderen Stellenwert haben jedoch Verletzungen, die durch akute Einwirkung von physikalischen Kräften auf die Haut besonders häufig bei Sportlern auftreten. Eine Sonderstellung nehmen Verletzungen durch Tiere ein. Hierzu zählen Verletzungen durch Tierbisse und Insektenstiche und -bisse, die gerade bei Sportlern mit Aktivität im Freien gehäuft auftreten.

Da die Haut eine Schutzfunktion hat, bringt jede Verletzung ein gewisses Risiko mit sich, dass Bakterien und andere Krankheitserreger in tiefer gelegene Strukturen eindringen können. Diese kann durch eine lokale Infektion den Heilverlauf und damit die Wiedererlangung der Sporttauglichkeit verzögern. Bei nicht sachgemäßer Behandlung kann sich aus der lokalen Entzündung und Infektion eine systemische Reaktion mit Fieber und Krankheitsgefühl, im schlimmsten Fall ein lebensbedrohlicher Zustand entwickeln (z.B. Tollwut, Sepsis u.a.). Um eine Gefährdung des Organismus zu verhindern, setzt die körpereigene Wundheilung schnell nach einer Verletzung ein. Werden Blutgefäße verletzt, formen Blutplättchen (Thrombozyten) sehr schnell einen Pfropf, um den Defekt zu verschließen und ein weiteres Bluten zu verhindern. In den nächsten Stunden wandern Entzündungszellen in die Wunde ein, deren Aufgabe es ist, abgestorbenes Gewebe und eingedrungene Keime zu beseitigen. Diese Phase der Wundheilung ist infolge der Entzündungsreaktion meist schmerzhaft. Im weiteren Verlauf der Wundheilung kommt es zur Erneuerung der Oberhaut (Reepithelialisierung), der Ausbildung eines Granulationsgewebes und schließlich einer Narbe.

Bei tieferen Verletzungen und größeren Schädigungen können Komplikationen zu einer längeren Beeinträchtigung der Sportfähigkeit führen, u.U. sogar akut eine gefährliche Verschlechterung des Allgemeinbefindens nach sich ziehen, z.B. Blutung und Schmerz, die zu einem Schockzustand führen können. Bei Mitverletzung tieferer Gewebestrukturen folgen ggf. bleibende Schäden. Die Narbenbildung ist dabei von der Größe und Tiefe der Verletzung abhängig. Allerdings beeinflussen neben endogenen Faktoren (Neigung zur Bildung von hypertrophen Narben und Keloiden) auch exogene Faktoren, wie z.B. lokale Infektionen durch Krankheitserreger, die Qualität der Narbe. Narben stellen Ersatzgewebe dar und können die physiologischen Funktionen nicht vollständig kompensieren. Je nach Lokalisation und Ausprägung können Narben die für den Sport notwendige Funktionstüchtigkeit, z.B. von Gelenken, einschränken.

13.1 Offene Wunden

13.1.1 Einteilung offener Wunden

Jede Wunde sollte bez. ihrer Ausdehnung und Tiefe sowie möglicher Kontaminationen durch Schmutz kontrolliert werden. Verschmutzte Wunden sollten mit Wasser gespült und schließlich mit lokalen Desinfektionsmittel (z.B. Octenisept) besprüht oder betupft werden. Bei Schnittwunden, die nicht verunreinigt und nicht zu tief sind, sollten diese bis zur spontanen Blutstillung bluten gelassen werden. Bei größeren und tieferen Wunden sollte immer eine ärztliche Versorgung erfolgen. Außerdem sollte geprüft werden, ob eine ausreichende Impfprophylaxe gegen Tetanus vorliegt. Generell ist zu beachten, dass bei blutenden Wunden bei Kontaktsportarten (Kampf- und Mannschaftssport) potenziell die Gefahr der Infizierung anderer Sportler (HIV, Hepatitis C u.a.) besteht.

Offene Wunden werden nach ihrem Entstehungsmechanismus eingeteilt in:

Schürfwunden sind Hautablederungen unterschiedlicher Größe und Tiefe mit unregelmäßigen Wundrändern, die meist durch tangentiale Gewalteinwirkung auftreten, z.B. bei schleifendem Hautkontakt oder Anstoßen an raue Oberflächen.

Hautablederungen (Decollement) entstehen ähnlich wie Schürfwunden durch tangential wirkende stumpfe Kräfte an Handflächen und Füßen, wenn sich die trockene Hornhaut gegen die flexiblere Haut der Umgebung verschiebt, z.B. bei barfuß durchgeführter Drehung am Boden.

Platzwunden können z.B. Folge des Auftreffens harter Gegenstände wie Ball, Schläger oder Ellenbogen sein. Die Haut hält der auftreffenden Kraft nicht stand und platzt. Viele Platzwunden bluten heftig. Die Blutung sollte als erstes gestoppt werden, indem die Wunde mit sterilen Kompressen bedeckt wird und diese mit einer Mullbinde befestigt wird. Der Druckverband soll die Blutung stillen, aber er darf die Durchblutung im betroffenen Körperteil nicht unterbrechen.

Risswunden entstehen durch die reißende Kraft spitzer oder scharfer Gegenstände. Diese Wundform ist durch zerklüftete Wundränder, häufig umgeben von Blutergüssen, gekennzeichnet.

Bei **Quetschwunden** kommt es zu einer Quetschung von Haut und Gewebe zwischen der einwirkenden Kraft und z.B. tiefer gelegenem Knochen, aber auch Weichteile können betroffen sein. Daher muss v.a. auch an zunächst nicht sichtbare Verletzungen in tiefer liegenden Gewebestrukturen, wie z.B. der Muskulatur, Nerven und Gefäße, gedacht werden.

Relativ häufig kommt es im Sport zu **Nagelquetschungen** und evtl. begleitenden Hautverletzungen des Nagelbetts. Meist treten Blutungen ins Nagelbett und unter den Nagel auf. Der Nagel verfärbt sich blauschwarz. Durch den Druck des nicht abfließenden Bluts kommt es zu starken, oft klopfenden Schmerzen.

Sofortige Kühlung führt zur Schmerzlinderung. Offene Wunden sollten allerdings wegen der Infektionsgefahr nicht feucht werden. Zur Druckentlastung bei Nagelquetschungen sollte ein Arzt aufgesucht werden, der den Nagel ggf. aufbohrt (trepaniert), um das geronnene Blut (Hämatom) zu entfernen. Wichtig ist die anschließende Desinfektion zur Infektionsmeidung. Außerdem sollte eine Sportpause eingelegt werden, um ein Nachlaufen des Hämatoms zu verhindern.

Schnittwunden entstehen durch die Einwirkung scharfer Gegenstände auf die Haut. Meist kommt es zu starken Blutungen. Sie zeigen glatte Wundränder und haben – bei ordnungsgemäßer Versorgung – eine gute Heilungstendenz.

Stichwunden sind Verletzungen durch spitze Gegenstände, z.B. durch Spikes oder Wurfspeere. Die Tiefe der Verletzung und die Mitverletzung von Gewebsstrukturen wie Sehnen, Nerven, Gefäße etc. können oft nur schwer eingeschätzt werden. Äußerlich ist meist nur ein kleiner Wundbereich sichtbar.

Bei den **Pfählungswunden** hat sich ein Gegenstand in das Gewebe eingebohrt. Wie bei den Stichwunden kann auch hier nicht ohne weiteres die Schwere der Verletzung eingeschätzt werden.

13.1.2 Erste-Hilfe-Maßnahmen bei großflächigen und tiefen Verletzungen

◢ Überprüfen der Vitalfunktionen, Blutstillung (s.u.), evtl. Schockprophylaxe.
◢ Wunden nicht berühren oder auswaschen:
  – Keine Puder oder Salben auftragen
  – Nur verschmutzte Wunden (z.B. stark verschmutzte Schürfwunden) gut desinfizieren und reinigen, z.B. mit einer 3%igen H_2O_2-Lösung
◢ Fremdkörper nicht selbst entfernen, sondern gut umpolstern und fixieren:
  – Sie sollten ausschließlich vom Arzt entfernt werden, da beim Entfernen der Fremdkörper möglicherweise stärkere Blutungen hervorgerufen werden können
◢ Wunden keimfrei abdecken, um die Infektionsgefahr zu vermindern, und verbinden.
◢ Verbände nicht unnötig wechseln.
◢ Innerhalb von 4–6 h den Arzt zur Weiterversorgung der Wunden aufsuchen. Wegen der Infektionsgefahr werden Wunden meist nicht oder nur nach Umschneidung durch eine Naht versorgt. Mögliche Folgen sind Heilungsverzögerungen und unschöne Narben.
◢ Oberflächliche Wunden sollten beim Sport generell durch einen Schutzverband vor Reibung und Keimen aus der Sportkleidung geschützt werden.

> **Merksätze**
> ◢ Bei Sportunfällen kommt es häufig auch zu offenen Hautverletzungen.
> ◢ Wichtig für den Heilungsverlauf sind eine sorgfältige Wundversorgung und Tetanusprophylaxe.

13.1.3 Komplikationen

Blutung
Je nach Art und Größe des verletzten Gefäßes zeigen die Blutungen unterschiedliche Erscheinungsformen, und ebenso unterschiedlich ist der Blutverlust. Zu **kapillären Blutungen** kommt es bei tieferen Schürfwunden und oberflächlichen Riss-, Platz- und Quetschwunden als Sickerblutung. Eine solche Wunde kann problemlos mittels Wundverband behandelt werden.

Der Verlauf einer **venösen Blutung** hängt von der Größe des betroffenen Gefäßes ab. Danach kann es zu einer tropfenden, rinnenden oder starken, fließenden Blutung kommen. Venöses Blut erkennt man an der dunkelroten Farbe. Die verletzte blutende Stelle sollte über das Herzniveau hoch gelagert und mit einem leichten Druckverband versorgt werden.

Eine **arterielle Blutung** erkennt man an der spritzenden oder pulsierenden Blutung mit hellroter Färbung. Eine **Blutstillung** erfolgt mittels Hochlagerung und – wenn möglich – Abdrücken des zuführenden Gefäßes und Druckverband.

Das Abdrücken erfolgt am „Ort der Not", direkt im Verletzungsbereich, durch Aufdrücken von sterilen Kompressen, notfalls auch sauberen Tüchern oder Anlegen eines Druckverbands, oder am „Ort der Wahl", wo die zuführende Arterie zwischen Herz und Verletzungsstelle oberflächlich und knochennah verläuft, durch Komprimieren gegen den Knochen.

Unter Umständen ist die Blutstillung lebensrettend!

Schon der Verlust von 1,5–2 l Blut ist lebensgefährlich und führt zum Blutungs- oder hypovolämischen Schock und ggf. zum Kreislaufstillstand!

Infektion

Eine Infektion wird z.B. durch Bakterien verursacht. Folgende Symptome können bei einer lokalen Infektion nebeneinander oder in zeitlicher Folge auftreten:

◢ Rötung (Color)
◢ Überwärmung (Calor)
◢ Schwellung (Tumor)
◢ Schmerz (Dolor)
◢ Eingeschränkte Funktion (Functio laesa)

Das Eindringen von Erregern kann sich durch eine **verstärkte Rötung** und **Überwärmung** äußern und muss daher immer ernst genommen werden. Sie können erste Anzeichen einer Wundrose (s. Abschn. 24.7) darstellen, die meist von lokalen **Schmerzen**, einer **Schwellung** der Haut und der Lymphknoten und schließlich **Schüttelfrost** und **Fieber** gefolgt werden. Bei solchen Anzeichen empfiehlt sich eine sofortige Vorstellung beim Arzt, da die Erreger sich weiter ausbreiten können und die Gefahr einer Blutvergiftung (Sepsis) besteht. Erste Maßnahmen sind Ruhigstellung, Entlastung und Kühlung, um eine weitere Ausbreitung der Keime zu verhindern. Eine antibiotische Behandlung des Wundinfekts ist notwendig, die v.a. bei Auftreten von Schüttelfrost und Fieber i.v. erfolgen sollte. Als Komplikationen einer nicht ausreichend behandelten Wundrose können anhaltende Schwellun-

gen (Lymphödem) auftreten, die zu einer Beeinträchtigung der Beweglichkeit führen können.

13.2 Hautblasen

Sie treten unter sportlicher Belastung relativ häufig auf und entstehen entweder durch Druck oder durch Reibung. Meist sind Blasen an Händen oder Füßen zu finden und oft auf schlecht sitzendes, hartes Schuhwerk oder rutschende Socken zurückzuführen. Konsequente und längere Kühlung bereits bei einer Rötung oder Druckstelle kann manchmal die Blasenbildung verhindern. Entstehen Blasen, sollten diese nur dann mit einer sterilen Nadel eröffnet werden, wenn sie groß und prall gefüllt sind, um ein Platzen der Blase zu verhindern. Kleinere Blasen können abgepolstert und geschont werden. Es gibt auch Blasenpflaster, die eine schnelle schmerzfreie Belastung ermöglichen. Denn die darüber liegende Oberhaut (Epidermis) und die seröse Blasenflüssigkeit bilden einen Schutzschild gegen Infektionen. Offene Blasen müssen wie offene Wunden behandelt werden. Bei empfindlicher Haut kann durch die Pflege mit entsprechenden Cremes oder Salben oder einem Schutzverband aus elastischem Pflaster – faltenfrei angelegt – vorgebeugt werden.

> **Merksätze**
> ◢ Hautblasen entstehen v.a. durch Reibung.
> ◢ Große Blasen sollten punktiert werden, um ein Platzen der Blase, eine Infektion und eine schlechte Heilung zu vermeiden.

13.3 Verletzungen durch Tiere

13.3.1 Tierbisse

Wunden durch Tierbisse gelten als primär infiziert und sollten – im Gegensatz zur sonstigen Wundversorgung – ausgewaschen bzw. schnellstens dem Arzt vorgestellt werden. Außerdem müssen der Tetanusschutz und die Notwendigkeit einer Tollwutimpfung überprüft werden. Mit dem Speichel gelangen aggressive Keime in die Wunde. Bisswunden entzünden sich leicht. Sie können eitern, und die Infektion kann sich im Körper ausbreiten.

Abhängig von der Größe des Tieres kann die Verletzung klein, aber auch sehr groß sein. Manche Hundekiefer quetschen die Haut stark oder zerfetzen die Wundränder. Speziell bei Pferdebissen muss neben der allgemeinen Infektionsgefahr durch Erreger im Speichel besonders auf einen ausreichenden Tetanusschutz geachtet werden. Häufig kommt es außer den Hautverletzungen noch zu größeren Muskelquetschungen und intramuskulären Hämatomen. Auch hier gilt: Wundreinigung, Kühlung und Ruhigstellung.

Durch Tierbisse kann v.a. in entsprechenden Seuchengebieten das Tollwutvirus übertragen werden. Tollwut (Rabies) führt zu einer Entzündung des Gehirns (Enzephalitis), die tödlich enden kann. Träger des Virus sind Füchse, Dachse, Marder, Rehe, Rinder, Schafe, Ziegen, Pferde, Hunde und Katzen. Daher sollte bei derartigen Verletzungen immer ein Arzt aufgesucht werden.

13.3.2 Insektenstiche

Durch Stiche von Bienen, Wespen, Hornissen oder Hummeln werden deren Gifte in die Haut gebracht. Hauptbestandteil des Gifts von Wespen und Bienen sind verschiedene Enzyme, Peptide und biogene Amine.

Bei Personen, die zu allergischen Reaktionen neigen (z.B. Neurodermitiker), und bei vielen Stichen, sog. Massenstichen, ist besondere Vorsicht geboten, da sich daraus ein anaphylaktischer Schock entwickeln kann. Bei der Bienen- und Wespengiftallergie liegt eine allergische Reaktion vom sog. Sofort-Typ vor. Durch Freisetzung von Histamin infolge des Insektenstichs treten die typischen Symptome wie lokaler, brennender Schmerz, lokale starke Schwellung und Rötung an der Einstichstelle auf. Außerdem können ein juckendes Erythem am gesamten Körper, Übelkeit, Erbrechen und Kopfschmerzen als Zeichen einer Allgemeinreaktion auftreten. Meist kommt es dann auch zu einer Erhöhung der HF und einer Blauverfärbung des Gesichts bzw. sogar zu Atemnot. Die akut auftretenden Erscheinungen können lebensbedrohliche Ausmaße annehmen und verlangen sofortige notärztliche Maßnahmen.

Nach Behandlung mit Antihistaminika und Cortison sollte der Betroffene stationär beobachtet werden. Stiche in den Mund- und Rachenraum können zu einer Verlegung der Atemwege durch ein Glottisödem führen. Auch in diesen Fällen ist eine ärztliche Beobachtung dringend erforderlich.

Bei geringer Ausprägung kann eine symptomatische Behandlung mit lokaler Kühlung und lokalen Antihistaminika zur Vorbeugung der Schwellung Anwendung finden. Bei einem Bienenstich sollte versucht werden, den Stachel herauszuziehen. Denn dieser hat einen Eigenpumpmechanismus und pumpt weiter Gift ins Gewebe. Eine Kühlung an der Einstichstelle beugt nicht nur der Schwellung, sondern auch der Ausbreitung des Gifts vor. Bei einem Stich in den Mund- und Rachenbereich können Eiswürfel gelutscht, das Wasser muss jedoch wieder ausgespuckt werden. Parallel sollte man auch von außen einen kalten Halswickel anlegen.

13.3.3 Zeckenbisse (Ixodex, Holzbock)

Alle Sporttreibenden in freier Natur sind gefährdet, von einer Zecke gebissen zu werden. Neben lokalen Reaktionen besteht die Gefahr der Infektion durch das **Frühsommermeningoenzephalitis-(FSME-)Virus**, das hauptsächlich im Frühsommer zu einer recht akut auftretenden Gehirn- und Hirnhautentzündung führt. Bei Touren in bekannte Endemiegebiete empfiehlt sich die Information über die jeweilige Gefährdung und ggf. prophylaktisch die aktive Impfung.

Eine Infektion äußert sich zunächst durch grippeähnliche Symptome mit Fieber, Kopf- und Gliederschmerzen und einem zweiten späteren Fieberanstieg mit Schwindel, Bewusstseinsstörungen, Lähmungen etc. Auch nach einer Impfung können ähnliche Beschwerden in leichterer Form auftreten.

Die andere Gefahr droht durch die Übertragung des Bakteriums Borrelia burgdorferi und die sich daraus entwickelnde **Borreliose** (s. Abschn. 24.12). Im Gegensatz zum FSME-Erreger finden sich keine geographisch abgrenzbaren Endemiegebiete. Die Symptomatik ist vielfältig und betrifft u.a. Gelenke, Herz und ZNS. Sie kann noch nach Monaten oder Jahren auftreten. Typisch für eine Infektion ist eine „wandernde Rötung", die zunächst um die Einstichstelle auftritt.

Merksätze
- ◢ Tierbisse stellen Sonderfälle bei Hautverletzungen dar.
- ◢ Sie können zu schwerwiegenden Komplikationen führen und erfordern meist eine spezielle Behandlung.

13.4 Lokale Hitze- und Kälteschäden

13.4.1 Verbrennungen

Verbrennungen entstehen durch die lokale Einwirkung von Hitze. Als Ursache kommen direkte Flammeneinwirkung, UV-Strahlung, heiße Flüssigkeiten oder Dämpfe, Kontakt mit heißen Gegenständen oder Strom und mechanische Reibung z.B. am Seil infrage. Das Ausmaß der Schädigung hängt von der Dauer der Hitze-Einwirkung, der Temperaturhöhe und dem Ort der Einwirkung ab. Im Sport kommt es meist durch UV-Strahlung (Sonne) oder durch Reibung z.B. auf Kunstrasen zu Verbrennungen.

Schweregrade
Verbrennungen werden in 3 Grade eingeteilt, abhängig von der Intensität und Dauer der schädigenden Einwirkung:

Verbrennung 1. Grades. Sie beschränkt sich auf die obersten Epidermisschichten. Es kommt lediglich zu einem schmerzhaften Erythem (Rötung der Haut), möglicherweise mit Schwellung des betroffenen Areals. In wenigen Tagen klingen die Hauterscheinungen unter Schuppung ohne Narbenbildung wieder ab. Ein typisches Beispiel ist der leichte Sonnenbrand.

Verbrennung 2. Grades. Diese ist ebenfalls noch relativ oberflächlich. Neben der entzündlichen Rötung der Haut treten sofort oder nach wenigen Stunden nach der Hitze-Exposition charakteristische Brandblasen auf. Die Blasenbildung findet zwischen Ober- und Unterhaut statt. Die Hautanhanggebilde sind ebenfalls betroffen: Die Haare versengen, die Haarwurzeln bleiben jedoch intakt, sodass das Haarwachstum nicht gefährdet ist. Es bestehen meist starke Schmerzen und Infektionsgefahr durch die Verletzung tiefer Hautschichten. Die Abheilung geht i.d.R. narbenlos, wenngleich langsamer als bei einer Verbrennung 1. Grades vor sich, wenn die Heilung nicht durch zusätzliche Infektionen kompliziert wird. An eine Tetanusimpfung muss gedacht werden!

Verbrennung 3. Grades. Hier liegt eine tiefer liegende Gewebezerstörung vor. Sie betrifft das Korium, die Hautanhanggebilde (die Haare lassen sich schmerzlos herausziehen) und je nach Hitze-Einwirkung ebenfalls die darunter liegenden Gewebeabschnitte. Die Hautzirkulation fehlt. Bei tiefer greifenden Zerstörungen des subkutanen Fettgewebes, der Sehnen und Knochen spricht man von Verkohlung.

Es finden sich Nekrosen im Wundgebiet. Sie zeigen sich als lederartige grauweiße oder schwarzrote Verfärbung und gehen mit einer Schorfbildung einher. Da die Nerven zerstört sind, findet sich keine Schmerz- und Druckempfindlichkeit mehr. Nach Abstoßen des Schorfs wird eine granulierende Wundfläche sichtbar, die alle Phasen der sekundären Wundheilung durchmacht und mit Vernarbung und bleibenden Durchblutungsstörungen auf Grund fehlender Rekapillarisierung abheilt. Die Größenausdehnung der Verbrennung, wonach sich die Sofortmaßnahmen nach dem Unfall richten (Krankenhaus oder Spezialverbrennungsstation) und die spätere Prognose hängen von der Oberfläche der betroffenen Haut ab. Diese wird nach der Neunerregel nach Wallace (ab dem 15. Lebensjahr und Erwachsene) berechnet. Beim **Kind** ist bei einer geschädigten Hautoberfläche von **5–10%** und beim **Erwachsenen** ab **10–15%** eine sofortige **Krankenhausbehandlung** notwendig, da sonst die Gefahr einer Verbrennungskrankheit besteht. Dabei kommt es zu Störungen der Hämodynamik, die zum Schock führen.

Die Prognose hängt wesentlich von der Ausdehnung der Verbrennung, den Begleiterkrankungen und dem Alter des Verletzten ab. Ausgedehnte Verbrennungen 1. und 2.

Grades gelten als prognostisch unsicher. Lebensbedrohlich wird es, wenn bei Erwachsenen 30% und bei Kindern 20% der Körperoberfläche von Verbrennungen 3. Grades betroffen sind.

Verbrennungsnarben sind unregelmäßig und oft strangartig. Sie können flach oder verdickt sein und im Bereich von Gelenken Kontrakturen erzeugen. Derartige Narben sollten rechtzeitig unter ärztlicher und physiotherapeutischer Kontrolle behandelt werden. Selten können in diesen Narben nach Jahrzehnten Karzinome entstehen.

Erste-Hilfe-Maßnahmen

◢ Der Verletzte muss primär aus dem Gefahrenbereich gebracht werden.

◢ Brennende Kleidung sollte durch Aufdrücken feuchter Decken, Mäntel o.Ä. gelöscht und anschließend – falls möglich – entfernt werden. Bei Verklebung mit der Haut muss die Stelle umschnitten werden.

◢ Bei der Kaltwasserbehandlung werden die verletzten Körperteile sofort in kaltes Wasser getaucht oder unter fließendem Wasser gekühlt, bis der Schmerz nachlässt, mindestens 15–20 min lang. So kann weiteren Hitzeschädigungen in der Tiefe vorgebeugt werden.

◢ Anschließend werden die verbrannten Hautbereiche steril abgedeckt.

◢ Brandblasen sollten nicht eröffnet werden, um eine Infektion zu vermeiden.

◢ Zur Schockprophylaxe gibt man dem Verletzten – wenn er bei Bewusstsein ist – reichlich Flüssigkeit mit Elektrolyten (auf 1 l Wasser 1 Teelöffel Salz = 3 g). Bei Bewusstlosen muss der Arzt sie i.v. verabreichen.

Sonnenbrand, Gletscherbrand

Bei sportlicher Betätigung in großen Höhen über 1300 m oder auf dem Wasser kommt es durch Reflexion des Sonnenlichts an Schneekristallen und am Wasser zu einer vermehrten UV-Belastung der Haut. Auch Schweißperlen können wie Brenngläser wirken. Durch kühlen Wind wird die Sonnenintensität oft unterschätzt. Dabei können Verbrennungen sämtlicher Schweregrade vorkommen und bei entsprechend großer Ausdehnung zu einer starken Beeinträchtigung des Allgemeinbefindens führen. Je nach Ausmaß finden sich Rötungen, Blasen und sogar Nekrosen.

Erste-Hilfe-Maßnahmen sind Kühlung und natürlich Schutz der Haut vor weiterer Bestrahlung. Neben der Behandlung mit kühlenden Hautlotionen kann ggf. die frühzeitige Anwendung von cortisonhaltigen Cremes die Entstehung von Blasen verhindern. Bei großflächigen Verbrennungen und bei Blasenbildung sollte unbedingt ein Arzt konsultiert werden.

Wichtig ist die **Prophylaxe** durch eine langsame Lichtgewöhnung und die Verwendung adäquater Sonnenschutzmittel. Außerdem sollte man weitgehend geschlossene Kleidung tragen und mehrfach täglich UV-schutzhaltige Lippenstifte auftragen.

Reibungsverbrennungen

Lokale Wärme-Entwicklung durch Reibung kann zu Hautreizungen und Verletzungen führen. Zu solchen Reibungsverletzungen kommt es v.a. bei ungünstigen Landungen mit ungeschützter Haut und schleifendem Kontakt auf Kunststoffböden o.Ä. Reibungsverletzungen können auch durch Reibung von Kleidung auf der Haut entstehen, wie z.B. bei der Joggermamille (s. Abschn. 24.2) oder durch Reiben von Haut auf Haut wie beim Wundlaufen, Wundreiten oder dem sog. Wolf der Radrennfahrer.

Die Reibungsschädigung betrifft z.T. nur oberflächliche Hautschichten und zeigt sich durch brennende Rötung der Haut. Reicht die Schädigung tiefer, können Blasen und Hautdefekte und damit die Gefahr einer Infektion auftreten.

Als **Erste-Hilfe-Maßnahme** sollte schnellstmöglich die auslösende Ursache beseitigt werden. Bei Hautdefekten ist eine keimfreie Abdeckung und – wenn vorhanden – eine Reinigung mit desinfizierenden Lösungen angezeigt.

Zur **Prophylaxe** sollte man konsequent auf eine ausreichende Körperhygiene mit entsprechender Hautpflege achten. Bei der Kleidung lassen sich reibende Stellen vermeiden. Evtl. sollte man eine entsprechende Schutzkleidung wie Handschuhe, Knieschoner usw. tragen.

Merksätze

◢ Hitzeschäden werden nach dem Ausmaß und der Tiefe in 3 Schweregrade eingeteilt. Typisch für Grad 1 ist der leichte Sonnenbrand, für Grad 3 die Verkohlung.

◢ Sind mehr als 30% der Hautoberfläche bei Erwachsenen von einer Verbrennung betroffen, ist die Situation lebensbedrohlich.

◢ Um die Ausdehnung einer Verbrennung abzuschätzen, kann die sog. Neunerregel benutzt werden. Beim Sport treten auch Reibungsverbrennungen, z.B. bei Kunststoffböden, auf.

13.4.2 Erfrierungen

Meist kommen Erfrierungen in den Wintersportarten vor. Ihr Entstehen wird begünstigt durch Faktoren wie Feuchtigkeit und Wind, schlechte Ausrüstung, zu enge Schuhe oder Handschuhe, mangelnde Erfahrung bei Gebirgs- oder Skitouren, unzureichende Flüssigkeitszufuhr sowie schlechter Ernährungszustand und Durchblutungsstörungen. Außerdem steigern feuchte Kleidung, Hand- und Fußschweiß, körperliche Überanstrengung, Erschöpfung, Blutverlust oder Alkoholzufuhr und eine eingeschränkte Beweglichkeit die Erfrierungsgefahr.

Von lokalen Erfrierungen sind am häufigsten die Füße betroffen (Großzehen- und

Kleinzehenballen), danach folgen die Finger, Ohren, Nase, Kinn, Wangen. Symptome sind Weißverfärbung der Haut, Gefühllosigkeit, Bewegungslosigkeit und stechende pochende Schmerzen.

Schweregrade

Ähnlich wie die Verbrennung kann auch die Erfrierung in 3 Schweregrade eingeteilt werden.

Erfrierung 1. Grades. Diese äußert sich durch Hautblässe und Gefühllosigkeit. Bei der Wiedererwärmung nimmt die Durchblutung des betroffenen Gewebebereichs stark zu und führt so zu Schmerzen und lebhaftem Juckreiz mit leichter Rötung. Die Reizungen heilen innerhalb weniger Tage narbenlos ab.

Erfrierung 2. Grades. Sie entsteht nach tiefer greifenden Kälte-Expositionen. Nach Wiedererwärmen entstehen aufgrund einer epidermalen Schädigung Blasen mit gelbem (serösem) oder hämorrhagischem (Blut) Inhalt und Schwellung. Die Heilung erfolgt innerhalb von 2–3 Wo. ohne Narben. Bei tiefer gehenden Erfrierungen erfolgt die Heilung entsprechend später, in ca. 3–8 Wo. Als Spätschäden bleiben häufig Missempfindungen und Kälteüberempfindlichkeit.

Erfrierung 3. Grades. Hier zeigen sich Gewebsnekrosen. Die erstarrten Körperteile werden blauschwarz, hart und unempfindlich. Danach entwickelt sich entweder eine trockene Nekrose (Mumifikation) mit einem braunschwarzen Schorf, oder es kommt unter bakteriellem Einfluss zur Entwicklung einer feuchten Nekrose (Gangrän). Nekrose und gesundes Gewebe werden durch eine Zone mit starker Entzündung voneinander getrennt. Bis zur spontanen Abstoßung des nekrotischen Abschnitts vergehen viele Monate, sodass eine chirurgische Maßnahme fast immer notwendig ist.

Frostbeulen (Pernionen). Bei wiederholter Kälte-Exposition ohne eindeutige Zeichen einer Erfrierung können bei Menschen mit vegetativ-funktionell bedingter Minderdurchblutung Frostbeulen entstehen. Junge Menschen sind häufiger betroffen. Frostbeulen finden sich hauptsächlich an den Dorsalseiten der Finger und Zehen, an den Unterschenkeln und Innenseiten der Knie oder an der weiblichen Brust. Es sind bläulichrote, oft kissenartig oder knotenförmige entzündliche Schwellungen, die nach Kälte-Einwirkung und in der Wiedererwärmung dunkelrot werden, intensiv jucken oder schmerzhaft brennen und wegen der wärmebedingten Hyperämie zinnoberrot werden. Hier helfen vorbeugend Schutz vor feuchter Kälte, Gefäßtraining und bei starken Beschwerden cortisonhaltige Cremes.

Erste-Hilfe-Maßnahmen

Die Erste-Hilfe-Maßnahmen richten sich nach dem entsprechenden Schweregrad. Im Anfangsstadium werden die betroffenen Körperteile aktiv bewegt. Parallel sollte eine Aufwärmung am eigenen Körper (z.B. Achselhöhle, zwischen den Oberschenkeln, warme Bauchhaut) erfolgen. Da die erfrorenen Gliedmaßen nach dem Auftauen sehr verletzlich sind, darf man sie erst auftauen, wenn keine weitere Erfrierungsgefahr mehr besteht. Analog sollte man Schuhe erst entfernen, wenn nicht mehr gegangen werden muss, da durch die auftretende Schwellung der Schuh später nicht mehr passt. Abreiben mit Schnee oder Erwärmung am Feuer führen zu einer Verschlimmerung und weiteren Verletzungen aufgrund von Sensibilitätsstörungen. Stattdessen sind trockene warme Kleidung und das Einflößen heißer Getränke sinnvoll.

Wenn möglich, wird in warmen Teilbädern bei aktiven Bewegungsübungen die Temperatur schrittweise von 10 auf 40 °C in einem Zeitraum von ca. 30 min erhöht. Das bedeutet eine Erwärmung um 1 °C/min. Bei allen Maßnahmen muss man immer an die Möglichkeit einer allgemeinen Unterkühlung denken. Bei ausgedehnten Schädigungen ist eine Krankenhausbehandlung erforderlich. Die Prognose ist gut, sofern Kälte-Einflüsse fern gehalten werden und die Zirkulationsstörungen verbessert werden.

Prophylaxe

Zur Prophylaxe sollte eine entsprechende Kleidung getragen und feuchte Kleidung stets rechtzeitig gewechselt werden. Beim ersten Gefühl von Taubheit empfiehlt sich sofortige Erwärmung durch Reiben und Massage oder direkte Wärmezufuhr. Allerdings ist das Abreiben mit Schnee wegen der Gefahr zusätzlicher Schädigung durch die entstehende Verdunstungskälte ungünstig.

Merksätze

◢ Wie die Hitzeschäden werden auch Erfrierungen in Schweregrade eingeteilt. Danach richten sich die jeweiligen Erste-Hilfe-Maßnahmen.

◢ Besonders wichtig ist die Prophylaxe, z.B. durch das Tragen adäquater Kleidung.

Literatur

Braun-Falco O et al. (2005) Dermatologe und Venerologie, 5. Aufl. Springer, Heidelberg

Braun-Falco O, Plewig G, Wolff HH (1996) Dermatologie und Venerologie, 4. Aufl. Springer, Berlin, Heidelberg, New York, Tokio

Fritsch P (1988) Dermatologie, 2. Aufl. Springer, Berlin, Heidelberg, New York

III Internistische und neurologisch-psychiatrische Krankheitsbilder

14 Atmungssystem

K. Röcker, C. Graf, R. Rost

14.1 Ausgewählte physiologische Aspekte

Man unterscheidet die innere von der äußeren Atmung. Der Begriff der **inneren Atmung** beschreibt die Oxidation der Nahrungsstoffe in der Zelle. Als eigentliche Atmung (**Ventilation, Belüftung**) wird die **äußere Atmung** bezeichnet. Man versteht darunter den Transport von Sauerstoff (O_2) in die Lunge (Alveolen) hinein und im Gegenzug den Abtransport des aus dem Blut abgegebenen Kohlendioxids (CO_2) aus der Lunge heraus. Die Grenzfläche zwischen Lunge und Kreislauf, die Alveolarmembran, trennt dabei zwei aktive Transportsysteme für die Gase, die Atmung und den Kreislauf voneinander. Diese Grenzfläche wird durch **Diffusion** überwunden, d.h. O_2 wandert aus den Alveolen dem Konzentrationsgefälle nach ins Blut und umgekehrt CO_2 durch Diffusion in die Alveolen hinein. Zwei aktive Transportsysteme (Konvektion) werden somit durch Diffusion miteinander verbunden.

Der aktive Atemgastransport in der Lunge erfolgt über Druckdifferenzen. Zur **Einatmung** (Inspiration) muss der Druck in der Lunge unter den äußeren (atmosphärischen) Druck absinken, bei der **Ausatmung** (Exspiration) ist der Druck in der Lunge höher als der Außendruck. Der Transport der Gase erfolgt damit gewissermaßen druckpassiv.

Bei der Einatmung muss der in der Lunge herrschende (intrapulmonale) Druck gegenüber dem Außendruck negativ werden. Dies erfolgt durch eine Aufweitung des Brustkorbs. Hierzu stehen zwei Mechanismen zur Verfügung: Bei der **Zwerchfellatmung** wird das Diaphragma nach unten abgeflacht und dadurch der Hohlraum im Brustkorb erweitert. Durch das Tiefertreten des Zwerchfells wölbt sich die Bauchwand nach vorn. Deshalb wird dieser Typ der Atmung auch als **Bauchatmung** bezeichnet. Die zweite Möglichkeit besteht in einem Anheben der Rippen, was vor allem durch die äußeren Interkostalmuskeln und die Mm. scaleni bewirkt wird. Da hierbei der Brustkorb äußerlich sichtbar angehoben wird, nennt man dies auch **Brustatmung**. Wenn eine starke Ventilation erforderlich wird, können sog. **Atemhilfsmuskeln**, die sonst andere Aufgaben haben, hinzutreten. Dies sind die Schultermuskeln, die vom Brustkorb ausgehen, wie die Mm. pectorales und der M. latissimus dorsi. Hierzu müssen gewissermaßen Ursprung und Ansatz vertauscht werden. Gut sichtbar ist dies z.B. beim 400-m-Läufer, der sich nach einem Lauf mit den Armen auf den Knien oder einem Geländer abstützt, um hierdurch die Atemhilfsmuskeln zur Unterstützung der Einatmung einsetzen zu können.

Während die Einatmung somit **aktiv** erfolgt, geschieht in körperlicher Ruhe die Ausatmung überwiegend **passiv**: Bei der Einatmung wird die Lunge elastisch gedehnt. Ihre elastischen Rückstellkräfte ziehen nach Erschlaffung der äußeren Interkostalmuskeln die Thoraxwand wieder nach innen. Die gedehnten Bauchmuskeln drücken sie in ihre Ausgangslage zurück und damit das Zwerchfell nach oben. Zusätzlich tragen folgende Muskeln zur Ausatmung bei: Interkostalmuskeln ziehen die Rippen nach unten, eine aktive Kontraktion der Bauchwandmuskulatur drückt das Zwerchfell nach oben. Voraussetzung dafür, dass die Luftströme den Volumenänderungen des Brustkorbs folgen, ist die Tatsache, dass auch die Lunge den Bewegungen der Brustwand folgt. Hierfür garantiert die spezielle Bauweise der Pleura (s.o.).

Bei ihrem Weg in die Alveolen passiert die Luft die **äußeren Atemwege** und die Bronchien. Bei den äußeren Atemwegen bestehen im Prinzip 2 Möglichkeiten: zum einen die **Mund-** und zum anderen die **Nasenatmung**. Beide Luftströme vereinigen sich im Rachenraum. Die Passage der Luft durch die Nase hat den Vorteil, dass sie dort in den Nasenmuscheln erwärmt und gereinigt wird. Schmutzpartikelchen etc. können an der Schleimhaut der Nasenmuscheln verbleiben. Der Nachteil der Nasenatmung besteht darin, dass die Enge der Passage hohe Atemvolumina nicht zulässt. Bei großem Sauerstoffbedarf, also intensiver Ventilation schaltet der Sportler automatisch von der Nasen- auf die Mundatmung um.

Die **Steuerung der Atmung** erfolgt zentral. Im verlängerten Rückenmark (Medulla oblongata) findet sich jeweils ein inspiratorisches und ein exspiratorisches Atemzentrum. Beide werden alternativ tätig. Die Regelung der Atemtätigkeit erfolgt u.a. aufgrund der Blutgaskonzentrationen. In der Aorta bzw. der A. carotis finden sich jeweils Chemorezeptoren im **Glomus aorticum** bzw. **Glomus caroticum**, die die Blutgaspartialdrucke messen. Ein Abfall des Sauerstoffpartialdrucks (pO_2) bzw. ein Anstieg des Kohlendioxidpartialdrucks (pCO_2) aktiviert das inspiratorische und hemmt das exspiratorische Zentrum bzw. umgekehrt. Über die Atemzentren werden die inspiratorisch bzw. exspiratorisch tätigen Muskeln aktiviert. Diese gehören zum Skelettmuskelsystem, sind also primär dem Willen unterworfen, wenngleich die Atmung normalerweise unwillkürlich erfolgt. Die Aktivierung der beteiligten Muskeln erfolgt über Nervenfasern aus dem Halsmarkbereich.

Merksätze

◢ Die innere Atmung beschreibt die Oxidation der Nahrungsstoffe in der Zelle.

◢ Die äußere Atmung ist definiert als der Transport von Raumluft in die Lunge (Alveolen) hinein und dem Abtransport des CO_2-angereicherten und sauerstoffärmeren Gasgemischs aus der Lunge wieder heraus.

14.2 Ausgewählte Messgrößen der Atmung in Ruhe und Belastung

Die Zahl der Atemzüge (Atemfrequenz, BR) beträgt in Ruhe ca. 15/min. Dabei wird jedes Mal ein **Atemzugvolumen** (V_T) von ca. 0,5 l hin und her bewegt. Hieraus errechnet sich ein **Atemminutenvolumen** ($\dot{V}_E$) von ca. 7,5 l/min. Der Punkt über V ($\dot{V}$) gibt an, dass es sich um eine Volumenangabe pro Zeit, also um eine Flussgeschwindigkeit handelt. Das Atemzugvolumen (V_T) kann inspiratorisch (V_I) und exspiratorisch (V_E) gemessen werden.

Totraum. Keineswegs das ganze V_T nimmt am Gasaustausch teil, sondern nur der Teil, der in die Alveolen gelangt (belüfteter Alveolarraum, V_A). Die Luft, die Mund, Nasen-, Rachenraum, Luftröhre und Bronchien ausfüllt, ist am Gasaustausch nicht beteiligt. Dieses Volumen wird daher auch als **anatomischer Totraum** bezeichnet. Hiervon unterscheidet sich der so genannte **funktionelle Totraum**. Dabei handelt es sich um die Menge an Luft, die effektiv am Gasaustausch nicht teilnimmt (V_D). Dieses Gasvolumen ist in aller Regel etwas größer als der anatomische Totraum, da in einem Teil der Alveolen kein oder kein kompletter Gasaustausch stattfindet.

Der Begriff „Totraum" ist zudem nicht ganz zutreffend, da auch diesem Raum eine funktionelle Bedeutung zukommt. In ihm wird die Luft angefeuchtet und gesäubert. Weiterhin findet im Kehlkopf die Stimmbildung statt. Größenordnungsmäßig beträgt V_D bei Gesunden in Ruhe etwa 150 ml, sodass in körperlicher Ruhe etwa 350 ml des Atemzugvolumens am Gasaustausch teilnehmen (V_A).

Respiratorischer Quotient. Die für die Beurteilung der Atemfunktion entscheidende Größe ist jedoch nicht die $\dot{V}_E$, sondern der effektiv stattfindende Gaswechsel, also das Volumen des aufgenommenen Sauerstoffs ($\dot{V}O_2$) und des abgegebenen Kohlendioxids ($\dot{V}CO_2$) pro Zeiteinheit.

Die Inspirationsluft enthält ca. 21% Sauerstoff (K_{IO2}), ca. 79% Stickstoff sowie minimale Spuren von CO_2, Argon u.a. Gasen. Die Exspirationsluft enthält in Ruhe ca. 17% Sauerstoff (K_{EO2}) und ca. 3,5% CO_2. Dies bedeutet, dass in Ruhe ca. 4% des eingeatmeten Atemminutenvolumens $\dot{V}_E$ als Sauerstoff über die Lunge aufgenommen werden.

Die Formel lautet:

$$\dot{V}O_2 = \dot{V}_E \times (K_{IO2} - K_{EO2}) = 7{,}5 \text{ l/min} \times (0{,}21 - 0{,}17) = 0{,}3 \text{ l/min}$$

K_{IO2} drückt dabei die Sauerstoffkonzentration der eingeatmeten und K_{EO2} der ausgeatmeten Luft aus. Entsprechend errechnet sich die ausgeatmete Menge an Kohlendioxid ($\dot{V}CO_2$) mit 7,5 l/min × 3,5% = ca. 0,25 l/min.

Das Verhältnis von ausgeatmetem Kohlendioxid ($\dot{V}CO_2$) zu eingeatmetem Sauerstoff ($\dot{V}O_2$) wird als **respiratorischer Quotient** (RQ) bezeichnet. Als Verhältniswert ist der RQ eine dimensionslose Zahl. Im obigen Beispiel liegt dieser Quotient bei 0,25 / 0,3 = 0,83.

In körperlicher Ruhe kann dieser Quotient je nach oxidiertem Substrat zwischen 0,7 und 1,0 liegen. Bei der reinen Kohlenhydratoxidation wird pro Sauerstoffmolekül ein Molekül Kohlendioxid frei (s. Abschn.

3.4.6). Der RQ beträgt somit 1,0. Bei der reinen Fettoxidation wird hingegen mehr Sauerstoff zur Oxidation pro entstehendem CO_2 benötigt, da der Kohlenstoffgehalt bei Fetten höher und der Sauerstoffgehalt geringer ist als der von Kohlenhydraten. Bei reiner Fettoxidation liegt der RQ daher bei 0,7. Bei der üblichen gemischten Oxidation von Kohlenhydraten, Fetten und Proteinen ergibt sich ein Normalwert um 0,83, wie im vorliegenden Beispiel. Der RQ ist für die Sportmedizin somit wichtig, weil er ein Maß für die Zusammensetzung der Substratoxidation in körperlicher Ruhe geben kann. Unter Belastung ist diese Aussage allerdings auf sehr niedrige Belastungsintensitäten beschränkt, da durch die entstehende Milchsäure zusätzliches CO_2 aus dem Blut freigesetzt wird. Die CO_2-Abgabe kann dann auch deutlich größer als die Sauerstoffaufnahme werden, der RQ steigt dann auf Werte über 1,0.

Einfluss des Gasdrucks. Theoretisch ist für die Leistung der Atmung allerdings nicht das transportierte Gasvolumen entscheidend, sondern die transportierte **Gasmenge**. Gase sind im Gegensatz zu Flüssigkeiten sehr stark komprimierbar. Aus diesem Grunde wird die Menge eines Gases bei gleichem Volumen vom **Druck** bestimmt. Für praktische Zwecke ist bei körperlicher Belastung unter Normalbedingungen dieser Aspekt nicht relevant, da die maximale oxidative Kapazität ($\dot{V}O_2$max) beim gesunden Menschen meist weniger durch die mechanischen Eigenschaften der Lunge, sondern häufiger vom Transportvermögen des Kreislaufs bzw. der oxidativen Kapazität in den Geweben begrenzt wird. Eine Atmung von Luft oder reinem Sauerstoff unter höherem Druck führt daher zwar zu einer Aufnahme von mehr Sauerstoff in die Lunge, jedoch zu keiner höheren Oxidationsrate und Sauerstoffgebrauch im Körper.

Der Gasdruck wird jedoch bedeutsam, wenn er unter Höhenbedingungen unter einen kritischen Wert absinkt, der die normale

Sättigung des Bluts nicht mehr gewährleistet (s. Abschn. 25.1). Beim Tauchen kann es zur physikalischen Lösung sehr großer Gasmengen im Blut und zu entsprechenden gesundheitlichen Problemen kommen (s. Abschn. 27.3).

Der Luftdruck beträgt in Meereshöhe ca. 101 Kilopascal (kPa) oder 760 mmHg. kPa ist zwar die SI-Einheit für Druck, im Alltagsgebrauch hat sich jedoch die Angabe in mmHg weitgehend gehalten, so dass diese auch hier beibehalten werden soll. Dieser Druck wird nur zu einem Teil vom Sauerstoff aufgebracht. Der Anteil eines Einzelgases (Partialdruck) am Druck eines Gasgemisches entspricht seinem relativen Volumenanteil. Dieser beträgt für den Sauerstoff in der Raumluft ca. 21%. Bei der Einatmung wird die trockene Außenluft befeuchtet. Der Wasserdampfdruck macht bei 37 °C Körpertemperatur und 760 mmHg Gesamtdruck einen Partialdruck von 47 mmHg aus. 21% von den verbleibenden 713 mmHg Luftdruck ergeben einen Sauerstoffpartialdruck (pO_2) von 150 mmHg. Nach der Sauerstoffbindungskurve (s. Abschn. 25.1) ist bis zu einem kritischen pO_2 von 120 mmHg der Blutfarbstoff maximal gesättigt. Ein Anstieg des pO_2 über diesen Wert führt nur zu einer Zunahme der im Blut gelösten Sauerstoffmenge. Diese hat jedoch mengenmäßig keine Bedeutung für die Sauerstoffversorgung des peripheren Gewebes.

Einfluss der Temperatur. Gase dehnen sich mit Temperaturanstieg aus und üben dann bei konstantem Volumen einen höheren Druck aus. Für eine exakte Messung der aufgenommenen bzw. abgegebenen O_2- bzw. CO_2-Mengen ist daher die Kenntnis der Druck- und Temperaturbedingungen notwendig. Dies betrifft insbesondere die Messung von Lungenfunktionsgrößen in der Spirometrie und die wichtige sportmedizinische Untersuchungsmethode der Spiroergometrie.

Für die Messung von Atemgasen gelten daher die folgenden Standardbedingungen:

STPD: Standard Temperature Pressure Dry, d.h. bei Standardtemperatur (0 °C), aktuellem Umgebungsdruck und trockener Luft.

Und bei eingeatmeten Gasen:

BTPS: Body Temperature Pressure Saturated, d.h. bei Körpertemperatur (37 °C), Umgebungsdruck und wassergesättigt.

Messmethoden. Angesichts der großen Bedeutung des Gasaustausches für die Energiebereitstellung spielt die Atemgasanalyse in der Sportmedizin eine bedeutende Rolle. Eine Reihe wichtiger Messgrößen wurde bereits erläutert (z.B. BR, V_T, $\dot{V}_E$, $\dot{V}O_2$, RQ). Diese genannten Messgrößen werden mithilfe der **Spiroergometrie** (s. Abschn. 2.3) gemessen. Mit dieser Methode werden Gaskonzentrationen und die Flussgeschwindigkeit der Luft am Mund gemessen und alle weiteren Größen rechnerisch – heutzutage in aller Regel atemzugsweise (breath-by-breath) – ermittelt.

Neben der Spiroergometrie bei körperlicher Belastung werden in der Sportmedizin auch Lungenfunktionsmessungen (Spirometrie) in körperlicher Ruhe durchgeführt. Bei der Spirometrie atmet die Versuchsperson im einfachsten Fall in eine Glocke (s. Abb. 14.1). Die Verschiebung der Lungenvolumina entspricht den Volumenveränderungen in der Glocke, sie können graphisch registriert werden.

Im Gegensatz zur Atemgasanalyse findet hierbei lediglich eine Messung des Atemgasflusses ohne Differenzierung auf Sauerstoff und Kohlendioxid statt. Vielmehr erfolgt bei der Spirometrie eine Messung der Rauminhalte der Lunge nach diversen Atemmanövern. In einer Sonderform der Spirometrie, der **Bodyplethysmographie** können durch Druckmessungen in einer abgeschlossenen Untersuchungskabine zusätzliche, klinisch relevante Größen bestimmt werden (z.B. Atemwegswiderstand oder Residualkapaziät).

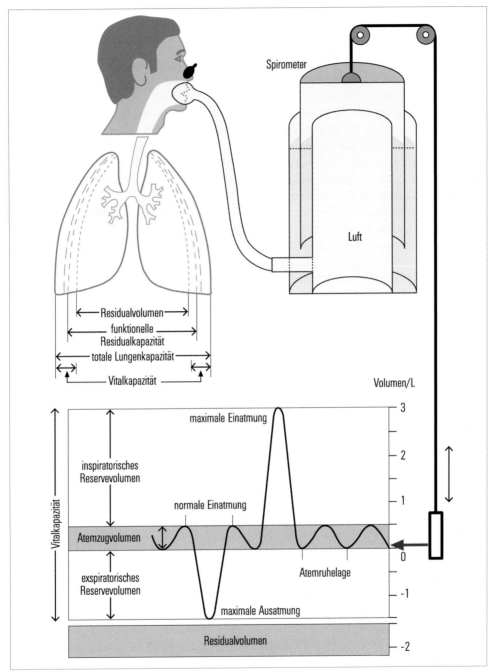

Abb. 14.1: Messgrößen der statischen Lungenfunktion. Mit Hilfe der Spirometrie werden die Volumina der Lunge gemessen und graphisch dargestellt. Die Vitalkapazität (VC) ist das Volumen, welches nach maximaler Ausatmung maximal eingeatmet werden kann (inspiratorische Vitalkapazität). Das inspiratorische (IRV) bzw. exspiratorische (ERV) Reservevolumen ist das Volumen welches über das normale Atemzugvolumen (V_T) hinaus maximal ein- bzw. ausgeatmet werden kann. Das Residualvolumen (RV) ist das auch nach maximaler Ausatmung in der Lunge verbleibende Volumen. Es beträgt bei einem gesunden Mann etwa 1,5 l und ist mit dem Spirometer nicht messbar. Die funktionelle Residualkapazität (FRC) ist das Gasvolumen, welches nach einer normalen Ausatmung noch in der Lunge verbleibt (FRC = ERV + RV).

Lungenvolumina. Normalerweise erfolgt die Atmung bei halbgefüllter Lunge, aus der sog. **Atemruhelage** heraus. Bei einer üblichen Einatmung nimmt das Lungenvolumen um 0,5 l (V_T) zu. Damit ist die Lunge allerdings keineswegs maximal gefüllt. Bei einer maximalen Einatmung können noch weitere 2,5 l aufgenommen werden, das **inspiratorische Reservevolumen** (IRV). Aus der Atemruhelage heraus kann gleichfalls noch weiter ausgeatmet werden, bei normaler Ausatmung liegt das in der Lunge verbliebene **exspiratorische Reservevolumen** (ERV) bei 1,5 l. Auch, wenn maximal ausgeatmet wurde, verbleibt immer noch ein Luftrest in der Lunge, der nur mithilfe äußerer Gewalt ausgepresst werden könnte, das **Residualvolumen** (RV). Es beträgt ca. 1,5 l.

Alle 4 Volumina ergeben in der Summe das „Totale Lungenvolumen":

$$\text{Totales Lungenvolumen} = RV + ERV + V_T + IRV$$

Die Luftmenge, die bei maximaler Ein- bzw. Ausatmung willkürlich ventiliert werden kann (also die Summe aus IRV, ERV und V_T) wird als **Vitalkapazität** (VC) bezeichnet (s. Abb. 14.1).

Die Vitalkapazität sollte jedoch keinesfalls als Maß der aeroben Leistungsfähigkeit angesehen werden. Wie bereits beschrieben, ist die $\dot{V}O_2$ beim gesunden Menschen nicht eindeutig durch eine Verbesserung des Lungeninhalts vergrößerbar. Die VC wird nur dann zum limitierenden Faktor für die $\dot{V}O_2max$, wenn sie krankhaft eingeschränkt ist, also beispielsweise bei chronischen Lungenerkrankungen. Auch bei Schwimmern, Apnoetauchern oder Ruderern ist die Atmung durch die spezifische Bewegungsausübung beim Sport behindert, womit die VC eher leistungslimitierend wird. Bei diesen Sportlern können Vitalkapazitäten von 7–8 l gefunden werden. Die Normalgröße der VC ist im Allgemeinen von der Körperstatur ab-hängig. Frauen weisen mit ca. 3,5–4,5 l eine geringere VC auf als Männer mit 4–5 l.

Als Maß der Atemkapazität wird häufig der sogenannte **Atemgrenzwert** verwendet. Er gibt an, wie viel Luft in einer bestimmten Zeiteinheit max. ein- und ausgeatmet werden kann. Die Versuchsperson wird aufgefordert, so rasch und so tief wie möglich zu atmen. Bei einer maximalen Atemfrequenz von ca. 50/min und einer V_T von 2 l ergeben sich für den Atemgrenzwert beim Gesunden Werte um 100 l/min.

Als Maß für die Atemeffizienz werden die **Atemäquivalentwerte** angesehen. Durch diese wird angegeben, wieviel Luft ventiliert werden muss, um 1 Liter O_2 aufzunehmen (EQO$_2$) oder CO_2 abzugeben (EQCO$_2$):

$$\text{Atemäquivalent für Sauerstoff (EQO}_2\text{)} = \text{Atemminutenvolumen } (\dot{V}_E) / \dot{V}O_2$$

$$\text{Atemäquivalent für Kohlendioxid (EQCO}_2\text{)} = \text{Atemminutenvolumen } (\dot{V}_E) / \dot{V}CO_2$$

Für körperliche Ruhe errechnet sich hierfür ca. 7,5 l/min / 0,3 l/min ($\dot{V}O_2$) = 25, eine dimensionslose Zahl, die angibt, dass 25 l Luft eingeatmet werden müssen, um 1 l O_2 aufzunehmen. Bezüglich der Änderung dieses Werts unter Belastungsbedingungen siehe Abschnitt 3.4.5.

Einsekundenkapazität (FEV$_1$, Tiffenau-Test). Für die Beurteilung eines krankhaft erhöhten Atemwiderstands, beispielsweise beim Asthma bronchiale (s. Abschn. 14.4.2), wird die sogenannte Einsekundenkapazität gemessen. Die FEV1 entspricht dem Luftvolumen, welches nach einer maximalen Inspiration innerhalb der ersten Sekunde nach Beginn der Ausatmung ausgeatmet werden kann. Der Wert wird in absoluten Größen oder relativ, bezogen auf die VC, angegeben. Die FEV1 liegt normalerweise im Bereich von etwa 80% der VC. Bei erhöhtem Atemwiderstand (Bronchokonstriktion) wie bei einem aktiven Asthma bronchiale sinkt dieses Volumen auf unter 70% der VC ab.

14.3 Ausgewählte Messgrößen unter Belastung

Mit ansteigender Belastungsintensität benötigt der Körper mehr Energie, mehr O_2, umgekehrt muss mehr CO_2 abgegeben werden, die Atmung wird forciert. Bei einem Belastungsversuch auf dem Fahrradergometer (Spiroergometrie) ist festzustellen, dass die $\dot{V}O_2$ weitgehend linear mit der erbrachten Leistung bzw. der Belastungsintensität zunimmt. In sehr grober Näherung ergibt dies den folgenden Zusammenhang:

$$\dot{V}O_2 \text{ (Belastung)(ml/min)} = \dot{V}O_2 \text{ (Ruhe)(ml/min)} + 12 \times \text{Leistung (W)}$$

Die $\dot{V}O_2$ steigt also pro geleistetem Watt um etwa 12 ml über den Ruhewert (s. auch Abschn. 2.3). Nimmt man die $\dot{V}O_2$ in Ruhe mit 300 ml/min an, würde die $\dot{V}O_2$ bei 100 Watt 300 ml/min + 1200 ml/min = 1500 ml/min (1,5 l/min) betragen. Entsprechend errechnet sich für 200 Watt eine $\dot{V}O_2$ von 2,7 l/min.

Mit ansteigender Belastung steigen sowohl die Atemfrequenz (BF) als auch die Atemzugtiefe (V_T) je nach Atemregulationsmuster. Dabei wird die Atmung zunächst etwas ökonomischer. EQO_2, die Menge an Luft, die eingeatmet werden muss, um 1 l O_2 aufzunehmen, sinkt daher bei Gesunden von 25 in körperlicher Ruhe bis auf ca. 19–20 unter milder körperlicher Belastung ab. Mit Beginn des Anstiegs der Blutlaktatkonzentration kommt es zur zunehmenden Produktion einer zusätzlichen Menge CO_2 durch die Bicarbonatpufferung und verstärkten Anforderungen an die Atmung zur Abatmung dieses „nicht-metabolischen" Kohlendioxids. Diese CO_2-gesteuerte Zunahme der $\dot{V}E$ führt

aus den oben genannten Gründen nicht zu einer gleichsinnigen Erhöhung der $\dot{V}O_2$, was wiederum eine zunehmende Erhöhung von EQO_2 gegenüber $EQCO_2$ bewirkt. Der „Knick in der Kurve" des $\dot{V}CO_2$ gegenüber der $\dot{V}O_2$ und der Beginn des Anstiegs des EQO_2 wird daher auch als **ventilatorische anaerobe Schwelle (VT)** bezeichnet. Dieser Punkt entspricht dem Moment des ersten Anstiegs der **Blutlaktatkonzentration im Blut (LT)**.

Die $\dot{V}E$, steigt bei niedriger Belastungsintensität vorerst linear zur Leistung und beginnt dann ab einer bestimmten Belastungsintensität (die deutlich oberhalb der VT liegt), überproportional steiler anzusteigen. Dieser Punkt wird in Unterscheidung zur „VT" als „respiratorischer Kompensationspunkt" (RCP) bezeichnet. Diesen überproportionalen Anstieg der Atmung im Bereich des RCP kann man sich als das Bestreben des Organismus vorstellen, die zunehmende Belastungsazidose über eine zusätzliche Abatmung von CO_2 zu kompensieren. Auch bei Menschen, die kein Laktat produzieren (McArdle-Syndrom), tritt übrigens ein sol-

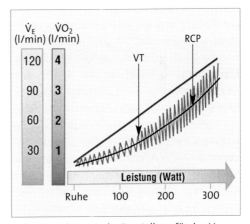

Abb. 14.2: Schematische Darstellung für den Verlauf der Ventilation (grau, $\dot{V}E$) gegenüber der Sauerstoffaufnahme (rot, $\dot{V}O_2$) bei stetig steigender Belastungsintensität auf dem Fahrradergometer. Sowohl an der ventilatorischen anaeroben Schwelle (VT), als auch am respiratorischen Kompensationspunkt (RCP) erfolgt eine jeweils überproportionale Steigerung der Atmung ($\dot{V}E$) gegenüber dem vorhergehenden Verlauf.

cher RCP auf – wenngleich erst bei noch höherer Belastungsintensität. Aus diesem Grunde sind weitere Auslöser für die beschriebene überproportionale Ventilationssteigerung unter höchster Belastungsintensität hochwahrscheinlich.

Die messtechnische Bestimmung der VT kann über verschiedene Ansätze aus der Atemgasanalyse erfolgen. Der gebräuchlichste Ansatz ist die sogenannte V-Slope-Methode. Hier wird der Schnittpunkt zweier linearer Regressionsgeraden zwischen $\dot{V}CO_2$ und $\dot{V}O_2$ bei ansteigender Belastungsintensität als Beginn der Bicarbonatpufferung und der VT angenommen. Der RCP wird wiederum aus dem überproportionalen Anstieg der $\dot{V}_E$, gegen die Leistung oder aber über den Verlauf der endtidalen CO_2-Konzentration (ET-CO_2) bestimmt. Im Moment des RCP beginnt durch die stärkere Hyperventilation bei gesunden Probanden die ET-CO_2 zu sinken.

14.3.1 Steuerung der Belastungsintensität über die Atmung

Die Bestimmung der ventilatorischen anaeroben Schwelle und des RCP erfordert den Einsatz einer aufwändigen Spiroergometrie. Die praktische Erfahrung des Sports über eine optimale Belastung unterhalb einer zunehmenden Belastungsazidose hat zu empirisch gewonnenen Kontrollverfahren der Belastungsintensität geführt. Zum Beispiel gibt es Empfehlungen, man solle „laufen ohne zu schnaufen" bzw. so laufen, dass man sich noch mit dem „Nachbarn unterhalten kann", auch als „Konversationstempo" bezeichnet. Auch die Empfehlung, man solle so laufen, dass man noch durch die Nase ein- und ausatmen könne, bedeutet praktisch die Vermeidung einer überstarken Hyperventilation. Ähnliche Empfehlungen wie die sogenannte **Vierschrittregel**, das heißt, man solle so laufen, dass man jeweils auf 4

Schritte ein- bzw. ausatmet führen hingegen häufig zu einer Verschlechterung der Atemmodulation und sollten in dieser Form nicht weitergegeben werden.

Merksätze

- ◢ Mit ansteigender Belastungsintensität benötigt der Körper mehr Energie, mehr O_2. Dagegen muss mehr CO_2 abgegeben werden.
- ◢ Mit der Spirometrie können die Lungenfunktionsgrößen in Ruhe, mit der Spiroergometrie unter Belastung bestimmt werden.
- ◢ Die $\dot{V}O_2$ steigt mit jedem Watt Leistung über den Ruheumsatz abhängig vom Körpergewicht um ca. 12 ml/min an.
- ◢ Bei Überschreiten des RCP kommt es zu einem verstärkten Atemantrieb, Atemfrequenz und Atemtiefe nehmen stärker zu als die $\dot{V}O_2$ und die $\dot{V}CO_2$. Dies bedeutet unter anderem, dass die Atemökonomie abnimmt.

14.3.2 Maximale Sauerstoffaufnahme

Aus diagnostischer Sicht ist die maximal erreichbare $\dot{V}O_2$ von Interesse ($\dot{V}O_2max$ oder peak $\dot{V}O_2$), da sie ein Maß für den maximalen oxidativen Energieumsatz und der kardiopulmonalen Leistungsfähigkeit des untersuchten Probanden darstellt. Sie wird normalerweise in einem rampfenförmig gesteigerten Belastungstest auf dem Fahrradergometer oder dem Laufband ermittelt.

Die **$\dot{V}O_2max$** wird durch alle Stufen der Ventilation, des Sauerstofftransports und der oxidativen Energiebereitstellung bestimmt. Aus diesem Grunde wird sie manchmal auch als Summenkriterium der kardiopulmonalen Leistungsfähigkeit benannt.

Die erwartete maximale Ausprägung der $\dot{V}O_2max$ ist von zahlreichen Kofaktoren abhängig, speziell von Lebensalter, Geschlecht, Körpermaßen oder dem Trainingszustand (s. Abschn. 2.3).

Die $\dot{V}O_2$max steht mit den übrigen Messgrößen in folgendem Zusammenhang: Für einen 20- bis 30-jährigen jungen untrainierten Mann liegt unter Maximalbedingungen die Atemfrequenz (BR) etwa bei 50/min, das Atemzugvolumen (V_T) bei 2 Liter. Unter maximaler Belastung ist die Sauerstoffkonzentration in der Ausatmung (K_{EO2}) unter Umständen etwas höher als unter Ruhebedingungen und beträgt z.B. 18%. Dies ist ein Effekt der oben beschriebenen überproportionalen Hyperventilation oberhalb des RCP. Hieraus errechnet sich im Beispiel:

$$\dot{V}O_2max = BR_{max} \times V_{T(max)} \times (K_{IO2} - K_{EO2})$$
$$= 50/min \times 2\,l \times (0,21 - 0,18) = 3\,l/min$$

Dies ergibt, dass hier unter maximaler Belastung 100 l/min ein- und ausgeatmet und davon 3 l O_2/min aufgenommen wurden.

Führt man dieselbe Messung für die abgeatmete CO_2-Menge durch, stellt man fest, dass in Ruhe weniger CO_2 abgegeben als O_2 aufgenommen wird (s.o., s. Abschn. 2.3). Mit zunehmender Belastungsazidose steigt jedoch oberhalb der LT (s.o.) die abgeatmete CO_2-Menge ($\dot{V}CO_2$) gegenüber der $\dot{V}O_2$ immer deutlicher an, sodass für den gleichen Probanden am Ende die abgegebene Kohlendioxidmenge bei vielleicht 3,6 l/min liegt. Dies bedeutet einen RQ von ca. 1,2. Das Originalprotokoll einer Spiroergometrie bestätigt diesen Verlauf.

Wie die Kurve weiterhin zeigt, kommt es mit Ende der Belastung zu einem sofortigen Abfall der Sauerstoffaufnahme, der RQ-Wert steigt jedoch noch weiter an. Dies ist nicht überraschend, da auch nach Beendigung der Belastung weiterhin (d.h. ohne gesteigerte oxidative Energiebereitstellung mit Sauerstoffgebrauch) zur Kompensation der Azidose und Abatmung von CO_2 hyperventiliert werden muss.

14.4 Atemwegserkrankungen und Sport

14.4.1 Übersicht

Nach der KHK und Krebs folgen in den Sterbestatistiken die Atemwegserkrankungen bereits auf dem 3. Platz der häufigsten Todesursachen. Diese Häufung ist v.a. auf die chronisch obstruktive Lungenerkrankung (COPD, Chronic Obstructive Pulmonary Disease) und das Lungenemphysem zurückzuführen. Der mit Abstand bedeutsamste Risikofaktor für diese Erkrankungen ist der Zigarettenkonsum. Aspekte wie Luftverschmutzung oder Staubbelastungen am Arbeitsplatz haben zwar in der Wahrnehmung der Bevölkerung eine große Bedeutung, spielen aber zahlenmäßig nur eine untergeordnete Rolle in der Entstehung dieser Lungenkrankheit. Die **COPD** ist von Husten, Atemnot bei körperlicher Belastung und einer deutlichen Leistungseinschränkung gekennzeichnet. Im Endstadium dieser Erkrankung kommt es über die chronische Überblähung und Entzündung zu einer fortschreitenden Zerstörung und Vergröberung der feinen Lungenbläschen (Alveolen), was langfristig zum Lungenemphysem führt. Beim kombinierten Auftreten von Emphysem und Entzündung spricht man von der **chronischen Emphysembronchitis**. Der **Lungenkrebs** (Bronchialkarzinom, s. auch Abschn. 14.4.6) ist eine weitere mögliche Krankheitsfolge durch die chronische Reizung der Bronchien und andauernden Kontakt zu krebsauslösenden Substanzen v.a. bei Zigarettenkonsum.

Nicht der Zigarettenkonsum ist, sondern inhalative Allergene, wie z.B. Blütenpollen, sind meist Auslöser für obstruktive Lungenerkrankungen, das sog. **Asthma bronchiale**. Sehr oft wird die Krankheitsbezeichnung „Anstrengungsasthma" als Ursache für Atemnot beim Sport thematisiert. Nach neueren Erkenntnissen sollte jedoch nicht von einer eigenen Erkrankung mit dieser Bezeichnung gesprochen werden. Vielmehr kann bei den meisten Patienten mit vorhandenem Asthma bronchiale eine Verengung der Atemwege (**bronchiale Obstruktion**) durch körperliche Belastung provoziert werden. Eine isolierte, **belastungsinduzierte Bronchokonstriktion** (EIB) **ohne** vorbestehendes Asthma ist hingegen eher selten und bewirkt in aller Regel auch keine akute Leistungseinschränkung, da die Bronchokonstriktion in diesem Fall erst nach Ende der körperlichen Belastung auftritt. Eine sehr viel häufigere Ursache für Atembeschwerden bei Belastung ist hingegen die sog. Stimmbanddysfunktion (Vocal Cord Dysfunction, VCD; s. auch unter Abschn. 14.4.3).

Steht bei einer Lungenerkrankung nicht die Verengung der Bronchien (Obstruktion) im Vordergrund, sondern der Verlust von Lungengewebe (Restriktion), spricht man von einer **restriktiven Lungenerkrankung**. Dies kann bei einer Krebserkrankung oder nach einer Operation mit Entnahme von Teilen der Lunge (Lungenteilresektion) der Fall sein. Vor einer solchen Lungenteilresektion, aber auch vor Lungentransplantation sind die leistungsdiagnostischen Methoden der Sportmedizin (v.a. die Spiroergometrie) zur objektiven Bestimmung der Leistungsfähigkeit von hoher Relevanz. Nur auf diesem Weg können oft die Notwendigkeit und die Verträglichkeit einer geplanten, eingreifenden Operation abgeschätzt werden.

Für den Sportler sind v.a. auch die akut auftretenden Atemwegserkrankungen und Infektionen von Bedeutung. Neben der Entzündung der Luftwege (akute Bronchitis) sind dies v.a. die Lungenentzündung (Pneumonie) oder aber auch sonstige Entzündungen und Infektionen in den oberen Luftwegen (z.B. Laryngitis, Rhinitis).

14.4.2 Asthma bronchiale

Da Asthma wörtlich übersetzt Atemnot bedeutet, die wiederum auch andere Ursachen haben kann, wird das landläufige Asthma korrekterweise als Bronchialasthma (**Asthma bronchiale**) bezeichnet. Das Asthma bronchiale ist eine chronische, entzündliche Erkrankung der Atemwege mit dauerhaft bestehender Überempfindlichkeit und daraus folgender anfallsweiser Verengung der Atemwege [Fanta 2009; Simpson et al. 2001]. Die häufigste Ursache für das Asthma bronchiale sind Allergien. Bei einer Allergie liegen in krankhafter Weise spezielle Antikörper vor, die zu einer übermäßigen Reaktion auf körperfremde Substanzen (Allergene) führen. Allergene können Blütenpollen, Tierhaare (Katzen- oder Pferdehaare), Hausstaubmilben, Schimmelpilze, Nahrungsmittel wie Obst (Erdbeeren) oder Fisch, oder nicht zuletzt auch Ausscheidungen von Bakterien im Rahmen einer Bronchitis sein. In selteneren Fällen können auch z.B. Unverträglichkeiten gegen Medikamente oder Giftstoffe der Auslöser für Anfälle von Asthma bronchiale sein.

Beim Sport macht die gesteigerte Anforderung an die Atmung vorhandene Symptome eines Asthma bronchiale besonders deutlich spürbar. Somit ist auch die Leistungsfähigkeit unbehandelter Asthmapatienten häufig eingeschränkt, woraufhin körperliche Belastung von den Betroffenen häufig vermieden wird. Auf der anderen Seite spielt jedoch gerade die körperliche Aktivität in der Behandlung des Asthma bronchiale eine wichtige Rolle.

Asthma bronchiale ist durch eine chronische **Entzündung** und einer damit verbundenen Überempfindlichkeit der feinsten Bronchien (Hyperreagibilität) gekennzeichnet. Anfallsweise kommt es durch einen Krampf kleiner Muskelschlingen (**Bronchospasmus**) zur Verengung der kleinen Bronchialäste (**Bronchokonstriktion, bron-**

chiale Obstruktion). Zusätzlich erschweren die gleichzeitige **Sekretion** eines überdurchschnittlich zähen Schleims und die entzündliche Schwellung der bronchialen Schleimhaut die Belüftung der Alveolen.

Bei einem durch Asthma bronchiale chronisch betroffenen Bronchialsystem können auch unspezifische Reize eine Bronchokonstriktion auslösen. Beispiele für solche unspezifischen Reize sind Zigarettenrauch, dann aber auch Luftschadstoffe wie Ozon oder eine besondere Trockenheit der Einatemluft, die wiederum meist in den Wintermonaten eintritt. Da der Feuchtigkeitsgehalt der Luft mit sinkender Temperatur deutlich abnimmt, kann sehr kalte Luft ebenfalls eine starke Reizung der Atemwege auslösen.

Der auslösende Mechanismus für die Obstruktion ist jeweils identisch: Der Reiz führt zur Freisetzung von Entzündungsmediatoren (z.B. Histamin oder Leukotriene [Storms 2007]) in der Bronchialschleimhaut, wodurch die Bronchokonstriktion und verstärkte Schleimsekretion bewirkt werden. Die Basistherapie des Asthma bronchiale besteht also v.a. in einer medikamentösen Prophylaxe und Behandlung der Entzündung. Im ungünstigsten Fall werden diese Entzündung und die entsprechende Hyperreagibilität chronisch, was v.a. unbehandelte Fälle betrifft.

Die Atemnotanfälle bei Asthma bronchiale treten in sehr unterschiedlicher Häufigkeit auf. Bei einem lebensbedrohlichen Daueranfall spricht man vom **Status asthmaticus**, manche Patienten erleben hingegen lediglich ein bis 2 Atemnotepisoden pro Jahr (Schweregrade s. Tab. 14.1). Psychische

Labilität kann die Reaktion der Atmung auf Stress verstärken und Asthma-Anfälle begünstigen. Umgekehrt kann auch die Angst vor Anfällen bei einem Betroffenen zu entsprechenden psychischen Veränderungen führen. Ursachen für Atemnot sind jedoch i.A. sehr vielfältig, wodurch eine eindeutige Zuordnung zu einem Asthma bronchiale oft nicht möglich ist. Psychische Ursachen bei Atemnot sind auch häufig nicht eindeutig mit einer tatsächlichen Bronchokonstriktion verbunden. Asthmamedikamente sind dann i.d.R. wirkungslos.

Wie eingangs bereits erwähnt, wurde der Begriff Belastungsasthma in der Vergangenheit häufig missverständlich verwendet. So gibt es nach neueren Erkenntnissen keine Hinweise, dass körperliche Belastung als alleinige und primäre Ursache für das Vollbild eines Asthma bronchiale infrage käme [Randolph 2009]. Die Hyperventilation (Mehratmung) bei körperlicher Belastung kann zwar über eine zusätzliche Schleimhautreizung der Bronchien durchaus zu einem Asthma-Anfall mit Bronchokonstriktion führen. In aller Regel betrifft dies jedoch Patienten, die bereits unter einer Vorschädigung und den entsprechenden entzündlichen Veränderungen der Bronchien, also an Asthma bronchiale leiden. Zudem wird eine bereits bestehende Lungenfunktionseinschränkung naturgemäß oft erst spürbar, wenn die Atmung besonders beansprucht wird, also während und nach körperlicher Belastung. Daher stellt das Auftreten von Asthmasymptomen mit körperlicher Belastung streng genommen i.d.R. keine eigenständige Erkrankung dar, sondern ist lediglich das Symptom eines

Tab. 14.1: Schweregrade des Asthma bronchiale

	Anfallshäufigkeit	FEV$_1$/PEF in % vom Sollwert
Grad I – intermittierend	Tagsüber bis 1/Wo., nachts bis 2/Monat	> 80
Grad II – leicht	Tagsüber noch nicht tgl., nachts bis 1/Wo.	> 80
Grad III – mittelgradig	Tagsüber tgl., nachts bis 1/Wo.	60–80
Grad IV – schwer	Tagsüber ständig, nachts häufig	< 60

ohnehin bestehenden Asthma bronchiale. Um Missverständnisse zu vermeiden, sollte bei den entsprechenden Erscheinungen daher korrekterweise von EIB gesprochen werden – eine Sprachregelung, die international gebräuchlich ist [Randolph 2009]. Asthma bronchiale **entsteht** also nicht durch körperliche Belastungen und Sport. Symptome einer bestehenden Asthmaerkrankung können jedoch durch körperliche Belastung provoziert und verstärkt werden, was v.a. unbehandelte Fälle betrifft.

Für den Sportlehrer ergeben sich vielfältige Beziehungen zum Asthma bronchiale. Wie bereits beschrieben, können Asthma-Anfälle mit Bronchokonstriktion durch und beim Sport ausgelöst werden – v.a. in kalter Umgebung (z.B. Joggen im Winter, Skilauf, Eislauf). Die Verengung der Atemwege tritt dabei erst in den Minuten **nach** Beendigung der sportlichen Belastung und dann meist als Husten auf, da die Ausschüttung von Stresshormonen bei körperlicher Anstrengung die Symptome einer akuten Bronchokonstriktion bis zu einem gewissen Ausmaß kompensiert. Atemnot **bei** Belastung ist meist auf vielfältige sonstige Ursachen zurückzuführen (z.B. VCD).

Bedeutung des Sports für Asthmapatienten. Da körperliche Aktivität aus den genannten Gründen Anfälle provozieren kann, werden asthmakranke Kinder möglicherweise aus Überängstlichkeit von Eltern, Lehrern oder Ärzten häufig vom Schulsport befreit. Aus dieser Konstellation kann für die betroffenen Kinder eine Stigmatisierung und Ausgrenzung resultieren. Oft ergibt sich dann eine Rückzugstendenz mit Verweis auf die eigene Erkrankung, dann häufig auch um allgemein unangenehmen Situationen auszuweichen [Williams 2008]. Bei einer erfolgreichen medikamentösen Behandlung besteht jedoch in aller Regel keine Einschränkung beim Sport. Im Gegenteil: Unter fortlaufender diagnostischer Kontrolle durch den Lungenfacharzt oder Sportmediziner sind die Auswirkungen von Sport auf den Krankheitsverlauf in aller Regel positiv [Kemper 2008]: Sport kann die Beeinträchtigungen des Asthmatikers deutlich verbessern. Das Vertrauen in die eigene Belastbarkeit und Leistungsfähigkeit wird gesteigert (psychosoziale Effekte), die Atemmuskulatur wird gekräftigt, die allgemeine Abwehrlage, das Immunsystem, verbessert. Durch die gesteigerte Atmung bei Belastung werden tiefere Lungenanteile belüftet, was ebenfalls zur Verringerung des Infektionsrisikos führen kann.

Optimale Sportformen bei Asthma bronchiale. Für den Asthmatiker sind alle Sportformen mit geringer Anfallswahrscheinlichkeit günstig. Aufgrund der feuchten Umgebung ist dies v.a. das **Schwimmen**, möglichst in wärmerem Wasser. Hierbei liegt über dem Wasser eine warme Wasserdampfschicht, die sowohl das Auskühlen wie das Austrocknen der Bronchien verhindert. Ungünstig wirkt sich hingegen ein evtl. Ozon- oder Chlorgehalt des Schwimmbadwassers mit entsprechender Verdampfung an die Wasseroberfläche aus. Hierdurch kann es v.a. bei Leistungsschwimmern zu einer verstärkten Hyperreagibilität und akuten Reizung der Bronchien kommen – beim allgemeinen Badebesuch treten diese Beeinträchtigungen hingegen eher selten auf.

Für Asthmatiker sind **Intervallsportarten** günstig, bei denen nur kurze Belastungen mit zwischenzeitlichen Pausen stattfinden. Dies gilt v.a. für Spielsportarten. Dies sind Einzelspiele wie Tennis, aber auch Mannschaftsspiele, die dann auch den speziellen Bedürfnissen von Kindern mit Asthma in besonderem Maße entsprechen. Hier wirkt sich günstig aus, dass eine Vorbelastung zur unmittelbaren Abschwächung einer bronchialen Hyperreagibilität führt. Ungünstig wirken sich hingegen in den meisten Fällen Dauerbelastungen in kalter Umgebung aus, also Laufen im Winter oder speziell Skilanglauf. Auf der anderen Seite sind auch dies nur allgemeine Empfehlungen. Wenn im Einzelfall von einem Asthmapatienten Sport in der Kälte gut vertragen wird, sollte man ihm keinesfalls davon abraten. Gerade Höhenkurorte wie Davos mit eher kälteren Temperaturen eignen sich wegen ihrer weitgehend allergenfreien Luft oft besonders für Patienten mit allergischem Asthma. Das Spektrum der Sportarten, die für den Asthmapatienten empfohlen werden, ist somit deutlich unterschiedlich zu dem, was bspw. einem Patienten mit KHK empfohlen wird (s. Abschn. 16.3.10). Das Beispiel zeigt die Unterschiedlichkeit der optimalen Sportarten in Abhängigkeit von der jeweiligen Erkrankung.

Medikamentöse Behandlung des Asthma bronchiale. Wenn gehäuft Asthma-Anfälle durch körperliche Aktivität ausgelöst werden, sollte man gerade auch im Bereich der Bewegungstherapie darauf achten, dass die verordneten Medikamente regelmäßig eingenommen wurden. Diese Medikamente werden meist in Form von Sprays und Dosieraerosolen zur Inhalation verabreicht. Durch diese werden die wirksamen Substanzen direkt an die Bronchialschleimhaut herangebracht. Besonders wichtig sind dabei die länger wirksamen Medikamente gegen Entzündungen (meist sind dies cortisonhaltige Medikamente). Diese werden in aller Regel regelmäßig morgens und abends angewendet. Zusätzlich erfolgt häufig noch die Anwendung von Abkömmlingen des Stresshormons Adrenalin (Sympathomimetika), durch welche die Bronchokonstriktion und Schwellung der Bronchialschleimhaut unmittelbar vermindert werden kann. Fragen zur Sporttauglichkeit und Belastbarkeit der betroffenen Patienten sollten jeweils mit dem behandelnden Arzt abgeklärt werden. In den häufigsten Fällen besteht unter Behandlung jedoch keine Einschränkung der Belastbarkeit und Leistungsfähigkeit.

Bei Leistungssportlern ist bei Verabreichung dieser Medikamente grundsätzlich auf die **Dopingproblematik** zu achten. Manche der Mittel, die zur Behandlung von Asthma eingesetzt werden, stehen auf den Listen für verbotene Medikamente, insbesondere manche der Sympathomimetika. Generell sollten die jeweils aktuellsten Vorgaben der Nationalen Antidoping-Agenturen (NADA Bonn, http://www.nada-bonn.org) berücksichtigt werden [Fitch et al. 2008].

14.4.3 Stimmbanddysfunktion

Normalerweise erfolgt bei intensiver körperlicher Beanspruchung und deutlicher Steigerung der Ventilation eine unwillkürliche Weitstellung der Stimmbänder, was zu einer Absenkung des Atemwegswiderstands führt. Bei der Stimmbanddysfunktion (**VCD**) kommt es zur Fehlsteuerung dieser Funktion. Eine krankhafte Engstellung der Stimmritze führt dann zu einer u.U. deutlichen Erhöhung des Atemwegswiderstands. Nicht zuletzt aufgrund der Assoziation zur körperlichen Belastung und den deutlich spürbaren Atemschwierigkeiten wird die anfallsweise VCD sehr häufig mit der wesentlich geläufigeren Erkrankung Asthma bronchiale verwechselt. Exakte Zahlen zur Prävalenz der Erkrankung liegen nicht vor. Neuere Studien weisen aber darauf hin, dass über $1/3$ aller erfolglos behandelter Asthmapatienten wohl eigentlich unter VCD leidet [King und Moores 2008].

Dabei sind die pathophysiologischen und diagnostischen Aspekte der beiden Krankheitsbilder im Grunde sehr leicht unterscheidbar [McFadden und Zawadski 1996]. Leitsymptom der VCD ist eine anfallsweise Beeinträchtigung der Inspiration bei körperlicher Belastung, die v.a. **während** Ausdauersport oder psychischer Belastung auftritt. Sehr häufig ist ein lautes inspiratorisches Atemgeräusch hörbar – bei Sportlern manchmal in einer Lautstärke, die sogar über den Sportplatz hinweg wahrgenommen werden kann. Im Gegensatz zur EIB ist Husten beim VCD typischerweise nicht vorhanden. Auch ist keine Zuordnung zu bestimmten Witterungsverhältnissen erkennbar: Es gibt keine Häufung von VCD bei Kälte und Trockenheit, sondern eher bei warmer und feuchter Witterung. Psychischer Stress kann zu einer deutlichen Zunahme der Symptome führen, wodurch sich VCD sehr häufig im Leistungssport oder bei starker exogener Leistungsanforderung (Prüfungssituationen, „Group Pressure") findet.

Oft kann den Betroffenen bereits durch die Erläuterung der funktionellen Zusammenhänge im Bereich der Stimmbänder und die Zusicherung einer geringen Gefährdung geholfen werden. Noch eindrucksvoller ist für die Patienten oft eine direkte laryngoskopische Demonstration der Stimmbänder bei tiefer Inspiration. Generell besteht ein Zusammenhang zwischen der Dauer der Beschwerden und deren Therapierbarkeit – je kürzer die Krankheit bereits besteht, desto besser ist die Prognose. In schwerwiegenden Fällen kann die Verordnung logopädischer

Tab. 14.2: Schweregrade der COPD (GOLD-Kriterien)

Schweregrad	Kenngrößen
Grad 0: Risiko	Normale Spirometrie Risikofaktoren Chronische Symptome
Grad I: leicht	$FEV_1/FVC < 70\%$ $FEV_1 \geq 80\%$ des Sollwerts Mit oder ohne Symptome
Grad II: mittelgradig	$FEV_1/FVC < 70\%$ $50\% \leq FEV_1 < 80\%$ des Sollwerts Mit oder ohne Symptome
Grad III: schwer	$FEV_1/FVC < 70\%$ $30\% \leq FEV_1 < 50\%$ des Sollwerts Mit oder ohne Symptome
Grad IV: sehr schwer	$FEV_1/FVC < 70\%$ $FEV_1 < 30\%$ des Sollwerts

Atemtherapie oder gar eine psychotherapeutische Behandlung sinnvoll sein.

Für Sport gibt es bei VCD im Grunde keine Einschränkungen – die Veränderung ist für die Betroffenen zwar unangenehm, jedoch nicht gefährdend. Hilfreich können, ähnlich wie beim Asthma bronchiale, Intervallbelastungen sein, da sich hier die Atmung jeweils wieder neu auf die Belastungssituation einstimmt. Generell hilft es manchen Betroffenen aber auch, die Belastungsintensität nur vorsichtig und schrittweise zu erhöhen.

14.4.4 Chronisch obstruktive Lungenerkrankung

Der Begriff Chronic Obstructive Pulmonary Disease beschreibt eine chronisch verlaufende Lungenerkrankung, die durch chronischen Husten, gesteigerte Produktion von Schleim, Atemnot, Obstruktion und einen eingeschränkten Gasaustausch charakterisiert ist. Es wird geschätzt, dass 10–15% der erwachsenen Bevölkerung an COPD leiden, was diese Erkrankung zu einer der häufigsten schweren Erkrankungen macht. Die weitaus häufigste Ursache der COPD ist der Zigarettenkonsum. Die COPD nimmt im Verlaufe der Jahre im Schweregrad bis zur Entstehung eines Lungenemphysems mit Zerstörung der Alveolenstruktur immer weiter zu. Definitionsgemäß ist eine COPD auch unter Therapie und Nikotinkarenz nicht mehr vollständig reversibel (s. Tab. 14.2).

Die COPD gilt als die dritt- oder vierthäufigste Todesursache in den Industrienationen. Dies verdeutlicht die Notwendigkeit zur Vorsorge und Behandlung dieser Erkrankung. Da die Lungenveränderungen bei COPD in aller Regel nicht rückgängig zu machen sind, liegt der Kernpunkt einer effektiven Behandlung der COPD v.a. in einer Steigerung der körperlichen Belastbarkeit und Leistungsfähigkeit. Hierdurch können die Lebensqualität und Lebenserwartung der

Patienten oft deutlich verbessert werden. Natürlich ist ein zentrales Anliegen der Therapie auch die Entwöhnung vom Rauchen – allein hierdurch kann ein weiteres Fortschreiten der Erkrankung effektiv verhindert werden [Celli und MacNee 2004].

Die eingeschränkte Leistungsfähigkeit ist eines der Leitsymptome bei Patienten mit COPD. Weitläufig gilt der sog. 6-Minuten-Gehtest als verlässliches Maß für den Verlauf einer COPD. Dabei handelt es sich um jene Distanz, die ein Patient mit COPD in der Ebene in 6 min zurücklegen kann. Eine geleistete 6-Minuten-Gehstrecke < 350 m gilt als prognostisch ungünstig. In jüngster Zeit konnte zudem gezeigt werden, dass dieser Test prognostisch wertvolle Informationen liefert. Die exakteren Labormethoden zur Bestimmung der Leistungsfähigkeit bieten jedoch exaktere Möglichkeiten zur Verlaufsbeurteilung dieser Erkrankung und Validierung von Therapiekonzepten.

Durch die krankheitsbedingte Schonung der Patienten ergibt sich oft weiterer Trainingsmangel, der wiederum im Teufelskreis zu einer immer weiter fortschreitenden Einschränkung führt. Der Rückgang der Leistungsfähigkeit ist die Ursache für eine immer weiter nachlassende Lebensqualität der Patienten, was über psychosomatische Wirkmechanismen zu einer weiteren Antriebslosigkeit und Verstärkung der körperlichen Dekonditionierung führt. Dieser Kreislauf ist exemplarisch für eine Vielzahl chronischer internistischer Erkrankungen, die einen direkten negativen Effekt auf die körperliche Belastbarkeit haben. Gleichzeitig liegt hier aber auch der Ansatzpunkt für eine wirksame Trainingstherapie. Die Übungen in einem solchen „Lungensport" müssen an den Schweregrad der Erkrankung und – da es sich mehrheitlich um ältere Patienten handelt – an die Leistungsfähigkeit angepasst werden. Da die COPD-Patienten im Lungensport von vielerlei Anpassungsvorgängen profitieren, sollte das Training aus möglichst vielfältigen Anforderungen zusammengesetzt werden [O'Shea, Taylor, Paratz 2009]. So verbessert Ausdauertraining die Lungenbelüftung und Atmung, Krafttraining die krankheitsbedingte Muskelschwächung [Patessio und Donner 1994]. Bei angepasst niedriger Belastungsintensität kann der Sport bei COPD insbesondere auch helfen, die Häufigkeit von Lungeninfektionen zu vermindern. Besonders effizient und durchführbar ist der Lungensport während der niedrigeren Stadien (GOLD 0–II) der Erkrankung. Ist die Krankheit bereits fortgeschritten (GOLD III, IV) limitiert die allgemeine Schwächung eine Durchführung von Ausdauerübungen. Aber auch in diesen Fällen kann Sport nach ärztlicher Vorgabe in entsprechend angepasst niedriger Belastungsintensität versucht werden.

14.4.5 Zystische Fibrose (Mukoviszidose)

Die zystische Fibrose (CF) findet sich aufgrund der durch die Krankheit eingeschränkten Lebenserwartung hauptsächlich bei Kindern (s. auch Abschn. 29.7.4). Bei der CF handelt es sich um eine sehr seltene Erkrankung. Nur eines von 1500–2000 Kindern ist von dieser Erkrankung betroffen. Die Ursache ist ein **genetischer Defekt**, der geschlechtsgebunden nur über das X-Chromosom rezessiv vererbt wird. Da Frauen 2 X-Chromosomen besitzen, von denen eines im Regelfall gesund ist, sind Mädchen sehr selten betroffen. Ein männliches Kind einer Überträgerin (also einer Frau mit einem kranken X-Chromosom) kann jedoch erkranken, da bei ihm die Geschlechtschromosomen die Kombination XY besitzen.

Die Krankheit führt zu der Bildung eines extrem zähen Schleims, der alle Körperdrüsen betrifft. Dies führt zu Krankheitserscheinungen v.a. im Bereich der **Atemwege**, aber auch der Bauchspeicheldrüse. Der zähe Schleim verlegt die Ausgänge der Drüsen und die Bronchien. Bei diesem Krankheitsbild werden die Lungenbläschen allmählich zerstört. Es bilden sich grobe Blasen (Zysten) und schließlich Vernarbungen von Lungengewebe (Fibrose). Durch entsprechende Vernarbungen im Bereich der Bauchspeicheldrüse entsteht zudem häufig ein Diabetes mellitus. Die Lebenserwartung der Erkrankten betrug noch bis vor kurzer Zeit im Durchschnitt lediglich etwa 30 Jahre. Die verbesserte Therapie der letzten Jahre hat zu einer deutlichen Erhöhung der Lebenserwartung bei dieser Erkrankung geführt. Patienten, deren Erkrankung in den letzten 10 Jahren diagnostiziert wurde, haben daher bereits eine Lebenserwartung von 40–45 Jahren.

Körperliche Aktivität (Laufen, Joggen, Radfahren, Tanzen o.Ä.) und Atemgymnastik können helfen, tiefere Lungenareale zu belüften und helfen beim Abhusten des zähen Schleims. Weitere Vorteile der körperlichen Aktivität bestehen in einer allgemeinen Verbesserung der Abwehrlage, psychosozialen Effekten, einer Verbesserung der Atemeffektivität und Steigerung der Atemmuskelkraft. Die für den Einzelnen jeweils günstigste Sportart, die nach dem Gesundheitszustand auszuwählen ist, sollte in jedem Fall mit dem behandelnden Arzt abgesprochen werden. Bei allen Betroffenen ist der Anteil von Elektrolyten im Körperschweiß deutlich erhöht. Dies kann bei Hitze und fieberhaften Erkrankungen zu extremen Elektrolytverlusten führen, was beim Sport immer berücksichtigt werden sollte [Wilkes et al. 2009].

14.4.6 Lungenkrebs (z.B. Bronchialkarzinom)

Das Bronchialkarzinom stellt die häufigste tödliche Krebsart des Mannes dar. Etwa 30 000 Menschen sterben jährlich in Deutschland daran; Männer sind häufiger betroffen. Der bedeutendste Risikofaktor für den Lungenkrebs ist das **Rauchen**. Die ständige Einwirkung der Teersubstanzen, die bei der Verbrennung von Tabak entstehen, verändert die empfindliche Schleimhaut der Bronchien in chronischer Weise. Es kommt zu einer Umwandlung der hier vorhandenen Flimmerhärchen in robustere Oberflächengewebe bis hin zu verhorntem Plattenepithel, wie es normalerweise nur auf der Außenhaut vorkommt. Schreitet dieser Umwandlungsprozess fort, können sich die Bronchialzellen in bösartige Zellen umwandeln, die dann infiltrieren und metastasieren. Tochtergeschwülste des Bronchialkarzinoms entstehen am häufigsten in den Lymphknoten, im Gehirn und im Knochenmark. Die Überlebenswahrscheinlichkeit bei dieser Erkrankung ist schlecht, da sie meist in einem späten Stadium diagnostiziert wird.

Sport und Bronchialkarzinom [Jones et al. 2009]: In der **Prävention** kann Sport das Gesundheitsbewusstsein verbessern. Sportliche Aktivität ist oft mit generell gesünderen Lebensverhältnissen vergesellschaftet, was sich günstig auf das Krebsrisiko auswirken kann. Eine zusätzliche immunmodulatorische Wirkung des Sports bewirkt zwar u.U. eine weitere Verringerung eines Krebsrisikos – speziell für Lungenkrebs wurde jedoch bisher keine wissenschaftliche Evidenz für eine geringere Krankheitshäufigkeit durch Sport gefunden.

Sport hilft in der **Nachbehandlung** einer operativen Behandlung von Lungenkrebs, die Lungenfunktion zu verbessern und die körperliche Funktionsreserve wiederaufzubauen. Aus diesem Grunde sind Sportarten, die die Atemfunktion fordern (Ausdauergymnastik, Radfahren, Schwimmen oder Nordic Walking), ferner Sportarten mit positiven psychosozialen Effekten (Sportspiele) besonders günstig. Besondere Vorsicht ist bei Tochtergeschwülsten (Metastasen) im Knochenbereich geboten, da diese zu sog. pathologischen Frakturen führen können.

Merksätze

◢ Lungenkrebs betrifft Männer häufiger als Frauen.

◢ Der größte Risikofaktor stellt das Rauchen dar, durch die Veränderung der Bronchenschleimhaut.

◢ Bisher konnte nicht bewiesen werden, dass Sport als Präventivmaßnahme zur Verringerung des Lungenkrebsrisikos beitragen kann. Allerdings stellt Sport in der Rehabilitation einen wichtigen Genesungsfaktor dar, insbesondere sind dies Ausdauersportarten.

Die Palette der Atemwegserkrankungen reicht vom Asthma bronchiale bis zum Bronchialkarzinom. Die jeweils empfehlenswerten Sportarten ergeben sich dabei aus den Notwendigkeiten der Grunderkrankung.

Beim Asthma bronchiale sind Intervallsportarten mit kurzen Belastungsabschnitten günstig. Als Ausdauersportart ist Schwimmen aufgrund der hohen Luftfeuchtigkeit oft besonders geeignet. Bei der COPD gilt es, den Teufelskreis aus eingeschränkter Atemfunktion, körperlicher Schwäche und Inaktivität zu durchbrechen. Dies gelingt am besten mit leichten Ausdauerbelastungen (Wandern, Nordic Walking, Radfahren). In der Nachbehandlung eines Bronchialkarzinoms kann Sport helfen, die Atemfunktion wiederaufzubauen (Ausdauergymnastik, Walking, Schwimmen) und positive psychosoziale Effekte zu erzielen (Sportspiele).

Literatur

Celli BR, MacNee W, Standards for the diagnosis and treatment of patients with COPD: a summary of the ATS/ERS position paper. Eur Respir J (2004), 23(6), 932–946

Fanta CH, Asthma. N Engl J Med (2009), 360(10), 1002–1014

Fitch KD et al., Asthma and the elite athlete: summary of the International Olympic Committee's consensus conference, Lausanne, Switzerland, January 22–24, 2008. J Allergy Clin Immunol (2008), 122(2), 254–260, 260 e1–7

Jones LW et al., Exercise therapy across the lung cancer continuum. Curr Oncol Rep (2009), 11(4), 255–262

Kemper P, Asthma bronchiale und Sport – Risiko und Chance. Pneumologie (2008), 62(6), 367–371

King CS, Moores LK, Clinical asthma syndromes and important asthma mimics. Respir Care (2008), 53(5), 568–580. Discussion 580–582

McFadden ER Jr, Zawadski DK, Vocal cord dysfunction masquerading as exercise-induced asthma – a physiologic cause for „choking" during athletic activities. Am J Respir Crit Care Med (1996), 153(3), 942–947

O'Shea SD, Taylor NF, Paratz JD, Progressive resistance exercise improves muscle strength and may improve elements of performance of daily activities for people with COPD: a systematic review. Chest (2009), 136(5), 1269–1283

Patessio A, Donner CF, Selection criteria for exercise training in patients with COPD. Z Kardiol (1994), 3, 155–158

Randolph C, An update on exercise-induced bronchoconstriction with and without asthma. Curr Allergy Asthma Rep (2009), 9(6), 433–438

Simpson BM et al., NAC Manchester Asthma and Allergy Study (NACMAAS): risk factors for asthma and allergic disorders in adults. Clin Exp Allergy (2001), 31(3), 391–399

Storms W, Update on montelukast and its role in the treatment of asthma, allergic rhinitis and exercise-induced bronchoconstriction. Expert Opin Pharmacother (2007), 8(13), 2173–2187

Wilkes DL et al., Exercise and physical activity in children with cystic fibrosis. Paediatr Respir Rev (2009), 10(3), 105–109

Williams B et al., Exploring and explaining low participation in physical activity among children and young people with asthma: a review. BMC Fam Pract (2008), 9, 40

III Internistische und neurologisch-psychiatrische Krankheitsbilder

15 Blut und Immunsystem

A. Berg

„Blut, ein ganz besonderer Saft" – ein Goethezitat, das im besonderen Maße für die Sportmedizin zutrifft, da ohne Blut ein Funktionieren der einzelnen Organsysteme mit dem Abrufen von körperlicher wie mentaler Leistungsfähigkeit und schließlich auch die Anpassung an Sport und Training nicht möglich wären. Als spezifische Körperflüssigkeit stellt das Blut mit Unterstützung des kardiopulmonalen Systems die Funktionalität der verschiedenen Körpergewebe über vielfältige Transport- und Verknüpfungsfunktionen sicher und besitzt in seiner Funktion damit Organcharakter. Zu den Funktionen des Bluts zählen dabei nicht nur Atmung und Gasaustausch, Transportfunktionen und die Wärmeregulierung, sondern auch Blutstillung und Gerinnung sowie schließlich die Immun- und Abwehrfunktion. Die anatomischen Hintergründe zu diesen Funktionen finden sich in Abschnitt 6.3 (⊘). Im hier vorgestellten Kapitel sollen die spezifischen Zusammenhänge zwischen körperlicher Aktivität und Blut, Blutgerinnung und Immunsystem in Ruhe und unter Belastung bzw. pathologischen Bedingungen vermittelt werden.

15.1 Allgemeine Aspekte des Immunsystems in Ruhe und unter Belastung

Man unterscheidet im zellulären wie auch flüssigen (humoralen) Bereich eine unspezifische (angeborene) von einer spezifischen (erworbenen) Immunabwehr. Über die zellvermittelte und humorale Immunität werden sog. Antigene bekämpft, die dem Organismus Schaden zufügen können. Antigene können Mikroorganismen wie Bakterien, Viren, Pilze und Parasiten oder Makromoleküle (z.B. Fremdproteine, Bakterientoxine) sein. Sie führen zu einer Aktivierung des Immunsystems.

Zur unspezifischen Abwehr finden sich im Blutplasma gelöste Stoffe, z.B. Lysozym und Komplementfaktoren, sowie natürliche Killerzellen (NK-Zellen) und Phagozyten. Phagozyten setzen sich v.a. aus Makrophagen zusammen, das sind in das Gewebe eingewanderte Monozyten und neutrophile Granulozyten. Im Fall einer Infektion werden sie durch chemische Botenstoffe (z.B. Interleukine) herbeigerufen, um den jeweiligen Erreger unschädlich zu machen.

Bei der spezifischen Abwehr kommt es zu einer Vermehrung und Aktivierung der T- und B-Lymphozyten (auch T- und B-Zellen). Die B-Zellen produzieren daraufhin als Plasmazellen antigenspezifische Antikörper (Immunglobuline). Ihre besondere Eigenschaft besteht darin, dass sie in Millionen von verschiedenen Formen vorkommen, von denen jede ein individuelles Bindungsteil für Antigene besitzt. Nach Abschluss der Reaktion verbleiben die jeweiligen Informationen in den T- und B-Gedächtniszellen erhalten, um im Fall einer erneuten Infektion rascher reagieren zu können. Man nennt dies ein „immunologisches" Gedächtnis.

Merksätze

◢ Sportliche Aktivität wirkt sich auf alle Anteile des Immunsystems aus. Die belastungs- und trainingsinduzierten Veränderungen sind sowohl akut als auch chronisch nachweisbar.

◢ Als Grund für diese Veränderungen werden v.a. die während körperlicher Aktivität ausgeschütteten Hormone gesehen.

◢ Sie beeinflussen sowohl die Zahl der Leukozyten und die Verteilung der unterschiedlichen Leukozytenpopulationen als auch die Eigenschaften im Rahmen der humoralen und zellulären Abwehr.

Leukozyten. Eine erschöpfende Belastung führt grundsätzlich zu einer ausgeprägten **Katecholaminausschüttung**. Unter der Einwirkung von Adrenalin und Noradrenalin kommt es jedoch nicht nur zu den bekannten hämodynamischen und metabolischen Veränderungen, sondern auch zu einer deutlichen Erhöhung der Leukozytenzahl (Granulozyten) mit gleichzeitiger Umverteilung der Leukozytensubpopulationen, vorrangig der Lymphozyten. Die belastungsinduzierte Zunahme der Leukozyten wird durch eine Einschwemmung der im Gewebe und an den Gefäßwänden anhaftenden Zellen in den Blutstrom erklärt; dieser Anstieg geht nach Abschluss der Anstrengung innerhalb von Stunden wieder auf das Normalniveau zurück.

Der länger anhaltende, belastungsinduzierte Cortisolanstieg wird dagegen mit einer Abnahme der Lymphozytenzahl in der Nachbelastungsphase in Verbindung gebracht. Auch weitere Hormone, deren Sekretion oder Elimination sich während und nach Belastung ändert, beeinflussen die Abwehr, z.B. die männlichen und weiblichen Sexualhormone sowie das Stresshormon Prolaktin.

Prinzipiell findet sich ein zweigipfliger Anstieg der weißen Blutkörperchen. Der jeweilige Anstieg hängt allerdings von der Belastungsart, -dauer und Gesamtzahl der Zellen ab. Schon von Beginn einer Belastung kommt es zu einem ersten Anstieg der Leukozyten, die aus den Geweben in das zirkulierende Blut einströmen. Maximalwerte werden unmittelbar nach intensiver Belastung erreicht. Am empfindlichsten auf die Katecholaminausschüttung reagieren die NK-Zellen, sie steigen relativ am höchsten an. Entsprechend führen erschöpfende, anaerobe Belastungen zu besonders hohen Anstiegen der NK-Zellen, aber auch der T-Lymphozyten und Monozyten.

In einer 2. Phase werden Leukozyten aus dem Knochenmark in die Peripherie gespült. Ursächlich scheinen weitgehend die Cortisolsekretion und insbesondere die Belastungsdauer, weniger die -intensität zu sein. Den 2. Gipfel macht hauptsächlich die größte Untergruppe der Granulozyten, die Neutrophilen, aus.

Allerdings lässt sich in den ersten Stunden nach Belastung auch eine Reduktion spezieller Subpopulationen unter die Ausgangswerte beobachten. Dies betrifft hauptsächlich die Lymphozyten, speziell die NK-Zellen sowie die T-Suppressorzellen und die zytotoxischen T-Lymphozyten. Nach etwa 24 h erreichen die Lymphozyten i.d.R. wieder den Normbereich. Da es im Anschluss an intensive Belastungen nicht nur zu einem Abfall der Leukozyten- und Lymphozytensubpopulationen, sondern auch zu Beeinträchtigung der Zellfunktionen (Interferonsekretion, Oxidativer Burst, NK-Zell-Zytotoxizität) kommen kann, wird für die Nachbelastungsphase über eine mögliche vorübergehende, eingeschränkte Immunität (Open Window) diskutiert.

Intensive Belastung beeinflusst also nicht nur zahlenmäßig das Immunsystem, sondern auch dessen Funktion. So scheinen die hohen Cortisolausschüttungen die bakteriziden Eigenschaften der Neutrophilen zu mindern. Auch die Aktivität der NK-Zellen zeigt zwar unter Belastung eine Zunahme, in den ersten Stunden, danach aber eine Suppression. Diese Suppression scheint allerdings nur bei erschöpfender Belastung aufzutreten. Nach einer moderaten Belastung findet sich keine Aktivitätsminderung. Insgesamt sind die Veränderungen auf zellulärer Ebene eher gering und erreichen nach einer ausreichenden Regenerationsphase wieder ihren Ausgangsstatus.

Die Konzentration der Immunglobuline nimmt nach der Belastung ab. Dies scheint in erster Linie das IgA zu betreffen, eine Form der Immunglobuline, die als lösliches IgA im Sekret des Respirationstrakts besonders bei Infektionen bzw. Virusexposition der oberen Atemwege gebraucht wird. Erniedrigte Spiegel an sIgA (soluble IgA) werden entsprechend auch für die vermehrte Neigung zu Atemwegsinfekten, z.B. nach Marathonläufen, mitverantwortlich gemacht.

Langfristig scheinen sich v.a. moderate Belastungen „immunstärkend", intensive Belastungen eher schwächend auszuwirken. Eine Erklärung wäre, dass hartes Training und die von ihm induzierten systemischen Anpassungsvorgänge anders als moderate Belastungen mit der alltäglichen Reaktion und den Anforderungen des Immunsystems, v.a. der spezifischen Immunität, konkurrieren.

Zytokine. Lange bevor die Zytokine als hormonähnliche Mediatoren entdeckt und erhöhte Zytokinspiegel 1983 erstmals im Serum nach körperlicher Anstrengung, damals als IL-1 (endogenes Pyrogen, EP) nachgewiesen wurden, beschrieb bereits 1969 der in Freiburg lebende, sportmedizinisch engagierte Biochemiker G. Haralambie das Phänomen der belastungsinduzierten Akute-Phase-Reaktion bei Leistungssportlern. Wie wir heute wissen, geht diese auf eine Induktion von Zytokinen zurück, da die Produktion von Akute-Phase-Proteinen in der Leber durch Interleukin IL-6 und in geringerem Ausmaß auch durch Interleukin IL-1 und Tumornekrosefaktor (TNF) induziert wird. Die Kinetik der systemischen Zytokinreaktion nach anstrengender Körperarbeit läuft typischerweise nach einem reproduzierbaren Schema ab. TNF-α und IL-6 sind kurz nach Belastung erhöht und erreichen gewöhnlich innerhalb von 24 h wieder normale Werte. IL-2 zeigt ein gegensätzliches Verhalten mit erniedrigten Werten kurz nach Belastung und erhöhten Werten in den Folgetagen. Lösliche IL2-Rezeptoren (IL-2-R) sind ebenfalls 1–2 Tage nach der intensiven Belastung erhöht nachweisbar. TNF und IL-6 stammen von aktivierten Monozyten und Makrophagen, aber auch aus der Arbeitsmuskulatur selbst. Sie verursachen einerseits eine Aktivierung des unspezifischen Zweigs des Immunsystems, andererseits aber auch für die Regeneration wichtige, metabolische Anpassungen in der Muskelfaser. Die Modulation von IL-2 und des IL-2-Rezeptors (s-IL-2) deutet auf eine zusätzliche Aktivierung des spezifischen Immunsystems hin (Lymphozyten). So wird für die Erniedrigung der IL-2-Serumspiegel ein akut erhöhter Verbrauch von IL-2 über aktivierte NK- und T-Zellen verantwortlich gemacht. Da die Evidenz für eine sportspezifische Bedeutung der systemischen Basisspiegel von Zytokinen allerdings nicht ausreicht, ist es spekulativ, chronische Verschiebungen der Zytokinspiegel im Serum (IL-6 erhöht, IL-2 erniedrigt) bei Sportlern als Indiz für eine Downregulation der Immunantwort, z.B. bei Übertraining, zu bewerten.

Psyche. Über den Einfluss der o.g. Hormone spielt nicht nur die körperliche, sondern auch die psychische Verfassung eine Rolle (psycho-neuro-hormonale Regulation) bei der Immunitätslage der Sportler. Ein Sieg oder Erfolg führt zur Ausschüttung stimulierender Hormone (v.a. Endorphine), umgekehrt bleibt bei Niederlagen die stimulierende Wirkung aus. Auch unterschiedliche passive Maßnahmen, wie z.B. Lymphdrainage, Sauna, Eisbäder, warmes Duschen nach Belastung, können mit deren Hormonfreisetzung das Wohlgefühl fördern und der Abwehrlage mit einer verbesserten Regeneration dienlich sein.

Merksätze

◢ Körperliche Aktivität beeinflusst das humorale und zelluläre Immunsystem akut und chronisch, u.a. durch die Ausschüttung von Stresshormonen. Dabei spielt v.a. die Trainingsintensität, aber auch der Trainingsumfang eine wichtige Rolle.

◢ Veränderungen im Differenzialblutbild (Granulozytose), die durch akute körperliche Belastung hervorgerufen werden, können das Vorliegen einer bakteriellen Infektion vortäuschen.

◢ Moderate körperliche Aktivität scheint das Immunsystem eher zu stärken, zu intensiv durchgeführtes Training ebenso wie einmalige intensive Belastungsepisoden eher zu beeinträchtigen.

◢ Es besteht somit die Möglichkeit, dass bei stark belasteten Sportlern und Sportlerinnen – auch auf Freizeitniveau – das spezifische Immunsystem gehemmt und im Falle einer gleichzeitigen Infektionsexposition die Immunabwehr überfordert wird.

◢ Darüber hinaus spielen aber auch weitere Faktoren, z.B. die psychische Situation, Schlafmangel, Klima- und Zeitzonenwechsel (Jetlag), eine zusätzliche Rolle für die individuelle Immunitätslage des Sportlers.

15.2 Erkrankungen des Bluts

15.2.1 Störungen der Blutgerinnung

Blutgerinnungsstörungen kommen gewissermaßen in beiden Richtungen vor, im Sinne eines Zuviel wie auch eines Zuwenig. So kann die Blutgerinnung grundsätzlich **übersteigert** sein, aber auch bei normaler globaler Gerinnungsfähigkeit **am falschen Ort verstärkt** auftreten, besonders innerhalb von Blutgefäßen, wenn diese morphologisch oder auch anatomisch verändert sind.

Eine **erhöhte Gerinnbarkeit** verstärkt selbstverständlich auch die Gefahr einer intravasalen Blutgerinnung. Ein innerhalb eines Blutgefäßes entstehendes Gerinnsel wird als **Thrombus** bezeichnet. Dieses kann sich ablösen und dann als **Embolus** innerhalb des Gefäßes weiter transportiert werden, bis es an einer anderen Stelle hängen bleibt und das entsprechende Gefäß verschließt. Somit kommt es zur **Embolie**. Embolien können grundsätzlich sowohl im arteriellen als auch im venösen System auftreten.

Ein typisches Beispiel einer arteriellen Embolie ist z.B. die Bildung eines Blutgerinnsels in einem erweiterten linken Herzvorhof bei Vorhofflimmern (s. Abschn. 16.7.1), das dann über die linke Herzkammer und Hauptschlagader in das Gehirn transportiert wird und dort zu einer **Hirnembolie** führen kann.

Im venösen Bereich kann ein Blutgerinnsel z.B. in den Beinvenen entstehen, etwa bei längerem Liegen nach einer Operation, aber auch bei mehrstündigem Sitzen ohne Bewegungsmöglichkeiten (Langstreckenflügen). Dies gilt besonders, wenn die Venen krankhaft erweitert sind (Krampfadern/Varizen) oder eine anlagebedingte erhöhte Gerinnungsneigung besteht. Meist beim Aufstehen löst sich dann das gebildete Gerinnsel ab und kann über die Beinvenen, die untere Hohlvene und das rechte Herz bis in die Lungenschlagader transportiert werden. Dort kann es je nach Größe einen kleineren oder größeren Ast oder sogar die Lungenschlagader plötzlich verschließen. Es kommt zur **Lungenembolie**, einer häufigen, oft tödlichen Komplikation nach Operationen.

Die Gefahr einer **verstärkten Blutgerinnung** besteht dann, wenn eines oder mehrere Elemente, die im Gerinnungssystem eine Rolle spielen, in vergrößerter Menge vorhanden sind bzw. wenn Hemmfaktoren der Blutgerinnung fehlen. Es können z.B. zu viele Thrombozyten vorhanden sein als Folge einer krankhaften Bildung von Blutplättchen. Diese kann aber auch gewissermaßen unter physiologischen Umständen eintreten, z.B. bei einem lang andauernden Höhenaufenthalt im Rahmen der **chronischen Höhenkrankheit** (s.u.). Zusammen mit einer gleichzeitig erhöhten Erythrozytenkonzentration führt dies dann zu einer Thrombose- bzw. Embolieneigung.

Damit das Blutgerinnungssystem richtig funktioniert, sind spezielle Hemmstoffe als Sicherungsfaktoren eingebaut, durch die der Gerinnungsvorgang wieder abgeschaltet und im Gleichgewicht gehalten wird. Fehlt ein solcher Hemmstoff, besteht gleichfalls eine erhöhte Gerinnungsneigung. Ein Beispiel für das Fehlen eines Hemmfaktors ist der Mangel an **Antithrombin III**. Ein weiterer Hemmstoff für die Blutgerinnung ist das sog. **aktivierte Protein C** (kurz: **APC**). Ist das Protein C unwirksam, liegt entsprechend eine Gerinnungsstörung vor; diese Störung wird als **APC-Resistenz** und die zugrunde liegende genetische Veränderung nach Beschreibung für Bewohner der holländischen Stadt Leiden als **Faktor-V-Leiden-Mutation** genannt. Das Phänomen der APC-Resistenz bedingten Thromboseneigung tritt bei vielen Familien gehäuft auf und sollte wegen seiner relativ hohen Häufigkeit (5–8% bei Europäern) bei vorliegender Familienanamnese bei Sportlern rechtzeitig, z.B. vor Beginn eines Sportstudiums oder einer Sportkarriere, diagnostiziert werden.

Auch die Einnahme von **Antikonzeptiva** (Pille) zur Empfängnisverhütung kann die Neigung zur Thrombozytenaggregation verstärken und die Gerinnungsneigung erhöhen. In sehr seltenen Fällen führt dies bei Frauen, vorrangig bei Raucherinnen zu Thrombosen und Embolien.

Wichtig für den Sportler sind auch mögliche **Einschränkungen der Blutgerinnung**, da sie zu einer verstärkten Blutungsneigung und damit zu einer Gefährdung bei Verletzungen führen. Auch hierfür gibt es verschiedene Möglichkeiten: Ein **Thrombozytenmangel** kann als angeborene Erkrankung auftreten, insbesondere aber auch bei hierfür empfindlichen Menschen als Folge einer Überreaktion auf bestimmte Medikamente.

Bei den Störungen infolge eines **Mangels an Plasmafaktoren** (plasmatische Gerinnungsstörungen) ist die **Hämophilie** (Bluterkrankheit) von besonderem Interesse. Hierbei handelt es sich um eine rezessiv geschlechtsgebunden vererbte Erkrankung, bei der der Faktor VIII (Hämophilie A) oder IX (Hämophilie B) fehlt. Diese Faktoren werden auf dem X-Chromosom übertragen. Daher erkranken fast ausschließlich Jungen, die ein erkranktes X-Chromosom von ihrer Mutter übernehmen, das sie durch das Y-Chromosom des Vaters nicht ausgleichen können. Frauen sind i.A. nur Überträgerinnen, da sie nur sehr selten 2 kranke X-Chromosomen aufweisen. Die relative Häufigkeit dieser Erkrankung ist der Öffentlichkeit zurückliegend bewusst geworden, da beim nötigen Ersatz dieses Plasmafaktors auch Blut von HIV-infizierten Spendern verwendet wurde und dies in den 1980er Jahre vorübergehend zu einer Übertragung der HIV-Erkrankung auf Bluterkranke geführt hatte. Heute sind aus Spenderblut gewonnene Gerinnungsfaktoren mit an Sicherheit grenzender Wahrscheinlichkeit virusfrei, da sie vor der Gefriertrocknung hitzesterilisiert werden.

Aus sportmedizinischer Sicht sind Hämophilien deshalb wichtig, weil durch die erhöhte Blutungsneigung beim Sport Blutungen bevorzugt in den Gelenken auftreten können, die dann zu Vernarbungen, Fehlstellungen und massiven Bewegungseinschränkungen führen können. Dies kann heute verhindert werden. Der fehlende Faktor kann, wie geschildert, ersetzt werden. Da dieser Faktor wieder abgebaut wird, muss dies in etwa wöchentlichen Abständen durchgeführt werden. Unter dem Schutz eines solchen wiederhergestellten Gerinnungssystems ist dann Sport sogar günstig, um geschädigte Gelenke wieder mobilisieren zu können.

Therapeutisch induzierte Hemmung der Blutgerinnung. Aus bestimmten Gründen, akut z.B. nach körperlicher, verletzungsbedingter Inaktivierung oder auch chronisch, z.B. nach einem Herzklappenersatz, kann es sinnvoll sein, die Blutgerinnbarkeit herabzusetzen. Dies geschieht mit folgenden Stoffen.

Heparin stellt ein komplexes Kohlenhydrat (Mucopolysaccharid) dar, das natürlicherweise im Körper vorkommt. Es hemmt das Thrombin u.a. Gerinnungsfaktoren. Es ist u.a. mit dem Stoff verwandt, den Blutegel bei ihrem Biss benutzen, damit das Blut zu ihrer Nahrungsaufnahme flüssig bleibt (Hirudin). Heparin kann nicht über den Magen-Darm-Trakt resorbiert und muss deshalb parenteral appliziert werden. Seine gerinnungshemmende Wirkung beruht darauf, dass Antithrombin III als Gerinnungshemmer an Heparin bindet und die Gerinnungsreaktion um etwa den Faktor 1000 schneller ablaufen lässt. Heparin wird eingesetzt, um bei akuten Erkrankungen, z.B. beim Herzinfarkt oder nach einer Lungenembolie, die Blutgerinnung auszuschalten, bzw. bereits präventiv, um eine Lungenembolie nach einer Operation zu verhindern. Auch viele sog. **Sportsalben** enthalten Heparin, das durch die Haut aufgenommen und den Abbau von Hämatomen beschleunigen soll.

Streptokinase ist ein Enzym, das von β-hämolysierenden Streptokokken produziert wird. Streptokinase ist spezifisch für die Hämolyse durch Streptokokken, wird aber erst durch Bildung eines Komplexes mit Plasminogen aktiviert, der die Umwandlung von Plasminogen zu Plasmin katalysiert und für die Auflösung des Blutgerinnsels (Fibrinolyse) verantwortlich ist. Streptokinase wird in der Akutmedizin eingesetzt, um z.B. bei einem Herzinfarkt ein Blutgerinnsel in einer Herzkranzarterie aufzulösen (Lysetherapie).

Cumarin (Dicumarol) ist ein Antagonist des Vitamin K (s. auch Abschn. 5.3) (Phyllochinon). Vitamin K wird für die Aktivierung mehrerer Gerinnungsfaktoren (II, VII, IV, X) benötigt. Das chemisch ähnliche Cumarin verdrängt Vitamin K von seinem Wirkort, blockiert den Vitamin-K-Epoxid-Reduktase-abhängigen Gerinnungsvorgang (kompetitive Hemmung) und setzt so die Fibrinbildung herab. Im Handel gibt es Cumarin z.B. als **Marcumar**. Dieses Medikament wird von vielen Herz-Kreislauf-Patienten, speziell von Patienten nach Herzklappenersatz oder nach Lungenembolien zur Verminderung der Blutgerinnung eingesetzt. Zu beachten ist, dass Cumarine über die hepatischen Cytochrom-Enzymsysteme (CYP 3A4 und CYP 2C9) abgebaut und hier mit anderen Medikamenten konkurrieren können. Auch Hemmstoffe dieser Enzymsysteme, z.B. Barbiturate, aber auch Grapefruitsaft, führen zu einem verlangsamten Abbau von Cumarinen und zu einer Anreicherung nach wiederholter Einnahme. Andererseits können Lebensmittel mit hohem Vitamin-K-Gehalt wie Brokkoli, Grünkohl, Spargel, Spinat und auch Rinderleber die Cumarinwirkung messbar abschwächen.

Cumarin und ähnliche Medikamente werden, weil sie die eigentliche Blutgerinnung (Koagulation) hemmen, auch als **Antikoagulanzien** bezeichnet. Da eine zu starke Gerinnungshemmung eine Gefährdung des Patienten durch Blutungsneigung darstellt, muss die Dosierung genau eingestellt und kontrolliert werden. Dies geschieht mithilfe des sog. Quick-Werts, der die prozentual erhaltene Gerinnung angibt. Normal ist eine Einstellung auf ca. 20% der basalen Gerinnungsfähigkeit. Mittlerweile wird allerdings statt des nicht einheitlich gemessenen Quick-Werts für die Wirkungskontrolle von Cumarinen die INR (Internationale Normalisierte Ratio) benutzt. Durch sie ist ein vergleichbarer therapeutischer Bereich mit einem internationalen Referenzreagenz der WHO anders als für den Quick-Wert möglich. Die INR liegt bei Gesunden bei einem Wert um 1 und steigt bei Einnahme von Cumarinen an. Je nach Verordnungsgrund sollte die INR in etwa zwischen 2 und 3,5 liegen.

Thrombozytenaggregationshemmer hemmen die Verklumpung und damit auch den Zerfall der Blutplättchen. Sie vermindern die Freisetzung von gerinungsaktiven Substanzen und darüber die Blutgerinnungsfähigkeit, allerdings weniger ausgeprägt als die Antikoagulanzien. Die wichtigste Substanz ist die **Azetylsalizylsäure** (ASS, wichtigstes Handelspräparat Aspirin). Ursprünglich nur als Schmerz- bzw. Fiebermittel eingesetzt, wurde der Einfluss dieses Medikaments auf die Blutgerinnung erst später bekannt. Es sollte heute bei Patienten nach Herzinfarkt, z.B. Herzgruppenpatienten, routinemäßig verordnet (niedrig dosiert: 100–300 mg/d) werden, um einem Reinfarkt vorzubeugen.

Sportmedizinische Bedeutung. Werden bei Patienten mit Herz-Kreislauf-Erkrankungen die Blutgerinnung hemmende Medikamente eingesetzt, speziell ASS oder Marcumar, kann dies je nachdem zu einer erhöhten Blutungsneigung bei Verletzungen führen. Dies betrifft im Wesentlichen allerdings den Einsatz von Marcumar. Der Sportlehrer bzw. Sporttherapeut muss dies bei der Auswahl und Durchführung von Sportarten berücksichtigen. Verletzungsgefährliche Sportarten, wie z.B. Boxen, alpiner Skilauf, aber auch Kontaktsportarten wie Fußball oder Volleyball, sind bei solchen Patienten, z.B. Herzgrup-

penteilnehmern, problematisch. Sie sollten daher nicht oder nur in modifizierter Form durchgeführt werden, um Verletzungen zu verhindern. Von manchen Sportlern werden Aspirin wie auch NSAR in extrem großen Mengen zur Schmerzprophylaxe eingenommen (ASS bis zu 10 g/d, die normale Dosierung als Fieber- und Kopfschmerzmittel liegt bei 0,5–1 g und bei 0,1 g zur Blutgerinnungshemmung). Die Zielvorstellung besteht zudem oft in der absurden Annahme, das Blut mit Aspirin „flüssiger" zu machen und so eine verbesserte Sauerstoffnutzung zu erzielen. Das ist aber ein Missverständnis, da das Blut nicht flüssiger, sondern nur weniger gerinnbar wird. Durch die Erhöhung der Blutungsneigung bei möglichen Verletzungen ist ein solches Vorgehen nicht nur problematisch, sondern unsinnig, wenn nicht gar gefährlich. Zudem ist eine übermäßige Aspirineinnahme in Verbindung mit einer sportinduzierten Dehydratation und verminderter Harnbildung (Ausdauersportarten) auch deshalb gefährlich, da die Durchblutung des Nierengewebes über die in ihrer Bildung durch Aspirin gehemmten Prostaglandine zusätzlich eingeschränkt wird und im Extremfall ein Nierenversagen provoziert werden kann.

Körperliche Trainingsaktivitäten und Sport sind bei einer akuten Thrombose wegen des erhöhten Risikos für die Entwicklung einer Lungenembolie kontraindiziert. Grundsätzlich ist allerdings – auch bei Thromboseneigung oder Blutungsneigung – körperliche Aktivität eher günstig und als Mittel der Prävention zu empfehlen. Sportart und -ausübung müssen allerdings an den Zustand des jeweiligen Patienten angepasst werden, denn die Reaktionen der Gerinnungsvorgänge auf körperliche Aktivität sind in Abhängigkeit von Gesundheits- und Trainingszustand individuell sehr unterschiedlich. So ist bei Gesunden und Trainierten von günstigen Anpassungsreaktionen, z.B. mit verbesserten Blutfließeigenschaften und gesteigerten Fibrinolyse, bei

Kranken und Untrainierten dagegen von ungünstigen oder sogar schädigenden Effekten mit erhöhter Koagulationsneigung auszugehen. Zu betonen ist, dass beim Gesunden die durch akute Belastung induzierte Aktivierung der Fibrinolyse ausgeprägter ist als die gleichzeitig ablaufende Akzeleration der Gerinnungsvorgänge.

Merksätze

◢ Ein Blutgerinnsel (Thrombus) kann innerhalb des Gefäßsystems verschleppt werden (Embolus) und über einen Gefäßverschluss zum Untergang des nachfolgenden Gewebes führen. Zu den häufigsten Risikofaktoren für eine Embolie zählen das Vorhofflimmern und periphere Thrombosen.

◢ Umgekehrt kommt es bei der Bluterkrankheit (Hämophilie) durch einen Mangel an Gerinnungsfaktoren zu vermehrten Blutungen, in Verbindung mit Sport v.a. gelenkbezogen.

◢ Auch Medikamente, v.a. Marcumar, können die Blutgerinnung beeinflussen und zu entsprechenden Komplikationen führen. Dieser Aspekt muss besonders beim Sport berücksichtigt werden.

◢ Spezifische Anamnesen oder Medikationen zu Gerinnungsstörungen oder Blutungsneigungen müssen dem sport- und trainingsbegleitenden Personal (Trainer, Sportlehrer oder -therapeut, Übungsleiter) bekannt sein.

15.2.2 Störungen im Bereich der Blutzellen

Anämie. Sinkt die Erythrozyten- und/oder Hämoglobinkonzentration unterhalb bestimmter Normgrenzen, wird von einer Anämie oder Blutarmut gesprochen (für den Mann bei einer Erythrozytenkonzentration $< 4 \times 10^6/mm^3$, Hämoglobinkonzentration < 14 g%, für die Frau bei einer Erythrozytenkonzentration $< 3,5 \times 10^6/mm^3$, Hämoglobinkonzentration < 12 g%). Dabei kann die Zahl der roten Blutkörperchen bei normalem Hämoglobingehalt absolut vermindert sein; andererseits kann aber auch trotz zu geringem Blutfarbstoffgehalt pro Erythrozyt die Zahl der Erythrozyten normal sein.

Mehr als für Normalpersonen stellt eine Anämie für den Sportler einen leistungseinschränkenden Zustand dar. Bei normalem Blutfarbstoffgehalt von 16 g% können beim Untrainierten bei einem max. Herzminutenvolumen von 20 l/min 3 l O_2 transportiert werden. Sinkt die Blutfarbstoffkonzentration auf die Hälfte ab (8 g%), können rechnerisch – unter Voraussetzung eines gleichen Blutvolumens und gleicher peripherer Ausschöpfung – mit der gleichen Herzarbeit nur noch 1,5 l O_2 aufgenommen werden. Die aerobe Kapazität ist hierdurch entsprechend stark eingeschränkt.

Die **Ursachen** für eine Anämie sind sehr vielfältig. Grundsätzlich können sie in einer **Störung der Bildung** der roten Blutkörperchen (Störungen der Erythropoiese bzw. des Hämoglobins) oder auch in einem **verstärkten Abbau** der Erythrozyten (Hämolyse) liegen. Als häufigste Form findet sich beim Sportler eine meist ernährungsbedingte **Eisenmangelanämie** (s. Abschn. 5.3.2). Ein Eisenmangel kann bei der Entstehung einer Sportleranämie, aber auch über einen vermehrten Eisenverlust verursacht sein, da durch den Sport vermehrt Eisen beim Schwitzen über den Schweiß oder durch Mikroblutungen über den Darm verloren gehen kann. Seltener kann auch eine belastungsinduzierte Hämolyse eine Rolle spielen (s. Marschhämolyse, Abschn. 18.2.1).

An dieser Stelle soll jedoch auch darauf hingewiesen werden, dass der Begriff **Sportleranämie** eher irreführend ist, da es keine sportspezifische oder sportinduzierte Anämieform gibt. Zudem müssen moderat erniedrigte Hämoglobinwerte bei Sportlern nicht unbedingt einen krankhaften Zustand darstellen, da Ausdauertrainierte i.A. eher niedrige Blutfarbstoffwerte (12–13 g%) aufweisen, obwohl sie absolut mehr Hämoglobin und rote Blutkörperchen (s.u.) als Untrainierte besitzen. Durch das Ausdauertraining kommt es zu einer Zunahme der Leistungsfähigkeit des Herz-Kreislauf-Systems und damit auch zu einer Vergrößerung von Herz und Gefäßsystemen. Analog nehmen auch der Inhalt des Gefäßsystems und das darin zirkulierende Blut- bzw. Plasmavolumen zu. Theoretisch kann man durch Ausdauertraining deshalb eher eine Abnahme als eine Zunahme des Hämoglobinwerts als Anpassungsvorgang erwarten. Ein leicht niedrigerer Hämoglobinwert hat zudem den Vorteil günstigerer Strömungseigenschaften. Die Gesamtmenge an abgegebenem O_2 kann trotzdem erhalten bleiben, da der O_2 im zirkulierenden Blut peripher stärker ausgeschöpft wird.

Ob beim Ausdauerathleten mit niedrigem Hämoglobinwert eine echte oder nur eine scheinbare Anämie (Sportleranämie) vorliegt, kann labordiagnostisch über die Bestimmung des Ferritins im Serum problemlos gesichert werden. Anders als bei Normalpersonen sollte der Serumferritinspiegel bei Sportlern allerdings einen Grenzwert von 40 µg/l nicht unterschreiten, um eine ausreichende Eisenversorgung auch auf zellulärer Ebene (Enzyme des oxidativen Stoffwechsels) zu gewährleisten.

Auf die zahlreichen Ursachen im pathologischen Bereich kann hier nur insoweit eingegangen werden, sofern sie auch Sportler betreffen können. Zu **pathologischen Anämien** kommt es etwa bei chronischen Blutungen (z.B. aus einem Magengeschwür) oder Erythrozytenbildungsstörungen, z.B. bei Zerstörung des Knochenmarks durch Tumoren, Vitaminmangel (s. Abschn. 5.3). Typischerweise sind auch Nierenerkrankungen

mit einer Anämie verbunden (renale Anämie), da dann nicht mehr ausreichend Erythropoietin (EPO) gebildet wird; hier kann therapeutisch EPO substituiert werden. Bei einer Bewegungstherapie mit chronisch Nierenerkrankten (s. Abschn. 18.5) ist dies zu berücksichtigen.

Polyglobulie. Die Mehrproduktion von Erythrozyten bzw. Hämoglobin ist für die aerobe Kapazität der Sportler bedeutsam. Sie kommt ausgeprägt als Anpassungsvorgang auf die Abnahme des Sauerstoffpartialdrucks in der Höhe vor und wird beim Höhentraining entsprechend genutzt (s. Abschn. 25.1). Sie ist aber als Anpassungsreaktion bei Ausdauersportlern auch grundsätzlich nachweisbar, da zur Erhöhung der Sauerstofftransportfähigkeit bei Ausdauertraining die Menge der Erythrozyten und die Gesamthämoglobinmasse langfristig vergrößert werden. Das Gesamtblutvolumen von Ausdauertrainierten liegt bei ca. 100 ml/kg, davon verteilen sich ca. 65 ml/kg auf Plasmavolumen und 45 ml/kg auf Erythrozytenvolumen. Untrainierte zeigen Gesamtblutvolumina von ca. 80 ml/kg mit Plasmavolumen von 45–50 ml/kg und Erythrozytenvolumen von 30–35 ml/kg. Physiologisch ist bei Ausdauersportarten die relative Erythrozyten- wie auch Hämoglobinkonzentration damit nicht grundsätzlich erhöht, sondern eher erniedrigt.

Eine im Blutbild messbare, vermehrte Erythrozytenzahl ohne entsprechende Anpassung des Plasmavolumens, d.h. Erhöhung der Erythrozyten- und Hämoglobinkonzentration mit Steigerung des Hämatokrits als prozentueller Anteil der Zellen am Blutvolumen und der Blutviskosität (Bluteindickung), wird als **Polyglobulie** bezeichnet. Diese hat beim Aufenthalt in großen Höhen (über 4000 m Seehöhe) zwar den Vorteil, dass die gleiche Blutmenge mehr O_2 transportiert und das verringerte Sauerstoffangebot kompensieren kann. Auf der anderen

Seite kommt es bei erhöhter Blutviskosität aber auch zu einem erhöhten Strömungswiderstand und einer eingeschränkten Blutzirkulation mit erhöhter Herzarbeit. Deshalb sind Hämatokritwerte über 55% und Hämoglobinkonzentrationen über 18 g% physiologisch nicht als sinnvoll, sondern als klinisch kritisch im Sinne einer Gesundheitsgefährdung (Hypertonieattacken, Durchblutungsstörungen des ZNS und des Herzens, Thromboserisiko) und als therapiebedürftig zu bewerten. Die genannten Symptome der Polyglobulie sind als Krankheitszeichen typischerweise auch bei der chronischen **Höhenkrankheit** zu beobachten.

Mit dem Ziel eines unerlaubten Leistungsvorteils (Doping) wird bevorzugt im Ausdauersport versucht, das Erythrozytenvolumen bzw. die Hämoglobinmasse auch mit Blutdoping oder über Injektionen mit EPO (s. Abschn. 35.11) zu erhöhen. Bei dieser nicht nur illegalen, sondern auch gefährlichen Maßnahme wird meist eine begleitende Polyglobulie mit der oben beschriebenen Gesundheitsgefährdung billigend in Kauf genommen.

Die im Sport zu beobachtenden Formen der Polyglobulie sind abzugrenzen von der **Polyzythämie**. Diese ist eine bösartige Erkrankung des Knochenmarks und zählt zu den myeloproliferativen Erkrankungen. Sie ist gekennzeichnet durch die unkontrollierte Neubildung von in erster Linie roten Blutkörperchen im Knochenmark. Vor allem in der Anfangsphase sind auch weiße Blutkörperchen und Blutplättchen vermehrt, da ein Stammzelldefekt Ursache der Erkrankung ist. Die Erkrankung wird meist zufällig im Zuge einer Routineblutbildkontrolle erkannt (s. hierzu Abschn. 15.3).

Merksätze

◢ Der chronische Abfall der Hämoglobin- und/oder Erythrozytenkonzentration unter den definierten Normwerten wird als Anämie bezeichnet.

◢ Je nach Ausprägung der Anämie führt diese auch zu einer spürbaren Beeinträchtigung der körperlichen Leistungsfähigkeit, insbesondere im Ausdauersport.

◢ Die Anämieneigung ist nicht sportspezifisch; bei Sportlern findet sich am ehesten eine ernährungsbedingte Eisenmangelanämie; diese kann über die Serumferritinbestimmung problemlos diagnostiziert werden und bedarf der Therapie (perorale Eisensubstitution).

◢ Beim Ausdauerathleten findet sich bei erhöhtem Plasmavolumen infolge eines Verdünnungseffekts eher ein niedriger Hämoglobin- und Hämatokritwert.

◢ Die Überproduktion an roten Blutkörperchen mit nachweisbar erhöhtem Hämatokrit heißt Polyglobulie und kann auch bei Höhentraining beobachtet werden.

15.2.3 Allergische Reaktionen

Zwar leiden mittlerweile mehr als 15% der deutschen Bevölkerung an Allergien, aber Allergien stellen bis auf wenige Ausnahmen keine Kontraindikation gegen die Ausübung von Sport dar. Bei vielen allergischen Krankheitsbildern kann durch Sport sogar eine Besserung der Symptomatik erreicht werden; auch verschiedene Asthmaformen können durch den Einsatz von mildem Ausdauertraining positiv beeinflusst werden. Allergien sind Überreaktionen des Immunsystems auf Substanzen, die zwar körperfremd, aber normalerweise harmlos sind. Während normalerweise die verstärkte Immunreaktion bei wiederholtem Antigenkontakt schützend wirkt, kommt es infolge einer allergischen Reaktion zur Zerstörung von gesunden Zellen und Gewebe. Der erste Kontakt hat somit

Tab. 15.1: Allergische Reaktionsformen. Nach [Coombs und Gell]

Reaktionsformen		Dauer bis zum Auftreten erster Symptome	Krankheitsbeispiele
Typ I	Soforttyp	Wenige Sekunden bis Minuten	Heuschnupfen, Asthma bronchiale
Typ II	Zytotoxische Reaktionsart (Autoimmunreaktion)	Minuten bis Tage	Arzneimittel- oder Blutgruppenunverträglichkeit
Typ III	Immunkomplexreaktion	3–8 h	Gefäßentzündung, Arthritis
Typ IV	Zelluläre Reaktion/Ekzemtyp	$^1/_2$ bis 3 Tage	Allergisches Kontaktekzem, z.B. Nickel

zu einer „Allergisierung" geführt. Grundsätzlich unterscheidet man 4 verschiedene allergische Reaktionsformen (s. Tab. 15.1).

Für Sportler ist v.a. die **Typ-I-** oder sog. **Sofortreaktion** relevant. Sie äußert sich typischerweise durch eine Urtikaria (Quaddelsucht), Heuschnupfen oder das allergische Bronchialasthma. Lebensbedrohlich ist der sog. anaphylaktische oder allergische Schock, bei dem es durch das Antigen zu einer schweren systemischen Reaktion mit Blutdruckabfall und Kreislaufversagen (s. auch Abschn. 7.5) kommen kann. Meist sind die Antigene Proteine aus Pflanzen- oder Blütenpollen, Hausstaubmilben sowie Medikamente (z.B. Penicillin) oder auch Nahrungsmittel. In der ersten, der **Sensibilisierungsphase**, trifft das Antigen auf den Körper und induziert die Bildung des spezifischen Immunglobulins E (IgE, s.o.). Es bindet bei erneutem Antigenkontakt an Rezeptoren von Mastzellen und Granulozyten. Diese schütten daraufhin hochaktive Substanzen wie Histamin, Prostaglandine etc. aus. Je nach Sensibilisierung und immunologischer Reaktionslage können diese Substanzen leichte Allgemeinsymptome wie Augenjucken oder Heuschnupfen verursachen. Sie können aber auch innerhalb von Sekunden zu lebensbedrohlichen Komplikationen mit Weitstellung der Gefäße, Blutdruckabsenkung, Wassereinlagerungen und Engstellung der Bronchien führen.

Für Sportler, die auf entsprechende Antigene wie Gräser, Pollen etc. reagieren, kann

ein Training in bestimmten Jahreszeiten sehr schwierig werden. Durch eine Desensibilisierung sollte versucht werden, den Körper an das Allergen zu gewöhnen. Dabei wird in einer allergenfreien Zeit, meist im Herbst und Winter, unter ärztlicher Überwachung (Gefahr des anaphylaktischen Schocks!) eine geringe, aber zunehmende Menge des Antigens mehrfach pro Woche subkutan injiziert. Wenn die Desensibilisierung nicht den erhofften Erfolg bringt, kann man Medikamente einsetzen, die die Mastzellen an der Ausschüttung von Histamin hindern (Antihistaminika). Zudem kann eine Weitstellung der Bronchien durch Beta-Sympathomimetika erreicht werden. Je nach Situation können auch Cortisonpräparate systemisch eine überschießende Immunreaktion hemmen. Diese Medikamente stehen allerdings auf der Dopingliste (s. Tab. 35.2 in Kap. 35) und dürfen nur mit entsprechender Deklarierung im Leistungssport eingesetzt werden.

Ein häufiges Problem bei Sportlern ist das sog. Belastungsasthma (s. auch Abschn. 14.4.2). Es kann isoliert, aber auch in Verbindung mit einem allergischen Asthma auftreten. Besonders Ausdauerbelastungen in kalter, trockener Umgebung, z.B. Jogging im Winter oder Skilanglauf, können über eine Auskühlung der Bronchien einen Asthma-Anfall provozieren. Schwimmen stellt dagegen aufgrund der feuchtwarmen Luft eine Ausnahme und zu befürwortende Sportart dar. Sonst sind wie auch beim Asthmatiker Intervallsportarten vorzuziehen. Kann ein

Sportartwechsel, wie im Leistungssport, nicht ohne weiteres durchgeführt werden, sind eine ausreichende medikamentöse Prophylaxe und Therapie erforderlich. Auch diese muss in Abstimmung mit den aktuellen und sich jährlich ändernden Dopingbestimmungen erfolgen.

15.2.4 Aids

Aids steht für acquired immunodeficiency syndrome. Die Ursache für diese Immunschwäche ist das HIV (human immunodeficiency virus). Dieser Erreger gehört zur Familie der Retroviren, die ihre Gestalt ändern können und spezifisch die T-Helferzellen befallen. Der Übertragungsweg ist mit dem einer Hepatitis B vergleichbar, erfolgt also hauptsächlich über sexuellen Kontakt und Blut bzw. Gewebsflüssigkeiten. Weder durch Mückenstiche noch durch Anhusten, Küssen, Benutzen von gebrauchtem Geschirr oder Kontakt mit dem Schweiß eines HIV-infizierten Menschen im Sport ist bisher eine Übertragung von HIV bekannt oder nachgewiesen worden.

Bei einer Infektion kommt es nach einer Inkubationszeit von 1–3 Wo. zu einer grippeähnlichen Symptomatik, die spontan wieder abklingt. Danach vermehrt sich das Virus zunächst unbemerkt in den T-Helferzellen. Der Infizierte bleibt währenddessen beschwerdefrei. Die Einteilung der Krankheit in verschiedene Stadien erfolgt derzeit anhand der Anzahl der vorhandenen T-Helferzellen bzw. der klinischen Symptome. Zwischen der Infektion mit hohen Virus-Blutspiegeln und dem Auftreten erster Symptome (aidsrelated complex) aufgrund der Abnahme der T-Helferzellen unter 500 Zellen/µl Blut können viele Jahre vergehen. In der Zwischenzeit überleben Virusvorstufen in relativ wenigen, inaktiven T-Helferzellen, v.a. in Lymphknoten. Die klinischen Symptome sind zunächst weitere Infektionen, typischerweise Pilzbe-

fall der Schleimhäute, z.B. im Mund (Soor), und Gürtelrosen. Das Vollbild von Aids beinhaltet Lungenentzündungen, Infektionen durch seltene Keime, z.B. Toxoplasmen oder Zytomegalieviren, und Krebserkrankungen wie das Kaposi-Sarkom, ein seltener Hauttumor etc. (s. Abb. 15.1). Die Prognose ist nach wie vor trotz verbesserter antiviraler Therapie schlecht, wenngleich der Krankheitsverlauf sehr unterschiedlich ist. Eine kausale Therapie gibt es bis heute noch nicht.

Es gibt keinen Hinweis auf eine erhöhte **Ansteckungsgefahr beim Sport**. Ein gewisses Risiko besteht bei Sportarten mit erhöhter Verletzungs- und damit Blutungsgefahr wie Boxen oder Ringen. Daher müssen blutende Wunden unmittelbar und adäquat versorgt werden. Die entsprechenden hygienischen Maßnahmen sollten selbstverständlich sein. Bereits vor dem Training oder Wettkampf vorhandene Wunden müssen so versorgt werden, dass sie weder eine Eintritts- noch eine Austrittspforte für potenzielle Erreger darstellen können. Ein HIV-infizierter Athlet stellt eine besondere Herausforderung an sich und sein Umfeld dar. Stets muss er, aber auch sein betreuendes Umfeld sich darüber klar sein, dass er die Erkrankung auf andere Personen übertragen kann. Entsprechende präventive Maßnahmen sollten daher selbstverständlich sein. Sein Gesundheitszustand und der Krankheitsverlauf müssen engmaschig überwacht werden. Dementsprechend müssen sein Training und die Teilnahme an Wettkämpfen angepasst werden.

Seitdem in den USA der berühmte Basketballspieler Earvin „Magic" Johnson aufgrund seiner HIV-Infektion aus dem Berufssport zurücktrat, wird die Erkrankung bei Sportlern vermehrt thematisiert. Aids (HIV) und Sport schließen sich aber nicht aus. Da moderat ausgeübter Sport eine allgemein positive Wirkung auf das Immunsystem hat, wird Sport als komplementäre Therapie auch für Aids-Patienten angeboten. Die Erfahrun-

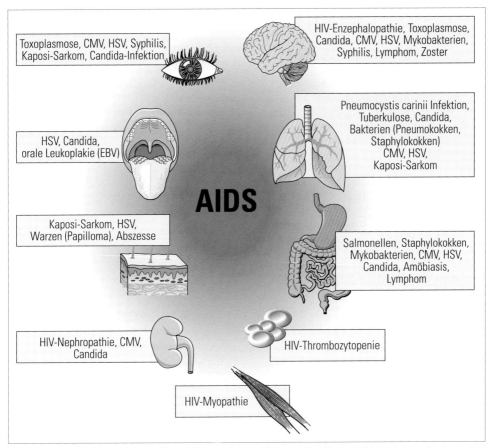

Toxoplasmose, CMV, HSV, Syphilis, Kaposi-Sarkom, Candida-Infektion

HIV-Enzephalopathie, Toxoplasmose, Candida, CMV, HSV, Mykobakterien, Syphilis, Lymphom, Zoster

HSV, Candida, orale Leukoplakie (EBV)

Pneumocystis carinii Infektion, Tuberkulose, Candida, Bakterien (Pneumokokken, Staphylokokken) CMV, HSV, Kaposi-Sarkom

AIDS

Kaposi-Sarkom, HSV, Warzen (Papilloma), Abszesse

Salmonellen, Staphylokokken, Mykobakterien, CMV, HSV, Candida, Amöbiasis, Lymphom

HIV-Nephropathie, CMV, Candida

HIV-Thrombozytopenie

HIV-Myopathie

Abb. 15.1: Häufige assoziierte Krankheitsbilder und Komplikationen bei AIDS. CMV = Zytomegalievirusinfektion, HSV = Herpes-simplex-Virusinfektion

gen und Empfehlungen hierzu sind durchgehend positiv und liegen als Übersichten publiziert vor. Auch nach Einführung der hochaktiven antiretroviralen Therapie (HAART) haben sich die medizinischen Empfehlungen zum Sportangebot für HIV-Patienten nicht verändert. Die **Sporttherapie** wird i.d.R. als ein aerobes Training mit Intensitäten unterhalb der anaeroben Schwelle angeboten (3 Trainingseinheiten pro Wo., Trainingsumfang 60 min pro Übungseinheit). Wenn möglich wird das Ausdauerprogramm durch Kraftübungen (Widerstandstraining großer Muskelgruppen, Intensitäten mit 10–12 Wiederholungen) ergänzt. Unter diesem Training kann eine Verbesserung des zellulären Immunstatus mit Verbesserung der relativen und absoluten CD4 + Zellzahlen beobachtet werden. So kann sich unter Trainingstherapie die Anfälligkeit der Patienten gegenüber banalen Infekten durch die Stärkung der körpereigenen Abwehrkräfte reduzieren. Zudem verbessern sich ähnlich wie bei Krebspatienten auch Indikatoren der Lebensqualität, z.B. das Ausmaß der negativen Stimmung mit Angst-, Schmerz-, Müdigkeits- und Depressionszuständen. Eine krankheitseindämmende Stärkung des Immunsystems durch Sport kann jedoch nach heutigem Wissen leider nicht nachgewiesen werden.

Literatur

Berg A, Schumacher YO (2007) Blut und Immunsystem. In: Dickhuth HH et al. (Hrsg), Sportmedizin für Ärzte. Deutscher Ärzte-Verlag, Köln

Berg A, Northoff H, Keul J, Immunologie und Sport. Internist (1992), 33, 169–178

Briner WW Jr, Physical allergies and exercise. Clinical implications for those engaged in sports activities. Sports Med (1993), 15, 365–373

Ciccolo JT, Jowers EM, Bartholomew JB, The benefits of exercise training for quality of life in HIV/AIDS in the post-HAART era. Sports Med (2004), 34, 487–499

Dimeo F, Exercise for cancer patients: A new challenge in Sports Medicine. Br J Sports Med (2000), 34, 160–161

Friedmann B, Standards der Sportmedizin, Sportleranämie. Dtsch Z Sportmed (2001), 52, 262–263

Hilberg T, Standards der Sportmedizin, Blutungsneigung. Dtsch Z Sportmed (2005), 56, 365–366

Hilberg T, Gabriel HHW, Standards der Sportmedizin, Thromboseneigung bei Sportlern. Dtsch Z Sportmed (2004), 55, 79–80

IL Nixon S et al., Aerobic exercise interventions for adults living with HIV/AIDS. Cochrane Database Syst Rev (2005), 18, CD001796

König D et al., Upper respiratory tract infection in athletes: influence of lifestyle, type of sport, training effort, and immunostimulant intake. Exerc Immunol Rev (2000), 6, 102–120

MacKinnon LT (1992) Exercise and Immunology. In: Current Issues in Exercise Science, Monograph Nr 2. Human Kinetics, Champaign, Illinois

Northoff H, Berg A, Weinstock C, Similarities and differences of the immune response to exercise and trauma: the IFN-gamma concept. Can J Physiol Pharmacol (1998), 76, 497–504

Northoff H, Weinstock C, Berg A, The cytokine response to strenuous exercise. Int J Sports Med (1994), 15(Suppl 3), S167–171

Pedersen BK, Febbraio MA, Muscle as an endocrine organ: focus on muscle-derived interleukin-6. Physiol Rev (2008), 88, 1379–1406

Pedersen BK, Saltin B, Evidence for prescribing exercise as therapy in chronic disease. Scand J Med Sci Sports (2006), 16(Suppl 1), 3–63

Sawka MN et al., Blood Volume: Importance and adaptations to exercise training, environmental stresses, and trauma/sickness. Med Sci Sports Exerc (2000), 32, 332–348

Schumacher YO et al., Hematological indices and iron status in athletes of various sports and performances. Med Sci Sports Exerc (2002), 34, 869–875

15.3 Krebserkrankungen

C. Graf, K. Steindorf

15.3.1 Hintergrund

In Deutschland sterben ca. 25% der Menschen an Krebserkrankungen. Ein Tumor ist zunächst einmal eine reine Neubildung von Zellen, die sich neutral verhält. Von Krebserkrankungen oder bösartiger bzw. maligner Neubildung spricht man erst, wenn die Zellen entarten und übermäßig wuchern. Sie halten die natürlichen Grenzen nicht mehr ein, sondern infiltrieren in Nachbargewebe. Außerdem bilden sie, wenn sie über den Blutstrom oder die Gewebsflüssigkeit (Lymphbahnen) in andere Körperteile gelangen, Tochtergeschwülste (Metastasen), die ebenfalls kennzeichnend für die Bösartigkeit sind. Allerdings können sich auch primär gutartige Tumoren, z.B. Neurinome, durch verdrängendes Wachstum an ungünstigen Stellen, z.B. im Gehirn, lebensbedrohlich entwickeln.

> **Merksatz**
> ◢ Die Malignität eines Tumors ist durch die übermäßige Wucherung und die Absiedelung von Metastasen charakterisiert.

Die Entstehung einer Krebserkrankung beruht i.d.R. nicht auf einer einzigen Ursache, sondern auf einem Zusammenwirken verschiedenster Faktoren. Neben dem Nikotinabusus, der zwischen $1/4$ und $1/3$ aller Krebstodesfälle verursacht, spielen auch weitere vermeidbare Faktoren wie Übergewicht (s. auch Abschn. 16.2.5), Fehlernährung und Bewegungsmangel eine bedeutsame Rolle. Weitere Risikofaktoren für bestimmte Krebserkrankungen sind die genetische Disposition, chronische Infektionen, Expositionen am Arbeitsplatz (z.B. Asbest) und Einflüsse aus der Umwelt sowie zu hoher Alkoholkonsum. Durch einen gesunden Lebensstil lässt sich je nach Tumorart das Erkrankungsrisiko deutlich senken. In einer finnischen Kohortenstudie mit 2268 Männern fand sich die geringste Tumorinzidenz nach einer Beobachtungszeit von knapp 17 Jahren bei den fitten Personen [Laukkanen et al. 2009]. Die deutlichste Senkung (bis knapp 40%) zeigte sich bei den Männern, die mehr als 2 h pro Wo. aktiv waren bzw. mehr als 2500 kcal verbrauchten, auf eine ausgewogene Ernährung achteten und nicht rauchten.

Die häufigste bösartige Tumorart bei beiden Geschlechtern gemeinsam stellt Darmkrebs dar, geschlechtsspezifisch betrachtet ist es Prostatakrebs bei Männern und Brustkrebs bei Frauen. Insgesamt ist die Zahl der Neuerkrankungen in den letzten beobachteten Jahren angestiegen. Dies liegt aber v.a. daran, dass vermehrt diagnostische Verfahren zur Krebsfrüherkennung etabliert und genutzt werden. Die häufigere Diagnose von Brustkrebs durch Mammographie und von Prostatakrebs mittels PSA-Testung verdeutlicht dies eindrucksvoll. Auch die Erkrankungszahlen für malignes Melanom und Darmkrebs weisen ähnliche Entwicklungen auf. Darüber hinaus sind häufiger ältere Menschen betroffen, das mittlere Erkrankungsalter für Krebs liegt bei etwa 69 Jahren für Männer und Frauen, sodass die gestiegene Prävalenz auch eine Folge der demographischen Entwicklung ist.

Bereits in den 1960er Jahren wurde beobachtet, dass sportlich aktive Personen weniger Tumoren aufzuweisen schienen als inaktive. Seither wurden zahlreiche Untersuchungen zur Wirkung von körperlicher Aktivität in Alltag, Freizeit und Beruf durchgeführt. Meist handelt es sich um sog. epidemiologische Studien, in denen große Bevölkerungsgruppen über lange Zeiträume verfolgt (Kohortenstudien) und anschließend das Auftreten möglicher Erkrankungen, z.B. Krebs, in Verbindung mit der Aktivität und/oder Inaktivität analysiert wurden. Ein ähnliches Verfahren erfolgt im Rahmen sog. Fall-Kontroll-Studien, in denen eine definierte Anzahl von Krebserkrankten einer entsprechenden Gruppe Nichterkrankter bez. ihres Aktivitätsverhaltens gegenübergestellt werden. Da in diesen Studien neben der Aktivität auch andere Faktoren erhoben wurden, die ebenfalls einen Einfluss auf das Erkrankungsrisiko haben können, konnte so zunehmend auch untersucht werden, ob die gefundenen protektiven Effekte für eine aktive Lebensweise lediglich darauf zurückzuführen sind, dass körperlich aktive Personen auch insgesamt eine gesündere Lebensführung bevorzugen oder aber der „Gesündere" eher körperlich aktiv ist. Vieles weist darauf hin, dass körperliche Aktivität einen eigenständigen protektiven Faktor darstellt. Limitationen der Aussagen epidemiologischer Studien bestehen v.a. infolge der verschiedenen Methoden zur Erfassung von Bewegung. Fragebögen und Interviews sind stets von der subjektiven Wahrnehmung der Betroffenen abhängig; mit dem besser objektivierbaren Parameter Fitness konnte erstmals von Blair et al. (1989) bei fitten Personen ein geringeres Gesamttumorrisiko nachgewiesen werden.

Darüber hinaus gibt es experimentelle Untersuchungen, die sich mit der Wirkung von Bewegung auf verschiedene Regelsysteme des menschlichen Körpers, z.B. Immunsystem, Stoffwechselparameter, Hormone etc. befassen. Die zugrunde liegenden Mechanismen sind allerdings weder für den primärpäventiven noch für den therapeutisch/rehabilitativen Bereich endgültig geklärt. Ebenso wenig kann bislang endgültig beantwortet werden, welche Dosis an Bewegung als Schutz oder auch als Therapie notwendig ist. Insbesondere aber der letztgenannte Bereich spielt eine immer wichtigere Rolle. Denn neben der frühzeitigen Diagnosestellung führen verbesserte Therapieoptionen zu einer gesteigerten Zahl Überlebender, bei denen die Bewegungstherapie inzwischen eine wesentliche Säule darstellt. Vorrangig scheinen hier die Effekte auf die Lebensqualität und gegen das chronische Erschöpfungssyndrom (Fatigue) zu sein, allerdings besteht bei ihnen auch nach erfolgreicher Behandlung ein erhöhtes Rezidivrisiko. Vor diesem Hintergrund werden lebensstiländernde Maßnahmen bzw. das Umsetzen eines gesunden Lebensstils, z.B. nicht rauchen, Einschränken des Alkoholkonsums, gesunde Ernährung und körperliche Aktivität umso bedeutsamer. Im Folgenden werden nun die wesentlichen aktuell diskutierten Mechanismen, aber auch Daten zur Primärprävention und Therapie/Rehabilitation zusammengefasst.

Merksätze

◢ Der Nutzen von körperlicher Aktivität u.a. Lebensstilmodifikationen in der Prävention und Therapie von bösartigen Erkrankungen ist heute unbestritten. Allerdings ist bislang eine genaue Empfehlung zur „Dosierung" nicht möglich. Vermutlich gibt es krankheitsspezifische Variationen.

◢ Effekte zeigen sich insbesondere in der Rehabilitation auf die Lebensqualität und das chronische Erschöpfungssyndrom (Fatigue). Allerdings finden sich auch zunehmend Hinweise, dass das Überleben nach einer Erkrankung durch regelmäßige Bewegung verlängert werden kann.

15.3.2 Mögliche Mechanismen

Die Mechanismen von Bewegung bzw. körperlicher Belastung auf den menschlichen Organismus sind komplex und können nicht isoliert voneinander betrachtet werden. Es handelt sich nie um einen singulären Effekt; naturgemäß finden sich zahlreiche Wechselwirkungen in den verschiedensten menschlichen Regelsystemen. Konkret heißt das, dass nicht **der** Sport in **dieser** Durchführung auf **den** Regelkreis wirkt und **die** Krankheit beeinflusst. Darüber hinaus lassen sich die Ergebnisse experimenteller Studien nicht unbedingt auf epidemiologischer Ebene bestätigen.

Immunsystem

Zentral ist die Diskussion um die Effekte von Bewegung auf das Immunsystem. So wirkt sich akute und chronische Belastung (im Sinne eines Trainings) auf verschiedene Anteile des Immunsystems aus. Dafür werden u.a. die während körperlicher Aktivität ausgeschütteten Hormone, speziell Katecholamine und Cortisol, ursächlich angenommen. Denn neben der Beeinflussung der reinen Zellzahlen zeigen sich auch Veränderungen der Funktion von zellulären und humoralen Abwehrmechanismen. Dies betrifft insbesondere die Untergruppen der weißen Blutkörperchen, wie die sog. NK-Zellen oder die zytotoxischen T-Zellen, aber auch Botenstoffe des Immunsystems, sog. Zytokine (z.B. CRP etc.).

Katecholamine führen u.a. zu einer dosisabhängigen Steigerung der NK-Zellen um etwa 150–300% und der zytotoxischen T-Zellen um 50–100%. In den ersten Stunden nach Belastung kommt es dagegen zu einer Suppression. Dieser Effekt wird im Wesentlichen auf die Freisetzung von Cortisol zurückgeführt. Das erklärt, warum hohe Intensitäten deutlichere Reaktionen verursachen. Die Monozyten- und Makrophagenspiegel können sogar noch bis zu mehreren Tagen nach intensiven Belastungen erniedrigt bleiben (s. auch Open Window). Auch die Funktion der NK-Zellen steigt nach höheren Belastungen um etwa 40–100% und sinkt anschließend – je nach Intensität – um etwa 25–35% unterhalb des Ausgangsniveaus. Die phagozytotische und zytotoxischen Funktionen der Makrophagen scheinen insbesondere nach moderaten Aktivitäten gesteigert. Diese Befunde lassen zwar noch keinen endgültigen Schluss zu, unterstützen aber die Annahme, dass insbesondere moderate körperliche Aktivitäten für das Immunsystem einen günstigen Reiz ausüben. Inwiefern so wirklich der Nutzen von Bewegung in der Prävention, aber auch Therapie von malignen Erkrankungen erklärt werden kann, bleibt derzeit noch offen.

Merksätze

⊿ Auf das Immunsystem wirkt insbesondere moderate körperliche Aktivität günstig.

⊿ Sowohl die zelluläre als auch die humorale Immunabwehr werden durch akute und chronische Belastung beeinflusst.

⊿ Die Wirkmechanismen sind noch nicht vollständig verstanden und vermutlich heterogen. Diskutiert werden u.a. Einfluss auf die Genetik, freie Radikale, aber auch Stoffwechsel- und Sexualhormone sowie das Immunsystem.

Auf zellulärer Ebene scheinen u.a. Entzündungsprozesse eine wichtige Rolle zu spielen. Körperliche Aktivität beeinflusst sowohl systemisch wie auch lokal das Gleichgewicht zwischen pro- und antiinflammatorischen Zytokinen. Auch wenn die Belastung, v.a. intensiv betrieben, selbst einen Entzündungsreiz setzt, erfolgen kompensatorisch entsprechende Gegenregulationen. Hier spielt insbesondere das Interleukin-6 eine entscheidende Rolle. Darüber hinaus stellt körperliche Aktivität auch oxidativen Stress dar. Eine mögliche Hypothese ist daher, dass infolge dieses physiologischen Reizes, insbesondere, wenn er moderat ist, gegenregulatorisch die antioxidativen Systeme verstärkt werden. Auch hier sind jedoch noch viele Fragen offen.

Weitere Effekte, die vermutlich auch von der Dauer und Intensität der jeweils durchgeführten Bewegung abhängen, spielen sich auf der molekularen Ebene ab. Inwiefern hier aber körperliche Aktivität konkret Einfluss nehmen kann, ist derzeit zentrales Element (sport-)medizinischer Forschung.

Sexualhormone

Östrogene und Androgene, insbesondere in ihrer freien Form, steigern die Mitoserate und Proliferation, also Zellneubildung der Geschlechtsorgane und damit auch das Entartungsrisiko. Bei aktiven Frauen findet sich eine geringere Konzentration an Sexualhormonen und damit eine geringere Exposition des Gewebes. Hier spielen sowohl die Körperkomposition, insbesondere der geringere Körperfettanteil, eine wichtige Rolle (s.u.), v.a. aber postmenopausal, weil die Konversion von Androgenen in Östrogene durch eine geringere Konzentration an Aromatasen reduziert ist. Postmenopausal ist dies die wichtigste Östrogenquelle. Vor der Menopause scheint hingegen Übergewicht durch die damit verbundenen Zyklusstörungen und einem geringeren Östrogen- und Progesteronspiegel einen eher schützenden Effekt zu haben. Da grundsätzlich Übergewicht allerdings mit einem weiter fortgeschrittenen Stadium und einer schlechteren Prognose assoziiert ist, kann davon ausgegangen werden, dass körperliche Aktivität über die Beeinflussung der Körperkomposition stets günstige Effekte hat. Der 2. Weg, der ursächlich diskutiert wird, ist eine geringere Hormonkonzentration – nicht selten in Verbindung mit einer geringeren Energiezufuhr, damit verbunden eine verspätete Menarche und Zyklusstörungen. Ebenfalls wird diskutiert, dass körperliche Belastung den Metabolismus von Östrogenen beeinflusst; so wird die 2-Hydroxilierung eher als die 19-alpha- oder 4-Hydroxylierung unterstützt. Letztere scheinen einen eher ungünstigen Einfluss auf die Zellen bzw. Gewebe zu nehmen, wohingegen der erste Weg apoptoseförderlich und antientzündlich wirkt und das Tumorwachstum inhibiert.

Für Männer ist die Datenlage bez. Testosteron dürftiger. Wichtig ist stets die Unterscheidung zwischen akuten Effekten von Belastung, hier scheint das Testosteron eher anzusteigen. Damit werden insbesondere die günstigen Effekte auf die Skelettmuskulatur, v.a. bei älteren Männern, in Verbindung gebracht. Daten bez. der langfristigen Effekte und eines möglichen gesundheitlichen Benefits liegen wenige vor. Aus Sicht der Tumorentstehung scheint auch der Effekt auf das SHBG (sexualhormonbindendes Globulin) durch körperliche Aktivität bei Männern, aber auch Frauen durch die Bindung freier Östrogene eine zentrale Rolle zu spielen.

Merksätze

◢ Körperliche Aktivität greift durch verschiedene Wege in das Regelsystem der männlichen und weiblichen Sexualhormone ein. Insbesondere die Konzentration an freiem Östrogen und Testosteron wird reduziert und damit das Entartungsrisiko gesenkt.

◢ Eine zentrale Rolle spielt dabei die Körperkomposition; eine geringere Körperfettmasse ist besonders günstig und geht ebenfalls mit einer geringeren Hormonkonzentration, aber auch günstigeren Relation einher.

Stoffwechselfaktoren

Darüber hinaus werden auch Effekte auf die Körperkomposition sowie den Kohlenhydrat- und Fettstoffwechsel, inkl. der Adipozytokine (s. Abschn. 16.2.5) diskutiert.

Körperliche Aktivität führt zu einer verbesserten Insulinsensitivität, einem geringeren Insulinspiegel und dem IGF-bindenden Protein 1 (IGF-1). Sicherlich sind hier der Einfluss der Gesamtkalorienbilanz und damit die Entwicklung des Körpergewichts und der Körperkomposition entscheidend. Sport bzw. Bewegung wirkt sich positiv auf die Stoffwechselprozesse, insbesondere den Fettstoffwechsel aus. Umgekehrt führen Bewegungsmangel und eine damit häufig assoziierte zu hohe Energiezufuhr zur Adipositas, v.a. bei genetisch prädisponierten Personen. Ein durch Adipositas bedingter, erhöhter BMI bzw. eine androgene Körperfettverteilung (hoher Anteil an viszeralem Fett) scheint eine Rolle in der Tumorgenese zu spielen, z.B. für Darm-, Brust- und Gebärmutterkrebs.

Vonseiten dieser Stoffwechselfaktoren bestehen auch spezielle Verbindungen zu den Sexualhormonen; ein gesteigerter Insulinspiegel führt zu einer Upregulierung der ovariellen Hormonproduktion und zu einer Downregulierung des SHBG. Beides kann so zu erhöhten Spiegeln an freiem Östrogen und damit erhöhtem Brustkrebsrisiko führen. Auch Glukose selbst stimuliert die Brustzellproliferation und damit das Krebsrisiko. Darüber hinaus wirken Insulin und IGF-1 als mitogene und antiapoptotische Wachstumsfaktoren. Diese Aspekte scheinen nicht nur in der Vorbeugung, sondern auch in der Nachsorge bedeutsam zu sein.

Aber nicht nur die Parameter des Kohlenhydratstoffwechsels, sondern auch des Fettstoffwechsels haben Einfluss auf das Krebsrisiko. Ein erhöhter Triglyzeridspiegel, der nicht selten insbesondere mit einem erhöhten Anteil an viszeralem Fettgewebe vorkommt, verdrängt Östrogene aus ihrer Bindung an Albumin und steigert ebenfalls so deren Level.

Zunehmend finden sich Zusammenhänge zwischen den Adipozytokinen Leptin und Adiponektin und der Brustkrebsentstehung. Ersteres korreliert positiv mit der Körperfettmasse und stimuliert vermutlich ebenfalls das Brustkrebszellwachstum. Dabei wird diskutiert, dass dieser Entwicklung zelluläre Mechanismen, die Förderung der Angiogenese sowie einer gesteigerten Aromatase-Expression und damit höhere Östrogenspiegel zugrunde liegen. Adiponektin wirkt dagegen inhibierend, möglicherweise infolge einer Steigerung der Insulinsensitivität, der antiproliferativen und apoptotischen Wirkung bzw. Effekte auf die proinflammatorischen Zytokine u.a. Hormone. Inwiefern hinsichtlich der schützenden Wirkung die Abnahme der Körperfettmasse im Vordergrund steht, ist noch unklar.

Merksätze

⬧ Neben einer günstigen Beeinflussung der Körperkomposition (geringerer Anteil an Fett-, höherer Anteil an Muskelmasse) greift körperliche Aktivität in die Regelsysteme der Stoffwechselprozesse ein.

⬧ Zentrale Rollen scheinen mehr oder weniger ausgeprägt dabei Hormone und Faktoren wie Insulin, IGF-1, aber auch Triglyzeride und die entsprechenden Bindungsproteine zu haben. Hier bestehen Interaktionen zu den Sexualhormonen bzw. dem SHBG.

Neben diesen physischen Aspekten spielen auch **psychische Faktoren** eine Rolle: Siege oder Erfolge im Sport führen zur Ausschüttung positiv stimulierender, neuroendokriner Hormone, z.B. Serotonin. Umgekehrt können Niederlagen sich auch physisch auswirken und immunsuppressive Effekte haben. Auch Distress (negativer Stress) scheint eine Rolle zu spielen, denn es kommt dabei zur vermehrten Ausschüttung der Stresshormone, v.a. Cortisol. Darüber kann eine immununterdrückende Wirkung angenommen werden. Training führt langfristig zu einer Reduktion an Cortisol und könnte so den negativen Folgen von Stress entgegenwirken.

Merksätze

⬧ Infolge möglicher Wechselwirkungen kann körperliche Aktivität positive Auswirkungen für die Primär- und Sekundärprävention bei Krebserkrankungen haben. Ansatzpunkte, über die körperliche Aktivität wirkt, sind:
  – Immunsystem
  – Parameter des Kohlenhydrat- und Fettstoffwechsels
  – Bewegungsapparat, Knochenstoffwechsel
  – Körperkomposition
  – Gesunde Lebensführung
  – Psychosoziale Aspekte
  – Neuroendokrine Hormone

⬧ Der Einfluss von einzelnen Sport-/Bewegungsarten, genauen Umfängen, Dauer und Intensität erfordert aber noch weitere Klärung.

15.3.3 Primärprävention ausgewählter Tumorerkrankungen

Neben allen o.g. Risikofaktoren wird etwa $1/4$ der Tumorerkrankungen auf einen inaktiven Lebensstil zurückgeführt [McTiernan 2004]. Durch körperliche Aktivität scheint das Erkrankungsrisiko um etwa $1/3$ vermindert zu sein, dies ist aber aufgrund inkonsistenter Daten und methodisch unterschiedlicher Untersuchungen nur eine grobe Schätzung. Bislang als gesichert hinsichtlich des protektiven Nutzens von Bewegung werden lediglich das Kolon- und das Mammakarzinom angesehen. Im Folgenden werden einzelne Tumorarten hinsichtlich primärpräventiver Effekte von körperlicher Aktivität beleuchtet.

Kolorektales Karzinom

Wolin et al. (2009) stellten im Rahmen einer Meta-Analyse die Ergebnisse von 52 vorliegenden Kohorten- und Fall-Kontroll-Studien zusammen. Insgesamt wurde eine relative Risikoreduktion von 24% für körperlich aktive Personen im Vergleich zu wenig aktiven gefunden. Dabei zeigten Fall-Kontroll-Studien mit einer 31%igen Risikoreduktion leicht stärkere Effekte als die Kohortenstudien mit 17%. Für Männer und Frauen ergaben sich dieselben Risikoreduktionen. Generell ist davon auszugehen, dass durch körperliche Aktivität eine Risikoreduktion für das Kolon-, nicht aber das Rektumkarzinom erreicht werden kann.

Karzinome des reproduktiven Systems

Mammakarzinom: Friedenreich et al. (2008) stellten in einer aktuellen systematischen Literaturrecherche die Ergebnisse aus 62 Studien zu dem Zusammenhang zwischen körperlicher Aktivität und Brustkrebs zusammen. In 47 der 34 Fall-Kontroll- und 28 Kohortenstudien wurde eine durchschnittliche Senkung des Erkrankungsrisikos um 25–30% beschrieben. In 28 von 33 Untersuchungen zeigte sich eine positive Dosis-Wirkung-Beziehung. Stärkere Risikoreduktionen zeigten sich für postmenopausalen Brustkrebs, für Freizeitaktivitäten, lebenslang oder in späteren Lebensabschnitten betriebene körperliche Aktivität, bei normalgewichtigen Frauen und bei Frauen mit Kindern.

Prostatakarzinom. Torti et al. (2004) beschrieben im Rahmen eines systematischen Reviews von 13 Kohorten- und 11 Fall-Kontroll-Studien eine Risikoreduktion um 10–30%. Eine endgültige Aussage ist jedoch infolge der verschiedenen Studien-Designs noch nicht möglich.

Endometriumkarzinom. Voskuil et al. (2007) beschrieben in einem systematischen Review eine signifikante relative Risikoreduktion um

23% bei 7 Kohortenstudien; die Ergebnisse der 13 Fall-Kontroll-Studien waren uneinheitlich.

Lungenkrebs

Zu Lungenkrebs und körperlicher Freizeitaktivität legten Tardon et al. (2005) eine Meta-Analyse von 9 Studien vor. Sie fanden eine relative Risikoreduktion um 13% (95% KI 0,05–0,21) für moderate und um 30% (95% KI 0,21–0,38) für hohe körperliche Aktivität. Körperliche Aktivität verbessert die Ventilation und Perfusion, was möglicherweise zu einer Reduktion von Kanzerogenen in der Luft bzw. einer kürzeren Kontaktzeit führt. Einige Studien konnten zusätzlich das Rauchverhalten der Personen berücksichtigen, sodass die Ergebnisse bereits für den Aspekt, dass sportlich aktive Menschen weniger häufig rauchen, bereinigt sind. Meistens unberücksichtigt blieb jedoch, dass vorausgegangene Erkrankungen des Atmungssystems das Aktivitätsverhalten beeinflussen und gleichzeitig Vorstufen einer Tumorerkrankung sein können.

Weitere Tumorarten

Auch bez. weiterer Tumorarten wird die Datenlage besser. So findet sich hinsichtlich des Auftretens eines **Pankreaskarzinoms** eine Risikoreduktion um etwa 25% durch körperliche Aktivität [Bao et al. 2008].

Formen von Blutkrebs bzw. Leukämie

Damit ist eine sehr heterogene Gruppe von Tumorarten, die im weiteren Sinne die Blut bildenden Systeme im Knochenmark betreffen, gemeint. Sie sollen an dieser Stelle etwas ausführlicher erläutert werden. Der Körper bildet übermäßig viele weiße Blutkörperchen, die jedoch nicht funktionsfähig sind. Sie sollen hier nur kurz beschrieben werden. Sie sind im Vergleich zu Brustkrebs, Darmkrebs, Lungenkrebs und Prostatakrebs eher selten. In Deutschland erkranken pro Jahr etwa 12 000 Menschen an Leukämie – darunter 600 Kinder – und etwa 14 000 Menschen an malignen Lymphomen.

Man unterscheidet **maligne Lymphome** (herkömmlich auch Lymphdrüsenkrebs), die von Lymphknoten, Milz und bestimmten Formen der weißen Blutkörperchen (T- und B-Lymphozyten; s. Abschn. 15.1) ausgehen. Das Auftreten ist zweigipflig; gehäuft zwischen dem 15. und 35. Lebensjahr bzw. zwischen dem 60. und 70. Lebensjahr.

Leukämie. Mehr als 50% der Leukämien treten bei über 65-Jährigen auf, Männer sind häufiger betroffen als Frauen. Die akute Leukämie entwickelt sich innerhalb weniger Wochen rasch zu einem lebensbedrohlichen Zustand. Bei der chronischen Form bleiben hingegen die Patienten über Monate ggf. auch Jahre stabil. Eine weitere Unterscheidungsform betrifft die befallenen Blutkörperchen: Granulozyten – myeloische Leukämie, Lymphozyten – lymphatische Leukämie.

Bei Kindern und Jugendlichen bis zum 20. Lebensjahr stellt die akute lymphatische Leukämie die häufigste Erkrankungsform dar, gefolgt von der akuten myeloischen Leukämie. Letztere ist bei Erwachsenen die häufigste akute Leukämie. Bei Erwachsenen häufiger ist die chronische myeloische Leukämie, allerdings kommt die chronische lymphatische Leukämie im Erwachsenenalter am häufigsten vor. Sie gehört zu dem Formenkreis der sog. Non-Hodgkin-Lymphome. Diese sind sehr heterogen und werden nach ihrem Verlauf in aggressiv (hochmaligne) oder langsam fortschreitend (niedrigmaligne) klassifiziert. Das Hodgkin-Lymphom oder M. Hodgkin als 2. Form der Lymphome weist spezielle Hodgkin-Zellen in den Lymphknoten auf. In den meisten Fällen ist die Ursache für diese Krebserkrankungen unklar. Radioaktive Strahlung, Umweltgifte (z.B. Benzol) und vorausgegangene Chemotherapien stellen Risikofaktoren dar. Je nach Form spielt aber insbesondere das höhere Le-

bensalter eine wichtige Rolle. Inzwischen wird aber auch der Lebensstil, z.B. Adipositas, diskutiert [Skibola 2007].

Wie bereits erwähnt, werden übermäßig viele, aber funktionslose weiße Blutzellen gebildet. Diese verdrängen die anderen Blut bildenden Zellen, bspw. rote Blutkörperchen und Blutplättchen. So kann es zu einer Blutarmut/Anämie kommen sowie zu weiterer Symptomen wie Leistungsminderung, Fieber, Nachtschweiß, Müdigkeit, Herzrasen, Luftnot und Blässe. Es kommt zu einer verstärkten Blutungsneigung, z.B. Zahnfleisch- oder Nasenbluten. Auch Infekte sind nicht selten. Je akuter, umso rascher kommt es zum Auftreten von Symptomen, bei den chronischen Formen entwickeln sie sich deutlich langsamer, z.T. über Monate hin. Eine Diagnose ergibt sich nicht selten anhand von Lymphknotenschwellungen, der Anamnese und anhand des Blutbilds.

Bislang finden sich noch keine Hinweise über den präventiven Nutzen von körperlicher Aktivität. Man könnte postulieren, dass durch einen gesunden Lebensstil und eine entsprechend normale Gewichtsentwicklung möglicherweise ein günstiger Einfluss besteht. Diese Spekulation wird gestützt durch Befunde Betroffener nach einer Erkrankung, besonders im Kindes- und Jugendalter, in denen Übergewicht und eine eingeschränkte Leistungsfähigkeit entsprechende bewegungstherapeutische Ansätze unterstützt.

Empfehlungen aus primärpräventiver Sicht
Bisher ist noch nicht abschließend geklärt, in welcher Form, mit welcher Intensität und Häufigkeit „Sport" durchgeführt werden muss, um primärpräventiv wirksam zu werden. Als Ziel für die Primärprävention wird aktuell angegeben, dass moderate körperliche Aktivität an mindestens 5 Tagen pro Wo., besser tgl. über mindestens 30 (besser 45) bis 60 min angestrebt werden sollte. Zwar zeigte sich in zahlreichen Untersu-

chungen eine sog. Dosis-Wirkungs-Beziehung, moderate körperliche Aktivität (Verbrauch von mehr als 4,5 METS) scheint effektiver als leichte (< 4,5 METS; [Thune und Furberg 2001]).

Sport muss allerdings vermutlich nicht dauerhaft durchgeführt, sondern kann auch in einzelnen Abschnitten über den Tag verteilt werden. Bereits die Einhaltung eines aktiven Alltags ist der 1. Schritt in die körperliche Aktivität und kann den Wiedereinstieg in den Sport erleichtern. So wird empfohlen, Treppen statt Aufzüge zu nutzen, zu Fuß oder mit dem Fahrrad zur Arbeit zu gelangen, während der Arbeitszeit eine zehnminütige aktive Pause, z.B. Spazierengehen, einzulegen etc. Diese Aktivitäten sollen stetig gesteigert werden, bis die o.g. 30 (bis 60) min täglicher Bewegungszeit erreicht werden. Bislang noch nicht möglich sind evidenzbasierte Aussagen zu einem besonderen Nutzen hinsichtlich Kraft- oder Ausdauertraining. Sinnvoll ist auch die Empfehlung, Inaktivität, d.h. Fernseh- und PC-Zeit, einzuschränken.

> **Merksätze**
> ◢ Zwar ist noch keine abschließende konkrete Aussage hinsichtlich Art, Umfänge, Intensitäten und Dauer möglich, in Anlehnung aber an die Empfehlungen der Prävention von Herz-Kreislauf-Erkrankungen sollte eine tägliche Bewegungszeit, zumindest an 5 Tagen pro Wo., von 30 min angestrebt werden.
> ◢ Alltagsaktivitäten, z.B. Botengänge zu Fuß erledigen, Spazierenführen eines Hundes, erleichtern den Neu-/ Wiedereinstieg.

15.3.4 Körperliche Aktivität während einer Krebstherapie

Inzwischen finden sich mehrere Übersichtsarbeiten über Bewegungstherapie im Rahmen einer onkologischen Behandlung. Die Mehrzahl der bislang durchgeführten Untersuchungen konnte einen Nutzen auf die Lebensqualität und das Fatiguesyndrom nachweisen. Dimeo et al. (1999) zeigten sogar in einem Kollektiv verschiedener Tumorerkrankungen ebenfalls einen Benefit auf die Neutropenie und den Bedarf an Schmerzmitteln. Die bislang vorliegenden Untersuchungen sind aber meist bei Brustkrebspatientinnen oder Patienten während/nach Stammzelltransplantation in sehr kleinen Gruppen durchgeführt worden, sodass eine abschließende Aussage auch hier noch nicht möglich ist. Da es aber keinen Schaden hervorzurufen scheint, sollte unter Berücksichtigung der unten genannten Kontraindikationen (s. Tab. 15.2) die Durchführung einer vorsichtigen, ggf. auch physiotherapeutisch begleiteten Bewegungstherapie befürwortet werden.

> **Merksatz**
> ◢ Auch während einer Tumortherapie ist – unter Berücksichtigung der individuellen Situation und des Zustands der Betroffenen – körperliche Aktivität sinnvoll.

Tab. 15.2: Kontraindikationen

Beschwerden, Schwindel, Übelkeit, Erbrechen etc.

Infekt

Akute Blutungen, Thrombozyten < 10 000/µl

Hb < 8 g/dl

Fieber/erhöhte Temperatur (> 38 °C)

Während der Gabe kardio-/nephrotoxischer Chemotherapeutika

Metastasen (v.a. bei Krafttraining)

15.3.5 Körperliche Aktivität im Rahmen der Rehabilitation

Der Nutzen von körperlicher Aktivität in der Rehabilitation ist inzwischen insbesondere für psychische Faktoren, geringeres Auftreten von Fatigue, höhere Lebensqualität, gesteigertes Selbstwertgefühl etc. belegt. So konterkariert Bewegung die negativen Begleiterscheinungen der Erkrankung selbst wie auch die Nebenwirkungen der Therapie mit ungünstigen Effekten auf die Muskelkraft, die körperliche Leistungsfähigkeit, die Körperkomposition und die Stimmungslage. Körperliche Aktivität vermag die Abnahme der Leistungsfähigkeit aufzuhalten, Muskelkraft und Stimmungslage zu steigern [Dimeo et al. 1999]. Somit finden sich im Wesentlichen die gleichen günstigen Effekte, wie auch im Bereich der Prävention genannt. Meist wurden auch hier Ausdauersportarten und/oder gymnastische Übungen empfohlen, zunehmend mehren sich aber auch die Daten bez. des Nutzens eines angemessenen und moderat durchgeführten Krafttrainings. Die Ziele eines Trainings bei Tumorpatienten wurden modifiziert nach Newton et al. (2008) in Tabelle 15.3 zusammengefasst. Die Betroffenen sollten langsam so nah wie möglich an diese Ziele herangeführt werden.

In Deutschland wurde zu Beginn der 1980er Jahre sog. Sport in den Krebsnachsorgegruppen eingeführt. Derzeit gibt es etwa 800 solcher Gruppen, die über den Landessportbund NRW (http://www.lsb-nrw.de) oder auch die deutsche Krebsgesellschaft (http://www.dkg.de) erreicht werden können. Es kann eine Verordnung durch die behandelnden Ärzte budgetfrei vorgenommen werden (Muster 56).

Meist handelt es sich zwar um Gruppen, in denen Brustkrebspatientinnen aktiv sind, eine zunehmende Ausweitung auf andere Tumorarten ist sinnvoll und z.T. schon geschehen (z.B. Prostatakarzinom). Von großem Vorteil ist, dass mögliche Unsicherheiten,

Tab. 15.3: Ziele eines Trainings bei Tumorpatienten. Modifiziert nach [Newton et al. 2008]

Ausdauertraining
Ca. 55–90% der HFmax: 3–5 x/Wo., 20–60 min

Krafttraining
Ca. 50–85% der Maximalkraft: 6–12 Wiederholungen pro Übung; 1–3 x/Wo.
Training von Koordination und Flexibilität, regelmäßig

aber auch Überforderungen durch qualifizierte Anleitung vermieden werden können.

> **Merksätze**
> ◢ Körperliche Aktivität spielt in der Tumornachsorge bei nahezu allen Arten eine wichtige Rolle. Langfristig sollen die gleichen Ziele wie in der Primärprävention erreicht werden von etwa 150 min moderater Bewegungszeit.
> ◢ Zur Unterstützung dienen die Krebsnachsorgegruppen.

Inzwischen liegen mehrere Untersuchungen vor, die zeigen konnten, insbesondere auch hier wieder bei Patienten nach Kolon- oder Mammakarzinom, dass körperliche Aktivität das Überleben verlängert. Die Angaben schwanken dabei zwischen 30–60 min tgl., meist im Bereich moderater körperlicher Aktivität. Allerdings zeigt sich, dass in den USA nur etwa $1/3$ die empfohlene Zeit von mehr als 150 min wöchentlich erreicht [Irwin et al. 2004] und Tumorpatienten doch eher inaktiv sind. Nicht selten finden sich auch die übrigen Risikofaktoren wieder, wie z.B. Rauchen, Übergewicht etc. Im Rahmen des National Health Interview Surveys konnte gezeigt werden, dass Tumorpatienten (n = 7384) nicht weniger Zigaretten und Alkohol konsumierten als gesunde Kontrollpersonen (n = 121 347) [Bellizzi et al. 2005]. Dafür trieben die Überlebenden allerdings in 9% häufiger empfehlungskonform Sport. Allein aus dieser Sicht heraus sollte Bewegung selbstverständlich zu einem wesentlichen Bestandteil der Nachsorge werden.

Ein häufiges Problem in der Tumornachsorge von Brustkrebspatientinnen stellt das Auftreten von Lymphödemen dar. Den Zusammenhang mit Krafttraining untersuchten Ahmed et al. (2006). Vor einem 6-monatigen Krafttraining hatten 13 Frauen ein Lymphödem. In keinem Fall aber kam es infolge der körperlichen Belastung zu einer Zunahme des Armumfangs über 2 cm oder entsprechenden Beschwerden. Courneya et al. (2007) untersuchten bei 242 Mammakarzinompatientinnen den Effekt eines Ausdauer- bzw. Krafttrainings während der Therapie im Vergleich zur „normalen" Behandlung. Im Mittel dauerte die Chemotherapie 17 Wo. Als entscheidender Parameter stand die Lebensqualität im Vordergrund; sekundäre Ziele stellten u.a. Fatigue und Fitness sowie Lymphödem dar. Die 78 Patientinnen, die ein Ausdauertraining absolvierten, zeigten ein verbessertes Selbstwertgefühl, bessere Fitness und eine Verbesserung der Körperkomposition im Vergleich zur Kontrollgruppe (n = 82). Krafttraining (n = 82) führte ebenfalls zu einem besseren Selbstwertgefühl und gesteigerter Muskelkraft. Es kam nicht zum Auftreten von Lymphödemen. Ein Effekt auf das Fatiguesyndrom oder die Lebensqualität durch ein Training konnte nicht gezeigt werden. Möglicherweise zeigen sich jedoch diese Effekte erst nach längerer Zeit.

Merksätze

◢ Inzwischen liegen Hinweise vor, dass durch regelmäßige Aktivität in ausgewählten Tumorarten (Dickdarm und Brust) das Überleben nach einer Erkrankung verlängert werden kann.

◢ Insbesondere unterstützt Bewegung aber in der Linderung ungünstiger Begleiterscheinung der Erkrankung, wie das Fatiguesyndrom, Depression und Ängste.

◢ Selten kommt es bei korrekter Durchführung durch körperliche Aktivität zu Nebenwirkungen.

Empfehlungen für die Therapie

In der Nachsorge bzw. Tertiärprävention werden zumeist moderate Ausdauersportarten empfohlen [Brown et al. 2003]. Als Ziel werden jedoch auch die Empfehlungen der Primärprävention angestrebt [Doyle et al. 2006]. Bei zuvor inaktiven und/oder körperlich schwachen Patienten kann mit einem vorsichtigen Stretching oder Gymnastik, z.B. über 10 min, begonnen werden. Nach und nach kann der Alltag aktiver gestaltet und ein den individuellen Neigungen angepasstes Bewegungsprogramm durchgeführt werden. Jede Form der Bewegung bringt Vorteile mit sich, jedoch müssen Operationsfolgen, z.B. Schultergelenkbeschwerden infolge einer Brustamputation bzw. der Lymphknotenresektion stets in einem Therapieprogramm berücksichtigt und ggf. krankengymnastisch behandelt werden. Wenn bestimmte Übungen oder Sportarten Beschwerden auslösen, sollten sie in anderer Form, weniger intensiv oder gar nicht mehr durchgeführt werden. Bei Bestehen einer schweren Anämie oder Thrombozytopenie sollte bis zur Besserung pausiert werden; bei eingeschränkter Immunfunktion sollten öffentliche Sportlokalitäten gemieden werden. Vorsicht ist bei Vorliegen von Lymphödemen und Metastasen geboten.

Wichtig ist, dass individuelle Neigungen und der jeweilige Zustand berücksichtigt werden. Die Patienten sollten langsam so nah wie möglich an die Ziele herangeführt werden. Die HFmax kann individuell anhand der Formel 220 minus Lebensalter festgelegt werden.

Literatur

Ahmed RL et al., Randomized controlled trial of weight training and lymphedema in breast cancer survivors. J Clin Oncol (2006), 20(24), 2765–2772

Bao Y et al., Physical activity and pancreatic cancer risk: a systematic review. Cancer Epidemiol Biomarkers Prev (2008), 17, 2671–2682

Bellizzi KM et al., Health behaviours of cancer survivors: examining opportunities for cancer control intervention. J Clin Oncol (2005), 23, 8884–8893

Blair SN et al., Physical fitness and all cause mortality. A prospective study of healthy men and women. JAMA (1989), 262, 2395–2401

Brown JK et al., Nutrition and physical activity during and after cancer treatment: an American Cancer Society guide for informed choices. CA Cancer Clin J (2003), 53, 268–291

Courneya KS et al., Effects of aerobic and resistance exercise in breast cancer patients receiving adjuvant chemotherapy: a multicenter randomized controlled trial. J Clin Oncol (2007), 25, 4396–4404

Dimeo FC et al., Effects of physical activity on the fatigue and psychosocial status of cancer patients during chemotherapy. Cancer (1999), 85, 2273–2277

Doyle C et al., Nutrition and physical activity during and after cancer treatment: an American Cancer Society Guide for informed choice. CA Cancer J Clin (2006), 56, 323–353

Eyre H et al., Preventing cancer, cardiovascular disease, and diabetes: a common agenda for the American Cancer Society, the American Diabetes Association, and the American Heart Association. Diabetes Care (2004), 27, 1812–1824

Friedenreich CM et al., Physical Activity and Breast Cancer Risk: Impact of Timing, Type and Dose of Activity and Population Sub-group Effects. Br J Sports Med (2008), 42, 636–647

Holmes MD et al., Physical activity and survival after breast cancer diagnosis. JAMA (2005), 293, 2479–2486

Irwin ML et al., Physical activity interventions following cancer diagnosis: methodologic challenges to delivery and assessment. Cancer Invest (2004), 22, 30–50

Kushi HL et al., American Cancer Society Guidelines on nutrition and physical activity for cancer prevention: reducing the risk of cancer with healthy food choices and physical activity. CA Cancer J Clin (2006), 56, 254–281

Laukkanen JA et al., Cardiorespiratory fitness, lifestyle factors and cancer risk and mortality in Finnish men. Eur J Cancer (2009), 13

McTiernan A, Physical activity after cancer: physiological outcome. Cancer Invest (2004), 22, 68–81

Newton RU et al., Exercise in prevention and management of cancer. Curr Treat Options Oncol (2008), 9, 135–146

Schmitz KH et al., Controlled physical activity trials in cancer survivors: a systematic review and meta-analysis. Cancer Epidemiol Biomarkers Prev (2005), 14, 1588–1595

Skibola CF, Obesity, diet and risk of non-Hodgkin lymphoma. Cancer Epidemiol Biomarkers Prev (2007), 16, 392–395

Stoll BA, Adiposity as a risk determinant for postmenopausal breast cancer. Int J Obes (2000), 24, 527–533

Tardon A et al., Leisure-time physical activity and lung cancer: a meta-analysis. Cancer Causes Control (2005), 16, 389–397

Thorsen L et al., Effectiveness of physical activity on cardiorespiratory fitness and health-related quality of life in young and middle-aged cancer patients shortly after chemotherapy. J Clin Oncol (2005), 23, 2378–2388

Thune I et al., Is physical activity important in treatment and rehabilitation of cancer patients? Tidsskr Nor Laegeforen (2000), 120, 3302–3304

Thune I et al, Physical activity and cancer risk: dose-response and cancer, all sites and site-specific. Med Sci Sports Exerc (2001), 33, 530–550

Torti DC et al., Exercise and prostate cancer. Sports Med (2004), 34, 363–369

Voskuil DW et al., Physical Activity and Cancer. Physical activity and endometrial cancer risk, a systematic review of current evidence. Cancer Epidemiol Biomarkers Prev (2007), 16, 639–648

Westerlind KC, Physical activity and cancer prevention – mechanisms. Med Sci Sports Exerc (2003), 35, 1834–1840

Wolin KY et al., Physical activity and colon cancer prevention: a meta-analysis. Br J Cancer (2009), 100, 611–616

Zheng W et al., Occupational physical activity and the incidence of cancer of the breast, corpus uteri, and ovary in Shanghai. Cancer (1993), 71, 3620–3624

III Internistische und neurologisch-psychiatrische Krankheitsbilder

16 Herz-Kreislauf-System

16.1 Ausgewählte anatomische und physiologische Aspekte des Herz-Kreislauf-Systems

C. Graf

Grundsätzlich bestehen die Gefäßwände der Arterien aus den 3 Schichten: Tunica intima, Tunica media, Tunica adventitia (s. auch Abschn. 6.4 ⊘). Die wichtigste Schicht der Tunica intima ist das Endothel, das eine besondere Rolle in der Arteriosklerose-Entwicklung spielt (s. Abschn. 16.2). Die Bauweise der **Venenwand** entspricht zwar der der Arterienwand, ist aber deutlich weitlumiger bzw. dünnwandiger. Außerdem sind die 3 Schichten weniger stark ausgeprägt (s. Abschn. 6.4 ⊘).

Im Zentrum des Kreislaufsystems liegt das **Herz** (Cor), ein muskuläres Hohlorgan, das sich dicht hinter der vorderen linken Brustwand bzw. hinter dem Brustbein und auf dem Zwerchfell befindet. Sein Durchschnittsgewicht liegt in etwa zwischen 250 und 300 g. Allerdings können sich Größe und damit Gewicht des Herzens durch Training oder infolge krankhafter Zustände (z.B. Hypertonie, Herzklappenfehler) erheblich ändern (s. Abschn. 6.4 ⊘). Es wird durch eine Herzscheidewand (Septum) in ein „rechtes Herz" und ein „linkes Herz" vollständig unterteilt. Ziel dieser „Trennung" ist, eine Durchmischung von sauerstoffreichem und -armem Blut zu vermeiden. Außerdem besitzt jede Herzhälfte je einen **Vorhof** (Atrium) und eine **Kammer** (Ventrikel), die durch eine **Segelklappe** (rechts die dreiseglige **Trikuspidalklappe**, links die zweiseglige

Bikuspidalklappe oder auch die sog. **Mitralklappe** aufgrund der Ähnlichkeit mit einer Bischofsmütze) voneinander getrennt werden. Bevor das Blut in die großen Gefäße (Haupt- bzw. Lungenschlagader) gelangen kann, passiert es auf dem Weg aus den Kammern jeweils eine dreizipflige **Taschenklappe**: die **Pulmonalklappe** zwischen der rechten Kammer und der Lungenschlagader und der **Aortenklappe** zwischen der linken Kammer und der Hauptschlagader.

Das Herz besitzt die Fähigkeit, sich autorhythmisch zu kontrahieren, da es über Erregungsbildungsstrukturen und ein eigenes **Erregungsleitungssystem** verfügt (s. Abb. 16.1). Hierbei handelt es sich um spezifische Herzmuskelzellen. Der oberste „Schrittmacher" liegt im rechten Vorhof an der Mündung der oberen Hohlvene und wird als **Sinusknoten** bezeichnet. Er besitzt im Ruhezustand einen Eigenrhythmus von 60–70 Erregungen/min, die zunächst über beide Vorhöfe laufen und zu deren Kontraktion führt. Zwischen den Vorhöfen und den Kammern bzw. am Boden des rechten Vorhofs findet sich ein weiteres Erregungszentrum, der **Atrioventrikularknoten** (AV-Knoten). Von dort gelangt die Erregung über das **His-Bündel** in die Kammermuskulatur (s. Abb. 16.1). Der AV-Knoten stellt das Nadelöhr für die Übertragung der Erregung von den Vorhöfen auf die Kammermuskulatur dar, denn durch das bindegewebige Herzskelett sind Vorhöfe und Kammern ansonsten elektrisch voneinander isoliert (s. Abb. 16.2). Vom His-Bündel führen 2 Nervenabzweigungen (Tawara-Schenkel) beiderseits der Kammerscheidewand zur Basis der Papillarmuskeln und

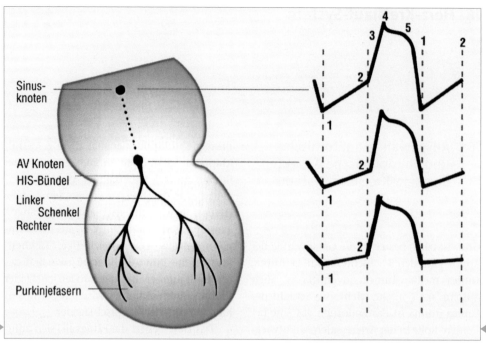

Abb. 16.1: Schematische Darstellung der anatomischen Struktur des Erregungsbildungs- und -leitungssystems (**a**) sowie synchrone Darstellung des Erregungsablaufs in diesen Strukturen (**b**). Alle Strukturen beginnen gleichzeitig mit der Umpolung, d.h. der Erregung (1). Diese läuft am schnellsten am Sinusknoten ab. Die in ihm vorhandenen Zellen erreichen als erste den Schwellenwert (2). Jetzt kommt es zu einer plötzlichen Depolarisation der Zelle (3), die schließlich völlig umgepolt ist (4). Diese Erregung wird über die ganze Struktur des Erregungsleitungssystems weitergeleitet. Die nachgeordneten Strukturen werden umgepolt, obwohl sie den Schwellenwert noch nicht erreicht haben. Anschließend beginnt in allen Zellen der Vorgang der Erregungsrückbildung (5). Nachdem die Ruhespannung der Zelle wieder erreicht ist, beginnt der Zyklus von neuem (1).

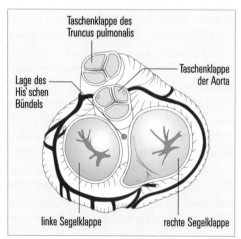

Abb. 16.2: Aufsicht auf die Herzbasis (= Ventilebene). Vorhöfe und große Gefäße wurden entfernt.

Arbeitsmuskulatur. Hier teilen sich die Schenkel in die **Purkinje-Fasern** auf, die in das Myokard hineinreichen (s. Abb. 16.1).

Durch die Kontraktion wird vom Herzen ein Druck aufgebracht, der erforderlich ist, um den Gefäßwiderstand zu überwinden, der sog. **Blutdruck** (s. auch Abschn. 6.4.2 ⊘). Die Beziehung zwischen der vom Herzen gepumpten Blutmenge, dem Gefäßwiderstand und dem Blutdruck wird nach dem **Ohmschen Gesetz** wiedergegeben:

> **Blutdruck** = Herzminutenvolumen ×
> Gefäßwiderstand

bzw. da sich das Herzminutenvolumen aus Herzfrequenz und Schlagvolumen zusammensetzt:

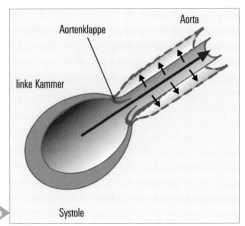
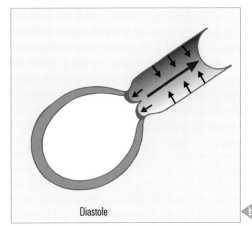

Abb. 16.3: Mechanismus der Windkesselfunktion. **a)** In der Systole wird Blut ausgetrieben, der ansteigende Druck dehnt auch die Wand der Aorta auf. **b)** In der Diastole drückt die aufgedehnte Wand der Aorta in die Ausgangsstellung zurück. Hierdurch wird zum einen die Aortenklappe geschlossen, zum anderen wird das Blut nach vorne in den Kreislauf weitergetrieben.

> **Blutdruck** = Herzfrequenz ×
> Schlagvolumen × Gefäßwiderstand

Der aus dieser Gleichung resultierende Blutdruck ist allerdings nur ein Mittelwert (**arterieller Mitteldruck**). In der Realität ändert sich der vom Herzen aufgebrachte Blutdruck ständig. Mit dem Beginn des Pumpvorgangs des Herzens steigt der Blutdruck in der Hauptschlagader an. Der höchste während der Systole erreichte Druck wird als **systolischer Druck** bezeichnet. Gegen Ende der Kontraktion fällt der Druck wieder ab. In der Diastole sinkt er allerdings in den Gefäßen nicht auf null, sondern auf einen unteren Minimalwert, den **diastolischen Druck**. Die Ursache hierfür liegt in der **Windkesselfunktion** der großen Blutgefäße (s. Abb. 16.3).

Der Vorteil der Windkesselfunktion besteht darin, dass das Blut zwischen 2 Herzschlägen nicht „stehen bleibt", sondern ein zwar rhythmischer, aber doch dauernd in Bewegung befindlicher Strom entsteht.

Aus sportmedizinischer/sporttherapeutischer Sicht ist der sog. **Pressdruck** bzw. das **Valsalva-Manöver** von großer Bedeutung. Dieser Reflex hat den biologischen Sinn, durch eine Erhöhung des Drucks im Brust- und Bauchraum die Wirbelsäule und den Brustkorb zu stabilisieren und damit der Muskulatur feste Ansätze zu gewährleisten. Die Druckerhöhung entsteht dabei durch eine Ausatembewegung gegen geschlossene äußere Atemwege. Die Konsequenz aus diesem Pressvorgang ist eine erhebliche Drucksteigerung, die etwa im Bereich von 100–200 mmHg liegt. Die Überlagerung der zentralen Kreislauforgane durch solch hohe Drücke führt zu erheblichen Veränderungen im Kreislaufgeschehen, die für den Kreislaufkranken ein nicht unerhebliches Risiko darstellen können.

Diese Druckerhöhung im Brustraum führt zu einer Blockierung des Nachflusses aus den peripheren zurückführenden Venen. Diesen „Stopp" erkennt man bspw. an dem roten Gesicht und den stark gestauten Hals- bzw. Stirnvenen. Infolge des blockierten Rückflusses sinkt das **Herzminutenvolumen** auf etwa die Hälfte ab. Durch die Rückmeldung aus den Rezeptoren in den Halsschlagadern kommt es gleichzeitig zu einer Steigerung der **Pulsfrequenz**, die Schlagvolumenverminderung wird somit noch deutlicher. Parallel sinkt die Koronardurchblutung mit dem Herzminutenvolumen ab. Dies stellt bei Vorliegen einer KHK ein potenzielles Risiko dar.

Besonders ausgeprägt ist jedoch der Effekt auf das **Blutdruckverhalten** (s. Abbildung 16.4). Die Druckkurve zeigt zunächst einen steilen Druckanstieg. Dieser entsteht durch die Überlagerung des Pressdrucks auf den arteriellen Druck. Wenn ein Hochdruckpatient bei einem Ausgangsdruck von 200/100 mmHg mit 100 mmHg presst, entsteht eine anfängliche Druckspitze von 300/200 mmHg. Eine solche Druckspitze, die über die Gefäße auch in den Hirnkreislauf weitergeleitet wird, kann ein vorgeschädigtes Hirngefäß zum Reißen bringen. Dies ist der Mechanismus des nicht seltenen Schlaganfalls bei max. Kraftbelastungen, etwa beim Anschieben eines Autos.

Anschließend zeigt die Druckkurve zunächst einen erneuten Abfall, gefolgt von einem Wiederanstieg des Drucks. Dieses Drucktal entsteht dadurch, dass zunächst der

venöse Rückstrom durch das Pressen ausbleibt. Um diesem Druckabfall entgegenzuwirken, kommt es reflektorisch über den Sympathikus zu einer Engstellung der peripheren Gefäße mit der Folge eines erneuten Druckanstiegs. Im **Pulsfrequenzverhalten** macht sich dies gegensinnig bemerkbar. Der Druckanstieg zu Beginn des Pressens führt über eine Reizung der Druckrezeptoren im Karotissinus zu einem Frequenzabfall. In der 2. Phase des Pressens kommt es durch den Sympathikusreiz zu einer Frequenzerhöhung.

Mit Beendigung des Pressens fällt zunächst der Druck deutlich ab, da der Pressdruck wegfällt. Dieses 2. Drucktal ist gewissermaßen das Negativ der anfänglichen Druckspitze. In dieser Phase des Pressens kann es durch den plötzlichen Druckabfall und die dadurch bedingte Verminderung der Hirndurchblutung nach max. Kraftbelastungen gelegentlich zu einem Kreislaufkollaps kommen. Anschließend an diesen Druckab-

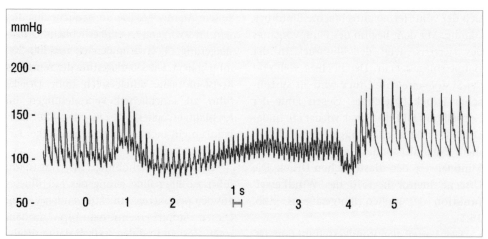

Abb. 16.4: Typische arterielle Druckkurve beim Pressdruck. Mit Beginn des Pressens steigt der Blutdruck durch die Überlagerung des Pressdrucks auf das arterielle System an **1)**. Reflektorisch kommt es über den Karotissinus zu einer Pulsverlangsamung. Durch die Blockierung des Blutdruckflusses aus den Venen fällt das Herzminutenvolumen und damit auch der Blutdruck **2)**. Um dies zu verhindern, wird über den Sympathikus zentral der periphere Widerstand erhöht. Trotz Sympathikusaktivität wird jetzt auch die Pulsfrequenz gesteigert **3)**. Mit Beendigung des Pressens werden die zentralen Gefäße von dem hohen Druck entlastet. Es kommt zu einem plötzlichen Druckabfall **4)**. Anschließend steigt durch den jetzt wieder einsetzenden Nachstrom aus den Venen das Herzminutenvolumen wieder an, es wird gegen die noch immer enggestellten peripheren Gefäße ausgeworfen. Dies führt zu einem erheblichen Anstieg des Blutdrucks nach dem Pressen und hierdurch reflektorisch über den Karotissinus zu einer in dieser Kurve gut erkennbaren Pulsverlangsamung (postpressorischer Druckanstieg bzw. postpressorische Bradykardie) **5)**.

fall steigt paradoxerweise der Blutdruck erneut steil an. Dieser **postpressorische Druckanstieg** entsteht durch das jetzt wieder ungehindert in den Brustraum einströmende Blut, das vom Herzen gegen noch immer enggestellte Gefäße ausgeworfen wird. In dieser Phase kommt es über die Rezeptoren des Karotissinus zu einem Vagusreiz und damit zu einer deutlichen Pulsverlangsamung (**postpressorische Bradykardie**). Nicht selten werden deshalb bei vorgeschädigtem Herzen Rhythmusstörungen ausgelöst.

Die Blutversorgung erfolgt durch die **Herzkranzgefäße** (Koronararterien), die hinter der Aortenklappe direkt rechts und links der Aorta entspringen (s. auch Abschn. 16.3).

Merksätze

◢ Das Herz-Kreislauf-System kann in 3 Funktionsbereiche unterteilt werden:
  (1) Periphere Kapillargebiete (Endstrombahn): Darin erfolgt der Gas- und Substanzaustausch sowie die Wärmeabgabe.
  (2) Herz: Pumpe im Zentrum des Kreislaufsystems.
  (3) Arterien, Venen: Verbindung zwischen (1) und (2)

Die Herz-Kreislauf-Erkrankungen machen etwa 50% der Todesursachen bei Männern und Frauen aus. Im Wesentlichen handelt es sich dabei um die Folgen arteriosklerotischer Erkrankungen. Deren Ursache ist zwar nicht bekannt, wohl aber sind es Theorien, die die Entwicklung erklären sollen bzw. Risikofaktoren und Risikoindikatoren, die eine Entstehung begünstigen (s. Abschn. 16.2).

Die Rolle der körperlichen Aktivität in der Prävention und Therapie ist von enormer Bedeutung, wird aber in der Bevölkerung leider meist unterschätzt. Zum einen beugt regelmäßige körperliche Aktivität der Entstehung der Arteriosklerose vor. Man

geht etwa von einer Risikoreduktion zwischen 25 und (sogar) 50% aus. Frauen scheinen dabei sogar mehr zu profitieren als Männer. Aber insbesondere in der Rehabilitation und Nachsorge „wirkt" körperliche Aktivität. Die zugrunde liegenden Mechanismen sind vielfältig und bislang noch nicht vollständig aufgedeckt.

In den folgenden Abschnitten sollen sämtliche Facetten der Prävention und Rehabilitation bei den verschiedenen Erkrankungen des Herz-Kreislauf-Systems bis hin zu den potenziellen Risiken vorgestellt werden.

16.2 Arteriosklerose, Risikofaktoren und sonstige Stoffwechselerkrankungen

C. Graf, R. Rost

16.2.1 Pathophysiologische Hintergründe

Die Arteriosklerose ist die wichtigste und größte Gruppe der Herz-Kreislauf-Erkrankungen und für die größte Zahl der Todesursachen in Deutschland und weltweit verantwortlich. Es muss ausdrücklich hervorgehoben werden, dass es sich hierbei um eine Erkrankung und nicht um eine alleinige Alterserscheinung handelt, obwohl diese Erkrankung im Alter häufiger wird (s. Abb. 16.5).

Wortwörtlich übersetzt bedeutet der Begriff Arteriosklerose Verhärtung der Arterien, ein Begriff, der ebenso wenig korrekt ist wie der Alltagsbegriff Gefäßverkalkung. Häufig wird als Synonym auch Atherosklerose genutzt. Während aber die Atherosklerose primär durch einen Intimaschaden gekennzeichnet ist, entsteht die Arteriosklerose Typ Mönckeberg als Mediakalzinose innerhalb der Media. Der Begriff Atherosklerose betont demnach die histologischen Veränderungen,

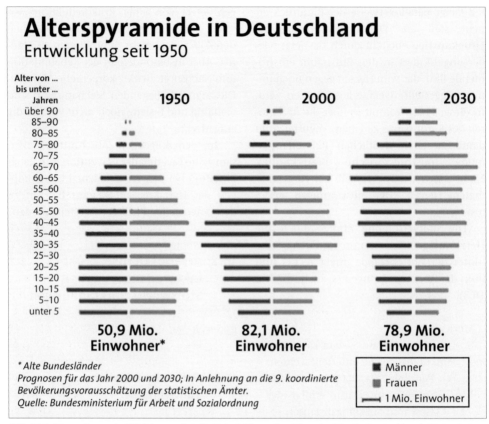

Alterspyramide in Deutschland
Entwicklung seit 1950

Abb. 16.5: Die vorliegende Abbildung zeigt die Entwicklung der Altersstruktur in Deutschland. 1950 zeigt sich noch die klassische Pyramide, im Jahr 2000 wird bereits deutlich, dass die Zahl an nachkommenden Kindern geringer wird und sich die Pyramide in ihrer Basis verschlankt. Die Prognose für 2030 unterstreicht diese Entwicklung, die Mehrzahl der Personen befindet sich im letzten Lebensabschnitt, die Gesamteinwohnerzahl geht zurück.

die der Arteriosklerose zugrunde liegen, d.h. die sich chronisch entwickelnden herdförmigen Veränderungen der mesenchymalen Zellen der inneren Gefäßwand (Intima oder Endothel) und der inneren Schichten der mittleren Gefäßwand (Media). Sie werden meist als Auflagerungen bzw. Plaques bezeichnet. Im Folgenden soll aber der Einfachheit halber der Begriff Arteriosklerose benutzt werden.

Mit zunehmendem Alter kommt es zu einem generellen Wasserverlust der Körpergewebe und damit auch zu einer gewissen Verhärtung der Gefäßwände. Diese Veränderungen werden als **Physiosklerose** bezeichnet. Die Arteriosklerose stellt dagegen einen

krankhaften Prozess dar, dessen Ursache noch nicht bekannt ist. Allerdings gibt es eine Vielzahl von **wissenschaftlichen Hypothesen** über die Entstehung der Arteriosklerose. Von Rokitansky (1852), zitiert nach [Hort 1999], wurde die wiederholte Ablagerung von Blutelementen auf der Gefäßwand gezeigt, die zu einer Veränderung der Gefäßinnenhaut führen soll. Diese Theorie wurde durch die Erkenntnisse um die Bedeutung der Ablagerung von Blutplättchen wieder aufgegriffen. Dies gilt auch für die Ansicht von Virchow (1862), zitiert nach [Hort 1999], der die Einlagerung von Lipiden in die Gefäßwand (Infiltrationshypothese) in den Vordergrund stellte. Heutzutage stehen v.a. das Endothel selbst bzw. Entzündungen im Zentrum wissenschaftlicher Theorien. Ein gesundes Gefäß sondert eine Reihe von Faktoren ab bzw. exprimiert sie auf seiner Zelloberfläche, die Einfluss auf den Gefäßtonus, die Wandstruktur und Wanddurchlässigkeit nehmen [Ribeiro et al. 2009]. Diese Fähigkeit wird durch aggressive Reize, z.B. Rauchen, gestört. Normalerweise sind Änderungen vorübergehend, nicht aber bei pathologischen Zuständen, z.B. infolge arteriosklerotisch veränderter Gefäße. Man spricht dann von einer sog. endothelialen Dysfunktion; diese dauert an und sorgt für eine Progression der Erkrankung.

Heutzutage sind es somit im Wesentlichen 2 Theorien, die noch diskutiert werden: die „Response to injury hypothesis" und die „Lipoprotein-induced atherosclerosis hypothesis".

Die Response-to-injury-Hypothese wurde 1976 von dem US-amerikanischen Wissenschaftler Ross beschrieben [Ross, Glomset, Harker 1977]. Im Zentrum steht eine Verletzung des Endothels. Ursächlich für diese Schädigungen können Traumata bzw. mechanische Verletzungen, biochemische Schädigungen durch bakterielle Toxine, Viren oder Antigenantikörperreaktionen und biophysikalische Verletzungen auf molekularer Ebene sein. Infolge dessen kommt es zur Sekretion von Wachstumsfaktoren bzw. Zytokinen und einer Proliferation bzw. Migration von glatten Muskelzellen aus der Media in die Intima. Darüber hinaus kommt es durch Fetteinlagerungen zur Bildung sog. Schaumzellen in der Intima und Media. Die o.g. endotheliale Dysfunktion stellt eine Variante dieses Ansatzes dar.

Die Lipoprotein-induced-atherosclerosis-Hypothese wurde durch den amerikanischen Nobelpreisträger Joseph Goldstein beschrieben. Er konnte eine Aufnahme von chemisch modifiziertem, oxidiertem LDL durch Makrophagen nachweisen, die sich infolgedessen zu Schaumzellen umwandelten. Da-

mit stellt das oxidierte LDL die Initialzündung dar, die Verletzung des Endothels bildet wiederum nur einen Teilschritt.

Der weitere Verlauf der Arteriosklerose-Entwicklung ist für beide Theorien identisch. Infolge der Bildung von Schaumzellen kommt es zu einer Entzündungsreaktion, die auch auf tiefer liegende Schichten der Arterienwand, z.B. der Media mit ihren Muskelzellen, übergreifen kann. In der Arterie entsteht eine bindegewebige Kappe, die einen Lipidkern enthält, das Korrelat einer arteriosklerotischen Plaque. Im innersten befinden sich abgestorbene Schaumzellen, die eine große Menge an oxidierten LDL-Partikeln aufgenommen haben. Die bindegewebigen Kappen können – häufig an den sog. Schulterstücken – aufbrechen. Der Inhalt kommt in Kontakt mit der Blutbahn. Konsekutiv kommt es zu Blutgerinnungsreaktionen, die den Gefäßdurchmesser der Arterien weiter verringern. Langfristig kann es auch zu Kalkeinlagerungen kommen, daher der ursprüngliche Name Arterienverkalkung. Die Gefäßveränderung kann herdförmig auftreten, sie kann die ganze Gefäßwand konzentrisch einbeziehen (**konzentrische Stenose**), in anderen Fällen sind nur Teilbereiche betroffen (**exzentrische Stenose**). Bleiben im letztgenannten Fall Teile der Gefäßwand mit funktionsfähiger Arterienwandmuskulatur erhalten, kann es durch eine Verkrampfung dieser Muskelanteile zu einem zusätzlichen Verschluss kommen, der dann als **dynamische Stenose** bezeichnet wird (s. Abb. 16.6).

Merksätze

⊿ Die Arteriosklerose stellt pathologische Veränderungen an den Arterienwänden dar.

⊿ Der Begriff **Atherosklerose** wird teilweise identisch mit dem ähnlich klingenden Begriff der Arteriosklerose verwendet.

⊿ Das **Wesen der Arteriosklerose** besteht in einer zunehmenden Einlage-

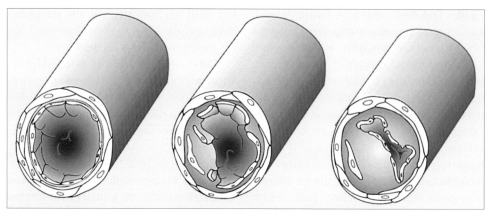

Abb. 16.6: Entwicklung der Arteriosklerose. Das Gefäß wird zunehmend durch die Einlagerung von Fett, Wasser und Eiweiß in die Wand eingeengt, bis kaum noch Blut durchfließen kann (von links nach rechts).

rung von Flüssigkeit, Eiweißen und Fetten in die Gefäßwand und in einer dadurch bedingten Minderversorgung der Organe oder Extremitäten, die von der jeweiligen Arterie versorgt werden.

◢ Eine Ursache ist nicht bekannt, allerdings gibt es diverse Theorien für die Entstehung. Die wichtigsten basieren zum einen auf einer Verletzung des Endothels, zum anderen auf oxidiertem LDL als Initiator.

16.2.2 Arteriosklerotisches Krankheitsbild

Das Krankheitsbild wird von der zunehmenden Gefäßeinengung (= Stenose) und den damit verbundenen Durchblutungsstörungen bestimmt. Minderdurchblutungen werden als **Ischämie** bezeichnet. Solange diese Stenose weniger als 50% des Lumens beträgt, treten i.d.R. keinerlei Krankheitszeichen auf. Wird die Einengung stärker, treten zunächst Beschwerden bei verstärktem Blutbedarf auf, bspw. bei der pAVK (s. Abschn. 16.9.1) Beschwerden beim Laufen in den Beinen, bei der KHK (s. Abschn. 16.3) Herzbeschwerden während körperlicher oder psychischer Belastung. Je nach Ausmaß der Einengung

kann es jedoch bereits in Ruhe zu Beschwerden kommen. Bei einem vollständigen Verschluss des Gefäßes stirbt durch den Mangel an O_2 Gewebe in dem zu versorgenden Bereich (**Nekrose**) ab. Zu einem solchen Gefäßverschluss können verschiedene **Ursachen** beitragen, bspw. ein zusätzlicher **Gefäßkrampf** (**Vasospasmus**) im Bereich einer dynamischen Stenose, das Aufquellen von Fetten, Eiweißen und Kohlenhydraten im Bereich eines Plaques mit plötzlicher Wassereinlagerung, ein Verschluss der restlichen Gefäßlichtung durch ein Blutgerinnsel, das sich auf eine solche Plaque auflagert (eine der häufigsten Ursachen).

Im Bereich der arteriosklerotischen Herde kann es zu einer Verletzung der glatten Gefäßinnenhaut durch Fettkristalle kommen, die Plaque „bricht" an ihren „Schulterstücken" auf, auf der jetzt rauen Oberfläche lagern sich Blutgerinnsel ab (s. Abb. 16.7).

Merksätze

◢ Infolge einer zunehmenden Einengung (Stenose) kommt es zu Durchblutungsstörungen (Ischämie) der nachfolgenden Gewebe.

◢ Bei einem kompletten Verschluss stirbt nach einer gewissen Zeit dieses Gewebe irreversibel ab und geht unter (Nekrose bzw. Infarkt).

Problematisch ist, da die Ursache bisher nicht bekannt ist, dass jede Behandlung bisher nicht kausal, sondern nur symptomatisch sein kann. Dies gilt für operative Behandlungsmaßnahmen, z.B. den Einsatz von Umgehungskreisläufen (Bypassoperation), wie für die medikamentöse und die Bewegungstherapie gleichermaßen.

Seit der Framingham-Studie (Beginn 1948) ist aber eine Vielzahl von **Risikofaktoren** bekannt, die die Entstehung der Erkrankung begünstigen. Aber auch die wichtigsten dieser Risikofaktoren wie Rauchen, Hochdruck und Fettstoffwechselstörungen sind keine Ursache. So finden sich Menschen, die nicht rauchen, keinen Hochdruck und ideale Blutfettwerte haben, die regelmäßig Sport treiben und trotzdem einen Herzinfarkt erleiden. In diesen Fällen wird dann im allgemeinen Denken gerne auf den Faktor Stress als Erklärung zurückgegriffen. Doch der Faktor Stress wird als alleinige Ursache für das Entstehen eines Herzinfarkts überschätzt, da viele Menschen unter wesentlich mehr Stress keinen Herzinfarkt bekommen als andere bei nur geringer erkennbarer Belastung. Der Erklärungsversuch mit Begriffen wie psychosozialem Stress etc. beruht auf dem Kausalitätsbedürfnis des Menschen. Zweifelsohne geschieht nichts ohne Ursache. Es muss daher unbefriedigend bleiben, wenn diese Ursache nicht bekannt ist.

> **Merksätze**
> ◢ Die Ursache der Arteriosklerose ist nicht bekannt. Es gibt aber eine Vielzahl potenzieller sog. kardiovaskulärer Risikofaktoren.
> ◢ Risikofaktoren stellen keine Ursache dar, begünstigen aber das Entstehen einer Erkrankung, hier der Arteriosklerose.

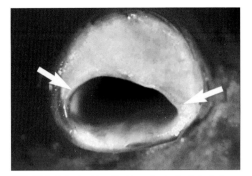

Abb. 16.7: Arteriosklerotisch veränderte Arterie im Querschnitt. Die Pfeile deuten auf die Schulterstücke der Plaque, an denen sie bevorzugt aufbricht. Dabei hat das Innere Kontakt mit der Blutbahn und führt zur Thrombusbildung.

16.2.3 Allgemeine Aspekte der kardiovaskulären Risikofaktoren

Der Begriff Risikofaktoren bezeichnet Faktoren, die statistisch mit bestimmten Erkrankungen in Zusammenhang stehen. Sie erhöhen das Risiko, von einer Erkrankung betroffen zu werden, stehen aber wie oben beschrieben nicht unbedingt in einem Kausalzusammenhang. Nicht aber jeder in der Öffentlichkeit wahrgenommene Risikofaktor, z.B. Stress, gilt auch als solcher. Vielmehr kommt dem Stress nicht wirklich die Bedeutung eines kardiovaskulären Risikofaktors zu, sondern eher **Risikoindikator**.

Es muss ferner darauf hingewiesen werden, dass diejenigen Risikofaktoren, die für die Entstehung einer Erkrankung verantwortlich sind (**primäre Risikofaktoren** oder **Risikofaktoren 1. Ordnung**), nicht identisch sein müssen mit denjenigen, die ihre Verschlimmerung bewirken (**sekundäre Risikofaktoren** oder **Risikofaktoren 2. Ordnung**). Die Mehrzahl der Risikofaktoren kommt aus dem Bereich der Stoffwechselerkrankungen, z.B. Fettstoffwechselstörung und Diabetes mellitus. Aber auch andere Erkrankungen, z.B. Bluthochdruck, spielen in der Arteriosklerose-Entstehung eine wichtige Rolle. Zusätzlich gibt es Biomarker bzw. Surrogatparameter, wie z.B. das LP(a) bzw. das hCRP, sowie den Blutzuckerspiegel, die Leberfunktion und die Bestimmung des Bauchumfangs, die Prädiktoren für eine Entwicklung der Arteriosklerose darstellen und deren Verlauf zur Einschätzung der Prognose genutzt werden können [Borden und Davidson 2009]. Zusätzliche Informationen zur Risikostratifizierung stellen bildgebende Verfahren, z.B. die Messung der Intima-Media-Dicke (s. auch Kap. 3) dar.

Umgekehrt stehen den Risikofaktoren Faktoren gegenüber, die die Gefahr einer solchen Erkrankung vermindern (**Schutzfaktoren**), z.B. körperliche Aktivität.

> **Merksätze**
> ◢ Risikofaktoren tragen zur Entstehung (primäre Risikofaktoren) bzw. Verschlimmerung (sekundäre Risikofaktoren) einer Erkrankung bei, sind aber nicht deren Ursache.
> ◢ Schutzfaktoren, z.B. körperliche Aktivität, können das Erkrankungsrisiko mindern.

Prinzipiell können die Risikofaktoren in 3 Gruppen eingeteilt werden:
◢ Konstitutionelle Risikofaktoren, auch als unveränderbare Risikofaktoren bezeichnet, wie Lebensalter, Geschlecht, ethnische Herkunft und eine genetische Belastung
◢ Externe Risikofaktoren, die sich aus den Lebensbedingungen ergeben, wie Rauchen, Bewegungsmangel, Fehlernährung
◢ Interne Risikofaktoren, d.h. Zustände, die an sich schon eine innere Erkrankung darstellen und die das Risiko einer Arteriosklerose erhöhen, wie Hochdruck, Diabetes mellitus oder Fettstoffwechselstörungen

Selten treten Risikofaktoren isoliert auf, vielmehr kommen sie häufig gemeinsam vor und beeinflussen sich teilweise erheblich. So begünstigt Fehlernährung die Entstehung von Diabetes mellitus, Übergewicht, Hochdruck und Fettstoffwechselstörungen. Bei Diabetes mellitus finden sich gehäuft Fettstoffwechselstörungen. Die genannten Faktoren stehen untereinander in einem engen Zusammenhang. Aus diesem Grund ist selten nur ein einzelner Risikofaktor verantwortlich. Insgesamt betrachtet kommen den einzelnen Risikofaktoren nicht selten **unterschiedliche Stellenwerte** zu. Die Meinung, **einen Risikofaktor könne man sich leisten**, ist ebenso falsch wie die Ansicht, ein Schutzfaktor und ein Risikofaktor würden sich gegenseitig aufheben, denn mehrere Risikofaktoren addieren sich nicht, sondern sie potenzieren sich.

Bspw. verdoppelt sich das Risiko für einen Herzinfarkt bei einem Raucher. Liegen bei ihm 3 Risikofaktoren 1. Ordnung vor (Rauchen, Hochdruck und Fettstoffwechselstörungen), verzehnfacht sich das Risiko im Vergleich zu einem Nichtraucher mit normalem Blutdruck und Cholesterinwert. Ein Übergewichtiger, bei dem häufig auch Hochdruck und eine Fettstoffwechselstörung vorliegen und der dann noch raucht, kann mit hoher Wahrscheinlichkeit davon ausgehen, dass er irgendwann einen Infarkt bekommt. In der Einschätzung haben sich daher aus den bekannten Risikofaktoren eine Vielzahl möglicher Scores entwickelt, anhand derer das individuelle Erkrankungsrisiko berechnet werden kann. So sagt bspw. der Framingham Risk Score voraus, welche Person ein mittleres oder ein hohes Erkrankungsrisiko (10-Jahres-Ereignisrisiko > 20%) aufweist und bei dem entsprechende lebensstiländernde und medikamentöse Maßnahmen dringend erforderlich sind [Grundy et al. 2004].

Die primären Risikofaktoren stellen die „schwerwiegendsten" dar. Ihnen kommt in den unterschiedlichen Gefäßgebieten eine verschiedene Bedeutung zu. So weisen Raucher vorzugsweise eine Arteriosklerose im Bereich der Herzkranzarterien und der Beinarterien auf, der Hochdruckpatient v.a. im

Tab. 16.1: Auflistung der bedeutendsten Risikofaktoren erster und zweiter Ordnung. Die Risikofaktoren erster Ordnung spielen im Gegensatz zu denen zweiter Ordnung in der Entstehung der Arteriosklerose eine gravierende Rolle.

Risikofaktoren 1. Ordnung	Risikofaktoren 2. Ordnung
Fettstoffwechselstörung	Erhöhte Lipoproteine(a)
Bluthochdruck	Erhöhtes Homocystein
Diabetes mellitus	Gerinnungsstörungen
Metabolisches Syndrom	Bewegungsmangel
Zigarettenrauchen	Psychosoziale Faktoren (Disstress; niedriger sozioökonomischer Status etc.)

Bereich der Gehirnarterien. Die Ursache für diese Unterschiede ist ebenso unbekannt wie die Ursache der Arteriosklerose. Die wesentlichen primären und sekundären Risikofaktoren zeigt Tabelle 16.1.

Im Rahmen der Interheart Study [Anand et al. 2008] wurden aktuell nochmals die wesentlichen Risikofaktoren bei 27 098 Teilnehmern aus 52 Ländern analysiert. Etwa 1/4 der beteiligten Personen waren weiblich. Neu modifizierbare Risikofaktoren waren dabei mit der Entwicklung eines Herzinfarkts assoziiert:

◢ Arterielle Hypertonie (3-fach bei Frauen, 2,3fach bei Männern)
◢ Diabetes (4-fach bei Frauen, 2,7-fach bei Männern)
◢ Fettstoffwechselstörung (kein geschlechtsbezogener Unterschied)
◢ Raucher (kein geschlechtsbezogener Unterschied)
◢ Zentrale Adipositas (kein geschlechtsbezogener Unterschied)
◢ Fehlernährung (kein geschlechtsbezogener Unterschied)
◢ Psychosozialer Stress (kein geschlechtsbezogener Unterschied)

Schutzfaktoren waren:
◢ Körperliche Aktivität mit einer 52%igen Risikoreduktion bei Frauen und 23%igen Risikoreduktion bei Männern
◢ Moderater Alkoholgenuss mit einer 59%igen Risikoreduktion bei Frauen und 12%igen Risikoreduktion bei Männern

Diese Risikofaktoren wirkten sich insbesondere bei jüngeren Personen ungünstig aus.

> **Merksätze**
> ◢ Man unterscheidet konstitutionelle Risikofaktoren von internen und externen.
> ◢ Zwar weisen Männer und Frauen die gleichen Risiko- und Schutzfaktoren auf, es zeigen sich aber, insbesondere beim Diabetes ein höheres Risiko sowie bei körperlicher Aktivität und moderatem Alkoholgenuss ein höherer Schutz bei Frauen.

16.2.4 Konstitutionelle Risikofaktoren

Lebensalter
Ein erhöhtes Lebensalter birgt ein vermehrtes Risiko für die Entstehung einer Arteriosklerose; ältere Menschen erkranken häufiger an Schlaganfall und Herzinfarkt als jüngere. Trotzdem ist ein hohes Lebensalter nicht, wie oft geglaubt, die Ursache der „Gefäßverkalkung". Es gibt ältere Menschen mit völlig „sauberen Gefäßen", die dann erstaunlich jung wirken. Ein Lehrsatz beschreibt dies mit den Worten: **Der Mensch ist so alt wie seine Gefäße.** Andererseits gibt es bereits Kinder und Jugendliche, die unter ungünstigen Bedingungen, z.B. bei einer familiären Fettstoffwechselstörung, an einem Infarkt erkranken können, z.B. einer Homozyteinämie. Allerdings zeigen auch Studien

an Unfallopfern oder gefallenen Soldaten, dass die Arteriosklerose im Kindes- und Jugendalter beginnt und auf die gleichen Risikofaktoren zurückzuführen ist wie bei Erwachsenen [Berenson 2002].

Wie oben bereits beschrieben, werden die Gefäße mit zunehmendem Alter „steifer". Dies wird mit dem Begriff **Physiosklerose** beschrieben. Dieser Prozess beginnt im 2. oder 3. Lebensjahrzehnt, ist aber nicht mit der Arteriosklerose gleichbedeutend.

Geschlecht

Das höhere Risiko prinzipiell, einen Herzinfarkt zu erleiden, haben Männer. Bei Frauen bildet sich eine Arteriosklerose wesentlich später aus als bei Männern. Dies erklärt die in der Bundesrepublik Deutschland im Durchschnitt um etwa 5 Jahre höhere Lebenserwartung der Frau von durchschnittlich ca. 82 Jahren gegenüber ca. 77 Jahren für den Mann. Als Ursache hierfür wurde häufig eine Schutzwirkung der weiblichen Hormone, v.a. des Östrogens, gesehen. Entsprechende Untersuchungen in den USA, bei denen Männer mit Östrogenen behandelt wurden, haben allerdings nicht zu einer Senkung der Arteriosklerosehäufigkeit beim Mann geführt. Die Ursache scheint weniger in dem Mehr an weiblichen Hormonen zu liegen als eher in den weniger vorhandenen männlichen Hormonen, speziell dem Testosteron oder zumindest in dem günstigeren Verhältnis von weiblichen zu männlichen Hormonen. Das „Schutzcholesterin" HDL (s. Abschn. 5.2.2) ist in seiner Konzentration negativ mit dem Testosteron korreliert. Frauen haben somit höhere HDL-Werte und damit eine geringere Arteriosklerosehäufigkeit als Männer, weil sie über weniger Testosteron verfügen. Nach Eintritt der Wechseljahre (Menopause) ist auch die Frau verstärkt herzinfarktgefährdet und im höheren Alter überholt sie sogar die Männer.

Herzinfarkte bei einer Frau vor Eintritt der Menopause sind somit eher selten. Dieser relative Schutz kann allerdings durch Rauchen und die Einnahme empfängnisverhütender Medikamente (Pille) durchbrochen werden. Aus diesem Grund stieg die Herzinfarkthäufigkeit in den letzten Jahren besonders bei Frauen an. Jeder 3. Infarkt betrifft inzwischen bereits eine Frau. Während das Rauchen die Arteriosklerosehäufigkeit verstärkt, beruht der Wirkungsmechanismus der Pille auf ihrem Einfluss auf die Blutgerinnung. Sie führt zu einer verstärkten Aggregation (= Zusammenballung) der Thrombozyten (s. Abschn. 15.2.1). In allerdings seltenen Fällen verursachen solche empfängnisverhütende Medikamente eine Zunahme der Gerinnbarkeit, die Blutgerinnungen auch in intakten Gefäßen bewirken. Besonders bei mit Hormonen behandelten Frauen findet man nach Infarkten bei der Gefäßdarstellung oft völlig unauffällige Herzkranzarterien. Addieren sich Rauchen (Arteriosklerose) und Pille (erhöhte Gerinnbarkeit), nimmt naturgemäß das Risiko erheblich zu. Es sollte allerdings darauf hingewiesen werden, dass durch die Pille allein das Risiko nur so gering ansteigt, dass dies statistisch kaum nachweisbar ist. Diese Mechanismen haben allerdings dazu beigetragen, dass absolut gesehen mehr Frauen an einem Herzinfarkt versterben als Männer und die Infarkthäufigkeit angestiegen ist, während sie bei den Männern zurückgegangen ist. Frauen sind durchschnittlich allerdings 10 Jahre älter.

Ethnische Herkunft

Bestimmte Erkrankungen finden sich bei bestimmten Ethnien häufiger als bei anderen. Von daher stellte sich auch die Frage des möglichen Einflusses rassischer Faktoren auf die Häufigkeit arteriosklerotischer Herz-Kreislauf-Erkrankungen. Dies kann jedoch nicht nachgewiesen werden. Bspw. zeigte eine nähere Analyse anhand einer 19-Länder-Studie jedoch, dass es sich nicht um ethnische Faktoren, sondern um Fragen der Lebensführung handelt.

Lediglich beim Bluthochdruck (primäre arterielle Hypertonie, s. Abschn. 16.3) spielen ethnische Faktoren eine Rolle. Hier liegen Untersuchungen, z.B. die Framingham-Studie, vor, nach denen Bluthochdruckerkrankungen bei Farbigen wesentlich häufiger als bei Weißen sind. Welche genauen genetischen Determinanten dafür verantwortlich gemacht werden können, ist noch nicht bekannt. Sicherlich spielt aber die schlechtere Behandlung im Erkrankungsfall eine Rolle.

Erbliche Belastung

Selbst wenn man Familien ausschließt, in denen Risikofaktoren wie Hochdruck, Fettstoffwechselstörungen, Diabetes etc. vererbt werden, bleiben ausgesprochene „Infarktfamilien" übrig, in denen stark gehäuft Infarktfälle vorkommen, ohne dass hierfür eine erkennbare Ursache vorliegt. Man spricht von einer **positiven Familienanamnese**, wenn in der Familie bei Männern unter 50 und bei Frauen unter 65 Jahre Infarkte aufgetreten sind. Trotzdem ist bisher kein einzig verantwortliches Gen gefunden worden, vielmehr scheint es sich zumeist um ein multifaktoriell/multigenetisches Geschehen zu handeln.

Psychosoziale Aspekte

Von Friedman und Rosenman (1974) wurde das Typ-A/B-Konzept eingeführt. Unter dem Typ A wird derjenige verstanden, bei dem ausgesprochenes Erfolgsstreben mit Unruhe und Hetze verbunden ist. Typ B ist dagegen der eher Ausgeglichene. Beim Typ-A-Verhalten, das angeboren ist und kaum abgelegt werden kann, sollen sich gehäuft Infarktfälle finden. Dabei ist die Typ-A/B-Einteilung eine Skalierung mit fließenden Übergängen, wobei die A/B-Eigenschaften mehr oder minder stark ausgeprägt sein können.

Trotzdem wird diese Einteilung der Vielfalt der menschlichen Psyche nicht wirklich gerecht. Gegen eine solche Einteilung sprechen auch Beobachtungen, nach denen bspw. Menschen in Spitzenpositionen eher weniger Herzinfarkte bekommen als Arbeiter und Angestellte. Der früher für den Herzinfarkt benutzte Begriff Managerkrankheit war irreführend, da er aufgrund des Öffentlichkeitswerts eines Herzinfarkts bei Menschen in Spitzenpositionen fälschlicherweise suggerierte, dass dies bei Managern ein häufiges Schicksal sei. Das Gegenteil ist der Fall, da Menschen, die sich dank ihrer Intelligenz in solche Spitzenpositionen gebracht haben, meistens auch das Bewusstsein für eine gesunde Lebensführung aufweisen. Auch von psychologischer Seite wird das einfache A/B-Konzept daher heute meistens abgelehnt.

Vielmehr scheinen andere Faktoren eine wichtigere Rolle einzunehmen wie:

- Soziale Isolation bzw. mangelnde soziale Unterstützung
- Sozioökonomischer Status
- Depression [Eller et al. 2009]

Diese 3 Faktoren gelten als unabhängige Risikofaktoren für die Entwicklung einer KHK. Sie sollen die Entstehung der Arteriosklerose einmal direkt durch die Aktivierung neuroendokriner Mechanismen, speziell des Sympathikus und andererseits durch die Kompensierung mit ungesunden Verhaltensmustern (z.B. Rauchen, „Frustessen") beeinflussen. Allerdings sind diese Einflüsse methodisch schwer zu fassen und zu objektivieren.

Sonstige konstitutionelle Risikofaktoren

Neben den bisher genannten Faktoren gibt es noch eine Reihe anderer konstitutioneller Hinweise auf ein erhöhtes Infarktrisiko.

So erleiden **kleine Menschen** häufiger einen Herzinfarkt als große.

Menschen mit der **Blutgruppe A** erleiden deutlich häufiger Herzinfarkte als Menschen der Blutgruppe 0, obwohl beide Blutgruppen mit jeweils 40% in der Bevölkerung vertreten sind. Die Ursache für das unterschiedliche Risiko ist nicht bekannt, möglicherweise liegt es an einer Eigenschaft, die auf dem gleichen Chromosom vererbt wird wie die Blutgruppe.

Menschen mit einer bestimmten **Falte im Ohrläppchen** sollen für den Herzinfarkt disponiert sein. Ein ursächlicher Zusammenhang ist hier nicht erkennbar.

Möglicherweise werden infarktträchtige Eigenschaften auf bestimmten Genen gemeinsam mit anderen Eigenschaften vererbt wie mit einer bestimmten Blutgruppe. Diese sind dann Hinweise auf eine größere Arteriosklerosebereitschaft, also Risikoindikatoren und nicht Risikofaktoren.

16.2.5 Externe Risikofaktoren

Risikofaktoren, die sich aus den Lebensbedingungen und dem Lebensstil ergeben, sind besonders wichtig, da sie durch eine Verhaltensänderung günstig beeinflusst werden können.

Mit der Einstellung der entscheidenden externen Risikofaktoren
◢ Rauchen,
◢ Bewegungsmangel,
◢ Fehlernährung,
◢ Übergewicht und Adipositas
kann das Risiko, einen Herzinfarkt zu erleiden, deutlich reduziert werden.

Dies setzt jedoch eine Änderung des Ess-, Trink- und Genussverhaltens voraus. Oft bestehen aber vonseiten des Patienten Barrieren gegen solche Verhaltensänderungen, v.a. dann, wenn er diese Verhaltensänderung nicht mit positiven Erlebnissen und Wahrnehmungen verbinden kann. Es entsteht ein **pädagogisches Problem**, denn gesundheitsgefährdendes Verhalten erfolgreich zu ändern bedeutet, die betreffende Person zu ändern, d.h. ihr Wissen zu erweitern und neue Verhaltensmuster unter Modifizierung ihres Selbst- und Lebenskonzepts auszubilden. Aus diesen Gründen wurde in Kapitel 33 das Thema Motivation ergänzt.

Es hat sich als wenig hilfreich erwiesen, alles als infarktgefährdend anzuschuldigen, was Freude bereitet, Lebensqualität bedeutet und „das Leben schöner macht". Hier ist eine differenzierte Betrachtungsweise geboten, bspw. wurde bei mäßigem Alkohol- oder Kaffeegenuss eine Erhöhung des Arterioskleroserisikos nicht nachgewiesen. Inzwischen ist eher das Gegenteil der Fall. Dagegen ist das Zigarettenrauchen eines der gefährlichsten Risikofaktoren, und das bereits ab der 1. Zigarette.

Rauchen

Das Zigarettenrauchen stellt den wichtigsten unter den verhaltensbedingten Risikofaktoren dar. Das Rauchen verdoppelt das Herzinfarktrisiko bereits bei einer täglichen Dosis von:
◢ 3 Zigaretten bei Frauen
◢ 6–9 Zigaretten bei Männern

Bei mehr als 40 Zigaretten/Tag steigt das kardiovaskuläre Risiko um den Faktor 3–4 an. Ist bereits ein Herzinfarkt eingetreten, verdoppelt das Weiterrauchen die Sterblichkeit im Vergleich zu Patienten, die nach dem Infarktereignis das Rauchen einstellen. Rauchen führt speziell zu Veränderungen an den Herzkranzgefäßen und den Beinarterien, weniger an den Hirnschlagadern. Rauchen begünstigt darüber hinaus die Entstehung des Bronchialkarzinoms sowie anderer Krebserkrankungen, u.a. im Bereich des Mundes, der Zunge, des Kehlkopfs, des Magens und der Harnblase. Es ist weiterhin an der Entstehung von Magenschleimhautentzündungen und Magengeschwüren beteiligt.

Derzeit raucht in Deutschland etwa $1/3$ der Bevölkerung oberhalb des 15. Lebensjahres. Passivraucher haben ein um 70–80% erhöhtes Erkrankungsrisiko [Vardavas und Panagiotakos 2009]. Wenn man davon ausgeht, dass die meisten der jährlich ca. 400 000 Herz-Kreislauf-Todesfälle in der Bundesrepublik Deutschland auf die Arteriosklerose zurückzuführen sind und hierfür jeweils zu $1/3$ einer der 3 „großen Risikofaktoren" Hochdruck, Rauchen und Fettstoffwechselstörungen verantwortlich ist, und berücksichtigt man ferner die zigarettenbedingten krebsartigen Erkrankungen, speziell das Bronchialkarzinom, können in der Bundesrepublik Deutschland jährlich zwischen 100 000 und 200 000 Todesfälle auf das Rauchen zurückgeführt werden! Es ist erstaunlich, wie gelassen und ohne wesentliche Diskussion unsere Gesellschaft, die sonst auf jeden kleinsten Nahrungsmittel- und Umweltskandal beinahe hysterisch reagiert, diese Situation toleriert! Im Wesentlichen stellt das Rauchen den einzigen unabhängigen Risikofaktor dar. Während sich Hochdruck, Diabetes mellitus und Fettstoffwechselstörungen gegenseitig beeinflussen und für viele Patienten eine schicksalhafte Konstellation darstellen, ist das Rauchen allein auf Fehlverhalten zurückzuführen und vom Raucher selbst am besten beeinflussbar.

Der **Mechanismus**, über den das Rauchen, inkl. Passivrauchen, die Arteriosklerose-Entstehung begünstigt, ist noch nicht abschließend aufgedeckt. Es wurden verschiedene Modelle diskutiert, z.B. Adrenalinausschüttung und dadurch verstärktes Zusammenziehen der Gefäße (Vasokonstriktion). Eine echte Erklärung stellt diese Tatsache jedoch nicht dar, da aus anderen Gründen verursachte Vasokonstriktionen nicht zu einer Arteriosklerose führen. Ein wesentlicher Teilmechanismus scheint jedoch in der Absenkung des HDL-Werts zu liegen (s. Kap. 5), der bei Rauchern zu beobachten ist. Inzwischen ist auch bekannt, dass Rauchen zu einem Endothelschaden, der Produktion freier Radikale beiträgt, die Produktion und Bioverfügbarkeit von Stickstoffmonoxid (NO) reduziert, umgekehrt aber die Produktion und Freisetzung des Vasokontriktors Endothelin steigert [Rahman und Laher 2007].

Die einzige Gegenmaßnahme ist das **Einstellen des Nikotinabusus**. Allerdings ist dies für viele Menschen mit erheblichen Schwierigkeiten verbunden, da Raucher oft ein suchtartiges Verhalten zeigen und ggf. ausgeprägte Entziehungserscheinungen aufweisen.

Aus diesem Grund ist es notwendig, gerade das **Anfangen des Rauchens** in der Jugend zu verhindern. Je eher mit dem Rauchen begonnen wird, umso länger ist einerseits die Zeit, in der man eine Krankheit erwerben kann, zum anderen reagieren jüngere Menschen auch in der Entwicklung von Krankheiten schneller als ältere. Hier kann dem Sport als Träger von Gesundheitsbewusstsein eine wichtige indirekte Gesundheitsfunktion zukommen unter dem Motto „Sportler rauchen nicht".

Als Argumentationshilfe kann angeführt werden, dass der inhalierte Rauch Kohlenmonoxid enthält, das bis zu 10% der roten Blutkörperchen (Erythrozyten) blockieren kann und somit die Leistungsfähigkeit im Ausdauerbereich bis zu 10% vermindert. Andererseits gehen Raucher eine erhöhte Gefährdung unter körperlicher Belastung ein. In entsprechenden Statistiken betreffen bis zu 50% aller plötzlichen Todesfälle im Sport Raucher, wobei davon auszugehen ist, dass die Zahl der Raucher unter den Sportlern weit unter diesem Prozentsatz liegt.

Die Ursache hierfür liegt nicht nur darin, dass Raucher häufiger eine Arteriosklerose und damit eine KHK entwickeln, die unter Belastung gefährlich werden kann. Rauchen erhöht auch die Gerinnbarkeit des Bluts durch eine Verstärkung der Thrombozytenaggregation. Solche Zwischenfälle können somit also auch rauchende Sportler betreffen, bei denen sich noch keine Gefäßveränderungen entwickelt haben.

Die Drohung mit Erkrankung in ferner Zukunft schreckt i.A. den jungen Menschen nicht vom Rauchen ab. Für ihn können jedoch die aufgeführten Argumente ein guter Grund sein, diese Unsitte zu lassen oder gar nicht erst zu beginnen. Für den älteren Menschen, der um seiner Gesundheit willen Sport treibt, gilt das Argument, dass es unsinnig ist, einerseits durch Sport etwas für seine Gesundheit zu tun, andererseits diesen Effekt durch das Rauchen mehr als ins Gegenteil zu verkehren. Der negative Effekt des Rauchens ist wesentlich größer als der positive der körperlichen Aktivität.

> **Merksätze**
> ◢ Rauchen ist einer der führenden kardiovaskulären Risikofaktoren.
> ◢ Rauchen führt zu einer Verschlechterung der Leistungsfähigkeit und zu einer gesundheitlichen Gefährdung beim Sport – deshalb sollten Sportler nicht rauchen!

Im Folgenden sollen einige der in diesem Zusammenhang **am häufigsten gestellten Fragen** beantwortet werden.

Ab wie vielen Zigaretten wird das Rauchen gefährlich?

Es sollte schon auf die 1. Zigarette tgl. verzichtet werden, da sie eine „Einstiegsdroge" darstellt, die auf die Dauer gesehen zu einer ständigen „Dosiserhöhung" führt. Untersuchungen der Gefäßinnenwände konnten zeigen, dass bereits 1 Zigarette zu Veränderungen führt, die sich auf Dauer chronifizieren. Da bereits ab 3 Zigaretten bei Frauen und ab 6 Zigaretten bei Männern das Risiko deutlich ansteigt, wird Rauchen generell als „Selbstmord auf Raten" bezeichnet.

Wie ist die Gefährlichkeit der verschiedenen Formen des Tabakgenusses einzuordnen?

Am gefährlichsten ist das Zigarettenrauchen, da der Zigarettenraucher inhaliert und dadurch gleichzeitig ein erhöhtes Risiko für das Bronchialkarzinom eingeht. Zigarren- bzw. Zigarilloraucher leben weniger gefährlich, da sie nicht inhalieren. Für den Infarkt besteht im Prinzip jedoch das gleiche Risiko, da das Nikotin über die Mundschleimhaut aufge-

nommen wird. Zigarrenraucher sind i.A. jedoch meist mehr Genuss- und weniger Suchtraucher. Sie verbrennen selten die gleichen Tabakmengen wie der Zigarettenraucher. Das letztgenannte Argument gilt besonders auch für den Pfeifenraucher, der daher nur ein geringes Risiko aufweist. Bei ihm besteht ein etwas erhöhtes Risiko für den Lippenkrebs, der allerdings meist frühzeitig erkannt wird. Andere Formen wie Tabakschnupfen oder -kauen spielen in unseren Breiten ihrem Vorkommen nach keine große Rolle.

Wie lange ist der Exraucher gefährdet?

Beim Genuss von 20 Zigaretten pro Tag nach Rauchentwöhnung bleibt noch bis zu 10 Jahren ein erhöhtes Infarktrisiko bestehen. Ab dann entspricht es wieder dem einer altersentsprechenden Vergleichsgruppe. Bei noch höherem Nikotinmissbrauch ist das erhöhte Risiko entsprechend länger vorhanden.

Wie sollte man mit dem Rauchen aufhören?

Am besten sofort und vollständig. Das langsame Einschränken führt erfahrungsgemäß zu nichts. Es gibt eine Reihe von Hilfsmitteln wie Nikotinpflaster, Akupunktur etc., sie können prinzipiell im Einzelfall helfen, haben aber keine zusätzliche Wirkung, wenn der Wille zum Aufhören nicht besteht.

Nach Beendigung des Rauchens entwickelt sich häufig Übergewicht. Dies liegt u.a. darin begründet, dass Rauchen zu einer chronischen Magenschleimhautentzündung führt und damit den Appetit mindert. Hier entsteht ein interessanter Kreislauf. Raucher sind häufig eher untergewichtig. Damit ist der Blutdruck niedrig. Durch das Rauchen kommt es zu einem Blutdruckanstieg, der Raucher fühlt sich wohler. Mit der Zeit entsteht eine chronische Magenschleimhautentzündung, der Appetit wird gehemmt etc. Wird dieser Kreislauf durch die Beendigung des Rauchens durchbrochen, nehmen naturgemäß Appetit und Gewicht zu. Häufig wird dann das Argument angeführt, dass der Nachteil des Übergewichts den Vorteil der Nikotinabstinenz ausgleicht. Dies stimmt keineswegs. Vielmehr ist eine Gewichtszunahme nach Nikotinabstinenz von mehreren Faktoren abhängig [Filozof, Fernández Pinilla, Fernández-Cruz 2004]. Die endgültigen Mechanismen sind bislang noch nicht gänzlich aufgeklärt. Es kann nur die Folge einer gesteigerten Energiezufuhr und eines verringerten Verbrauchs sein, einer Reduktion des Ruheumsatzes und einer gesteigerten Aktivität der Lipoproteinlipase (s. auch HLP). Bemerkenswerterweise kommt es trotz einer Gewichtszunahme nach Rauchstopp zu einer Verbesserung der Insulinsensitivität, da der Kohlenhydratstoffwechsel durch Rauchen negativ beeinflusst wird.

Merksatz

◢ Neben den Herz-Kreislauf-Schäden gilt Rauchen als Risikofaktor zur Entstehung des Bronchialkarzinoms u.a. Krebsarten, z.B. Mundboden- und Kehlkopf-, aber auch Blasenkrebs.

Bewegungsmangel

Von Bewegungsmangel spricht man, wenn die muskuläre Beanspruchung dauerhaft unterhalb der individuellen Reizschwelle liegt, deren Überschreitung für die Erhaltung der funktionellen Kapazität notwendig ist. Bewegungsmangel hat besonders bei Erwachsenen deutlich zugenommen. So wird angenommen, dass der normale Büromensch ohne Freizeitaktivitäten nur noch 400–700 m tgl. zurücklegt. Nur noch knapp 15% der deutschen Bevölkerung treiben wirklich Sport, etwa 50% sind komplett inaktiv. Die American Heart Association (1998) spricht von ca. 250 000 Todesfällen in den USA infolge der Inaktivität. Durch körperliche Inaktivität steigt das kardiovaskuläre Risiko um etwa den Faktor 1,5–2 an. Somit erreicht Bewegungsmangel als Risikofaktor einen nahezu identischen Stellenwert wie Bluthoch-

druck, Nikotinabusus und Fettstoffwechselstörung. Umgekehrt wird daraus deutlich, dass Bewegung einen wichtigen Schutzfaktor darstellt. Dieser Schutz wird umso bedeutsamer, wenn bereits andere Risikofaktoren vorliegen, speziell Hochdruck, Fettstoffwechselstörungen und Diabetes. Die konkreten Empfehlungen finden sich in Kapitel 34.

Methodisch ist es allerdings erschwert, einen Bewegungsmangel im enegern Sinn zu „diagnostizieren". Das ist im Wesentlichen ein methodisches Grundproblem, denn die exakte Messung von Bewegung und/oder Bewegungsmangel ist in jedem Alter erschwert. Manche Verfahren sind sehr aufwändig, z.B. die Bestimmung des Energieverbrauchs mit der DLW-Methode (Doubly labelled water), bei der Wasser durch die stabilen Isotope 18O und 2H markiert und oral verabreicht wird. Der markierte O_2 wird über Urin und als CO_2 über die Ausatmung ausgeschieden, 2H dagegen nur über Urin. Aus der Differenz der Konzentration der Isotope im Sammelurin (14–21 Tage) lässt sich die Energieumsetzung in einem definierten Zeitraum bestimmen. Andere, häufiger genutzte Verfahren, wie z.B. die Analyse von Fragebögen oder Interviews, hängen von der subjektiven Wahrnehmung der Befragten ab, die körperliche Fitness u.a. von der Genetik, Herzfrequenzmessungen von situativen Störgrößen etc. Im Kindesalter werden zumeist Interviews, Bewegungstagebücher und Beobachtungen, Herzfrequenzmonitoring, Schrittzähler und motorische Testverfahren als indirekte Marker für körperliche Inaktivität eingesetzt; zusammengefasst in [Graf 2010]. Die jeweiligen Ergebnisse sind erheblich von den genutzten Untersuchungsverfahren abhängig und erlauben bei genauer Betrachtung nur bedingt Rückschlüsse auf die aktuelle Situation.

Fehlernährung

Neben dem Rauchen stellt in unserer Gesellschaft die Fehlernährung den wichtigsten externen Risikofaktor dar, der für die Häufigkeit der Herz-Kreislauf-Erkrankungen verantwortlich ist. Die Hauptfehler unserer modernen Ernährung lassen sich in einem Satz zusammenfassen: „Wir essen zu viel, zu fett, zu faserarm und zu kochsalzreich". Zu vieles und zu fettes Essen führt häufig zu Übergewicht; es begünstigt damit die Entstehung von Hochdruck, Diabetes mellitus und Fettstoffwechselstörungen, die noch dazu durch den hohen Fettanteil verstärkt werden (s. auch Kap. 5). Der hohe Kochsalzgehalt ist besonders für denjenigen von Nachteil, der von seinen erblichen Voraussetzungen her zum Bluthochdruck neigt. Die Faserarmut, d.h. der Mangel an Ballaststoffen, begünstigt die Entstehung von Dickdarmkrebs.

Allgemein gelten die 10 Regeln, die von der Deutschen Gesellschaft für Ernährung (DGE) für eine ausgewogene und vielseitige Ernährung zusammengestellt wurden:

- Vielseitig essen.
- Reichlich Getreideprodukte und Kartoffeln.
- Gemüse und Obst – „Nimm 5 am Tag …".
- Täglich Milch und Milchprodukte.
- Wenig Fett und fettreiche Lebensmittel.
- Zucker und Salz in Maßen.
- Reichlich Flüssigkeit (mind. 1,5 l/Tag).
- Schmackhaft und schonend zubereiten.
- Nehmen Sie sich Zeit, genießen Sie Ihr Essen.
- Achten Sie auf Ihr Gewicht und bleiben Sie in Bewegung.

Eine solche Ernährung wird allen Forderungen, z.B. nach hinreichender Vitaminzufuhr, gerecht. 55–60% der zugeführten Nahrungsmenge sollten aus (komplexen) Kohlenhydraten bestehen (ca. 2 g/kg KG), 25 bis max. 30% aus Fetten (etwa jeweils $1/3$ aus gesättigten, einfach und mehrfach ungesättigten Fettsäuren; etwa 1 g/kg KG) bestehen; der Rest aus Eiweißen (etwa 0,8 g/kg KG).

Übergewicht/Adipositas

Definitionsgemäß spricht man von Übergewicht, wenn die Körpermasse insgesamt zunimmt. Die Adipositas dagegen beschreibt einen Anteil des Körperfetts von mehr als 30% bei Frauen und 20% bei Männern [Wirth 2008]. Weltweit hat die Prävalenz von Übergewicht und Adipositas zugenommen. Die WHO geht heute von etwa 1,6 Mrd. übergewichtigen bzw. 400 Mio. adipösen Erwachsenen aus (http://www.who.int). Schätzungen zufolge soll diese Zahl bis zum Jahr 2015 auf 700 Mio. ansteigen. In den USA gab es 2006 nur noch 4 Bundesstaaten, in denen weniger als 20% adipöse Erwachsene lebten (http://www.cdc.gov). Nach dortigen Schätzungen soll die Prävalenz 2010 zwischen 33 und 55%, je nach ethnischer Herkunft und Geschlecht liegen [Wang, Colditz, Kuntz 2007]. In Deutschland sind nach dem letzten Bundesgesundheitssurvey etwa 50% der Frauen und 70% der Männer übergewichtig bzw. adipös [Mensink, Lampert, Bergmann 2005]. Die Daten der Nationalen Verzehrsstudie II haben diese Zahlen bestätigt: danach haben 66% der deutschen Männer und 50,6% der Frauen einen BMI $\geq$ 25 kg/m² (= Übergewicht), jeweils 20% liegen bereits über 30 kg/m² (= Adipositas; [Nationale Verzehrsstudie 2008]). Dies ist nicht auf die bei Übergewichtigen beliebte Ausrede von den „zu schweren Knochen" zurückzuführen: Das spezifische Gewicht des Knochens ist für alle Menschen gleich.

Das Ausmaß des Übergewichts wurde lange Zeit mit dem **Broca-Index** beurteilt. Dieser Index geht davon aus, dass das **Normalgewicht** der Körpergröße minus 100 (in kg) entsprechen sollte. Ein 180 cm langer Mensch, der 88 kg wiegt, hätte somit, bezogen auf den Broca-Index, 8 kg zu viel oder ein Übergewicht von + 10%. Aus Lebensversicherungstabellen wurde ein sog. **Idealgewicht** errechnet, das für den Mann nochmals 10%, für die Frau 15% vom Normalgewicht abzieht. Für einen 180 cm langen

Menschen wäre somit das Normalgewicht 80 kg, das Idealgewicht für den Mann 72 kg, für die Frau 68 kg. Dieses Idealgewicht hat sich allerdings im Nachhinein als Interpretationsfehler herausgestellt. Es hat heute keine Gültigkeit mehr, wenn man es als ein aus gesundheitlicher Sicht „ideales" Gewicht interpretieren wollte.

Heute wird vielmehr als Maß für den **Körperfettgehalt** der BMI herangezogen, der nach folgender Formel berechnet wird:

$$BMI = \text{Körpergewicht (kg)} / \text{Körpergröße (m)}^2$$

Der gleiche Mensch, der 180 cm groß ist und 88 kg schwer, hat einen BMI von 27,2 kg/m^2. Unser Beispiel ist damit übergewichtig. Aber auch dieser BMI-Wert kann täuschen. So kann das Körpergewicht durchaus auch aufgrund einer Zunahme anderer Gewebe, z.B. der Muskulatur beim Gewichtheber, vergrößert sein. Es gibt Überlegungen, dass Frauen weniger hohe Werte als Männer bzw. ältere höhere Werte als jüngere Menschen haben dürfen. Dies hat sich bislang aber nicht durchsetzen können, nach wie vor erfolgt die Einteilung für das Erwachsenenalter nach der WHO (s. Tab. 16.2).

Zur Einschätzung der Körperkomposition und damit zur **Bestimmung der Fettverteilung** dient die Messung des Taillenumfangs, gemessen genau in der Mitte von unterster Rippe und oberstem Beckenkamm. Liegt der Wert bei Männer > 102 cm und bei Frauen > 88 cm, besteht ein deutlich erhöhtes Risiko für adipositasassoziierte Stoffwechselerkrankungen. Zielwerte sollten bei Frauen < 80 und bei Männern < 94 cm liegen. Der **Waist to hip ratio** wird heute nicht mehr so häufig eingesetzt, da die Messung des Taillenumfangs ausreicht. Grundsätzlich beschreibt er das Verhältnis „Hüfte zu Bauch". Besonders die sog. stammbetonte oder zentrale Adipositas geht mit einem erhöhten Gesundheitsrisiko einher. Bei Frauen

liegt dann der Wert > 0,85 und bei Männern > 1,0. Bildlich gesprochen liegt dabei beim Mann die Apfelform, bei der Frau die Birnenform vor: Bei der männlichen Form des Übergewichts, der **androiden oder zentralen Adipositas**, findet sich das Fett v.a. im Bereich des Bauchs in Form des typischen männlichen „Spitz"- oder auch „Schmerbauchs" (Apfelform), während es sich bei der Frau v.a. am Gesäß und den Hüften ablagert (Birnenform). Diese männliche oder androide Form der Fettverteilung stellt ein erhöhtes Risiko für die Arteriosklerose-Entstehung dar (s.u.), im Gegensatz zum weiblichen gynoiden Typ. Die männliche Form findet sich aber auch bei Frauen mit den damit verbundenen Risiken und umgekehrt.

Da der exakte Anteil an Körperfett zumeist mit eher kostspieligeren Geräten (s.u.) genauer bestimmt werden kann, werden i.d.R. indirekte Verfahren, z.B. die Bestimmung des BMI in kg/m^2, genutzt. Der BMI korreliert sehr hoch mit dem Gesamtkörperfettanteil (zwischen $r = 0,7$ und $0,8$). Nicht selten wird die Bestimmung der Hautfaltendicke mittels Caliper (= Kalipometrie) bzw. damit des subkutanen Fettgewebes genutzt, da auch hier eine hohe Korrelation mit dem Gesamtkörperfettanteil bestehen kann (zwischen $r = 0,46 – 0,96$). Neben der Bestimmung von Körpergewicht, BMI und Bauchumfang können mit speziellen, teils sehr zeit- und finanzaufwändigen Techniken, z.B. der Bioimpedanzanalyse (BIA), Ultraschall,

Tab. 16.2: Einteilung der Gewichtsklassen nach der Weltgesundheitsorganisation (WHO)

Einteilung der Gewichtsklassen	BMI (kg/m²)
Untergewicht	< 18,5
Normalgewicht	18,5–24,9
Präadipositas	25–29,9
Adipositas I°	30–34,9
Adipositas II°	35–39,9
Adipositas III° (= morbide/krankhafte Adipositas)	≥ 40

Infrarotspektrometrie, Unterwasserwiegen oder DEXA und weiteren noch kostenintensiveren Verfahren (CT, MRT), Aussagen zur sog. Körperkomposition getroffen werden.

Sportler mit einem hohen Anteil an Muskelmasse werden häufiger fehleingeschätzt. Eine Unterscheidung ist jedoch nicht zuletzt durch Anamnese und Inspektion möglich. Zur genaueren Differenzierung dient die BIA, mit der der Anteil an Fettmasse bzw. fettfreier Masse bestimmt wird.

Die **Ursachen der Adipositas** sind multifaktoriell. Neben einer genetischen Prädisposition und einem niedrigen sozioökonomischen Status muss eine positive Energiebilanz, d.h. eine übermäßige Kalorienzufuhr durch Fehlernährung und ein zu geringer Energieverbrauch, v.a. durch Bewegungsmangel, vorliegen.

Man spricht dann von einer primären Adipositas. Nur sehr selten findet sich eine Grunderkrankung, z.B. eine „Drüsenstörung" (= sekundäre Adipositas). Als Beispiel sei die Schilddrüsenunterfunktion (Hypothyreose), die mit einer reduzierten Stoffwechsellage vergesellschaftet ist, genannt. Ein weiteres Beispiel ist die **Cushing-Krankheit**. Dabei produziert die Nebennierenrinde zu viele Hormone vom Typ der sog. Glukokortikoide. Es kommt zu einem charakteristischen Typ der Fettsucht, die v.a. den Körperstamm betrifft, weniger die Extremitäten. Am Bauch finden sich durch die Hautüberdehnung oft „Schwangerschaftsstreifen". Typisch hierfür ist auch ein durch die Glukokortikoide bedingter Diabetes.

Der zentralen Adipositas kommt heute im Rahmen des sog. metabolischen Syndroms eine zentrale Bedeutung zu, gerade auch aus Sicht von Bewegungs- und Sporttherapie.

Bei Übergewicht steigt das **Risiko entsprechender Begleit-** und **Folge-Erkrankungen**; es gilt daher als einer der gravierendsten kardiovaskulären Risikofaktoren. Die WHO geht von etwa 1 Mio. Todesfällen aus. Die Lebenserwartung ist bei einem 40-Jährigen ab einem BMI über 30 kg/m² um etwa 6–7 Jahre verkürzt. Grundsätzlich begünstigt aber schon Übergewicht die Entstehung anderer Risikofaktoren wie Hochdruck, Diabetes mellitus oder Fettstoffwechselstörungen. Man bezeichnet daher das Übergewicht auch als den „Risikofaktor der Risikofaktoren". Die Reduktion von 10 kg hat die Senkung der Gesamtsterblichkeit um 20%, der diabetesassoziierten Erkrankungen um 30%, der Karzinome um 40% und des Blutdrucks um 10–20 mmHg zur Folge. Übergewichtige ohne einen dieser Faktoren müssen sich aber zunächst nicht unbedingt zu einer Gewichtsnormalisierung zwingen. Vielmehr spielt auch hier Bewegung bzw. die Fitness und damit die Körperkomposition eine zentrale Rolle. Übergewichtige Fitte haben ein geringeres kardiovaskuläres Risiko als schlanke Unfitte. Daher kommt es vielfach auf mögliche Begleiterkrankungen an. Es darf aber für den Hochdruckkranken, Diabetiker etc. keine Ausrede sein, auf eine Gewichtsnormalisierung zu verzichten (s. Tab. 16.3).

> **Merksätze**
> ⊿ Übergewicht stellt eine Zunahme aller Körperanteile, Adipositas v.a. die der Körperfettmasse dar.
> ⊿ Der Krankheitswert macht sich u.a. an möglichen Begleiterkrankungen fest.
> ⊿ Die Klassifizierung erfolgt anhand des BMI. Ein BMI ≥ 25 kg/m² bedeutet Übergewicht, ≥ 30 kg/m² Adipositas.
> ⊿ Fitte haben ein geringeres Risiko für Beleiterkrankungen.

Rolle des viszeralen Fetts. Heutzutage ist bekannt, dass das Bauchfettgewebe selbst ein hormonaktives Organ darstellt. Es produziert eine Vielzahl von Faktoren, die sog. Adipozytokine. Man kennt inzwischen mehr als 100 dieser Substanzen, z.B. Resistin, Visfatin, Leptin. Die meisten werden mit der Entstehung einer Insulinresistenz bzw. der Entwicklung eines Diabetes Typ 2 bis hin zum

Tab. 16.3: Begleit- und Folge-Erkrankungen der Adipositas. Modifiziert nach [WHO 2007]

Kardiovaskuläre Erkrankungen, KHK (ischämische Erkrankungen, Herzinfarkt), linksventrikuläre Hypertrophie, arterielle Hypertonie, Fettstoffwechsel und Schlaganfall

Venöse Insuffizienz, tiefe Beinvenenthrombose

Hämostasestörungen, z.B. Hyperfibrinogenämie

Krebserkrankungen, inkl. Endometriums-, Zervix-, Ovarial-, Prostata-, Mamma-, Kolon-, Rektum-, Nieren-, Leber- und Gallenblasenkarzinom

Diabetes Typ 2 und Insulinresistenz sowie das Vollbild des metabolischen Syndroms

Steatosis hepatis

Nierenerkrankungen

Osteoarthritis

Lungenembolie

Hyperurikämie und Gicht

Gallensteine

Erkrankungen des Bewegungsapparats, z.B. Rückenbeschwerden, Arthrosen in den Gelenken der unteren Extremitäten, Fersensporn

Schlafapnoe, Pickwick-Syndrom

Psychologische und soziale Folge-Erscheinungen

Komplikationen während der Schwangerschaft und bei chirurgischen Eingriffen

Polyzystisches Ovar

Vollbild des metabolischen Syndroms, Entzündungsreaktionen und der Arteriosklerose in Verbindung gebracht. Einziger Gegenspieler ist das sog. Adiponektin, das bei Adipösen erniedrigt vorkommt und u.a. die Insulinsensitivität steigert.

Eine Gewichtsabnahme geht i.d.R. mit positiven Veränderungen der Adipozytokine einher; die Rolle des Sports – ohne begleitende Gewichtsreduktion – wird noch kontrovers diskutiert. Bei Untersuchungen zur Entwicklung des Leptinspiegels nach mehrwöchigen Trainingsprogrammen konnte in einigen Studien eine Reduktion von Leptin gezeigt werden [Fatouros et al. 2005; Ishii et al. 2001]. Andere Studien, mit Kraft- [Kanaley et al. 2001] oder Ausdauertraining [Giannopoulou et al. 2005], haben wiederum keine signifikante Änderungen beschrieben. Analog sind die Einflüsse von Training auf den Adiponektinspiegel. Während einige

Studien einen Anstieg im Rahmen von Kraft- und Ausdauertrainingsprogrammen nachweisen konnten [Bluher et al. 2006; Fatouros et al. 2005], kam es in anderen Untersuchungen zu keinen Veränderungen [Ahmadizad, Haghighi, Hamedinia 2007; Kadoglou et al. 2007]. Die gleichen inkonsistenten Befunde ließen sich für das Resistin im Rahmen von Trainingsprogrammen zeigen [Prestes et al. 2009; Koebnick et al. 2006; Giannopoulou et al. 2005]. Meist unterscheiden sich die Studien deutlich hinsichtlich der Patientenkollektive, Dauer, Frequenz, Art und Intensität der Intervention, was eine abschließende Aussage derzeit unmöglich macht.

Allgemeine Aspekte der Therapie. Eine Gewichtsreduktion um 10 kg steigert die Lebenserwartung um etwa 35%. Als wichtigster erster Therapieschritt gilt die Einführung einer gesunden Lebensweise und diese konsequent durchzuhalten. Dazu gehört das regelmäßige Sporttreiben genauso wie eine ausgewogene Kalorienzufuhr. Zunächst sollte der Alltag aktiver gestaltet werden, dann mit kleineren Sporteinheiten ein Wiedereinstieg in das sportliche Leben begonnen und fortgesetzt werden. Besonders geeignet sind Sportarten, in denen das Körpergewicht getragen wird, z.B. Schwimmen und Radfahren, möglicherweise kommt es sonst durch eine erhöhte Belastung zu erheblichen Schäden am Bewegungsapparat. Ziel ist mindestens 1 h Bewegung am Tag für Erwachsene und 90 min Freizeitaktivitäten plus 30 min Alltagsaktivitäten für Kinder. Die Erwachsenen, die erfolgreich 30 kg abnahmen und dies über etwa 5 Jahre hielten, überwachten ihr Ernährungsverhalten und ihren Gewichtsverlauf selbstständig sehr genau und trieben etwa 60–90 min tgl. Sport.

Allgemein sollte, um tatsächlich eine Lebensstiländerung zu bewirken, die Freude an der Bewegung geweckt werden. Als Trainingsintensität und mögliche Umfänge können die Angaben der Primärprävention die-

nen. Zum Erhalt der Muskelmasse, besonders bei einer Kalorienrestriktion, dient ein angepasstes Krafttraining, das jedoch besser angeleitet unter fachlicher Kontrolle durchgeführt werden sollte. Bereits eine Verbesserung der körperlichen Leistungsfähigkeit geht mit einer deutlichen Reduktion des kardiovaskulären Morbiditäts- und Mortalitätsrisikos bzw. der Gesamtsterblichkeit einher. Zu weiteren pharmakologischen und operativen Therapieformen wird auf weiterführende Literatur verwiesen. Es hat sich allerdings im Rahmen von Langzeitbeobachtungen nach einer operativen Therapie gezeigt, dass auch hier lebensstiländernde Maßnahmen nachhaltiger umgesetzt werden [Bult, Dalen, Muller 2008].

Bewegungstherapie und Sport bei Übergewicht/Adipositas. (s. Abb. 16.8)
Die Behandlung der Adipositas basiert auf 3 Säulen:
◿ Kalorienreduktion
◿ Bewegungstherapie
◿ Verhaltenstherapie

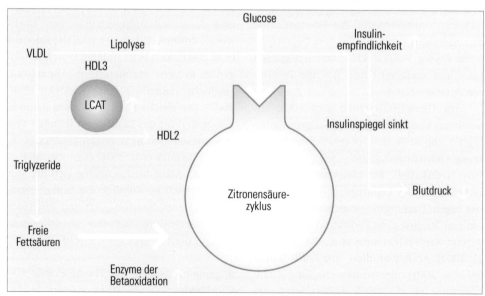

Abb. 16.8: Trainingseffekte beim metabolischen Syndrom. Die Insulinempfindlichkeit steigt, die Enzymkapazität der Fettverbrennung (Betaoxidation) nimmt zu, aus den Bruchstücken des Abbaus der VLDL entsteheh die gesundheitlich positiven HDL. Das daran beteiligte Enzym LCAT (= Lecithin-Cholesterin-Acyl-Transferase) lässt sich bei Trainierten in verstärkter Aktivität nachweisen.

Aus sportmedizinischer Sicht kommt natürlich der Bewegungstherapie die wesentliche Bedeutung zu. Aber genau diese wird öfter noch infrage gestellt: einerseits sei der Kalorienverbrauch durch körperliche Aktivität so niedrig, dass sie gar nicht so einen entscheidenden Einfluss nehmen könne, andererseits sei die Leistungsfähigkeit eines Übergewichtigen nicht selten so gering, dass er kaum in der Lage sei, durch mehr Bewegung eine nennenswerte Gewichtsabnahme zu erzielen.

Tatsächlich ist, wie dies Tabelle 16.4 und 16.5 ausweisen, der Kalorienverbrauch unter körperlicher Aktivität gering.

Wer 5 km in einer $1/2$ h joggt oder in 1 h stramm geht, hat ca. 300 kcal verbraucht. Nachdem 1 g Körpergewicht 6–7 kcal Energieinhalt besitzt, beträgt der Gewichtsverlust da-

Tab. 16.4: Wissenswertes in Zahlen zum Thema Gewicht, Kalorienverbrauch, Bewegung/Spiel und Sport. Nach [Donnelly et al. 2009]

150–250 min/Wo. Sport – um ein normales Gewicht stabil zu halten: z.B. 5 x 30–45 min/Wo. spazieren gehen oder tgl. 3 x 10 min

200–300 min/Wo. – zum Gewichthalten nach erfolgreicher Gewichtsabnahme: z.B. 5–6 x 45 min/Wo. spazieren gehen oder tgl. 4 x 10 min

> 150 min/Wo. – minus 2–3 kg[1]

> 225–420 min/Wo. – minus 5–7,5 kg[1]

[1] Wenn an der Ernährung bzw. Kalorienzufuhr nichts Wesentliches verändert wird

Tab. 16.5: Kalorienverbrauch in METS* oder Kilokalorienverbrauch pro min

Leichte körperliche Aktivität (< 3 METs* bzw. < 4 kcal/min)	Moderate körperliche Aktivität (3 bis 6 METs bzw. 4 bis 7 kcal/min)	Intensive körperliche Aktivität (> 6 METs bzw. > 7 kcal/min)
Langsames Gehen (1,5 bis 3,5 km/h)	Schnelleres Gehen (5 bis 6,5 km/h)	Gehen, bergauf oder mit Gewichten
Fahrradergometertraining (< 50 W)	Radfahren (≤ 15 km/h)	Schnelles Radfahren oder Radrennen (> 15 km/h)
Langsames Schwimmen	Schnelleres Schwimmen	Schnelles Schwimmen oder Kraulen
Leichtes Stretching	Schwereres Konditionstraining	Rückschlagspiele (z.B. Tennis Einzel)
Golf	Gymnastik	Sportangeln (im Wasser)
Bowling	Rückschlagspiele (z.B. Tischtennis)	Schnelles Rudern (> 6 km/h)
Angeln (sitzend)	Golf	Möbel tragen
Rudern	Angeln (stehend)	Rasenmähen per Hand
Leichte Hausarbeit (z.B. Staubsaugen)	Schnelleres Rudern (3 bis 6 km/h)	
Rasenmähen (fahrbarer Rasenmäher)	Schwerere Hausarbeit	
Leichtere Handwerksarbeit (z.B. bohren)	Rasenmähen (elektrischer Rasenmäher)	
	Schwerere Hausarbeit (z.B. Anstreichen)	

* 1 MET entspricht 1,2 kcal

bei somit nur 50 g. Geht man von einem Kalorienverbrauch von 10 kcal/min Joggen aus, muss man somit zum Abbau von 10 kg Übergewicht 100 h joggen oder bei einer Geschwindigkeit von 10 km/h 1000 km zurücklegen! Denn demgegenüber steht das kalorische Äquivalent von etwa 7000 kcal pro 1 kg KG.

Solche Rechnungen zeigen daher, dass Sport und Bewegung nur dann ihre „Wirkung" entfalten, wenn sie mit einer entsprechenden Kalorieneinschränkung bei der Nahrungsaufnahme einhergehen und auf Dauer durchgeführt werden.

Ein gewisses Maß an Bewegung ist offensichtlich erforderlich, um den **Appetit** zu regulieren. Bei Naturvölkern gibt es das Problem des Übergewichts in dieser Form nicht. Der Mechanismus wird durch das metabolische Syndrom verständlich (s. Abschn. 16.3). Von Übergewichtigen ist nicht selten als Ausrede zu hören, dass durch Bewegung und Sport ja noch mehr Appetit entstehe. Jeder, der sich körperlich stärker belastet, weiß dagegen, dass er hinterher meistens weniger Appetit hat als vorher. Dies liegt darin begründet, dass unter körperlicher Aktivität Blutzucker verbraucht wird, die Insulinsekretion in der Bauchspeicheldrüse wird zurückgenommen, der Insulinspiegel im Serum und damit auch der Appetit nehmen ab. Eine Ausnahme kann Schwimmen sein, Bislang kann dies weder durch Thermoregulierung, noch unterschiedliche metabolische Efekte ausreichend erklärt werden.

Auch die Berechnungen hinsichtlich der geringen **Gewichtsabnahme** durch die körperliche Aktivität sind nur teilweise richtig. Hierbei wird häufig vergessen, den Wassergehalt der Nahrungsmittel einzubeziehen. Der Abbau von 40 kcal in 10 g Kohlenhydraten bedeutet in Wirklichkeit einen Verlust von nicht 10 g, sondern 40 g, weil 1 g Kohlenhydrate jeweils 3 g Wasser bindet. Hinzu kommt die Tatsache, dass nicht nur der Energieverbrauch während Belastung betrachtet werden darf. Intensivere körperliche Aktivitäten erhöhen nämlich auch nachfolgend die Stoffwechselaktivität. Nach stärkeren Belastungen scheint der Stoffwechsel bis zu 24 h gesteigert, aber auch dieser sogenannte Nachbrenneffekt wird nicht unkritisch gesehen. In einer sehr aktuellen Untersuchung beschrieben Knab und Mitarbeiter (2011) eine Steigerung des Umsatzes um 190 kcal durch eine 45-minütige Belastung. Das entscheidende Argument aber bleibt der **Langzeiteffekt**. Ein einstündiger Spaziergang im o.g. Beispiel führt zwar nur zu einem Verbrauch von 300 kcal oder einer Abnahme von 50 g des Körpergewichts. Wird dieser jedoch konsequent über einen Monat hinweg durchgeführt, sind dies 1,5 kg, über ein Jahr betrachtet kommt es zu einem Verlust von 18 kg!

Durch regelmäßig getriebenen Sport und Bewegung „lernt" die Zelle gewissermaßen wieder, Energie aufzunehmen bzw. zu verarbeiten. Das bedeutet, dass die **Insulinempfindlichkeit** ansteigt und damit die Insulinkonzentration im Blut abnimmt. Sportler besitzen eine ausgesprochen hohe Insulinempfindlichkeit, d.h. Insulin führt bei ihnen zu einem wesentlich stärkeren Absinken des Blutzuckers als bei Untrainierten. Dies ist biologisch sinnvoll, da dadurch die hohen Energiemengen, die der Sportler aufnehmen muss, nicht mit einer Steigerung des Insulins im Blut beantwortet werden müssen.

Bei jedem Stoffwechselprozess werden auch vermehrt **Fette** verbrannt. Sie verbrennen „im Feuer der Kohlenhydrate". Die Enzyme der Betaoxidation, die dies regeln, sind nur in geringem Maß verfügbar. Durch Training wird die Aktivität der fettverwertenden Enzyme erhöht. Beim Abbau der Fette werden aus den VLDL- und LDL-Molekülen gesundheitlich positive HDL-Moleküle aufgebaut (s. auch Abschn. 5.2.2). Hinzu kommt der Aufbau von Muskelmasse und damit auch vermehrten „Glukoseverwertern".

Bei einem Versuch, das Gewicht nur durch weniger Essen zu vermindern, nimmt der Cholesterinwert im Blut ab, damit aber häufig auch das positive Blutfett, der HDL-Wert. Weniger Essen und mehr Bewegung sind in ihren Auswirkungen also nicht identisch, sondern gehören zusammen wie die beiden Seiten einer Münze.

Körperliche Aktivität und Diätmaßnahmen zur Gewichtsabnahme ergänzen sich in idealer Form. Der Effekt einer reinen „Hungerkur" ist gering, da die hierunter auftretenden Appetitsteigerungen den Erfolg meist rasch wieder zunichte machen. Das einmal abgehungerte Gewicht wird rasch wieder aufgeladen (Jo-Jo-Effekt), da der Grundumsatz herunter reguliert wird. Durch körperliche Aktivität gelingt es wesentlich besser, den Appetit zu regeln und den Grundumsatz zu erhöhen. Hinzu kommt, dass bei ausgesprochenen Fastenkuren oft auch Muskeleiweiß eingeschmolzen wird. Es kommt zu einer **katabolen Situation**. Dem kann durch den muskelaufbauenden Effekt der körperlichen Aktivität zumindest z.T. gegengesteuert werden. Körperliches Training trägt also dazu bei, nicht nur die Körpermasse insgesamt zu vermindern, sondern besonders auch den Anteil, auf den es ankommt, nämlich die Fettmenge.

Die Durchführung von Sportprogrammen für Übergewichtige stößt in der Praxis auf Probleme. Nicht zuletzt ist auch das Angebot für Betroffene mit morbider Adipositas wenn überhaupt nur spärlich vorhanden. Als weiteres praktisches Problem ergibt sich nicht selten die Tatsache, dass Übergewichtige meist relativ sensibel sind, sich ihrer Körperfülle schämen und sich scheuen, diese in der Öffentlichkeit zu präsentieren. Diese Aspekte können durch ein geeignetes Sportangebot überwunden werden. So können die Übergewichtigen in speziellen Gruppen zusammengefasst werden, in denen alle mehr oder minder gleich betroffen sind. Die geringe körperliche Belastbarkeit kann durch die **Auswahl geeigneter Sportformen** gemeistert werden, teilweise stellen bereits Alltagsaktivitäten für diese Personengruppen hohe Intensitäten dar. Einem sehr stark

Übergewichtigen ist es nur schwer möglich, angesichts seines Missverhältnisses zwischen aktiver Muskelmasse und Fettmasse zu joggen. Besser ist es, weniger intensiv Sport zu treiben, z.B. Walking oder die Armbewegung beim Nordic Walking besser zu nutzen, oder Sportarten zu bevorzugen, in denen das Körpergewicht getragen wird oder „gleiten" kann, z.B. beim Radfahren oder Skilanglauf.

Besonders bewährt hat sich daher das Schwimmen bzw. bei extremem Übergewicht der Aufenthalt im Wasser zumindest in Form von Wassergymnastik. Im Wasser erfährt der Übergewichtige Auftrieb, er braucht nur noch wenige Prozent seiner Körpermasse selbst zu tragen. Das Wasser kann die als unangenehm empfundene Körpermasse verdecken. Auch aus Sicht der bei Übergewichtigen häufigen Gelenkverschleißerscheinungen (Arthrosen) ist dies günstig. Hinzu kommt, dass der Adipöse im Wasser durch seine bessere Wärmeisolation einen Vorteil mitbringt. Selbst bei extremem Übergewicht kann somit v.a. in warmem Wasser von Anfang an mit der Bewegungstherapie begonnen werden.

Besonders bei **jüngeren Übergewichtigen** kommen auch andere Belastungsformen infrage, in denen sie durch ihr hohes Gewicht Vorteile gegenüber Normalgewichtigen mitbringen und die daher motivierend wirken. Genannt seien Sportarten, bei denen der Übergewichtige seine Körpermasse positiv einsetzen kann, wie etwa beim Kugelstoßen oder Ringen, teilweise auch in Mannschaftssportarten, bei denen mit Körpereinsatz gearbeitet wird.

Entscheidend für die **Therapietreue** bei einem kombinierten Diätsportprogramm für Übergewichtige sind entsprechende pädagogische Führung, Erfolgskontrolle und Vermittlung von Erfolgserlebnissen. Dies geschieht am besten, wenn eine Langzeitplanung über mehrere Monate erfolgt. Kurzfristige Erfolge durch drastische Hungerkuren bringen möglicherweise kurzfristige Erfolge, die sich aber meist rasch wieder verlieren. Eine vernünftige Kombination geht davon aus, dass etwa die Hälfte der Gewichtsabnahme durch diätetische Einschränkung, die andere Hälfte durch Bewegung angestrebt wird. Ein tägliches Bewegungsprogramm sollte erstellt werden, das sich nach den individuell bevorzugten Bewegungsformen richtet.

Das Sportprogramm sollte dabei dem **Prinzip der Steigerung** folgen, d.h. man sollte mit geringen „Dosen" beginnen und entsprechend der zunehmenden Leistungsfähigkeit steigern.

Um vom eingangs genannten Beispiel auszugehen, wird durch einen täglichen, einstündigen Spaziergang eine Gewichtsabnahme von monatlich 1,5 kg erzielt. Diese könnte verdoppelt werden durch eine zusätzliche Nahrungseinschränkung von ebenfalls 300 kcal/d. Man wird dabei den Einsparungseffekt durch die körperliche Aktivität von 300 kcal als Mittelwert für das gesamte Programm annehmen. Man kann bspw. mit einem täglichen halbstündigen Spaziergang beginnen und versuchen, den Energieverbrauch über die Dauer und später auch die Intensität zu steigern, wenn es möglich ist, nach der eingetretenen Gewichtsreduktion zu laufen. Die Therapietreue wird größer, wenn das Programm abwechslungsreicher gestaltet wird, bspw. durch zwischengeschaltete Einheiten von Radfahren oder Schwimmen. Je detaillierter das Programm ausgearbeitet ist und je häufiger die Gewichtskontrollen sind, umso größer wird der Erfolg sein. Tabelle 16.6 zeigt ein entsprechendes Beispiel.

Wichtig ist für die Berater allerdings die richtige Zieldosis im Blick zu haben. Um tatsächlich Gewicht zu reduzieren und dann auch zu halten, sind hohe Umfänge erforderlich. So sollten Adipöse mindestens 60–90 min tgl. aktiv sein [Donnelly et al. 2009], (s. Tab. 16.4). Nicht selten wird aber die Kalorienreduktion durch körperliche Aktivität überschätzt, die Folge ist Frustration, weil sich auf der Waage kein Erfolg zeigt.

Bei guter Motivation können ca. 30% der Adipösen langfristig ihr Körpergewicht senken. Ob dadurch tatsächlich auch die Sterblichkeit gesenkt wird, konnte bisher nicht endgültig nachgewiesen werden. Allerdings hat die Gewichtsreduktion einen positiven Einfluss auf die Vielzahl der Begleiterkrankungen, z.B. Diabetes mellitus, Hypertonie etc. Sinnvoller ist es natürlich, früh mit präventiven Gegenmaßnahmen das Entstehen von Übergewicht und Adipositas zu vermeiden.

Eine wichtige Sondergruppe stellen Personen mit morbider Adipositas dar, die wie oben bereits geschrieben, nicht selten aus Sport-/Bewegungsangeboten ausgeschlossen sind. Grundsätzlich gelten natürlich auch für diese Betroffenen die gleichen Empfehlungen; im Einzelfall muss aber entschieden werden, was Patienten (noch) an Bewegung leisten können, z.T. sind nur physiotherapeutische Übungen, Hockergymnastik etc. möglich. Inzwischen werden lebensstiländernde Maßnahmen vor bariatrischer Chirurgie konsequent durchgesetzt; eine Besserung der Leistungsfähigkeit stellt sich aber v.a. nach erfolgreicher Operation und Gewichtsabnahme ein.

Merksätze

⊿ Körperliche Aktivität spielt neben einer ausgewogenen Ernährung eine ganz entscheidende Rolle in der Behandlung von Übergewicht/Adipositas.

⊿ Grundsätzlich können Übergewichtige alle Sportarten betreiben, aber es ist darauf zu achten, ob mögliche Folge-Erkrankungen vorhanden sind und behandelt werden müssen.

⊿ Besonders geeignete Sportarten sind die, in denen das Gewicht getragen wird und somit gelenkschonend sind:
  – Walking/Nordic Walking
  – Radfahren
  – Schwimmen/Wassergymnastik
  – Skilanglauf

Tab. 16.6: Beispiel für eine konkrete Trainingsempfehlung zur Gewichtsreduktion bei einer 176 cm großen und 90 kg schweren Person. Dabei werden die für Übergewichtige häufig günstigen Bewegungsformen Gehen, Laufen und Schwimmen zugrunde gelegt. Der Kalorienverbrauch für die Belastungszeit wurde nach den Angaben in der Tabelle 3.6 geschätzt. Der Vorschlag berücksichtigt die Prinzipien der zunehmenden Intensitätssteigerung mit wachsender Belastbarkeit im Verlauf des Programms sowie die Verringerung der Zahl der Trainingseinheiten. Je nach individuellen Neigungen könnten dem Trainingsplan auch andere Bewegungsformen zugrunde gelegt werden. Das Programm gilt als Ausgangsschema. Es sollte je nach Leistungsfortschritt oder eventuellen Erfolgen bzw. Misserfolgen in monatlichen Abständen neu angepasst werden. Man kann auch ein moderates Krafttraining (2–3 x/Woche) zum Muskelaufbau, besonders Übungen zu Koordination und Flexibilität, durchführen.

Ziel der Trainingsempfehlung

- Gewichtsnormalisierung auf 76 kg
- Gewichtsabnahme: 14 kg/7 Monate = 2 kg/Monat
- Gewichtsabnahme durch Sport: 7 kg bzw. 1 kg/Monat
- Erforderlicher Energieverbrauch durch Bewegung: 6000 kcal/Monat = 1400 kcal/Woche

Durchführung der Trainingsempfehlung

Monat	Wöchentlicher Kalorienverbrauch (kcal)	Beispiele für monatliche Trainingspläne	Kalorienverbrauch (kcal)
1	1100	2 x/Woche 25 min Schwimmen	2 x 250 = 500
		2 x/Woche 1 h Spazierengehen (5 km/h)	2 x 300 = 600
2	1200	2 x/Woche 1/2 h Schwimmen	2 x 300 = 600
		2 x/Woche 45 min Gehen/Traben im Wechsel	2 x 300 = 600
3	1300	2 x/Woche 1/2 h Schwimmen	2 x 300 = 600
		2 x/Woche 40 min langsames Joggen (ca. 5 km)	2 x 350 = 700
4	1400	1 x/Woche 1 h Schwimmen mit Pausen	500
		2 x/Woche 45 min Joggen (ca. 7,5 km)	2 x 450 = 900
5	1500	1 x/Woche 1 h Schwimmen	500
		2 x/Woche 50 min Joggen	2 x 500 = 1000
6	1600	1 x/Woche 1 h Schwimmen	500
		2 x/Woche 55 min Joggen	2 x 550 = 1100
7	1700	1 x/Woche 1 h Schwimmen	500
		2 x/Woche 60 min Joggen	2 x 600 = 1200

8 und Folgende: Zum Erhalt je 1 x/Woche Schwimmen und Joggen nach Lust und Laune

16.2.6 Interne Risikofaktoren

Bluthochdruck, Diabetes mellitus oder Stoffwechselstörungen sind eigenständige behandlungspflichtige innere Erkrankungen, die aber zusätzlich das Risiko einer Arteriosklerose erhöhen.

Als Risikofaktoren für eine Arteriosklerose treten sie einzeln und häufig aber auch gemeinsam auf. So bildet das gemeinsame Auftreten von Fettstoffwechselstörung, Bluthochdruck und Diabetes mellitus neben Übergewicht ein eigenständiges Krankheitsbild, das metabolische Syndrom, das wiederum das Risiko einer Arteriosklerose nochmals deutlich steigert. Wenn auch die Ursachen und kausalen Zusammenhänge nicht abschließend bekannt sind, stellen insbesondere diese inneren Erkrankungen ein erhöhtes Risiko für eine Arteriosklerose dar:

- Bluthochdruck (Hypertonie)
- Fettstoffwechselstörungen
- Diabetes mellitus
- Metabolisches Syndrom
- Hyperurikämie (Gicht)

Bluthochdruck (Hypertonie)

Die Bedeutung eines erhöhten Blutdrucks als Risikofaktor ist einleuchtend. Steht ein Rohr unter einem zu hohen Innendruck, muss dies zu einem vorzeitigen Wandverschleiß führen. Der Blutdruck bestimmt den Filtrationsdruck, ist also verantwortlich für den Druck, mit dem Flüssigkeit aus dem Gefäßinneren in die Gefäßwand hineingedrückt wird. Darüber hinaus ist der Bluthochdruck mit biochemischen Veränderungen verbunden, die das Gefäßsystem zusätzlich schädigen.

Der Hochdruck stellt eine Erkrankung dar, die in unserer Gesellschaft in ihrer Bedeutung kaum zu überschätzen ist, die aber fast immer erheblich unterschätzt wird. Da der Hochdruck für die beiden wichtigsten Teilerkrankungen im Rahmen der Herz-Kreislauf-Erkrankungen, den Herzinfarkt und den Schlaganfall, gleichermaßen mitverantwortlich ist, stellt er diejenige Erkrankung dar, die in unserer Gesellschaft am häufigsten als Einzelkrankheit zum Tode führt. Die Häufigkeit des Bluthochdrucks in der erwachsenen Bevölkerung liegt bei 20%, unter der Annahme der Dunkelziffer sogar bei 40%. Man kann somit davon ausgehen, dass die Zahl der Hochdruckkranken in der Bundesrepublik Deutschland zwischen 16 und 30 Mio. liegt.

Die meisten Hochdruckkranken werden nicht ausreichend behandelt. Das Besondere dieser Erkrankung ist, dass sie zunächst zu keinerlei Beschwerden führt. Beschwerden treten erst auf, wenn als Folge-Erscheinung Gefäßveränderungen eingetreten sind. Dann ist es für eine effektive Behandlung bereits schon sehr spät. Viele Menschen wissen nicht um ihren Bluthochdruck. Viele, die darum wissen, lassen ihn nicht konsequent behandeln, eben weil sie keine Beschwerden verspüren. Tod bzw. Invalidität infolge eines Herzinfarkts oder ein langjähriges Siechtum, gelähmt als Folge eines Schlaganfalls (s. Abschn. 16.9.4), ist dann häufig die unausweichliche Folge. Durch diese Angaben sollen die Bedeutung der Erkrankung sowie die Notwendigkeit einer konsequenten Fahndung nach ihr und einer entsprechenden Behandlung unterstrichen werden. Der körperlichen Aktivität, der Bewegungstherapie bzw. dem Sport kommt gerade bei der Hochdruckbehandlung eine wichtige Rolle zu. Sport gehört seit jeher im Rahmen der Allgemeinmaßnahmen zu den Empfehlungen, die dem Hochdruckpatienten gegeben werden.

Die aktuellen nationalen und internationalen **Klassifikationen** legen den optimalen Blutdruck mit < 120/80 mmHg und den normalen Blutdruck mit < 130/85 mmHg fest (s. Tab. 16.7).

Aktuellen amerikanischen Bestrebungen zufolge soll eine sog. Prähypertonie bereits ab Werten über 120/80 mmHg bestehen. Unter dem eigentlichen Hochdruck versteht man derzeit noch eine ständige (stabile) oder auch nur zeitweise auftretende (labile) Erhöhung des unter Ruhebedingungen gemessenen Blutdrucks über Werte von 140/90 mmHg. Die Erhöhung kann den systolischen oder den diastolischen oder beide Werte betreffen. Erhöhte systolische Blutdruckwerte > 140 mmHg, bei diastolischen Blutdruckwerten < 90 mmHg, kommen besonders häufig bei älteren Menschen vor und werden als isolierte systolische Hypertonie bezeichnet.

Nach dieser Definition liegt somit ein Hochdruck vor, wenn der Blutdruck systolisch auf 150/80 mmHg oder diastolisch auf 140/100 mmHg erhöht ist oder wenn beide Werte mit 150/100 mmHg zu hoch liegen (s. auch Kap. 3). Dabei ist jedoch zu berücksichtigen, dass der Blutdruck keine feste Größe darstellt. Er steigt physiologischerweise unter psychischer oder körperlicher Belastung

Tab. 16.7: Definition und Klassifikation von Blutdruckbereichen in mmHg (wenn systolischer und diastolischer Blutdruck bei einem Patienten in unterschiedliche Klassen fallen, sollte die höhere Klasse Anwendung finden)

Klassifikation	systolisch	diastolisch
optimal	< 120	< 80
normal	< 130	< 85
„noch" normal	130–139	85–89
leichte Hypertonie (Schweregrad 1)	140–159	90–99
Untergruppe Grenzwerthypertonie	140–149	90–94
mittelschwere Hypertonie (Schweregrad 2)	160–179	100–109
schwere Hypertonie (Schweregrad 3)	> 180	> 110
isolierte systolische Hypertonie	> 140	< 90
Untergruppe syst. Grenzwerthypertonie	140–149	< 90

an. Die einmalige Feststellung eines erhöhten Blutdrucks erlaubt noch nicht die Diagnose Hochdruck. Häufig misst der Arzt beim ersten Kontakt mit dem Patienten psychisch überhöhte Druckwerte, denen keine Bedeutung zukommt. Die Diagnose wird erst durch die wiederholte Feststellung erhöhter Druckwerte unter körperlich und psychisch entspannten Rahmenbedingungen – gemessen in sitzender Position – gestellt.

> **Merksätze**
> ◢ Von einer arteriellen Hypertonie sind nach Schätzungen 20–40% der Bevölkerung betroffen, häufig allerdings unbemerkt.
> ◢ Meist tritt der Hochdruck erst in höherem Lebensalter auf.
> ◢ Die arterielle Hypertonie zählt zu den wichtigsten internen Risikofaktoren.
> ◢ Werte, die systolisch und/oder diastolisch ≥ 140/90 mmHg sind, gelten als hyperton.

Der Hochdruck ist i.A. nicht angeboren. Meistens kommt die Neigung hierzu erst in der 4. oder 5. Lebensdekade zum Vorschein. Viele Patienten, die früher normale oder sogar niedrige Druckwerte aufwiesen, sind überrascht, wenn zunächst gelegentlich (labiler Hochdruck) oder später dauernd (stabiler Hochdruck) erhöhte Drücke gemessen werden. Nicht selten findet sich jedoch auch schon beim Jugendlichen ein Hochdruck (**juvenile Hypertonie**), der sich in den späteren Lebensjahren wieder rückbilden kann. Als erstes Anzeichen hierfür gilt die Feststellung erhöhter Druckwerte unter den Bedingungen einer fahrradergometrischen Belastung. Dieser **Belastungshochdruck** stellt somit noch keinen eigentlichen Hochdruck dar, er kann jedoch auf die spätere Entwicklung dieser Erkrankung hinweisen.

> **Merksätze**
> ◢ Werden die Werte nur gelegentlich zu hoch gemessen, spricht man von einer labilen arteriellen Hypertonie, dauerhaft von einer stabilen arteriellen Hypertonie.
> ◢ Eine Belastungshypertonie gilt nicht als eigenständige Erkrankung, sie kann aber auf einen sich später entwickelnden Hochdruck hinweisen.

Primäre arterielle Hypertonie. Die **Ursache des Bluthochdrucks** ist nach wie vor weitgehend unbekannt. In 95% der Fälle lässt sich eine solche nicht finden. Man spricht von einer **primären** oder auch **essenziellen Hypertonie**, wenn der Hochdruck ursächlich ist, also keine anderen Ursachen vorliegen. Rein formal entsteht die Blutdruckerhöhung durch ein erhöhtes Herzminutenvolumen (**Volumenhochdruck**) oder durch einen zu hohen peripheren Widerstand (**Widerstandshochdruck**). Zu Beginn einer Hochdruckentwicklung ist v.a. der Volumenhochdruck zu finden, in späteren Phasen der Widerstandshochdruck. Die Ursache, die dieses Missverhältnis zwischen Herzminutenvolumen und Widerstand bewirkt, ist damit jedoch nicht geklärt. Sie ist auch nicht, wie öfters geglaubt wird, eine Arteriosklerose. Die Arteriosklerose ist bis auf seltene Fälle, wie bei der Nierenarterienstenose, eine Folge der Hypertonie.

Bei der **Entstehung** des Hochdrucks spielen jedoch folgende Faktoren eine wichtige Rolle:
- Familiäre (erbliche) Belastung
- Übergewicht
- Bewegungsmangel
- Kochsalz

Familiäre Belastung: Die Neigung zur Krankheit Hochdruck ist erblich. Fast immer finden sich beim Hochdruckkranken in der Familie Hochdruckträger. Soweit früher der Blutdruck nicht gemessen wurde, wird oft angegeben, dass Eltern oder Großeltern an Herzinfarkt oder Schlaganfall verstarben.

Übergewicht: Bei einer Neigung zum Hochdruck stellt Übergewicht einen wichtigen begünstigenden Faktor dar. Die Höhe des Blutdrucks weist eine enge Verbindung mit dem Körpergewicht auf. Als Faustregel kann angegeben werden, dass der übergewichtige Hochdruckkranke durch eine Gewichtsabnahme von 1 kg seinen Blutdruck um 1,5–3 mmHg systolisch und 1–2 mmHg diastolisch vermindern kann.

Beispiel: Ein übergewichtiger Hochdruckpatient mit einem Druck von 160/100 mmHg, der sein Gewicht um 10 kg reduziert, erfährt bestenfalls eine Druckabnahme von bis zu 30/20 mmHg. Er wäre mit 130/80 mmHg allein hierdurch wieder im normalen Bereich.

Da Übergewicht auch die Entstehung von Diabetes mellitus und Fettstoffwechselstörungen begünstigt, kommen die Risikofaktoren Hochdruck, Hypercholesterinämie und Diabetes häufig kombiniert vor. In diesem Zusammenhang wird auf das metabolische Syndrom verwiesen (s. Abschn. 16.3). Hochdruck wird als Teil dieses Symptomenkomplexes in seiner Entstehung durch einen zu hohen Insulinspiegel begünstigt. Dabei wirken viele Faktoren zusammen: Insulin verstärkt die Rückhaltung von Kochsalz in der Niere und wirkt als ungünstiger Wachstumsfaktor auf das kardiovaskuläre System. Durch diese Wachstumswirkung wird die Gefäßmuskulatur dicker; der Gefäßwiderstand und damit der Blutdruck steigen an. Wenn mehr körperliche Aktivität den Insulinspiegel im Blut senkt, nehmen damit der Blutdruck und der Appetit ab; über die Appetitminderung auch das Gewicht und damit indirekt wieder der Blutdruck.

Bewegungsmangel: Dem Bewegungsmangel kommt ebenfalls eine begünstigende Rolle in der Entstehung der arteriellen Hypertonie zu. So führt Bewegungsmangel per se bei entsprechenden genetischen Voraussetzungen zur Blutdruckerhöhung. Der Bewegungsmangel begünstigt aber auch die Entstehung weiterer Risikofaktoren für den Bluthochdruck, z.B. das Übergewicht.

Kochsalz: Dem Kochsalz kommt in der Ausprägung der Hochdruckkrankheit – zumindest bei kochsalzempfindlichen Menschen – ebenfalls eine Bedeutung zu. So ist bekannt, dass bei den gleichen genetischen Voraussetzungen Südjapaner, die wenig Kochsalz essen, nur eine Hochdruckhäufigkeit von 10% aufweisen, Nordjapaner, die sehr viel Kochsalz zu sich nehmen, dagegen von bis zu 40%. Eskimos, die sich v.a. von nicht konserviertem Fisch ernähren und kaum Kochsalz zuführen, haben nur sehr selten Hochdruck. Hier spielen jedoch auch rassische Faktoren eine Rolle, ist die Hochdruckkrankheit bei Farbigen wesentlich häufiger als bei Weißen.

Der Mechanismus, über den das Kochsalz wirkt, ist bislang unbekannt. Er dürfte jedoch mit der Kontraktionsfähigkeit der Gefäßwände zusammenhängen. Kochsalz spielt bei der Muskelkontraktion eine wichtige Rolle. Es ist verständlich, dass ein erhöhtes Kochsalzangebot dadurch eine Neigung zur Widerstandserhöhung in der arteriellen Gefäßwandmuskulatur begünstigt. Die große Häufigkeit des Hochdrucks in unseren Breiten hängt somit auch mit dem hohen Salzverbrauch zusammen. Während im Mittelalter Salz eine Kostbarkeit war und die v.a. auf pflanzlicher Grundlage beruhende Nahrung ein Verhältnis von Kaliumchlorid zu Natriumchlorid von 10:1 aufwies, hat sich durch die Umstellung der Ernährung v.a. auf Fleischbasis dieses Verhältnis umgekehrt. Inzwischen nehmen wir mit der Nahrung doppelt so viel Natriumchlorid auf wie Kaliumchlorid. Der tägliche Kochsalzbedarf wird mit 2–5 g angegeben. Der tatsächliche Kochsalzverbrauch in unserer Ernährung liegt zwischen 10 und 15 g. Dies wird nicht zuletzt durch die Verwendung von konservierten Nahrungsmitteln begünstigt, da Konservenkost einen hohen Kochsalzanteil enthält. Hieraus darf allerdings nicht der Schluss gezogen werden, dass Kochsalz in der Ernährung grundsätzlich zu verbieten sei! Wer erblich nicht zum Hochdruck neigt, wird auch durch noch so hohe Kochsalzzufuhr keinen Hochdruck entwickeln.

Merksätze
◢ In ca. 95% der Fälle ist der Hochdruck primär, d.h. er ist ursächlich und nicht durch andere Symptome verursacht.
◢ Allerdings tragen die Faktoren genetische Belastung, Bewegungsmangel, Übergewicht/Adipositas und erhöhte Kochsalzzufuhr zur Entwicklung bei.

Sekundärer Hochdruck. Obwohl sie insgesamt nur ca. 5% der Hypertonien ausmachen, sollen die sekundären Hochdruckformen erwähnt werden, da sie modellhaft den Mechanismus einer Hochdruckentstehung verdeutlichen. Unter einem sekundären Hochdruck versteht man einen erhöhten Blutdruck, bei dem die primäre Ursache bekannt ist und der Hochdruck sekundär entsteht. Dies soll aber nicht bedeuten, dass nicht auch der primäre Hochdruck eine Ursache hat, die nur bisher noch nicht bekannt ist. Ein sekundärer Hochdruck ist vergesellschaftet mit:
◢ Nierenerkrankungen
◢ Hormonellen Störungen
◢ Mechanischen Einengungen

Manche Autoren sprechen heutzutage infolge der engen Verknüpfung bei Vorliegen von Übergewicht auch von einer sekundären Hypertonie, weil sie dies als ursächlich interpretieren. Da jedoch kein echter Kausalzusammenhang besteht wie in den folgenden Krankheitsbildern, wird dieser Ansatz hier nicht berücksichtigt.

Renaler Hochdruck: Bei zahlreichen Nierenerkrankungen (ren = Niere) kommt auch ein Hochdruck vor. Chronische Nierenentzündungen führen bspw. zu Vernarbungen in der Niere und damit zu Durchblutungsstörungen. Die Niere kann ihrer Aufgabe, der Harnausscheidung, nicht mehr hinreichend gerecht werden. Dies versucht sie, durch eine Steigerung des Blutdrucks auszugleichen. Zu diesem Zweck schüttet sie das Hormon Renin aus, das zu einer Steigerung des Blutdrucks führt. Eine häufige Ursache ist weiterhin eine Einengung der die Niere versorgenden Arterie (**Nierenarterienstenose**). Diese kann bereits beim Jugendlichen angeboren bestehen, sie kann sich aber auch erst als Folge einer Arteriosklerose entwickeln. Bei jedem Jugendlichen mit Hochdruck sollte man daher nach einer solchen Erkrankung fahnden. Bei der arteriosklerotisch bedingten Nierenarterienstenose kann ausnahmsweise die Arteriosklerose einmal Ursache und nicht Folge eines Hochdrucks sein. In der Hochdruckdiagnostik wird daher der Arzt stets Blut und Urin auf verdächtige Substanzen (z.B. rote Blutkörperchen, weiße Blutkörperchen, Eiweiß) untersuchen, die auf eine solche nierenbedingte Hochdruckkrankheit hinweisen.

Hormoneller Hochdruck: Zahlreiche Hormone erhöhen den Blutdruck. Werden sie in krankhafter Form zu viel ausgeschieden, führen sie zu einer Hochdruckkrankheit. 2 typische Erkrankungen dieser Art seien erwähnt: Typische blutdrucksteigernde Substanzen sind die Stresshormone Adrenalin und Noradrenalin. Sie werden im Nebennierenmark gebildet. Entwickelt sich hier ein hormonbildender Tumor (**Phäochromozytom**), entsteht ein Hochdruck. Die Entfernung des Tumors führt zumeist zu einer Normalisierung des Blutdrucks. Auch die Nebennierenrinde kann krankhaft zu viel Hormone, z.B. Glukokortikoide, bilden. Die hieraus entstehende **Cushing-Krankheit** wurde bereits im Zusammenhang mit dem Übergewicht erwähnt. Typisch für sie ist auch das Vorliegen eines überhöhten Blutdrucks.

Eine häufige hormonale Ursache für Bluthochdruck stellt die Einnahme der **Pille** dar. Junge Frauen mit Hochdruck sollten daher nach der Einnahme empfängnisverhütender Medikamente gefragt werden.

Gefäßbedingte Ursachen: Es ist verständlich, dass auch eine mechanische Gefäßeinengung den Blutdruck erhöhen kann. Als typisches Beispiel sei die **Aortenisthmusstenose** genannt. Hierbei ist die Aorta angeboren nach dem Aortenbogen am Übergang zum geraden Teil der Brustaorta eingeengt. Bei Kindern und Jugendlichen mit Hochdruck sollte hieran unbedingt gedacht und ggf. eine operative Beseitigung dieser Engstelle vorgenommen werden.

Merksätze

◢ Sekundäre Formen liegen in ca. 5% der Hypertoniefälle vor. Ursächlich sind:
  – Nierenerkrankungen (entzündlich, atherosklerotisch etc.) für einen renalen Hochdruck
  – Hormonelle Ursachen durch Überfunktion der Nebennierenrinde oder bei einem Phäochromozytom, z.B. von Adrenalin, Noradrenalin oder Cortisol, für einen hormonellen Hochdruck
  – Angeborene, mechanische Gefäßeinengungen, z.B. die Aortenisthmusstenose

Einteilung des Hochdrucks. Gerade für die Bewegungstherapie bzw. für den Sport ist wichtig zu wissen, dass Hochdruck keineswegs gleich Hochdruck ist. Es kommt entscheidend an auf die

◢ Höhe des Blutdrucks sowie
◢ die Dauer, während der die Druckerhöhung bereits besteht

Nicht nur die Blutdruckerhöhung an sich ist beim Sport gefährlich, sondern es sind insbesondere die hierdurch möglicherweise eingetretenen Folgeschädigungen. Der Hochdruck wird klinisch in folgende Stadien eingeteilt:

◢ Stadium I: Es besteht nur eine Blutdruckerhöhung, Gefäßveränderungen sind noch nicht eingetreten.
◢ Stadium II: Es liegen bereits Gefäßveränderungen und Organschädigungen vor, die vorwiegend das Herz (Koronararterien) und Nieren- oder Gehirnarterien betreffen können.
◢ Stadium III: Im 3. Stadium entwickeln sich Zeichen von Organversagen. Bei längerfristigem Hochdruckverlauf sind v.a. folgende Organe betroffen:
  – Herz. Häufig findet sich eine Hypertrophie der linken Kammer. Durch die

arteriosklerotischen Änderungen an den Herzkrankgefäßen kann ein Herzinfarkt entstehen, oder es treten Zeichen eines Herzversagens (Herzinsuffizienz) auf.

– Niere. Die arteriosklerotischen Veränderungen im Bereich der Niere können zu Nierenversagen führen. Ein ausgeprägter Hochdruck ist eine der häufigsten Ursachen, die eine Urämie bedingen können.

– Augen. Typisch für eine ausgeprägte Hochdruckkrankheit sind Durchblutungsstörungen und Blutungen im Bereich der Netzhaut, die Sehstörungen bewirken. Die Hochdruckkrankheit wird daher nicht selten erstmals vom Augenarzt festgestellt, der entsprechende Veränderungen am Augenhintergrund erkennt. Die schwerste Folge kann eine Erblindung darstellen.

◿ Stadium IV: maligne (bösartige) Hypertonie. Von diesem Stadium spricht man bei einem sehr raschen Verlauf, der zu ausgeprägten Sehstörungen, Nierenversagen, Herzinsuffizienz und ohne ausreichende Behandlung in relativ kurzer Zeit zum Tode führt.

Eine Bewegungstherapie sollte die möglichen Begleit- bzw. Folge-Erkrankungen stets berücksichtigen, um gravierendere Komplikationen zu vermeiden.

Behandlung des Hochdrucks. In der Hochdruckbehandlung ist nur in den seltenen Fällen der sekundären Hochdruckformen eine ursächliche (kausale) Therapie möglich. In den allermeisten Fällen muss man sich mit einer **symptomatischen Behandlung** zufrieden geben, also mit einer Senkung des Blutdrucks ohne Beseitigung der eigentlichen Ursache. Hierzu stehen im Prinzip medikamentöse Verfahren und nichtmedikamentöse Allgemeinmaßnahmen zur Verfügung, die sich gegenseitig ergänzen. Im Idealfall machen die Allgemeinmaßnahmen oder lebensstilverändernden Maßnahmen jedoch eine medikamentöse Behandlung verzichtbar. Gerade bei der Mehrzahl der Hochdruckfälle, den leichteren Formen, könnte man häufig nur mit Allgemeinmaßnahmen zurechtkommen, wenn sie denn konsequent umgesetzt würden.

Dazu zählen:

◿ Nikotinkarenz
◿ Gewichtsreduktion
◿ Verminderung des Alkoholkonsums
◿ Regelmäßige körperliche Aktivität
◿ Reduktion der Kochsalzzufuhr
◿ Ausgewogene Ernährung

Oft besteht aber leider die Hochdruckbehandlung lediglich im automatischen Griff zum Rezeptblock und der Verordnung von Medikamenten. Von Hochdruckpatienten wird dies nicht selten gefordert, da die Einnahme eines Medikaments naturgemäß einfacher ist als die Umstellung der Lebensweise. Dabei muss allerdings berücksichtigt werden, dass einerseits die medikamentöse Behandlung solch großer Patientenzahlen erhebliche, volkswirtschaftlich heute nicht mehr zu verantwortende Kosten verursacht, und dass auf der anderen Seite auch den Hochdruckmedikamenten, die im Prinzip nebenwirkungsarm sind, bei Anwendung in solch großer Zahl ein Risiko zukommt.

Im Rahmen der Allgemeinmaßnahmen kommt der **körperlichen Aktivität** ein besonders hoher Stellenwert zu. Aus diesem Grund ist in den letzten Jahren das Interesse an Sport- und Bewegungstherapie für Hochdruckkranke erheblich gewachsen. Dies sollte allerdings nicht bedeuten, dass man jedem Hochdruck „davonlaufen" kann. Bei schwereren Hochdruckformen ist die Einnahme von Medikamenten unausweichlich. Auch in diesen Fällen gibt es bewegungstherapeutische Ansätze, da die körperliche Aktivität häufig das Medikament zwar nicht vermeiden lässt, aber eine Verringerung der eingenommenen Dosis erlaubt. Wenn Patienten unter **Medikamenten** Sport treiben, ergeben sich spezielle Fragestellungen. Gerade für den körperlich aktiven Patienten wurden als Mittel der 1. Wahl häufig Betarezeptorenblocker verordnet, da sie besonders den unter Belastung erhöhten Blutdruck deutlicher senken als andere Hochdruckpräparate. Andererseits greifen diese Medikamente ausgeprägt in die Belastungsreaktionen ein.

Fragen bez. des Zusammenhangs zwischen körperlicher Aktivität und dem Hochdruck ergeben sich nicht nur aus therapeutischer Sicht. Viele Hochdruckpatienten wollen nicht nur wegen, sondern teilweise auch trotz ihres Hochdrucks „ihren" Sport weiter treiben.

Zunächst stehen bei der Behandlung der arteriellen Hypertonie eine gezielte Veränderung des Lebensstils im Vordergrund, insbesondere Gewichtsreduktion und körperliche Aktivität.

Bei der Auswahl der „richtigen Sportart" sollten aber mögliche Begleit- bzw. Folge-Erkrankungen und eine adäquate Einstellung der Blutdruckwerte beachtet werden.

Medikamentöse Therapie: Für die Hochdruckkrankheit wurde in den vergangenen Jahrzehnten eine Reihe sehr guter Behandlungsprinzipien entwickelt, die alternativ eingesetzt werden können, wobei die Auswahl von der individuellen Situation, dem Lebensalter und evtl. zusätzlichen Begleiterkrankungen abhängig gemacht wird. Diese Medikamente werden hier nur kurz besprochen. Die zurzeit wichtigsten von der Deutschen Hochdruckliga empfohlenen Medikamentengruppen (Substanzklassen), die als 1. Wahl infrage kommen sind:

◿ ACE-Hemmer
◿ AT1-Antagonisten
◿ Diuretika
◿ Calciumantagonisten

Diese Präparate werden entweder einzeln oder, falls zur Blutdrucknormalisierung erforderlich, in Kombination eingesetzt.

Diuretika erhöhen die Ausscheidung von Kochsalz, das bei der Hochdruckentstehung eine wichtige Rolle spielt (s. Abschn. 35.5). Sie vermindern darüber hinaus das Flüssigkeitsvolumen in den Gefäßen und damit den Druck, da gleichzeitig vermehrt Wasser ausgeschieden wird. Wenn es zu keinen wesentlichen Flüssigkeits- und Elektrolytverlusten durch die Diurese kommt, findet sich keine Beeinträchtigung der körperlichen Leistungsfähigkeit. Zu beachten ist, dass Diuretika auf der Dopingliste stehen, da sie zur Verschleierung einer Einnahme verbotener Substanzen (vermehrte Ausscheidung bzw. Verdünnung des Urins) und zum Gewichtmachen eingesetzt werden.

Calciumantagonisten senken den Blutdruck über eine Weitstellung der Blutgefäße. Sie blockieren die L-Calciumkanäle und führen damit zu einer Senkung des peripheren Gefäßwiderstands. Auch sie gelten als stoffwechselneutral und beeinflussen daher nicht die körperliche Leistungsfähigkeit bzw. die Energiebereitstellung.

Ebenfalls gefäßerweiternd wirken die **ACE-Hemmer** und **AT$_1$-Rezeptorblocker**. Sie werden bevorzugt bei körperlich aktiven Hypertonikern eingesetzt, da sie stoffwechselneutral sind und damit nicht negativ den Fett- und Kohlenhydratstoffwechsel beeinflussen. Neu hinzugekommen ist der Renin-Inhibitor, der ebenfalls in diese Kaskade der Substanzen des Renin-Angiotensin-Aldosteron-Systems seine Wirkung entfaltet. Studien zum Zusammenhang mit körperlicher Aktivität sind bislang nicht bekannt; man kann aber auch hier von einer Stoffwechselneutralität ausgehen.

Nicht mehr in die 1. Wahl fallen die **Betarezeptorenblocker**, da insbesondere bei den Betablockern, die nicht zu der neuen 3. Generation gehören, diabetogene Stoffwechselsituationen provoziert werden. Sie können aber beim Hochdruckpatienten zu einer Leistungsminderung führen. Die Ursache dafür ist zwar im Detail noch immer nicht bekannt, doch etwas vereinfacht kann man sich vorstellen, dass Betablockerdas Herzminutenvolumen herabsetzen und damit zwar den Blutdruck, aber auch das notwendige „Herz-Output" senken. Hinsichtlich der Ausübung von körperlicher Aktivität zeigt sich im Wesentlichen keine negative Beeinflussung bei kurz andauernden Sportarten, wie z.B. Sprinten, Werfen etc., in denen die Energie überwiegend anaerob-alaktazid bereitgestellt wird. Bei anaerob-laktaziden Belastungen, z.B. 400-m- oder 800-m-Lauf, kommt es zu einer Hemmung der Muskelglykogenolyse durch eine Blockade der β_2-Rezeptoren. Eine Hypoglykämie tritt zumeist aber erst nach sehr lang andauernden Belastungen auf. Darüber hinaus wird die VO_2max durch eine Reduktion des max. Herzzeitvolumens negativ beeinflusst, z.B. beim 5000-m-Lauf. Bei niedrigerer Intensität wird dies jedoch durch eine Zunahme der arteriovenösen Sauerstoffdifferenz kompensiert. Allerdings wird die Leistungsfähigkeit in diesem Bereich durch die Hemmung der katecholaminegesteuerten Lipolyse reduziert. Gegenregulatorisch kommt es zu einem vermehrten Anstieg der Stresshormone. Sämtliche Mechanismen sind bei nichtselektiver Betablockade ausgeprägter als bei kardioselektiven Präparaten. Die negative Beeinflussung eines Trainings wird kontrovers diskutiert. Aufgrund der Senkung der HF können die allgemeinen Faustformeln zur Bestimmung des Trainingspulses nicht angewandt werden. Neben den Laktatwerten kann die Borg-Skala (s. Abschn. 3.4.4) genutzt werden.

Ansonsten kann die Einnahme von Betablockern zu einer verstärkten Ermüdung und zur Gewichtszunahme führen. Hypoglykämische Zustände können durch Betablocker verschleiert werden. Betablocker stehen auf der Dopingliste in ausgewählten Sportarten, in denen die Katecholaminhemmung vorteilhaft ist, z.B. Schießen, Skispringen etc.

Weiterhin werden Medikamente eingesetzt, die im Gehirn (zentral) die Aktivität des sympathischen Nervensystems beeinflussen.

Eine Reihe von älteren, heute nicht mehr gebräuchlichen Hochdruckmitteln enthalten darüber hinaus noch andere gefäßweitstellende Medikamente (**Vasodilatanzien**) oder **Reserpin**, eine Substanz aus einer indischen Pflanze. Diese Präparate werden wegen ihrer Nebenwirkungen i.d.R. nicht mehr verwendet.

> **Merksätze**
> ◢ Es gibt zahlreiche Medikamentengruppen, die zu einer Blutdrucksenkung führen.
> ◢ Bei körperlich Aktiven ist es sinnvoll, stoffwechselneutrale Substanzgruppen einzusetzen.

Allgemeinmaßnahmen: Besonders die strengen Normwerte dienen dem frühzeitigen Einsatz von Allgemeinmaßnahmen. Die wichtigsten sind körperliche Aktivität und eine qualitative Ernährungsumstellung. Bei den **diätetischen Maßnahmen** steht die Senkung eines evtl. vorhandenen Übergewichts durch eine Kalorienreduktion, insbesondere durch Senkung des Fettanteils in der Nahrung im Vordergrund. Darüber hinaus sollten eine obst- und gemüsereiche Ernährung sowie eine Beschränkung der Kochsalzzufuhr angestrebt werden (< 6 g) bzw. ein Ersatz mit Kalium oder Magnesium.

Zahlreiche diätetische Beschränkungen, die häufig Hochdruckkranken auferlegt werden, sind dagegen meist nicht notwendig. Im Gegensatz zur landläufig oft vertretenen Ansicht verändert regelmäßiger **Kaffeegenuss** die Blutdrucksituation weder bei normalen noch bei erhöhten Druckverhältnissen. Mäßiger **Alkoholgenuss** führt über eine Weitstellung der Blutgefäße eher zu einer Drucksenkung. Alkoholmissbrauch kann dagegen die Hochdruckentstehung begünstigen, nicht zuletzt schon über eine durch die vermehrte Kalorienaufnahme bedingte Gewichtssteigerung.

Zu den Allgemeinmaßnahmen, die empfohlen werden, gehören ferner **stressarme Lebensführung**, Vermeidung von Schichtdienst, verlängerter Urlaub etc. Tatsächlich sinkt der Blutdruck in Kuraufenthalten unter Ruhigstellung häufig ohne medikamentöse Behandlung ab. Andererseits lassen sich psychische Stresssituationen in unserer Leistungsgesellschaft kaum vermeiden. Durch die Durchführung von **Entspannungstechniken** (Yoga, autogenes Training etc.) ist zwar nur selten eine dauerhafte Senkung des Blutdrucks erreichbar, jedoch ein vorübergehender Stressabbau.

Schließlich muss darauf hingewiesen werden, dass der Hochdruckpatient, der ja bereits einen wichtigen Risikofaktor für Herz-Kreislauf-Erkrankungen besitzt, ganz besonders daran interessiert sein muss, **zusätzliche Risikofaktoren** wie Hypercholesterinämie, Diabetes mellitus etc. zu reduzieren. Letztlich macht es medizinisch wenig Sinn, den erhöhten Blutdruck zu senken, wenn der Patient nicht gleichzeitig das Rauchen aufgibt!

Merksatz

◢ Zu den wichtigsten Allgemein- bzw. lebensstilverändernden Maßnahmen gehören: Gewichtsreduktion, regelmäßige körperliche Aktivität, Reduktion von Kochsalz in der Ernährung, ausgewogene vitaminreiche Ernährung, ausreichend Schlaf und Stressabbau.

Bewegungstherapie/Sport bei arterieller Hypertonie. Durch körperliche Aktivität kann der Blutdruck unabhängig auch von den im Folgenden dargestellten indirekten Effekten gesenkt werden, wenngleich nicht sehr ausgeprägt. Wichtiger sind die **indirekten Wirkungen**. Durch Sport wird bspw. das Körpergewicht reduziert, damit sinkt auch der Blutdruck. Es ist häufig schwer zu entscheiden, ob der Sport hierfür verantwortlich ist oder

die durch den Sport bedingte Gewichtsreduktion. Letztlich ist dies wohl mehr eine akademische Frage. Es gibt jedoch wissenschaftliche und epidemiologische Hinweise darauf, dass durch ein Training, speziell ein Ausdauertraining, ein eigenständiger drucksenkender Effekt erzielt werden kann. Man könnte sich dies bspw. über den Mechanismus der vermehrten Ausbildung von roten Muskelfasern durch das Training vorstellen. Hierdurch kommt es gleichzeitig zu einer Vermehrung der Gefäße, die diese Muskelfasern versorgen, und damit zu einer Senkung des Widerstands. Entsprechende Befunde wurden in muskelbioptischen Untersuchungen erhoben. Die Ausbildung von mehr roten Muskelfasern ist auch im Zusammenhang mit der Abschwächung des metabolischen Syndroms zu sehen, bei dem umgekehrt eine Verschiebung zu den weißen Muskelfasern vorhanden ist. Die Verminderung der Hyperinsulinämie, die im Rahmen dieses Syndroms durch die körperliche Aktivität erreicht wird und die einen Manifestationsfaktor für den Hochdruck darstellt, kann somit im Sinn eines direkten Drucksenkungsmechanismus angesehen werden.

Unabhängig hiervon können folgende **indirekte Ziele** genannt werden, die letztlich auch durch andere Maßnahmen erreichbar wären, sich durch Sport jedoch besonders gut verwirklichen lassen:

◢ Unterstützung der Gewichtsabnahme, falls erforderlich.

◢ Vermehrung der Kochsalzausscheidung durch Schweiß.

◢ Ökonomisierung des Herz-Kreislauf-Systems, Umstellung von einer sympathikotonen zu einer vagoton bestimmten Reaktionslage.

◢ Verbesserung des HDL/LDL-Quotienten und damit Verbesserung des für den Hochdruckpatienten besonders wichtigen Risikoprofils für die Entstehung arteriosklerotischer Herz-Kreislauf-Erkrankungen und positive Beeinflussung evtl.

zusätzlicher Risikofaktoren auch im Rahmen des metabolischen Syndroms, neben Fettstoffwechselstörungen besonders eines evtl. vorhandenen Diabetes mellitus.

◢ Verbesserung der Therapietreue (Compliance). Gerade der Hochdruckpatient tendiert dazu, infolge des fehlenden „Leidensdrucks" die Ratschläge des Arztes zu ignorieren und die evtl. notwendigen Medikamente nicht einzunehmen, da er ja von seiner Erkrankung nichts bemerkt. Gerade durch die möglichen Nebenwirkungen der Medikamente fühlt sich der Patient hierunter häufig schlechter als vorher und lässt sie dann oft weg. Derjenige Patient, der die Disziplin aufbringt, zur Senkung seines Blutdrucks um seiner Gesundheit willen Sport zu treiben, wird bei Aufklärung über die Zusammenhänge auch disziplinierter andere notwendige Allgemeinmaßnahmen durchführen und ggf. Medikamente einnehmen.

◢ Einfluss auf hormonelle Systeme, z.B. Insulin im Rahmen des metabolischen Syndroms oder das Renin-Angiotensin-Aldosteron-System.

◢ Die Effekte von körperlicher Aktivität können u.a. auf die positive Beeinflussung und weiterer Risikofaktoren zurückgeführt werden:
   – Gefäßelastizität
   – Muskelzusammensetzung
   – Körpergewicht
   – Ökonomisierung der Herzarbeit
   – Salzhaushalt

Bei der **Durchführung der Bewegungstherapie** ist anfangs ausdrücklich darauf hinzuweisen, dass dies individuell nach klinischem Stadium und sportlichen Vorerfahrungen bzw. Neigungen geschehen muss. Häufig begegnet man hier einem „Schubladendenken". Es wird nach dem Motto diskutiert: **Langlauf ist für Hochdruckpatienten gut, Tennis und alpiner Skilauf sind kontraindiziert.** Doch kann der Einzelfall sehr unterschiedlich aussehen: Bei Hochdruckpatienten im Stadium I, bei denen noch keinerlei Gefäßveränderungen vorhanden sind und nur der Druck zu hoch liegt, ist jeder Sport besser als kein Sport. Die Blutdrucksteigerung an sich ist bei fehlenden Gefäßveränderungen nicht gefährlich.

Der jugendliche Hochdruckpatient, der beim Tennis schwitzt, tut damit etwas gegen seinen Hochdruck. Ihm können alle Sportarten erlaubt werden. Natürlich wird man ihm Ausdauerbelastungen besonders empfehlen. Bei Patienten im Stadium II und ganz besonders im Stadium III wird man wesentlich vorsichtiger sein, mehr zu Ausdauerbelastungen raten und stark drucksteigernde Sportformen ablehnen. Im Stadium IV ist Bettruhe angezeigt und jede körperliche Aktivität verboten.

Vor diesem generellen Hintergrund können die allgemeinen Aussagen zu den günstigen und ungünstigen Belastungsformen aus der detaillierten Darstellung der Sportarten in Abschnitt 34.3 abgeleitet werden. Grundsätzlich möchte der Hochdruckpatient einen hohen Trainingseffekt auf das Herz-Kreislauf-System erreichen bei möglichst geringer Gefährdung, also bei möglichst geringem Blutdruckanstieg.

Besonders günstig sind daher Ausdauerbelastungen mit wenig Krafteinsatz wie Langlauf oder Skilanglauf.

Besonders ungünstig sind Belastungsformen mit hohem Druckanstieg wie ausgeprägte Kraftbelastung (Bodybuilding, leichtathletische Kraftbelastungen), hohem Stressanteil (wettkampforientierte Sportarten) und starken Kältereizen (Sprung ins kalte Wasser nach der Sauna, Wintersportarten). Trotzdem liegen inzwischen zahlreiche Daten vor, die den Nutzen sowohl für ein Ausdauer- als auch ein Krafttraining belegen [Fagard 2006; Kelley und Kelley 2000]. Beides führt im Durchschnitt zu einer Reduktion des systolischen Blutdrucks um etwa 3–4 mmHg. Bei

Hypertonikern zeichnet sich stets eine höhere Reduktion ab (bis zu 8 mmHg systolisch, 4 mmHg diastolisch); dies zeigt, dass körperliche Aktivität in die entscheidenden Regelkreise eingreift [Pescatello et al. 2004].

Merksätze

◢ Ob eine Sportart für einen Hypertoniker geeignet ist oder nicht, hängt von den individuellen Neigungen, dem jeweiligen klinischen Stadium und möglichen Begleiterkrankungen ab.

◢ Grundsätzlich sind vor jeder Sportaufnahme eine ausreichende Senkung der Blutdruckwerte und Bestimmung des Risikoprofils notwendig.

Zwischen diesen Extremen liegen zahlreiche Sportarten, etwa Ausdauerbelastungen mit Krafteinsatz wie Rudern, oder Spielsportarten ohne allzu hohen psychischen Stress. Hier ist im Einzelfall zu entscheiden, was für den Hochdruckpatienten noch vertretbar ist. Aus didaktischen Gründen wurden die Sportarten aus Sicht des Hochdruckpatienten in günstige, weniger günstige und ungeeignete in Tabelle 16.8 aufgelistet. Spezielle Anmerkungen sind zu 2 Sportarten notwendig:

Schwimmen wird von manchen Autoren für Hochdruckpatienten abgelehnt, da sie eine spezielle „Schwimmerhypertonie" beobachtet haben. Dies wird damit begründet, dass einerseits beim Eintauchen ins Wasser der Blutdruck durch die hydrostatische Überlagerung des Wasserdrucks ansteigt, andererseits kommt es zu einer erhöhten Ausschüttung von Stresshormonen (Katecholaminen). In den Untersuchungen von Rost an hohen Fallzahlen von Leistungssportlern konnte keine größere Hochdruckhäufigkeit bei Schwimmern im Vergleich zu Nichtschwimmern festgestellt werden. Da aber Hochdruckpatienten häufig übergewichtig

sind, ist für sie das Schwimmen oft eine ganz besonders günstige Belastungsform.

Beim **alpinen Skilauf** wird häufig argumentiert, dass Hochdruckpatienten nicht alpin skilaufen dürften und generell größere Höhenlagen meiden müssten. Hier schwingt unbewusst die Vorstellung mit, dass der Blutdruck in der Höhe auch höher sein müsste. Dies trifft keineswegs zu. Die Blutdruckreaktion ist von der Höhenlage unabhängig. Entscheidend für die Gefährdung in der Höhe ist nicht der Hochdruck, sondern die möglicherweise bereits eingetretene Gefäßschädigung. Inwieweit ein Hochdruckpatient alpin skifahren darf und ggf. bis zu welchen Höhen, ist daher nicht von dem Hochdruck abhängig zu machen, sondern von der Frage, inwieweit schon sekundäre Schädigungen, wie z.B. eine KHK, eingetreten sind.

Da beim Hochdruckpatienten auf die Dauer gesehen Gefäßschädigungen zu erwarten sind, muss die Frage der Belastbarkeit von einer **Belastungsuntersuchung** abhängig gemacht werden. Der Hochdruckpatient geht unter körperlicher Belastung ein gewisses, erhöhtes Risiko ein. In den Statistiken der plötzlichen Todesfälle beim Sport sind Hochdruckpatienten überzufällig häufig vertreten. Dies ist i.A. auf eine KHK zurückzuführen, die sich durch einen jahrelangen Hochdruck entwickelt hat. Zur Entdeckung ist daher ein Belastungs-EKG notwendig (s. Kap. 3). Gleichzeitig ist aber speziell beim Hochdruckpatienten auch die Blutdruckreaktion unter Belastung zu beachten. Bei vielen Hochdruckpatienten steigt der Blutdruck nicht einfach parallel gegenüber dem Normalverhalten, sondern nach oben verschoben überschießend im Sinn eines **Belastungshochdrucks**. Dann entsteht naturgemäß eine erhöhte Gefährdung, wenn Gefäßveränderungen vorhanden sind. In solchen Fällen wird man aus Sicht des Belastungshochdrucks die Notwendigkeit einer medikamentösen Behandlung erneut überdenken.

Tab. 16.8: Eignung verschiedener Sportarten für Hochdruckpatienten: Bei Anwendung der Tabelle sind der Schweregrad und die medikamentöse Einstellung des Hochdrucks zu berücksichtigen. So können beispielsweise Jugendliche mit labilem Hockdruck durchaus auch Sportarten ausführen, die unter „ungeeignet" stehen, man würde solche Sportarten nur nicht aus therapeutischen Gründen empfehlen.

Eignung	Sportarten
Gut geeignet	• Ausdauersportarten mit geringem Krafteinsatz (Skilanglauf, Laufen, Nordic Walking, Radfahren und andere) • Mannschaftsspiel mit vergleichsweise geringer körperlicher Belastung (Volleyball [eventuell in modifizierter Form], Prellball und andere)
Bedingt geeignet, je nach Schwere der Erkrankung und sportlicher Vorerfahrung	• Einzelspiel mit geringer bis mittlerer Belastung (Tischtennis, Tennis und andere) • Mannschaftsspiel mit mittleren Belastungen (Fußball, Handball und andere) • Schwimmen • Wanderrudern • Sauna (ohne Sprung ins kalte Wasser)
Ungeeignet	• Einzelsportarten mit hohen Belastungen (Leichtathletik) • Einzelspiele mit hoher Belastung (Badminton, Squash und andere) • Mannschaftsspiel mit hoher Belastung (Eishockey, Basketball und andere) • Kraftsportarten (Gewichtheben, Diskuswerfen, Bodybuilding und andere) • Kampfsportarten (Boxen, Fechten und andere) • Sportkegeln

Merksätze

◢ Arterielle Hypertonie ist ein wichtiger Risikofaktor zur Entstehung der Arteriosklerose. Allgemeine und lebensstilverändernde Maßnahmen spielen eine wichtige Rolle in der Senkung der erhöhten Werte.

◢ Körperliche Aktivität kann durch verschiedene Mechanismen stark dazu beitragen. Welche Sportart allerdings für welchen Patienten geeignet ist, sollte in Abhängigkeit der Neigungen und möglicher Begleit- und Folge-Erkrankungen empfohlen werden.

◢ Eine Belastungsuntersuchung sollte zur Risikoabschätzung und Beurteilung einer medikamentösen Blutdrucktherapie durchgeführt werden.

Fettstoffwechselstörungen

Definitionen. Unter einer Fettstoffwechselstörung (**Hypercholesterinämie**) versteht man eine zu hohe Konzentration der Fette im Blutplasma (**Hyperlipoproteinämie**) oder auch deren fehlerhafte Zusammensetzung (**Dyslipoproteinämie**). Meist ist beides miteinander kombiniert. Störungen im Fettstoffwechsel sind ein sehr häufiger Risikofaktor. Sie finden sich je nach Definition in unserer Gesellschaft bei mindestens jedem 3. Erwachsenen. Legt man einen Grenzwert von 200 mg% Gesamtcholesterin zugrunde, sind es sogar etwa $2/3$ aller Erwachsenen.

Bei der Entstehung der Fettstoffwechselstörungen spielen auf der einen Seite Erbfaktoren, auf der anderen Seite Fehlernährung und Bewegungsmangel, aber auch andere Erkrankungen eine Rolle.

Bei Patienten mit **schwerer familiärer Hypercholesterinämie**, bei denen angeboren sehr hohe Cholesterinwerte im Blut von bis zu 500 mg% beobachtet werden, steht die genetische Komponente im Vordergrund. Diese Patienten sind nicht in der Lage, Cholesterin entsprechend abzubauen, bzw. sie produzieren zu viel Cholesterin. Selbst bei völlig cholesterinfreier Ernährung stellt ihr

Organismus aus Kohlenhydraten mehr Cholesterin her, als er abbauen kann. Solche schweren familiären Formen führen häufig schon in jungen Jahren zu Herz-Kreislauf-Erkrankungen.

Andererseits finden sich auch Menschen, deren Fettstoffwechsel so leistungsfähig ist, dass sie praktisch alles essen können, ohne dass die Blutfette ansteigen. Hierzu gehören stark Übergewichtige mit normalen Blutfettkonzentrationen. Zwischen diesen beiden Extremen liegt die Mehrzahl derjenigen, die für Fettstoffwechselstörungen prädisponiert sind, die allerdings nur bei Fehlernährung zum Tragen kommen. Zu diesem Bereich gehört der größte Teil der Fettstoffwechselstörungen.

Die Fettstoffwechselstörung ist somit im Wesentlichen ein Ernährungsproblem. Der wichtigste Fehler besteht in einer **zu kalorien- und zu fettreichen Ernährung**. Besonders hoch ist der Cholesterinanteil in tierischen Fetten. Pflanzenfette und manche Fischarten sind dagegen reich an hoch ungesättigten Fetten, die einen Schutzfaktor gegenüber der Arteriosklerose-Entstehung darstellen. Ein wichtiger Ernährungsfehler ist die Aufnahme zu großer Alkoholmengen. **Alkohol** ist allerdings differenziert zu betrachten, da für mäßigen Alkoholgenuss ein positiver Einfluss im Sinn einer Erhöhung der HDL-Konzentration diskutiert wird (s. Kap. 5). Neben der Ernährung spielen noch eine Reihe weiterer begünstigender Faktoren, wie z.B. das **Geschlecht**, eine Rolle. Frauen weisen höhere HDL-Werte auf als Männer. **Rauchen** erniedrigt die HDL-Konzentration. Auch **Stress** wurde als Risikofaktor für Fettstoffwechselstörungen angeschuldigt; dies ist jedoch schwer zu beweisen. Der unter der Ausschüttung von Stresshormonen (Adrenalin, Noradrenalin) zu beobachtende Anstieg der Blutfette stellt nur ein kurzfristiges Phänomen dar. Er kann nicht als generelle Fettstoffwechselstörung angesehen werden, die von einer dauernden Erhöhung der Blutfette charakterisiert ist. Stress kann allerdings indirekt die Fette erhöhen, wenn er mit Fehlernährung bewältigt wird. Auch **Bewegungsmangel** kann bei einer bestehenden Neigung zu Fettstoffwechselstörungen deren Manifestierung begünstigen: Bewegungsmangel wirkt sich negativ auf den Abbau der Fette und auf die Höhe des HDL-Werts aus (s. Kap. 5). Umgekehrt stellt Bewegung einen Schutzfaktor dar.

Neben den bisher erwähnten Faktoren sind eine Reihe **primärer Erkrankungen** zu nennen, die häufig mit einer Störung der Blutfettzusammensetzung verbunden sind. Ganz besonders gilt dies für **Diabetes mellitus**. Durch die Störung der Energiebereitstellung aus Kohlenhydraten werden vermehrt Fette mobilisiert, deren Konzentration daher im Serum ansteigt. Erhöhte Blutfettwerte finden sich typischerweise auch bei der **Schilddrüsenunterfunktion**. Durch die zu geringe Menge an verfügbarem Schilddrüsenhormon (Thyroxin) sinken die Stoffwechselaktivität allgemein und damit auch die Abbaurate für Cholesterin.

Da Fehlernährung die Entstehung von **Übergewicht** begünstigt, das wiederum zur Entstehung des Hochdrucks beitragen kann, sind somit die Risikofaktoren Hochdruck, Diabetes mellitus und Fettstoffwechselstörungen häufig miteinander kombiniert. Hierauf wird besonders im Zusammenhang mit dem **metabolischen Syndrom** in Abschnitt 16.3 eingegangen.

Merksätze

⊿ Fettstoffwechselstörungen sind durch eine Erhöhung und/oder ungünstige Zusammensetzung der Blutfette gekennzeichnet. Sie stellen einen weit verbreiteten atherosklerotischen Risikofaktor dar.

⊿ Neben einer genetischen Disposition spielen Fehlernährung und Bewegungsmangel in der Entstehung einer Fettstoffwechselstörung eine wesentliche Rolle.

◢ Häufig können auch andere Erkrankungen, z.B. Diabetes mellitus oder Schilddrüsenerkrankungen, die Blutfette ungünstig beeinflussen.

Zusammensetzung der Blutfette. Fette sind ihren zahlreichen Aufgaben entsprechend chemisch sehr unterschiedlich strukturiert. Die für die ernährungsabhängigen Erkrankungen und die Energiebereitstellung wichtigsten Fette sind das Cholesterin bzw. die Neutralfette (Triglyzeride). Die entsprechenden Formeln sind in Abbildung 16.9 dargestellt.

Triglyzeride stellen im Wesentlichen reine Energiespeicher dar. Eine Komponente ist das Glyzerin, ein dreiwertiger Alkohol. Dies bedeutet, dass er aus 3 Kohlenstoffatomen aufgebaut ist, die jeweils eine OH-Gruppe enthalten. An jede dieser OH-Gruppen kann eine **freie Fettsäure** (FFS) gebunden werden. Hierdurch wird die Fettsäure neutralisiert. Diese Verhältnisse erklären die Namensgebung **Neutralfette** bzw. Triglyzeride. Die Verbindung zwischen Fettsäure und Alkohol wird als Ester bezeichnet. Bei den Fettsäuren handelt es sich um sehr lange Ketten, bestehend aus 18–26 Kohlenstoffatomen. Bei Bedarf werden diese Fettsäuren aus den Neutralfetten zur Energiebereitung abgespalten. Sie erscheinen dann als freie Fettsäuren im Serum und gelangen zur arbeitenden Muskulatur. Dort werden von diesen Ketten Zweiereinheiten abgespalten und als aktivierte Essigsäure in den Zitronensäurezyklus eingeschleust (s. Abschn. 2.2).

Gesättigte und ungesättigte Fettsäuren: Im Prinzip besitzt jedes Kohlenstoffatom 4 Bindungsmöglichkeiten. Davon werden 2 durch die Einbindung in die Fette besetzt. Es bleiben somit noch 2 weitere, die durch Wasserstoffatome abgesättigt werden. Gelegentlich fehlen an manchen Kohlenstoffatomen solche Wasserstoffatome; 2 benachbarte Kohlenstoffatome gehen eine **Doppelbin-**dung ein. Sind eine oder mehrere solcher Doppelbindungen in einer Fettsäure vorhanden, spricht man von ungesättigten oder von hoch ungesättigten Fettsäuren. Da im biochemischen Bereich Doppelbindungen mit der Endung „-en" bezeichnet werden, wird auch die Bezeichnung **Monoen-** (eine Doppelbindung) **bzw. Polyensäuren** (mehrere Doppelbindungen) benutzt.

Die wichtigsten Beispiele für die gesättigten Fettsäuren sind die Palmin- und die Stearinsäuren. Kokosfett enthält praktisch nur gesättigte Fettsäuren. Dies zeigt, dass keineswegs alle Pflanzenfette „gesund" sind.

Ein wichtiges Beispiel für eine einfach ungesättigte Fettsäure ist die Ölsäure bzw. Oleinsäure. Sie ist Bestandteil v.a. des Olivenöls. Weiterhin gilt v.a. das Rapsöl heute als empfehlenswert wegen des hohen Anteils an einfach ungesättigten Fettsäuren.

Während diesen früher kein so hoher gesundheitlicher Wert zugebilligt wurde, stehen diese inzwischen ganz im Vordergrund des Interesses. Der hohe Anteil des Olivenöls an der Ernährung in den Mittelmeerländern wird als wichtiger Grund für die geringere Häufigkeit des Herzinfarkts angesehen, die dort zu beobachten ist. Die **hoch ungesättigten Fettsäuren** können vom Organismus selbst nicht aufgebaut werden. Man hat sie daher auch als Vitamin F bezeichnet, ein nicht ganz richtiger Ausdruck, da Vitamine dadurch gekennzeichnet sind, dass sie nur in Spuren aufgenommen werden und kalorisch keine größere Bedeutung haben. Den ungesättigten Fettsäuren kommt die Bedeutung eines **Schutzfaktors** gegenüber der Arteriosklerose zu. Als wichtigste Beispiele sind die Linol- bzw. Linolensäure zu nennen, die in Pflanzenfetten wie Sonnenblumenöl, Distelöl etc. vorkommen. Als besonders günstig wird eine hoch ungesättigte Fettsäure betrachtet, die sich in Fischöl findet, **Eikosapentaensäure als Omega-3-Fettsäure.** Obwohl diese auch unter dem Namen Lachsöl verkauft wird, findet sie sich vorzugsweise in

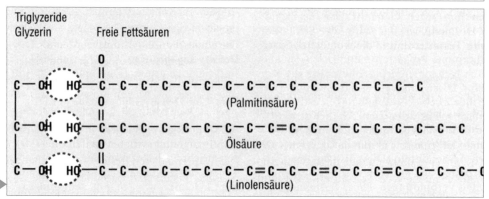

Abb. 16.9a–c: Wichtigste Blutfette, die bei Fettstoffwechselstörungen eine Rolle spielen: **a)** Das Cholesterinmolekül stellt eine Art flache Scheibe dar, bestehend aus mehreren Ringsystemen. Dies unterstreicht
seine Bedeutung als Strukturfett vor allem für die Zellwand. Das Ringsystem ist fettlöslich, die angehängte
Kette wasserlöslich. Aufgrund dieser Ambivalenz eignet sich das Cholesterin ebenfalls für seinen Einbau in
die Zellwände und die dort anfallenden Vermittlungsaufgaben. **b)** Die Triglyzeride sind dagegen vor allem
Reservesubstanz. Sie entstehen aus der Verbindung eines dreiwertigen Alkohols (Glyzerin) mit freien Fettsäuren. Beispielhaft ist je eine wichtige gesättigte (Palmitinsäure), einfach (Ölsäure) und mehrfach ungesättigte (Linolensäure) Fettsäure aufgeführt. **c)** Die Lipide kommen in der Blutbahn komplex mit Eiweißen
verbunden als Lipoproteine vor. Die Zusammensetzung der wichtigsten Lipoproteine ist dargestellt.

den billigeren Makrelen u.a. Kaltwasserseefischen, z.B. Hering. Daher werden heute 2 Fischmahlzeiten pro Wo. als sehr gesund angesehen.

Cholesterin: Im Gegensatz zu den Neutralfetten ist das Cholesterin für die Energiebereitstellung nicht wirklich von Bedeutung. Es stellt ein Strukturfett dar. Der Blick auf die Formel in Abbildung 16.9 zeigt, dass es sich um ein kompliziertes Ringsystem handelt, das im Prinzip einer flachen Scheibe entspricht. Dies weist auf die Funktion des Cholesterins hin, das v.a. im Aufbau der Zellwände eine wichtige Rolle spielt. Cholesterin ist also keineswegs nur negativ zu betrachten. Bei Cholesterinmangel können Krankheitserscheinungen auftreten. Angesichts unserer Ernährungsgewohnheiten ist aber naturgemäß nicht der Mangel an Cholesterin, sondern neben einer erhöhten Zufuhr an freien Fettsäuren die Hypercholesterinämie das entscheidende gesundheitliche Problem. Ist der Anteil an Cholesterin im Blut zu hoch, wird es vermehrt in der Gefäßwand abgelagert und trägt zur Arteriosklerose-Entstehung bei.

Die Grundstruktur des Cholesterins wird als **Steroidgerüst** bezeichnet. Es findet sich in der Natur in zahlreichen sehr wichtigen Substanzen. Genannt seien insbesondere Hormone wie das männliche Sexualhormon Testosteron und die weiblichen Sexualhormone Progesteron und Östrogen, aber auch Nebennierenrindenhormone wie Cortison. Diese Analogie könnte ein Faktor für die Geschlechtsabhängigkeit arteriosklerotischer Erkrankungen sein. Ähnlich strukturierte Substanzen finden sich auch im Bereich der Vitamine (Vitamin D), bei wichtigen Arzneimitteln (Digitalis), bei den Gallensäuren u.a. wichtigen biochemischen Verbindungen. Diese Beziehungen unterstreichen die biologische Wertigkeit des Cholesterins.

Lipoproteine: Fette sind nicht in Wasser löslich. Damit sie trotzdem in der Blutbahn transportiert werden können, verbinden sich Cholesterin und Neutralfette mit Eiweißen zu Eiweißfettkomplexen, den Lipoproteinen. Diese werden nach Molekülgröße bzw. spezifischem Gewicht (Dichte) eingeteilt. Größe und spezifisches Gewicht verhalten sich umgekehrt proportional, d.h. die größten Moleküle weisen die niedrigste Dichte auf und umgekehrt. Für die einzelnen Klassen werden im Folgenden in Klammern die Durchmesser in Nanometer (nm) bzw. das spezifische Gewicht in g/ml angegeben.

Die kleinsten Lipoproteine mit der höchsten Dichte (Durchmesser 7,5–10 nm, spezifisches Gewicht 1,063–1,2) werden als **High Density Lipoproteine** (HDL) bezeichnet. Ihre biologische Funktion ist v.a. der Abtransport des Cholesterins aus den Zellen zur Leber. Nach dem spezifischen Gewicht werden inzwischen Unterklassen eingeteilt, von denen v.a. dem HDL_2 (spezifisches Gewicht 1,063–1,125) besondere Bedeutung als Schutzfaktor gegenüber der Arteriosklerose zugebilligt wird, weniger dem HDL_3 (1,125–1,21).

Lipoproteine geringerer Dichte (1,006–1,063) mit einem größeren Durchmesser (20–22 nm) werden als **Low Density Lipoproteine** (LDL) bezeichnet, sind sie noch größer (Durchmesser 30–80 nm) und weniger dicht (0,95–1,006) als **Very Low Density Lipoproteine** (VLDL). LDL und VLDL werden v.a. in den Gefäßwandzellen angelagert und in die Gefäßwand aufgenommen. Sie stellen allesamt, besonders aber die sehr kleinen LDL-Partikel daher den eigentlichen Risikofaktor dar.

Ein weiteres Lipoprotein ist das Lipoprotein(a). Werte > 30 mg/dl gelten als eigenständiger Risikofaktor. Die Lipoprotein(a)-Spiegel sind weitgehend genetisch festgelegt und sind durch Ernährungs- und Bewegungsfaktoren nicht beeinflussbar. Sie sind von medizinischem Interesse insbesondere bei gleichzeitig erhöhtem LDL-Cholesterin. Daher sollte LDL bei erhöhten Lipoprotein-(a)-Werten stärker gesenkt werden.

Als letzte Klasse seien schließlich noch die **Chylomikronen** genannt, sehr große Lipoproteine (Durchmesser 80–1000 nm) mit sehr geringer Dichte, die v.a. die Transportform des Fetts nach seiner Resorption aus dem Darm bilden.

Merksätze

◢ Die Blutlipide setzen sich wie folgt zusammen:
  - Cholesterin
  - Triglyzeride
  - Phospholipide
  - Lipoproteine (HDL/LDL)
  - Lipoprotein(a)

Die Lipoproteine stellen Fetteiweißkomplexe dar, die sich durch unterschiedliche Dichteklassen differenzieren. Lipoproteine mit hoher Dichte, wie das HDL, stellen einen Schutzfaktor gegenüber atherosklerotischen Ablagerungen dar, Lipoproteine mit geringer Dichte, wie das LDL, wirken dagegen besonders atherogen.

Diagnose. Das Vorliegen eines abnormen Spektrums der Serumfettwerte kann nur durch eine Blutserumuntersuchung festgestellt werden. Durch die äußere Untersuchung lässt sich dies zwar vermuten, aber nicht beweisen. Fettstoffwechselstörungen werden durch Fehlernährung begünstigt, sie finden sich daher häufiger bei Übergewichtigen. Andererseits können Übergewichtige völlig normale Blutfettwerte aufweisen oder sich bei schlanken Menschen schwere familiäre Fettstoffwechselstörungen finden. Gelegentlich können Fettablagerungen in der Haut, oft in Form gelber Flecken im Bereich der Augen (Xanthelasmen), ein Hinweis sein; sie sind dies aber ebenso wenig zwangsläufig wie die gelegentlich in der Haut zu findenden Fettgeschwülste (Lipome). Nach dem 30. Lebensjahr sollte daher jeder Mensch seine Serumfettwerte überprüfen lassen, ganz besonders, wenn entsprechende Hinweise auf ein erhöhtes Risiko, wie z.B. gehäufte Herz-Kreislauf-Erkrankungen in der

Verwandtschaft, vorliegen. Eine mögliche Klassifikation ist in Tabelle 16.9 zu finden.

Normalwerte. Die Obergrenze für die **Triglyzeridkonzentration** wird mit 200 mg% angegeben. Allerdings ist der Stellenwert der Triglyzeride als eigenständiger Risikofaktor umstritten. Ganz besondere Bedeutung kommt jedoch der Erhöhung des **Serumcholesterins** zu. Hier wurde früher als Obergrenze i.A. 250 mg% angegeben. In der Diskussion werden, v.a. aus den USA kommend, heute bereits Obergrenzen von 200 mg% genannt. Danach müssten große Anteile der Bevölkerung als nicht mehr gesund angesehen werden. 200 mg% sind danach nicht als „Normwert" anzusehen, sondern als obere anzustrebende „Wunschgrenze". Es scheint, dass für das Cholesterin kein absoluter Grenzwert angegeben werden kann, wie dies etwa für den Blutdruck möglich ist, einen Wert, ab dem das Risiko zunimmt. Das Risiko scheint umso niedriger zu sein, je niedriger der Cholesterinwert ist und umgekehrt. Bei der Festlegung der Grenze, ab der behandelt werden muss, sollte in der Primärprävention, also bei Personen ohne kardiovaskulären Risikofaktor, ein Wert von 250 mg% nicht überschritten werden. Anders ist dies, wenn kardiovaskuläre Risikofaktoren vorliegen. Wenn gleichzeitig geraucht wird und ein Bluthochdruck vorliegt, sollten 200 mg% nicht überschritten werden. Bei Vorliegen einer KHK sollte der Wert sogar unter 180 mg% liegen.

Eher noch wichtiger als der absolute Wert hat sich die Verteilung des Cholesterins auf den **HDL-** bzw. **LDL/VLDL-Anteil** erwiesen. Die normale Menge an Cholesterin, die sich in dem HDL findet (HDL-Cholesterin), liegt bei 40 mg%. Frauen weisen dabei höhere Werte auf als Männer. Trotzdem werden diese Werte inzwischen nicht mehr unterschieden. Werte unterhalb 40 mg% müssen als eigenständiger Risikofaktor angesehen werden, selbst dann, wenn der absolute Cholesterin-

Tab. 16.9: Diagnostik und Einteilung primärer Hyper- und Dyslipoproteinämien (Auswahl)

Bezeichnung	Vermehrte Fraktion	KHK-Risiko	Pankrea-sitisrisiko	Häufigkeit	Gendefekt
Polygene Hypercholes-terinämie	LDL-Chol – 250–400 mg/dl	↑↑	Normal	Sehr häufig	Polygen
Familiäre Hypercholes-terinämie (FH)	LDL; LDL-C heterozygot 220–650 mg/dl homozygot 500–1000 mg/dl	↑↑↑	↑	Heterozygot 1:500 Homozygot 1:10	LDL-Rezeptor
Familiäres defektes Apo B-100 (FDB)	LDL; Cholesterinerhöhung geringer als bei FH, korreliert mit Art der Mutation	↑↑	↑	Heterozygot 1:750	Apo E-100
Familiäre Dysbetalipo-proteinämie (Hyperto-nie Typ III)	Chylomikronen und VLDL-Remnants „broad-β"-Fraktion in der Lipidelektrophorese	↑↑	↑	1:5000	Apo E (E-2-Homozygolie)
Familiäre Hypertrigly-zeridämie	Chylomikronen und VLDL: TG ~ 200–500 mg/dl	Normal	↑	1:500	Unbekannt
Lipoproteinlipase-Defizienz Apolipoprotein C-2-Defizienz	Chylomikronen (VLDL) TG >> 1000 mg/dl	Normal	↑↑↑	1:10	LpL Apo C2
Familiäre kombinierte Hyperlipoproteinämie	VLDL und LDL: LDL-C mäßig erhöht bis 220 mg/dl. TG ~ 180–300 mg/dl	↑↑	Normal	1:300	unbekannt
Hepatischer Lipase-mangel	VLDL-Remnants: TG deutlich, Chol mäßig erhöht	↑	↑↑	< 1:10	HTGL

Isolierte HDL-Erniedrigung

HDL-C < 40 mg/dl ist ein unabhängiger Risikofaktor für eine KHK. HDL-Verminderungen treten sekundär im Rahmen eines metabolischen Syndroms oder einer durch andere Ursachen bedingten Hyperlipopro-teinämie auf. Extreme Verminderungen (HDL-C < 10 mg/dl) sind meist Ausdruck einer genetisch beding-ten Hypo- oder Analphaproteinämie. Primäre HDL-Mangelsyndrome können molekulargenetsich diag-nostiziert werden.

Bezeichnung	Zugrunde liegender Gendefekt
Lecithin-Cholesterin-Acyltransferase-Defizienz (Fish-Eye-Disease)	LCAT
Apolipoprotein-A-1-Defizienz	Apo A1
Analphalipoproteinämie (Tangier-Krankheit)	ABCA1

* Für die grau hinterlegten Defekte ist eine molekulargenetische Diagnostik etabliert [Material: EDTA-Blut]

wert im Normbereich liegt. Bei Vorliegen ei-nes manifesten metabolischen Syndroms wird der Grenzbereich sogar bei 50 mg% an-gegeben. Der LDL-Wert sollte in der Primär-prävention unter 160 mg% liegen, bei Vorlie-gen eines oder mehrerer kardiovaskulärer Ri-sikofaktoren nur noch bei 130 mg% und bei bekannter KHK unter 100 mg%.

Wesentlich sind dabei auch die Bezie-hungen dieser Werte untereinander. Besonders günstig ist ein hoher HDL/LDL- bzw. HDL/Gesamtcholesterinquotient.

Eine weit verbreitete **Klassifikation der Fettstoffwechselstörungen** orientiert sich lediglich an den Triglyzeriden und dem Gesamtcholesterin. Es werden 3 Gruppen unterschieden:

◢ Hypertriglyzeridämie (> 180–200 mg/dl)
◢ Hypercholesterinämie (> 200 mg/dl)
◢ Kombinierte Hyperlipidämie (Erhöhung von Triglyzeriden und Cholesterin)

Eine **weitere Einteilung** erfolgte nach den Verhältnissen von Cholesterin, Triglyzeriden und Chylomikronen untereinander. Dieses Einteilungsprinzip nach Fredrickson (1965) geht von 5 verschiedenen Klassen aus, von denen insbesondere der Typ IV (erhöhtes VLDL) bzw. der Typ II A (erhöhtes LDL-Cholesterin) und II (erhöhtes LDL-Cholesterin und erhöhtes VLDL) häufiger vorkommen. Die übrigen Typen sind selten. Insgesamt gesehen hat diese Einteilung heute aber keine große praktische Bedeutung mehr (s. Tab. 16.10).

Merksätze:
◢ Die Diagnose einer Fettstoffwechselstörung erfolgt durch eine Blutabnahme und die Bestimmung von Gesamtcholesterin, Triglyzeriden und Lipoproteinen.
◢ Die Normwerte sind abhängig davon, ob es sich um Personen ohne oder mit kardiovaskulären Risikofaktoren bzw. manifester KHK handelt.

Behandlung. Bei Fettstoffwechselstörungen ergänzen sich Allgemeinmaßnahmen und medikamentöse Therapie wie beim Hochdruck. Den Allgemeinmaßnahmen kommt hier aber ein noch größerer Stellenwert zu. Durch Medikamente lassen sich zwar erhöhte Blutfette senken, d.h. Lipoproteine aus der Blutbahn entfernen, es ist jedoch fraglich, ob dies tatsächlich die Entstehung der Arterio-

sklerose verhindert. Dies wurde bisher nur für wenige Medikamente nachgewiesen. Andererseits liegen Untersuchungen vor, die eine Verminderung der Sterblichkeitsrate zeigen, wenn eine diätetische Normalisierung der Fettwerte erreicht wurde. Das Medikament ist also nur letztes Mittel, wenn sich mit Allgemeinmaßnahmen kein zufriedenstellender Erfolg erreichen lässt. Medikamente sollten im Wesentlichen schweren familiären Fettstoffwechselstörungen bzw. Patienten mit erhöhtem Risiko bzw. bei bekannter KHK mit Fettstoffwechselstörung vorbehalten bleiben.

An **Medikamenten** stehen eine Reihe unterschiedlicher Substanzen zur Verfügung, deren Wirkweise z.T. nur unvollständig verstanden wird. Die am häufigsten eingesetzten sind:

◢ Clofibrat
◢ Cholesterin-Synthese-(CSE-)Hemmer
◢ Colestyramin
◢ Ezetimib
◢ Nikotinsäure bzw. Niacin

Zurzeit spielen potente Substanzklassen die Hauptrolle, die die Synthese von Cholesterin durch Enzymblockaden (CSE-Hemmer bzw. sog. Statine) hemmen. Sie senken ausgeprägt den Serumcholesterinwert. Erfahrungen über den dadurch bedingten antiatherosklerotischen Effekt und Langzeitnebenwirkungen werden nach wie vor gesammelt. Studien, etwa die skandinavische 4S-Studie, zeigten jedoch für den Bereich der Sekundärprävention, also bei Patienten nach bereits durchgemachtem Herzinfarkt, eine Senkung der Mortalität, wenn im Fall erhöhter Cholesterinwerte eine Behandlung mit Medikamenten aus dieser Substanzklasse durchgeführt wird. Auch in der Primärprävention konnte dieser Effekt gezeigt werden, aber hier zählen zunächst die Allgemeinmaßnahmen, nicht zuletzt aus Kostengründen, mehr. Als Hintergrund wird insbesondere auch die sog. pleiotrope, d.h. immunmodulierende und entzündungshemmende Wir-

Tab. 16.10: Norm-/Zielwerte

		Ia	Ib	II
TG	mg/dl	< 200	< 200	< 150
	mmol/l	< 2,5	< 2,5	< 1,7
Cholesterin	mg/dl	< 250	< 200	< 180
	mmol/l	< 6,5	< 5,0	< 4,5
LDL	mg/dl	< 160	< 130	< 100
	mmol/l	< 4,0	< 3,5	< 2,5
HDL	mg/dl	> 4,0	> 4,0	> 4,0
	mmol/l	> 1,0	> 1,0	> 1,0
LDL/HDL		< 4	< 3	< 2

Ia Primärprävention der Arteriosklerose
Ib Primärprävention der Arteriosklerose mit kardiovaskulären Risikofaktoren
II Sekundärprävention bei KHK/Arteriosklerose

kung angesehen (s. auch Abschn. 16.2), die Nikotinsäure wiederum führt zu einer deutlicheren Steigerung des HDLs.

Bei den **Allgemeinmaßnahmen** steht die Diät im Vordergrund, die entsprechend den oben angegebenen Risikofaktoren ausgerichtet sein muss:
◢ bei Bedarf kalorienarm
◢ Reich an ungesättigten Fettsäuren
◢ Verzicht bzw. Reduktion tierischer Fette
◢ Einschränkung des Alkoholverbrauchs

Gerade der **Alkohol** wird allerdings kontrovers diskutiert. Alkohol erhöht den HDL-Wert, aber v.a. den HDL_3-Anteil und nicht den eigentlich schutzwirksamen HDL_2-Anteil (s. Abschn. 5.2.2). **Rauchen** wirkt sich negativ auf den HDL-Wert aus, der bei starken Rauchern deutlich gesenkt ist. Rauchen sollte auch schon deshalb unterbleiben, weil hier zu dem Risikofaktor Fettstoffwechselstörung noch ein weiterer potenzierend hinzukommt. Selbstverständlich gehört zu den Allgemeinmaßnahmen auch die konsequente Behandlung sonstiger interner Risikofaktoren wie Hochdruck und Diabetes, die häufig im Rahmen des metabolischen Syndroms gemeinsam mit Fettstoffwechselstörungen vorkommen.

Merksätze
◢ Im Rahmen der Allgemeinmaßnahmen spielen bei Fettstoffwechselstörungen besonders Ernährungsmodifikation und körperliche/sportliche Aktivitäten eine wichtige Rolle.
◢ Eine medikamentöse Einstellung wird i.d.R. nur bei Risikopatienten vorgenommen.

Bewegungstherapie/Sport. Bewegung unterstützt die diätetischen Maßnahmen bei Fettstoffwechselstörungen in besonderer Art und Weise. Diese Erkenntnis wurde erst durch neuere Untersuchungsmethoden möglich: Das Cholesterin als Strukturfett wird durch körperliche Aktivität wenig beeinflusst. Aus diesem Grund waren entsprechende Aussagen vor den Kenntnissen über die Bedeutung der Lipoproteine eher enttäuschend. Zwar wird durch körperliche Aktivität der Cholesterinwert kaum gesenkt, jedoch steigen der HDL-Wert und die Quotienten HDL/LDL sowie HDL/Cholesterin deutlich an. Bei jeder Steigerung der Stoffwechselaktivität werden automatisch auch Fette verbrannt. Aus den Bruchstücken werden dabei die positiven HDL-Moleküle aufgebaut. Einen deutlichen Effekt hat körperliche Aktivität ferner auf die

Senkung der Triglyzeride, ein Befund, der angesichts der vermehrten Nutzung der „Dreifachfette" für die Energiebereitstellung verständlich ist. Körperliche Aktivität hat auch einen Einfluss auf den LDL-Spiegel. Die Senkung ist zwar nur gering, aber besonders Ausdauersport führt zu Veränderungen der qualitativen Zusammensetzung der LDL-Partikelchen. Die besonders atherogenen kleineren LDL-Fraktionen wandeln sich in größere weniger „aggressive" Teilchen. Dies ist auf die Wirkung von Sport auf die entsprechenden Enzyme zurückzuführen.

Aus diesen Überlegungen ergibt sich hinsichtlich der **Form der optimalen Bewegung** die Konsequenz, dass letztlich jede Art von Bewegung für Patienten mit Fettstoffwechselstörungen günstig ist. Die Aussage, dass Fette erst nach 20–30 min Belastung zur Verbrennung herangezogen werden und dass daher nur Ausdauerbelastungen bei Fettstoffwechselstörungen erfolgreich seien, ist falsch. Erst nach der angegebenen Zeit erscheinen Fette aus den Depots in der Blutbahn, dort nachweisbar als freie Fettsäuren. Schon vorher werden aber Fette in der Muskulatur verbrannt, die dort gespeichert sind, da der Kohlenhydrat- und Fettstoffwechsel stets vernetzt abläuft.

Hinsichtlich des **optimalen Umfangs** und der Form der Bewegung wird auf die Befunde von Paffenbarger in Abschnitt 34.2, speziell in der Abbildung 34.1 verwiesen. Danach sollten tgl. optimal 300–400 kcal durch Bewegung „ausgegeben" werden. Die Empfehlungen entsprechen weitgehend denen beim Übergewicht, sind jedoch nicht identisch, da Patienten mit Fettstoffwechselstörungen durchaus schlank und leistungsfähig sein können. Gerade den Letzteren wird man trotz der obigen Überlegungen im besonderen Maß Ausdauerbelastungen empfehlen, da diese zu einer intensiven und kontrollierbaren Fettverbrennung führen, andererseits die Leistungsfähigkeit steigern. Günstig sind für solche Patienten also Laufen, Skilanglaufen, Radfahren, Schwimmen etc. Auch bei Patienten mit Fettstoffwechselstörungen gelten darüber hinaus allgemeine Ziele des Sports, die keineswegs nur die Erhöhung des HDLs bzw. die Senkung der Triglyzeride oder des LDLs im Auge haben. Gymnastik und Spiel verbessern die Allgemeinmotorik sowie die Motivation, zusätzlich zu ihrem positiven Einfluss auf den Fettstoffwechsel.

> **Merksatz**
> ◢ Körperliche Aktivität führt zu einer moderaten Senkung von Cholesterin und LDL, zur deutlichen Senkung der Triglyzeride, zum Anstieg von HDL und zur qualitativen Änderung der LDL-Partikel.

Bei der Durchführung des Sports sollten **mögliche Folge-Erkrankungen**, insbesondere Schädigungen durch eine jahrzehntelang bestehende Cholesterinerhöhung, berücksichtigt werden. Oft ist bei Patienten mit Fettstoffwechselstörungen eine bis dahin unbekannte KHK vorhanden. Auf jeden Fall sollte daher bei Menschen mit erhöhten Blutfetten vor Aufnahme körperlicher Aktivität ein Belastungs-EKG zum Ausschluss bzw. zur Feststellung der Schwere einer KHK durchgeführt werden.

Schließlich ist zu berücksichtigen, dass die Hypercholesterinämie **unter Belastungsbedingungen** nicht nur durch sekundäre Gefäßveränderungen gefährlich werden kann, sondern auch durch einen Einfluss auf die Blutgerinnung.

Zwischen den Blutfetten und dem Gerinnungspotenzial des Bluts bestehen interessante Querverbindungen. Aus diesem Grund wird verständlich, dass es besonders bei sehr hohen ungewohnten Belastungen beim Patienten mit Fettstoffwechselstörungen zu einer Erhöhung der Gerinnbarkeit kommen kann, die dann für plötzliche Zwischenfälle beim Sport verantwortlich gemacht werden muss.

Man sollte dem Patienten mit hohen Cholesterinwerten daher zu einer vernünftigen, dosierten und kontrollierten Ausdauerbelastung raten und ihm andererseits von Extremen wie Marathonlauf ohne entsprechende Vorbereitung und Voruntersuchung abraten.

Aufgrund möglicher Folge-Erkrankungen sollte vor der Aufnahme eines Sportprogramms eine ärztliche Untersuchung, inkl. Belastungs-EKG, erfolgen.

Neben den besonders positiven Effekten eines Ausdauertrainings bietet sich ein vielfältiges Programm, inkl. Spielen und Gymnastik, zur Motivation an.

Diabetes mellitus

Dem Diabetes mellitus wird inzwischen die Bedeutung eines Risikofaktors 1. Ordnung zugebilligt. Allerdings stellt der Diabetes mellitus an sich, also die Störung des Kohlenhydratwechsels, nicht den Risikofaktor dar, sondern die sekundäre Folge einer vermehrten Nutzung des Fettstoffwechsels, die zu einer Erhöhung der Serumfettwerte führt. Bei einer guten Bilanzierung des Zuckerhaushalts durch eine ausreichende Therapie lassen sich Herz-Kreislauf-Komplikationen weitgehend verhindern. Derzeit werden in Deutschland 4–5 Mio. Menschen wegen Diabetes mellitus behandelt:

- ◢ 5% davon wegen Diabetes mellitus Typ 1, der juvenilen Form
- ◢ 95% davon wegen Diabetes mellitus Typ 2, des „Alterszuckers"

Allerdings wird bei nochmals der gleichen Zahl von Personen angenommen, dass sie erkrankt sind, ohne es zu wissen. Gemessen an der Häufigkeit der Fettstoffwechselstörungen und des Hochdrucks ist diese Zahl aber noch verhältnismäßig gering.

Im Wesentlichen wird hier der Diabetes Typ 2 besprochen, da er als Risikofaktor hier eine zentrale Rolle spielt. Der Typ 1 wird in Abschnitt 29.7.5 dargestellt. Beiden Typen weisen einen Mangel an Insulin auf; dieser ist aber beim **Diabetes Typ 2** nur relativ. Die absolute Insulinmenge ist zumindest in den Anfangsstadien beim Typ 2 i.A. sogar erhöht.

Der Grundmechanismus besteht in einem Verlust der Fähigkeit der Zellen, speziell der Muskelfaserzellen, auf das Insulin zu reagieren, einer sog. **Insulinresistenz**. Dies führt zu einer verstärkten Ausschüttung von Insulin aus der Bauchspeicheldrüse, die Folge ist eine **Hyperinsulinämie**. Diese Mechanismen entsprechen denen des metabolischen Syndroms (s. Abschn. 16.3). Vom manifesten Diabetes Typ 2 spricht man dann, wenn die kompensatorische Insulinausschüttung nicht mehr in der Lage ist, den Blutzucker innerhalb normaler Grenzen, d.h. einen Nüchternblutzuckerwert unter 100 mg/dl zu halten. Die verstärkte Belastung der Bauchspeicheldrüse kann auf die Dauer zu ihrem Versagen führen. Dann kann auch beim Diabetes Typ 2 ein absoluter Insulinmangel vorhanden sein. Bei der Entstehung des Diabetes Typ 2 wurde insbesondere früher auch ein erhöhter Anstieg der den Blutzucker erhöhenden Hormone angenommen, daher wurde auch von einem Gegenregulations-Diabetes gesprochen. Eine Zusammenfassung der Unterschiede zeigt Tabelle 16.11.

Beim **Diabetes Typ 2** sind die wichtigsten Entstehungsfaktoren Anlage und Fehlernährung. Die Anlage zum Diabetes Typ 2 wird vererbt. Hier kommt es offensichtlich zu einer Verminderung der Insulinempfindlichkeit (Insulinresistenz), die man sich in einer Verringerung der Zahl der Insulinrezeptoren auf der Zelloberfläche oder deren Empfindlichkeit vorstellen kann. Wahrscheinlich handelt es sich jedoch um Veränderungen in den Enzymketten, die den Insulinrezeptoren nachgeschaltet sind. Bei einer Neigung zu dieser Erkrankung kann eine Überbelastung des Insulinsystems durch ein zu hohes Energieangebot, also durch eine überkalorische Ernährung, diesen Prozess verstärken,

Tab. 16.11: Unterschiede zwischen dem Typ-1- und dem Typ-2-Diabetes.

	Typ-1	Typ-2
Pathogenese	Insulinmangel	Insulinresistenz
Körperbau der Betroffenen	asthenisch	Eher pyknisch/adipös
Beginn	Oft rasch	Langsam
Bevorzugtes Alter	15.–24. Lebensjahr	> 40. Lebensjahr
Insulinproduzierende B-Zellen	< 10% vermindert	Nur mäßig vermindert
Plasmainsulin	Niedrig bis fehlend	Anfangs erhöht
Autoantikörper	+	–
Stoffwechsellage	Labil	Stabil
Ketose-/Entgleisungsneigung	Stark	Gering
Medikamente	Einsatz nicht möglich	Einsatz gut möglich
Insulintherapie	Erforderlich	Nur bei Erschöpfung der Insulinreserve

ebenso ein zu geringer Energieverbrauch durch Bewegungsmangel. Die Reaktion im Sinn einer Verminderung der Insulinempfindlichkeit entspricht einer biologisch verständlichen Tendenz zu einer Verminderung der Energieaufnahme, die dann allerdings in einen krankhaften Prozess hineinführt. Die Entstehung des Diabetes Typ 2 könnte in den meisten Fällen durch vernünftige Ernährung, Gewichtsnormalisierung und mehr Bewegung verhindert werden. Im gleichen Sinn könnte nach seiner Entstehung der Diabetes Typ 2 oft durch solche Allgemeinmaßnahmen wieder zum Verschwinden gebracht werden. Typischerweise sind die Symptome beim Typ-2-Diabetiker nicht so ausgeprägt

wie beim juvenilen Typ 1. Grundsätzlich können auch sie zwar auftreten, jedoch eher selten in der gleichen Intensität. Verdacht sollte bei Müdigkeit, Muskelschwäche, erhöhter Infektanfälligkeit und Kribben in de Füßen (= Parästhesien) geschöpft werden. Die Diagnose erfolgt dann anhand der Laboruntersuchung; die typischen Laborparameter zeigt Tabelle 16.12.

Merksatz

◢ Frühsymptome des Diabetes sind Müdigkeit, Muskelschwäche, ggf. starker Durst, Gewichtsabnahme, Abwehrschwäche gegenüber Infektionen.

Tab. 16.12: Gemessene Laborparameter bei Verdacht auf einen Diabetes mellitus. Wenn der Nüchternblutzucker im Plasma über 126 mg% bzw. kapillar über 110 mg% liegt, spricht man von einem Diabetes mellitus. Liegen die Nüchternwerte aber im Normbereich, kann ein sogenannter oraler Glukosetoleranztest (OGTT) durchgeführt werden: Die Patienten bekommen 75 g Glukoselösung auf nüchternen Magen zu trinken, vorher und nachher wird der Blutzucker bestimmt. In einem Bereich zwischen 140 und 200 mg% ist der Körper nicht in der Lage, die Kohlenhydrate normal zu verwerten (= gestörte Glukosetoleranz), darüber liegt ein Diabetes mellitus vor.

Stadium	Nüchtern-BZ (8 h ohne Nahrung)	Gelegenheits-BZ	OGTT
Diabetes mellitus	≥ 126 mg/dl	200 mg/dl (und Symptome)	2-h-Wert > 200 mg/dl
Gestörte Glukosetoleranz	≥ 110 < 126 mg/dl		Pathologische Glukosetoleranz 2-h-Wert ≥ 140 < 200 mg/dl
Normal	< 110 mg/dl		2-h-Wert < 140 mg/dl

Zu sämtlichen Komplikationen s. auch Abschnitt 29.7.5. Sie müssen aber insbesondere beim älteren Typ-2-Diabetiker berücksichtigt werden. So kann Bewegung durch Nervenstörungen, die sich im Bereich der Beine in Muskelschwäche und Empfindungsstörungen zeigen (diabetische Polyneuropathie), eingeschränkt werden. Ggf. können Veränderungen der Augenhintergrundgefäße durch Druckbelastungen verschlechtert werden und im schlimmsten Fall zur Erblindung führen.

Allgemeine Aspekte der Therapie. Während beim Typ-1-Diabetiker in jedem Fall die Gabe von Insulin indiziert ist, kann – je nach Ausmaß – beim Typ 2 eine Besserung durch lebensstiländernde Maßnahmen erreicht werden. Im Zentrum stehen die ausgewogene Ernährung und körperliche Aktivität. Da die meisten Typ-2-Diabetiker übergewichtig sind, ist das Ziel, ein Gleichgewicht zwischen Energieaufnahme und -verbrauch wiederherzustellen und ggf. das Gewicht zu reduzieren. Wichtig ist die Änderung der Körperkomposition hin zu einer Steigerung der fettfreien Muskelmasse und einer Abnahme der Fettmasse, insbesondere viszeral. Gelingt dies nicht, kommen beim älteren Typ-2-Diabetiker orale Antidiabetika infrage. Hierfür stehen verschiedene Substanzen zur Verfügung. In der Bundesrepublik Deutschland ist derzeit das häufigste eingesetzte Mittel Metformin, da es als einziges Medikament die Prognose verbessert. Es hemmt u.a. die Glukosebildung in der Leber und fördert die Glukoseaufnahme in dem Muskel. Weitere Präparate sind Acarbose oder Sulfonylharnstoffe. Letztere sind chemisch mit den Sulfonamiden verwandt, bewirken, dass das in den Inselzellen vorhandene Insulin besser freigesetzt wird und die Rezeptoren wieder empfindlicher (Insulinsentisizer) werden. Glitazone z.B. sind solche selektive und potente Agonisten am nukleären PPARγ (peroxisomal proliferator activated receptor gamma). Sie verbessern die Blutzuckerkontrolle durch eine Verbesserung der Insulinsensitivität in dem Fettgewebe, der Skelettmuskulatur und der Leber. PPARγ ist ein Zellrezeptor, der eine wichtige regulierende Rolle im Kohlenhydrat- und Fettstoffwechsel spielt. Neu hinzugekommen sind weitere Gruppen, die sog. Gliptine und Inkretinmimetika, welche die zuckersenkende Wirkung körpereigener Faktoren imitieren.

Bewegungstherapie. Gerade beim Typ-2-Diabetiker spielt körperliche Aktivität eine essenzielle Rolle. Zum einen natürlich aus therapeutischer Sicht; spätestens aber seit der Diabetes Prevention Study ist die Bedeutung noch mal mehr unterstrichen worden. Dabei konnte gezeigt werden, dass bei 500 Personen mit einer gestörten Glukoseverwertung durch lebensstiländernde Maßnahmen die Manifestation eines Diabetes nach 6 Jahren in 60% verhindert werden konnte [Tuomilehto et al. 2001]. Es kommt zu einer Verbesserung der Körperkomposition, insbesondere einer Zunahme der Muskelmasse und damit zu einer Steigerung der Insulinsensitivität, zur Senkung von Glukosespiegel, Blutdruck und Gewicht und zur Verbesserung des Lipidprofils. Körperliche Aktivität bewirkt eine vermehrte Einlagerung von GLUT4-Transportern (s. auch Glukosetransportproteine) in die Zellmembranen und damit eine Steigerung des Transports von Zucker in die Zelle. Darüber hinaus werden die Störungen der Glykogenspeicherung und Glukoseverbrennung wieder gebessert. Langfristig kann es über eine Senkung des Blutzuckerwerts HbA1c zu einer Verbesserung der Prognose kommen. Als besonders geeignet werden Ausdauersportarten angesehen, die gut steuerbar sind. Sie sollten 4–5 × pro Wo. über etwa 30 min bei mittlerer Intensität (50–60% der VO_2max) durchgeführt werden; allerdings empfiehlt sich der zusätzliche Einsatz eines moderaten Krafttrainings 2–3 × wöchentlich. Auch hier gilt: vorher eine (sport-)medizinische Untersuchung, insbesondere ein Belastungs-EKG sowie die Berücksichtigung und Einstellung potenzieller Folge-Erkrankungen.

Merksatz
◢ Die Vorteile der körperlichen Aktivität bei Diabetikern betreffen:
  – Verbesserte Zuckerverwertung
  – Niedrigere Insulinspiegel und höhere Empfindlichkeit der Insulinrezeptoren (bei regelmäßig aktiven Patienten)
  – Gewichtsregulation
  – Risikoreduktion möglicher Stoffwechselentgleisungen
  – Günstiger Einfluss auf Spätkomplikationen, besonders bei Vorliegen weiterer kardiovaskulärer Risikofaktoren
  – Psychosoziale Stärkung

Die möglichen Risiken werden in Abschnitt 16.3 zusammengefasst. Auch hier gilt es, hypoglykämische Zustände, insbesondere bei insulinpflichtigen Typ-2-Diabetikern zu beachten. Weitere mögliche Risiken können sich insbesondere aus Druckstellen und der Entstehung von Geschwüren (Ulzera) sein. Nicht selten müssen betroffene Gliedmaße infolge der schlechten Wundheilung amputiert werden.

Die Durchführung der körperlichen Aktivität kann im Einzelfall **organisatorisch** sehr unterschiedlich sein, je nach Schwere des Diabetes bzw. der Folge-Erkrankungen, den individuellen Voraussetzungen und den organisatorischen Möglichkeiten. Die Notwendigkeit

Tab. 16.13: Empfehlungen der American Diabetes Association. Nach [Sigal et al. 2006]

- Aerobes Training, z.B. Walking, Schwimmen, Heimtrainer, Tanzen, Tennis etc., 30 min mindestens 5 Tage/Wo.
- Krafttraining: Therabänder, Gewichte etc.
- Flexibilität trainieren: 5–10 min
- Aktiver Alltag

einer sportlichen Betätigung, die v.a. für den Typ-2-Diabetiker gegeben ist und für diesen noch wichtiger ist als für den Koronarpatienten, hat sich allerdings bisher noch keineswegs mit der gleichen Selbstverständlichkeit durchgesetzt wie die Herzgruppen. Hierbei handelt es sich um einen Entwicklungsprozess, bei dem noch viel Informationsarbeit notwendig ist. So gibt es in Nordrhein-Westfalen ca. 110 Gruppen mit insgesamt 2200 Mitgliedern. Deutschlandweit werden allerdings mit diesen Sportgruppen nicht einmal 3% der Patienten erreicht. Die allgemeinen Empfehlungen der Fachgesellschaft wurden in Tabelle 16.13 zusammengestellt. Im Wesentlichen stimmen sie mit denen der Prävention überein. Betont wird allerdings, dass eine körperliche Untersuchung bei Risikopatienten zuvor erfolgen sollte. Darüber hinaus ist stets körperliche Aktivität, Diät und Insulin optimal aufeinander abzustimmen.

Inhaltlich sind für den Diabetiker v.a. Belastungsformen günstig, die einen möglichst großen Stoffwechseleffekt mit sich bringen und möglichst gut steuerbar sind, also v.a. Ausdauerbelastungen.

Wegen der potenziellen Gefährdung durch überhöhte Blutdruckanstiege bei bereits bestehender KHK oder Augenhintergrundveränderungen sind überhöhte Druckanstiege zu meiden, dies betrifft dynamische Belastungen mit hohem Krafteinsatz wie Rudern, stressbetonte Wettkampfsportarten wie Tennis oder Kraftbelastungen wie Bodybuilding. Eine solche Aussage gilt jedoch nur als Grundregel. Ein stabil eingestellter Diabetiker ohne schwerere Gefäßveränderungen darf durchaus auch eine primär weniger geeignete Sportart, wie z.B. Tennis, durchführen. Am günstigsten ist regelmäßige, am besten tägliche Belastung. Soweit dies nicht möglich ist, sollte besonders beim insulinpflichtigen Patienten am Sporttag die Kalorienzufuhr erhöht (beim normal- bis untergewichtigen Diabetiker) bzw. die Insulindosis vermindert werden (beim übergewichtigen

Diabetiker). Im Einzelfall kann der zu erwartende Kalorienbedarf je nach Sportart und Dauer des Trainings nach entsprechenden Tabellen errechnet werden. In der Praxis sind solche Rechnungen aber wenig brauchbar angesichts der unterschiedlichen individuellen Reaktionslagen und des teilweise sehr variablen Ablaufs in einzelnen Sportarten. Man sollte dem Diabetiker daher anraten, seine individuellen Erfahrungen mit dem Sport zu sammeln. Um diese kennen zu lernen, empfiehlt es sich, zu Beginn eines Trainingsprogramms weniger Insulin zu spritzen und die Reaktion durch Überprüfung des Blutzuckers nach Belastung auszutesten.

Nicht selten weisen aber gerade Typ-2-Diabetiker zahlreiche Barrieren gegenüber körperlicher Aktivität auf (s. Tab. 16.14). Korkiakangas et al. (2009) stellten die wichtigsten Gründe „gegen" Bewegung auf der Basis von 13 Untersuchungen und etwa 3500 Patienten mit einem Diabetesrisiko bzw. einem manifesten Erkrankung zusammen. In der Beratung müssen potenzielle Hürden angesprochen und wenn möglich ausgeräumt werden (s. hierzu Kap. 33).

Merksätze
- ◿ Körperliche Aktivität sollte insbesondere beim Typ-2-Diabetiker eine zentrale Rolle in der Therapie spielen.
- ◿ Bei Blutzuckerwerten über 150 mg% sollte kein Sport getrieben werden.
- ◿ Risikopatienten, insbesondere mit kardiovaskuläre Folgeerkrankungen, sollten vorher gründlich untersucht werden, ink. eines Belastungs-EKGs
- ◿ Mögliche Barrieren sollten bedacht und ggf. ausgeräumt werden.

Metabolisches Syndrom
Dem metabolischen Syndrom, auch Wohlstandssyndrom genannt, kommt auch aus Sicht von Bewegungs- und Sporttherapie eine wesentliche Bedeutung zu. Dieses Syndrom liefert die wissenschaftliche Begrün-

dung für das häufige gemeinsame Auftreten der Risikofaktoren:
- ◿ Zentrale Adipositas
- ◿ Fettstoffwechselstörung (speziell erhöhtes Cholesterin, erhöhte Triglyzeride, erniedrigter HDL-Wert)
- ◿ Bluthochdruck
- ◿ Diabetes mellitus Typ 2

Der **gemeinsame Nenner** ist eine erhöhte Konzentration an Insulin im Blut (**Hyperinsulinämie**) bzw. eine Unempfindlichkeit der entsprechenden Insulinrezeptoren (**Insulinresistenz**). Die Hyperinsulinämie bzw. Insulinresistenz drückt sich in der männlichen Fettverteilung aus. Sie kann durch das Verhältnis von Taillen- zu Hüftumfang, aber auch den alleinigen Taillenumfang abgeschätzt werden. Liegt der Wert über 102 cm bei Männern und 88 cm bei Frauen, weist dies auf eine solche Stoffwechselstörung hin.

Die Ursache hierfür zeigt Abbildung 16.10 aus Sicht der Sportmedizin. Das Grundproblem besteht in einer energetischen Dysbalance. Es wird zu viel Energie (Nahrung) aufgenommen und zu wenig ver-

Tab. 16.14: Barrieren gegenüber der Ausübung von körperlicher Aktivität. Modifiziert nach [Korkiakangas et al. 2009]

- Keine Zeit
- Gesundheitliche Probleme
- Bewegung ist uninteressant/unbequem
- Scham
- Stressige Lebenssituation
- Faul
- Keine soziale Unterstützung
- Keine Kenntnisse über Bewegung
- Kein Transport
- Unsichere Gegend
- Religiöse und kulturelle Probleme
- Kosten
- Wetter

braucht (Bewegungsmangel). Die Körperzellen, speziell die Muskelzellen, die bis zu 30–40% der Körpermasse ausmachen, regeln die Aufnahmekapazität für die Energie herunter. Das Hormon, das für die Aufnahme von Glukose und damit Energie in die Zelle verantwortlich ist, ist das Insulin. Die Zellen besitzen an ihren Oberflächen Insulinrezeptoren, deren Zahl und Empfindlichkeit vermindert wird. Man spricht von einer Insulinunempfindlichkeit der Zelle bzw. der Insulinresistenz.

Als Folge dieser geringeren Insulinwirkung steigt der Blutzucker an, dies wiederum führt reaktiv zu einer erhöhten Insulinfreisetzung aus der Bauchspeicheldrüse, um den Blutzucker zu normalisieren. Eine Hyperinsulinämie ist die Konsequenz. Allerdings kann die Bauchspeicheldrüse nur eine gewisse Zeit lang diese Insulinüberproduktion aufrechterhalten. Wenn die Kapazitäten ausgeschöpft sind, stellt sie die Produktion ein.

Die **relative Insulinunempfindlichkeit (Insulinresistenz)** bei erhöhtem Insulinwert ist das typische Vorstadium bzw. die Situa-

tion beim Diabetes Typ 2. Gleichzeitig bedeutet der erhöhte Insulinwert für den Organismus ein Fehlsignal für das Zurverfügungstellen von mehr Energie. Es werden daher vermehrt Fette aus den Depots freigesetzt, die zu einem Anstieg der Blutfette führen. Weiterhin ist bekannt, dass Insulin bei entsprechender genetischer Belastung einen Manifestationsfaktor für eine Bluthochdruckerkrankung darstellt. Insulin wirkt ferner appetitsteigernd und begünstigt damit die Entstehung des Übergewichts. Es kommt somit zu einem **Teufelskreis** („Karussell") und im Ergebnis zur Arteriosklerose. Insulin ist weiterhin ein Wachstumsfaktor, z.B. auch für Herzmuskelfasern; diese hypertrophieren, eine Vorbedingung für die Entstehung der Herzinsuffizienz, wenn sie nicht mehr ausreichend ernährt werden können.

Merksätze

◢ Das metabolische Syndrom setzt sich aus Adipositas, Diabetes mellitus Typ 2, Fettstoffwechselstörung und Bluthochdruck zusammen. Durch die

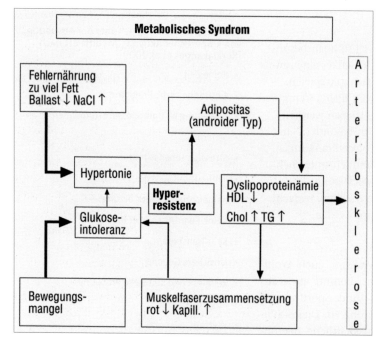

Abb. 16.10: Metabolisches Syndrom als Ergebnis eines „Karussels" der Risikofaktoren, in dem die „Insulinresistenz" die zentrale Achse darstellt.

Metabolisches Syndrom

Fehlernährung
zu viel Fett
Ballast ↓ NaCl ↑

Adipositas
(androider Typ)

Hypertonie

Hyper-resistenz

Dyslipoproteinämie
HDL ↓

Chol ↑ TG ↑

Glukose-intoleranz

Bewegungs-mangel

Muskelfaserzusammensetzung
rot ↓ Kapill. ↑

Arteriosklerose

Addition dieser kardiovaskulären Risikofaktoren potenziert sich das Erkrankungsrisiko immens.

⊿ Im Zentrum steht die reduzierte Empfindlichkeit der Zellen, besonders der Muskelzellen, gegenüber Insulin (Insulinresistenz).

⊿ Die Insulinresistenz unterstützt die Entstehung weiterer Risikofaktoren wie die Fettstoffwechselstörung und Hypertonie.

Für die Betroffenen ist es wegen des Teufelskreises umso wichtiger, neben einer ausreichenden Behandlung der Einzelerkrankung auch entsprechende lebensstilverändernde Maßnahmen einzuhalten. Dazu zählt insbesondere **körperliche Aktivität**. Denn dadurch werden nicht nur die positiven Effekte auf die einzelnen Bestandteile des metabolischen Syndroms genutzt, sondern es werden auch die Körperkomposition, also die Körperzusammensetzung Richtung Muskulatur verbessert und die Insulinempfindlichkeit gesteigert. Allerdings müssen im Rahmen der körperlichen Aktivität auch die möglichen Risiken durch Folge-Erscheinungen (z.B. KHK), aber auch des Bewegungsapparats bedacht werden. Es gelten somit die gleichen Empfehlungen für Diabetiker bzw. Übergewichtige.

Merksatz

⊿ Körperliche Aktivität führt im Rahmen des metabolischen Syndroms zu einer Zunahme der Muskelzellen und kann damit die Insulinresistenz durchbrechen. Allerdings ist eine Bewegungstherapie auf mögliche Folge-Erkrankungen abzustimmen.

Hyperurikämie/Gicht

Traditionellerweise gilt auch die Konzentration der Erhöhung an Harnsäure (acidum uricum) im Blut als Risikofaktor für die Entstehung der Arteriosklerose, obwohl diese Zusammenhänge nur locker sind. In der Praxis ist der Stellenwert des Risikofaktors Hyperurikämie sicher nicht vergleichbar mit bspw. der Hypercholesterinämie.

Harnsäure entsteht als Stoffwechselendprodukt der sog. Kernsäuren (DNS, RNS), die wichtige Bestandteile der Zellkerne bilden und dort für die Übertragung des Erbguts verantwortlich sind. Das Endprodukt der Harnsäure muss über die Niere ausgeschieden werden. Normalerweise beträgt die Konzentration im Blut bis zu 7 mg% für den Mann und 6 mg% für die Frau. Steigt diese Konzentration an, fällt die Harnsäure in Kristallform besonders in den Gelenken aus und führt dann zu den charakteristischen Beschwerden der Gicht, schmerzhafte **Gelenkschwellungen**, die v.a. das Grundgelenk der Großzehe betreffen. Auch in den ableitenden Harnwegen kann Harnsäure ausgefällt werden und dann zur **Nierensteinbildung** führen. Der Mechanismus, durch den die erhöhte Harnsäure zu einer verstärkten Arteriosklerose beiträgt, ist bisher nicht bekannt.

Erhöhungen der Harnsäure kommen sowohl auf der Basis einer angeborenen Stoffwechselstörung als auch von „Ernährungsfehlern" vor, wobei beide Bereiche sich stark überschneiden können. Wer zu erhöhten Harnsäurewerten neigt, sollte v.a. Nahrungsmittel mit vielen Zellkernen meiden. Fleisch enthält viele Zellkerne, ganz besonders aber Drüsengewebe wie Leber und das in Süddeutschland als Bries bezeichnete Thymusgewebe. Zur Erhöhung der Harnsäure trägt weiterhin Alkohol bei. Reicht die Ernährungsumstellung nicht zur Normalisierung der Harnsäure aus, können Medikamente (Allopurinol), die die Harnsäureausscheidung erhöhen, eingesetzt werden.

Wesentliche Beziehungen zur **Bewegungstherapie** ergeben sich nicht. Im Sportbereich kann es wichtig sein, darauf hinzuweisen, dass bei einer Tendenz zu erhöhten Harnsäurewerten durch hohe Flüssigkeitsverluste während des Schwitzens, z.B. beim Marathonlauf, der Entstehung von Nierensteinen Vorschub geleistet werden kann.

> **Merksatz**
> ◢ Gicht ist die Folge erhöhter Harnsäurewerte im Blut. Der Stellenwert als eigenständiger Risikofaktor ist umstritten.

Sonstige interne Risikofaktoren

Hyperfibrinogenämie. Fibrin bzw. Fibrinogen gehört zum Gerinnungssystem. Erhöhte Werte (> 300 mg/dl) sprechen für eine erhöhte Gerinnbarkeit. Bei schon vorgeschädigtem Gefäßsystem unterstützt dies die Entstehung von Gerinnseln.

Körperliche Aktivität scheint einen positiven Effekt auf das Gerinnungssystem und auch das Fibrinogen zu haben.

Hyperhomozysteinämie. Homozystein ist eine Aminosäure, die vom Körper selbst hergestellt werden kann. Genetisch prädisponierte Personen besitzen sehr viel Homozystein im Blut. Sind beide Gene betroffen, treten bereits im Kindesalter arteriosklerotische Veränderungen u.a. Herzinfarkte auf.

Dies liegt daran, dass mit einem erhöhten Homozysteinspiegel sowohl die Thrombozytenaggregation gefördert werden, aber auch Endothelschädigungen stattfinden.

Vielfach liegt aber nur ein krankes Gen vor. Auch diese Personen scheinen infarktgefährdet zu sein, aber erst in späterem Alter. Der Stellenwert als Risikofaktor wird derzeit noch unterschiedlich diskutiert. Folsäure sowie Vitamin B6 und B12, die oral eingenommen werden können, senken erhöhte Homozysteinspiegel. Darüber hinaus scheint der Folsäure noch ein günstiger Effekt auf das Endothel zuzukommen.

Inwiefern körperliche Aktivität einen direkten Einfluss auf Homozystein hat, kann derzeit noch nicht abschließend gesagt werden.

16.2.7 Risikoindikatoren

Risikoindikatoren weisen auf eine größere Arteriosklerosebereitschaft hin. Im Gegensatz zu den Risikofaktoren stehen sie statistisch nicht in Zusammenhang mit der Entstehung der Arteriosklerose.

Stress

In der Öffentlichkeit wird Stress weitgehend als entscheidender Faktor angesehen, in der medizinischen Diskussion spielt er nur eine untergeordnete Rolle. Zunächst muss darauf hingewiesen werden, dass der Begriff Stress landläufig anders benutzt wird, als dies seiner primären **Definition** entspricht. Ursprünglich wurde Stress als Summe der von außen einwirkenden „Störgrößen", also von Licht, akustischen Reizen etc. definiert. Diese Reize führen zu entsprechenden Abwehr- und Anpassungsreaktionen, zur Ausschüttung der sog. Stresshormone wie Adrenalin oder Nebennierenrindenhormonen (Kortikoide). Isolierungsversuche haben gezeigt, dass zur Aufrechterhaltung des psychischen Gleichgewichts ein adäquates Ausmaß an Stressreizen erforderlich ist. Nur ein Übermaß an Stress führt zu einer Erschöpfung der Abwehrreaktionen und damit zu Überforderungen.

Im landläufigen Sinn wird Stress v.a. als psychosozialer Stress, als Überforderung durch berufliche, soziale, familiäre u.a. Faktoren verstanden. Die Logik, dass derjenige, der sich alles „zu Herzen nimmt", es dann auch „am Herzen hat", ist zwar einsichtig, aber damit noch keineswegs bewiesen. Trotzdem scheinen die folgenden psychosozialen Faktoren eine wichtige Rolle in der Entstehung der Arteriosklerose zu spielen:

◢ Soziale Isolation bzw. mangelnde soziale Unterstützung

◢ Sozioökonomischer Status

◢ Depression [Eller et al. 2009]

Trotzdem bleibt als Hauptproblem bestehen, wie der **Stellenwert** von Stress messtechnisch erfasst werden kann. Die gleiche kritische Belastung, die den einen überfordert, wird vom anderen problemlos toleriert. Viele psychische Belastungen werden auch als positiv betrachtet. Aus diesem Grund wird dem positiven **Eustress** der negative, als überlastend empfundene **Disstress** gegenübergestellt.

Gegen die übertriebene Schuldzuweisung an den Stress spricht bspw. die Tatsache, dass Manager weniger Herzinfarkte erleiden als Arbeiter. In den USA, wo die berufliche Belastung deutlich größer und die soziale Absicherung wesentlich schlechter ist als in der Bundesrepublik Deutschland, gehen die Zahlen des Todes am Herzinfarkt drastisch zurück, während sie hierzulande konstant bleiben. In Japan, dem Industrieland mit der höchsten Arbeitszeit und hohem psychosozialen Stress, ist die Herzinfarktrate die geringste unter den westlichen Industriestaaten (s. Abb. 16.11).

Stress kann jedoch neben den o.g. psychosozialen Faktoren zum Risikoindikator werden, wenn aufgrund beruflicher, familiärer und sonstiger Überlastungen arterioskle-

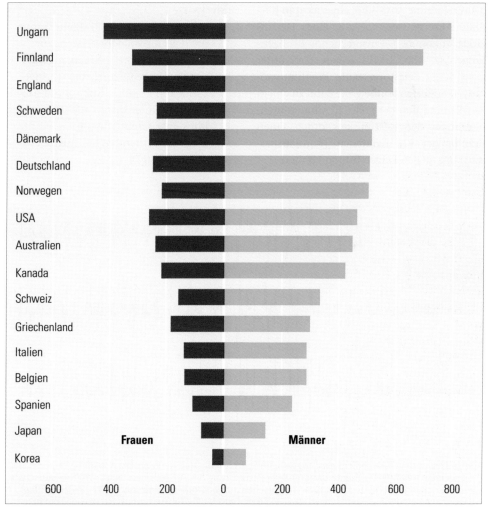

Abb. 16.11: Statistik der Herzinfarkthäufigkeit in verschiedenen Industrieländern. Zahl der Todesfälle pro 100 000 Einwohner bei Menschen im mittleren Lebensalter.

rosegefährdende Verhaltensweisen angenommen werden, z.B. Rauchen oder Essen
aus Verärgerung über die Umwelt. Hier dürfen dann allerdings Ursache und Wirkung
nicht miteinander verwechselt werden. Ursachen sind und bleiben die arterioskerose-
gefährdenden Verhaltensweisen.

Vielfach wird der berufliche Stress auch
als Grund für körperliche Inaktivität angeführt: **Nicht auch noch Sport machen!**
Auch dies ist ein Trugschluss. Meist lässt sich
auch der berufliche Alltag mit körperlicher
Aktivität besser meistern!

Dem Stress kann zweifelsohne eine Bedeutung für die Auslösung eines **akuten kardialen Ereignisses**, wie z.B. eines Herzinfarkts, zukommen. Entsprechende Beobachtungen (s. Abb. 16.12) zeigen, dass unter
psychischer Belastung akute Rhythmusstörungen auftreten können, die dann zu einem
Herzkammerflimmern oder zu Minderdurchblutungen des Herzmuskels durch einen
Krampf der Koronaraterien (Koronarspas-
mus) mit fatalen Folgen führen können.

Die Stressreaktion, die Ausschüttung
der Stresshormone (Adrenalin, Noradrenalin, Kortikoide) auf drohende Gefahren, ist
eine natürliche Reaktion. Der unter Sport
auftretende psychische Stress führt somit
Stresshormone ihrer naturgegebenen Verwendung zu. Sport stellt daher ein natürliches Ausgleichsmittel für den Abbau eines
unnatürlichen, durch die moderne Zivilisa-
tion bedingten psychosozialen Stresses dar.
Möglicherweise spielt dabei auch die Ausschüttung körpereigener Opiate, z.B. Endorphine, eine Rolle.

Merksätze

◢ Stress wird nur als Risikoindikator,
nicht als Risikofaktor verstanden.

◢ Die soziale Isolation bzw. mangelnde
soziale Unterstützung, ein geringer
sozioökonomischer Status und Depression unterstützen die Entwicklung einer Arteriosklerose.

◢ Sport ist ein natürliches Ausgleichsmittel gegen Disstress.

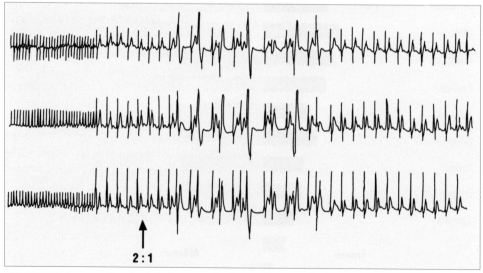

2:1

Abb. 16.12: Einfluss emotionaler Belastungen beim Sport auf die Herzfunktion. Die Abbildung zeigt ein EKG,
das bei einem Herzinfarktpatienten während der Betrachtung des Fußballspiels um die Weltmeisterschaft
zwischen Holland und Deutschland 1974 im Fernsehen aufgenommen wurde. Als ein Tor „in der Luft lag",
wurde der Papiervorschub beschleunigt- Das 2:1 durch Gerd Müller führte zur Auslösung von leicht erkennbaren, erheblichen Herzrhythmusstörungen in Form von Extrasystolen unterschiedlicher Form, die sich
nach wenigen Sekunden wieder rückbildeten.

Alkohol

Auch der Alkohol wird häufig als arteriosklerosefördernder Risikofaktor betrachtet, bei vernünftigem Genuss jedoch zu Unrecht. Gelegentlich wird sogar behauptet, dass dem Alkohol die Bedeutung eines Schutzfaktors zukomme. Zu dieser Ansicht führte die Beobachtung, dass die Serumkonzentration des „Schutzcholesterins" HDL erhöht werde. Das hat sich aber in dieser Form nicht als wahr erwiesen.

Grundsätzlich wirkt Alkohol **in größeren** Mengen als Leber- bzw. Nervengift und führt zu entsprechenden Krankheitsbildern, insbesondere der Leberverhärtung (Leberzirrhose), Nervenlähmungen und Hirnschädigungen (Delirium). Auch das Herz selber kann durch Alkohol geschädigt werden und zu einer DCM führen.

Außerdem muss berücksichtigt werden, dass Alkohol einen erheblichen **Kaloriengehalt** besitzt: 1 g Alkohol stellt den Brennwert von 7 kcal dar. Der Energieinhalt ist damit fast so hoch wie der von Fett. Regelmäßiger Alkoholgenuss ist somit häufig ein Faktor bei der Entstehung von Übergewicht und Bluthochdruck.

Alkohol in höheren Konzentrationen kann auch HRST auslösen. Körperliche Aktivität nach Genuss größerer Alkoholmengen kann daher besonders für Herzpatienten gefährlich werden.

Die als i.A. unbedenklich anzusehende Obergrenze des Alkoholgenusses liegt bei 10 g für Frauen und 20 g für Männer, entsprechend etwa einer Flasche Bier zu 0,5 l oder einem Glas Wein zu 0,2 l.

Kaffee

Kaffee wird für alles Mögliche als krankheitserregend beschuldigt, ohne dass dies je bewiesen werden konnte. Im Zusammenhang mit der Arterioskleroseentstehung wurde bisher lediglich nachgewiesen, dass bei erheblichem Nikotinmissbrauch durch zusätzlichen massiven Kaffeegenuss der HDL-Wert noch weiter verschlechtert werden kann. Prinzipiell stellt jedoch Kaffee keinen Risikofaktor für die Entstehung einer Arteriosklerose dar.

16.2.8 Schutzfaktor Fitness

Einzelne präventive Aspekte wurden bereits angesprochen. Auch in den nachfolgenden Abschnitten werden die entsprechenden präventiven Aspekte und zugrunde liegenden Mechanismen in Verbindung mit den jeweiligen Erkrankungen angesprochen. In diesem Abschnitt soll allerdings explizit nochmals der Aspekt der körperlichen Fitness dargestellt werden.

In zahlreichen Untersuchungen, z.B. [Lee, Sui, Blair 2009; Myers et al. 2002; Manson et al. 2002], zeigte sich, dass bei Fitten unabhängig von der Grunderkrankung, die Gesamt-, die Herz-Kreislauf- und ggf. auch die Krebssterblichkeit reduziert ist (s. Abb. 16.13).

Das ist aus sportmedizinischer/sportwissenschaftlicher Sicht eine essenzielle Aussage. Es lenkt das Augenmerk von „unwichtigeren" Aspekten, bspw. dem Gewichtsstatus, auf mögliche Schutzfaktoren, wie die Fitness. Meist wird sie in metabolischen Einheiten (METS) beschrieben. METS entsprechen dem Quotienten aus arbeitsmetabolischer Rate zu Ruherate und stellen den Multiplikationsfaktor dar, um den der Ruhesauerstoffverbrauch von 3,5 ml O_2/kg Körpergewicht × min unter Belastung gesteigert wird. Für einen 70 kg schweren Erwachsenen entspricht der Energieverbrauch von 1 MET 1,2 kcal/min.

Danach werden Tätigkeiten in leicht = < 3 METS oder < 4 kcal/min bzw. < 75 W, moderat = 3–6 METS oder 4–7 kcal/min, entsprechend 75–100 W und intensiv = > 6 METS oder > 7 kcal/min bzw. > 100 W eingeteilt [Wannamethee und Shaper 2001].

Diese Aussage darf jedoch insofern nicht missverstanden werden, als dass dann niedrig intensive körperliche Aktivitäten keinen

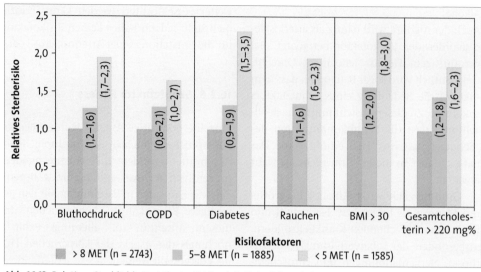

Abb. 16.13: Relatives Sterblichkeitsrisiko in Abhängigkeit der körperlichen Fitness. Nach [Myers et al. 2002]

gesundheitlichen Nutzen aufweisen. Erfolgt ein Einstieg nach diesem Verständnis, überfordern sich die Personen meistens und beenden die „sportliche Blitzkarriere" nach kürzester Zeit wieder. Ein sanfterer Einstig, z.B. durch die Steigerung der Alltagsaktivitäten, tägliche Schritte (Ziel 10 000), unterstützt den lebensstiländernden Prozess. Hinzu kommt, dass besonders sportungewohnte und wenig fitte Personen ihre individuelle Fitness gerade in der Anfangsphase besonders steigern. Das bedeutet, ein Leistungszuwachs und damit eine verbesserte Fitness werden sich in jedem Fall nachweisen lassen. Das Ziel ist allerdings, und das ist die wichtige Aufgabe des Beraters, von tgl. mindestens 30–60 min körperlicher Aktivität, bzw. 90 min bei Übergewichtigen sollten stets im Auge behalten werden. Der zu Betreuende sollte so nah wie möglich an dieses sportliche Therapieziel herangeführt werden. Dabei gibt es, wie aus den bisherigen Ausführungen deutlich hervorgeht, auch keine richtige oder falsche Sportart, sondern nur die, die auch tatsächlich Spaß macht und dadurch auch langfristig und nachhaltig beibehalten wird.

Merksätze

⊿ Die körperliche Fitness stellt einen wichtigen Schutzfaktor gegenüber zahlreichen Erkrankungen, auch der Arteriosklerose dar.

⊿ Dies gilt auch für das Vorliegen diverser Risikofaktoren.

Literatur

Ahmadizad S, Haghighi AH, Hamedinia MR, Effects of resistance versus endurance training on serum adiponectin and insulin resistance index. Eur J Endocrinol (2007), 157, 625–631

American Heart Association (1998) Statistical Supplement. http://www.amhrt.org/scientific/Hsstats98/08rsk/ct.html

Anand SS, Islam S, Rosengren A, Franzosi MG, Steyn K, Yusufali AH, Keltai M, Diaz R, Rangarajan S, Yusuf S, INTERHEART Investigators. Risk factors for myocardial infarction in women and men: insights from the INTERHEART study. Eur Heart J (2008), 29(7), 932–940

Berenson GS, Childhood risk factors predict adult risk associated with subclinical cardiovascular disease. The Bogalusa Heart Study. Am J Cardiol (2002), 90(10C), 3L–7L

Bluher M et al., Circulating adiponectin and expression of adiponectin receptors in human skeletal muscle: associations with metabolic parameters and insulin resistance and regulation by physical training. J Clin Endocrinol Metab (2006), 91, 2310–2316

Borden WB, Davidson MH, Updating the assessment of cardiac risk: beyond Framingham. Rev Cardiovasc Med (2009), 10(2), 63–71

Bult MJ, Dalen Tv, Muller AF, Surgical treatment of obesity. Eur J Endocrinol (2008), 158(2), 135–145

Donnelly JE, Blair SN, Jakicic JM, Manore MM, Rankin JW, Smith BK, American College of Sports Medicine. American College of Sports Medicine Position Stand. Appropriate physical activity intervention strategies for weight loss and prevention of weight regain for adults. Med Sci Sports Exerc (2009), 41(2), 459–471

Eller NH et al., Work-related psychosocial factors and the development of ischemic heart disease: a systematic review. Cardiol Rev (2009), 17(2), 83–97

Fagard RH, Exercise is good for your blood pressure: effects of endurance training and resistance training. Clin Exp Pharmacol Physiol (2006), 33(9), 853–856

Fatouros IG et al., Leptin and adiponectin responses in overweight inactive elderly following resistance training and detraining are intensity related. J Clin Endocrinol Metab (2005), 90, 5970–5977

Filozof C, Fernández Pinilla MC, Fernández-Cruz A, Smoking cessation and weight gain. Obes Rev (2004), 5(2), 95–103. Review

Fredrickson DS, Lee RS, A system for phenotyping hyperlipidemia. Circulation (1965), 31, 321–327

Friedman M, Rosenman R (1974) Type A Behavior and Your Heart. New York: Knopf.

Giannopoulou I et al., Effects of diet and/or exercise on the adipocytokine and inflammatory cytokine levels of postmenopausal women with type 2 diabetes. Metabolism (2005), 54, 866–875

Graf C, Rolle der körperlichen Aktivität und der Inaktivität in der Entstehung und Therapie der juvenilen Adipositas. Bundesgesundheitsbl Gesundheitsforsch Gesundheitsschutz (2010). Im Druck

Grundy SM et al., Implications of recent clinical trials for the National Cholesterol Education Program Adult Treatment Panel III guidelines. Circulation (2004), 110, 227–239

Hort W (Hrsg) (1999) Pathologische Anatomie des Herzens und seiner Hüllen, 2. Bd., 22/II – Pathologie des Endokard, der Kranzarterien und des Myokards, s. bes. 232 ff. Springer, New York, Berlin, Heidelberg

Ishii T et al., Effect of exercise training on serum leptin levels in type 2 diabetic patients. Metabolism (2001), 50, 1136–1140

Kadoglou NP et al., The anti-inflammatory effects of exercise training in patients with type 2 diabetes mellitus. Eur J Cardiovasc Prev Rehabil (2007), 14, 837–843

Kadoglou NP et al., Exercise reduces resistin and inflammatory cytokines in patients with type 2 diabetes. Diabetes Care (2007), 30, 719–721

Kanaley JA et al., Resting leptin responses to acute and chronic resistance training in type 2 diabetic men and women. Int J Obes Relat Metab Disord (2001), 25, 1474–1480

Kelley GA, Kelley KS, Progressive resistance exercise and resting blood pressure: a meta-analysis of randomized controlled trials. Hypertension (2000), 35(3), 838–843

Knab AM, Shanely RA, Corbin K, Jin F, Sha W, Nieman DC, A 45-Minute Vigorous Exercise Bout Increases Metabolic Rate for 14 Hours. Med Sci Sports Exerc (2011) [Epub ahead of print]

Koebnick C et al., Increase in serum resistin during weight loss in overweight subjects is related to lipid metabolism. Int J Obes (Lond) (2006), 30, 1097–1103

Korkiakangas EE, Alahuhta MA, Laitinen JH, Barriers to regular exercise among adults at high risk or diagnosed with type 2 diabetes: a systematic review. Health Promot Int (2009), 24(4), 416-427

Lee CD, Sui X, Blair SN, Combined effects of cardiorespiratory fitness, not smoking, and normal waist girth on morbidity and mortality in men. Arch Intern Med (2009), 14, 169(22), 2096–2101

Manson E et al., Walking compared with vigorous exercise for the prevention of cardiovascular events in women. N Engl J Med (2002), 347, 716–725

Mensink GBM, Lampert T, Bergmann E, Übergewicht und Adipositas in Deutschland 1984–2003. Bundesgesundheitsbl Gesundheitsforsch Gesundheitsschutz (2005), 48, 1348–1356

Myers J et al., Exercise capacity and mortality among men referred for exercise testing. N Engl J Med (2002), 346, 793–780

Nationale Verzehrsstudie II (2008) Ergebnisbericht Teil 1. Max Rubner-Institut

Pescatello LS et al., American College of Sports Medicine position stand. Exercise and hypertension. Med Sci Sports Exerc (2004), 36(3), 533–553

Prestes J et al., Effects of resistance training on resistin, leptin, cytokines, and muscle force in elderly post-menopausal women. J Sports Sci (2009), 1–9

Rahman MM, Laher I, Structural and functional alteration of blood vessels caused by cigarette smoking: an overview of molecular mechanisms. Curr Vasc Pharmacol (2007), 5(4), 276–292

Ribeiro F et al., Endothelial function and atherosclerosis: circulatory markers with clinical usefulness. Rev Port Cardiol (2009), 28(10), 1121–1151. Review

Ross R, Glomset J, Harker L, Response to injury and atherogenesis. Am J Pathol (1977), 86(3), 675–684

Sigal RJ et al., Physical activity/exercise and type 2 diabetes: a consensus statement from the American Diabetes Association. Diabetes Care (2006), 29(6), 1433–1438

Tuomilehto J et al., Prevention of type 2 diabetes mellitus by changes in life style among subjects with impaired glucose tolerance. N Engl J Med (2001), 344, 1343–1350

Vardavas CI, Panagiotakos DB, The causal relationship between passive smoking and inflammation on the development of cardiovascular disease: a review of the evidence. Inflamm Allergy Drug Targets (2009), 8(5), 328–333

Wang YC, Colditz GA, Kuntz KM, Forecasting the obesity epidemic in the aging U.S. population. Obesity (2007), 15, 2855–2865

Wannamethee SG, Shaper AG, Physical activity in the prevention and cardiovascular disease. Sports Med (2001), 31, 101–114

Wirth A. Adipositas – Ätiologie, Folgekrankheiten, Diagnostik, Therapie. Springer-Verlag GmbH. (2008)

16.3 Koronare Herzkrankheit

B. Bjarnason-Wehrens, M. Halle

16.3.1 Allgemeine Grundlagen

Die Versorgung der Herzmuskelzellen mit Sauerstoff und Nährstoffen erfolgt über die Koronararterien (s. Abb. 16.14). Diese entspringen der Aorta direkt oberhalb der Aortenklappe und sind kranzförmig um das Herz angeordnet. Die rechte Koronararterie (RCA) versorgt die rechte Herzhälfte und die hintere Wand der linken Kammer. Die linke Koronararterie (LCA) teilt sich nach einem kurzen Hauptstamm (**Truncus communis**) in 2 Hauptäste auf, in einen absteigenden Ast, **Ramus interventricularis anterior** (RIVA) bzw. **Left anterior descendens** (LAD), der die Vorderwand des Herzens versorgt, und einen umschlingenden Ast, **Ramus circumflexus** (RCX), der sich hinten um das Herz herumschlingt und die Hinterwand des Herzens versorgt. Von diesen Arterien zweigen sich zahlreiche kleinere Gefäße ab, teilweise bestehen untereinander „Querverbindungen", sog. Kollateralen.

Die Koronare Herzkrankheit (KHK) ist die Manifestation der Arteriosklerose an den Koronararterien (s. Abb. 16.15). Je nach Anzahl der betroffenen Hauptkoronararterien wird von einer 1-, 2- oder 3-Gefäßerkrankung gesprochen. Die wichtigsten Risikofaktoren für die Entstehung der KHK sind Zigarettenrauchen, arterielle Hypertonie, Fettstoffwechselstörungen (Hypercholesterinämie), Diabetes mellitus, Adipositas und eine genetische Disposition, d.h. positive Familienanamnese (ein Elternteil vor dem 45. Lebensjahr erlitt einen Myokardinfarkt [AMI]) (s. Abschn. 16.2.6). Dieser Prozess beginnt in Abhängigkeit von der Ausprägung der Risikofaktoren häufig bereits um das 20.–30. Lebensjahr und schreitet kontinuierlich fort.

Abb. 16.14: Versorgung des Herzmuskels mit Sauerstoff und Nährstoffen über die Koronararterien

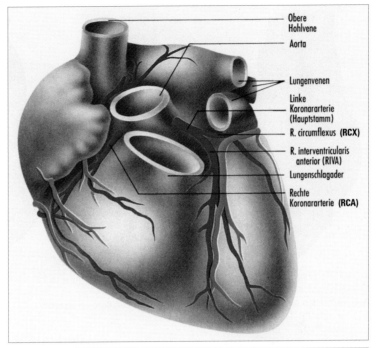

Obere Hohlvene

Aorta

Lungenvenen

Linke Koronararterie (Hauptstamm)

R. circumflexus **(RCX)**

R. interventricularis anterior (RIVA)

Lungenschlagader

Rechte Koronararterie **(RCA)**

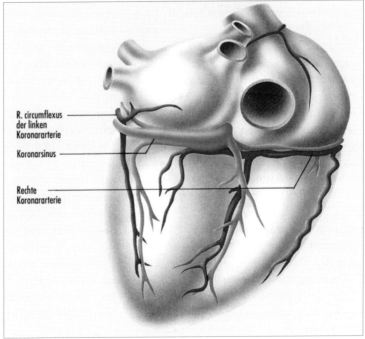

R. circumflexus der linken Koronararterie

Koronarsinus

Rechte Koronararterie

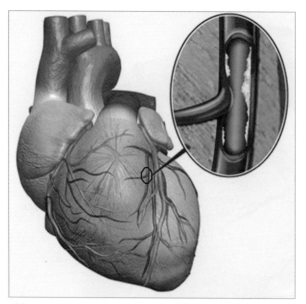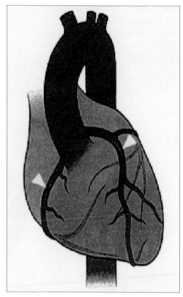

Abb. 16.15: KHK. Manifestation der Arteriosklerose an den Koronararterien

Merksatz

◢ Die Koronare Herzkrankheit ist die Manifestation der Arteriosklerose an den Koronararterien.

Im Frühstadium verläuft die KHK meist ohne klinische Symptome (asymptomatische KHK). Im fortgeschrittenen Stadium, beim Vorliegen einer hochgradigeren Stenose von mindestens 50%, kann die Durchblutung der Koronararterien zwar in Ruhe aufrechterhalten werden, es kommt aber unter körperlicher Belastung mit Herzfrequenzanstieg zu einem Missverhältnis zwischen Sauerstoffbedarf und Sauerstoffangebot im Herzmuskel und damit zur Myokardischämie. Von einer kritischen Stenose wird ab einer 75%igen Einengung gesprochen.

Das Leitsymptom der Myokardischämie ist die sog. Angina pectoris (AP) oder auch Stenokardie. Die AP-Beschwerden treten typischerweise als retrosternal oder linksthorakal betonter Brustschmerz, bzw. als Druck hinter dem Brustbein (Brustenge) oder der linken Brusthälfte auf, häufig mit Ausstrahlung in den linken Arm, Nacken, Kiefer,

Zähne, Schultern oder Oberbauch. Oft treten vegetativ bedingte Begleitbeschwerden wie Luftnot, Schweißausbruch, Übelkeit, Angstgefühle und ein Gefühl der Lebensbedrohung auf (s. Abb. 16.16). Es muss jedoch im Rahmen einer Myokardischämie nicht immer zu diesen typischen AP-Beschwerden kommen. Läuft diese ohne bemerkbare Beschwerden für den Patienten ab, wird von einer asymptomatischen oder „stummen" Myokardischämie gesprochen. Die meisten KHK-Patienten haben sowohl symptomatische als auch asymptomatische Ischämie-Episoden. Insbesondere bei Diabetikern werden aufgrund der Nervenschädigungen, der kardialen Neuropathie, häufig stumme Myokardischämien beobachtet. Ebenso berichten Frauen häufiger als Männer über atypische Beschwerden wie allgemeines Unwohlsein oder Magen-Darm-Symptomatik.

Merksätze

◢ Das typische Symptom der Koronaren Herzkrankheit ist die Angina pectoris.

◢ AP-Beschwerden sind retrosternal oder linksthorakal betonter Brust-

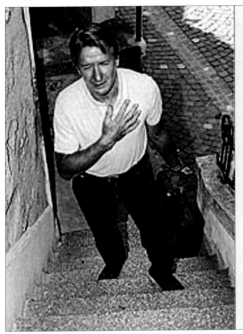

Angina pectoris
retrosternal oder linksthorakal
betonter Brustschmerz, oder
Schmerz in der linken Brusthälfte,
häufig mit Ausstrahlung in den
linken Arm, Nacken, Kiefer, Zähne,
Schultern oder Oberbauch.

Abb. 16.16: Typische AP-Beschwerden

schmerz, häufig mit Ausstrahlung in den linken Arm, Nacken, Kiefer, Zähne, Schultern oder Oberbauch. Oft in Verbindung mit Luftnot, Schweißausbruch, Übelkeit, Angstgefühlen und einem Gefühl der Lebensbedrohung.

Die Tatsache, dass auch eine fortgeschrittene KHK asymptomatisch verlaufen kann und 50% der akuten Herzinfarkte vorher keine Symptomatik verursachen, unterstreicht die Notwendigkeit einer Risikostratifizierung (Risikoabschätzung in Abhängigkeit von Alter und kardiovaskulären Risikofaktoren) und ggf. regelmäßigen medizinischen Untersuchungen, inkl. eines Belastungs-EKGs. Dieses ist auch bei sporttreibenden, vermeintlich gesunden Personen notwendig, da auch bei diesen nicht selten eine zuvor nicht bekannte KHK die Ursache für den plötzlichen Herztod bei Sportlern jenseits des 35. Lebensjahrs ist (s. Abschn. 16.8.1).

Die Angina pectoris wird in eine stabile und instabile Form unterteilt. Eine **stabile Angina pectoris** (SAP) wird als ein durch körperliche oder psychische Belastung reproduzierbarer Thoraxschmerz definiert, der in Ruhe komplett rückläufig ist und max. 20 min anhält. Diese Patienten reagieren meistens direkt auf die Gabe von Nitroglyzerin, einem Gefäßdilatator. Eine Einteilung der SAP erfolgt über den Score der Canadian Cardiovascular Society (CCS, s. Abb. 16.17).

Als **instabile Angina pectoris** (UAP) wird jede AP bezeichnet, die neu bzw. unter Ruhebedingungen auftritt bzw. von der Häufigkeit und Dauer zunimmt (sog. **Crescendo Angina**) oder bei der die Anfallsdauer länger als 20 min ist. Ursache der UAP ist ein subtotaler Verschluss der Herzkranzarterie meist mit partieller Plaqueruptur und Thrombusbildung. Bei dieser Form der Angina ist die Gefahr sehr groß, dass es zu einem vollständigen Verschluss einer Koronararterie und damit zu einem Myokardinfarkt kommt. Die

Schweregrad	Belastungstoleranz
CCS1	Keine Angina pectoris bei Alltagsbelastungen (Laufen, Treppensteigen), jedoch bei plötzlicher oder längerer physischer Belastung
CCS2	Angina pectoris bei stärkerer Anstrengung (schnelles Laufen, Bergaufgehen, Treppensteigen, nach dem Essen, in Kälte, Wind oder psychischer Belastung)
CCS3	Angina pectoris bei leichter körperlicher Belastung (normales Gehen, Ankleiden)
CCS4	Ruhebeschwerden oder Beschwerden bei geringster körperlicher Belastung

Abb. 16.17: Einteilung der Schweregrade der SAP nach der CCS

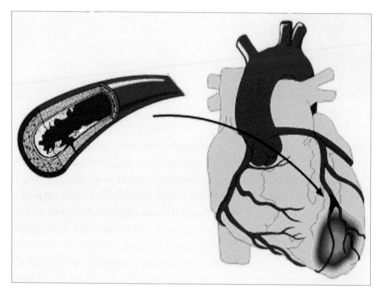

Abb. 16.18: Myokardinfarkt, vollständiger Verschluss einer Koronararterie mit der daraus resultierenden Myokardnekrose

Patienten müssen daher notfallmäßig behandelt werden.

Bei einem **Myokardinfarkt** (AMI) kommt es zu einem vollständigen Verschluss einer Koronararterie, bei dem ein Teil des Herzmuskels zugrunde geht (Myokardnekrose).

Das **akute Koronarsyndrom** (ACS) ist der Oberbegriff für alle akut lebensbedrohlichen Phasen der KHK, zu denen die instabile AP und der akute Myokardinfarkt mit und ohne ST-Hebung (Non-STEMI) und STEMI (ST-Elevations-Myokardinfarkt) gehören.

Wie bereits bei der instabilen AP beschrieben, findet sich bei einem akuten Myokardinfarkt i.d.R. eine Plaqueruptur mit konsekutiver Bildung eines Thrombus, der das Gefäß vollständig verschließt. Ein Myokardinfarkt ist charakterisiert durch ein plötzlich auftretendes starkes thorakales Druck- und Engegefühl („Schraubstock", „Reifen um die Brust") verbunden mit Todesangst, „Vernichtungsschmerz" und Luftnot (Dyspnoe), bis hin zu Schocksymptomatik mit Blässe, Kaltschweißigkeit, Atemnot, evtl. Zyanose, Bewusstseinsstörungen bis hin zu Bewusstlosigkeit und lebensbedrohlichen Herzrhythmusstörungen (**Arrhythmien**). Zwischen 15–20% der Myokardinfarkte verlaufen jedoch schmerzlos (stumme Infarkte). Wie bei der stummen Myokardischämie ist dies besonders häufig der Fall bei Diabetikern und Patienten in fortgeschrittenem Alter.

Merksatz

◢ Bei einem Myokardinfarkt kommt es zu einem vollständigen Verschluss einer Koronararterie, bei dem ein Teil des Herzmuskels zugrunde geht (Myokardnekrose).

Seit 2000 wird bei einem Myokardinfarkt zwischen einem Nicht-ST-Strecken-Hebungsinfarkt, dem sog. **NSTEMI (Non-ST-Elevated-Myocardial-Infarction)**, und einem ST-Strecken-Hebungsinfarkt, einem **STEMI (ST-Elevated Myocardial-Infarction)**, unterschieden. Der NSTEMI, auch als „kleiner Infarkt" bezeichnet, ist somit durch die typischen Beschwerden ohne entsprechende EKG-Veränderungen, aber mit Anstieg von Nekrosemarkern (Troponin) charakterisiert. Hinsichtlich der Symptomatik bestehen zwischen instabiler AP, NSTEMI und STEMI fließende Übergänge. Alle Akutmanifestationen der KHK bedürfen einer notfallmäßigen Diagnostik zur Klärung und Einordnung der Symptomatik, um schnellstmöglich richtige therapeutische Konsequenzen ziehen zu können.

Merksatz

◢ Das **akute Koronarsyndrom** ist der Oberbegriff für alle akut lebensbedrohlichen Phasen der KHK.

Die **Letalität** bei einem AMI ist sehr hoch und liegt bei 51% bei Frauen und 49% bei Männern. Zwei Drittel dieser Patienten versterben, bevor sie das Krankenhaus erreichen. Die Ursachen sind primär Herzrhythmusstörungen (HRST). Der relative bzw. absolute Mangel an Sauerstoff, bedingt durch die Reduktion oder kompletten Verschluss des Gefäßdurchmessers, führt zu einer elektrischen Instabilität der betroffenen distalen Herzmuskelzellen. Zusätzlich kann es infolge der Ischämie zu malignen HRST kommen. So treten infolge einer akuten Myokardischämie bei 90% der Patienten ventrikuläre Extrasystolen auf, und die häufigste Todesursache in der frühen Infarktphase ist Kammerflimmern, das dann durch fehlende koordinierte Kontraktion zum funktionellen Herzkreislaufstillstand führt (s. Abschn. 16.8.1). Werden zentrale Stellen der Erregungsleitung infarziert, kann es wie beim Sinusknotenareal zur Bradykardie oder bei betroffenem Erregungsleitungssystem im Bereich des AV-Knoten zum AV-Block (Atrium-Ventrikel-Block) kommen. Gleichzeitig führt der Untergang der Herzmuskelzellen je nach Ausmaß zu einem Verlust der Pumpleistung des Myokards. Kommt es beim Myokardinfarkt zu einem Verschluss einer großen Koronararterie, wird ein großes Areal des Herzmuskels „vernichtet", und die verbliebene Herzleistung ist dann nur bedingt ausreichend, um den Bedarf zu decken, welches sich in einer akuten Dekompensation und Rückstau des Bluts in die Lunge mit konsekutivem Lungenödem äußert. In seltenen Fällen kann es durch den Myokardinfarkt zu einer Ruptur des Herzmuskels an der betroffenen Stelle kommen. Dies führt wiederum zu Einblutungen in den Herzbeutel und einer sog. akuten Herztamponade, die die Pumpfunktion des Herzens dramatisch durch Kompression von außen einschränkt. Ein Riss in der Herzscheidewand verursacht einen akuten Ventrikelseptumdefekt (VSD), wodurch Blut aus der linken Kammer des Herzens in die rechte Kammer strömt und auch das Herzzeitvolumen reduziert (Links-Rechts-Shunt).

In seltenen Ausnahmefällen können Durchblutungsstörungen der Koronararterien und ein Myokardinfarkt durch andere Ursachen ausgelöst werden, wie z.B. durch eine Gefäßentzündung oder auch Medikamente wie Kokain. Letzteres kann einen hochgradigen Gefäßspasmus induzieren und so zu einem Herzinfarkt führen.

16.3.2 Epidemiologie

Die KHK ist mit einem erhöhten Morbiditäts- und Mortalitätsrisko sowie hohen Kosten für das Gesundheitssystem verbunden. Im Jahre 2006 war in Deutschland in mehr als 700 000 Fällen die ischämische Herzkrankheit der Grund für eine Krankenhausbehandlung, davon in über 200 000 Fällen ein AMI. Im gleichen Jahr sind 144 189 Menschen (70 378 Männer und 73 811 Frauen) an den Folgen einer ischämischen Herzkrankheit gestorben, davon 59 938 (32 471 Männer und 27 467 Frauen) an den Folgen eines AMI. Die Krankheitskosten für ischämische Herzerkrankungen lagen 2006 bei 6340 Mio., davon 1767 Mio. € für die Behandlung eines akuten Myokardinfarkts. Durch gezielte primär- und sekundärpräventive Maßnahme sowie eine verbesserte medikamentöse und revaskularisierende Therapie ist es in den westlichen Industrieländern gelungen, die Krankheitshäufigkeit insgesamt zu verringern. Dennoch stehen die klinischen Manifestationsformen der KHK, Myokardinfarkt, Herzrhythmusstörungen und Herzinsuffizienz an der Spitze der Todesstatistiken in Deutschland. Im Jahr 2007 waren 17% aller Todesfälle auf ischämische Herzkrankheiten und 7,5% auf Myokardinfarkt zurückzuführen.

16.3.3 Diagnostik

Akutes Koronarsyndrom

Neben Anamnese, Symptomatik, klinischer Untersuchung und EKG ist die Labordiagnostik von entscheidender Bedeutung für die Sicherung der Diagnose und Risikostratifizierung eines akuten Koronarsyndroms. Die Myokardischämie führt zu einer Schädigung der Zellmembran, wodurch aus untergegangenen Myozyten aktive Enzyme in die Blutbahn freigesetzt werden, die als Indikatoren für die Schädigung am Herzmuskel dienen können. Im Rahmen der Labordiagnostik werden Troponin I und T (spezifisch), CK aus dem Herzmuskel (CK-MB) (semispezifisch) und Myoglobin (unspezifisch) bestimmt. Das Ruhe-EKG weist häufig charakteristische Zeichen eines Myokardinfarkts mit typischerweise Hebung der ST-Strecke (STEMI) auf (s. auch Abschn. 3.3.3). Aus dem Ruhe-EKG kann zudem die Lokalisation des Myokardinfarkts diagnostiziert werden. Ist die Nekrose im Septum und in der Vorderwand (linke Koronararterie) lokalisiert, sind die EKG-Veränderungen v.a. in den Brustwandableitungen (V_3–V_6). Verschlüsse der rechten Herzkranzarterie zeigen sich hingegen in den Extremitätenableitungen II, III und aVF. Verschlüsse des RCX zeigen sich in posterioren Ableitungen wie V_7–V_9 und z.T. bis zur Seitenwand reichend (V_5 und V_6). Diese Hebungen können aber auch ausbleiben, dann wird von einem NSTEMI gesprochen.

Tab. 16.15: Diagnostisches Vorgehen bei einem akuten Koronarsyndrom (ACS)

• Anamnese	Vorgeschichte, z.B. vormals abgelaufener Myokardinfarkt, Beschwerdesymptomatik
• Körperliche Untersuchung	Schocksymptomatik mit Blässe, Kaltschweißigkeit, Atemnot, Zeichen einer Herzinsuffizienz, arterieller Blutdruck, Auskultationsbefund u.a.
• Ruhe-EKG	Ischämiezeichen wie ST-Strecken-Senkung/-Hebung, negative T-Welle, Herzrhythmusstörungen u.a.
• Labordiagnostik	Troponin I und T, Kreatinkinase (CK-MB), Myoglobin
• Koronarangiographie	Bei instabiler-AP oder Myokardinfarkt sofort

Tab. 16.16: Die wichtigsten Untersuchungsverfahren, die zur Diagnose einer koronaren Herzerkrankung (KHK) zur Anwendung kommen

- Anamnese (Symptomatik, Risikofaktoren, familiäre Belastung)

- Körperliche Untersuchung (z.B. Gefäßgeräusche, Blutdruck, Zeichen einer Herzinsuffizienz)

- Laboruntersuchung (Blutbild, Fettstoffwechselparameter, Blutzucker, ggf. hochsensitives C-reaktives Protein [hsCRP])

- Ruhe-EKG

- Belastungs-EKG (ggf. als Spiroergometrie)

- Echokardiographie (ggf. Stressechokardiographie)

- Myokardszintigraphie

- CT bzw. MRT

- Koronarangiographie

Verdacht auf koronare Herzerkrankung

Der Verdacht auf das Vorliegen einer KHK wird durch die Angabe von entsprechenden Beschwerden bei der Anamnese geweckt. Solche Beschwerden können z.B. Angina pectoris, Atemnot unter Belastung oder Herzrhythmusstörungen sein, die vorher nicht vorhanden waren.

In Tabelle 16.16 sind die wichtigsten Untersuchungsverfahren, die zur Diagnose einer KHK zur Anwendung kommen, aufgeführt. Detaillierte Informationen zu den einzelnen Untersuchungsverfahren und deren Aussagefähigkeit sind in Abschnitt 3.3 zu finden.

16.3.4 Therapie

Vordergründig in jeder Therapie der KHK ist zunächst die Beseitigung kritischer Stenosen, mit dem Ziel, eine ausreichende Durchblutung wiederherzustellen, z.B. durch Ballondilatation bzw. Bypassoperation (s.u.). Darüber hinaus geht es langfristig um die Minderung des Atheroskleroserisikos und somit Einstellung bzw. Therapie der Risikofaktoren. Sollten dennoch pektanginöse Beschwerden bestehen, die nicht durch sog. interventionelle Verfahren beseitigt werden können, gilt es, diese Beschwerden zu vermeiden bzw. verrin-

gern und die körperliche Belastbarkeit zu steigern, um dadurch eine Erhöhung der Lebensqualität des Patienten zu erzielen. Durch gezielte therapeutische Maßnahmen soll die klinische Manifestation der KHK, insbesondere in Form eines Myokardinfarkts oder einer Herzinsuffizienz vermieden und die Sterblichkeit reduziert werden.

Therapie der chronischen koronaren Herzerkrankung

Medikamentöse Maßnahmen. Zur Behandlung und Prophylaxe der AP werden Medikamente eingesetzt, die durch Reduktion der Herzbelastung den Sauerstoffverbrauch des Herzmuskels (myokardialer Sauerstoffverbrauch) reduzieren. Heutzutage ist infolge der interventionellen Maßnahmen der Einsatz insgesamt deutlich geringer geworden.

Nitrate und **Calciumkanalblocker/Calciumantagonisten** verbessern die Sauerstoffzufuhr zum Herzmuskel im Wesentlichen durch eine Weitstellung der Gefäße. Sie werden zur symptomatischen Behandlung der AP eingesetzt und haben keinen Einfluss auf die Prognose der KHK. Calciumantagonisten werden bei den Patienten als blutdrucksenkende Mittel eingesetzt.

Beta-Rezeptorenblocker senken den Sauerstoffbedarf des Herzmuskels durch

Hemmung der Katecholaminwirkung (**Adrenalin und Noradrenalin**) auf die Herzfrequenz (HF), den Blutdruck und die Kontraktilität des Herzmuskels. Sie werden zur Verminderung der AP-Beschwerden, Verbesserung der Belastungstoleranz und zur Blutdrucksenkung eingesetzt. Bei KHK-Patienten nach Myokardinfarkt und/oder mit Herzinsuffizienz hat eine Behandlung mit Beta-Rezeptorenblockern zudem einen positiven Einfluss auf die Prognose mit einer Senkung der Sterblichkeit, weshalb sie als Medikamente der 1. Wahl in der Behandlung von KHK-Patienten gelten. Für die Beratung des körperlich aktiven KHK-Patienten ist es wichtig, die Wirkung der Beta-Rezeptorenblocker auf die Herzfrequenz in Ruhe und insbesondere unter Belastung zu berücksichtigen. Auch bei Patienten mit Beta-Rezeptorenblockern kann die Herzfrequenz für die Trainingsempfehlungen und -steuerung herangezogen werden. Voraussetzung ist, dass die für die Trainingsberatung zugrunde gelegten Herzfrequenzwerte bei einer Belastungsuntersuchung ermittelt wurden, die unter der aktuellen Medikation durchgeführt wurde.

ACE-Hemmer senken den Blutdruck über eine hemmende Wirkung auf das Angiotensin-Converting-Enzym, das Teil der blutdruckregulierenden Kaskade des Renin-Angiotensin-Aldosteron-Systems ist. Sie werden bei Patienten nach Myokardinfarkt eingesetzt, die an einer Linksherzinsuffizienz leiden, da bei dieser Patientengruppe durch die Behandlung mit ACE-Hemmern eine Senkung der Morbidität und Mortalität nachgewiesen ist. Grund dafür ist der positive Einfluss auf die strukturellen Veränderungen im Narben- und umliegenden Myokardgewebe, die immer nach einem Myokardinfarkt stattfinden, ein Prozess der auch Remodelling genannt wird.

Zur Sekundärprophylaxe erhalten fast alle KHK-Patienten gerinnungshemmende Medikamente. Am häufigsten eingesetzt werden die sog. **Thrombozytenaggregationshemmer**, die die Blutplättchen an der Zusammenlagerung bzw. Aggregation hindern. Dadurch bieten sie einen Schutz vor der Bildung von Blutgerinnseln (Thromben) in den Arterien. Der am häufigsten angewandte Wirkstoff ist die Azetylsalizylsäure (ASS). Bei KHK-Patienten sind durch die Verabreichung von ASS eine Senkung der Rate nichttödlicher Myokardinfarkte und eine Senkung der Gesamtmortalität nachgewiesen. Sie gelten daher als Medikament der 1. Wahl bei der Behandlung der KHK. Bei ASS-Unverträglichkeit und/oder Kontraindikationen werden andere Wirkstoffe, wie z.B. das Clopidogrelhydrogensulfat, eingesetzt. Wenn nach Myokardinfarkt eine Stentimplantation erfolgt, ist für die Dauer von 9–12 Monaten eine Kombinationstherapie aus ASS und Clopidogrel notwendig. Antikoagulanzien wie Marcumar sind zusätzlich nur dann erforderlich, wenn eine bestimmte Indikation hierfür besteht, wie z.B. Vorhofflimmern oder eine mechanische Herzklappe.

Für die Beratung des sporttreibenden KHK-Patienten ist die Kenntnis über die Einnahme gerinnungshemmender Medikamente aufgrund einer erhöhten Blutungsgefahr wichtig. Sportarten, die mit erhöhter Verletzungsgefahr verbunden sind, sollten vermieden werden, da es zu gefährlichen Blutungen bis hin zu tödlichen Hirnblutungen kommen kann. Wichtig ist auch die Information des Patienten, da bereits kleinere unbedeutende Verletzungen beim Sport zu größeren Einblutungen führen können. Dies betrifft aber im Wesentlichen Antikoagulanzien wie Marcumar, weniger die Thrombozytenaggregationshemmer.

Zur Sekundärprophylaxe werden bei nachgewiesener KHK als weitere Medikamentengruppe die **Statine (HMG-CoA-Reduktasehemmer)** eingesetzt. Diese Medikamente haben hauptsächlich eine cholesterinsenkende Wirkung, jedoch verfügen sie zusätzlich über sog. pleiotrope, auf andere

Strukturen wirkende Effekte, die letztendlich zu einer plaquestabilisierenden Wirkung führen. Bei KHK-Patienten wurde durch die Behandlung mit Statinen eine Reduktion der kardiovaskulären Morbidität und Mortalität nachgewiesen. Die Dosierung des Statins ist abhängig vom Gesamtcholesterin- und LDL-Wert, dabei wird ein Gesamtcholesterinspiegel von < 180 mg/dl bzw. LDL-Spiegel < 100 mg/dl angestrebt. Auf die körperliche Leistungsfähigkeit haben diese Medikamente keinen Einfluss. Sie können in einigen Fällen zu Muskelschmerzen und Muskelzellschädigung führen. In diesem Fall muss die Statin-Dosierung reduziert oder sogar abgesetzt werden.

Merksatz
◢ Medikamente der 1. Wahl bei der Behandlung der KHK sind Beta-Rezeptorenblocker, Thrombozytenaggregationshemmer und Statine.

Invasive Behandlungsmaßnahmen/Revaskularisation. In den letzten Jahren hat eine kontinuierliche Fortentwicklung der koronaren Revaskularisationstechniken stattgefunden. Je nach Indikation kommen sowohl interventionelle als auch operative Verfahren zum Einsatz.

Perkutane Koronarinterventionen (PCI). In Deutschland werden jährlich etwa 300 000 (Jahr 2007) PCI zur Dilatation und Rekanalisation von Koronararterienstenosen durchgeführt.

Die **Perkutane Transluminale Coronare Angioplastie (PTCA)** (perkutan = „durch intakte Haut"; transluminal = „innerhalb der Lichtung des Gefäßes verlaufend"; Angioplastie = „Aufweitung") auch „Ballondilatation" genannt, ist eine Katheterintervention, die zur Aufweitung von Engstellen in den Koronararterien (Koronarstenosen) mit einem Ballonkatheter angewandt wird (s. Abb. 16.19 und 16.20). Zunächst wird im Rahmen der Herzkatheteruntersuchung eine Koronarangiographie zur Darstellung der Engstellen durchgeführt. Wird eine Stenose festgestellt, führt der Untersucher einen speziellen Katheter über die Leistenarterie (**Arteria femoralis**) durch, an dessen Spitze ein zusammengefalteter Ballon sitzt, der durch die Engstelle der Arterie eingeführt und mit hohem Druck (8–12 bar) aufgeblasen wird. Dadurch gelingt es, die Gefäßverengung zu erweitern und einen ungestörten Blutfluss wieder zu ermöglichen. Heutzutage wird die PTCA überwiegend mit dem Einsatz einer Gefäßstütze (Stent) kombiniert. Bei diesem Verfahren, das **Stentangioplastie** genannt wird, wird ein röhrenförmiges Geflecht aus rostfreiem Edelmetall im Bereich der Engstelle implantiert, um eine erneute Verengung zu verhindern (s. Abb. 16.21). In den letzten Jahren werden in zunehmendem Maße Stents implantiert, die mit entzündungshemmenden und antiproliferativen Medikamenten beschichtet sind (sog. drug eluting stents, DES). Durch die langsame Freisetzung dieser Medikamente wird ein Zellwachstum im Bereich des Stents und somit die Wiederverengung (Restenose) des Gefäßes verlangsamt. Allerdings ist die Dauer der Freisetzung der Medikamente beschränkt und führt zu vermehrten späteren Restenosen. Ob im Endeffekt die vielversprechenden beschichteten Stents tatsächlich besser sind als die nicht beschichteten, wird aktuell noch untersucht.

Solche katheterinterventionellen Verfahren werden sowohl als lebensrettende Maßnahme bei ACS als auch zur Verbesserung der Symptomatik bei chronischer KHK durchgeführt.

Für die Beurteilung der körperlichen Belastbarkeit und die Beratung des Patienten hinsichtlich seiner körperlichen Aktivität und Training spielt die Art des implantierten Stents (beschichtet oder unbeschichtet) keine Rolle. Liegen keine Kontraindikationen vor, können eine Belastungsuntersuchung und ein körperliches Training nach ei-

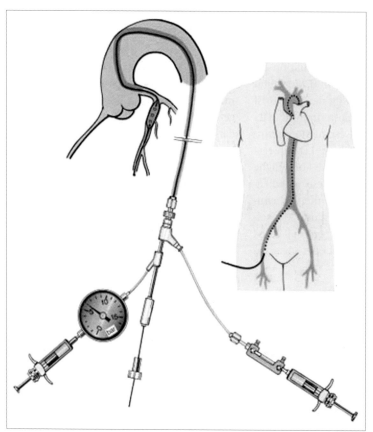

Abb. 16.19: PTCA. Über die Leistenarterie wird über einen Führungsdraht und Führungskatheter ein zusammengefalteter Ballon in die Engstelle der Arterie eingeführt.

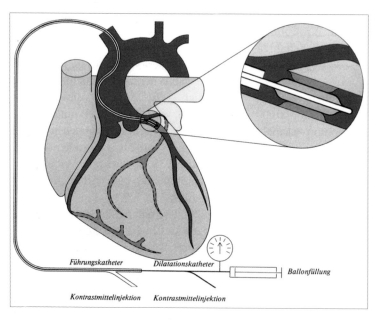

Führungskatheter   Dilatationskatheter

Ballonfüllung

Kontrastmittelinjektion   Kontrastmittelinjektion

Abb. 16.20: PTCA. Der zusammengefaltete Ballon wird in die Engstelle der Arterie eingeführt und mit hohem Druck (8–12 bar) aufgeblasen. Dadurch gelingt es, die Gefäßverengung zu erweitern.

Abb. 16.21: Stentangioplastie. Ein röhrenförmiges Geflecht aus rostfreiem Edelmetall wird im Bereich der Engstelle implantiert, mit dem Ziel, eine erneute Verengung zu verhindern.

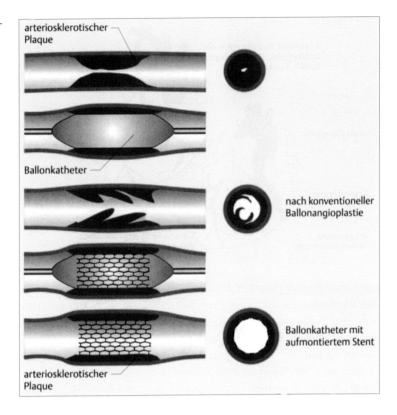

ner komplikationslosen Katheterintervention bereits ab dem 4. Tag nach dem Eingriff erfolgen.

Bypassoperation. Die Bypassoperation am Herzen ist ein Routineverfahren und gehört mit etwa 75 000 Eingriffen jährlich zu den häufigsten Operationsverfahren, die in Deutschland durchgeführt werden. Die Bypassoperation wird überwiegend am offenen Herzen und unter Anwendung der Herz-Lungen-Maschine durchgeführt. Dabei wird der Brustkorb geöffnet (Thorakotomie) und das Brustbein im Längsschnitt „durchgesägt" (Sternotomie). Dementsprechend hat dieses Vorgehen Konsequenzen für den Heilungsprozess und die Möglichkeit einer körperlichen Aktivität in der ersten postoperativen Phase. Bei der Bypassoperation wird mit einem Bypass („Umleitung") die Verengung oder der Verschluss bei einer oder mehreren Koronararterien „überbrückt" und dadurch

die bestehende Durchblutungsstörung beseitigt (s. Abb. 16.22). Bei einer Aortokoronaren-Venen-Bypassoperation (ACVB) wird körpereigenes Venenmaterial für den Bypass verwendet. Mit i.d.R. aus den Beinen entnommenen Venen wird eine Venenbrücke zwischen der Hauptschlagader (Aorta) und der/den betroffenen Koronararterie/n distal (unterhalb) der Engstelle bzw. des Verschlusses angebracht (s. Abb. 16.22). Unter dem Druck, der im arteriellen Schenkel herrscht, wandelt sich das Venenmaterial entsprechend um. Bei einer Arteria-mammaria-interna-Bypassoperation (IMA-Bypass) wird die Arterie der Innenseite des Brustkorbs (Arteria thoracica interna bzw. Arteria mammaria) freigelegt und distal (hinter) der Engstelle der betroffenen Koronararterie angeschlossen. Da es sich hierbei um ein arterielles Gefäß handelt, das sich an die Druckverhältnisse im großen Kreislauf besser adaptieren kann, sind die Langzeitergebnisse für diese

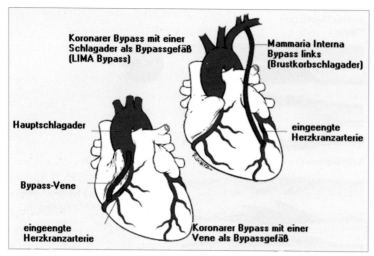

Abb. 16.22: Koronare Bypassoperation. Koronarstenose wird belassen und durch körpereigenes Gefäßmaterial umgangen. Bei einer ACVB wird körpereigenes Venenmaterial für den Bypass verwendet. Bei einem IMA-Bypass wird die Arterie der Innenseite des Brustkorbs (A. thoracica interna bzw. A. mammaria) freigelegt und distal (hinter) der Engstelle der betroffenen Koronararterie angeschlossen.

Form der Bypassoperation besser. Werden mehrere Bypässe benötigt oder ist zusätzlich noch eine Herzklappen-OP erforderlich, werden alle Verfahren bei einer Operation kombiniert. Ist nur die LAD betroffen, kann der Eingriff auch durch ein kleines „Fenster" im Brustkorb vorgenommen werden, sog. minimalinvasive Chirurgie. Dieses Verfahren ist für den Patienten deutlich schonender, bleibt aber nur einem ausgewählten Klientel vorbehalten.

Wie die PCI wird eine Bypassoperation sowohl zur Sekundärprophylaxe und Verbesserung der Symptomatik bei chronischer KHK als auch in selteneren Fällen als lebensrettende Maßnahme bei ACS durchgeführt. Eine Bypassoperation wird insbesondere bei Patienten mit einer Hauptstammstenose und/oder hochgradigen Stenosen (> 70%) an 2 oder mehr Koronararterien und bei Patienten, bei denen eine Gefäßerweiterung durch eine PCI technisch zu risikoreich oder gar nicht möglich ist, durchgeführt.

Nach einer Bypassoperation kann ein individuell dosiertes Training mit niedriger Belastung (z.B. Spazierengehen in der Ebene und/oder Training auf dem Fahrradergometer) bereits wenige Tage nach dem operativen Eingriff aufgenommen werden. Voraussetzung sind ein komplikationsloser post-operativer Verlauf und eine gute Wundheilung. In der ersten postoperativen Phase ist die Durchführung einer speziellen Thoraxgymnastik und Atemtherapie zur Korrektur von Schonhaltungen und zur Gewährleistung einer effektiven Atemtechnik von besonderer Bedeutung. Aufgrund der Folgen der Thorakotomie und Sternotomie müssen alle Stütz-, Zug- und Druckbelastungen mit Armeinsatz, Thoraxkompressionen oder möglicher Thoraxkontusion (Prellung) für mindestens 6–12 Wo. vermieden werden.

Merksatz

◢ Revaskularisierungsmaßnahmen (PCI und/oder Bypassoperation) werden sowohl zur Sekundärprophylaxe und Verbesserung der Symptomatik als auch als lebensrettende Maßnahme bei ACS durchgeführt.

16.3.5 Allgemeinmaßnahmen

Vergleichende epidemiologische Studien legen den Schluss nahe, dass bis zu 90% der Erkrankungen des Herz-Kreislauf-Systems durch Risikofaktoren wie Fettstoffwechselstörungen, Rauchen, Bluthochdruck und Diabetes mellitus auftreten, die wiederum die Folge von Fehl- und Überernährung, Bewegungsmangel und Stress sind. Zu den Allgemeinmaßnahmen zur Behandlung der chronischen KHK gehören somit insbesondere Verhaltensveränderungen zur Modifikation der vom Patienten beeinflussbaren Risikofaktoren.

Die **Einstellung des Rauchens** ist die effektivste Einzelmaßnahme zur Prävention und Sekundärprävention der KHK. Bei KHK-Patienten ist eine Einstellung des Rauchens mit einer Senkung der Gesamtmortalität (36%) und einer Reduktion der Anzahl nichttödlicher Herzinfarkte (32%) verbunden. Ergebnisse einer Meta-Analyse zeigen eine knapp 50%ige Reduktion der Sterblichkeit bei Patienten, die nach durchgemachtem Myokardinfarkt das Rauchen eingestellt haben, im Vergleich zu denen, die das Rauchen fortgesetzt haben. Das Herzinfarkt- und Sterberisiko von Patienten, die nach einer PCI weiter rauchen, ist doppelt so hoch wie das von Patienten, die nie geraucht haben, bzw. Patienten, die nach dem Eingriff das Rauchen einstellten.

Durch eine **Umstellung der Ernährungsgewohnheiten** kann die Behandlung zahlreicher Risikofaktoren, wie z.B. Fettstoffwechselstörungen, Bluthochdruck, Diabetes mellitus sowie Übergewicht und Adipositas, unterstützt werden. Für KHK-Patienten wird eine ausgewogene fettarme, ballaststoffreiche Ernährung, die reich an Omega-3-Fettsäuren ist, empfohlen. Besonders geeignet ist die sog. mediterrane Kost, die zudem leicht in die Praxis umzusetzen ist. Die Basis dieser Kostform bilden pflanzliche Lebensmittel mit vielfältiger Auswahl an Gemüse und Getreideprodukten; wenig tierische Fette, dafür mehr pflanzliche Fette, insbesondere Olivenöl; viel Fisch und Geflügel, dafür wenig rotes Fleisch; wenig zuckerhaltige Lebensmittel, dafür aber ein reichliches und vielfältiges Angebot an Obst.

16.3.6 Körperliche Aktivität und Training

Sowohl in der Primärprävention als auch in der Sekundärprävention der KHK kommt einer regelmäßigen körperlichen Aktivität eine besondere Bedeutung zu.

Primärprävention
Körperliche Inaktivität ist mit einem erhöhten kardiovaskulären Risiko und einer Verdopplung des Risikos eines vorzeitigen Todes verknüpft. Epidemiologische Untersuchungen zeigen, dass körperliche Inaktivität ein wichtiger und unabhängiger Risikofaktor für die Entstehung der KHK ist. Umgekehrt konnte in großen epidemiologischen Studien nachgewiesen werden, dass regelmäßige körperliche Ausdaueraktivität mit einer Senkung der kardiovaskulären Morbidität und Mortalität assoziiert ist. Die Reduktion der Mortalität liegt bei moderater sportlicher Betätigung (1000 kcal/Wo.) bei ca. 20–30%. Körperliche Inaktivität gilt daher als einer der wichtigsten modifizierbaren Risikofaktoren.

Die durch einen maximalen Belastungstest objektivierte körperliche Fitness beeinflusst die Gesamtmortalität deutlicher als andere kardiovaskuläre Risikofaktoren.

Empfehlungen für körperliche Aktivität und körperliches Training in der Primärprävention. Als primärpräventive Maßnahme sollte allen gesunden erwachsenen Personen eine regelmäßige körperliche Aktivität und/oder ein Training empfohlen werden. Körperliche Aktivität (bevorzugt aerobe Ausdaueraktivitäten) mit moderater Intensität, sollten für ≥ 30 min an mindestens 5 Tagen der Woche, am besten jedoch täglich, und/oder intensive Ausdaueraktivitäten für ≥ 20 min an mindestens 2 Tagen der Woche durchgeführt werden. Eine typische moderate Ausdaueraktivität ist das zügige Gehen, bei dem es zu einem bemerkbaren Anstieg der Herzfrequenz kommt. Als intensivere Ausdaueraktivität gilt z.B. das Laufen (Joggen), bei dem es zu einem deutlichen Anstieg der Herz- und Atemfrequenz kommt. Das empfohlene Mindestausmaß an körperlicher Aktivität und Training könnte somit z.B. durch 30 min zügiges Gehen 2 × in der Woche und 20 min Laufen an 2 anderen Tagen der Woche erreicht werden. In Ergänzung zu den ausdauerorientierten Aktivitäten wird die Durchführung eines moderaten Krafttrainings zur Verbesserung der Kraft und Kraftausdauer 2–3 proWoche empfohlen.

Regelmäßig durchgeführt beeinflussen körperliche Aktivität und Training das kardiovaskuläre Risiko über verschiedene Anpassungsmechanismen (s. Tab. 16.17). Neben diesen genannten Effekten spielt der Einfluss der körperlichen Belastung auf die Gefäßinnenwand, das Endothel, eine wesentliche Rolle. Sowohl in der Primär- wie auch der Sekundärprävention kommt es durch den Belastungsreiz/Scherkräfte zu einer Freisetzung vasoaktiver Substanzen. Die Folge ist eine Verbesserung der Endothelfunktion bzw. eine Abnahme der endothelialen Dysfunktion. Anders als bei der arteriellen Hypertonie, bei der ein dauerhaft hoher Druck auf die Gefäßwände wirkt, scheint genau hier ein Schlüsselelement in der schützenden Wirkung von körperlicher Aktivität und Training zu liegen.

> **Merksatz**
> ◢ Körperliche Inaktivität gilt als einer der wichtigsten modifizierbaren Risikofaktoren.

Sekundärprävention

Die aus der Primärprävention bekannten positiven Effekte von regelmäßiger körperlicher Aktivität und einer guten körperlichen Fitness sind in vergleichbarer Weise bei einer bereits bestehenden KHK zu erreichen. Die durch einen maximalen Belastungstest objektivierte körperliche Fitness beeinflusst die Gesamtmortalität deutlicher als andere kardiovaskuläre Risikofaktoren. Durch eine gute körperliche Fitness kann bei Patienten mit KHK die Mortalität um 30–40% gesenkt werden (s. Abb. 16.23).

Die durch eine Spiroergometrie ermittelte höchste erreichte Sauerstoffaufnahme (VO_2peak) ist einer der stärksten prognostischen Prädiktoren bei KHK. Langzeitbeobachtungen von KHK-Patienten zeigen, dass eine höhere VO_2peak um 1,0 ml/kg/min mit einer Abnahme der kardialen Mortalität um 8–10% assoziiert ist.

Primäres Ziel trainingsbasierter Maßnahmen bei KHK-Patienten ist es, den Verlauf und die Prognose der Erkrankung günstig zu beeinflussen. Die Ergebnisse großer Meta-Analysen zeigen, dass die Teilnahme an gezielten Trainingsinterventionen bei KHK-Patienten mit einer Senkung der Gesamtmortalität um 27% und der kardialen Mortalität um 31% assoziiert ist (s. Abb. 16.24).

Sekundäres Ziel ist die Verbesserung der symptomfreien körperlichen Belastbarkeit und der Lebensqualität des Patienten. Durch ein individuell angepasstes und systematisch durchgeführtes aerobes Ausdauertraining

Tab. 16.17: Potenzielle kardioprotektive Effekte regelmäßiger körperlicher Aktivität

Antiatherosklerotisch	Psychisch	Antithrombotisch	Antiischämisch	Antiarrhythmisch
Verbesserte Lipide	Depression ↓	Thrombozyten-adhädsion ↓	Myokardialer O_2-Bedarf ↓	Vagotonus ↑
Blutdruck ↓	Stress ↓	Fibrinolyse ↑		Adrenerge Aktivität ↓
Adipositas ↓	Soziale Unter-stützung ↑	Fibrinogen ↓	Koronarfluss ↑	Herzfrequenz-variabilität ↑
Insulinsensitivität ↑		Blutviskosität ↓	Endotheldysfunktion ↓	
Entzündung ↓				

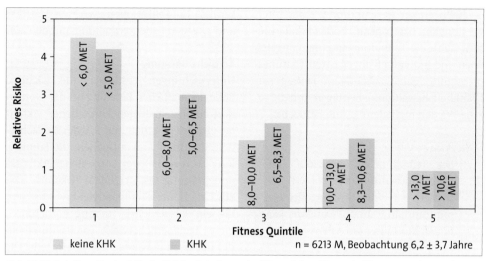

Abb. 16.23: Relatives Sterberisiko in Abhängigkeit von der körperlichen Fitness bei Personen ohne und mit gesicherte(r) koronare(r) Herzerkrankung. Die Grafik zeigt eine enge Assoziation zwischen körperlicher Fitness und Gesamtmortalität bei Gesunden und bei Patienten mit KHK. Das Sterberisiko war in der Gruppe mit der niedrigsten Fitness 4,5-fach höher als in der Gruppe mit der höchsten Fitness [Myers et al. 2002].

Abb. 16.24: Die Grafik zeigt die Effektivität einer trainingsbasierten kardiologischen Rehabilitation bei Patienten mit KHK. Die Teilnahme an Trainingsinterventionen war mit einer Senkung der Gesamtmortalität um 27% und der kardialen Mortalität um 31% assoziiert [Jolliffe et al. 2001]

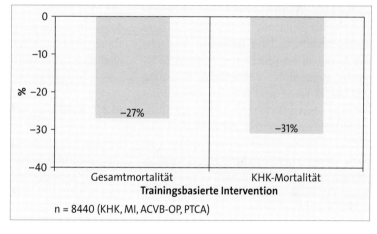

können bei KHK-Patienten die körperliche Leistungsfähigkeit und die symptomfreie Belastbarkeit gesteigert werden. Das Ausmaß der dabei erreichten Verbesserungen ist abhängig von der Ausgangsbelastbarkeit, sprich dem Trainingszustand des Patienten, sowie der Intensität und dem Umfang des Trainings. Ergebnisse von Trainingsstudien zeigen Verbesserungen zwischen 11% und 36%.

Weiteres sekundärpräventives Ziel ist die positive Beeinflussung von kardiovaskulären Risikofaktoren. Regelmäßig durchgeführt

kann ein aerobes Ausdauertraining eine Senkung des systolischen und des diastolischen Blutdrucks, eine Verbesserung der Insulinsensitivität sowie eine Senkung der Triglyzeride und eine Erhöhung der HDL-Cholesterinwerte bewirken. In älteren Studien wurde auch eine Abnahme oder geringere Progression der Stenose nachgewiesen. Heutzutage sind jedoch eher die Endothelfunktion und die Stabilität einer Plaque in den Vordergrund gerückt, die ebenfalls durch körperliche Aktivität und Training verbessert werden.

Nach einem ACS und/oder einer interventionellen bzw. operativen Revaskularisierung kann die Teilnahme an einem angeleiteten und individuell angepassten Trainingsprogramm einen wichtigen Beitrag zur Krankheitsbewältigung beitragen und die soziale Wiedereingliederung unterstützen.

> **Merksatz**
> ◢ Die Teilnahme an gezielten Trainingsinterventionen ist bei KHK-Patienten mit einer Senkung der Gesamtmortalität um 27% und der kardialen Mortalität um 31% assoziiert.

Risiken von körperlicher Aktivität und körperlichem Training

Den Vorteilen von körperlichem Training bei KHK-Patienten müssen evtl. Risiken gegenübergestellt werden. Unter ungewohnter körperlicher Belastung besteht ein erhöhtes Risiko kardiovaskulärer Ereignisse. Das relative Risiko, einen plötzlichen Herztod zu erleiden, steigt unter körperlicher Belastung um das 17-Fache und bez. des Myokardinfarkts um das ca. 2–6-Fache. 6–17% aller Fälle mit plötzlichem Herztod und ca. 5–20% aller Myokardinfarkte treten während oder kurz nach körperlicher Belastung auf. Dieses zusätzliche Risiko bei individuell ungewohnter Belastung kann jedoch durch regelmäßiges moderates Training verringert werden. Die Abhängigkeit der kardiovaskulären Ereignisrate vom Fitnessgrad ist sowohl für Gesunde als auch für Patienten mit kardiovaskulären Erkrankungen erwiesen. Im Vergleich zu Gesunden ist das Trainingsrisiko bei Patienten mit Herz-Kreislauf-Erkrankungen ca. 10 × höher. Bei überwachten, leitliniengerecht durchgeführten Trainingsprogrammen ist das absolute kardiovaskuläre Risiko jedoch sehr gering. Das Risiko eines plötzlichen Herztods liegt bei 1/784000 Trainingsstunden und eines Herzinfarkts bei 1/294000 Trainingsstunden. In einer Langzeitbeobachtung über 16 Jahre traten schwerwiegendere kardiale Komplikationen zwischen 1/50000 und 1/20000 Patiententrainingsstunden auf.

Ärztliche Beratung

Untersuchungen bestätigen die wichtige Rolle der ärztlichen Beratung bei der Motivation zur regelmäßigen körperlichen Aktivität. Trotzdem erhält nur $1/3$ der Erwachsenen, die ihren Arzt aufsuchen, die Empfehlung zu regelmäßiger körperlicher Aktivität und Training. Es ist zudem bekannt, dass etwa die Hälfte aller inaktiven Erwachsenen, die ein körperliches Training aufnehmen, dieses bedauerlicherweise bereits innerhalb der nächsten 6 Monate wieder einstellt. Die Motivation zu einem aktiven Lebensstil und die individuelle Beratung bez. körperlicher Aktivität sollten ein fester Bestandteil der ärztlichen Untersuchung bei KHK Patienten sein. Besonderer Aufmerksamkeit bedürfen dabei die Gruppe der weiblichen und/oder älteren Patienten und Personen mit einem niedrigen sozioökonomischen Status.

16.3.7 Kardiologische Rehabilitation

Die kardiologische Rehabilitation wird definiert als „ein Prozess, bei dem herzkranke Patienten mithilfe eines multidisziplinären Teams darin unterstützt werden, die individuell bestmögliche physische und psychische Gesundheit und soziale Integration wiederzuerlangen und langfristig aufrechtzuerhalten". Sie ist ein integraler Bestandteil einer an langfristigem Erfolg orientierten, umfassenden Versorgung von Herzpatienten.

Übergeordnetes Ziel der Rehabilitation ist die Wiederherstellung und Sicherung der Teilhabe (Integration in Beruf, Familie und Privatleben, Erhaltung der Selbständigkeit).

Wesentliche Ziele der kardiologischen Rehabilitation bei KHK sind die Verbesserung der Lebensqualität des Patienten durch eine Reduktion der Beschwerden, Verbesserung der körperlichen Funktion und Leistungsfähigkeit, Stabilisierung des psychischen Befindens sowie das Ermöglichen von sozialer Wiedereingliederung und Teilhabe. Weiter sollen der Krankheitsverlauf und somit die Lebenserwartung des Patienten verbessert werden. Die Effektivität und Sicherheit kardiologischer Rehabilitationsprogramme bei Patienten mit KHK sind bereits durch mehrere Meta-Analysen nachgewiesen (s. Abb. 16.24).

Um eine umfassende Nachsorge bei KHK-Patienten nach einem akuten Ereignis (ACS, Myokardinfarkt) oder erfolgreicher Revaskularisierung zu ermöglichen, besteht in Deutschland ein weltweit einzigartiges System der kardiologischen Rehabilitation (s. Abb. 16.25).

Die Rehabilitation beginnt bereits im Akutkrankenhaus in Form einer sog. Frühmobilisation (Rehabilitation der Phase I). Nach dem Krankenhausaufenthalt wird sie in einer speziell hierfür eingerichteten Rehabilitationseinrichtung stationär oder ambulant fortgeführt (Rehabilitation der Phase II, Anschlussheilbehandlung (AHB) bzw. Anschlussrehabilitation (AR)). Die Rehabilitation der Phase III wird als lebenslange Nachsorge und Betreuung am Wohnort, i.d.R. von niedergelassenen Ärzten, geleistet. An seinem Wohnort hat der Patient die Möglich-

keit den Rehabilitationserfolg durch die Teilnahme an einer ambulanten Herzgruppe (AHG) zu sichern. In zunehmendem Maß werden in Deutschland auch sog. intensivierte Nachsorgeprogramme angeboten, die ambulant durchgeführt werden. Bei besonderen Indikationen, wie z.B. bei Arbeitsunfähigkeit oder Trainingsbedarf bei fortbestehenden Einschränkungen, bieten die Rentenversicherungsträger ihren Versicherten, nach Abschluss der Phase II Rehabilitation, über einen begrenzten Zeitraum intensivierte Rehabilitationsnachsorgeprogramme am Wohnort an. Flächendeckend in ganz Deutschland wird das sog. IRENA-Programm der Deutschen Rentenversicherung angeboten.

Die Kostenübernahme der kardiologischen Rehabilitation ist durch die Gesetzgebung gesichert. Dies gilt sowohl für die Rehabilitation der Phase II als auch in der Phase III, die Teilnahme an der AHG.

16.3.8 Rehabilitation Phase I

Heute besteht allgemeine Übereinstimmung darüber, Patienten nach Myokardinfarkt, interventioneller Revaskularisation oder Herzoperation innerhalb von wenigen Tagen voll zu mobilisieren, wenn keine Komplikatio-

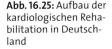

Abb. 16.25: Aufbau der kardiologischen Rehabilitation in Deutschland

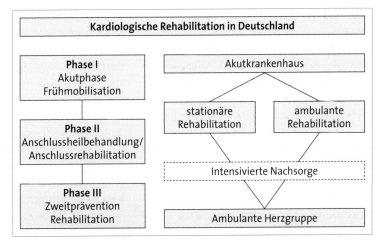

nen im Verlauf dies verhindern. Die frühe Bewegungsbehandlung oder Frühmobilisation beginnt bereits auf der Intensivstation mit Atemtherapie und Übungen zur Thromboseprophylaxe und wird nach der Verlegung des Patienten auf die Normalstation stufenweise intensiviert. Übergeordnetes Ziel ist es, die ungünstigen Folge-Erscheinungen einer längeren Bettruhe wie Muskelatrophien, orthostatische Dysregulationen, Blasen- und Darmdysfunktionen, Dekubitalulzera, Thromboembolien und Lungenentzündungen zu vermeiden. Zudem gilt es, den Patienten so weit belastbar zu machen, dass er bei Klinikentlassung den alltäglichen häuslichen Körperbeanspruchungen gewachsen und auf die Aufnahme des körperlichen Trainings bei der AHB/AR vorbereitet ist.

16.3.9 Rehabilitation Phase II

Die Rehabilitation der Phase II, auch als **Anschlussheilbehandlung bzw. Anschlussrehabilitation** bezeichnet, erfolgt unmittelbar nach der Behandlung im Akutkrankenhaus. Sie sollte am besten nahtlos, spätestens jedoch 14 Tage nach der Krankenhausbehandlung beginnen. Die Regeldauer einer AHB/AR-Maßnahme beträgt 3 Wo. Eine Verlängerung ist möglich, wenn die Maßnahme nur dadurch erfolgreich abgeschlossen werden kann. Bei unkompliziertem Verlauf kann die Phase-II-Rehabilitation nach Herzinfarkt oder Bypassoperation bereits 1 Wo. nach dem Akutereignis begonnen werden. Sie beinhaltet eine umfassende Rehabilitation, die eine Behandlung des ganzen Menschen unter Berücksichtigung aller sich aus der Krankheit ergebenden Probleme ermöglicht. Die AHB/AR-Maßnahme erfolgt unter Leitung und Verantwortung eines Kardiologen und wird durch interdisziplinäre Zusammenarbeit verschiedener Fachgruppen verwirklicht. Diesem interdisziplinären Team gehören Ärzte, Pflegepersonal, Bewegungs- und Sporttherapeuten, Physiotherapeuten, Diplompsychologen, Diplomsozialarbeiter/Sozialpädagogen, Ernährungsberater und ggf. bei Bedarf Ergotherapeuten an. Die inhaltlichen Schwerpunkte liegen im somatischen, edukativen, psychologischen und sozialmedizinischem Bereich.

Somatischer Bereich

Der **somatische Bereich** beinhaltet eine umfassende medizinische Betreuung und Überwachung des Patienten, einschließlich der Diagnostik, der medikamentösen Behandlung, Therapie von Risikoerkrankungen (Fettstoffwechselstörungen, arterielle Hypertonie, Diabetes mellitus, metabolisches Syndrom), Intensivierung und Umsetzung sekundärpräventiver Maßnahmen sowie die körperliche Remobilisierung und gezieltes körperliches Training.

Ein wesentliches Therapieziel ist die Verbesserung der symptomfreien körperlichen Belastbarkeit durch eine Verbesserung der kardiorespiratorischen, muskulären und der metabolischen Fitness. Die verbesserte Belastbarkeit erhöht darüber hinaus die Lebensqualität und Unabhängigkeit des Patienten im Alltag, unterstützt seine psychosoziale Situation, berufliche sowie soziale Reintegration (Aufrechterhaltung, Wiedererlangung der Teilhabe) und kann ggf. die Pflegebedürftigkeit reduzieren bzw. abwenden. In Tabelle 16.18 sind die wesentlichen Ziele eines individuell angepassten körperlichen Trainings in der kardiologischen Rehabilitation zusammengefasst.

Auf der Basis einer ausführlichen Risikoevaluation werden für jeden Patienten individuelle Therapieziele formuliert, und darauf aufbauend wird ein Therapieplan erstellt.

Während der AHB/AR-Maßnahme wird jeder Patient einem individuell angepassten körperlichen Training zugeführt, das beginnend auf niedrigem Niveau mit allmählicher Steigerung von Trainingsintensität, -dauer und -häufigkeit durchgeführt wird. Inhaltli-

Tab. 16.18: Somatische, psychosoziale und edukative Ziele eines individuell dosierten und überwachten Trainings in der kardiologischen Rehabilitation. Nach [Bjarnason-Wehrens 2007]

Somatische Ziele:

- Günstige Beeinflussung von Verlauf und Prognose der Erkrankung
- Überwindung eines durch Immobilisierung entstandenen kardiovaskulären und muskuloskelettalen Funktionsverlusts
- Verbesserung bzw. Stabilisierung der symptomfreien kardiopulmonalen Belastbarkeit
- Ökonomisierung der Herz-Kreislauf-Funktion
- Verbesserung der Bewegungsökonomie
- Verbesserung der motorischen Hauptbeanspruchungsformen Ausdauer, Koordination, Flexibilität und Kraft(-ausdauer)
- Positive Beeinflussung somatischer Risiko- und Schutzfaktoren

Psychosoziale Ziele:

- Schulung der Körperwahrnehmung, insbesondere von Belastungsempfinden und -beurteilung
- Abbau von Bewegungsangst
- Vermittlung einer realistischen Einschätzung der individuellen Belastbarkeit
- Verbesserung der allgemeinen Befindlichkeit
- Unterstützung der psychosozialen Stabilisierung und der Krankheitsbewältigung
- Verbesserung der Teilhabe
- Verbesserung der Lebensqualität

Edukative Ziele:

- Information über die gesundheitliche Bedeutung regelmäßiger körperlicher Aktivität
- Erwerb praktischer Fertigkeiten zur Selbstkontrolle und zu adäquater Reaktionsweise
- Anleitung und Motivation zu einer dauerhaften regelmäßigen körperlichen Aktivität und zum Training, z.B. in einer Herzgruppe
- Förderung eines körperlich aktiven Lebensstils

che Basis bildet das tägliche aerobe Ausdauertraining, das i.d.R. mittels EKG und ggf. Blutdruckmessung überwacht auf einem Fahrradergometer durchgeführt wird (s. Tab. 16.19 und 16.20).

Ergänzend hierzu werden alltagsadaptierte Ausdauerbelastungen angeboten, wie z.B. Spazierengehen und Wandern, und ggf., wenn die Belastbarkeit des Patienten dies erlaubt, andere Ausdauerbelastungen, wie z.B. Nordic Walking, Laufen und/oder Schwimmen, eingeführt.

In zunehmendem Maße wird für geeignete KHK-Patienten ein individuell angepasstes dynamisches Kraftausdauertraining empfohlen und während der Rehabilitation durchgeführt (s. Tab. 16.21).

Durch Zunahme der Muskelmasse und/oder Verbesserung der Koordination und des Muskelmetabolismus kann ein angepasstes Kraftausdauertraining eine Zunahme der Muskelkraft und/oder der Kraftausdauer bewirken. Krafttraining ist auch im höheren Lebensalter wirksam und kann dem altersbedingten Verlust an Muskelmasse, Muskelkraft und Knochenmasse entgegenwirken, sowie durch Verbesserung der propriozeptiven Fähigkeiten die Koordination und

Tab. 16.19: Aufbau des Fahrradergometertrainings nach der Dauermethode. Nach [Bjarnason-Wehrens 2007]

Phase I (Aufwärmphase I)

Belastungsintensität	< 50% der empfohlenen Trainingsbelastung
Belastungsdauer	> 2 min

Phase II (Aufwärmphase II)

Belastungsintensität	Allmähliche Belastungssteigerung um 1–10 W/min (je nach Belastbarkeit) bis zur optimalen Trainingsbelastung
Belastungsdauer	5–10 min

Phase III (Trainingsphase)

Belastungsintensität	100% der empfohlenen Trainingsbelastung
Belastungsdauer	> 5 min und allmähliche Verlängerung auf 10–20 (bis hin zu 60) min

Phase IV (Erholungsphase)

	Die Belastung wird innerhalb von 3 min allmählich auf 0 W heruntergefahren.

Tab. 16.20: Empfehlungen für einen langfristigen Aufbau eines aeroben Ausdauertrainings bei KHK-Patienten. (VO_2peak = maximal erreichte Sauerstoffaufnahme im spiroergometrischen Belastungstest, HFmax = Maximal erreichte Herzfrequenz im Belastungstest, HFR= Herzfrequenzreserve, RPE = Rate of Perceived Exertion (Borg-Skala). Nach [Bjarnason-Wehrens et al. 2009]

Allgemeines, dynamisches, aerobes Ausdauertraining

Trainingsform: Ergometertraining mit Monitoring, Trainingsmethode: Dauermethode

Phasenaufbau	Trainingsintensität	Trainingsdauer	Trainingshäufigkeit
Anpassungs-phase	Niedrige Intensität, z.B. 40–50% VO_2peak 60% HFmax 40% HFR RPE < 11	Beginnend mit ca. 5 min (in der Trainings-phase) und allmähliche Verlängerung auf 10 min	3–5 Tage/Wo.
Aufbauphase	Allmähliche Steigerung der Trainingsin-tensität in Abhängigkeit von Belastungs-toleranz und klinischem Status, z.B. 50, 60, 70, (80%) VO_2peak 65, 70, 75 HFmax 45, 50, 55, 60% HFR RPE 12–14	Allmähliche Verlänge-rung der Trainings-dauer von 10 zu 20 (bis zu 30–45) min	3–5 Tage/Wo., am besten täglich
Stabilisations-phase	Langfristige Stabilisierung auf dem in der Aufbauphase erreichten Belastungsni-veau bzw. allmähliche Steigerung von Trainingsintensität und -umfang	Allmähliche Verlänge-rung der Trainings-dauer von 20–45 (bis zu > 60) min, wenn der Patient dies toleriert	3–5 Tage/Wo., am besten täglich

Tab. 16.21: Empfehlungen zum Aufbau und zur Durchführung eines Kraftausdauer- und Muskelaufbautrainings in der kardiologischen Rehabilitation. Nach [Bjarnason-Wehrens et al. 2004]

Trainings-aufbau	Trainingsziel	Belastungs-form	Intensität	Wiederho-lungszahl	Trainings-umfang
Stufe I Vortraining	Erlernen und Einüben einer richtigen Durchführung, Schulung von Belastungsempfinden und -beurteilung, Verbesserung der Koordination	Dynamisch	< 30% RM* RPE** 9–11	5–10	2–3 Einheiten pro Wo., jeweils 1–3 Durchgänge
Stufe II Kraftausdauer-training	Verbesserung der lokalen aeroben Ausdauer, Verbesserung der Koordination	Dynamisch	30–50% RM RPE 12–13	12–25	2–3 Einheiten pro Wo., jeweils 1 Durchgang
Stufe III Muskelaufbau-training	Vergrößerung des Muskelquerschnitts (Hypertrophie), Verbesserung der Koordination	Dynamisch	40–60% RM RPE 14–15	8–15	2–3 Einheiten pro Wo., jeweils 1 Durchgang

* RM = Repetition Maximum; ** RPE = Rate of Perceived Exertion

Gleichgewichtsfähigkeit positiv beeinflussen und somit die Sturzgefahr reduzieren.

Ein Kraftausdauertraining wird insbesondere für Patienten mit guter Ausdauerleistungsfähigkeit und guter linksventrikulärer Pumpfunktion empfohlen. Für diese Patienten ist dieses Training nicht mit einem höheren Risiko verbunden als ein aerobes Ausdauertraining. Nach einer Herzoperation mit Thorakotomie sollten Belastungen, die eine sternale Scherkraft ausüben (Druck-, Stütz- oder Zugbelastungen) bis 6 Wo. (ggf. 3 Monate) postoperativ vermieden werden. Vor Aufnahme eines Krafttrainings muss der behandelnde Arzt die Sternumstabilität bestätigen.

Allgemeine gymnastische Übungen zur Verbesserung der Flexibilität, Koordination und Kraftausdauer sind fester Bestandteil jeder bewegungstherapeutischen Maßnahme. Insbesondere bei älteren und ungeübten Personen sind Übungen zur Verbesserung der Gleichgewichtsfähigkeit u.a. koordinativer Fähigkeiten wichtig. Das bewegungstherapeutische Programm wird durch Bewegungsspiele zur Förderung der Motivation und der dauerhaften Freude am Sport ergänzt. Gut geeignet sind Spiele mit einfachen Regeln und geringem organisatorischem Aufwand.

Als Mannschaftsspiele sind Rückschlag- und Teilraumspiele, z.B. Prellball, Familytennis und Volleyball mit modifiziertem Regelwerk, aufgrund der geringen Verletzungsgefahr und der niedrigen Herz-Kreislauf-Belastung geeignet. Durch leichte Veränderungen (z.B. Wegstreckenänderung und Reduzierung der Bewegungsgeschwindigkeit, Veränderung der Spielfeldgröße, Gruppengröße und Spielregeln) können die Spiele den Voraussetzungen der jeweiligen Gruppe angepasst werden. Spielformen mit höheren Kraft- und Ausdauerbeanspruchungen sind nicht geeignet, weil sie sich schlecht dosieren und kontrollieren lassen.

Im Rahmen der gesamten Sporttherapie wird großer Wert auf die Schulung der Körperwahrnehmung gelegt. Wesentliche Ziele sind: eine realistische Selbsteinschätzung des Patienten, ein Abbau von unverhältnismäßiger Bewegungsangst sowie Stärkung der Selbstsicherheit und des Selbstwertgefühls im Umgang mit körperlichen Belastungen im Beruf, im Alltag und in der Freizeit. Der Patient soll durch Erfahrung am eigenen Körper lernen, Belastungssymptome zu erkennen und diese in ihrer Bedeutung zu beurteilen. Der Patient soll lernen, die Reaktionen seines Körpers (Herzfrequenz, Atmung,

Schwitzen, Anstrengungsgrad der Muskulatur, Wohlbefinden, aber auch Beschwerden etc.) wahrzunehmen, zu beobachten und diese in eine objektive Verbindung mit der körperlichen Belastung zu bringen. Durch schrittweise Steigerung der Trainingsintensität soll der Patient an seine persönlichen Grenzen herangeführt werden und diese auch erkennen und akzeptieren lernen.

Merksatz

◢ Im Rahmen der Rehabilitation sollte der Patient eine gezielte Anleitung und Motivation zum selbständigen und individuell angepassten Training sowie zur Förderung der körperlichen Aktivität im Alltag und in der Freizeit erhalten.

Physiotherapeutische Maßnahmen kommen bei Bedarf bei Patienten mit neurologischen Funktionsstörungen infolge von Lagerungen, Herzoperationen, zerebralen Ischämien etc. zum Einsatz. Bei der derzeit immer häufiger praktizierten frühen Übernahme des postoperativen Patienten in die AHB/AR sind in vielen Fällen eine intensivierte Atemgymnastik und behutsame Thoraxmobilisierung erforderlich.

Edukativer Bereich

Die Präsenz von Risikofaktoren begünstigt Rückfälle und vorzeitigen Tod. Werden die Risikofaktoren eliminiert, verringert sich die Rückfalltendenz. Andererseits kann auch durch Stärkung persönlicher Gesundheitsressourcen und -kompetenzen sowie den Aufbau von Schutzfaktoren die Prognose verbessert werden. Auf dieser Tatsache basieren sekundärpräventive Bemühungen. Diese verlangen vom Patienten nicht selten entscheidende Veränderungen seiner Lebensgewohnheiten. Im Vordergrund stehen die Beendigung des Rauchens, gesunde Ernährung, Gewichtsreduktion und vermehrte körperliche Aktivität.

Die Grundlage der Gesundheitsbildung bilden die Information und Motivation des Patienten durch den Arzt, die durch individuelle Beratungen und Gruppenberatungen durch Mitarbeiter des interdisziplinären Teams gefestigt wird. Um die Eigenaktivität und Eigenverantwortung zu erhöhen, sollen die realistischen Therapieziele mit dem Patienten besprochen und vereinbart werden. Mit dem Ziel, Kompetenz für die Umsetzung in den Alltag zu gewährleisten, muss die praktische Umsetzung intensiv geschult und geübt werden, wenn möglich unter Einbeziehung von Angehörigen. Das übergeordnete Ziel der Gesundheitsbildung ist es, den Patienten für die Bedeutung seines eigenen Lebensstils zu sensibilisieren, ihn zu individuellen Problemlösungen zu befähigen und ihm über die Phasen der organisierten Rehabilitation hinaus Handlungskompetenzen für schwierige Situationen zu vermitteln.

Psychischer Bereich

Krisensituationen wie die Verarbeitung eines Myokardinfarktes sind durch Phasen des Erlebens von Angst, Depressionen, Verleugnung, Isolation und Übermotivation charakterisiert. Bei mehr als der Hälfte der Patienten im Z.n. Myokardinfakrt und Bypassoperation besteht eine gestörte psychosomatische Befindlichkeit. Insbesondere depressive Symptome bzw. Störungen sind eine häufige leider oft unerkannte Komorbidität bei KHK. Die Prävalenz depressiver Episoden („Major Depression") in der ersten Phase nach einem Myokardinfarkt liegt bei 15–20%. Bei weiteren 15–20% der Patienten liegen leichtere depressive Symptome („Minor Depression") vor. Es gilt heute als gesichert, dass durch ein verbessertes Stressmanagement und eine antidepressive Behandlung die koronare Morbidität und Mortalität günstig beeinflusst werden kann.

Übergeordnete Ziele der Therapie im psychischen Bereich sind: die Hilfe bei der Krankheitsverarbeitung; die Minderung krankheitsrelevanter Verhaltensweisen, wie z.B. Verleugnung und Risikoverhalten; die Minderung prognostisch relevanter psychischer Erkrankungen und/oder Reaktionen, wie z.B. Depressionen, Angststörungen, Persönlichkeitsstörungen, sowie die Hilfe bei der Bewältigung aktueller und potenzieller für den Krankheitsverlauf relevanter Konflikte.

Einzelberatungen und Gruppengespräche, die dem Patienten bei der Krankheitsbewältigung, und Reduktion von Risikoverhalten helfen sollen (z.B. Raucherentwöhnung, Techniken zum Stessmanagement, Entspannungsverfahren), gehören zum festen Bestandteil der Rehabilitation. Basierend auf einem psychodiagnostischen Screening werden Patienten, die ihrer bedürfen, speziellen psychologischen und psychoedukativen Maßnahmen zugeführt.

> **Merksatz**
> ◢ Depressive Symptome bzw. Störungen sind eine häufige ($1/3$ der Patienten) und bedeutsame Komorbidität bei KHK, die leider oft unerkannt bleibt und zu wenig Beachtung findet.

Sozialer Bereich
Übergeordnete Ziele der sozialmedizinischen Beratung sind die Unterstützung des Patienten bei der beruflichen und sozialen Reintegration, und langfristig die Teilhabe im privaten und beruflichen Bereich zu sichern. Besondere Aufmerksamkeit muss Patienten gewidmet werden, bei denen die berufliche Wiedereingliederung und Berufsausübung gefährdet sind, und Patienten, bei denen Probleme und/oder Belastungen im privaten und/oder beruflichen Umfeld vorliegen, die die Teilhabe einschränken bzw. gefährden. Die Sozialberatung erfolgt fast ausschließlich in Form einer Einzelberatung, bei der nach ausführlicher psychosozialer Anamnese in Form eines „Case Managements" gemeinsam mit dem Patienten geeignete Problemlö-

sungen und Möglichkeiten der Eingliederung angeregt und erschlossen werden.

Bei der Zunahme von alten Menschen in der kardiologischen Rehabilitation bekommt die Beratung von diesen und deren Angehörigen immer mehr Bedeutung. Diese Beratung betrifft v.a. die Möglichkeit und Finanzierung von häuslicher Versorgung und Pflege, Vermittlung von ambulanten Pflegediensten, bis hin zur Vermittlung in eine geeignete stationäre Einrichtung zur Altenhilfe.

16.3.10 Rehabilitation Phase III

Zur Förderung eines regelmäßigen körperlichen Trainings u.a. risikoreduzierender Lebensstiländerungen wird für KHK-Patienten nach Abschluss der Rehabilitation Phase II die Teilnahme an einer Ambulanten Herzgruppe (AHG) empfohlen. Die wesentlichen Rahmenbedingungen für den „Rehabilitationssport in Herzgruppen" sind in der Rahmenvereinbarung für den Rehabilitationssport und das Funktionstraining verbindlich festgelegt. Hierzu gehören u.a. die Zuständigkeit der Rehabilitationsträger, Leistungsumfang und -dauer, aber auch die ärztliche Betreuung und Verordnung des Rehabilitationssports. Entsprechend den Vorgaben der Rahmenvereinbarung erfolgt das körperliche Training in der Herzgruppe ärztlich überwacht und unter Leitung einer speziell ausgebildeten Fachkraft. Zur Sicherheit der Patienten müssen ein netzunabhängiger, tragbarer Defibrillator und ein adäquat bestückter Notfallkoffer bereitstehen sowie eine Notrufmöglichkeit (Telefon, Handy) vorhanden sein. Die Gruppen treffen sich 1–2 × in der Wo. für jeweils 60–90 min. Während der Übungsveranstaltungen ist die ständige, persönliche Anwesenheit eines betreuenden Arztes erforderlich. Der Herzgruppenarzt muss im Besitz einer gültigen Vollapprobation sein. Eine Fortbildung nach dem

Curriculum der Deutschen Gesellschaft für Prävention und Rehabilitation von Herz-Kreislauf-Erkrankungen für die Weiterbildung von Ärzten in Herzgruppen und die Teilnahme an regelmäßigen fachbezogenen Fortbildungen werden empfohlen.

Jeder AHG-Teilnehmer muss sich vor Aufnahme des Trainings und im weiteren Verlauf mindestens jährlich einer kardiologischen Kontrolluntersuchung inkl. Belastungsuntersuchung auf dem Fahrradergometer unterziehen. Die Ergebnisse sollen in dem hierfür vorgesehen medizinischen Informationsbogen für Rehabilitationssport (auch Belastungsbogen genannt) dokumentiert werden. Zusätzlich zur kardialen Diagnose und aktuellen Medikation sollten hier die Ergebnisse der letzten Belastungsuntersuchung sowie Empfehlungen zur kardialen Belastbarkeit (die Belastung, die dem Patienten ohne gesundheitliche Gefährdung beim Sport zugemutet werden darf) und Empfehlungen zur optimalen Trainingsbelastung in Watt und der dazugehörigen Trainingspulsfrequenz eingetragen werden. Die in dem Belastungsbogen dokumentierten Informationen dienen den Herzgruppenbetreuern als Grundlage für die Festlegung und Steuerung der individuell dosierten und kontrollierten Bewegungs- und Sporttherapie und müssen ihnen daher vor Beginn des Programms vorliegen.

Die Teilnahme am Rehabilitationssport in einer AHG wird über das sog. Muster 56 verordnet. Die gesetzliche Krankenversicherung und/oder Rentenversicherung übernehmen die Kosten für 90 Übungseinheiten, die innerhalb von 30 Monaten in Anspruch genommen werden müssen. Eine Fortführung der Teilnahme wird den Patienten auf eigene Kosten empfohlen. Eine weitere Verordnung und damit Finanzierung duch die Krankenkasse über die Regelförderzeit von 90 Übungseinheiten hinaus ist möglich bei Patienten, die eine maximale Belastungsgrenze < 1,4 Watt/kg Körpergewicht (Nach-

weis nicht älter als 6 Monate) als Folge einer Herzkrankheit oder kardiale Ischämiekriterien aufweisen. Bei anderen Indikationen ist eine Einzelfallentscheidung notwendig. Diese Verlängerung über die Regelförderzeit hinaus wird jeweils für weitere 45 Übungseinheiten in 12 Monaten genehmigt. Eine erneute Verordnung von Rehabilitationssport in Herzgruppen kann zudem beantragt werden nach abgeschlossener Akutbehandlung u.a. nach: akutem Herz-Kreislauf-Stillstand, akutem transmuralem Herzinfarkt, UAP (Non-Stemi-Infarkt), Bypassoperation, Herztransplantation, Z.n. ICD- (implantierbarer Kardioverterdefibrillator) Implantation. Vielerorts haben sich inzwischen spezielle Nachsorgegruppen für Patienten, die keine Verordnung für die Herzgruppenteilnahme mehr erhalten, etabliert. Da die Herzgruppenteilnahme für viel Patienten zeitlich begrenzt ist, sind edukative Maßnahmen, die den Patienten befähigen, selbständig körperlich aktiv zu sein, „Hilfe zur Selbsthilfe" umso bedeutsamer, damit nicht mit Ablauf der Verordnung der Patient auch die körperliche Aktivität einstellt.

Abbildung 16.26 zeigt die zahlenmäßige Entwicklung der Herzgruppen in Deutschland in den letzten 30 Jahren, eine Erfolgskurve, die die Akzeptanz dieser Gruppen bei den betroffenen Patienten, Ärzten und Kostenträgern belegt. Derzeit gibt es mehr als 6000 Herzgruppen in Deutschland, in denen mehr als 120 000 Herzpatienten 1–2 × in der Woche ärztlich überwacht unter Leitung eines Fachtherapeuten körperlich aktiv sind. Bei den Herzgruppenteilnehmern handelt es sich überwiegend um KHK-Patienten.

„Die Herzgruppe ist eine Gruppe von Patienten mit chronischen Herz-Kreislauf-Krankheiten, die sich auf ärztliche Verordnung unter Überwachung und Betreuung des anwesenden Herzgruppenarztes und einer dafür qualifizierten Fachkraft trifft. Gemeinsam werden im Rahmen des ganzheitlichen Konzeptes durch Bewegungs- und Sportthe-

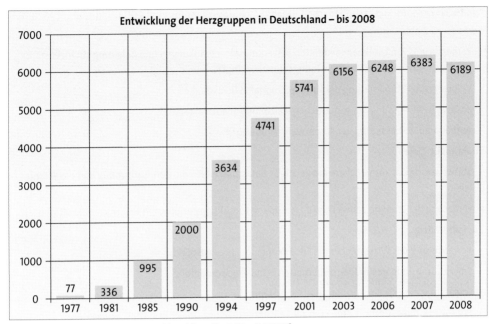

Abb. 16.26: Herzgruppen in Deutschland [Quelle: Ritter P DGPR]

rapie, Erlernen von Stressmanagementtechniken, Änderungen im Ess- und Genussverhalten und durch psychosoziale Unterstützung, Folgen der Herzkrankheit kompensiert und Sekundärprävention angestrebt."

Die Ziele der Herzgruppenarbeit richten sich nach den allgemeinen Zielen der kardiologischen Rehabilitation. Sie sind individuell ausgerichtet und sind sowohl der somatischen, funktionalen als auch der psychosozialen und edukativen Ebene zuzuordnen (s. Tab. 16.22).

Übergeordnetes Ziel ist die Förderung eines regelmäßigen körperlichen Trainings sowie anderer risikoreduzierender und Schutzfaktoren aufbauender Lebensstiländerungen. Durch strukturierte Langzeitbetreuung wird eine Stabilisierung des in der Phase II erreichten Therapie-Erfolgs erwartet und dadurch langfristig eine Verbesserung des klinischen Verlaufs der Erkrankung.

Inhaltliche Schwerpunkte des Herzgruppenprogramms bilden die 4 Zielbereiche:

◢ Bewegungs- und Sporttherapie, Anleitung zum selbständigen Training und Er-

höhung der körperlichen Aktivität im Alltag

◢ Verbesserung des Wissens über die Erkrankung, Abbau von Risikoverhalten, Aufbau von Schutzfaktoren

◢ Herzgesundes Essen und Trinken, Genusstraining

◢ Kompetenzentwicklung im Umgang mit Stressbelastungen

Den inhaltlichen Schwerpunkt bildet die Bewegungs- und Sporttherapie mit Anleitung zu selbständigem Training und Erhöhung der körperlichen Aktivität im Alltag und in der Freizeit. Die inhaltliche Gestaltung ist durch eine Verflechtung von körperlicher Aktivität, Wahrnehmungsschulung und Wissensvermittlung gekennzeichnet. Ausgewählte Zielbereiche, wie z.B. das Erlernen von Entspannungsverfahren, werden über mehrere Wochen aufgebaut. Im Rahmen des Trainingsprogramms wird der Patient ermuntert, parallel zu den regelmäßigen Trainingseinheiten seine körperliche Aktivität im Alltag und in der Freizeit zu erhöhen, und

Tab. 16.22: Ziele der Herzgruppenarbeit. Nach [Bjarnason-Wehrens et al. 2004]

Somatische Ziele:

- Verbesserung von krankheitsbedingten Bewegungseinschränkungen und Anleitung zur eigenständigen Durchführung funktioneller Übungs- und Trainingsformen
- Verbesserung/Stabilisierung der kardiopulmonalen Belastbarkeit
- Positive Beeinflussung der somatischen Risiko- und Schutzfaktoren
- Aufbau und Verbesserung der Körperwahrnehmung

Funktionale Ziele:

- Stabilisierung der körperlichen und geistigen Belastbarkeit für die Berufsausübung und das Alltagsleben
- Förderung der krankheitsangepassten Ausübung von Alltagshandlungen und Freizeitaktivitäten

Edukative Ziele:

- Verbesserung des Wissens über die Erkrankung und ihre Risikofaktoren
- Entwicklung einer gesundheitsorientierten Handlungskompetenz
- Anpassung des Ess-, Ernährungs- und Genussverhaltens
- Erwerb von praktischen Fertigkeiten zur Selbstkontrolle und adäquaten Reaktionsweisen
- Motivation zur gesundheitsorientierten Verhaltensänderung
- Entwicklung einer umfassenden Therapietreue (Compliance)
- Beherrschung von Notfallsituationen

Psychosoziale Ziele:

- Unterstützung bei der Krankheitsverarbeitung (Coping)
- Entwicklung von Stressbewältigungsstrategien
- Förderung der individuellen psychosozialen Schutzfaktoren
- Verbesserung der allgemeinen Befindlichkeit

bekommt diesbezüglich individuelle Empfehlungen.

Langfristig wird das Training in der AHG in 3 Phasen – Adaptationsphase, Aufbauphase und Stabilisationsphase – aufgebaut. In der Adaptationsphase, die sich über die ersten Trainingswochen erstreckt, sollen durch leichte und einfache Lockerungs-, Mobilisations-, Dehnungs- und Koordinationsübungen sowie Übungen zur Schulung der Körperwahrnehmung die Voraussetzungen für das eigentliche Training geschaffen werden. In der Aufbauphase (Monate) wird durch allmähliche Steigerung des Belastungsumfangs, der Belastungsintensität und der Anforderungen an die Bewegungskoordi-

nation ein behutsames Aufbautraining durchgeführt. Inhaltliche Schwerpunkte sind Hinführung zum Geh- und Lauftraining und/oder Ausdauertraining in anderer Form, Schulung der Körperwahrnehmung, funktionelle Gymnastik, Kraftausdauertraining, präventive Rückenschule sowie Vermittlung von Spielerfahrung und Spaß an körperlicher Aktivität. In der Stabilisationsphase gilt es, das erzielte Leistungsniveau zu erhalten und wenn möglich langfristig zu erweitern.

Die Effektivität der Herzgruppenarbeit in Deutschland ist leider nur durch wenige Untersuchungen belegt. Hervorzuheben ist eine Fall-/Kontroll-Studie, die die Langzeitwirkung der Betreuung in der Herzgruppe untersucht hat. Hier wurde eine Kontrollgruppe (n = 75) durch Matchpairing aus einer Gruppe von 12 560 Patienten ausgewählt, die in wesentlichen Kriterien mit Herzgruppenteilnehmern (n = 75) übereinstimmten. Eingeschlossen wurden Patienten nach Myokardinfarkt und/oder Bypassoperation. Die mittlere Beobachtungsdauer betrug 7,5 Jahre. Durch die Herzgruppenteilnahme wurde die körperliche Leistungsfähigkeit signifikant im Mittel um 50 W erhöht, während keine Veränderungen in der Kontrollgruppe zu beobachten waren. Bezüglich der klassischen Risikofaktoren wurden keine Unterschiede zwischen den Gruppen festgestellt. Patienten der Herzgruppen gaben hingegen signifikant weniger kardiale Beschwerden und belastungsinduzierte AP an. Obwohl am Ende der Phase II Rehabilitation kein Unterschied zwischen den Gruppen bestand, nahmen Herzgruppenteilnehmer zum Zeitpunkt der Nachbeobachtung signifikant weniger kardial wirksame Medikamente ein. In der AHG traten weniger Reinfarkte auf, und es waren weniger interventionelle Revaskularisierungsmaßnahmen notwendig. Zusammenfassend war die kardiale Morbidität in der AHG um 54% reduziert und dadurch waren die Behandlungskosten um ca. 47% geringer. Um die Effektivität der AHGs zu überprüfen, sind weitere kontrollierte Längsschnittstudien an einem größeren Patientenkollektiv notwendig.

Literatur

Balady GJ et al., Core components of cardiac rehabilitation/secondary prevention programs: 2007 update: a scientific statement from the American Heart Association Exercise, Cardiac Rehabilitation, and Prevention Committee, the Council on Clinical Cardiology; the Councils on Cardiovascular Nursing, Epidemiology and Prevention, and Nutrition, Physical Activity, and Metabolism; and the American Association of Cardiovascular and Pulmonary Rehabilitation. Circulation (2007), 115, 2675–2682

Belardinelli R et al., Exercise training intervention after coronary angioplasty: the ETICA trial. J Am Coll Cardiol (2001), 37, 1891–1900

Bjarnason-Wehrens B et al., Leitlinie körperliche Aktivität zur Sekundärprävention und Therapie kardiovaskulärer Erkrankungen. Clin Res Cardiol (2009), 4(Suppl 3), 1–44

Bjarnason-Wehrens B et al., Deutsche Leitlinie zur Rehabilitation von Patienten mit Herz-Kreislauferkrankungen (DLL-KardReha). Clin Res Cardiol (2007), Suppl 2-III/1–III/54

Bjarnason-Wehrens B (2007) Trainingsmaßnahmen. In: Rauch B et al. (Hrsg), Kardiologische Rehabilitation, 78–94. Thieme, Stuttgart

Bjarnason-Wehrens B (2005) Rehabilitation und Prävention. In: Rost R (Hrsg), Sport- und Bewegungstherapie bei Inneren Krankheiten, 3. überarb. und erw. Aufl., 401–432. Deutscher Ärzte-Verlag, Köln

Bjarnason-Wehrens B et al., Einsatz von Kraftausdauertraining und Muskelaufbautraining in der kardiologischen Rehabilitation. Empfehlungen der Deutschen Gesellschaft für Prävention und Rehabilitation von Herz-Kreislauferkrankungen. Z Kardiol (2004), 93, 357–370

Bjarnason-Wehrens B et al., Herzgruppe. Positionspapier der DGPR. Z Kardiol (2004), 93, 839–847

Blair SN, Jackson AS, Physical fitness and activity as separate heart disease risk factors: a meta-analysis. Med Sci Sports Exerc (2001), 33, 762–764

Bruckenberger E (2009) Herzbericht 2008 mit Transplantationschirurgie. Niedersächsisches Ministerium für Frauen, Arbeit und Soziales, Hannover

Brusis OA, Matlik M, Unverdorben M (2002) Handbuch der Herzgruppenbetreuung, 6. überarb. und erw. Aufl. Spitta, Balingen

Buchwalsky G, Buchwalsky R, Held K, Langzeitwirkungen der Nachsorge in einer ambulanten Herzsportgruppe. Eine Fall-/Kontrollstudie. Z Kardiol (2002), 91, 139–146

Bundesarbeitsgemeinschaft für Rehabilitationssport (BAR) (Hrsg) (2007) Rahmenvereinbarungen über den Rehabilitationssport und das Funktionstraining vom 01.01.2011. Eigenverlag, Frankfurt am Main

Clark AM et al., Meta-analysis: secondary prevention programs for patients with coronary artery disease. Ann Intern Med (2005), 143, 659–672

Dietz R, Rauch B, Leitlinie zur Diagnose und Behandlung der chronischen koronaren Herzerkrankung der Deutschen Gesellschaft für Kardiologie, Herz- und Kreislaufforschung (DGK). In Kooperation mit der Deutschen Gesellschaft für Prävention und Rehabilitation von Herz-Kreislauferkrankungen (DGPR) und der Deutschen Gesellschaft für Thorax-, Herz- und Gefäßchirurgie (DGTHG). Z Kardiol (2003), 92, 501–521

Fletcher GF et al., Exercise standards for testing and training: a statement for healthcare professionals from the American Heart Association. Circulation (2001), 104, 1694–1740

Giannuzzi P et al., Physical activity for primary and secondary prevention. Position paper of the Working Group on Cardiac Rehabilitation and Exercise Physiology of the European Society of Cardiology. Eur J Cardiovasc Prev Rehabil (2003), 10, 319–327

Giannuzzi P et al., Secondary prevention through cardiac rehabilitation: position paper of the Working Group on Cardiac Rehabilitation and Exercise Physiology of the European Society of Cardiology. Eur Heart J (2003), 24, 1273–1278

Gielen S (2007) Trainingstherapie – Theoretische Grundlagen und Evidenz. In: Rauch B et al. (Hrsg), Kardiologische Rehabilitation, 70–77. Thieme, Stuttgart

Graham I et al., European guidelines on cardiovascular disease prevention in clinical practice: executive summary: Fourth Joint Task Force of the European Society of Cardiology and Other Societies on Cardiovascular Disease Prevention in Clinical Practice (Constituted by representatives of nine societies and by invited experts). Eur Heart J (2007), 28, 2375–2414

Halle M, Hambrecht R, Schmidt-Trucksäss A (2008) Sporttherapie in der Medizin. Evidenzbasierte Prävention und Therapie. Schattauer, Stuttgart

Hambrecht R et al., Regular physical exercise corrects endothelial dysfunction and improves exercise capacity in patients with chronic heart failure. Circulation (1998), 98, 2709–2715

Haskell WL et al., Physical Activity and Public Health. Updated Recommendation for Adults From the American College of Sports Medicine and the American Heart Association. Circulation (2007), 116, 1–13

Hollmann W, Strüder HK (2009) Sportmedizin. Grundlagen für körperliche Aktivität Training und Prävention. Schattauer, Stuttgart

Hollmann W et al., Physical Activity and the Elderly. Eur J Cardiovacular Prevention and Rehabilitation (2007), 14, 730–739

Jolliffe JA et al., Exercise-based rehabilitation for coronary heart disease. Cochrane Library (2001), 1, CD001800

Karoff M, Held K, Bjarnason-Wehrens B, Cardiac rehabilitation in Germany. Eur J Cardiovasc Prev Rehabil (2007), 14, 18–27

Kavanagh T et al., Peak oxygen intake and cardiac mortality in women referred for cardiac rehabilitation. J Am Coll Cardiol (2003), 42, 2139–2143

Kavanagh T et al., Prediction of long-term prognosis in 12,169 men referred for cardiac rehabilitation. Circulation (2002), 106, 666–671

Lagerström D (2005) Pädagogische Grundlagen der Sport- und Bewegungstherapie. In: Rost R (Hrsg), Sport- und Bewegungstherapie bei Inneren Krankheiten, 3. überarb. und erw. Aufl., 347–366. Deutscher Ärzte-Verlag, Köln

Leon AS et al., Cardiac rehabilitation and secondary prevention of coronary heart disease: an American Heart Association scientific statement from the Council on Clinical Cardiology (Subcommittee on Exercise, Cardiac Rehabilitation, and Prevention) and the Council on Nutrition, Physical Activity, and Metabolism (Subcommittee on Physical Activity), in collaboration with the American association of Cardiovascular and Pulmonary Rehabilitation. Circulation (2005), 111, 369–376

Löllgen H, Primärprävention kardialer Erkrankungen. Stellenwert der körperlichen Aktivität. Dtsch Arztebl (2003), 100, 987–996

Löllgen H, Dickhut HH, Dirschedl P, Vorbeugung durch körperliche Bewegung. Sekundärprävention der koronaren Herzerkrankung. Dtsch Arztebl (1998), 95, 1531–1538

Meyer J et al. (2006) Koronare Herzkrankheit und Herzinfarkt. In: Erdmann E (Hrsg), Klinische Kardiologie Krankheiten des Herzens, des Kreislaufs und der Gefäße, 6. Aufl., 27–229. Springer, Heidelberg

Myers J et al., Exercise capacity and mortality among men referred for exercise testing. N Engl J Med (2002), 346, 793–801

Sesso HD, Paffenbarger RS Jr, Lee IM, Physical activity and coronary heart disease in men: The Harvard Alumni Health Study. Circulation (2000), 102, 975–980

Taylor RS et al., Exercise-based rehabilitation for patients with coronary heart disease: systematic review and meta-analysis of randomized controlled trials. Am J Med (2004), 116, 682–692

Thompson PD et al., Exercise and acute cardiovascular events placing the risks into perspective: a scientific statement from the American Heart Association Council on Nutrition, Physical Activity, and Metabolism and the Council on Clinical Cardiology. Circulation (2007), 115, 2358–2368

Thompson PD et al., Exercise and physical activity in the prevention and treatment of atherosclerotic cardiovascular disease: a statement from the Council on Clinical Cardiology (Subcommittee on Exercise, Rehabilitation, and Prevention) and the Council on Nutrition, Physical Activity, and Metabolism (Subcommittee on Physical Activity). Circulation (2003), 107, 3109–3116

Williams MA et al., Resistance exercise in individuals with and without cardiovascular disease: 2007 update: a scientific statement from the American Heart Association Council on Clinical Cardiology and Council on Nutrition, Physical Activity, and Metabolism. Circulation (2007), 116, 572–584

16.4 Angeborene und erworbene Herzfehler

C. Graf, M. Halle

16.4.1 Hintergrund

Ein Herzfehler (Vitium cordis) wird als eine angeborene oder erworbene Veränderung im Aufbau des Herzens bzw. der großen Gefäße definiert, die ggf. mit Beeinträchtigungen der Blutströmung einhergeht. Er findet sich entweder an Herzklappen oder stellt eine Kurzschlussverbindung (Shunt) zwischen den Herzkammern bzw. den großen Gefäßen dar. Angeborene und erworbene Herzfehler werden hier gemeinsam besprochen, da sie in ihren Auswirkungen häufig sehr ähnlich sind und sich teilweise auch gegenseitig bedingen. Eine primär harmlose angeborene Fehlbildung des Herzens kann bspw. durch wiederholte, entzündlich bedingte Veränderungen im späteren Lebensalter an Bedeutung gewinnen. Da die Bevölkerung immer älter wird, ist das Auftreten insbesondere von erworbenen Herzfehlern, auch in Sportgruppen keine Seltenheit mehr. Aus sportmedizinischer/sportwissenschaftlicher Sicht sind v.a. die funktionellen Beeinträchtigungen bedeutsam, die sich im Rahmen eines Herzfehlers unter Belastung mehr oder weniger stark auswirken.

16.4.2 Angeborene Herzfehler

Von angeborenen Herzfehlern spricht man, wenn sie infolge von Störungen in der Herz- und Gefäßentwicklung im Mutterleib entstehen. Sie sind daher nicht, wie manchmal fälschlicherweise angenommen wird, primär genetisch bedingt, sondern die Folge toxischer Einflüsse, z.B. Infektionen wie Röteln, Medikamente, Röntgenstrahlen, Alkohol oder Drogen etc. Allerdings gehen manche Herzfehler auch mit genetischen Defekten einher, z.B. im Rahmen eines Marfan-Syndroms, Trisomie 21 etc.

Angeborene Herzfehler treten in unterschiedlicher Art und Schwere auf. Es gibt völlig „harmlose" Herzfehler, die die Lebenserwartung nicht beeinflussen, während andere Herzfehler mit dem Leben praktisch unvereinbar sind. Werden die betroffenen Kinder nicht sofort nach der Geburt operiert, sterben sie bereits als Säuglinge. Dazwischen finden sich alle möglichen Schweregrade.

Die Häufigkeit der Herzfehler wird mit etwa 0,6% aller Neugeborenen angegeben. Ihre Ursachen liegen in Schädigungen des werdenden Kindes vor der Geburt, wobei sich im Nachhinein die eigentliche Schädigungsursache nicht unbedingt mehr feststellen lässt.

Die Systematik angeborener Herzfehler wird besonders deutlich, wenn man sich den Herz-Lungen-Kreislauf vor und nach der Geburt verdeutlicht. Das Kind im Mutterleib muss noch nicht selbst atmen. Es erhält seinen Sauerstoff von der Mutter durch die Plazenta in die Nabelvene. Es ist praktisch „überflüssig", wenn seine Lunge durchströmt würde, sie ist noch nicht entfaltet, sondern funktionslos, und dementsprechend ist der Druck darin noch hoch. Aus diesem Grund fließt beim Kind das Mischblut (arteriell und venös) z.T. aus dem rechten Vorhof über ein physiologisch vorhandenes Loch, das sog. Foramen ovale, direkt in den linken Vorhof und gelangt von dort in die linke Kammer. Ein geringer Teil des Bluts

erreicht allerdings auch aus dem rechten Vorhof die rechte Kammer und die Lungenschlagader (A. pulmonalis). Dort findet sich ebenfalls eine Kurzschlussverbindung zur Hauptschlagader, der sog. Ductus arteriosus Botalli. Diese nach einem italienischen Anatom Botalli benannte Kurzschlussverbindung zwischen Hauptschlagader und Lungenschlagader dient beim Kind im Mutterleib der Umgehung des Lungenkreislaufs. Der Blutfluss verläuft in diesen Fällen von rechts nach links, weil noch der Druck in der rechten Herzhälfte höher als in der linken ist. Daher spricht man auch von einem sog. Rechts-Links-Shunt (s. Abb. 16.27).

Nach der Geburt wird die Lunge infolge der einsetzenden Atmung entfaltet. Konsekutiv sinken der Widerstand und damit der Druck in den Lungengefäßen ab, der Druck im Körperkreislauf, d.h. in der linken Herzhälfte ist höher als rechts. Das Blut fließt nun

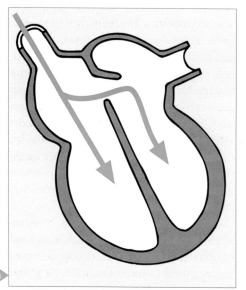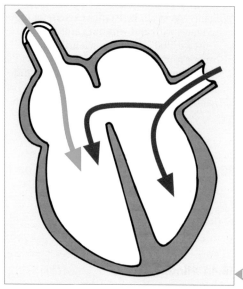

Abb. 16.27a–b: Häufiger Mechanismus der Entstehung des Vorhofseptumdefektes. **a)** Vor der Geburt strömt das venöse Blut (blau) über die Venen in den rechten Vorhof und dann nur zum Teil in die rechte Kammer weiter. Ein großer Teil fließt über ein Loch, das durch ein Häutchen verschließbar ist, in den linken Vorhof und umgeht damit den Lungenkreislauf (Rechts-Links-Shunt). **b)** Bleibt nach der Geburt dieses Loch offen, so kehrt sich die Strömungsrichtung um. Mit der Geburt und der einsetzenden Atmung wird die Lunge entfaltet, der Widerstand im Lungenkreislauf sinkt stark ab. Hierdurch besteht auf der linken Seite des Herzens ein höherer Druck. Es fließt jetzt sauerstoffreiches (arterialisiertes) Blut aus dem linken in den rechten Vorhof und mischt sich dort mit dem ankommenden sauerstoffarmen (venösen) Blut (Links-Rechts-Shunt). Dieses gemischte Blut wird in den Lungenkreislauf gepumpt und kommt von dort wieder zurück. Ein Teil des Blutes kreist also ständig im Lungenkreislauf.

über die A. pulmonalis in die Lunge und von dort in den linken Vorhof. Dieses einströmende Blut drückt ein bereits vorhandenes Häutchen zu, das das Foramen ovale zunächst funktionell verschließt, später aber im Rahmen der normalen Entwicklung komplett mit den Herzwänden verwächst.

Kammerseptumdefekt (Ventrikelseptumdefekt)

Der VSD ist der häufigste angeborene Herzfehler, er macht etwa $1/3$ aus. Nach der Geburt besteht aufgrund des höheren Drucks im Körperkreislauf ein Links-Rechts-Shunt, d.h. Blut fließt infolge des Druckgefälles von der linken in die rechte Kammer. Kleinere Defekte beeinträchtigen die Lebenserwartung praktisch nicht; teilweise wachsen sie in den ersten Lebensjahren auch noch zu, wenn das Herz größer wird (Spontanverschluss). Gravierender sind allerdings größere Defekte bis hin zum völligen Fehlen der Herzscheidewand im Bereich der Herzkammern. Je nachdem erfolgt eine Übernähung des Defekts direkt oder mit einem Flicken (Patch).

Vorhofseptumdefekt

Der Name Vorhofseptumdefekt (ASD) bedeutet, dass das Loch (Foramen ovale) in der Herzscheidewand zwischen beiden Vorhöfen nach wie vor mehr oder weniger offen ist. Er kommt in etwa 5–7% der angeborenen Herzfehler vor.

Wird der mit der zur Geburt einsetzenden Atmung beginnende Verschlussvorgang gestört, bleibt das Loch zum linken Vorhof offen. Man spricht daher von einem offenen Foramen ovale (PFO). Da nach der Geburt der Druck auf der linken Seite des Herzens größer als auf der rechten ist, kehrt sich die Strömungsrichtung des Bluts nun analog zum VSD um. Statt eines im Mutterleib physiologischen Rechts-Links-Shunts besteht nun ein Links-Rechts-Shunt. Das bedeutet, dass ein Teil des Bluts, das vom rechten Her-

zen in die Lunge gepumpt wird, über den linken Vorhof stets wieder zum rechten Herzen zurückkehrt. Es kreist gewissermaßen ineffektiv im Lungenkreislauf (s. Abb. 16.27). Das rechte Herz muss somit mehr Volumenarbeit leisten. Kleinere ASD, bei denen z.B. 20% des HMV kreisen, stellen für das Herz und die Lebenserwartung keinerlei Problem dar. Bei großen Kurzschlüssen wird jedoch mit der Zeit der Lungenkreislauf überlastet. Dies äußert sich durch vermehrte Lungeninfekte. Die Wand der Lungenschlagader verhärtet (Pulmonalsklerose), der Druck im kleinen Kreislauf steigt an. Das rechte Herz muss mehr Arbeit leisten, im schlimmsten Fall wird es insuffizient. Werden solche Kinder nicht rechtzeitig operiert, beträgt ihre Lebenserwartung nur 30–40 Jahre.

Je nach Größe des vorliegenden Defekts kann ein Verschluss per Herzkatheter erfolgen (s. auch Abschn. 3.3.8). Dabei wird über den Katheter unter Röntgendurchleuchtung und Ultraschalldarstellung ein sich selbst entfaltendes Doppelschirmchen in das Herz eingebracht. Das eine Schirmchen wird im linken Vorhof, das andere im rechten Vorhof platziert (s. Abb. 16.28). Dazwischen befindet sich ein Steg, der die beiden Anteile durch das Loch miteinander verbindet. Langfristig verwachsen sie mit den Wänden. Ist der Defekt zu groß, muss er mit einem Flicken (Patch) übernäht werden.

Offener Ductus arteriosus Botalli

Diese im Mutterleib noch physiologische Kurzschlussverbindung zwischen Hauptschlagader und Lungenschlagader verschließt sich nach der Geburt zunächst funktionell infolge des Links-Rechts-Shunts bzw. der damit verbundenen Kontraktion der darin enthaltenen Muskelfasern. Langfristig entsteht daraus ein bindegewebiger Strang, durch den im Normalfall kein Blut mehr fließt. Bleibt dieser Gang dagegen offen, kommt es nach der Geburt ebenso wie bei dem ASD zu einer Shuntumkehr, aus einem

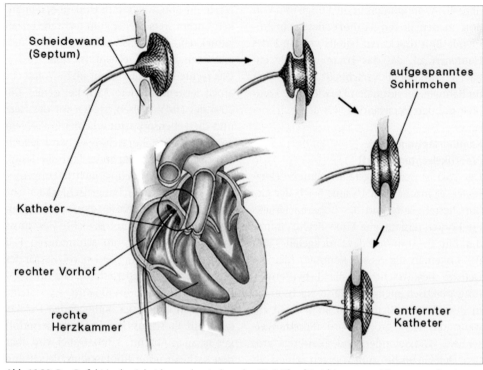

Abb. 16.28: Der Defekt in der Scheidewand zwischen den Vorhöfen (Kreis) kann verschlossen werden, indem ein Schirm an der Spitze des Katheters auf beiden Seiten des „Lochs" aufgespannt wird, in der Reihenfolge, wie es in der Abbildung dargestellt ist.

Rechts-Links-Shunt wird wegen des Druckgefälles ein Links-Rechts-Shunt. Dieser Herzfehler macht etwa 8–10% der angeborenen Herzfehler aus.

Das Blut fließt dann nach der Geburt aus der Aorta in die Pulmonalarterie zurück. Es kommt auch hier zu einem ineffektiven Kreisen des Bluts im kleinen Kreislauf. Bei der Mehrzahl der Patienten ist die Lebenserwartung durch Endokarditiden, d.h. Entzündungen, bzw. durch die Ausbildung einer pulmonalen Hypertonie infolge der erhöhten Volumenbelastung eingeschränkt. Daher sollte jeder offene Ductus im Kindesalter therapiert werden. Ein überwiegender Teil kann durch die Gabe von Indometacin oder Ibuprofen verschlossen werden. Diese Medikamente hemmen das gefäßerweiternde Prostaglandin E2 und führen so zu einem Verschluss. Ansonsten stehen katheterinterventionell Spiralen oder Schirmchen zur Verfügung. In-

folgedessen hat die Anzahl der operativen Eingriffe stark abgenommen.

Aortenisthmusstenose
Einen weiteren angeborenen Herzfehler stellt die sog. Aortenisthmusstenose dar. Sie macht etwa 5% der angeborenen Herzfehler aus. Dabei findet sich eine Einengung der Hauptschlagader nach deren Abgang aus der linken Kammer. Diese Stenose kann grundsätzlich in jedem Bereich der Aorta im Brust- und im Bauchraum lokalisiert sein. Meist liegt sie aber im Bereich des Ductus arteriosus Botalli. Je nach Lokalisation wird der nachfolgende Teil nicht ausreichend mit sauerstoffreichem Blut versorgt, es kann somit in der unteren Körperhälfte (z.T. aber auch im Arm) zu einer Zyanose bzw. zu einer Versorgung über Umgehungskreisläufe (Kollateralen) kommen. Typischerweise ist dann der Blutdruck poststenotisch eher niedrig,

prästenotisch dafür hoch. Je nach Ausprägung müssen Aortenisthmusstenosen operativ behoben werden. Als Alternative dazu ist auch eine Ballondilatation der Stenose möglich. Nicht selten kommt es aber infolgedessen zu einem Wiederauftreten der Enge (= Restenose). Daher wird in den meisten Fällen, insbesondere im Neugeborenenalter, eine Operation vorgezogen. Nach der Beseitigung einer Aortenisthmusstenose gelten die Betroffenen völlig geheilt und sind dementsprechend normal körperlich belastbar.

Koronararterienanomalien
Auch Anomalien der Herzkranzgefäße stellen angeborene Herzfehler dar. Sie können mit für einen plötzlichen Herztod beim Sport verantwortlich sein (s. Abschn. 16.3), sind aber insgesamt eher selten. Bei diagnostischen Herzkathetern werden sie als Zufallsbefund in etwa 1,3% beschrieben. Bei der häufigsten Anomalie entspringt die linke Koronararterie der Pulmonalarterie. Das bedeutet, venöses Blut wird anstelle von sauerstoffreichem Blut in der Herzkranzarterie transportiert. Die Betroffenen äußern, insbesondere unter Belastung, wenn ein höherer Sauerstoffbedarf erforderlich ist, pektanginöse Beschwerden. Nicht selten handelt es sich um Zufallsbefunde, die je nach Ausprägung interventionell oder operativ behoben werden müssen.

Fallot-Tetralogie
Diese „Vierfachmissbildung" wurde nach dem Franzosen Fallot benannt und stellt einen komplizierten Herzfehler dar, der hier beispielhaft für andere komplizierte Fehlbildungen des Herzens erwähnt werden soll. Eine Fallot-Tetralogie kommt in etwa 5–9% der angeborenen Herzfehler vor. Folgende 4 Fehlbildungen treffen zusammen:

◢ Hoch sitzende Kurzschlussverbindung zwischen beiden Herzkammern (VSD).
◢ Reitende Aorta, d.h. die Hauptschlagader liegt anatomisch eher rechts und sieht damit so aus, als ob sie über dem Septum „reitet". Wegen des hoch sitzenden VSD erhält die Aorta aus beiden Herzkammern Blut.
◢ Pulmonalstenose.
◢ Hypertrophie des rechten Herzens.

Die Folge dieser Missbildung ist ein Rechts-Links-Shunt, weil infolge der Pulmonalstenose der Druck auf der rechten Seite unphysiologisch hoch ist und das Blut dem Druckgefälle folgend durch den VSD direkt in die Hauptschlagader fließt. Hierdurch gelangt sauerstoffarmes Blut in den Körperkreislauf. Dies macht sich in einer bläulichen Verfärbung von Lippen und Haut bemerkbar, der sog. Zyanose. Der Sauerstoffmangel wird besonders unter Belastungsbedingungen deutlich, da durch die Pulmonalstenose nicht die erforderliche Menge Blut in die Lunge gepumpt werden kann, um wiederum ausreichend Sauerstoff aufzunehmen. Eine für Betroffene typische Reaktion stellt die Einnahme einer Hockstellung, besonders unter Belastung, dar. Dies führt zu einer Kompression der Venen, verringert den Rückfluss des Bluts und entlastet damit das Herz. Werden solche Kinder nicht rechtzeitig operiert, ist ihre Lebenserwartung selten länger als 20 Jahre.

Das Beispiel der Fallot-Tetralogie zeigt die Komplexität, mit der manche Herzfehler auftreten. Man könnte hier noch zahlreiche Fehlbildungen des Herzens aufführen, die jedoch insgesamt sehr viel seltener vorkommen, z.B. eine Transposition der großen Gefäße, Ebstein-Anomalie etc. Im Zweifelsfall muss sich der Bewegungstherapeut mit dem behandelnden Arzt absprechen.

Merksätze
◢ Angeborene Herzfehler können sämtliche Strukturen des Herzens und auch der herznahen Gefäße betreffen.
◢ Sie entstehen entweder während der Herzentwicklung in der Schwanger-

schaft oder durch eine „fehlerhafte" Funktion während der Geburt.

◢ Die häufigsten angeborenen Herzfehler sind der ASD und VSD.

◢ Komplexere Herzfehler können als Klappenmissbildungen vorkommen, die sich mit Septumdefekten kombinieren oder auch isoliert vorhanden sind.

16.4.3 Erworbene Herzfehler

Unter erworbenen Herzfehlern versteht man solche, die erst nach der Geburt entstehen. Sie betreffen nie die Gefäße, sondern praktisch ausnahmslos die Herzklappen, hauptsächlich die des linken Herzens, also die Aorten- und die Mitralklappe. Infolge der zugrunde liegenden Ursache (s.u.) kommt es zu Schrumpfungen oder Verklebungen der Klappen. Es finden sich somit entweder zu enge (Stenose) oder unzureichend schließende (Insuffizienz) Klappen.

Bei der Aortenklappenstenose, oft auch verkürzt als Aortenstenose bezeichnet, ist die Aortenklappe zu eng: Bei der Aortenklappeninsuffizienz (Aorteninsuffizienz) schließt sie nicht ausreichend, und Blut fließt zurück in die linke Kammer. Die entsprechenden Herzfehler im Mitralklappenbereich werden als Mitralstenose bzw. Mitralinsuffizienz bezeichnet (s. Abb. 16.29).

Die **Ursache** dieser Klappenfehler ist in den meisten Fällen eine Entzündung der Herzklappen bzw. des Endokards (= Endokarditis). Meist entstehen Endokarditiden durch Streptokokken. Streptokokken sind runde Bakterien (Kokken), die typischerweise in Kettenform angeordnet sind. Sie rufen Krankheitsbilder wie Mandelentzündung, Scharlach oder spezielle Formen der Nierenentzündung hervor, die v.a. die Blutgefäße in der Niere betreffen (Glomerulonephritis). Solche Infektionen führen häufig auch zu

einer Gelenkbeteiligung, zu einem Gelenkrheumatismus. Herzfehler aufgrund von Streptokokkeninfektionen werden daher auch mit einem Sammelbegriff als rheumatische Herzfehler bezeichnet. Das typische rheumatische Fieber ist allerdings wegen des Antibiotikaeinsatzes sehr selten geworden.

Solche Herzfehler entwickeln sich i.d.R. über einen langen Zeitraum. Nicht selten betreffen solche Infektionen bereits anlagemäßig fehlerhafte und damit weniger gut funktions- und widerstandsfähige Klappen, z.B. die nur zweisegelig angelegte (bikuspide) Aortenklappe. Bei primär vorgeschädigten Klappen, also auch bei angeborenen Herzfehlern, kann es infolge weiterer Infektionen mit Beteiligung des Endokards oder durch Belastungen bzw. Verschleiß zu einer Verschlechterung der Klappenfunktion kommen, bis sie schließlich völlig zerstört oder vernarbt sind. Nur selten finden sich andere Gründe.

Bei fehlangelegten Klappen oder bekannten Herzfehlern wird i.d.R. eine **Endokarditisprophylaxe** empfohlen: Vor diagnostischen und operativen Eingriffen wird ein Antibiotikum eingenommen (meist Penicillin, wenn keine Allergien dagegen bestehen), um zu verhindern, dass Bakterien, die in die Blutbahn gelangen, an den vorgeschädigten Klappen „hängen" bleiben und wiederum zu einer Entzündung führen. Die Indikation zu einer Endokarditisprophylaxe wird heutzutage jedoch sehr viel weiter gefasst. Das heißt, es hängt nicht primär am zugrunde liegenden Herzfehler, sondern auch an der individuellen Situation des Betroffenen. Im Zweifelsfall muss hier mit dem behandelnden Arzt Rücksprache gehalten werden.

Aortenklappenstenose

Bei der Aortenklappenstenose findet sich eine Einengung der Aortenklappe, der linke Ventrikel muss Blut gegen einen erhöhten Widerstand auswerfen. Für das Herz bedeutet dies somit eine erhöhte Druckarbeit. Druck-

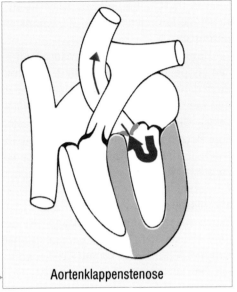

a Aortenklappenstenose

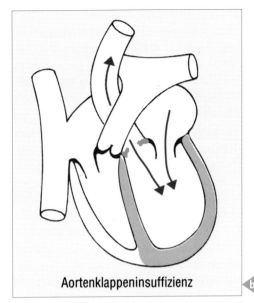

Aortenklappeninsuffizienz b

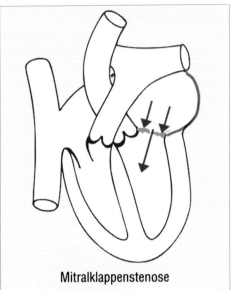

c Mitralklappenstenose

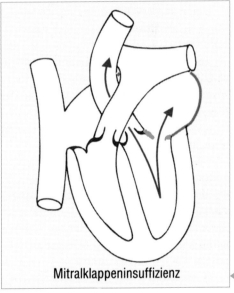

Mitralklappeninsuffizienz d

Abb. 16.29a–d: Schematische Darstellung der wichtigsten Klappenfehler der linken Herzseite. Die veränderte Herzklappe ist blau dargestellt. Der am stärksten betroffene Herzanteil ist jeweils rosa hervorgehoben. **a)** Bei der Aortenklappenstenose ist die Aortenklappe vernarbt und lässt nur wenig Blut durch. Es kommt zu einer Überlastung der linken Herzkammer. **b)** Bei der Aortenklappeninsuffizienz ist die Aortenklappe narbig geschrumpft. In der Diastole strömt ein Teil des ausgeworfenen Blutes zurück. Hierdurch kommt es zu einer Aufweitung der linken Kammer. **c)** Bei der Mitralklappenstenose ist die Mitralklappe narbig eingeengt. Das Blut staut sich in den linken Vorhof zurück, der überdehnt wird. **d)** Bei der Mitralklappeninsuffizienz schließt die vernarbte Mitralklappe nicht mehr. Während der Herzkontraktion wird stets ein Teil des Blutes in den linken Vorhof zurückgepumpt, der gleichfalls überdehnt wird.

belastungen werden vom Herzen wesentlich schlechter vertragen als Volumenbelastungen. Die Folge dieser gesteigerten Druckarbeit ist eine linksventrikuläre Hypertrophie. Das kann jahrzehntelang völlig beschwerdefrei bleiben. Überschreitet die Hypertrophie allerdings einen kritischen Grenzwert, ist eine ausreichende Versorgung der verdickten Herzmuskelfasern nicht mehr gewährleistet. Dies wird i.A. mit 500 g angegeben. Infolgedessen kommt es häufig innerhalb von wenigen Jahren zu einem kritischen Herzversagen und zum Tode, falls der Fehler nicht rechtzeitig behoben wird. Neben der Hypertrophie kommt es aber auch zu einer Störung der elektrischen Leitung, sodass es im späteren Verlauf nicht selten zu (malignen) HRST kommen kann.

Unter körperlicher Belastung steigt der Druck in der linken Herzkammer verstärkt. Aus diesem Grund kommt es besonders bei der Aortenklappenstenose häufig zu einem plötzlichen Herzversagen und/oder zu tödlichen HRST unter Belastung. Daher findet sich die Aortenklappenstenose nicht selten als Ursache für den plötzlichen Herztod beim Sport.

Aortenklappeninsuffizienz

Bei diesem Herzfehler schließt die Aortenklappe in der Diastole nicht hinreichend. Das Blut strömt zwar von der linken Kammer in die Aorta, ein Teil fließt jedoch durch die defekte Klappe wieder zurück und muss erneut ausgeworfen werden. Für das Herz bedeutet diese Form der Belastung v.a. eine Volumenmehrarbeit. Diese kann zwar wesentlich vom Herz toleriert werden als Druckarbeit, führt aber je nach Menge des zurückfließenden Bluts über kurz oder lang zu strukturellen Schädigungen des linken Ventrikels. Er dilatiert, d.h. der linksventrikuläre Durchmesser nimmt zu, und versucht, dies mit einer übermäßigen Kontraktilität zu kompensieren (Hyperkontraktilität). Über kurz oder lang, in Abhängigkeit des Schweregrads, führt dies zu einer Insuffizienz, die Kontraktilität bzw. die Pumpkraft nimmt ab.

Unter Belastung sinkt der Widerstand in den peripheren Schlagadern. In der Diastole fließt daher mehr Blut in die Schlagadern ab und weniger Blut in die Herzkammer zurück. Daher wird die Aortenklappeninsuffizienz vom Herzen wesentlich besser und länger toleriert als die Aortenklappenstenose. Die Lebenserwartung und Belastbarkeit sind höher.

Mitralklappenstenose

Durch die eingeengte Mitralklappe ist der Blutstrom aus dem linken Vorhof in die linke Kammer behindert. Es kommt zu einer höheren Druckbelastung im linken Vorhof, der – wie oben bereits genannt – weniger gut toleriert wird als Volumenarbeit. Im Extremfall staut sich das Blut in den Lungenkreislauf zurück, und in der linken Kammer kommt zu wenig Blut an. Mit der Zeit kommt es daher zu einer Verkleinerung der linken Kammer und zu einer Überdehnung des linken Herzvorhofs. Durch das Auseinandergleiten der Vorhofherzmuskelfasern kann es zu Störungen der elektrischen Leitung, in diesem Fall zu einem Flimmern kommen (= Vorhofflimmern, s. auch Abschn. 16.7). Die Aktionen der Herzkammern sind jetzt völlig unregelmäßig. Dadurch wird der normale Abfluss des Bluts vom linken Vorhof in die Kammer noch mehr beeinträchtigt. Weiterhin können sich in dem überdehnten Vorhof durch „Verwirbelungen" der Blutströmung leicht Blutgerinnsel bilden. Diese werden dann möglicherweise über die linke Kammer in die Hauptschlagader und von dort als Embolie in periphere Gefäße transportiert. Die Hirnembolie, aber auch die Embolie in Bein- oder Armarterien, ist nicht selten das erste klinische Zeichen einer Mitralstenose.

Unter Belastung verstärkt sich der Rückstau in den Lungengefäßen. Betroffene klagen daher zunehmend über belastungsabhängige Atemnot bzw. Belastungsdyspnoe.

Bei sehr hohen Drücken in den Lungengefäßen kann Flüssigkeit aus den Lungenkapillaren in die Alveolen austreten. Es kommt zum Lungenödem, das gerade unter Belastung eine gefürchtete Komplikation der Mitralklappenstenose darstellt.

Mitralklappeninsuffizienz

Bei der Mitralklappeninsuffizienz sind die Segel der Mitralklappe „geschrumpft". Es fließt somit bei der Systole ein Teil des Bluts wieder zurück in den linken Vorhof. Wieder besteht mehr Volumenarbeit. Wie auch bei der Aortenklappeninsuffizienz gilt, dass diese Form vom Herzen besser toleriert wird als die Stenose. Im Prinzip entsprechen die klinischen Konsequenzen langfristig jedoch denjenigen der Mitralklappenstenose.

Mitralklappenprolaps

Bei einem Mitralklappenprolaps finden sich „zu lange" Sehnenfäden, an denen die Klappenanteile aufgehängt sind. Dies kann dazu führen, dass sich die Mitralklappe in der Systole in den linken Vorhof hinein vorwölbt (prolabiert). In manchen Fällen findet sich infolgedessen ein Rückfluss (Mitralinsuffizienz). Betroffen sind vorwiegend jüngere Frauen. Durch die Verbreitung der Echokardiographie wird dieses Bild sehr häufig beschrieben. Reihenuntersuchungen zeigen bei jungen gesunden Erwachsenen ein geringgradiges Prolabieren in 5–20%. Als Ursachen werden Verquellungen der Sehnenfäden angenommen. Nur in seltenen Fällen hat diese Anomalie „echten" Krankheitswert. Nur dann, wenn Beschwerden auftreten, die auf diesen Prolaps zurückzuführen sind, gilt er als krankhaft. Dies sind v.a. HRST und gelegentlich Herzschmerzen. Solche HRST können auch unter Belastung auftreten und sind selten für Todesfälle beim Sport verantwortlich zu machen (s. auch Abschn. 16.7).

Pulmonalstenose

In diesem Fall ist der Ausfluss aus der rechten Kammer in die Lungenschlagader eingeengt. Sie kommt in etwa 10% der angeborenen Herzfehler vor. Im Gegensatz zu den Klappen des linken Herzens ist diese Veränderung meist angeboren, z.B. im Rahmen der Fallot-Tetralogie. Durch die Einengung kommt es zu einer mehr oder weniger großen Druckbelastung des rechten Ventrikels und konsekutiven Rechtsherzhypertrophie. Geringgradige Einengungen der Pulmonalklappe haben für den Betroffenen keine größeren Konsequenzen. Bei hochgradiger Einengung ist eine operative Erweiterung erforderlich, bei einer geringeren Einengung kann ggf. auch katheterinterventionell eine Aufdehnung der Klappe vorgenommen werden.

Kombinierte Herzfehler

Wie bei angeborenen Herzfehler können auch hier Kombinationen aus verschiedenen Formen vorkommen. So kann bspw. die Aortenklappe gleichzeitig zu eng sein und nicht hinreichend schließen, kombiniertes Aortenvitium. Auch Kombinationen von Aorten- mit Mitralklappenfehlern etc. können vorkommen.

Merksätze

⊿ Ist die Klappe zu eng, spricht man von einer Stenose, schließt sie nicht richtig, von einer Insuffizienz.

⊿ Erworbene Herzfehler sind die Folge von Klappenentzündungen, zumeist Streptokokkeninfektionen.

⊿ Druckbelastungen infolge von Stenosen werden vom Herzen schlechter toleriert als Volumenbelastungen infolge von Insuffizienzen.

⊿ Meistens sind die Aorten- und Mitralklappe betroffen, seltener die Klappen des rechten Herzens.

16.4.4 Diagnostik von Herzfehlern

Die Diagnose eines erworbenen Herzfehlers wird häufig zufällig gestellt, nur selten aufgrund der typischen Symptome. Meist ergibt sich die Feststellung aus einer Untersuchung beim Arzt, der ein typisches Geräusch hört. Dieses Geräusch entsteht zusätzlich zu den normalen Herztönen (s. Abschn. 3.2) durch die Strömungsanomalie. Aus dem Ort und der Art des Geräusches kann auf die Art des Herzfehlers geschlossen werden. So ist bspw. bei der Aortenstenose die Strömung durch die Aortenklappe in der Systole behindert. Hierdurch entsteht ein Strömungsgeräusch (Systolikum), das in der Systole, also zwischen dem 1. und dem 2. Herzton, zu hören ist. Umgekehrt fließt bei der Aortenklappeninsuffizienz das Blut während der Diastole aus der Aorta in die linke Kammer zurück und verursacht hierdurch ein zusätzliches Geräusch, das in der Diastole zwischen dem 2. und dem 1. Herzton hörbar wird (Diastolikum). Auch die Mitralklappenstenose verursacht ein diastolisches Geräusch, da der Einstrom vom Vorhof in die Kammer in der Diastole behindert ist. Dieses weist jedoch einen anderen Charakter auf als das Geräusch bei der Aortenklappeninsuffizienz, es ist entsprechend der Lage der Mitralklappe an einer anderen Stelle zu hören. Die Lautstärke eines Strömungsgeräuschs wird in Sechsteln angegeben, $1/6$ sehr leise, $6/6$ sehr laut.

Es können allerdings auch bei Herzgesunden allein infolge der Blutströmung an den Herzklappen Geräusche entstehen. Besonders bei Jugendlichen, nicht zuletzt bei Sportlern, hört man solche Geräusche aufgrund des schlanken Brustkorbs sehr gut. Solche sog. akzidentellen oder funktionellen Geräusche führen dann häufig zur Fehldiagnose eines Herzfehlers und machen aus gesunden Kindern, Jugendlichen und Sportlern Herzkranke. Die Diagnose eines Herzfehlers sollte daher immer nur von einem in diesem Bereich sehr erfahrenen Arzt gestellt werden.

Bestehen an der Diagnose Zweifel oder ist die Frage einer möglichen oder notwendigen therapeutischen Konsequenz, z.B. Operation, abzuklären, sind weiterführende Untersuchungen erforderlich. Eine führende Rolle spielt heutzutage die Echokardiographie, da die Klappen strukturell, aber auch funktionell direkt beurteilt werden können (s. Abschn. 16.3.3). Anhand der Klappeneinengung im Falle einer Stenose bzw. des Rückflusses (Insuffizienz) erfolgt eine Einteilung in 3 Schweregrade. Zusätzlich werden aber zur Beurteilung und zur Festlegung des individuell optimalen Therapieregimes mögliche Folge-Erscheinungen, z.B. eine Herzinsuffizienz (s. auch Abschn. 16.5), und potenzielle Komorbiditäten herangezogen.

Heutzutage liefert das Kardio-MRT, MRT des Herzens, noch genauere Bilder und damit Beurteilungsmöglichkeiten. Die Untersuchung ist jedoch sehr viel aufwändiger und teurer, daher ist die Echokardiographie aktuell der diagnostische Goldstandard. Im Zweifelsfall wird nach wie vor durch eine Herzkatheteruntersuchung durchgeführt (s. Abschn. 16.3.4), da hier insbesondere die Druckverhältnisse und damit Belastung sowohl in der rechten als auch in der linken Herzhälfte dargestellt werden können. In den o.g. Verfahren erfolgt dies nur indirekt über eine Analyse der von den Blutzellen rückreflektierten Ultraschallwellen (Doppler-Echokardiographie, s. auch Abschn. 16.3.3).

Merksätze
- Die Diagnostik von erworbenen Herzfehlern erfolgt zumeist durch Anamnese und Auskultation.
- An apparativen Verfahren spielen v.a. die Echokardiographie und die Herzkatheteruntersuchung, inzwischen aber auch die Kernspinuntersuchung eine wichtige Rolle.

16.4.5 Therapie von Herzfehlern

Die Behandlung eines Herzfehlers hängt von der jeweiligen Schwere und den möglichen Begleiterscheinungen ab. Besonderheiten in der Therapie der angeborenen Herzfehler wurden bereits teilweise aufgeführt. Bei ausgeprägten Herzfehlern, die die Herzfunktion deutlich beeinträchtigen und die langfristig zu einer Überlastung des Herzens und zu einem Herzversagen führen, wird eine Klappenrekonstruktion bzw. ein -ersatz erforderlich. Dabei können fehlerhafte Klappen aufgesprengt oder durch Kunststoffklappen (Klappenprothesen) ersetzt werden. Heute gelingt es, die meisten, wenn auch nicht alle komplizierten Herzfehler zu korrigieren. So werden von den angeborenen komplexeren Herzfehlern 90% bereits vor Eintritt in das Schulalter operiert. Infolgedessen finden sich weniger herzkranke, sondern vielmehr herzoperierte Kinder im Schulsport.

Bei den erworbenen Herzfehlern handelt es sich i.A. um Klappenfehler, die operativ beseitigt werden müssen. Bei älteren oder multimorbiden Patienten können bei Klappenstenosen „Sprengungen" durch einen Herzkatheter erfolgen. Dieses Verfahren führt aber meist leider nicht zum gewünschten endgültigen Erfolg; vielfach entstehen neue Insuffizienzen. Klappenrekonstruktionen stellen eine gute Möglichkeit dar, weitestgehend alte Funktionen wiederzuerlangen. Meist wird dieses Verfahren bei Mitralklappeninsuffizienzen eingesetzt, wenn bspw. ein Hinterwandinfarkt (HWI) zum Abriss der Papillarmuskeln geführt hat. Ist dies nicht möglich, müssen Prothesen anstelle der fehlerhaften Klappe eingesetzt werden. Die Kunstklappen sind in den letzten Jahrzehnten erheblich weiterentwickelt worden (s. Abb. 16.30). Bei der ersten dieser Klappen handelte es sich um die Starr-Edwards-Prothese, eine Kugel, die in einem Ventilkäfig hin- und herschwingt und dabei den Blutstrom freigibt bzw. verschließt. Diese Klappe wies noch erhebliche Nachteile

auf, da sie allgemein den Blutstrom in der Kammer behinderte. Sie wurde inzwischen durch Scheiben-, Kippscheiben- oder meniskusartige Prothesen ersetzt, bei denen Scheiben hin- und herschwingen bzw. sich wie eine Doppeltür öffnen.

Aber auch die beste, heute verfügbare Klappe kann sich in der Qualität ihrer Funktion bisher noch nicht mit den natürlichen Klappen messen. Sie stellt immer noch ein gewisses Strömungshindernis dar. Hinzu kommt, dass sich an diesen Kunstklappen Blutgerinnsel absetzen können. Lösen sie sich, können sie als Embolie in periphere Gefäßgebiete transportiert werden und bspw. zu einer Hirnembolie mit Lähmungserscheinungen führen. Aus diesem Grund sind solche Patienten lebenslang auf eine Behandlung mit gerinnungshemmenden Medikamenten (Antikoagulanzien) angewiesen.

Eine Ausnahme stellen hier die Bioprothesen dar, die aus Tierklappen, meist von Schweinen, aber auch von Menschenherzen gewonnen werden. Bei ihnen ist eine lebenslange Antikoagulation nicht erforderlich. Allerdings haben diese Klappen den Nachteil einer geringeren Haltbarkeit. Der Einsatz einer Kunstklappe stellt somit keine Ideallösung und für den Betroffenen eine erhebliche Belastung und Umstellung in seiner Lebensführung dar. Man wird daher mit dem Einsatz einer solchen Klappe möglichst so lange warten, bis die Gefahr einer Herzüberlastung besteht.

Zu den weiteren ggf. begleitend notwenige medikamentöse Therapie, außer einer Antikoagulation, bzw. zu einzelnen Medikamenten wird auf die entsprechenden Kapitel verwiesen

Merksätze

- ◢ In Abhängigkeit des Schweregrads muss ein Vitium operiert werden.
- ◢ Bei angeborenen Herzfehlern wird versucht, die Fehlanlage zu korrigieren.
- ◢ Bei erworbenen Herzfehlern wird ggf. eine Klappenprothese eingesetzt.

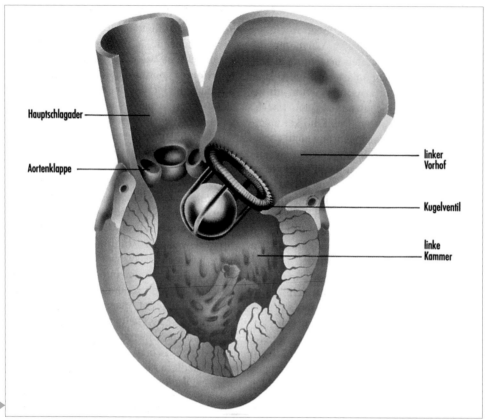

Hauptschlagader

Aortenklappe

linker
Vorhof

Kugelventil

linke
Kammer

a

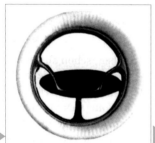

b

c

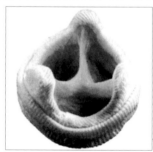

d

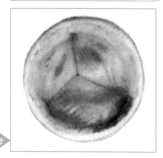

e

Abb. 16.30a–e: Beispiele für künstliche Herzklappen. **a)** Ältestes Modell ist die Kugelklappe (Starr-Edwards-Klappe), oben anstelle einer defektes Mitralklappe eingebaut. Die Darstellung zeigt die Klappe in der Offen-Stellung, das Blut kann aus dem linken Vorhof in die Kammer einströmen. In der Systole wird der Ball in dem Käfig nach oben gedrückt und verschließt damit den Zugang zum Vorhof. Die Abbildung zeigt, dass diese noch schwerfällige Klappe die Strömung im Herzen, insbesondere den Ausstrom in die Herzschlagader, deutlich behindert. **b)** Die Kugel wurde zunächst durch eine Scheibe ersetzt. Gezeigt ist hier die Björk-Shiley-Kippscheiben-Prothese. **c)** Moderne Doppelflügelprothesen, hier eine St.-Jude-Medical-Doppelflügelprothese, kommen der natürlichen Klappenanatomie schon sehr nahe. Die Klappenprothese ist in geöffneter Position gezeigt. **d)** und **e)** Da bei allen Klappen aus künstlichem Material eine lebenslange blutgerinnungshemmende Behandlung notwendig ist, wurden auch solche aus biologischem Material wie tierischen Herzklappen oder Perikard entwickelt. Gezeigt ist hier eine Carpentier-Edwards-Bioprothese, eine aufgearbeitete Schweineaortenklappe, von oben und von unten.

16.4.6 Allgemeine Aspekte einer Sport- und Bewegungstherapie bei Herzfehlern

Es liegt nahe, dass eine Sport- und Bewegungstherapie in Abhängigkeit des jeweiligen Befunds, ggf. auch postoperativen (Rest-) Befunds und des Alters unterschiedliche Ziele verfolgt. Bei „leichteren" Vitien oder geringem, funktionell unbedeutendem Restbefund findet sich i.A. keine Einschränkung der Sporttauglichkeit.

Trotzdem besteht nach wie vor die Angst, herzoperierte Kinder, unabhängig von der Ausgangslage, überhaupt körperlich zu belasten. Dies führt dann oft zu einer übergroßen Schutzhaltung von Eltern, Sportlehrern und Ärzten. Das Kind kann seinen natürlichen Bewegungsdrang nicht ausleben und wird dadurch nicht zuletzt auch psychosozial beeinträchtigt. Es ist keineswegs notwendig, jedem Kind mit einem Herzfehler Sport zu verbieten, wie dies früher leider häufig geschah. Bspw. schränkt ein kleiner VSD die Lebenserwartung und auch die sportliche Belastbarkeit praktisch nicht ein. Hier werden häufig Kinder erst durch das Wissen um diese harmlose Anomalie zu Herzkranken gemacht. Andererseits können Herzfehler, insbesondere kann eine schwere Aortenklappenstenose, die Ursache für einen plötzlichen Herztod unter Belastung sein. Im Einzelfall ist also auch hier eine Beratung über das zumutbare und empfehlenswerte Ausmaß körperlicher Belastung mit dem behandelnden Arzt notwendig. Deshalb ist die Teilnahme an sog. (Kinder-)Herzsportgruppen sinnvoll. Dem Kind, das eigentlich keiner Einschränkung bedarf, und v.a. seinen Eltern wird die Sorge durch eine qualifizierte und ärztlich überwachte Anleitung genommen. Kinder mit komplexeren Befunden wiederum profitieren nicht nur von diesen Effekten, sondern lernen auch, die für sie individuell angemessene Belastung zu dosieren und sich weder zu unter- noch aber sich zu überschätzen. Letzteres trifft auch für Erwachsene mit Herzklappenfehlern (aber auch anderen Herzerkrankungen) zu, die ihre eigene Belastbarkeit und die „richtige" Dosis an Bewegung ärztlich überwacht in der Herzsportgruppe erfahren.

Wie unter Abschnitt 16.4.5 aufgeführt, werden schwerere angeborene Herzfehler meist schon vor Eintritt in das Schulalter operiert. Die Ergebnisse einer solchen Operation sind heute i.A. so gut, dass eine spezielle Bewegungstherapie hinterher – von der kurzen postoperativen Phase abgesehen – meist nicht notwendig ist. Als Ziel bewegungstherapeutischer Maßnahmen sind Kinder mit solchen Herzfehlern daher bisher nur im Rahmen der krankengymnastischen Betreuung in speziellen kinderkardiochirurgischen Zentren von Interesse. In den AHGs finden sich im Moment nur ausnahmsweise zunehmend Erwachsene mit angeborenen Herzfehlern. Dies wird sich aber durch die Entwicklung im Bereich der Pränataldiagnostik bzw. der sich daran anschließenden optimierten Therapiekette zunehmend ändern.

Grundsätzlich muss allerdings darauf hingewiesen werden, dass auch ein Kind bzw. ein Jugendlicher nach einem operierten Herzfehler nicht bedenkenlos als völlig gesund und voll belastbar angesehen werden darf. Auch bei gut operierten Herzfehlern, z.B. bei Kindern nach einer Fallot-Tetralogie, wird immer wieder beobachtet, dass es Jahre später zu plötzlichen Todesfällen im Zusammenhang mit körperlicher Belastung kommt, wahrscheinlich auf der Grundlage von HRST. Man sollte also bei allen Herzfehlern, die eine Operation notwendig werden ließen, zu normaler körperlicher Aktivität im Schulsport und im breitensportlichen Rahmen raten, nicht unbedingt jedoch zu leistungssportlichen Aktivitäten. Im Einzelfall muss dies allerdings immer wieder anhand der aktuellen Befundlage entschieden werden.

Wie mehrfach ausgeführt, werden Volumenbelastungen vom Herzen wesentlich besser vertragen als Druckbelastungen. Das gilt natürlich auch für den Sport selbst, Kraftbelastungen führen eher zu Druckbelastungen, Ausdauer eher zu Volumenbelastungen, sodass neben der sorgfältigen Beurteilung des individuellen Befunds auch die Art der körperlichen Aktivität berücksichtigt und im Zweifelsfall ebenso individuell angepasst werden sollte wie die übrige Therapie.

Aus kardialer Sicht entstehen Volumenbelastungen bei Shunts, v.a. Links-Rechts-Shunts, sowie bei Klappeninsuffizienzen wie Aorten- oder Mitralklappeninsuffizienz. Bei solchen Herzfehlern kann man i.A. Schul- und auch Breitensport erlauben, in Abhängigkeit von den einzelnen Befunden (Größe der Kurzschlussverbindung, Herzgröße etc.).

Vorsicht ist daher besonders bei druckbelasteten Herzen geboten. Auf die Fälle von plötzlichem Herztod bei der Aortenklappenstenose wurde bereits verwiesen. Dennoch ist es nicht erforderlich, jedem Patienten mit Aortenklappenstenose jede Form körperlicher Aktivität zu verbieten. Die genannten Zwischenfälle treten praktisch nur bei hochgradiger Aortenklappenstenose auf. Patienten mit schwerer Klappeneinengung, besonders mit Druckunterschieden zwischen der linken Kammer und der Hauptschlagader von z.B. 100 mmHg und mehr, sollte man jeden Sport untersagen, auch in einer AHG. Dies gilt besonders dann, wenn – wie häufig in höherem Alter – eine zusätzliche KHK vorliegt. Bei mittelgradigen Klappeneinengungen mit Druckunterschieden zwischen 40 und 100 mmHg kann man leichtere körperliche Aktivitäten erlauben, bei leichten Klappenstenosen mit Druckunterschieden bis zu 40 mmHg ist auch körperliche Aktivität im Rahmen des Breitensports möglich.

Eine Sondergruppe stellen schließlich Kinder mit Rechts-Links-Shunts, meist im Rahmen komplizierter Herzfehler, dar. Auch solchen Kindern kann man meist die Teilnahme am Schulsport erlauben, schon aus psychologischen Gründen heraus, um sie nicht zusätzlich zu ihrem Herzfehler noch sozial von der Klasse zu isolieren. Eine Gefährdung durch körperliche Belastung besteht meist nicht. Unter Belastung kommt es zu einer Zunahme der Sauerstoffuntersättigung im Blut und damit zu einem Abfall der muskulären Leistungsfähigkeit. Die Kinder werden aufgrund von Atemnot und Muskelschwäche ihre körperliche Aktivität i.A. von sich aus einstellen, bevor sie vonseiten ihres Herzens ein Risiko eingehen.

Merksätze
- ⊿ Die Bedeutung von Bewegungstherapie bei Patienten mit einem Vitium ist abhängig von dessen Art und Ausmaß.
- ⊿ Überwachte körperliche Aktivität, z.B. im Rahmen einer (Kinder-)Herzsportgruppe, vermag, den Teufelskreis, bestehend aus Überprotektion, daraus resultierendem Bewegungsmangel und motorischen/psychosozialen Defiziten, zu durchbrechen.
- ⊿ Bei manchen Formen kann sogar Leistungssport oder zumindest Freizeitsport getrieben werden.

16.4.7 Spezielle Aspekte der Bewegungstherapie

Die folgenden Aussagen zu den einzelnen Klappenerkrankungen beziehen sich im Wesentlichen auf Klappenerkrankungen, die (noch) nicht operiert wurden. Körperliche Aktivität nach einem operativen Eingriff wird in Kapitel 16.4.8 gemeinsam dargestellt. Denn nicht selten finden sich nach einer Klappenoperation stets noch erhöhte Druckgradienten und damit eine funktionelle Stenose (s. auch unten). Die Prognose hängt i.d.R. allerdings auch von den potenziellen Begleit- und Folge-Erkrankungen ab. Nach Kommissurotomien oder Klappensprengungen besteht häufig noch eine Insuffizienz; mögliche körperliche Aktivitäten hängen von dem jeweiligen Zustand des Patienten ab; moderate körperliche Aktivität, insbesondere ausdauerorientiert, ist i.d.R. möglich. Allerdings muss die meist erforderliche Antikoagulation berücksichtigt werden, Sportarten mit erhöhter Verletzungsgefahr sollten gemieden werden.

Vorhofseptumdefekt

Bei einem kleinen ASD ohne Begleiterscheinungen, z.B. pulmonaler Hypertonie, bestehen keine Bedenken gegenüber körperlicher Aktivität. Bei beginnender oder manifester pulmonaler Hypertonie und/oder Rechts-Links-Shunt dürfen nur niedrig intensive Belastungen gewählt werden, z.B. Walking, Tai Chi etc. Zusätzlich bestehende Fehlbildungen oder symptomatische HRST bedürfen der individuellen Risikoeinschätzung, inwieweit körperliche Aktivität tatsächlich erlaubt ist. Nach einer Operationen muss zunächst der aktuelle Status erfasst werden: Bei komplettem Verschluss bestehen keine Bedenken gegenüber körperlicher Aktivität. Bei Rest- oder den o.g. Begleitbefunden gelten die gleichen Aussagen, wie oben aufgeführt.

PFO können zu einer paradoxen zerebralen Embolie führen. Im Tauchsport und bei intensiven Belastungen in großer Höhe kann sich dies ggf. auswirken.

Ventrikelseptumdefekt

Liegt ein kleiner VSD ohne strukturelle Veränderungen vor, bestehen keine Einschränkungen der körperlichen Aktivität; bei mittelgroßen Defekten sollte – in Abhängigkeit von potenziellen strukturellen Folge-Erscheinungen – nur niedrig intensiv Sport getrieben werden. Bei einem großen VSD, v.a. in Verbindung mit einem gesteigerten pulmonalarteriellen Druck (PAP), sollten nur Alltagsaktivitäten betrieben werden. Nach einer operativen Korrektur ist über eine Sporttauglichkeit individuell in Abhängigkeit von möglichen Restbefunden zu entscheiden.

Persistierender Ductus arteriosus Botalli

Bei kleinen Defekten besteht uneingeschränkte Sporttauglichkeit. Patienten mit hochgradigeren Defekten, insbesondere in Verbindung mit strukturellen Änderungen, sollten nur niedrig intensiv Sport treiben. Nach einer operativen Korrektur kann nach einer 3-monatigen Pause uneingeschränkt Sport getrieben werden, wenn keine wesentlichen Restbefunde vorhanden sind. Dann muss eine individuelle Entscheidung getroffen werden.

Aortenisthmusstenose

Liegt eine milde Stenose vor, kann uneingeschränkt Sport getrieben werden. Bei hochgradigeren Stenosen (Druckgradient > 20 mmHg) sollte nur niedrig intensiv (Gesundheits-)Sport getrieben werden. Nach einer Korrektur empfiehlt sich zunächst eine 6-monatige Pause, anschließend darf – wenn keine gravierenden Restbefunde vorliegen – uneingeschränkt Sport getrieben werden; ansonsten gelten die gleichen Angaben wie vor der Intervention in Abhängigkeit vom verbliebenen Druckgradienten.

Pulmonalklappenstenose

Bis zu einem Druckgradienten von 49 mmHg bestehen – wenn keine weiteren Fehlbildungen oder Begleiterscheinungen vorliegen – keinerlei Bedenken gegenüber körperlicher Aktivität. Bei hochgradigeren Stenosen, solange keine Behandlung erfolgt ist, sollten nur leichte Belastungen durchgeführt werden. Bei schweren Pulmonalstenosen oder Vorliegen von Begleiterscheinungen muss individuell geprüft werden, welche Belastung möglich ist. Nach einer Valvuloplastie sollte 1 Monat, nach einer Valvulotomie 3 Monate kein Sport getrieben werden. Welche Belastungen im Anschluss möglich sind, hängt von potenziellen Restbefunden ab. Wenn keine bzw. keine schwerwiegenden Symptome vorliegen und der Druckgradient postoperativ < 50 mmHg liegt, bestehen im

Anschluss an die Pause keine Bedenken gegenüber sportlicher Aktivität.

Fallot-Tetralogie

Bei gutem postoperativem Ergebnis, normaler Rechtsherzbelastung und keinen Begleiterscheinungen, z.B. HRST, bestehen keine Bedenken gegenüber körperlicher Aktivität. Bei persistierenden Befunden muss individuell entschieden werden.

Mitralklappenstenose

Keine Bedenken gegenüber körperlicher Aktivität bestehen bei einer leichten Mitralklappenstenose und Vorliegen eines Sinusrhythmus und einer leichten Stenose mit Vorhofflimmern oder hochgradigeren Einengungen. Bei einem erhöhten PAP sollte Wettkampfsport nur in mittleren Intensitäten getrieben werden. Bei einer schwerer Stenose und einem deutlich erhöhten Druck (> 80 mmHg) gilt Wettkampfsportverbot. Gesundheitssport ist allerdings unter Berücksichtigung des jeweiligen Zustands möglich.

Mitralklappeninsuffizienz

Bei Herzgesunden finden sich hämodynamisch unbedeutende Regurgitationen der Mitralklappen in bis zu 40%. Möglicherweise kommt es im Rahmen der physiologischen Herzvergrößerung bei Ausdauersportlern zu einer Häufung dieses Befunds. Trotzdem sollten dann regelmäßige Verlaufskontrollen durchgeführt werden.

Bei Sinusrhythmus und normalen linksventrikulären Dimensionen bzw. Myokardfunktion bestehen i.A. keine Bedenken gegenüber körperlicher Aktivität. Bei einer leichten Zunahme des linksventrikulären Durchmessers, aber normaler Funktion sollte Wettkampfsport nur im mittleren Intensitätsbereich getrieben werden. Bei einer Vergrößerung des linken Ventrikels und Einschränkung der Funktion sollte kein Wettkampfsport erlaubt werden; gesundheitsorientierte körperliche Aktivität ist – in Abhängigkeit vom individuellen Zustand – möglich.

Mitralklappenprolaps

Meist bestehen keinerlei Bedenken gegenüber körperlicher Aktivität. Bei Auftreten von Ohnmachten (Synkopen), belastungsinduzierten komplexeren HRST, bei Mitralklappeninsuffizienz und nach Embolien sollten – je nach Ausprägung – Sportarten mit niedriger Intensität durchgeführt werden. Bei Vorliegen einer hämodynamisch bedeutsamen Mitralklappeninsuffizienz s. dort.

Aortenklappenstenose

Bei einem Druckgradienten < 40 mmHg, normalem Belastungs-EKG und Beschwerdefreiheit bestehen keine Bedenken gegenüber körperlicher Aktivität. Wenn Symptome auftreten, z.B. Synkopen, muss – auch bei einer geringen Aortenklappenstenose – eine Abklärung erfolgen und individuell über die Teilnahme am Sport entschieden werden. Bei mittelschweren Aortenklappenstenosen sollten nur niedrig intensive Belastungen durchgeführt werden. Bei schweren Aortenklappenstenosen muss zunächst über eine erforderliche operative Korrektur entschieden werden.

Aortenklappeninsuffizienz

Bei leichter bis mittelschwerer Aortenklappeninsuffizienz mit normalem oder nur gering vergrößertem linksventrikulären Durchmesser bestehen keinerlei Bedenken gegenüber körperlicher Aktivität. Ist allerdings der linke Ventrikel mäßig bis mittelgradig vergrößert (unter 60 mm enddiastolischer Durchmesser) und ist die myokardiale Funktion normal, sollten nur moderat intensive Aktivitäten durchgeführt werden. Regelmäßige echokardiographische Untersuchungen sollten daher bei den Betroffenen durchgeführt werden. Bei einem Anstieg des linksventrikulären Durchmessers über 60 bzw. 65 mm, bzw. bei schwerer und/oder symptomatischer Aortenklappeninsuffizienz sollte auf Wettkampfsport verzichtet werden; ausdauerorientierte, niedrig intensive Belastungen können – abhängig vom individuellen Zustand des Patienten – möglich sein.

Körperliche Aktivitäten bei **Aortenklappenfehler im Rahmen eines Marfan-Syndroms** sind auch als Wettkampfsport im niedrig bis mittel intensiven Bereich möglich, wenn kein plötzlicher Herztod in der Familie vorgekommen ist bzw. keine Aortenwurzeldilatation oder Mitralklappeninsuffizienz vorliegt. Verletzungsträchtige Sportarten, insbesondere solche mit Kollisionen, sollten vermieden werden. Echokardiografische Kontrolluntersuchungen sollten im Abstand von 6 Monaten erfolgen. Bei Bestehen einer Aortenwurzeldilatation sollten nur Wettkampfsportarten im niedrig intensiven Bereich erlaubt werden. Bei sämtlichen hochgradigeren Ausprägungen sollten intensive Belastungen, auch in Alltag und Freizeit, gemieden werden. Gesundheitssportliche Aktivitäten sind in Abhängigkeit vom individuellen Zustand möglich.

Über körperliche Aktivität beim Vorliegen einer **bikuspiden Aortenklappe** muss individuell entschieden werden.

Trikuspidalklappeninsuffizienz

Eine Regurgitation findet sich u.a. bei Ausdauersportlern gehäuft infolge der Herzvergrößerung (s. auch Abschn. 32.2.3). Im Allgemeinen ist – wenn keine wesentlichen Begleitbefunde, z.B. Steigerung des rechtsatrialen Drucks, vorliegen – Sport uneingeschränkt möglich.

Kombinierte Vitien

Zumeist verstärken sich unter Belastung die Schweregrade der jeweiligen Vitien. Eine Aussage zur körperlichen Aktivität ist vom jeweiligen Schweregrad und Ausgangsstatus des Patienten abhängig. Meist sind niedrig intensive, ausdauerorientierte Belastungen möglich.

16.4.8 Sport mit Patienten nach Herzklappenersatz

Eine zunehmende Rolle in der Bewegungstherapie spielt angesichts der wachsenden Zahl von operierten Patienten der Sport mit Patienten nach Herzklappenersatz. Aus den vorausgegangenen Ausführungen geht hervor, dass hier eine Reihe von Besonderheiten zum Tragen kommt, die zu berücksichtigen sind. Es kann keineswegs unbedingt davon ausgegangen werden, dass der Patient durch den Klappenersatz gesund ist. Zunächst sollte nach einer operativen Eröffnung des Brustkorbs (Sternotomie) in den ersten 6–8 Wochen auf das Heben schwerer Lasten verzichtet werden, analog sollten niedrig intensive Belastungen bevorzugt werden.

Folgende Gesichtspunkte sind zu berücksichtigen:

◢ Die künstliche Klappe stellt ihrerseits immer noch ein Strömungshindernis dar, das etwa einer leichten bis mittelschweren Klappenstenose entspricht.

◢ Bei zahlreichen Patienten, besonders wenn sie nicht frühzeitig operiert wurden, liegt zusätzlich eine Herzmuskelschädigung vor. Die gleichen Mechanismen, die zur Herzklappenentzündung führen, können auch eine Herzmuskelentzündung bewirken. Hinzu kommt, dass durch die langjährige Mehrarbeit des Herzmuskels zur Überwindung des Strömungswiderstands Schädigungen eingetreten sein können.

◢ Bei zahlreichen Patienten findet sich zusätzlich eine KHK. Nicht selten wird gleichzeitig mit der Klappenoperation eine Bypassoperation durchgeführt.

◢ Bei vielen Patienten liegt kein normaler Sinusrhythmus, sondern eine absolute Arrhythmie bei Vorhofflimmern vor (s. Abschn. 16.7). Dies hat zur Folge, dass besonders unter Belastung der Puls für den Patienten selbst schwerer zu erfassen ist. Nicht selten steigt er wesentlich höher an, als dies den Stoffwechselbedürfnissen entspricht. Der Pulsanstieg beim Vorhofflimmern unter Belastung wird v.a. von den Bedingungen der Überleitung der Flimmerwellen vom Vorhof auf die Herzkammer bestimmt. Solche hohen Pulsschlagzahlen wirken sich ungünstig auf die Dynamik der künstlichen Klappen aus. Falls unter Belastung der Puls bei diesen Patienten wesentlich über 120/min ansteigen sollte, muss mit dem Arzt besprochen werden, ob nicht eine medikamentöse Pulssenkung, z.B. durch Betarezeptorenblocker, sinnvoll ist.

◢ Die meisten Patienten mit künstlicher Klappe benötigen lebenslang eine gerinnungshemmende Behandlung (s. Abschn. 16.7.3). Potenzielle verletzungsträchtige Gefahrenmomente im Sport müssen daher vermieden werden. Kommt es beim Sport jedoch zu einer Verletzung ggf. mit einer konsekutiven Blutung, besteht die Gefährdung nicht nur durch die Blutung selbst, sondern auch durch die dadurch bedingte Notwendigkeit, die gerinnungshemmende Behandlung auszusetzen. In dieser Phase kann es dann leicht zu Embolien kommen.

Infolgedessen ergibt sich eine Reihe von Konsequenzen für die Bewegungstherapie bei Klappenpatienten. Die Belastbarkeit dieser Patienten ist i.A. aufgrund der potenziellen Myokardschädigung deutlich schlechter als die der Koronarpatienten. Hinzu kommt, dass unter den Mitralklappenpatienten die Zahl an Frauen überwiegt, die von Haus aus eine schlechtere Belastbarkeit mit sich bringen. Patienten nach Mitralklappenersatz sind meist schlechter belastbar als Patienten mit Aortenklappenersatz, Letztere sind in der Mehrzahl männlich. Die Klappenpatienten sind daher, wenn sie überhaupt hinreichend belastbar sind, zumeist nur für die Übungsgruppe (s. auch Abschn. 16.3) geeignet. Nur

wenige Klappenpatienten können in Trainingsgruppen aufgenommen werden.

Aus dem oben Genannten ergibt sich, dass beim Sport soweit als möglich Verletzungen vermieden werden sollten. Selbst Sportarten wie Volleyball sind für diese Patienten nur mit Vorsicht möglich, da es hierbei zu Verletzungen und Gelenkergüssen kommen kann. Durch entsprechende Modifikationen der Sportinhalte können die Gefahrenmomente reduziert, nicht jedoch komplett ausgeschaltet werden. Soweit daher diese Patienten an Trainingsgruppen teilnehmen, sind sie und die anderen Gruppenmitglieder ausdrücklich auf ein solches Risiko aufmerksam zu machen.

Bei Klappenpatienten ist auch ein betontes Ausdauertraining nicht unbedingt sinnvoll. Es muss davon ausgegangen werden, dass bei ihnen der Herzmuskel durch die jahrelange Mehrarbeit hypertrophiert ist. Durch ein Training kann der gewünschten Rückbildung entgegengewirkt werden. Im Regelfall ist für den Klappenpatienten ein Training, das von leichter Gymnastik und verletzungsungefährlichen Spielformen (z.B. kleine Spiele, Prellball etc.) gekennzeichnet ist, am günstigsten.

Aus diesen Gründen muss stets betont werden, dass die Betreuung von Patienten nach Klappenersatz in der Übungs- oder Trainingsgruppe besondere Erfahrung von Arzt und Sportlehrer erfordert. Die Patienten nach Klappenersatz selbst neigen zur Überschätzung, da sie sich nach der Operation meist erheblich besser fühlen, obwohl die objektive Steigerung der Belastbarkeit das nicht immer widerspiegelt. Bei vielen dieser Patienten kommt es unter Belastung zu erheblichen Druckanstiegen in der Lungenarterie als Ausdruck einer Überbelastung des linken Herzens.

Merksätze

◢ Personen mit Herzklappenersatz stellen in der Herzgruppe Risikopatienten dar, da es meist infolge des Herzfehlers zu einer Herzschädigung gekommen ist. Man findet sie i.d.R. daher in den Übungs- und seltener in den Trainingsgruppen.

◢ Da die meisten lebenslang gerinnungshemmende Medikamente einnehmen müssen, besteht ein erhebliches Risiko bei Verletzungen.

◢ Besonders geeignet für solche Patienten sind leichte Gymnastik und kleine Spiele, die nicht verletzungsträchtig sind.

Literatur

Bjarnason-Wehrens B et al. (2005) Die Kinderherzsportgruppe: Positionspapier der DGPR. Eigenverlag, Koblenz

Bjarnason-Wehrens B, Dordel S (2001) Motorische Förderung von Kindern mit angeborenen Herzfehlern. Academia, St. Augustin

Bonow RO et al., American College of Cardiology/American Heart Association Task Force. 2008 Focused update incorporated into the ACC/AHA 2006 guidelines for the management of patients with valvular heart disease: a report of the American College of Cardiology/American Heart Association Task Force on Practice Guidelines (Writing Committee to Revise the 1998 Guidelines for the Management of Patients With Valvular Heart Disease): endorsed by the Society of Cardiovascular Anesthesiologists, Society for Cardiovascular Angiography and Interventions, and Society of Thoracic Surgeons. Circulation (2008), 118, e523–661

Carabello BA, Crawford FA, Valvular heart disease. N Engl J Med (2001), 337, 32–41

Dickhuth HH, Kececioglu D (2003) Angeborene Herzerkrankungen. In: Kindermann W et al., Sportkardiologie, 69–72. Steinkopff, Darmstadt

Dickhuth HH et al. (2007) Sportmedizin für Ärzte. Deutscher Ärzte-Verlag, Köln

Halle M et al. (2008) Sporttherapie in der Medizin. Evidenzbasierte Prävention und Therapie. Schattauer, Stuttgart, New York

Lawrenz W, Seiler T (2002) Erkrankungen des Herzens und der großen Gefäße. In: Hebestreit H et al., Kinder- und Jugendsportmedizin: Grundlagen, Praxis, Trainingstherapie. Thieme, Stuttgart, New York

Swan L, Hillis WS, Exercise prescription in adults with congenital heart disease: a long way to go. Heart (2000), 83, 685–687

16.5 Herzinsuffizienz

J. M. Steinacker

16.5.1 Hintergrund

Herzinsuffizienz bedeutet eine eingeschränkte Fähigkeit des Herzens, den notwendigen Blutbedarf für die Gewebe bzw. den Organismus zu erbringen. Meist ist der linke Ventrikel betroffen, man spricht dann von einer Linksherzinsuffizienz. Bei einer Rechtsherzinsuffizienz ist die rechte Kammer und bei einer Globalherzinsuffizienz sind beide Ventrikel betroffen (Übersicht: [ESC Guidelines 2008]).

Epidemiologie und sozioökonomische Bedeutung

Die chronische Herzinsuffizienz ist eine häufige Erkrankung, von der etwa 1–2% der Gesamtbevölkerung und etwa 10% bei über 75-jährigen Patienten betroffen sind. Sie führt zu schwerwiegenden Einschränkungen von Organfunktionen und der körperlichen Belastbarkeit. Die Patienten leiden an Müdigkeit, Erschöpfung und Atemnot bei Belastung und sind in ihrem Aktionsradius und damit in ihrer Lebensqualität stark eingeschränkt. Mit der Einführung moderner medikamentöser Therapien sind die Möglichkeiten zur Behandlung der Herzinsuffizienz erweitert worden, trotzdem weist die chronische Herzinsuffizienz eine hohe Morbidität und Mortalität auf. Bei über 65-Jährigen sind die Herzinsuffizienz und die Folge-Erkrankungen der Hauptgrund für stationäre Krankhauseinweisungen, und damit werden hohe gesellschaftliche Kosten verursacht [ESC Guidelines 2008].

Die Diagnose einer chronischen Herzinsuffizienz wird meist erstmals gestellt, wenn die Belastbarkeit abnimmt und eine Belastungsdyspnoe auf niedrigen Belastungsstufen auftritt. Dabei steht keine enge Beziehung zwischen dem Grad der Erkrankung und der linksventrikulären Funktion (LV-Funktion). Dies bedeutet, dass neben der LV-Funktionsstörung auch periphere Anpassungen Teil des gesamten Krankheitsgeschehens sind.

Eine akute Herzinsuffizienz findet sich häufig auf dem Boden einer Grunderkrankung wie ACS und Ischämie des Myokards, von tachykarden Rhythmusstörungen, systemischen Infekten, Lungenembolie, Absetzen von Medikamenten, hypertensiven Entgleisungen u.a. Erkrankungen wie Niereninsuffizienz, bei starken Volumengaben und als Steroidnebenwirkung. Bei einer Akutsituation, d.h. einer akuten Störung der Pumpfunktion des Herzens, ist körperliche Schonung wichtig. Diese in der Akutmedizin notwendige und sinnvolle Entlastung wird aber von Ärzten, Betreuern und Patient generalisiert und führt meist zu einer generellen Schonung der Betroffenen, auch nach einer Stabilisierung. Dies führt über kurz oder lang zu Detraining, Funktionsverlusten und einem fortgehenden Verlust von Belastbarkeit und konsekutiv dann zu Verstärkung der Symptomatik, Müdigkeit und Abnahme der Lebensqualität.

In der wichtigsten europäischen Studie dazu, der Rotterdam Study, war bei 7983 Teilnehmern mit einem Alter über 55 Jahren die Prävalenz bei Männern höher und stieg mit dem Alter von 0,9% im Alter von 55–64 Jahren auf 17,4% in der Altersgruppe über 85 Jahren. Die Inzidenz von Herzinsuffizienz

war 14,4/1000 Personenjahre (95% CI 13,4–15,5) und war höher bei Männern (17,6/1000 Patientenjahre, 95% CI 15,8–19,5) verglichen mit Frauen (12,5/1000 Patientenjahre, 95% CI 11,3–13,8). Die Inzidenz stieg von 1,4/1000 Patientenjahren zwischen 55–59 Jahren auf 47,4/1000 Patientenjahren bei Alter > 90 Jahren. Das Risiko, im Leben an Herzinsuffizienz zu erkranken, war 33% für Männer und 29% für Frauen im Alter über 55 Jahren, also ein signifikantes Risiko. Das Überleben beim Auftreten einer Herzinsuffizienz war 86% nach 30 Tagen, 63% nach einem Jahr, 51% nach 2 Jahren und 35% nach 5 Jahren, damit ist auch eine hohe Mortalität verbunden [Bleumink et al. 2004].

In zahlreichen Studien wurde gezeigt, dass körperliche Inaktivität mit ein unabhängiger kardiovaskulärer Risikofaktor ist und auch zur Pathogenese der chronischen Herzinsuffizienz beitragen kann, sowohl in der Entstehung aber auch für die Prognose der Erkrankung [ESC Guidelines 2008; Piepoli et al. 2004; Steinacker et al. 2004; Rees et al. 2004]. Daher ist ein körperliches Training inzwischen ein wichtiges Therapieprinzip, wobei sich Akutmediziner allerdings immer noch scheuen, sorgsam rekompensierten Patienten einen Bewegungs- oder Trainingsprogramm zuzuweisen.

Merksätze

◢ Herzinsuffizienz bedeutet eine eingeschränkte Fähigkeit des Herzens, den notwendigen Blutbedarf der Organe zu gewährleisten.
◢ Die akute Herzinsuffizienz ist eine lebensgefährliche Erkrankung, die zum akuten Rückstau von Blut in die Lunge oder die Organe führen kann und mit starker Atemnot einhergeht.
◢ Die chronische Herzinsuffizienz ist häufig. Etwa 35% der Bevölkerung über 55 Jahren wird später an einer Herzinsuffizienz erkranken.

Pathophysiologie

Herzinsuffizienz bedeutet in genauerer Definition die eingeschränkte Fähigkeit des Herzens, den notwendigen Blut- und damit den Sauerstoff- und Nährstoffbedarf der Gewebe bei normalem linksventrikulärem Druck (LVP) zu erbringen. Dabei unterscheidet man eine **systolische Herzinsuffizienz** mit eingeschränkter Kontraktionsleistung des Herzens und eine Herzinsuffizienz mit erhaltener linksventrikulärer Ejektionsfraktion (LVEF), die meist als **diastolische Herzinsuffizienz** bezeichnet wird.

Bei der systolischen Herzinsuffizienz mit eingeschränkter Kontraktionsleistung, wie in Abbildung 16.31 dargestellt, kann bei Belastung die linksventrikuläre Leistung nicht aufrechterhalten werden, obwohl über den Frank-Starling-Mechanismus eine Kompensation durch Steigerung des linksventrikulären Volumens und der Füllungsdrucke versucht wird. Das gesunde Herz kann bei demselben Herzvolumen durch eine Steigerung der Kontraktilität die linksventrikuläre Leistung steigern und benötigt bei Belastung eine angepasste Erhöhung des Herzvolumens, während das herzinsuffiziente Herz keine oder eine geringe Kontraktilitätsreserve hat, somit nur mit einer Volumenzunahme reagieren und damit die Leistung nicht an die Belastung anpassen kann (s. Abb. 16.31). Typisch für die systolische Herz-

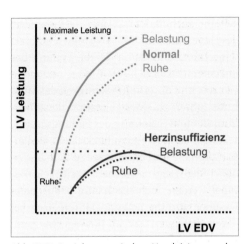

Abb. 16.31: Beziehung zwischen Herzleistung und linksventrikulärem enddiastolischem Volumen (LVEDV) bei Normalbefund (blaue Kurve) und bei einer systolischen Funktionsstörung eines Patienten mit chronischer Herzinsuffizienz (violette Kurve). Bei der Herzinsuffizienz kommt es zur Abnahme der Kontraktilität, die auf Belastung nicht gesteigert werden kann (dunkelblaue Kurve).

insuffizienz ist das Endstadium nach Myokardinfarkt als chronische ischämische Herzerkrankung, es findet sich aber auch bei der Kardiomyopathie u.a. Herzerkrankungen (s. Tab. 16.23). In der Framingham Heart Study konnte dazu gezeigt werden, dass die Langzeitprognose der Patienten mit Herzinsuffizienz schlecht war, das mediane Überleben war 2,1 Jahre, die 5-Jahres-Mortalität war 74% [Lee, Sui, Blair 2009].

Bei der diastolischen Herzinsuffizienz ist die LVEF erhalten, aber die Relaxationsfähig-

Tab. 16.23: Häufig zugrunde liegende Erkrankungen bei der Herzinsuffizienz. Modifiziert nach [ESC 2008]

Erkrankung	Funktionsstörung	
Koronare Herzkrankheit	Systolisch	
Angeborene oder erworbene Herzklappenfehler		Diastolisch
Cor pulmonale	Systolisch	
Dilatative, hypertrophe oder restriktive Kardiomyopathien	Systolisch	Diastolisch
Toxische Kardiomyopathie	Systolisch	Diastolisch
Hypertensive Herzerkrankung		Diastolisch
Metabolisches Syndrom		Diastolisch
Bewegungsmangel		Diastolisch

keit und auch die Compliance (Dehnbarkeit) des Myokards in der Diastole sind verschlechtert, und damit ist die Füllung des linken Ventrikels behindert. Diese verzögerte Diastole und die erhöhte Steifigkeit des Myokards führen zu einer Dilatation des linken Vorhofes und Erhöhung des Füllungsdrucks, sekundär dann zu einem Rückstau in die Pulmonalgefäße und erhöhtem PAP mit zusätzlicher Steifigkeit des rechten Ventrikels. Darüber werden auch die häufig beobachtete Dyspnoe und die Belastungsinsuffizienz bei diesen Patienten erklärt [Kawaguchi et al. 2003]. Jede systolische Herzinsuffizienz hat sekundär auch diese Stauungskomponente, die auch in späteren Stadien zum systemischen Rückstau vor dem rechten Herzen und Wassereinlagerungen im Körper, v.a. in Leber und Beinen führt.

Die diastolische Herzinsuffizienz findet sich typischerweise bei der arteriellen Hypertonie, insbesondere wenn es auch zu einer linksventrikulären Hypertrophie und damit zum behinderten Einstrom in den linken Ventrikel gekommen ist. In der Framingham Heart Study waren die signifikanten risikoadjustierten Prädiktoren für die diastolische Herzinsuffizienz arterielle Hypertonie (OR 2,13; 1,43–3,23), Klappenerkrankungen (OR 1,92; 0,99–3,70), weibliches Geschlecht (OR 2,55; 1,77–3,68) [Lee, Sui, Blair 2009]. Das Überleben von Patienten mit KHK u.a. systolischen Erkrankungen war verglichen mit Hypertonie oder Klappenfehlern als Ursache schlechter (OR 1,36, 1,02–1,80).

Die diastolische Herzinsuffizienz findet man typischerweise auch bei körperlichem Trainingsmangel aufgrund des erhöhten peripheren Gefäßwiderstands mit einem erhöhten diastolischen Blutdruck. Ursächlich ist eine lang dauernde Minderdurchblutung der Muskulatur, die zur Ausprägung eines neurohumoralen Krankheitsbildes führt. Dazu gehört eine Aktivierung des muskulären Renin-Angiotensin-Systems und des sympathischen Nervensystems mit verstärkter sympathischer, nervaler Aktivität und erhöhten zirkulierenden Katecholaminen. Die Durchblutungsstörung ist allerdings nicht vergleichbar mit der bei der arteriellen Verschlusskrankheit, bei der belastungsinduziert eine Ischämie auftritt; vielmehr handelt es sich um eine relative Minderdurchblutung gemessen am metabolischen Bedarf. Die kombinierten Auswirkungen von Minderdurchblutung und dadurch geringem „shear stress" (= Scherstress), neurohumoralen und metabolischen Veränderungen und Inaktivität resultieren in einer endothelialen Dysfunktion der peripheren Gefäße.

Herztransplantation und das Herz nach Herztransplantation

Eine schwere Herzinsuffizienz mit systolischer Funktionsstörung bei der DCM (s. Abschn. 16.6) oder nach Herzinfarkt kann manchmal trotz aller medikamentösen und nichtmedikamentösen Behandlungsmaßnahmen nicht rekompensiert werden oder dekompensiert. Hier ist die Herztransplantation eine Möglichkeit, diesen Verlust an Pumpfunktion wieder auszugleichen. Es besteht auch die Möglichkeit mit einer „assist device", einer künstlichen Herzpumpe, eine gewisse Zeit den Verlust an Pumpfunktion auszugleichen. Es gibt hier verschiedene Modelle, u.a. kann eine Rotationspumpe, die transthorakal angetrieben wird, das Herz ersetzen oder unterstützen. Wenn dann ein Herz zur Transplantation bereit steht, wird die Herzpumpe in derselben Operation explantiert. Andere Verfahren setzen die Pumpe nur vorübergehend ein, bis sich die Herzmuskulatur erholt hat.

Das transplantierte Herz ist meist gut belastbar, wobei die peripheren Blutgefäße des Patienten meist durch jahrelange Schonung verengt sind, sodass die Belastbarkeit nur langsam gesteigert werden kann. In einigen Fällen wird das transplantierte Herz durch Abstoßungsreaktionen des Patienten oder die immunsuppressiven Medikamente geschädigt, und es kommt zu einer Transplantaterkrankung.

> **Merksätze**
> ◢ Die systolische Herzinsuffizienz bedeutet eine eingeschränkte Pumpfunktion und findet sich häufig nach durchgemachtem größerem Herzinfarkt.
> ◢ Die diastolische Herzinsuffizienz bedeutet eine eingeschränkte Füllungsfunktion des Herzens, findet sich oft bei arterieller Hypertonie, Trainingsmangel und beim alten Menschen.

Diagnostik

Neben Anamnese und Beschreibung der meist typischen Symptomatik lässt sich die Herzinsuffizienz heutzutage mit bildgebenden Verfahren gut darstellen und quantifizieren. Mit der **Echokardiographie** lassen sich das linksventrikuläre Volumen, die LV-Funktion, die diastolische und die systolische Funktion gut beurteilen. Die Herzgröße korreliert bei der systolischen Herzinsuffizienz direkt mit dem Schweregrad der Funktionseinschränkung und der LV-Funktion. Die radiologische Herzgrößenbestimmung ist dazu klinisch kaum mehr notwendig. Die rechtsventrikuläre Herzgröße und -funktion sind echokardiographisch u.U. bei schlechten Ultraschallbedingungen schlechter beurteilbar, sodass hier entweder eine Röntgenuntersuchung des Thorax in 2 Ebenen oder eine Kardio-MRT-Untersuchung hilfreich ist. Die echokardiographisch bestimmte Herzfunktion ist ein wichtiger Prädiktor der Leistungsfähigkeit und korreliert auch mit der Mortalität der Patienten, wie erstmals in der VHeFT-Studie gezeigt wurde [Cohn et al. 1993].

Die diastolische Funktionsstörung stellt sich am Besten in einer nach rechts verschobenen Frank-Starling-Kurve beim Herzkatheter dar, als nichtinvasive Methode können mit der **Doppler-Echokardiographie** der Blutfluss durch die Mitralklappe und das Verhältnis aus dem frühdiastolischen passiven Einstrom (E-Welle) und dem spätdiastolischen vorhofkontraktionsvermitteltem aktiven Einstrom (A-Welle) als E/A-Verhältnis dargestellt werden. Bei guter diastolischer Funktion und Relaxationsfähigkeit des Myokards überwiegt der passive Einstrom, bei schlechter Funktion der aktive Anteil, und damit sinkt das E/A-Verhältnis unter 1,0. In der HF-ACTION-Studie wurde in einem großen Kollektiv gezeigt, dass das E/A-Verhältnis der wichtigste echokardiographische Prädiktor der Leistungsfähigkeit war [Gardin et al. 2009]. Über den spektralen Gewebe-Doppler (Tissue-Doppler) lassen sich regional in der Wand die Verkürzung und Relaxation darstellen und damit die diastolische Funktion beurteilen. Das dort bestimmte Verhältnis der früh- und spätdiastolischen Wandgeschwindigkeiten (E/E') ist ein Surrogatmarker für den linksventrikulären diastolischen Druck [Chahal et al. 2010; Arques, Roux, Luccioni 2007].

Zur Beurteilung der **Hämodynamik** wären prinzipiell der linksventrikuläre Füllungsdruck und damit der mittlere linksatriale Druck die wichtigsten Größen, die nichtinvasiv ohne Herzkatheter schwierig darzustellen sind. Ein gestörtes E/A-Verhältnis geht mit einem erhöhten Füllungsdruck einher. Ein erhöhter linksventrikulärer Füllungsdruck kann auch indirekt über einen Pulmonaliseinschwemmkatheter über einen intermittierenden Verschluss der Pulmonalarterie mit einem Ballon (Wedge-Prozedur) als pulmonalkapillärer Wedge-Druck (Ppc) bestimmt werden. Ein Anstieg der Ppc unter körperlicher Belastung ist ein klassisches Zeichen der Belastungsherzinsuffizienz. Ein Anstieg des linksventrikulären Füllungsdrucks führt auch sekundär zur Erhöhung des PAP. Dieser kann dopplerechokardiographisch über eine Tricuspidalisinsuffizienz indirekt bestimmt werden. Die echokardiographisch bestimmte Größe des linken Vorhofs ist auch ein Maß für eine Erhöhung des linksventrikulären Füllungsdrucks oder eine verminderte Pulsatilität der Pulmonalvenen im M-Mode.

Die **körperliche Belastungsuntersuchung** hat einen ganz besonderen Stellenwert zur Funktionseinschätzung. Es wurde gezeigt, dass die körperliche Leistungsfähigkeit einen wichtigen prognostischen Faktor für den weiteren Verlauf der Erkrankung darstellt. Dabei sind Herzfrequenzanstieg, Blutdruckverlauf und Belastungs-EKG zusätzliche wichtige Größen. Da der Patient mit Herzinsuffizienz häufig über Müdigkeit klagt, können traditionelle Stufentestprotokolle oftmals zur Ermüdung führen, bevor die periphere Leistungsfähigkeit erreicht ist. Deswegen werden Rampentestprotokolle benutzt mit Bestimmung der VO$_2$max mit Leistungsinkrementen zwischen 40–120 W/min. Die größte dabei bestimmte **Sauerstoffaufnahme** wird auch als VO$_2$peak bezeichnet im Gegensatz zur VO$_2$max, bei der ein Levelling-Off zu verzeichnen ist (s. auch Kap. 2). Vorzugsweise sollte der Patient mit Herzinsuffizienz im Sitzen belastet werden, um eine zu große Vorlast zu vermeiden. Auch Gehbelastungen auf dem Laufband haben sich hier bewährt. Als einfacher klinischer Test lässt sich auch ein Gehstreckentest über eine standardisierte Zeit (6 min) durchführen. Für diesen Test ist eine hohe prognostische Validität bewiesen [Bittner et al. 1993]. Selten wird auch eine Gehstrecke von 120 m eingesetzt.

Dyspnoe und **Anstrengungsempfinden** beim Belastungstest werden über subjektive Angaben des Patienten gemessen, z.B. mit einer Visuellen Analogskala (VAS) oder einer Borg-Skala. Mit Erhöhung des PAP kommt es zu erhöhter Füllung der Pulmonalgefäße, damit zu verschlechterter Compliance der Lunge und erhöhten Atemwegswiderständen und damit zu erhöhter Dyspnoe.

Die **Laktatbildungsfähigkeit** bei der Herzinsuffizienz ist meistens niedrig. Ursächlich ist eine Limitierung der Belastung durch die Symptome, insbesondere die Atemnot. In der Muskulatur findet sich eine Abnahme der Typ-I-Fasern und damit der aeroben Stoffwechselkapazität.

Zusätzlich lässt sich eine **neuroendokrine Dysregulation** mit Aktivierung des sympathischen Nervensystems und des Renin-Angiotensin-Aldosteron-Systems nachweisen. Praktikabel ist hier die Messung der nächtlichen Norardenalinausscheidung im Sammelurin. Mit erhöhtem linksventrikulärem Füllungsdruck kommt es zu einer Vorhofdehnung und damit zur vermehrten Bildung des **natriuretischen Hormons NTproBNP**. Diese Höhe des NTproBNP-Spiegels korreliert negativ mit der LV-Funktion und mit der Langzeitmortalität von Patienten [Kubánek et al. 2009].

Zusätzlich lassen sich in klinisch schweren Stadien schlafbezogene Atemstörungen nachweisen und auch Depressionen. Für eine Übersicht s. ESC Guidelines (2008).

Schwerwiegende Rhythmusstörungen korrelieren mit einer schlechten LV-Funktion und auch mit erhöhter Mortalität, sodass ein Langzeit-EKG eine wichtige begleitende Untersuchung ist.

Zur **klinischen Kontrolle eines Patienten**, z.B. während einer Therapie, ist als Ba-

Tab. 16.24: Stadieneinteilung der Herzinsuffizienz

Hämodynamisches Stadium		Klinisches Stadium (NHYA)
Stadium I	Abnorme Ventrikelfunktion unter Belastung	Ohne Einschränkung
Stadium II	Abnorme Ventrikelfunktion in Ruhe	Leichte Einschränkung der Leistungsfähigkeit
Stadium III	Belastungsherzinsuffizienz	Hochgradigere Einschränkung der Leistungsfähigkeit und Atemnot bei leichten Tätigkeiten
Stadium IV	Ruheherzinsuffizienz	Atemnot in Ruhe oder bei geringster Tätigkeit

sisparameter das Körpergewicht wichtig, bei Verschlechterung kommt es zu einer Retention von Wasser und zur Gewichtszunahme. Bei zunehmender Retention lassen sich klinisch Beinödeme nachweisen, es kommt zu Flüssigkeitstau in der Leber mit Lebervergrößerung und in der Lunge mit typischen Rasselgeräuschen bei der Auskultation, später auch zu Pleuraergüssen. Die Ruheherzfrequenz nimmt bei Verschlechterung oft zu. Diese Parameter sollen klinisch immer überwacht werden (s. Tab. 16.24).

Merksätze
- Der klinische Schweregrad der Herzinsuffizienz wird meist nach der Einschränkung der Belastbarkeit nach der NYHA-Klassifizierung angegeben.
- Die ergometrische Belastungsuntersuchung und die Bestimmung der VO_2max haben einen wichtigen Stellenwert bei der Funktionsbeurteilung bei Herzinsuffizienz.
- Zur klinischen Kontrolle eines Patienten während einer Therapie sind das Körpergewicht, das Auftreten von Beinödemen oder Rasselgeräusche bei der Auskultation der Lunge als Basisparameter wichtig.

16.5.2 Prävention

Die chronische Herzinsuffizienz ist die Folge von chronischen Erkrankungen und von Risikoverhaltensweisen und damit multifaktoriell bedingt. In der Prävention kommt es darauf an, die Risikofaktoren für die KHK zu kontrollieren und damit eine chronische ischämische Herzerkrankung zu verhindern (s. auch Abschn. 16.3). Eine arterielle Hypertonie führt zu einer Erhöhung der Nachlast des linken Ventrikels und kann besonders gut durch körperliches Training behandelt werden. Dabei ist der Patient mit manifester Herzinsuffizienz darauf angewiesen, dass eine begleitende effiziente medikamentöse stadiengerechte Therapie erfolgt und der Stoffwechsel bei gleichzeitig bestehendem Diabetes mellitus ebenfalls eingestellt ist. Übergewicht ist ein wichtiger Risikofaktor zur Entstehung einer Herzinsuffizienz und führt zu einer verstärkten ventilatorischen Antwort auf Belastung und bei geringer körperlichen Anstrengungen zur Atemnot, zusätzlich treten oft Gelenkschmerzen auf, die insgesamt dann zur weiteren körperlichen Schonung führen. Zusätzliche klinische Symptome, die die Krankheit verstärken, sind Depressionen und Müdigkeit.

Merksatz
- Bei der Herzinsuffizienz ist die Behandlung der Begleiterkrankungen wie arterielle Hypertonie, Diabetes mellitus und Übergewicht wichtig.

16.5.3 Rehabilitation/Trainingstherapie

Die Muskulatur steht im Zentrum der Wirkung von Training und Rehabilitation von herzinsuffizienten Patienten. Dabei muss eine ausreichende muskuläre Belastung erzielt werden, um Anpassungsvorgänge zu erzielen. Sinnvoll wäre auch eine ausreichende Durchblutung, um einen ausreichenden shear stress in den Gefäßen zu stimulieren. Daraus darf aber keine kardiale Überlastung resultieren. Trainingseffekte auf das Herz selbst sind bisher nicht in größeren Studien nachgewiesen worden [ESC Guidelines 2008; Meyer und Kindermann 2007; Steinacker et al. 2004; Rees et al. 2004].

Sicherheit
Bei der Verordnung von körperlichem Training müssen trainingsbedingte Gefährdungen beachtet oder ausgeschlossen werden. Diese sind abhängig vom Grad der myokardialen Funktionsstörungen. Nach einem aus-

gedehnten Myokardinfarkt haben manche Patienten noch eine gute periphere muskuläre Leistungsfähigkeit, aber eine schlechte LV-Funktion. Deswegen darf von der ergometrischen Leistungsfähigkeit nicht generell auf die LV-Funktion eines Patienten geschlossen werden.

Die besonderen Gefährdungen liegen bei systolischen Funktionsstörungen in der mangelnden Fähigkeit, auf Belastung mit einer ausreichenden Zunahme der Kontraktilität und der Pumpleistung zu reagieren (s. Abb. 16.31). Die Folge ist deshalb eine Zunahme des bereits erhöhten enddiastolischen Volumens und ggf. eine paradoxe Abnahme der Pumpleistung bis zum Kollaps und Kreislaufversagen. Besonders gefährdet ist der linke Ventrikel bei einer Erhöhung der Nachlast über den systemischen vaskulären Widerstand (s. Abb. 16.32). Hier wirken sich besonders eine Tachykardie oder Rhythmusstörungen ungünstig aus, da bei erhöhtem Füllungsdruck die Perfusion des Myokards eingeschränkt ist und die diastolische Relationszeit ausreichend lang sein muss, um eine Perfusion des Herzens zu gewährleisten.

Bei diastolischen Funktionsstörungen ist v.a. die Relationsfähigkeit des Myokards gestört und damit die Füllung, nicht aber die Kontraktionsreserve. Hier tragen Tachykardie und Rhythmusstörungen zur Behinde-

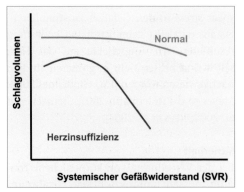

Abb. 16.32: Beziehung zwischen SV und SVR bei Normalbefund (blaue Kurve) und bei einer systolischen Funktionsstörung eines Patienten mit chronischer Herzinsuffizienz (violette Kurve)

rung der Füllung bei Belastung bei, aber auch Erhöhungen der Vorlast und der Nachlast des Herzens. Eine Überwachung des Trainings sollte zu Beginn und bei Änderungen der Trainingslast in besonderen Maßen stattfinden, zusätzlich sollten Patienten mit Herzinsuffizienz täglich gewogen werden, und das subjektive Befinden sollte erfasst werden. In der Trainingstherapie soll der Patienten täglich vom Facharzt gesehen werden.

Eine stadiengerechte medikamentöse Behandlung ist Voraussetzung für eine Trainingstherapie. Es gibt aber nur wenige Daten zu einer speziellen medikamentösen Therapie bei körperlichem Training. Die am häufigsten untersuchten Patienten haben eine leichte oder mittlere Einschränkung der Belastbarkeit bei der Herzinsuffizienz bei KHK oder DCM.

Die zentrale Hämodynamik wird durch körperliches Training nicht wesentlich beeinflusst, linksventrikuläre und pulmonalarterielle Drucke bleiben unverändert oder nehmen leicht ab, das max. Herzvolumen nimmt tendenziell zu, ebenso der Schlagvolumen.

Die Studienlage lässt sich so zusammenfassen, dass es nach den publizierten Meta-Analysen und Übersichten keine überhöhte Sterblichkeit und Verringerungen der Mortalität gibt, wenn ein regelmäßiges körperliches Training bei Patienten mit Herzinsuffizienz durchgeführt wird [Piepopli et al. 2004; Steinacker et al. 2004; Rees et al. 2004]. Dies bestätigt auch die große prospektive HF-ACTION Studie bei 2331 Patienten in den USA, Kanada und Frankreich in 82 Zentren, bei der nach Risikoadjustierung eine Risikoreduktion um 11% für die Gesamtmortalität oder Krankenhauseinweisung, 9% für die kardiovaskuläre Mortalität oder kardiovaskuläre Krankenhauseinweisung und 15% für die kardiovaskuläre Mortalität oder Krankenhauseinweisung wegen Herzinsuffizienz gefunden wurde [O'Connor et al. 2009].

Auch Patienten nach Herztransplantation profitieren von regelmäßigem körperlichem Training [Haykowsky et al. 2009].

Schrittmacher und implantierte Defibrillator/Kardiokonvertersysteme

Bei Patienten mit Herzinsuffizienz und schwerwiegenden VT finden sich implantierte Defibrillator/Kardiokonvertersysteme, die VT erkennen und durch Schockabgabe terminieren und damit die Mortalität senken [Soliman et al. 2010]. Die Schrittmachertherapie ist bei Patienten mit AV-Überleitungsstörungen eine Standardtherapie. Bei Sick-Sinus-syndrom sind moderne Systeme belastungsherzfrequenzadaptiert und erlauben eine gute Belastbarkeit. Bei asynchronem Kontraktionsablauf werden auch vorteilhaft biventrikuläre Schrittmachersysteme eingesetzt. Patienten mit Defibrillatoren und Schrittmachersystemen können i.d.R. nach der Einheilung normal trainieren, als Faustregel gilt für den Schrittmacher eine 3- bis 4-wöchige Schonungsphase, für Defibrillatoren etwa 2–3 Monate. Eine Sondendyslokation durch körperliches Training wurde nicht nachgewiesen, allerdings kann es beim Krafttraining zu Sondenbrüchen durch direkten Druck kommen, sodass hier Vorsicht und Polsterung empfohlen wird. Bei modernen 2-Kammer-Schrittmachersystemen kann es in seltenen Fällen bei Belastung zu einem „Aliasing-Phänomen" kommen, wenn die Belastungsherzfrequenz die eingestellte obere Grenzfrequenz erreicht. Dann wird die Kammeraktion als ventrikuläre Aktion interpretiert und die Stimulationsfrequenz antitachykard gesenkt, was als deutliche Reduktion der HF auffällt und zu plötzlicher Dyspnoe führt. Dies lässt sich durch wiederholte Testungen nachweisen und dann elektrophysiologisch korrigieren. Defibrillatoren sind i.d.R. so implantiert, dass „einfache" Muskelpotenziale bei Belastung ungewollte Elektroschocks auslösen, was im Einzelfall aufwändige Austestungen bedingt.

Ausdauertraining

Die Dauermethode, dass heißt eine Belastung mit konstanter Intensität über einen vorgegebenen Zeitraum, ist eine Standardtrainingsmethode. Übliche Mittel sind das Fahrradergometer, das Gehtraining, aber auch freies Training, wie z.B. Nordic Walking oder Spazierengehen [Meyer und Kindermann 2007; Rees et al. 2004; Steinacker et al. 2004].

Die Belastung wird reguliert anhand der Leistungsangaben auf dem Ergometer oder anhand von subjektiven Belastungsempfehlungen oder über Herzfrequenzmessungen, im Einzelfall auch durch Laktatmessungen.

Bei der Dauermethode sollten mindestens 20, besser 40 min belastet werden, häufig ist eine Teilung der Belastung in mehrere Abschnitte von etwa 4–5 min Dauer notwendig, wenn eine Ermüdung auftritt.

In den vorliegenden Meta-Analysen zeigt sich eine gute Effektivität des Ausdauertrainings. In der HF-ACTION-Studie konnte bei 2331 Patienten prospektiv gezeigt werden, dass ein solches Training schon nach 3 Monaten die klinischen Symptome der Herzinsuffizienz gegenüber einer Standardtherapie signifikant verbesserte, über den weiteren Beobachtungszeitraum von 2,5 Jahren blieb dieser Vorteil konstant und erhalten [Flynn et al. 2009].

Intervalltraining

Unter Umständen müssen aber die Trainingsintensität und der Umfang beim Ausdauertraining soweit reduziert werden, dass mit Ausdauertraining allein kein Trainingseffekt auf die Muskulatur und die periphere Blutung erzielt wird. In der Einführung des hochintensiven Intervalltrainings der Therapie war es möglich, periphere Trainingswirkungen zu erzielen, dabei aber über eine kurze Belastungsdauer und die Pausengestaltung kardiale Überlastungen zu vermeiden und trotzdem periphere wirksame Trainingsintensitäten zu ermöglichen. Bewährt hat sich ein Modus von Belastung und Pausen von 30 und 60 s mit einer Belastungsintensität von 50% der max. Leistung aus einem schnellen Rampentest [Steinacker et al. 2004; Meyer et al. 1997]. Dieses Intervalltraining wurde schon von der Krozinger Gruppe um Meyer und Samek als hochintensives Training (HIT) bezeichnet und in mehreren Studien als wirksam und sicher dargestellt [Meyer et al. 1997].

Krafttraining

Je stärker die kardiale Funktionseinschränkung ausgeprägt ist, umso mehr muss nach den dargestellten Prinzipien die periphere Muskulatur trainiert werden, um kardiale Überlastungen zu vermeiden. Hier zeigen Krafttrainingsprogramme gute Effekte.

Nach einem Eingewöhnungstraining, in dem die Kraftübungen gezeigt werden und die Grobform ohne größere Belastung erlernt wird, wird das Krafttraining mit 50–60% des 1-Repetitionsmaximums (1RM) begonnen und nach 2 Wo. auf 60–70% des 1RM gesteigert, Umfang 3 × 10–12 Wiederholungen, 2 × wöchentlich. In der Praxis verzichtet man meist auf die Bestimmung des 1RM, sondern testet die 10RM und damit das Trainingsgewicht. Meist bewährt sich ein Zirkeltraining mit 4 bis max. 8 Geräten.

In einer randomisierten Cross-Over-Studie bei 13 Patienten über jeweils 8 Wo. konnten Maiorana et al. (2000) signifikante Effekte auf Sauerstoffaufnahme, Kraftausdauer und periphere Durchblutung nachweisen. Auch weitere Studien zeigen, dass Patienten mit eingeschränkter Ventrikelfunktion subjektiv mit Steigerung der Lebensqualität wie auch objektiv zur Steigerung der Leistungsfähigkeit und Reduktion der Blutfette von ihrem Training profitieren und das Training sicher ist (s. dazu [Steinacker et al. 2004]). Trotzdem sind die Effekte in größeren Studienkollektiven nicht ganz einheitlich, wurde gerade in einer Meta-Analyse berichtet [Spruit et al. 2009], dass zwar vieles für die Si-

cherheit von Krafttraining spreche, aber die methodische Qualität der Studien nicht ausreiche, primäre Effekte nachzuweisen.

Praktisches Vorgehen

Die Patienten mit einer leichtgradig eingeschränkten Ventrikelfunktion können hauptsächlich im Ausdauerbereich trainiert werden.

Für Patienten mit mittel- bis hochgradig eingeschränkter Funktion hat sich ein Intervallprogramm bewährt. Ziel ist es, die periphere Muskulatur zu stärken, ohne das Herz zu belasten.

Je schlechter die Herzfunktion, umso kürzer die Belastungsintervalle bzw. umso länger die Pausen.

Dieses Intervallprogramm wird jede Wo. nach Möglichkeit gesteigert.

Krafttraining wird mit 3 × 12 Wiederholungen begonnen und nach etwa 2 Wo. gesteigert, als Zirkeltraining mit etwa 4–8 Geräten, Umfang 2 × wöchentlich.

Weitere Therapiemodalitäten können einbezogen werden:

◿ Gymnastik (Hockergymnastik), Sportspiele, Geschicklichkeits- und Koordinationsübungen

◿ Zusätzliche Therapiemaßnahmen sind:
  – Psychologische Betreuung
  – Ernährungsberatung und Gewichtskontrolle
  – Gesundheitstraining
  – Entspannungstherapie

Auch wenn die Studienergebnisse sehr ermutigend sind und körperliches Training als Standardtherapie angewendet werden kann, müssen Fragen der Dosis-Wirkung-Beziehung von Training auch unter Einbeziehung von Medikamentenwirkungen, Ernährungsfragen, geschlechtsspezifischen Unterschieden und psychologischen Faktoren weiter untersucht werden.

Merksatz

◢ Körperliche Inaktivität ist ein wichtiger Risikofaktor für eine diastolische Herzinsuffizienz, und deshalb ist körperliches Training eine wichtige Maßnahme, wenn Sicherheitsaspekte beachtet werden.

Literatur

Arques S, Roux E, Luccioni R, Current clinical applications of spectral tissue Doppler echocardiography (E/E′ ratio) as a noninvasive surrogate for left ventricular diastolic pressures in the diagnosis of heart failure with preserved left ventricular systolic function. Cardiovasc Ultrasound (2007), 26, 16

Bittner V et al., Prediction of mortality and morbidity with a 6-minute walk test in patients with left ventricular dysfunction. SOLVD Investigators. JAMA (1993), 270, 1702–1707

Bleumink GS et al., Quantifying the heart failure epidemic: prevalence, incidence rate, lifetime risk and prognosis of heart failure. The Rotterdam Study. Eur Heart J (2004), 25, 1614–1619

Chahal NS et al., Normative reference values for the tissue Doppler imaging parameters of left ventricular function: a population-based study. Eur J Echocardiogr (2010), 11, 51–56

Cohn JN et al., Ejection fraction, peak exercise oxygen consumption, cardiothoracic ratio, ventricular arrhythmias, and plasma norepinephrine as determinants of prognosis in heart failure. The V-HeFT VA Cooperative Studies Group. Circulation (1993), 87(6 Suppl), VI5–16

ESC Guidelines for the diagnosis and treatment of acute and chronic heart failure 2008. Eur Heart J (2008), 29, 388–442

Flynn KE et al., Effects of Exercise Training on Health Status in Patients with Chronic Heart Failure. HF-ACTION Randomized Controlled Trial. JAMA (2009), 301, 1451–1459

Gardin JM et al., Relationship of Doppler-Echocardiographic left ventricular diastolic function to exercise performance in systolic heart failure: the HF-ACTION study. Am Heart J (2009), 158(4 Suppl), S45–52

Haykowsky M et al., Exercise training improves aerobic capacity and skeletal muscle function in heart transplant recipients. Am J Transplant (2009), 9, 734–739

Kawaguchi M et al., Combined ventricular systolic and arterial stiffening in patients with heart failure and preserved ejection fraction: implications for systolic and diastolic reserve limitations. Circulation (2003), 107, 714–720

Kubánek M et al., The prognostic value of repeated measurement of N-terminal pro-B-type natriuretic peptide in patients with chronic heart failure due to left ventricular systolic dysfunction. Eur J Heart Fail (2009), 11, 367–377

Lee DS et al., Relation of Disease Pathogenesis and Risk Factors to Heart Failure with Preserved or Reduced Ejection Fraction: Insights From the Framingham Heart Study of the National Heart, Lung, and Blood Institute. Circulation (2009), 119, 3070–3077

Maiorana A et al., Combined aerobic and resistance exercise training improves functional capacity and strength in CHF. J Appl Physiol (2000), 88, 1565–1570

Meyer T, Kindermann W (2007) Chronische Herzinsuffizienz. In: Kindermann W et al. (Hrsg), Sportkardiologie, 2. Aufl., 289–302. Steinkopff, Darmstadt

Meyer K et al., Predictors of response to exercise training in severe chronic congestive heart failure. Am J Cardiol (1997), 80, 56–60

O'Connor CM et al., Efficacy and safety of exercise training in patients with chronic heart failure: HF-ACTION randomized controlled trial. JAMA (2009), 301, 1439–1450

Piepoli MF et al., Exercise training meta-analysis of trials in patients with chronic heart failure (ExTraMATCH). BMJ (2004), 328, doi:1136/bmj.37938.645220.EE

Rees K et al., Exercise based rehabilitation for heart failure. Cochrane Database Syst Rev (2004), 3, CD003331

Soliman OI et al., Prediction of appropriate defibrillator therapy in heart failure patients treated with cardiac resynchronization therapy. Am J Cardiol (2010), 105, 105–111

Spruit MA et al., Effects of moderate-to-high intensity resistance training in patients with chronic heart failure. Heart (2009), 95, 1399–1408

Steinacker JM et al., Körperliches Training bei Patienten mit Herzinsuffizienz. Dtsch Z Sportmed (2004), 55, 124–130

16.6 Kardiomyopathien

J. M. Steinacker

16.6.1 Hintergrund

Kardiomyopathien umfassen definierte Erkrankungen des Herzmuskels, die mit einer kardialen Funktionsstörung einhergehen. Die häufigsten Formen sind die DCM mit einer Prävalenz von 40–50 Fällen pro 100 000 Einwohner, die hypertrophische Kardiomyopathie (HCM) mit etwa 200 Erkrankungen pro 100 000 Einwohner und die arrhythmogene rechtsventrikuläre Kardiomyopathie (ARVC, mit etwa 20/100 000). Die letzten beiden Kardiomyopathieformen und die Ionenkanalerkrankungen (v.a. Long-QT- und Brugada-Syndrom) stellen etwa 45–55% der Ursachen des plötzlichen Herztods junger Athleten dar (s. hierzu Abschn. 16.8), deshalb sind entsprechende Kenntnisse wichtig [Maron et al. 2007; Corrado et al. 2005; Görnandt und Zeh 2004]. Nach einer neuen Einteilung der American Heart Association (AHA) werden primäre und sekundäre Kardiomyopathieformen unterschieden. Die primären werden nochmals in genetische, gemischte und erworbene Kardiomyopathieformen eingeteilt (Übersicht in [Maron et al. 2006]).

Primäre bzw. genetisch bedingte Kardiomyopathien

Zu diesen Formen zählen:
- HCM (nicht obstruktiv und obstruktiv)
- ARVC
- Kardiale Glykogenspeicherkrankheiten Mitochondriale Myopathien
- Ionenkanalerkrankungen

Die Ionenkanalerkrankungen umfassen als Leitungssyndrome das Long-QT-Syndrom, das Brugada-Syndrom, die kathecholamininduzierte polymorphe ventrikuläre Tachykardie (CPVT), das Short-QT-Syndrom und das idiopathische Kammerflattern, die alle mit deutlich erhöhter Mortalität einhergehen mit einem Anteil von etwa 10–15% an plötzlichen Herztodesfällen [Maron et al. 2007; Corrado et al. 2005]. Sie sind prognostisch wichtig für die Sportmedizin (s. auch Abschn. 16.7).

Primäre, gemischt bedingte Kardiomyopathien (genetisch und nichtgenetisch)

Zu diesen Formen zählen:
- Dilatative Kardiomyopathie
- Restriktive Kardiomyopathie

Diese Kardiomyopathien haben genetische Komponenten, finden sich bei der DCM etwa zu 35% familiäre, genetisch bedingte Ursachen. Sie werden aber oft auch durch externe Auslöser wie Infektionen bedingt. Die primäre restriktive Kardiomyopathie ist sehr selten.

Primäre erworbene Kardiomyopathien

- Entzündliche Kardiomyopathie (Myokarditis)
- Stressinduzierte Kardiomyopathie („Tako-Tsubo")
- Sonstige (peripartale Kardiomyopathie, tachykardieinduziert, alkoholisch)

Die Myokarditis gilt als akute entzündliche Schädigung und spezifische Kardiomyopathie und geht mit einer erhöhten Mortalität einher. Bei unter 35-Jährigen zählt sie mit zu den häufigsten Ursachen für den belastungsinduzierten plötzlichen Herztod, daher sind die Vermeidung ebenso wie eine Erkennung der Myokarditis für die Sportmedizin außerordentlich wichtig.

Die stressinduzierte Kardiomyopathie (Tako-Tsubo) wird durch hohen Stress ausgelöst, dieser kann rein emotional sein, aber auch bei Hirntraumen, Operationen, Unfällen, beim Phäochromozytom oder bei der exogenen Verabreichung von Katecholaminen auftreten. Die Katecholaminwirkung ist wohl ursächlich, ob es eine genetische Komponente gibt, ist nicht sicher. Bei Tako-Tsubo-Kardiomyopathie findet sich ein Krankheitsbild wie bei einem ACS, eine regionale WBS, teilweise reversibel, aber auch mit Nekrose, ohne Nachweis einer Koronarstenose [Bybee und Prasad 2008]. Die peripartale Kardiomyopathie hat eine relativ sehr gute Prognose [Felker et al. 2000]. Bei lang anhaltenden Tachykardiesyndromen kommt es zu einer Kardiomyopathie mit Remodelling, ebenso beim Alkoholismus, beide sind teilweise rückbildungsfähig [Maron et al. 2006].

Sekundäre Kardiomyopathien

Dazu zählen:

- Ischämische Kardiomyopathie
- Valvuläre Kardiomyopathie
- Hypertensive Kardiomyopathie
- Sonstige Kardiomyopathien (metabolisch, endokrin, toxisch, Systemerkrankungen, Chemotherapie, Ernährungsmangel, neuromuskuläre Erkrankungen etc ...)

Klassischerweise wird dann von einer ischämischen, valvulären und hypertensiven Kardiomyopathie gesprochen, wenn die Herzmuskelschädigung im Rahmen der Grunderkrankung deutlich höher ist, als nach dem Schweregrad der Grunderkrankung zu erwarten ist [Maron et al. 2006].

Merksätze

- Kardiomyopathien sind Erkrankungen des Herzmuskels, die mit Funktionsstörungen einhergehen.
- Primäre Kardiomyopathie z.T. genetisch bedingt, teilweise gemischt genetisch und erworben oder erworben, z.B. durch infektiöse Erkrankungen bei der Myokarditis.
- Sekundäre Kardiomyopathien entstehen durch Herzmuskelschädigung bei Vorerkrankungen wie Herzklap-

penerkrankungen, KHK oder Bluthochdruck, Stoffwechsel- oder andere Erkrankungen.
- Kardiomyopathien sind eine häufige Ursache für plötzliche Todesfälle bei Sportlern unter 35 Lebensjahren.

16.6.2 Ausgewählte sportmedizinische Aspekte

Primäre genetisch bedingte Kardiomyopathie: HCM, hypertrophische obstruktive Kardiomyopathie (HOCM)

Die HCM ist eine genetisch bedingte, autosomal dominant vererbte Erkrankung, die überwiegend familiär gehäuft auftritt und schätzungsweise etwa 400 verschiedene Genmutationen umfasst. Bei Patienten ohne Familienanamnese wird eine neue Mutation vermutet.

Es findet sich eine Vielzahl an Mutationen der kontraktilen Proteine des myokardialen Sarkomers. Derzeit kennt man hier 11 mutierte Gene, die mit der HCM korreliert sind, am häufigsten sind Mutationen in der Myosin heavy chain und des myosinbindenden Protein C. Die anderen 9 Mutationen sind seltener und umfassen Troponin T und I, regulatorische und Myosin Light Chains, Titin, Tropomyosin, Aktin und das LIM Protein [Maron et al. 2006].

Die nicht das myokardiale Sarkomer betreffenden Mutationen in 2 Genen betreffen den myokardialen Stoffwechsel und zeigen damit das klinische Bild von kardialen Glykogenspeicherkrankheiten bei älteren Kindern unter dem Bild einer HCM. Diese Erkrankungen betreffen die 2-regulatorische Untereinheit der AMP-activated protein kinase (PRKAG2), die mit Hypertrophie und Präexzitationssyndromen einhergeht. Die Mutation des lysosome-associated membrane Proteins 2 (LAMP-2) führt zu einer Danon-Speicherkrankheit [Maron et al. 2006].

Bei HCM ist die Kontraktilität primär eingeschränkt, und es kommt zur Myokardhypertrophie [Görnandt und Zeh 2004]. 75% der Patienten haben eine nichtobstruktive Kardiomyopathie. Das heißt, der Ausflusstrakt des linken Ventrikels ist nicht verengt. Die Hauptproblematik liegt in einer extremen Steifigkeit des Myokards, diastolischen Funktionsstörung und Füllungsbehinderung (s. Abb. 16.33). In der obstruktiven Form, der HOCM, wird im Kontraktionsverlauf der linksventrikuläre Ausflusstrakt (LVOT) zwischen dem vorwölbenden Septum (systolic anterior movement, SAM) und dem Mitralklappenapparat eingeengt (s. Abb. 16.34). Das steigert die myokardiale Belastung und das Risiko eines plötzlichen Herztodes zusätzlich. Problematisch ist in nicht ausgeprägten Formen eine Unterscheidung zwischen einer physiologischen (Sportherz) und einer pathologischen Hypertrophie. Die weiter unten dargestellten Kriterien können eine Differenzierung unterstützen.

Das Risiko für einen plötzlichen Herztod ist für Patienten mit HCM erhöht, wobei die Risiken in der Population sehr unterschiedlich verteilt sind und die Risikostratifikation sehr wichtig für das ärztliche Vorgehen ist [Elliot et al. 2001; Felker et al. 2000]. Synkopen sind das erste Syndrom der Erkrankung. Häufig finden sich Rhythmusstörungen. Prognostisch bedeutsam für den Verlauf sind VT. Neben der Anamnese, z.B. einem plötzlichen Herztod eines jüngeren, nahen Verwandten, sind linksventrikuläre Hypertrophiezeichen im Ruhe-EKG (s. Abschn. 3.3.3) die wichtigsten diagnostischen Kriterien bei der Erstdiagnose. Mit der Echokardiographie kann man eine HCM und HOCM zuverlässig und sicher darstellen (s. Abb. 16.35a–d). Sie ist deshalb wichtig in der Grunduntersuchung von Leistungssportlern, ist aber nicht regulärer Teil von allgemeinen Sporttauglichkeitsuntersuchungen (Anamnese und Ruhe-EKG). Mit der MRT hat man eine technisch deutlich aufwändigere Untersuchung,

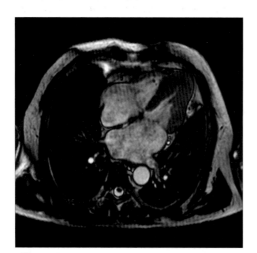

Abb. 16.33: MRT – Magnetresonanztomographie eines Herzens mit einer Hypertrophischen Kardiomyopathie (HCM) im Vierkammerblick. Die verdickten Herzwände des linken Ventrikels sind deutlich dargestellt, der linke Vorhof ist vergrößert. Das Blut wird bei der verwendeten Sequenz hell dargestellt, die Muskulatur dunkel. Abbildung dankenswerterweise zur Verfügung gestellt von Nico Merkle und Vinzenz Hombach, Ulm

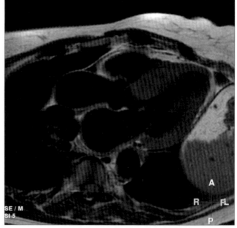

Abb. 16.34: Echokardiographische Darstellung einer dilatativen Kardiomyopathie: jeweils systolisch und diastolisch im apikalen 4-Kammerblick (3a und b) und in der parasternalen Kurzachse (3c und d). Man sieht den großen linken Ventrikel mit einer nur geringen systolischen Verkürzung und damit geringer Pumpfunktion. Das endiastolische Volumen ist 252 ml und das Schlagvolumen 60 ml entsprechend einer Ejektionsfraktion von 23%.

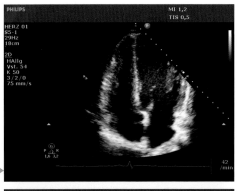
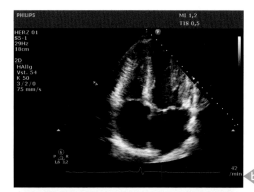
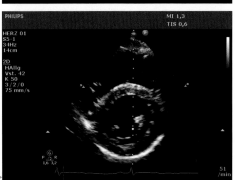
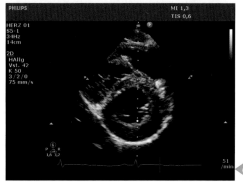

Abb. 16.35a–d: Echokardiographische Darstellung des großen Herzens: Sportherz jeweils systolisch und diastolisch im apikalen 4-Kammerblick (2a und b) und in der parasternalen Kurzachse, die einen Querschnitt durch den linken Ventrikel erlaubt (2c und d). Das endiastolische Volumen ist 112 ml und das Schlagvolumen 69 ml entsprechend einer Ejektionsfraktion von 62%.

die aber nicht der primären Diagnostik zuzuordnen ist.

Die Kriterien für die Einschätzung des Mortalitätsrisikos für einen plötzlichen Herztod bei der HCM nach [Elliot et al. 2001] sind:

◢ Linksventrikuläre Myokardhypertrophie mit Wanddicken > 3 mm

◢ Synkopale Ereignisse (mehr als 2 Episoden innerhalb eines Jahres)

◢ Selbstlimitierende VT (Frequenz > 120/min und Dauer > 30 s)

◢ Unzureichender Blutdruckanstieg unter körperlicher Belastung (< 25 mmHg gegenüber Ruhewert) oder Blutdruckabfall während der Belastung (um mehr als 10 mmHg gegenüber max. Blutdruckwert unter Belastung)

◢ Familienanamnese für plötzlichen Herztod kardialer Genese (mehr als 2 Fälle vor dem 40. Lebensjahr)

Bei der HCM führen eine gestörte Relaxation und eine deutlich verschlechterte Compliance des linken Ventrikels zu einer Zunahme der linksventrikulären Füllungsdrücke unter körperlicher Belastung. Bei ausgeprägten Erkrankungen kommt es auch zu einem fehlenden Anstieg des Blutdrucks oder zum Blutdruckabfall. Bei der HOCM wird mit einem zunehmenden Grad der Obstruktion die Pumpfunktion behindert, was zu Tachykardie und zunehmend ungenügender Füllung führt mit Rhythmusstörungen als Zeichen der myokardialen Überlastung und zur Herzinsuffizienz. Bei schwerer Obstruktion kann es unter Belastung zu einem Abfall der Ejektionsfraktion (EF) kommen [Görnandt und Zeh 2004].

Unabhängig von den Faktoren Relaxation, Compliance und Obstruktion führt die myokardiale Hypertrophie zu einem eigenständigen arrhythmogenen Substrat, was die

Häufigkeit von schweren Rhythmusstörungen bei der linksventrikulären Hypertrophie und der HCM erklärt. Maligne Arrhythmien bestimmen erheblich das Mortalitätsrisiko [Pelliccia et al. 2008; Görnandt und Zeh 2004]. Das Risiko für einen plötzlichen Herztod liegt bei Betroffenen allgemein in einer Größenordnung von 10–20%. Asymptomatische Erwachsene mit einem Lebensalter > 40 Jahre haben ein eher geringes Risiko. Das Risiko für eine bei klinisch asymptomatischen Sportlern diagnostizierte HCM lässt sich nicht sicher abschätzen, da dazu keine prospektiven Studien vorliegen [Maron et al. 2007; Niess 2007; Corrado et al. 2005].

Merksätze

⊿ Die HCM ist eine genetisch bedingte, autosomal dominant vererbte Erkrankung, die überwiegend familiär gehäuft auftritt und zur Steifigkeit des Myokards, zu Atemnot und eingeschränkter Belastbarkeit und gefährlichen Rhythmusstörungen führt.

⊿ Bei der HOCM behindert das verdickte Septum den systolischen Ausstrom des Bluts, und es kommt zur Überlastung des Herzens und zum plötzlichen Herztod.

Differenzialdiagnose des großen Herzens – Kardiomyopathie und Sportherz

In der Praxis ist für den Sportmediziner die Abklärung eines Sportherzens von pathologischen Veränderungen und der Herzgröße sehr bedeutend, von der Diagnose und auch die Prognose und die Sporterlaubnis abhängen [Maron et al. 2007; Niess 2007; Corrado 2005; Görnandt und Zeh 2004]. Bei der DCM nimmt die Herzgröße nicht stärker zu als bei ausdauertrainierten Sportlern, der Unterschied zwischen Sportherz und DCM liegt in der Kontraktilität. In Abbildung 16.35a–d ist ein Sportherz mit einer guten LV-Funktion dargestellt, in Abbildung 16.36a–d eine DCM mit schlechter Funktion.

In Tabelle 16.25 haben wir aufgeführt, welche differenzialdiagnostischen Überlegungen zur Herzhypertrophie beachtet werden sollten.

Merksätze

⊿ Die Verdachtsdiagnose Kardiomyopathie kann gestellt werden mit der Anamnese, einem auffälligen Ruhe-EKG und wird erhärtet durch eine Echokardiographie.

⊿ Die Unterscheidung eines Sportherzens von einem Kardiomyopathie-

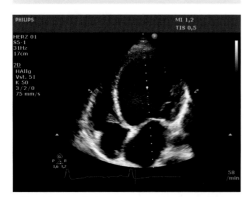

Abb. 16.36a: MRT eines Herzens mit einer HCM im 4-Kammer-Blick. Die verdickten Herzwände des linken Ventrikels sind deutlich dargestellt, der linke Vorhof ist vergrößert. Das Blut wird bei der verwendeten Sequenz hell dargestellt, die Muskulatur dunkel [Abbildung dankenswerterweise zur Verfügung gestellt von Merkle N und Hombach V, Ulm].

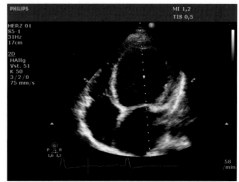

Abb. 16.36b: MRT eines Herzens mit einer HCM im 3-Kammer-Blick. Das besonders stark vergrößerte Septum reicht in die Aortenausflussbahn und behindert den systolischen Ausfluss [Abbildung dankenswerterweise zur Verfügung gestellt von Merkle N und Hombach V, Ulm].

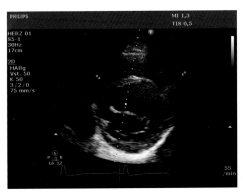

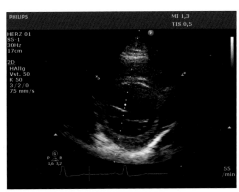

Abb. 16.36c: Echokardiographische Darstellung des großen Herzens: Sportherz jeweils systolisch und diastolisch im apikalen 4-Kammer-Blick (2a und b) und in der parasternalen Kurzachse, die einen Querschnitt durch den linken Ventrikel erlaubt (2c und d). Das EDV ist 112 ml und das SV 69 ml entsprechend einer EF von 62%.

Abb. 16.36d: Echokardiographische Darstellung einer DCM: jeweils systolisch und diastolisch im apikalen 4-Kammer-Blick (3a und b) und in der parasternalen Kurzachse (3c und d). Man sieht den großen linken Ventrikel mit einer nur geringen systolischen Verkürzung und damit geringer Pumpfunktion. Das EDV ist 252 ml und das SV 60 ml entsprechend einer EF von 23%.

Tab. 16.25: Echokardiographische Differenzialdiagnose der Herzvergrößerung

Herzgröße:

- Vergrößert: HCM, Vitium, Sportherz
- Dilatation: DCM, Myokarditis, ARVCM (rechtes Herz), Sportherz
- Verkleinert: Trainingsmangel, restriktive Erkrankung

Funktion – Kontraktilität:

- Niedrig: Myokarditis, DCM, KHK
- Normal: HCM, Vitium, arterielle Hypertonie
- Erhöht: Vitium

Diastolische Funktion:

- Normal: Sport
- Pathologisch: HCM, DCM, Myokarditis, arterielle Hypertonie, anabole Steroide
- Falsch normal: bei eingeschränkter LV-Funktion

Wandmorphologie und Perikard:

- Physiologische Hypertrophie: Sportherz
- Pathologische Hypertrophie: HCM (HOCM), Vitium, arterielle Hypertonie, anabole Steroide
- Regionale WBS: Myokarditis, KHK, postoperativ, Leitungsblock (LSB, RSB)
- Perikard verdickt: Perikarditis
- Perikarderguss: Perikarditis, Myokarditis, postoperativ (Dressler-Syndrom)

herzen gelingt meist durch die Echokardiographie.

⊿ Die HCM ist eine genetisch bedingte, autosomal dominant vererbte Erkrankung, die überwiegend familiär gehäuft auftritt und zur Steifigkeit des Myokards führt, zu Atemnot und eingeschränkter Belastbarkeit und gefährlichen Rhythmusstörungen.

Primäre genetisch bedingte Kardiomyopathien: ARVC

Die Erkrankung ist familiär gehäuft und wird autosomal dominant mit unterschiedlicher Expression vererbt. Die ARVC ist durch eine progressive lokalisierte entzündliche Degeneration und Abbau von Herzmuskelzellen des rechten Ventrikels im nachfolgenden Ersatz durch Fett- und Bindegewebe charakterisiert (s. Abb. 16.37). In der Folge treten Kontraktionsstörungen und Rhythmusstörungen, häufige ventrikuläre Extrasystolen (VES) und VT auf. Sie stellt die häufigste Ursache für VES im Belastungs-EKG bei Sportlern dar. Je nach Statistik verursacht die ARVC in bis

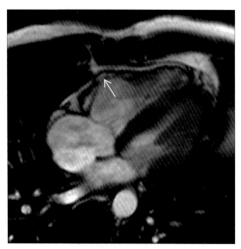

Abb. 16.37: MRT eines Herzens mit einer ARVC im 4-Kammer-Blick. Die Wand des rechten Ventrikels ist verdünnt und aufgelockert, und mit einem **Pfeil** ist ein Aneurysma der rechten Ventrikelwand markiert [Abbildung dankenswerterweise zur Verfügung gestellt von Merkle N und Hombach V, Ulm].

zu 20% der Fälle einen plötzlichen Herztod. Europaweit wird die Häufigkeit der ARVC mit 1:10 000 angegeben, regional sogar 1:1000 [Corrado et al. 2005; Görnandt und Zeh 2004].

Alle Patienten mit häufigen VES oder VT unter körperlicher Belastung müssen auf eine ARVC untersucht werden. Im Ruhe-EKG können sich spezielle Wellen, sog. Epsilon-Wellen auftreten (s. Kap. 3). Bei der Echokardiographie muss besonders auf die Struktur und die Bewegungsmuster des rechten Ventrikels geachtet werden. Dieser ist leider oftmals nicht immer gut genug darstellbar, deshalb ist die MRT die Methode der Wahl für die Untersuchung (s. Abb. 16.37).

Aufgrund des hohen Risikos gilt auch dauerhaft die ARVC als wichtigste Kontraindikation für körperliches Training und Sport [Maron et al. 2007; Niess 2007; Kindermann 2005; Corrado et al. 2005]. Die Therapie ist symptomatisch, zusätzlich werden implantierbare Defibrillatoren/Kardiokonverter bzw. biventrikuläre Schrittmacher bei asymmetrischem Kontraktionsverlauf eingesetzt.

Merksatz

⊿ Die ARVC ist eine progressive lokalisierte entzündliche Erkrankung des rechten Herzens. Sie ist gekennzeichnet durch besonders häufige und gefährliche Rhythmusstörungen.

Primäre gemischte Kardiomyopathien: DCM

In etwa 20–35% der DCM liegt eine genetische Form vor mit einer inkompletten und altersabhängigen Penetranz. Nachgewiesen sind derzeit etwas mehr als 20 Mutationen. Obwohl genetisch heterogen ist der häufigste Vererbungsgang autosomal dominant, seltener ist die X-chromosomale autosomal rezessive und mitochondriale Vererbung. Die autosomal dominant vererbten DCM-Gene codieren dieselben kontraktilen Sarkomerproteine wie bei der HCM; es gibt aber noch eine Vielzahl von weiteren Mutationen in zytoskeletal-sarkolemmalen Proteinen, Nuclear Envelope-Proteinen, Sarkomer- und Transcriptional-Coactivator-Proteinen.

In den übrigen Fällen findet sich entweder eine entzündliche DCM auf der Basis einer Myokarditis (s.u.) oder eine toxische Schädigung durch Alkohol oder Medikamente, z.B. Chemotherapeutika (Anthracycline wie Doxorubicin und Daunorubicin), durch Metallvergiftungen (Cobalt, Blei, Quecksilber, Arsen); Autoimmunerkrankungen und systemische immunologische Erkrankungen, Phäochromozytom, Neuromuskuläre Erkrankungen (Muskeldystrophien) wie Duchenne/Becker und Emery-Dreifuss und mitochondriale, metabolisch-nutritive und endokrine Erkrankungen. Die Schädigung kann auch physikalisch erfolgen beim Hitzschlag, bei der Hypothermie und Strahlenwirkung [Maron et al. 2006; Görnandt und Zeh 2004].

Bei der DCM kommt es zu einer langsamen Vergrößerung des Herzens infolge einer eingeschränkten Kontraktilität. Dadurch werden die Sarkomere überdehnt, und es kommt zu einem zunehmenden Untergang von Herzmuskelzellen mit Fibrosierung des Muskelgewebes.

Meist wird eine DCM als Zufallsbefund im Ruhe-EKG oder durch das Auftreten von Atemnot und starke Abnahme der Leistungsfähigkeit, die den Patienten wie andere Symptome der Herzinsuffizienz zum Arzt führen, festgestellt.

Die Echokardiographie ist die wegweisende Untersuchungsmethode und zeigt eine Dilatation des linken Ventrikels, eine normale oder reduzierte Wanddicke und eine reduzierte Kontraktilität (s. Abb. 16.36) Echokardiographische Darstellung einer dilatativen Kardiomyopathie: jeweils systolisch und diastolisch im apikalen 4-Kammerblick (3a und b) und in der parasternalen Kurzachse (3c und d). Man sieht den großen linken Ventrikel mit einer nur geringen systolischen Verkürzung und damit geringer

Pumpfunktion. Das endiastolische Volumen ist 252 ml und das Schlagvolumen 60 ml entsprechend einer Ejektionsfraktion von 23%. Die funktionelle Kapazität und die kardiale Pumpfunktion unter definierter Belastung werden spiroergometrisch bestimmt und erlauben eine prognostische Aussage (s. Abschn. 16.5).

Bei der Erstdiagnose einer DCM wird i.d.R. eine zusätzliche umfangreiche kardiologische Diagnostik mit Koronarangiographie und ggf. Myokardbiopsie erforderlich sein. Die Prognose hängt sehr von der Pathogenese der DCM ab, sodass sich eine sorgfältige Diagnostik lohnt, z.B. ist die Prognose einer DCM wegen HIV, Doxyrubicin oder infiltrativen Erkrankungen sehr viel schlechter als anderer DCM-Formen ischämischer oder hypertensiver Genese (Risiko 4:1, [Felker et al. 2000]).

Die Therapie entspricht im Wesentlichen der Behandlung der chronischen Herzinsuffizienz (s. Abschn. 16.5), evtl. Antikoagulation und bei stark eingeschränkter Hämodynamik die Implantation eines implantierbaren Defibrillators/Kardiokonverters bzw. eines biventrikulären Schrittmachers bei asymmetrischem Kontraktionsverlauf. Körperliches Training verbessert die Belastungsfähigkeit und Lebensqualität dieser Patienten. Ob die Mortalität der Patienten beeinflusst wird, ist nicht bekannt.

Merksatz

◢ Die DCM ist durch eine eingeschränkte Kontraktilität der Herzmuskulatur, eine langsame Vergrößerung des Herzens, Atemnot und Herzinsuffizienz gekennzeichnet.

Primäre erworbene Kardiomyopathien: entzündliche Kardiomyopathie (Myokarditis)
Die akute Myokarditis ist eine der häufigsten kardialen Todesursachen mit etwa 20% bei jugendlichen plötzlich verstorbenen Erwachsenen. Leider wird eine Myokarditis oft-

mals nicht frühzeitig erkannt, sondern stellt häufig einen Zufallsbefund im Rahmen einer allgemeinen Infektionskrankheit mit Fieber, teilweise mit verzögerter Rekonvaleszenz, Allgemeinsymptomen wie Palpitationen, Tachykardie, Leistungsschwäche und Ermüdbarkeit dar. Selten finden sich unbestimmte thorakale Schmerzen und Druckgefühl. Nur manchmal besteht eine ausgeprägte Symptomatik mit entsprechenden thorakalen Beschwerden, einem reduzierten Allgemeinzustand und Perikardreiben. Dies geht dann in eine Herzinsuffizienz mit dem Bild einer DCM über. Die Pumpschwäche kann bis zum kardialen Schock, schwerwiegenden Rhythmusstörungen mit Kammerflimmern und Asystolie bzw. plötzlichen Herztod führen. Zusätzlich kann eine Entzündung des Perikards als Perikarditis auftreten, die besonders mit Schmerzen und Infektzeichen einhergeht [Görnandt und Zeh 2004].

Verschiedene Toxine, Medikamente und Drogen wie Kokain können eine akute Myokarditis auslösen (s. dazu auch DCM). Die häufigsten Erreger sind Picornaviren, insbesondere Parvovirus B19, aber auch Herpes-, Hepatitis-, Influenza-, Coxsackie- und Adenoviren. Die bakteriellen Myokarditiden (Diphtherie, Meningokokken, Psittakose, Streptokokken) sind eher selten, ebenso Pilze und Rickettsien, Mykobakterien und Parasiten (z.B. Chagas-Krankheit bei Trypanosoma cruzi und Toxoplasmose). Eine durch Spirochäten induzierte Myokarditis/Leptospirose (M. Weil) und Borrelia burgdorferi ist zwar selten, aber in etwa 25% der Fälle von nicht erklärter DCM in Risikogebieten lässt sich eine Lyme-Kardiomyopathie mit Präsenz von Borrelien-Antigen in endomyokardialen Biopsien nachweisen. Alle Infektionen können zur Perikarditis und zur Myokarditis führen [Görnandt und Zeh 2004].

Bei V.a. Myokarditis bei oder nach einem Infekt sollten neben der Anamnese ein Ruhe-EKG, eine Echokardiographie und bei Indikation ein Belastungs- und Langzeit-EKG durchgeführt werden. Zusätzlich wird die Bestimmung von Entzündungsmarkern empfohlen. Allerdings sind die Veränderungen meist unspezifisch und nicht unbedingt typisch. Wenn Befunde eindeutig sind, liegt meist auch eine ausgeprägte Myokarditis vor. Im Zweifelsfall muss – auch ohne eindeutige Zeichen bei entsprechendem Verdacht – ein Sportler pausieren.

Konkrete Befunde

EKG-Veränderungen finden sich häufig, meist in Form von unspezifischen allgemeinen Erregungsausbreitungs- und -rückbildungsstörungen und HRST. In der Echokardiographie finden sich regionale oder allgemeine WBS, die oft nur durch sorgfältige Untersuchung und im Verlauf zu entdecken sind. Bei Vorliegen einer Begleitperikarditis lässt sich manchmal zusätzlich ein Perikarderguss nachweisen. Ggf. sollte ein Kardio-MRT und eine Myokardbiopsie veranlasst werden.

Im MRT lassen sich bei geeigneter Untersuchungstechnik die regionale Inflammation und die Funktionsstörungen darstellen (s. Abb. 16.37) MRT – Magnetresonanztomographie eines Herzens mit einer Arrhythmogenen rechtsventrikulären Kardiomyopathie im Vierkammerblick. Die Wand des rechten Ventrikel ist verdünnt und aufgelockert und mit einem Pfeil ist ein Aneuryma der rechten Ventrikelwand markiert.

Die Indikation zu einer Myokardbiopsie wird jedoch kontrovers diskutiert und sollte aber spätestens bei fehlender Abheilungstendenz innerhalb der ersten 8 Wo. durchgeführt werden. In späteren Biopsien finden sich häufig keine Virusantikörper, sondern nur unspezifische entzündliche Veränderungen [Görnandt und Zeh 2004].

In den Laboruntersuchungen findet man häufig eine geringe bis mäßige Leukozytose, ein leicht erhöhtes CRP, oft leicht erhöhte Werte von Troponin, Troponin I und CK. Die Bestimmung von serologischen Virustitern (Myokarditisscreening) und Antistreptolysintiter ergänzt die basale Labordiagnostik. Die Virustiter sind aber oft schwierig zu interpretieren, da oft Vorerkrankungen bestanden („Serumnarbe mit IgG-Antikörpern"), sodass oft nur der Verlauf die Diagnose erlaubt. Mit verbesserten Assays und mit dem PCR-Nachweis von Virusgenomen im Serum und in Biopsien sowie mit Immunostainingmethoden für Biopsien haben sich die Nachweismöglichkeiten aber deutlich vergrößert [Görnandt und Zeh 2004].

Merksätze
◢ Die akute Myokarditis gehört zu den häufigsten kardialen Todesursachen mit etwa 20% bei jugendlichen plötzlich verstorbenen Erwachsenen.
◢ Bei der HOCM behindert das verdickte Septum den systolischen Ausstrom des Bluts, und es kommt zur Überlastung des Herzens und zum plötzlichen Herztod.

Sport- und Wettkampftauglichkeit
Die Komplikationsrate der Myokarditis wird meistens durch HRST oder die Entwicklung einer DCM bedingt. Folgende Empfehlungen gelten für die Belastbarkeit bei oder nach Myokarditis (s. auch [Niess 2007; Görnandt und Zeh 2004]):
◢ Bei einem Infekt mit Körpertemperaturen > 38,5 °C und schwereren Allgemeinsymptomen sollte ein Sportverbot gelten, ebenso für dieselbe Anzahl der Tage nach dem Infekt, wie der Infekt gedauert hat.
◢ Bei einer akuten Myokarditis sollte ein Sportverbot von mindestens 3 Monate ausgesprochen werden.
◢ Bei einer chronischen Myokarditis besteht ebenfalls Wettkampfverbot.
◢ In Abhängigkeit vom klinischen Befund ist ein kontrolliertes, gesundheitssportliches Training möglich.
◢ Bei folgenloser Ausheilung einer Myokarditis ist von einer Sporttauglichkeit auszugehen.

◢ Bei einer Endokarditis oder Perikarditis besteht in einem akuten Stadium Sportverbot.

Merksätze
◢ Bei einem Infekt mit Körpertemperaturen > 38,5 °C und schwereren Allgemeinsymptomen sollte ein Sportverbot gelten, ebenso für dieselbe Anzahl der Tage nach dem Infekt, wie der Infekt gedauert hat.
◢ Bei einer Myokarditis besteht ein Sportverbot, über dessen Dauer ärztlich/kardiologisch entschieden werden muss.

16.6.3 Rehabilitation/Trainingstherapie

Allgemein gelten für die Rehabilitation und Trainingstherapie dieselben Grundsätze wie für das Training von Patienten mit Herzinsuffizienz. Patienten mit chronischen Kardiomyopathien profitieren i.A. vom körperlichen Training mit Verbesserung der muskulären Funktion, Verbesserung der Stoffwechsellage, Erniedrigung der sympathischen Aktivität, erniedrigter HF und erniedrigter kardialer Nachlast. Trotzdem wird aus Sicherheitsgründen in vielen Fällen das Training eingeschränkt oder ist gar verboten.

Eine akute Kardiomyopathie wie bei der Myokarditis oder toxischen Schädigungen ist eine Kontraindikation zum Training (Leitlinien s.o.) [Görnandt und Zeh 2004]. Nach einer abgelaufenen und in der Rekonvaleszenz befindlichen Myokarditis ist oft eine Rehabilitationsmaßnahme mit körperlichem Training angezeigt, um nach der oft längeren körperlichen Schonung den Leistungsverlust kontrolliert wiederaufzubauen und die gleichzeitig entstandenen Verunsicherungen und die häufigen psychischen Probleme zu verarbeiten.

Die besonderen Gefährdungen liegen bei systolischen Funktionsstörungen wie der

DCM in der mangelnden Fähigkeit, auf Belastung mit einer ausreichenden Zunahme der Kontraktilität und der Pumpleistung zu reagieren, damit Zunahme des bereits erhöhten enddiastolischen Volumens und Abnahme der Pumpleistung bis zum Kollaps und Kreislaufversagen. Hier wirken sich besonders eine Tachykardie oder Rhythmusstörungen ungünstig aus, da bei erhöhtem Füllungsdruck die Perfusion des Myokards eingeschränkt ist und die diastolische Relationszeit ausreichend lang sein muss, um eine Perfusion des Herzens zu gewährleisten. Daher ist eine Frequenzkontrolle über Betablocker oder If-Kanalblocker wie Ivabradin oft sinnvoll. Betablocker sind oft auch besser in der Rhythmuskontrolle durch die verbesserte Hämodynamik als die antiarrhythmische medikamentöse Therapie [Görnandt und Zeh 2004].

Bei der HOCM wirkt sich der mit der Septumdicke zunehmende Druckgradient über dem LVOT limitierend funktionell als subaortale Aortenstenose aus und führt dann zur Erhöhung des linksventrikulären systolischen Drucks mit einer potenziellen kardialen Überlastung mit Kollaps und Pumpversagen. Hier ist ebenfalls eine Frequenzkontrolle wichtig für die Belastbarkeit, wobei die Standardtherapie mit Verapamil beginnt, alternativ Betablockern, in seltenen Fällen auch in Kombination. Bei einer hochgradigeren subaortaler Stenose ist wie bei der hochgradigen Aortenstenose körperliches Training kontraindiziert, bei leichtgradiger Stenose aber möglich [Görnandt und Zeh 2004].

Da die allgemeine Belastbarkeit und Lebensqualität bei hochgradigerer LVOT-Obstruktion stark eingeschränkt sind und eine Herzdekompensation folgt, sind Methoden zur Beseitigung der Septumhypertrophie wichtig geworden. Mit der transseptalen Ablation der Septumhypertrophie (TASH) wird mittels eines Herzkatheters über den ersten Septalast des RIVA der LCA meist mit Alkohol ein kontrollierter, umschriebener Infarkt im Bereich der Obstruktion ausgelöst, sodass eine Narbe entsteht und die Obstruktion sich in den folgenden Monaten verringert. Die Erfolgsquote liegt bei über 85%, die Letalität unter 1,5%. Risiken sind ein permanenter AV-Block III° mit der Notwendigkeit zur Implantation eines Herzschrittmachers. Diese Patienten können nach Abheilung und Verbesserung des LVOT-Gradienten wieder trainieren.

Bei diastolischen Funktionsstörungen wie der HCM ist v.a. die Relationsfähigkeit des Myokards gestört und damit die Füllung, nicht aber die Kontraktionsreserve. Hier tragen Tachykardie und Rhythmusstörungen zur Behinderung der Füllung bei Belastung bei, aber auch Erhöhungen der Vorlast und der Nachlast des Herzens. Auch hier ist Frequenzkontrolle wichtig. Bei asynchronem Kontraktionsverlauf wirkt sich evtl. auch ein biventrikulärer Schrittmacher positiv aus.

Schwerwiegendere Rhythmusstörungen können bei den Kardiomyopathien immer ein Problem sein, da häufig ein kritisches arrhythmogenes Substrat besteht [Görnandt und Zeh 2004; Pelliccia 2008]. Deswegen müssen solche Patienten immer zuerst mit einem Langzeit-EKG untersucht werden und werden in der Folge oft auch unter Monitor-/ärztlicher Kontrolle trainieren, zumindest bis genügend Sicherheit für eine Herzgruppe erworben ist. Die Entscheidung zum freien Training ist immer eine sehr individuelle. Ein implantierter Defibrillator/Kardiokonverter minimiert das Risiko von Kammertachykardien und Kammerflimmern. Die ARVC gilt als wichtigste Kontraindikation für körperliches Training und Sport [Maron et al. 2007; Niess 2007; Kindermann 2005; Corrado et al. 2005], wobei die Patienten in Frühstadien oft von niedrigintensivem Ausdauersport profitieren.

Bei leichten Kardiomyopathieformen bestehen oft nur diastolische Funktionsstörungen, evtl. ein leicht vergrößertes Herz und vermehrte Extrasystolen. Diese Patienten können meist mit Betablockern und/oder AT_1-Antagonisten bzw. ACE-Hemmern recht gut behandelt werden und sportlich trainieren. Auch hier ist am Anfang ein sorgfältiges Monitoring mit wiederholten Langzeit-EKG-Kontrollen auch im Training und regelmäßigen Belastungs-EKG- und Blutdruck-Untersuchungen wichtig, später kann dann die Kontrollfrequenz gesenkt werden.

Die Symptome und Befunde erlauben eine gewisse Einschätzung des Risikos und der aktuellen funktionellen und Belastungssituation, wobei die diastolische Funktionsstörung praktisch fast immer vorhanden ist und die anderen Probleme (Arrhythmie, Ischämie, Pumpfunktion, Obstruktion) nicht streng hierarchisch, sondern individuell verschieden auftreten [Görnandt und Zeh 2004]. Die Einschätzung gelingt gut über Belastungsuntersuchungen, Goldstandard für den linksventrikulären Füllungsdruck, aber nicht oft wiederholbar, ist der Pulmonaliseinschwemmkatheter. Mit der Doppler-Echokardiographie steht eine nichtinvasive, aber technisch anspruchsvolle Methode zur Verfügung, mit der man über eine Trikuspidalisinsuffizienz den PAP abschätzen kann, ebenso ist eine Bestimmung eines LVOT-Gradienten durchaus möglich. Mit der Spiroergometrie kann man über den Sauerstoffpuls den Verlauf des SV indirekt bestimmen, hier werden auch die CO_2- oder Fremdgasrückatemmethoden sinnvoll eingesetzt, die eine Quantifizierung des HZV und des SV erlauben. Neben den klassischen Methoden über das EKG kann mit der Stressechokardiographie eine ischämiebedingte WBS identifiziert werden (s. Tab. 16.26).

Die Indikationsstellung zum körperlichen Training, zur Teilnahme an der Herzgruppe oder gar zu freiem Training ist immer eine individuelle. Eine Überwachung des Trainings sollte zu Beginn und bei Änderungen der Trainingslast in besonderen Maßen stattfinden, zusätzlich sollten Patienten täglich gewogen werden bzw. sich selbst wiegen, es sollte das subjektive Befinden erfasst werden. In der Trainingstherapie soll der Patient täglich vom Facharzt gesehen werden.

Tab. 16.26: Klinische Situation, klinische Zeichen und Untersuchungsbefunde bei Kardiomyopathien als Hinweise auf die aktuelle funktionelle Situation

Klinische Situation	Klinische Zeichen	Befund
Diastolische Dysfunktion	Dyspnoe	Echokardiographie: E/A-Verhältnis, erhöhter LV-Füllungsdruck und erhöhter PAP, unzureichender Anstieg von HZV und SV
Arrhythmie	Synkope, Palpitation, Tachykardie	EKG, Langzeit-EKG, Eventmonitoring
Ischämie	AP, Dyspnoe, Tachykardie	Ischämiezeichen im EKG, Langzeit-EKG, Belastungs-EKG, Tachykardie mit Abfall SV (Myokardial Stunning), WBS in Stressechokardiogramm
Eingeschränkte (systolische) Pumpfunktion	Dyspnoe, Synkope, Tachykardie, Ödeme	Erhöhter LV-Füllungsdruck und erhöhter PAP, Stauungszeichen, Blutdruckabfall bei körperlicher Belastung, unzureichender Anstieg von HZV und SV
Obstruktion	Dyspnoe, Synkope, Tachykardie	LVOT-Gradient in Ruhe und bei Belastung erhöht, erhöhter Füllungsdruck und erhöhter PAP, Ischämiezeichen im EKG. (plötzlicher) Blutdruckabfall bei körperlicher Belastung, Tachykardie, Abfall des SV

Merksätze

⊿ Das körperliche Training hat einen hohen Stellenwert bei der Rehabilitation von Patienten mit Kardiomyopathien und richtet sich nach den Grundsätzen des Trainings bei Herzinsuffizienz.

⊿ Bei der Indikationsstellung zum körperlichen Training sind die Aspekte der Sicherheit besonders wichtig.

⊿ HRST sind eine wichtige Komplikation, deshalb ist eine kardiologische Diagnostik wichtig. Die ARVC ist eine Kontraindikation für Training.

⊿ Eine kardiale systolische Überlastung mit relativem Pumpversagen findet sich häufig bei der DCM oder nach Herzinfarkt und äußert sich durch Dyspnoe, Tachykardie und Blutdruckabfall bei Belastung.

⊿ Diastolische Funktionsstörungen sind durch erhöhte Wandsteifigkeit und Relaxationsfähigkeit bedingt und haben häufig ausgeprägte Dyspnoe und erhöhte linksventrikuläre Füllungsdrucke zur Folge.

⊿ Patienten mit Kardiomyopathien sollen in der Trainingstherapie täglich gewogen werden bzw. sich selbst wiegen, es sollte das subjektive Befinden erfasst werden, und sie sollten täglich vom Facharzt gesehen werden.

Literatur

Bybee KA, A Prasad, Stress-Related Cardiomyopathy Syndromes. Circulation (2008), 118, 397–409

Corrado D et al., Cardiovascular pre-participation screening of young competitive athletes for prevention of sudden death: proposal for a common European protocol. Consensus Statement of the Study Group of Sport Cardiology of the Working Group of Cardiac Rehabilitation and Exercise Physiology and the Working Group of Myocardial and Pericardial Diseases of the European Society of Cardiology. European Heart Journal (2005), 26, 516–524

Corrado D et al., Screening for Hypertrophic Cardiomyopathy in Young Athletes. N Engl J Med (1998), 339, 364–369

Elliott PM et al., Relation between severity of left-ventricular hypertrophy and prognosis in patients with hypertrophic cardiomyopathy. Lancet (2001), 357, 420–424

Felker GM et al., Underlying Causes and Long-Term Survival in Patients with Initially Unexplained Cardiomyopathy. N Engl J Med (2000), 342, 1077–1084

Görnandt L, Zeh W (2004) Kardiomyopathien. In: Roskamm H et al., Herzkrankheiten, 555–590. Springer, Heidelberg

Kindermann W, Plötzlicher Herztod beim Sport. Dtsch Z Sportmed (2005), 56, 106–107

Maron BJ et al., Recommendations and Considerations Related to Preparticipation Screening for Cardiovascular Abnormalities in Competitive Athletes: 2007 Update. Circulation (2007), 115, 1643–1655

Maron BJ et al., Contemporary Definitions and Classification of the Cardiomyopathies. An American Heart Association Scientific Statement. Circulation (2006), 113, 1807–1816

Niess A (2007) Kardiomyopathien. In: Kindermann W et al. (Hrsg), Sportkardiologie, 2. Aufl., 173–190. Steinkopff, Darmstadt

Pelliccia A et al., Outcomes in Athletes with Marked ECG Repolarization Abnormalities. N Engl J Med (2008), 358, 152–161

16.7 Herzrhythmusstörungen

C. Graf, R. Rost

16.7.1 Hintergründe

Herzrhythmusstörungen (HRST) sind unspezifisch. Sie treten bei den verschiedenen bisher besprochenen Herzkrankheiten, ferner auch als sekundäres Symptom von Krankheiten, die sich primär in anderen Organen abspielen, als Nebenwirkung einer medikamentösen Behandlung und häufig auch ohne fassbare Ursache auf.

Nach der Form kann man tachykarde von bradykarden Rhythmusstörungen unterscheiden, also Rhythmusstörungen, die entweder die Herzschlagfolge beschleunigen (Tachykardie) oder sie verlangsamen (Bradykardie).

HRST können auch durch sportliche Betätigung ausgelöst werden. Hierbei spielen unterschiedliche Faktoren eine Rolle, zum einen die erhöhte sympathische Nervenaktivität und die hiermit verbundene Ausschüttung der sog. Stresshormone Adrenalin und Noradrenalin, zum anderen infolge möglicher Durchblutungsstörungen, die sich unter dem Sauerstoffmehrbedarf des Herzens bei Belastung verstärken. Auch mechanische Faktoren, plötzliche Veränderungen der Herzlage, können Rhythmusstörungen herbeiführen. So werden bestimmte Rhythmusstörungen wie Extraschläge oder Herzjagen oft bei ganz speziellen Bewegungen, beim plötzlichen Drehen des Oberkörpers oder beim Sprung ins Wasser ausgelöst.

Nicht nur die körperliche, sondern auch die psychische Belastung kann im Sport zur Entstehung von HRST beitragen. Psychische Belastungen können etwa doppelt so häufig Rhythmusstörungen auslösen wie körperliche (s. auch Abb. 16.12 in Abschn. 16.2.7). Ein weiterer möglicher auslösender Faktor sind Elektrolytverluste, speziell Kalium- und/oder Magnesiumverluste mit dem Schweiß.

Unter ungünstigen Bedingungen können diese HRST sogar bedrohlich werden. So geht der plötzliche Herztod beim Sport in den meisten Fällen auf eine plötzliche Rhythmusstörung in Form des Kammerflimmerns zurück (s. Abschn. 16.3). Dies ist unabhängig von der Grundkrankheit, z.B. KHK, hypertropher Kardiomyopathie, Herzmuskelentzündung oder Aortenklappenstenose. Außerdem können manche Rhythmusstörungen zu speziellen Problemen im Sport, bspw. zu einer erschwerten Beurteilung der Belastungsintensität durch die Pulsfrequenz, führen, oder sie schränken die Sportfähigkeit

ein, z.B. nach Einsatz eines Herzschrittmachers.

Allerdings muss unbedingt betont werden, dass die Rhythmusstörung keinesfalls losgelöst von der jeweiligen Grundkrankheit gesehen werden darf.

Die folgenden allgemeinen Aussagen müssen daher jeweils auf die speziellen Aspekte der einzelnen Herz-Kreislauf-Erkrankung bezogen werden. Hinsichtlich des Nachweises von Rhythmusstörungen und ihrer Darstellung in verschiedenen EKG-Registriermöglichkeiten, speziell im Langzeit- und Belastungs-EKG, wird auch auf Abschnitt 3.3.3 verwiesen.

Auch unter physiologischen Bedingungen finden sich Veränderungen im Herzrhythmus mit großen Schwankungsbreiten auf. So steigt unter Belastung die Herzschlagzahl bis auf Werte von 200/min und mehr an; durch Training kann sie wiederum unter Ruhebedingungen auf 30/min absinken. Besonders bei Jugendlichen findet sich häufig eine atemsynchrone Unregelmäßigkeit des Herzschlags, die durch den atmungsabhängigen Einfluss von Sympathikus und Parasympathikus auf den Sinusknoten entsteht (respiratorische Arrhythmie). Auch Extraschläge (Extrasystolen) treten durchaus noch im physiologischen Bereich auf. Grundsätzlich ist die gesamte Herzmuskulatur, speziell das Erregungsleitungssystem, in der Lage, Erregungen zu bilden. Unter Einfluss der sympathischen Herznerven können auch beim Herzgesunden gelegentlich vorzeitig von Bereichen außerhalb des Sinusknotens Erregungen ausgelöst werden, die das Herz zu einem Schlag veranlassen, bevor die Erregung des Sinusknotens wirksam wird. In einem 24-Stunden-EKG von Gesunden findet man in mehr als der Hälfte der Fälle seltenere oder häufigere Extraschläge, manche auch in Salvenform, d.h. es folgen mehrere Extraschläge direkt aufeinander. Der Übergang von den physiologischen Veränderungen des Herzrhythmus zum Krankhaften ist fließend.

Bei der Bewertung der HRST muss somit zum einen von der Form ausgegangen werden, in der sie auftreten, also von Fragen nach der Häufigkeit, nach der Art, ob sie einzeln oder in Gruppen zu beobachten sind, und nach der Schwere einer evtl. zugrunde liegenden Herzkrankheit. HRST bei einem ansonsten gesunden Herzen, also etwa beim Sportler, werden i.A. auch dann, wenn sie formal bedrohlich erscheinen, als harmlos angesehen. Die häufigsten Befunde in den EKGs von Sportlern, meist Ausdauersportler sind in Tabelle 16.27 zusammengefasst. Beim schwer vorgeschädigten Herzen treten allerdings gefährliche Rhythmusstörungen häufiger auf. Sie sind darüber hinaus in der Lage, ein Herzkammerflimmern auszulösen. Aus diesem Grund müssen sie wesentlich ernster genommen werden, auch wenn sie bei vermeintlich gesunden Athleten vorkommen [Corrado et al. 2005; Trusty, Beinborn, Jahangir 2004].

Merksätze

◢ Man unterscheidet tachykarde Rhythmusstörungen (Herzschlag beschleunigende Form) von bradykarde Rhythmusstörungen (Herzschlag verlangsamende Form).

◢ Nicht jede Herzrhythmusstörung ist gefährlich und muss behandelt werden.

◢ Durch das Langzeit-EKG kann eine Aussage über Form und Häufigkeit der jeweiligen Rhythmusstörung gegeben werden.

Die wichtigsten HRST zeigt Abbildung 16.38. Extrasystolen (s. Abschn. 3.2 und 16.6.1) zeichnen sich durch einen vorzeitigen Ein-

Tab. 16.27: Typische Befunde beim Sportler-EKG [nach Kindermann et al. 2003]

Rhythmusveränderungen	
Sinusbradykardie	häufig
Respiratorische Arrhythmie	häufig
Sinuspausen (zwischen 2 und 3 s)	weniger häufig
Wandernder Schrittmacher	weniger häufig
AV-junktionaler Ersatzrhythmus	weniger häufig
Ventrikulärer Ersatzrhythmus	selten
Einfache AV-Dissoziation	weniger häufig
Parasystolie	selten
Ventrikuläre/supraventrikuläre Extrasystolen	weniger häufig
AV-Block I	häufig
AV-Block II Typ Mobitz oder Wenckebach	weniger häufig
Veränderungen des Kammerkomplexes	
Inkompletter Rechtsschenkelblock	häufig
Hohe Voltagen der R- und S-Zacken	häufig
Veränderungen der Erregungsrückbildung	
ST-Streckenhebungen mit hohen spitzen T-Wellen	häufig
ST-Streckensenkungen mit oder ohne T-Wellenveränderungen	selten
Biphasische oder terminal negative T-Wellen mit oder ohne Änderungen der ST-Strecken	selten

fall und durch eine anschließende Pause aus. Sog. supraventrikuläre Extrasystolen (SVE) haben ihren Ursprung auch in den Vorhöfen, gehen aber nicht vom Sinusknoten aus. Sie weisen eine normale Form des Kammerkomplexes auf. Ventrikuläre Extrasystolen (VES) wiederum „entspringen" den Kammern, d.h. sie haben keine P-Welle, weil keine Erregung der Vorhöfe erfolgt ist. Sie sind deutlich verbreitert. VES können allein oder in Salven, einförmig (monomorph) oder in unterschiedlichen Formen (polymorph) auftreten.

Beim Vorhofflimmern flimmert der Vorhof in sich, im EKG erkennt man kleine „Flimmerwellen". Die Überleitung in die Herzkammern und damit einzelne Herzkammeraktionen sind völlig ungeordnet eingestreut. Aus diesem Grund wird auch von einer absoluten Arrhythmie gesprochen.

Das Vorhofflattern zeigt sich in sehr schnellen (sägezahnartigen) Vorhofwellen. Mehr oder minder regelmäßig eingestreut finden sich die Kammerkomplexe. Die Aktionen sind „langsamer" als die der Vorhöfe.

Das Kammerflimmern stellt die schwerste Form der Rhythmusstörungen dar. Es zeigt sich in einer völlig unregelmäßigen EKG-Kurve. Funktionell bedeutet dies einen Herzstillstand, und ohne entsprechende Maßnahmen der Wiederbelebung verstirbt der Betroffene (s. auch Abschn. 16.3).

Die wichtigsten Störungen der Erregungsleitung (s. Abschn. 16.3) zeigt Abbildung 16.39. Bei der Blockierung zwischen Vorhof und Kammer (AV-Block) werden verschiedene Grade unterschieden. Beim AV-Block I° ist die Überleitung der Erregung von den Vorhöfen in die Kammern verzögert; die Überleitungszeit ist über 0,2 s hinaus verlängert. Beim AV-Block II° kommt es zu einer „Ermüdung" des AV-Knotens, die Überleitungszeit wird länger und länger, schließlich wird eine P-Welle überhaupt nicht mehr übergeleitet, d.h. der nachfolgende Kammerkomplex entfällt. Danach hat sich der AV-Knoten wieder „erholt", die sog. Wenckebach-Periodik beginnt von neuem. Diese beiden Veränderungen können beim Leistungssportler als normale Folge des erhöhten Vagusantriebs beobachtet werden. Große Bedeutung kommt besonders dem AV-Block III° zu. Hier arbeiten Vorhöfe und Kammern unabhängig voneinander, der Rhythmus der P-Wellen und Kammerkomplexe ist im EKG völlig getrennt (s. Abschn. 3.3.3).

Vergleichsweise harmloser ist dagegen meist das Bild des Schenkelblocks. Störungen im rechten Schenkel (Rechtsschenkelblock) bzw. im linken Schenkel (Linksschenkelblock) führen zu einer Verbreiterung des Kammerkomplexes, da die Erregung beim Linksschenkelblock erst verspätet über die rechte Kammer erfolgt und umgekehrt. Für die Herzfunktion hat dies zunächst keine größeren Auswirkungen; dies ist allerdings abhängig von einer möglichen Ursache. Die Zuordnung dieser Verbreiterung erfolgt in den Brustwandableitungen. Nach den obigen Ausführungen wird deutlich, dass sich der Rechtsschenkelblock v.a. in der Ableitung V_1, der Linksschenkelblock in der Ableitung V_6 erkennen lässt.

Wird der Einsatz eines Schrittmachers notwendig, erfolgt dies im Regelfall durch 1 oder 2 Sonden, die in den rechten Vorhof und die rechte Herzkammer vorgeschoben werden. Wie beim Linksschenkelblock wird die linke Kammer von rechts aus erregt. Das Bild des Schrittmacher-EKGs entspricht somit dem Linksschenkelblock, wobei sich die Schrittmachertätigkeit durch die typische elektrische Impulsspitze erkennen lässt. Welche Schrittmacherform letztendlich implantiert wird, hängt von der entsprechenden Herzrhythmusstörung ab.

Schließlich wird noch die neben dem Kammerflimmern weitere schwerwiegendste Form der Erregungsbildungs- und Leitungsstörung dargestellt, das völlige Fehlen jeder Herzaktion, die Asystolie. Sie zeigt sich als Null-Linie im EKG und ist, falls eine sofor-

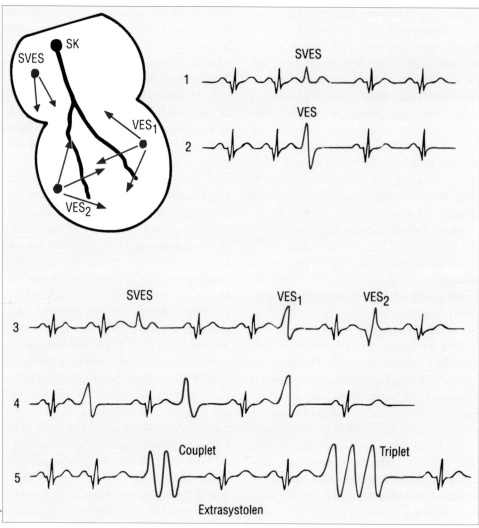

Abb. 16.38: Entstehung des elektrokardiographischen Bildes der häufigsten Herzrhythmusstörungen.
a) Extrasystolen gehen von Herden mit erhöhter Erregbarkeit außerhalb des Reizleitungssystems aus und überspielen gewissermaßen den Sinusknoten (**SK**). Sie können oberhalb der Kammer liegen und führen dann zu einer supraventrikulären Extrasystole (**SVES, 1**). Sie können aber auch in der Kammer selbst liegen und führen dann zu ventrikulären bzw. Kammerextrasystolen (**VES, 2**). Es können auch Extrasystolen gleichzeitig von verschiedenen supraventrikulären und ventrikulären Herden stammen. Sie werden dann als polytop oder aufgrund ihrer unterschiedlichen Form als polymorph bezeichnet (**3**). Folgt jedem Normalschlag ein Extraschlag, so spricht man von einem „Zwilling" (**Bigeminus, 4**). Treten zwei Extrasystolen hintereinander auf, so spricht man von einem Couplet. Ab drei Extrasystolen (Triplet) und mehr in direkter Folge wird von einer Salve (**5**) gesprochen.

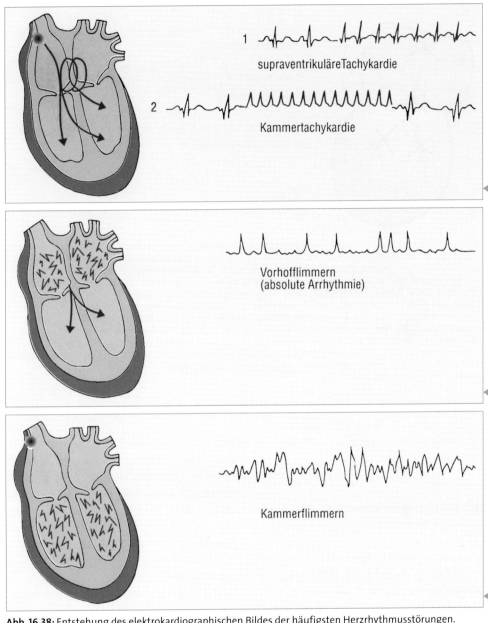

Abb. 16.38: Entstehung des elektrokardiographischen Bildes der häufigsten Herzrhythmusstörungen.
b) Unter einem „Herzjagen" (paroxysmale Tachykardie) versteht man eine sehr schnelle Herzfrequenz, die meist durch einen Erregungskreislauf entsteht: Die vom Sinusknoten kommende Erregung wird zum Vorhof zurückgeleitet und dann erneut auf die Kammer übergeleitet und so fort. Es entsteht das Bild der supraventrikulären Tachykardie (**1**). Ein solches Kreisen der Erregung kann auch innerhalb der Herzkammer auftreten, es entwickelt sich das gefährliche Bild der ventrikulären oder Kammertachykardie (**2**). Sie unterscheidet sich im EKG-Bild dadurch, dass hier nicht die normalen Leitungsbahnen verwendet werden. Der Erregungskomplex ist daher verbreitert. **c)** Vorhofflimmern: Der Vorhof flimmert in sich. Die Flimmerwellen sind in der Grundlinie des EKG erkennbar. Die Erregungen werden sehr unregelmäßig auf die Kammern übergeleitet, es entsteht eine völlige Unregelmäßigkeit (absolute Arrhythmie). **d)** Kammerflimmern: Die Herzkammern flimmern in sich, es finden sich völlig unregelmäßige Zacken. Das Herz ist zu keiner „vernünftigen" Kontraktion fähig.

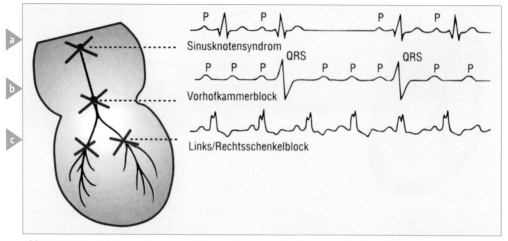

Abb. 16.39: Die wichtigsten Erregungsleitungsstörungen (Blockierungen) in ihrer Entstehung bzw. im EKG-Bild. **a)** Sinusknotensyndrom: Die Übertragung der Erregung vom Sinusknoten auf den Vorhof entfällt zeitweise. Dadurch entstehen mehr oder weniger lange Pausen, in denen keinerlei elektrische Aktivitäten zu beobachten sind. Daher findet sich auch keine P-Welle als Ausdruck der fehlenden Vorhoferregung. **b)** Vorhofkammerblock: Der AV-Knoten ist blockiert. Die Vorhöfe werden zwar regelmäßig erregt. Dies zeigt sich in Form von P-Wellen. Die Herzkammern werden von kammereigenen Zentren wesentlich langsamer erregt. Da nicht die normalen Leitungsbahnen benutzt werden, ist der Kammerkomplex (QRS) deutlich verbreitert. **c)** Links-/Rechtsschenkelblock: Beim Linksschenkelblock wird die linke Kammer von der rechten aus erregt und umgekehrt. Durch diesen Umweg ist der Kammerkomplex verbreitert. Die Zuordnung erkennt man am besten an der jeweiligen EKG-Ableitung. Nachdem in V_1 die rechte Seite des Herzens registriert wird, erkennt man hier am besten den Rechtsschenkelblock, umgekehrt erkennt man den Linksschenkelblock am besten in V_6.

tige Wiederbelebung nicht gelingt, Ausdruck des Herztodes und damit auch des Todes des Gesamtorganismus. Nicht selten folgt sie nach einem Kammerflimmern.

16.7.2 Allgemeine Hinweise zu Herzrhythmusstörungen und Sport

Hinweise zur Sporttauglichkeit sind von der Form und ggf. Ursache von HRST abhängig. Bestimmte Formen sind für Sportler nicht untypisch, aber grundsätzlich kann körperliche Aktivität einen Trigger für HRST bzw. den plötzlichen Herztod darstellen. Dies passiert aber stets auf dem Boden bereits vorhandener struktureller Herzerkrankungen. Eine Einschätzung zur Sporttauglichkeit hängt somit stets individuell von dem jeweiligen Befund des Patienten ab [Biffi 2007].

16.7.3 Tachykarde Rhythmusstörungen

Unter einer Tachykardie versteht man definitionsgemäß Herzfrequenzen von mehr als 100/min. Die Beschleunigung der Herzschlagfolge kann sich jedoch auf einzelne Herzaktionen beschränken, also den vorzeitigen Einfall einzelner Herzschläge, die als Extrasystolen definiert werden.

Extrasystolen
Eine Extrasystole ist dadurch gekennzeichnet, dass sie von irgendeinem Teil des Herzens ausgehend vor der zu erwartenden Sinusaktion einfällt. Sie kommt somit zu früh, außerhalb der normalen Reihenfolge; daher der Name „extra". Es handelt sich also nicht – oder nur in seltenen Fällen – um einen zusätzlichen Schlag, der in die normale Herzschlagfolge eingeschoben ist, eine solche Form heißt interponierte Extrasystole. Da das Herz schon erregt ist, wird die nächste Si-

nusaktion meist nicht „umgesetzt" und bis zum übernächsten Herzschlag entsteht eine kurze Pause. Diese wird dann vom Patienten häufig – aber keineswegs immer – bemerkt und als Herzstolpern oder Aussetzer empfunden.

Extrasystolen werden nach der Form und Häufigkeit ihres Auftretens eingeteilt.

SVES haben ihren Ursprungsort in den Herzvorhöfen. Da sie den normalen Weg über den AV-Knoten nehmen und beide Kammern gleichzeitig erregen, sehen sie in der Form wie normale Kammeraktionen aus, die lediglich zu früh einfallen und keine P-Welle aufweisen.

Stammen diese Extrasystolen aus einer der Herzkammern (VES), muss die Nachbarkammer über die Arbeitsmuskulatur erregt werden, da das normale Leitungssystem hierzu nicht zur Verfügung steht. Dieser Vorgang braucht mehr Zeit, die Herzkammeraktion ist stark verbreitert.

Wenn die Extraschläge nur von einem Ort des Herzens stammen (monotop), weisen sie stets die gleiche Form auf; sie sind monomorph.

Umgekehrt können Extraschläge auch von sehr unterschiedlichen Stellen kommen; sie sind dann polytop und damit auch sehr unterschiedlich in der Form (polymorph).

Extraschläge können sehr selten sein, etwa 1–2 Extrasystolen in 24 h. Sie können aber auch sehr häufig auftreten, z.B. nach jeder normalen Herzaktion. Der Rhythmus Normalschlag – Extraschlag wird als Bigeminus (Zwilling) bezeichnet. Treten mehrere Extrasystolen direkt hintereinander auf, deutet dies auf ein besonders reizbares Herz hin. 2 solcher Schläge werden als Couplet bezeichnet, 3 als Triplet. Extrasystolen mit mehr als 3 und mehr Schlägen werden Salven genannt.

Ein weiteres Kriterium der Extraschläge stellt der Zeitpunkt des Einfallens dar. Extraschläge, die sehr frühzeitig nach der vorausgegangenen Herzaktion beobachtet werden,

Tab. 16.28: Einteilung des Schweregrades ventrikulärer Extrasystolen nach Lown

Klasse	EKG-Befund
0	Keine ventrikulären Extrasystolen
I	Weniger als 30 ventrikuläre Extrasystolen pro Stunde
II	Mehr als 30 ventrikuläre Extrasystolen pro Stunde
III (a und b)	a) Multiforme Extrasystolen b) Bigeminie
IV (a und B)	a) Couplets b) Triplets, Salven und kurzdauernde Kammertachykardien
V	R-auf-T-Phänomen

können eher Kammerflimmern auslösen. Als besonders gefährlich gelten solche, die in die vorausgehende T-Welle einfallen (R- auf T-Phänomen).

Auf der Grundlage der bisher gegebenen Kriterien wurde von Lown (1971) ein Einteilungsschema für die Bewertung von Extrasystolen gegeben, das allerdings nur die Kammerextrasystolen einbezieht (s. Tab. 16.28).

Von ernsthaften oder malignen Rhythmusstörungen spricht man, wenn die HRST ein erhöhtes Risiko für den plötzlichen Herztod darstellen oder wenn weitere die Prognose negativ beeinflussende Erkrankungen, z.B. eingeschränkte Herzfunktion, vorliegen. Meist handelt es sich um Extrasystolen gemäß einem Schweregrad der Klasse IVa nach Lown. Dieses Schema ist allerdings nicht voll befriedigend, da die Häufigkeit der Extrasystolen hierbei nicht in die Überlegungen einbezogen ist. So macht es einen Unterschied, ob eine Rhythmusstörung der Klasse IVa nach Lown einmal oder hundertmal pro Tag auftritt. Es ist ferner nicht berücksichtigt, ob die Rhythmusstörungen nur in Ruhe oder auch unter körperlicher Belastung ausgelöst werden. Die früher häufig vertretene Ansicht, dass Extrasystolen, die in Ruhe auftreten und unter Belastung verschwinden, harmlos, und umgekehrt solche, die erst unter Belastung auftreten, gefährlich seien, kann heute in dieser Form nicht mehr aufrechterhalten werden. Auch ernst zu nehmende Extrasystolen können unter Belastung verschwinden, wenn der Sinusrhythmus schneller wird und das Extrasystoliezentrum überspielt.

Merksätze

⊿ Extrasystolen können in sehr unterschiedlicher Form und Häufigkeit auftreten und unter Belastungsbedingungen ausgelöst werden. Nicht selten werden sie zufällig bei der Pulskontrolle während Belastung entdeckt.

⊿ In jedem Einzelfall müssen sie hinsichtlich ihrer Schwere durch ein EKG, ggf. ein Belastungs- und/oder Langzeit-EKG, abgeklärt werden.

⊿ Bewegungstherapie wird i.A. als kontraindiziert angesehen, wenn unter Belastung trotz ausreichender medikamentöser Behandlung Extrasystolen ab einem Schweregrad der Klasse IVa nach Lown auftreten.

Vorhofflimmern

Bei dieser Rhythmusstörung flimmert der Vorhof in sich, die Erregungswellen werden in sehr unregelmäßiger Reihenfolge an den AV-Knoten herangebracht und auf die Kammern übergeleitet. Im Gegensatz zur Extrasystole, bei der ein regelmäßiger Grundrhythmus vorhanden ist, ist daher der Herzrhythmus beim Vorhofflimmern völlig unregelmäßig (absolute Arrhythmie). Dies lässt sich schon beim Pulsfühlen sehr einfach feststellen.

Die Ursachen sind unterschiedlich. Am häufigsten ist es bei Herzpatienten die Folge einer Überdehnung des linken Herzvorhofs infolge eines Mitralklappenfehlers. Bei herzklappenoperierten Patienten ist daher die absolute Arrhythmie in der Sportgruppe sehr

häufig. Aber auch bei Ausdauersportlern finden sich häufig vergrößerte linke Vorhöfe (> 40 mm); Pelliccia et al. (2005) beschrieben eine Prävalenz bei 1777 Athleten von 20%. Knapp 1% gab anfallsartiges Vorhofflimmern bzw. SVT an. Die Autoren folgern daher, dass es im Rahmen eines Sportherzens (s. auch Abschn. 16.6.1) auch zu vergrößerten Vorhofdurchmessern kommt. Als Obergrenze legen sie 45 mm bei Frauen und 50 mm bei Männern fest. Die geschilderten Rhythmusstörungen kommen trotz der größeren Dimensionen nicht häufiger vor als in der Normalpopulation. Mont, Elosua und Brugada (2009) berichten über Studien, die um die 300 Athleten zwischen 40 und 50 Jahren einschlossen, meist männlich. Ausdauersport steigerte das Risiko um das 2- bis 10-Fache für Vorhofflimmern, auch unter Berücksichtigung möglicher Risikofaktoren. Erklärungen dafür bleiben bislang spekulativ, z.B. die o.g. Befunde größerer linker Vorhöfe. Aber auch atriale Ektopien, die sportinduzierte Vagotonie und entzündliche Veränderungen werden diskutiert. Bislang scheint sich dadurch aber keine gesundheitliche Gefährdung zu ergeben.

Weitere Ursache ist ein Herzversagen (Herzinsuffizienz). Es finden sich aber auch extrakardiale Ursachen, z.B. eine Schilddrüsenüberfunktion, die ein Vorhofflimmern auslösen können. Bei älteren Menschen kommt eine solche Rhythmusstörung relativ häufig auch ohne erkennbare Ursache vor.

Auswirkungen auf die Belastbarkeit: Bei Vorhofflimmern ist die regelmäßige Abfolge von Vorhof- und Kammeraktion nicht mehr gewährleistet. Der Vorhof kann seiner Aufgabe, die Kammer zusätzlich zu füllen, nicht gerecht werden. Dies wird aber meist erstaunlich gut toleriert. Entscheidend für die Belastbarkeit ist viel weniger das Vorhofflimmern an sich, sondern die zugrunde liegende Erkrankung und die HF. Bei Menschen mit ansonsten gesundem Herzen und Vorhofflimmern mit einer niedrigen Kammerfrequenz besteht i.A. eine normale Belastbarkeit. Für die Herzfunktion ist es dagegen ungünstig, wenn die Flimmerwellen sehr rasch übertragen werden und hohe Herzfrequenzen im Bereich von z.B. 150–200/min bewirken. Im Einzelfall muss der Arzt entscheiden, ob unter Berücksichtigung der zugrunde liegenden Erkrankung und der HF eine Behandlung notwendig ist oder nicht.

Probleme bei der Bewegungstherapie: Die Herzschlagzahl unter Belastungsbedingungen ist nicht mehr wie bei einem normalen Sinusrhythmus unbedingt Ausdruck der Belastungsintensität. Durch den erhöhten sympathischen Reiz unter Belastung werden die Vorhofflimmerwellen oft sehr rasch übergeleitet, es entstehen sehr hohe Herzschlagzahlen bei geringer Stoffwechselbelastung.

Liegt eine Durchblutungsstörung der Herzkranzgefäße vor, kann dies durch den erhöhten Sauerstoffbedarf des Herzens gefährlich werden. Das Gleiche gilt bei künstlichen Herzklappen, deren Schwingungsfähigkeit bei hohen Herzfrequenzen eingeschränkt ist. Hinzu kommt, dass für den Patienten die HF durch die Unregelmäßigkeit des Pulses mit einzelnen oft nur sehr schwach tastbaren Schlägen schwerer zu beurteilen ist, sodass ggf. auf andere Methoden, z.B. Belastungsempfinden (Borg-Skala), Laktat oder Atmung zurückgegriffen werden sollte.

Merksätze
⊿ Vorhofflimmern führt zu einer absoluten Pulsunregelmäßigkeit.
⊿ Die Bewertung des Vorhofflimmerns ist von der zugrunde liegenden Erkrankung abhängig.
⊿ Für die Bewegungstherapie ergeben sich Probleme hinsichtlich der Einschätzung der HF als Maß der Belastungsintensität. Im Zweifelsfall muss auf andere Belastungsparameter (Belastungsempfinden, Atmung, Laktat) zurückgegriffen werden.

Vorhofflattern

Bei dieser Rhythmusstörung flimmert der Vorhof nicht in sich, sondern er schlägt regelmäßig, aber sehr schnell mit Frequenzen um ca. 300/min. Diese hochfrequenten Vorhoferregungen werden teils regelmäßig, teils unregelmäßig auf die Herzkammern übergeleitet, aber keineswegs alle. Unter Belastung können Probleme auftreten. Wenn bspw. bei einer Vorhoffrequenz von 300/min jede 3. Erregung übergeleitet wird, liegt eine Herzkammerschlagzahl von 100/min vor. Trotz weiter ansteigender Belastungsintensität kann diese konstant bleiben. Die Überleitung kann dann aber auch plötzlich auf einen 2:1-Rhythmus umspringen. Es kommt dann unter Belastung zu Sprüngen in der HF, etwa im obigen Beispiel zu einer plötzlichen Änderung der Herzschlagzahl auf 150/min. Das Vorliegen eines Vorhofflatterns ist daher für den Sport eher ungünstig. Es wird zunächst versucht, es durch eine Behandlung zu beseitigen oder zumindest in ein Vorhofflimmern überzuführen.

Merksätze
⊿ Im Vergleich zum Vorhofflimmern ist ein Vorhofflattern für den Patienten ungünstiger, da sich nicht selten eine raschere Überleitung zur Kammer und damit eine deutliche und inadäquate Herzfrequenzerhöhung ergeben können.
⊿ Es sollte daher vor einer Bewegungstherapie versucht werden, das Vorhofflattern in einen normalen Sinusrhythmus oder zumindest ein stabileres Vorhofflimmern zu überführen.

Anfallsweises Herzjagen (paroxysmale Tachykardie)

Gelegentlich treten schlagartig sehr schnelle Herzschlagfolgen auf, im Bereich zwischen 150/min und 250/min, bei denen man sich vorstellen muss, dass eine Erregung ständig zwischen den Vorhöfen und den Herzkammern kreist. Die Erregung läuft vom Vorhof auf die Kammer, von dort wieder auf den Vorhof zurück und wieder zur Kammer etc. Die supraventrikulären Formen, also diejenigen, bei denen der Ausgangsherd im Bereich der Herzvorhöfe liegt, sind meist harmlos und treten auch bei jungen, sonst gesunden Sportlern auf. Als besonders gefährlich gelten diejenigen Formen, die von den Herzkammern ausgehen (Kammertachykardie). Sie werden nur bei Patienten mit schwerer Herzkrankheit beobachtet. Bei ihrem Auftreten kann man versuchen, sie durch einen Vagusreiz zu unterdrücken, bspw. durch einen Druck auf den Karotissinus der Halsschlagader, auf die Augäpfel bei geschlossenen Augen oder durch Pressdruck (bez. des Vagusreizes nach dem Valsalva-Manöver s. Abschn. 16.1).

Häufig können hinter solchen Tachykardien auch bestimmte Anomalien im EKG stecken, wie das Wolff-Parkinson-White-Syndrom (WPW-Syndrom). Bei dieser besonders auch bei Sportlern vorkommenden und meist harmlosen Anomalie besteht neben dem AV-Knoten ein zusätzliches Leitungsbündel zwischen Herzvorhöfen und Kammern. Hierdurch wird einerseits das EKG-Bild charakteristisch verändert, andererseits wird das Kreisen der Erregung, das die Anfälle auslöst, begünstigt. In Einzelfällen kann das WPW-Syndrom auch gefährlich werden, daher ist in jedem Fall eine Abklärung erforderlich. Tritt ein anfallsweises Herzjagen auf, hat der Sportler, der dies meist schon kennt, i.A. gelernt, die o.g. Techniken zur Unterdrückung anzuwenden. Bei längerem Anhalten ist eine Vorstellung beim Arzt erforderlich. Bei Herzkranken sollte jeder Patient mit Herzjagen sofort in ärztliche Behandlung gebracht werden, da stets mit einer gefährlichen Kammertachykardie gerechnet werden sollte, die in ein Kammerflimmern übergehen kann.

Merksätze

◢ Das anfallsartige Herzjagen kann bei Gesunden vorkommen. Ein Vagusreiz, z.B. das Trinken von kaltem Wasser, führt zu dessen Unterdrückung.

◢ Gefährdet sind Patienten mit strukturellen Herzerkrankungen, bei denen die Tachykardien häufig aus den Herzkammern kommen.

◢ Das WPW-Syndrom entsteht infolge von Anomalien des Erregungsleitungssystems. Es kann in Einzelfällen gefährlich sein.

Kammerflimmern/Kammerflattern

Hierbei handelt es sich um die gefährlichste, lebensbedrohliche Rhythmusstörung. Beim Kammerflattern schlägt die Kammer in sehr schneller Folge mit ca. 300 Schlägen pro min und mehr. Hierdurch ist die Herzfüllung nicht mehr gewährleistet. Der Übergang zum Kammerflimmern, bei dem die Kammer in sich selbst flimmert und jede Muskelfaser unkoordiniert zuckt, ist fließend. Unter einer solchen Situation kann das Herz nicht mehr pumpen, es tritt innerhalb weniger Sekunden Bewusstlosigkeit ein und nach wenigen Minuten der Tod. Eine effektive Behandlung muss innerhalb der ersten 5 min einsetzen, da auch dann, wenn es nach einer längeren Frist gelingt, den Patienten wiederzubeleben, bleibende Gehirnschädigungen eintreten. Der angegebene Zeitraum von 5 min verlängert sich, wenn der Notfall unter Kältebedingungen (z.B. beim Skifahren, Schwimmen) auftritt, da dann die Stoffwechselaktivität ganz allgemein verzögert ist und sich auch Schädigungen erst später entwickeln.

Ein solches Kammerflimmern kann unter den verschiedensten Bedingungen ausgelöst werden:

◢ Im Verlauf eines akuten Infarktgeschehens

◢ Durch Extrasystolen, die unter ungünstigen Bedingungen einfallen

◢ Bei den verschiedensten Herzkrankheiten unter körperlicher Belastung

◢ Durch Elektrolytstörungen, speziell Kaliummangel

◢ Bei Stromunfällen etc.

Da diese lebensgefährliche Rhythmusstörung unter Belastungsbedingungen auftreten kann, muss der Bewegungstherapeut um sie und besonders um die Erste-Hilfe-Maßnahmen sehr genau Bescheid wissen. Hinsichtlich der Notfallmaßnahmen wird auf Abschnitt 7.5 verwiesen.

Merksätze

◢ Kammerflattern und Kammerflimmern stellen die schwerste Form der HRST dar.

◢ Das Herz ist nicht mehr in der Lage, Blut vorwärts zu bringen – es ist daher ein funktioneller Herzstillstand.

◢ Als Erste-Hilfe-Maßnahme muss von Laien eine Herz-Druck-Massage durchgeführt werden, der Arzt kann mit einer Defibrillation versuchen, den Rhythmus zu normalisieren.

Therapie der tachykarden Rhythmusstörungen

Die Behandlung hängt von der Schwere der Grundkrankheit, der Form der Rhythmusstörung und den subjektiven Beschwerden des Patienten ab. Da die meisten HRST harmlos sind, wird man i.A. ohne Medikamente auskommen. Zu einer medikamentösen Behandlung wird man sich nur bei einer schweren zugrunde liegenden Herzkrankheit und ernsthaften Rhythmusstörungen (ab Schweregrad der Klasse IVa nach Lown) entschließen.

Gelegentlich können aber auch Patienten durch das Auftreten an und für sich harmloser Extrasystolen sehr verunsichert sein. Grundsätzlich klaffen Schwere der Rhythmusstörung und subjektives Empfinden häufig weit auseinander. Viele Patienten

bemerken schwerste Rhythmusstörungen nicht, andere stört der kleinste Aussetzer. Dies ist heute kein Grund zur medikamentösen Behandlung mehr. Es wird versucht, den Patienten von der Harmlosigkeit der Rhythmusstörung zu überzeugen. Dazu kann z.B. ein Belastungs-EKG mit dem Nachweis einer entsprechenden Leistungsfähigkeit beitragen. Denn jedes Medikament, das den Rhythmus günstig beeinflusst, vermag auch selbst HRST bewirken.

Falls aber eine Rhythmusstörung behandelt werden muss, wird man, wenn möglich, die auslösende Ursache beseitigen, z.B. einen Elektrolytmangel. Gerade bei Sportlern mit Extrasystolen hat sich häufig der Einsatz von Kalium bzw. von Magnesium bewährt. Wird eine medikamentöse Behandlung erforderlich, greift man gerne zum Betarezeptorenblocker. Dieser wirkt sich besonders auf HRST aus, die unter Belastung aufgrund von Durchblutungsstörungen oder erhöhtem sympathischen Antrieb ausgelöst werden (s. Abschn. 16.6.2). Ist dies nicht erfolgreich, stehen zahlreiche Rhythmusmedikamente zur Verfügung, die die Erregbarkeit der Herzmuskelfaser herabsetzen. Einige Calciumantagonisten, speziell solche vom Typ des Verapamil, wirken rhythmusstabilisierend. Kommt man hiermit nicht zurecht, werden spezielle Rhythmusmedikamente (Antiarrhythmika) wie Amiodarone notwendig. Für den Bewegungstherapeuten besitzen sie keine Konsequenzen, da sie – von der Rhythmusstörung abgesehen – keine wesentlichen Parameter der Belastungsreaktionen verändern. Der Bewegungstherapeut sollte jedoch, wenn er auf entsprechende Medikamente stößt, an eine potenziell erhöhte Gefährdung des Patienten denken.

Grundsätzlich ist zu sagen, dass Rhythmusmedikamente i.A. die Problematik der Rhythmusstörung kaum lösen, da der Patient weniger durch die Rhythmusstörung als durch die Schwere der Herzkrankheit gefährdet ist, die diese Rhythmusstörungen auslöst. Die Erwartungen, die in Rhythmusmedikamente hinsichtlich einer möglichen Lebensverlängerung gesetzt wurden, haben bisher enttäuscht.

Für die notfallmäßige Behandlung von Rhythmusstörungen stehen Medikamente auch zur Injektion zur Verfügung. Die wichtigste Substanz unter ihnen sind das Amiodarone und Betarezeptorenblocker, die in keinem Notfallkoffer ambulanter Herzgruppen fehlen sollten.

In besonderen Fällen ist auch eine elektrische Behandlung von tachykarden Rhythmusstörungen möglich. Dabei wird das Herz von außen einem Stromstoß ausgesetzt, durch den alle Muskelfasern gleichzeitig entladen werden. Im günstigen Fall übernimmt dann anschließend der natürliche Schrittmacher, also der Sinusknoten, der als erster die nächste Erregung bewerkstelligt, die Führung. Eine solche elektrische Umstellung des Herzrhythmus (Elektrokonversion) kann man beim Vorhofflimmern versuchen, notfallmäßig auch bei gefährlichen Anfällen von Herzjagen, speziell Kammertachykardien. Absolut lebensrettend ist eine solche Maßnahme beim Kammerflimmern. Da in solchen Fällen kein Grundrhythmus mehr vorhanden ist, der umgestellt werden kann, spricht man von Defibrillation („Entflimmerung"). Für Patienten, bei denen solche Zustände häufiger auftreten, stehen inzwischen Herzschrittmacher zur Verfügung, die bei Bedarf einen inneren Stromstoß abgeben und das Herzkammerflimmern beseitigen.

Merksätze
- Harmlose HRST müssen nicht behandelt werden.
- Schwere HRST können eine medikamentöse oder auch elektrische Therapie notwendig machen.
- In der Bewegungstherapie sollten Rhythmuspatienten als Risikopatienten genauer beobachtet werden.

16.7.4 Bradykarde Rhythmusstörungen

Als Bradykardie bezeichnet man eine Herzschlagzahl von weniger als 60/min. Physiologischerweise kann sie als Folge eines Ausdauertrainings auftreten (Trainingsbradykardie). Zu krankhaften Bradykardien kommt es bei Störungen im Bereich der Erregungsbildung und -leitung. Diese können als Folge der verschiedensten Herzkrankheiten, auch als Folge einer Durchblutungsstörung bei KHK, beobachtet werden. Sie können aber auch Folge isolierter Degenerationserscheinungen in den Muskelfasern des Erregungsleitungssystems sein.

Ist die Pulsfrequenz dauernd zu langsam, kann die Herzleistung möglicherweise nicht mehr ausreichen. Es entsteht das Bild einer Herzinsuffizienz, besonders dann, wenn auch die Herzmuskulatur in ihrer Leistungsfähigkeit geschädigt ist. Falls die Herzmuskulatur intakt ist, ist durch die Bradykardie zumindest die Anpassung an Belastungsbedingungen gestört.

Treten solche Leitungsstörungen nur vorübergehend auf, sollte, wenn ein übergeordnetes Zentrum, wie z.B. der Sinusknoten, aussetzt, die Herzführung von den nachgeordneten Zentren, z.B. dem AV-Knoten, übernommen werden (s. Abschn. 6.4.1 ⊘). Bis diese Zentren „anspringen", vergeht jedoch nicht selten eine gewisse Zeit, in der das Herz stillsteht und das Gehirn nicht durchblutet wird. Der Patient fällt in Ohnmacht (Adams-Stokes-Anfall) oder ihm wird kurzfristig schwarz vor Augen. Dies kann (z.B. beim Autofahren) sehr unangenehme Folgen haben.

Im Einzelnen werden hierzu folgende Krankheitsbilder unterschieden:
- Karotissinus-Syndrom
- Sinusknoten-Syndrom
- Totaler Vorhof-Kammerblock (AV-Block III°)

Karotissinus-Syndrom. Hierbei liegt die eigentliche Störung außerhalb des Herzens. Bei älteren Menschen besteht häufig aufgrund einer Gefäßverkalkung eine Überempfindlichkeit des Karotissinus. Bei Drehbewegungen des Kopfs entsteht eine zu starke Bremsung des Herzens über die im Karotissinus enthaltenen Rezeptoren; es kommt zu Schwindelanfällen bis hin zu Ohnmachtszuständen. Da solche Zustände nicht selten sind, sollte man bei älteren Menschen mit extremen Drehungen des Halses im Rahmen von Gymnastik vorsichtig sein.

Sinusknoten-Syndrom. Hierbei ist der Sinusknoten geschädigt. Die Pulsfrequenz ist bereits in Ruhe zu niedrig, unter Belastung steigt sie nicht ausreichend an. Häufig treten aber auch im Wechsel mit den langsamen Phasen tachykarde Rhythmuszustände auf.

Totaler Vorhof-Kammerblock (AV-Block III°). Der Vorhof bildet Erregungen, die dauernd oder zeitweise nicht auf die Herzkammern übergeleitet werden. Die Herzkammer schlägt in einem von ihr selbst ausgehenden Eigenrhythmus.

Merksätze

◢ Bradykarde HRST können zu einer verminderten Hirndurchblutung führen.

◢ Die Folge können u.a. Ohnmachtszustände sein. Die Herkunft kann extrakardial an einer Fehlfunktion des Karotissinus oder aber am Sinus- oder AV-Knoten selbst liegen.

Abschließende Betrachtung

◢ Grundsätzlich bestehen bei nichthochgradigeren HRST ohne strukturelle Herzerkrankungen i.d.R. keine Bedenken gegenüber sportlicher Aktivität, z.B. bei Bradykardie, AV-Block I° und II° (Typ Wenckebach) oder asymptomatischem Rechtsschenkelblock.

◢ Treten Symptome (Schwindel, Palpitationen, Synkopen) und hochgradigere HRST auf, ist zunächst eine Ursachenforschung indiziert.

◢ Nach erfolgreicher Behandlung, z.B. Ablationen, d.h. Beseitigung des auslösenden Herds, z.B. beim WPW-Syndrom, besteht wieder Sporttauglichkeit.

◢ Vorhofflimmern gilt nicht als Kontraindikation gegenüber körperlicher Aktivität, außer bei paroxysmalem Vorhofflattern, nicht kontrollierbarem Vorhofflimmern und Vorliegen einer strukturellen Herzerkrankung. In diesen Fällen muss das Risiko individuell eingeschätzt werden.

◢ Für VES und asymptomatische, nicht anhaltende, monomorphe Tachykardien gelten zunächst keine Einschränkungen. Bei Vorliegen struktureller Herzerkrankungen, Auftreten von Symptomen bis hin zum Kammerflimmern muss das Risiko individuell festgelegt werden.

16.7.5 Herzschrittmacher

Es gibt zwar eine Reihe von Medikamenten, die bis zu einem gewissen Grad in der Lage sind, die Herzschlagzahl anzuheben, in den meisten Fällen wird bei schwereren bradykarden Rhythmusstörungen jedoch ein Herzschrittmacher notwendig, besonders wenn Ohnmachtszustände auftreten oder wenn als Folge der Bradykardie eine ungenügende Herzleistung (bradykarde Herzinsuffizienz) besteht.

Technische und medizinische Voraussetzungen

Die Frage, inwieweit mit einem künstlichen Herzschrittmacher Sport getrieben werden kann, wird häufig gestellt, obwohl sie in der Praxis keine allzu große Rolle spielt. Dies liegt darin begründet, dass zwar in der Bundesrepublik Deutschland bereits ca. 30 000

Menschen mit einem Herzschrittmacher versorgt sind, die meisten sind jedoch über 70 Jahre alt und kommen für eine Sportgruppe kaum mehr infrage. Trotzdem finden sich auch in Herzgruppen immer wieder Schrittmacherpatienten. Die wichtigsten Aspekte im Zusammenhang mit künstlichem Schrittmacher und körperlicher Aktivität sollen daher hier aufgeführt werden. Zum Verständnis ist zunächst die Kenntnis der Funktion und der Indikation zu einer Schrittmacherbehandlung notwendig.

Der Schrittmacher stellt im Prinzip eine kleine Batterie dar, die i.A. im Bereich des großen Brustmuskels unter die Haut eingesetzt wird (s. Abb. 16.40). Von ihm führt ein elektrisches Kabel (Schrittmachersonde) über die Vene unterhalb des Schlüsselbeins durch den rechten Vorhof in die rechte Kammer.

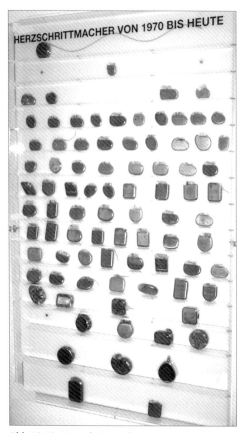

Abb. 16.40: Herzschrittmacher von 1970 bis heute

Die Spitze dieser Sonde wird bei modernen Schrittmachern mittels einer Drahtwendel fest in die Herzmuskulatur eingeschraubt. Im einfachsten Fall registriert diese Sonde ständig die Impulse des Herzens und meldet sie an den Schrittmacher zurück. Solange das Herz schlägt, tut der Schrittmacher nichts. Wenn das Herz eine vorher bestimmte Zeit, z.B. 1 s, aussetzt, gibt der Schrittmacher einen elektrischen Impuls ab, der das Herz zum Schlagen bringt. Es handelt sich bei diesem Modell um eine Funktion nach Bedarf, man spricht daher auch von Bedarfs- oder Demandschrittmachern, im medizinischen Code als VVI-Schrittmacher bezeichnet.

Ein solcher Schrittmacher hat allerdings den Nachteil, dass er stets nur die Herzkammer erregt. Eine geordnete Abfolge von Vorhof- und Kammerkontraktion ist daher nicht möglich. Das Herz kann sich auch nicht an die Bedingungen einer körperlichen Belastung anpassen. Man hat daher heute moderne Schrittmachersysteme entwickelt, die die normale Herzfunktion weitgehend nachahmen. Solche physiologischen Schrittmacher haben jeweils eine Sonde im Vorhof und in der Kammer. Der Schrittmacher registriert die Erregung von Vorhof und Kammer und gibt beim Ausbleiben Impulse an beide oder je nach Bedarf nur an Vorhof oder Kammer einen Impuls ab (DDD-Schrittmacher). Auch ein solcher Schrittmacher ist aber nicht in der Lage, die Herzaktion der Belastung anzupassen, wenn z.B. bei einem Sinusknotensyndrom die HF unter Belastung nicht adäquat ansteigt. Für diese Fälle sind heute bereits eine Reihe von Schrittmachertypen entwickelt worden, die sich körperlicher Belastung anpassen können. Der gebräuchlichsten dieser Schrittmacher gehen dabei von der mechanischen Erschütterung aus. Er registriert bspw. die Erschütterung, die durch das Laufen im Körper entsteht und regelt danach die Herzschlagzahl. Andere Schrittmachermodelle richten sich nach der Atemaktivität oder der Bluttemperatur, die beide ebenfalls unter Belastung ansteigen. Zunehmend werden auch biventrikuläre Schrittmacher eingesetzt, die in beiden Kammern einen Impuls setzen. Sie haben sich als außerordentlich günstig für Patienten mit eingeschränkter Herzfunktion erwiesen.

Inzwischen werden auch Schrittmacher eingesetzt, die im Fall eines Herzkammerflimmerns einen „inneren" Stromstoß abgeben, also eine „innere" Defibrillation durchführen. Sie kommen bei malignen therapieresistenten HRST zum Einsatz, also bei Patienten, die ein Kammerflimmern überlebt haben, das sich nicht durch medikamentöse Gabe unterdrücken lässt.

Die Auswahl des geeigneten Schrittmachers und die Möglichkeit, Sport zu treiben, hängen jeweils von den Umständen ab.

Auf der einen Seite der Skala steht derjenige Patient, bei dem das Herz ohne Schrittmacher dauernd zu langsam schlagen würde und bei dem die Herzmuskelfunktion schlecht ist. Wenn es sich dabei um einen älteren Menschen handelt, wird man meist einen Demandschrittmacher einsetzen, der die Herzschlagzahl auf 70/min anhebt, dem aber sonst keine Anpassungsmöglichkeiten unter Belastung zur Verfügung stehen müssen, da sich solche, meist ältere Patienten sowieso nicht stärker belasten. In diesen Fällen, bei denen die Herzleistung schlecht ist und die Herzschlagzahl nicht über 70/min ansteigen kann, ist körperliche Belastung außerhalb des krankengymnastischen Rahmens oder der Herzübungsgruppe kaum möglich.

Am anderen Ende finden sich auch Patienten mit einer sehr guten Herzfunktion, bei denen das Herz unter Belastung mit der Frequenz normal reagiert und es nur eine Tendenz zum möglicherweise, dazu noch sehr seltenen Aussetzen kommt. In diesen Fällen ist der Schrittmacher als Notfallgerät zu verstehen, die Belastbarkeit des Patienten im täglichen Leben und auch im Sport ist praktisch normal. Man wird ihm natürlich nicht gerade zu leistungssportlichen Aktivitäten raten.

Die Frage nach den Möglichkeiten eines Schrittmacherpatienten, Sport zu treiben, hängt also ab von der Leistungsfähigkeit des Herzens, von der erhaltenen oder nicht erhaltenen Möglichkeit der Frequenzanpassung unter Belastung und von der Art des jeweils eingesetzten Schrittmachers. Im Einzelfall muss sich der Patient hinsichtlich dieser Fragen von seinem behandelnden Arzt und/oder Kardiologen beraten lassen [Kindermann 2001].

Bewegungstherapie/Sport bei Schrittmacherträgern

Bei der Durchführung des Sports ist auf den Schrittmacher und die Sonde Rücksicht zu nehmen. Die Angst, die Sonde könne bei plötzlichen Bewegungen, etwa beim Hochreißen der Arme im Volleyball, aus dem Herzen herausgezogen werden, ist bei der heutigen Verankerung der Sonden in der Herzmuskulatur eigentlich nicht mehr gerechtfertigt.

Trotzdem besteht ein gewisses Risiko der mechanischen Schädigung: Die Sonde behindert den Abfluss über die Vene, durch die sie geführt wurde. Es besteht daher die Gefahr, dass sich in diesem Bereich unter starker körperlicher Belastung Blutgerinnsel, venöse Thromben, bilden. Man sollte daher als Schrittmacherpatient allzu ausladende Armbewegungen meiden. Tennisspieler sollten, wenn sie Rechtshänder sind, den Schrittmacher links einsetzen lassen. Brustschwimmen ist in diesem Fall besser als Kraulschwimmen. In der Herzgruppe ist für den Schrittmacherpatienten Prellball günstiger als Volleyball, um nur einige Beispiele zu nennen. Im Übrigen werden die heutigen Schrittmacher jedoch durch mechanische Ereignisse in vernünftigem Rahmen nicht gefährdet. Auf die Idee zu boxen wird wohl kaum ein Schrittmacherpatient kommen. Eine Schädigung des Schrittmachers durch einen Sturz beim Skifahren ist nicht zu erwarten, sodass man dies dem Schrittmacherträger durchaus erlauben kann, wenn er hierzu allgemein körperlich und vonseiten seines Herzens in der Lage ist. Auch der Saunabesuch kann erlaubt werden, da der unter der Haut gelegene Schrittmacher sich nicht über die allgemeine Körpertemperatur hinaus erwärmt.

Beurteilung der Belastbarkeit: Wenn die HF unter Belastung nicht ausreichend ansteigt, ist die Beurteilung der Belastungsintensität aus der Pulsfrequenz stark eingeschränkt. Wenn bspw. die HF ständig bei 70/min bleibt, kann hieraus nicht geschlossen werden, der Patient „strenge sich nicht an". Man muss hier andere Parameter wie Atmung oder Belastungsempfinden berücksichtigen.

Die Belastbarkeit des Schrittmacherpatienten, speziell die Belastungsreaktionen seines Herzens, sollten vor Aufnahme der körperlichen Aktivität durch ein Belastungs-EKG überprüft werden. Ein „schönes Schrittmacher-EKG" in Ruhe, also ein EKG, bei dem der Schrittmacher regelmäßig seine Impulse abgibt, die vom Herzen mit einer Reaktion beantwortet werden, ist keineswegs ausreichend. Die Belastungsreaktion kann individuell sehr unterschiedlich sein.

Im günstigen Fall wird das Herz unter Belastung mit seiner eigenen Frequenz ansteigen, der Schrittmacher wird „überspielt" und setzt aus.

In weniger günstigen Fällen kommt es nicht zu einer Übernahme der Führung durch die Eigenaktivität des Herzens, der Patient ist auf seine Schrittmacherfrequenz angewiesen – in Abhängigkeit vom Schrittmachertyp.

In besonders ungünstigen Fällen reagiert das Herz unter dem verstärkten Antrieb des Sympathikus und dem Zwang zu einem höheren Pumpvolumen ohne Herzfrequenzsteigerung mit gefährlichen Extrasystolen, die eine medikamentöse Behandlung zusätzlich zum Schrittmacher erforderlich machen können, bevor an Sport- und Bewegungstherapie gedacht werden darf.

Merksätze

◢ Die Belastbarkeit des Herzschrittmacherträgers hängt von vielen Gesichtspunkten ab, wie:
  – Grund für die Implantation
  – Güte der Pumpfunktion des Herzens
  – Frage, ob die eigene Frequenz des Herzens unter Belastung ansteigt oder nicht
  – Art des eingesetzten Schrittmachers und seiner Fähigkeit, sich Belastungen anzupassen

◢ Im Einzelfall muss die Frage der Belastbarkeit vom Arzt aufgrund eines Belastungs-EKGs entschieden werden.

◢ Die Durchführung des Sports sollte auf mögliche Schädigungen des Schrittmachers Rücksicht nehmen. Allzu ausladende Bewegungen im Schrittmacherbereich sind zu vermeiden.

Literatur

Biffi A, How to manage athletes with ventricular arrhythmias. Cardiol Clin (2007), 25(3), 449–455, vii

Corrado D et al., Cardiovascular pre-participation screening of young competitive athletes for prevention of sudden death: proposal for a common European protocol. Consensus Statement of the Study Group of Sport Cardiology of the Working Group of Cardiac Rehabilitation and Exercise Physiology and the Working Group of Myocardial and Pericardial Diseases of the European Society of Cardiology. Eur Heart J (2005), 26(5), 516–524

Graf C, Höher J (2009) Fachlexikon Sportmedizin. Deutscher Ärzte-Verlag, Köln

Graf C, Rost R (2001) Herz und Sport, 3. Aufl. Spitta, Balingen

Kindermann M, Sport bei Patienten mit Herzschrittmacher. Dtsch Z Spomed (2001), 52, 222–226

Kindermann W et al. (2003) Sportkardiologie. Steinkopf, Darmstadt

Lown B, Wolf M, Approaches to sudden death from coronary heart disease. Circulation (1971), 44, 130–142

Mont L, Elosua R, Brugada J, Endurance sport practice as a risk factor for atrial fibrillation and atrial flutter. Europace (2009), 11(1), 11–17

Pelliccia A et al., Prevalence and clinical significance of left atrial remodeling in competitive athletes. J Am Coll Cardiol (2005), 16, 46(4), 690–696

Trusty JM, Beinborn DS, Jahangir A, Dysrhythmias and the athlete. AACN Clin Issues (2004), 5(3), 432–448

16.8 Risiken für Herz und Kreislauf im Sport

C. Graf, M. Halle

16.8.1 Hintergrund

In vielen Kapiteln wurden neben dem jeweiligen Nutzen von körperlicher Aktivität bereits potenzielle Risiken aufgezeigt. Eines der dramatischsten Ereignisse stellt der plötzliche Herztod oder Sekundenherztod dar. Er zählt zu den sog. nichttraumatischen Ereignissen, die i.d.R. auf internistische Vorerkrankungen zurückzuführen sind. Den überwiegenden Anteil machen hier kardiovaskuläre Zwischenfälle bzw. Erkrankungen ursächlich aus. Definitionsgemäß zählt dazu nicht nur das Akutereignis, sondern umfasst auch den Zeitraum der ersten Stunde nach Beginn der Symptomatik. Insgesamt ist der plötzliche Herztod mit einer Inzidenz von 100 000/Jahr relativ häufig und tritt gerade auch bei körperlicher Belastung auf. Die Wahrnehmung in der allgemeinen Bevölkerung zum plötzlichen Herztod im Spitzensport wird allerdings überschätzt, handelt es sich insgesamt betrachtet eher um ein seltenes Vorkommnis. So tritt er nur in 0,6–1 von 100 000 Athleten bzw. 1 von 15 000 Joggern auf. Männer sind etwa 5–15 × häufiger betroffen als Frauen [Corrado et al. 2003]. Mit steigendem Lebensalter nimmt auch das Risiko des plötzlichen Herztodes zu. Absolut betrachtet überwiegt jedoch der gesundheitliche Nutzen von körperlicher Aktivität; das Risiko von aktiven Personen ist gegenüber inaktiven Personen um 40% gesenkt [Siscovick et al. 1984].

Neben den Risikofaktoren männlich, höheres Lebensalter und Inaktivität sind vom plötzlichen Herztod vermehrt Raucher, Personen mit kardiovaskulären Risikofaktoren (z.B. Übergewicht, Fettstoffwechselstörung, Bluthochdruck etc., s. auch Abschn. 16.2) und strukturellen Herzerkrankungen betroffen.

Grundsätzlich stellt aber auch der Sport selbst einen Risikofaktor, einen sog. Trigger dar. Während des Sports besteht eine Übersterblichkeit um den Faktor 2,5; je höher die Intensität der Belastung ist, umso höher liegt auch das Risiko [Siscovick et al. 1984]. Voraussetzung für ein solches Ereignis ist aber, wie bereits eingangs erwähnt, das Vorhandensein von Vorschädigungen, die z.T. altersabhängig sind, und eine entsprechende „Neigung" zu HRST bei dem entsprechenden Trigger, in diesem Fall der Belastungssituation. Während die Ursache in der Gruppe der über 35-Jährigen in 80% und mehr auf eine zuvor nicht bekannte KHK zurückgeführt werden kann, finden sich bei den Jüngeren hauptsächlich die HCM, Anomalien der Herzkranzgefäße, Veränderungen der rechten Kammer, die sog. arrhythmogene rechtsventrikuläre Dysplasie oder Störungen der Erregungsleitung ([Corrado et al. 2005; Maron 2003], s. auch Tab. 16.29). In Tabelle 16.30 sind die Erkrankungen mit den jeweiligen Prävalenzen für Athleten bzw. Nichtathleten (unter 35 Jahren) im Vergleich dargestellt. Zum einen wird anhand dessen noch mal die Seltenheit der jeweiligen Ereignisse deutlich, zum anderen zeigen sich aber qualitative Unterschiede. So ist bspw. in diesem Kollektiv die Häufigkeit einer arrhythmoge-

Tab. 16.29: Ursachen für einen sportinduzierten Herztod. Nach [Corrado et al. 2005]

Alter	Jünger als 35 Jahre	Älter als 35 Jahre
Häufige Ursachen	• Linksventrikuläre Hypertrophie • Kardiomyopathie • Anomalie der Koronararterien	• KHK
Weniger häufige Ursachen	• Arrhythmogene rechtsventrikuläre Dysplasie • Myokarditis • Koronarsklerose • Aortenruptur i.d.R. eines Marfan-Syndroms • Sonstige und unklare Ursachen	• Hypertrophe Kardiomyopathie • Vitien • Myokarditis • Störungen der Erregungsbildung- und -rückbildung (u.a. Kanalopathien) • Unklare Ursachen
Seltene Ursachen	• Störungen der Erregungsbildung- und -rückbildung (u.a. Kanalopathien)	• Arrhythmogene rechtsventrikuläre Dysplasie • Sonstige Ursachen

Tab. 16.30: Ursachen für den plötzlichen Todesfall von Athleten und Nichtathleten (< 35 Jahre) in der italienischen Region Veneto zwischen 1979 und 1996. Nach [Corrado et al. 2005]

	Athleten n = 49 bzw. (%)	Nichtathleten n = 220 bzw. (%)	Gesamtgruppe n = 269 bzw. (%)
Arrhythmogene rechtsventrikuläre Dysplasie	11 (22,4)	18 (8,2)	29 (10,8)
KHK	9 (18,4)	36 (16,5)	45 (16,7)
Koronaranomalie	6 (12,2)	1 (0,4)	7 (2,6)
Störungen der Erregungsbildung- und -rückbildung (u.a. Kanalopathien)	4 (8,2)	20 (9,0)	24 (8,9)
Mitralklappenprolaps	5 (10,2)	21 (9,5)	26 (9,7)
HCM	1 (2,0)	16 (7,3)	17 (6,3)
Myokarditis	3 (6,1)	19 (8,6)	22 (8,2)
Myokardiale Brücke („myocardial bridge")	2 (4,0)	5 (2,3)	7 (2,6)
Lungenembolie	1 (2,0)	3 (1,4)	4 (1,5)
Dissektion eines Aortenaneurysmas	1 (2,0)	11 (5,0)	12 (4,5)
DCM	1 (2,0)	9 (4,1)	10 (3,7)
Andere	5 (10,2)	61 (27,7)	66 (24,5)

nen rechtsventrikulären Dysplasie sehr viel häufiger anzutreffen. Dies ist einerseits mit Sicherheit auf die selektierte Auswahl zurückzuführen; insbesondere in dieser Region Italiens kommt diese Erkrankung gehäuft vor, und es wird auch entsprechend danach gesucht. Dagegen kommt eine HCM eher seltener bei Athleten vor. Ursächlich kann hier nur spekuliert werden, dass durch die eng-

maschigen Kontrollen Athleten mit einer HCM eher „aussortiert" werden.

Ursächlich für den plötzlichen Herztod, insbesondere bei Marathonläufern, wird auch das Vorliegen einer **Hyponatriämie** (Konzentration < 135 mmol/l Blut) diskutiert [Ortega Porcel et al. 2004]. Es wird angenommen, dass durch eine zu hohe Flüssigkeitszufuhr im Vergleich zu deren Verlust ein Verdünnungseffekt verursacht wird, da nicht auf den Salzgehalt der Getränke geachtet wird. Dies kommt allerdings nur unter starker Hitzebelastung (s. Kap. 26) oder Ausdauerbelastungen vor, die länger als 4 h andauern.

In seltenen Fällen wird selbst bei der Obduktion keine Todesursache gefunden. Dann werden meist Störungen der Erregungsübertragung, die sog. malignen HRST (s. auch Abschn. 16.7) als Auslöser angenommen. Diese meist aus den Herzkammern stammenden Rhythmusstörungen enden im Kammerflimmern, das nur mittels Defibrillation behoben werden kann. Ursächlich hierfür sind Veränderungen der Erregungsbildung und -leitung, z.B. Brugada- oder Long-QT-Syndrom (s. auch Abschn. 16.7).

Merksätze

◢ Der plötzliche Herztod ist ein eher seltenes Ereignis, das auf der Basis struktureller Veränderungen oder Störungen der Erregungsleitung durch Rhythmusstörungen ausgelöst wird.

◢ Insgesamt überwiegt zwar der gesundheitliche Nutzen von körperlicher Aktivität, der Sekundenherztod kann aber durch die Belastungssituation getriggert werden.

◢ Als Ursache kommt bei Personen unter 35 Jahren meist eine HCM (seltener eine Myokarditis), bei Älteren eine KHK infrage.

Risikosportarten?

Zwar gibt es Sportarten, in denen der plötzliche Herztod häufiger vorkommt; z.B. Triathlon (1,5/100 000), Basketball, American Football (USA), Golfen, Fußball und Laufen (0,8/100 000) (z.B. [Ragosta et al. 1984]). Fälschlicherweise werden sie demzufolge auch als Risikosportarten bezeichnet. Vielmehr handelt es sich aber um Sportarten, in denen sich ältere oder primär inaktive Personen be-

tätigen, z.B. Jogging oder Golf, weil man sie allgemein empfiehlt oder sie als „ungefährlich" ansieht. Außerdem werden sie insgesamt häufig betrieben, sodass die Wahrscheinlichkeit zunimmt, dass auch Personen mit vielleicht vorher unbekannten Erkrankungen in dieser Gruppe zu finden sind.

Im Rahmen der **Sekundärprävention**, z.B. beim Herzsport, kommt der plötzliche Herztod mit einer Häufigkeit von 1:750 000 Trainingseinheiten vor [Unverdorben et al. 1996]. Ebenfalls niedrige Zahlen zeigten sich in einer Umfrage von Haskell (1978), bei der es zu einem nichttödlichen und einem tödlichen Ereignis nach 34 673 bzw. 116 402 h kam. Diese insgesamt geringen Zahlen liegen einerseits an dem Bias, dass i.d.R. eher diejenigen auch nach einem Infarkt aktiv sind, die es schon vorher waren oder die gewünschten lebensstiländernden Maßnahmen besser umsetzen. Andererseits werden insbesondere in der vulnerablen Phase (bis 1 Jahr nach dem Infarkt) die Trainingsstunden ärztlich überwacht, sodass kardiale Zwischenfälle rasch behandelt werden können. Für Risikopatienten in Deutschland, z.B. Patienten mit nachgewiesener Progression der KHK oder mit eingeschränkter Pumpfunktion des linken Ventrikels, besteht das überwachte Training auch über die ersten von der Krankenkasse finanzierten 90 Einheiten hinaus.

Merksätze

◢ Der plötzliche Herztod findet sich v.a. in Sportarten, die häufig betrieben und bevorzugt von älteren und/ oder ungeübten (zuvor inaktiven) betrieben werden, z.B. Golf, Jogging etc.

◢ Auch im Herzsport kommt der plötzliche Herztod seltener vor.

16.8.2 Prävention

Insbesondere Wieder- oder Neueinsteiger sollten die körperliche Aktivität langsam und mit moderater Intensität beginnen. Die wichtigste vorbeugende Maßnahme stellt eine angemessene Vorsorgeuntersuchung dar. Dazu zählen im Wesentlichen:

◢ Eigen- bzw. Familienanamnese, gibt es bspw. Hinweise, dass bereits andere Familienmitglieder am plötzlichen Herztod verstorben sind? Welche Risikofaktoren liegen vor? Treten Beschwerden wie Synkopen, Atemnot, AP etc. während oder nach Belastung auf?

◢ Körperliche Untersuchung, z.B. Herzgeräusche?

◢ Ruhe-EKG, z.B. zur Detektion von Störungen der Erregungsleitung

◢ Labor, z.B. Hinweise auf Fettstoffwechselstörungen

Diese Untersuchungen stellen auch nach der DGSP die Basis für eine sportmedizinische Vorsorgeuntersuchung dar (s. auch http://www.dgsp.de). In Verdachtsfällen – Beschwerden und/oder Auffälligkeiten in den Untersuchungsbefunden – sollten ein Belastungs-EKG bzw. eine Echokardiographie in Ruhe und ggf. unter Belastung oder weiterführende Untersuchungen (s. Kap. 3) durchgeführt werden. Bei Personen unter 35 Jahren und ohne besondere Risikofaktoren empfiehlt sich eine solche Vorsorgeuntersuchung alle 2–3 Jahre. Bei Älteren und bei Vorliegen potenzieller Risiken sollte eine solche Untersuchung alle 1–2 Jahre durchgeführt werden. Bei Athleten basieren die Empfehlungen im Wesentlichen auf der inzwischen jahrzehntelangen Erfahrung italienischer Arbeitsgruppen, die die Diagnostik neben der Anamnese und der körperlichen Untersuchung maßgeblich auf die Interpretation eines 12-Kanal-Ruhe-EKGs stützen und einen entsprechenden Algorithmus entwickelt haben [Corrado et al. 2007]. Sind diese 3 Punkte unauffällig,

wird die Sporttauglichkeit erteilt; bei auffälligen Befunden erfolgen weiterführende Untersuchungen, z.B. eine Echokardiographie, Belastungs-EKG etc. Erst danach wird über eine Sporttauglichkeit entschieden.

Sehr wichtig ist der Hinweis, dass bei Infektionen, v.a. bei Fieber, aber auch unter Antibiose **kein** Sport getrieben werden sollte (z.B. [Kruse und Cantor 2007]). Denn besonders dann besteht die Gefahr einer Myokarditis. Potenzielle Warnsignale im Sport wie Schwindel, Synkopen, Brustschmerzen, Atemnot etc. müssen von den Betroffenen ernst genommen und ärztlich abgeklärt werden.

Als sinnvoll hat sich auch die Ausstattung mit automatischen externen Defibrillatoren und die Unterrichtung von Laien in der Wiederbelebung („Laienreanimation") erwiesen, u.a. bei sportlichen Großereignissen, z.B. Volksläufen, aber auch inaktiven Gegebenheiten wie in Fußballstadien. So konnte in den USA das Überleben von 10 auf 50% gesteigert werden.

> **Merksätze**
> ◢ Aus präventiver Sicht ist die langsame und moderate Aufnahme von körperlicher Aktivität für Neu- oder Wiedereinsteiger sinnvoll.
> ◢ Essenziell sind dem Alter und dem individuellen Zustand angepasste Vorsorgeuntersuchungen.
> ◢ Bei akuten Erkrankungen gilt **Sportverbot**!

16.8.3 Rehabilitation

Wurde ein solches Ereignis überlebt, sollte zunächst die zugrunde liegende Ursache gefunden und – wenn möglich – behoben werden. Falls die Ursache nicht behoben werden kann (wie z.B. bei der HCM oder Erregungsleitungsstörungen), wird die Implantation eines Defibrillators notwendig. Das weitere Vorgehen und die mögliche Wiederaufnahme von körperlicher Aktivität hängen dementsprechend von der jeweiligen Grunderkrankung und den ggf. notwendigen Therapiemaßnahmen ab. Es gibt nur wenige Erkrankungen, z.B. das Long-QT-Syndrom, bei denen ein Sporttreiben absolut kontraindiziert ist (z.B. [Thompson et al. 2007]). Insgesamt zeigt sich allerdings, dass nach wie vor das Überleben auch nach einem solchen Ereignis kritisch ist, sodass immer noch eine weit verbreitete Aufklärung bez. solcher Ereignisse und die Förderung von Laienreanimationen gefordert wird [Drezner et al. 2008].

Literatur
Corrado D et al., How to screen athletes for cardiovascular diseases. Cardiol Clin (2007), 25, 391–397
Corrado D et al., Cardiovascular pre-participation screening of young competitive athletes for prevention of sudden death: proposal for a common European protocol. Consensus Statement of the Study Group of Sport Cardiology of the Working Group of Cardiac Rehabilitation and Exercise Physiology and the Working Group of Myocardial and Pericardial Diseases of the European Society of Cardiology. Eur Heart J (2005), 26, 516–524
Corrado D et al., Does sports activity enhance the risk of sudden death in adolescents and young adults? J Am Coll Cardiol (2003), 42, 1959–1963
Drezner JA et al., Survival trends in the United States following exercise-related sudden cardiac arrest in the youth: 2000–2006. Heart Rhythm (2008), 5, 794–799
Haskell WL, Cardiovascular complications during exercise training of cardiac patients. Circulation (1978), 57, 920–924
Kruse RJ, Cantor CL, Pulmonary and cardiac infections in athletes. Clin Sports Med (2007), 26, 361–382
Maron BJ, Sudden death in young athletes. N Engl J Med (2003), 349, 1064–1075
Ortega Porcel FB et al., Hyponatremia in ultra-endurance exercises. Effects on health and performance. Arch Latinoam Nutr (2004), 54, 155–164 (Artikel auf Spanisch)
Ragosta M et al., Death during recreational exercise in the State of Rhode Island. Med Sci Sports Exerc (1984), 16, 339–342
Siscovick DS et al., The incidence of primary cardiac arrest during vigorous exercise. N Engl J Med (1984), 311, 874–877
Thompson PD et al., Exercise and acute cardiovascular events placing the risks into perspective: a scientific statement from the American Heart Association Council on Nutrition, Physical Activity, and Metabolism and the Council on Clinical Cardiology. Circulation (2007), 115, 2358–2368
Unverdorben M et al., Kardiovaskuläre Risiken der ambulanten kardiologischen Rehabilitation. Herz/Kreislauf (1996), 28, 59–62

16.9 Periphere arterielle Verschlusskrankheit, Zerebralsklerose und sonstige Gefäßerkrankungen

C. Graf, R. Rost

16.9.1 Periphere arterielle Verschlusskrankheit

Bei diesem Krankheitsbild liegen arteriosklerotische Gefäßverschlüsse in der Peripherie vor, daher der Name periphere arterielle Verschlusskrankheit (pAVK). Hauptsächlich sind dabei die Arterien betroffen, die die Beine versorgen, also im Bereich des Beckens oder der Beine selbst. Nur selten sind die Gefäße der Arme betroffen. Zumeist, aber nicht ausschließlich, tritt diese Erkrankung bei Rauchern auf. Daher kommt auch der Name Raucherbein (s. Abb. 16.41). Männer erkranken fünfmal häufiger als Frauen. Mehr als 10% der männlichen Bevölkerung über dem 50. Lebensjahr ist betroffen, bei Rauchern oft bereits im jüngeren Alter. Neben den Rauchern sind besonders die Diabetiker durch die pAVK bedroht. Hier sind vorzugsweise die kleinen Blutgefäße betroffen.

Die pAVK wird nach Fontaine (1954) bzw. Rutherford und Becker (1991) in verschiedene Stadien eingeteilt (s. Tab. 16.31).

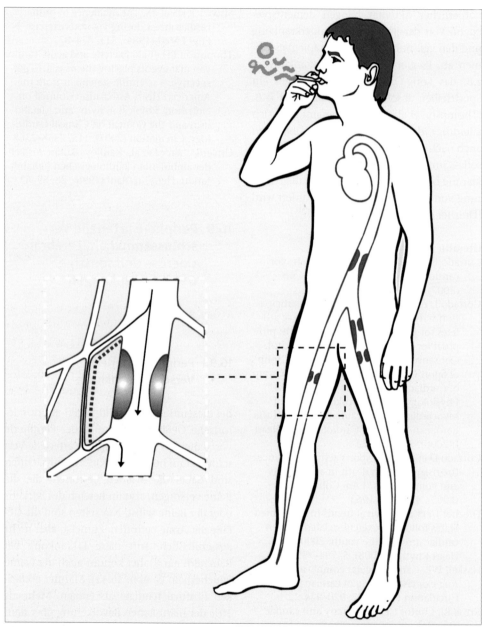

Abb. 16.41: Schematische Darstellung der peripheren arteriellen Verschlusskrankheit, auch als „Raucherbein" oder „Schaufensterkrankheit" bezeichnet. Es finden sich an verschiedenen Stellen der Beinschlag-
adern sowie der absteigenden Hauptschlagader Einengungen, sog. Stenosen. Links ist die vergrößerte Darstellung einer solchen Einengung zur Demonstration der Kollateralenbildung dargestellt. Die Äste, die die
Arterie oberhalb und unterhalb der Engstelle abgibt, sind untereinander verbunden. Durch die Einengung
kommt es dazu, dass solche Verbindungen mit der Zeit zunehmend durchblutet und aufgeweitet werden.
Es entsteht ein Umgehungsweg (Kollaterale).

Tab. 16.31: Vergleich der Klassifikationen zur arteriellen Verschlusskrankheit

Klassifikation nach Fontaine		Klassifikation nach Rutherford	
Stadium	**Symptome**	**Stadium**	**Symptome**
I	Asymptomatische AVK	0	Asymptomatische AVK
II	Claudicatio intermittens • bei Gehstrecke > 200 m (Stadium IIa) • bei Gehstrecke < 200 m (Stadium IIb)	1	Geringe Claudicatio intermittens, Doppler > 50 mmHg
		2	Mäßige Claudicatio intermittens
		3	Schwere Claudicatio intermittens, Doppler < 50 mmHg
III	Ruheschmerzen	4	Ruheschmerzen
IV	Nekrose, Gangrän	5	Distale atrophische Läsion mit akralem Gewebsuntergang
		6	Nach proximal ausgehende Läsion, (über das Niveau der Mittelfußknochen hinausgehend)

Bei **Gefäßeinengungen** < 50% bestehen zunächst keinerlei Beschwerden. Bei hochgradigeren Einengungen kommt es zunächst zu Durchblutungsstörungen (= **Ischämie**). Dies wird unter Belastung zumeist als dumpfe Schmerzen im Wadenbereich empfunden. Bei längerem Gehen entsteht das Symptom des sog. **zeitweiligen Hinkens** (Claudicatio intermittens). Der Patient muss nach einer längeren oder kürzeren Wegstrecke stehen bleiben. Daher hat die Erkrankung einen weiteren beschreibenden Namen, nämlich **Schaufensterkrankheit**, da der Patient angeblich so tut, als müsse er ab und zu ein Schaufenster ansehen, um die eigentliche Ursache für das Stehenbleiben zu verschleiern.

Mit weiter fortschreitender Erkrankung verschlechtert sich die Durchblutung zunehmend. Es bestehen jetzt auch schon Beschwerden in Ruhe. Beträgt die Einengung > 90% des Gefäßes, dann sind die Pulse im Bereich der Füße gar nicht mehr zu tasten. Die Füße sind kalt, und kleinere Wunden heilen sehr schlecht. In diesem Bereich können sich chronische Geschwüre (**Ulzera**) bilden. Tritt schließlich ein **kompletter Gefäßverschluss** ein, sterben je nach Lage Zehen, Teile des Fußes oder ein ganzes Bein ab (= **Nekrose**). Da dieses abgestorbene Gewebe häufig von Bakterien besiedelt wird und sich infiziert (**Gangrän**), ist eine Amputation notwendig. Jährlich fallen in der Bundesrepublik Deutschland dieser Erkrankung zehntausende von Beinen zum Opfer.

Die Diagnostik stellt meist kein großes Problem dar. Meist ergibt sie sich durch die Abfrage der Risikofaktoren (häufig Rauchen) bzw. die typische Symptomatik. Tasten der Pulse und die Bestimmung des Knöchel-Arm-Indexes sind einfache Methoden. Der Knöchel-Arm-Index stellt den Quotienten aus den am Unterschenkel und am Oberarm gemessenen systolischen Blutdrücken dar. Werte zwischen 0,9 und 1,2 werden als normal angesehen. Je kleiner das Resultat ausfällt, desto größer ist das Ausmaß der Durchblutungsstörung. Bei Werten < 0,5 bestehen nicht selten bereits Durchblutungsstörungen mit einer sehr hohen Nekrose- und Ulkusgefahr. Werte von deutlich > 1,3 weisen auf eine besondere Art der Gefäßverkalkung hin (Mediasklerose), bei der besonders die Muskelschicht der Arterienwände betroffen ist. Diese Form findet sich besonders bei Patienten mit Nierenerkrankungen oder Diabetes

(s. Abschn. 16.2.5). Hinsichtlich weiterer diagnostischer Verfahren muss auf spezielle Literatur verwiesen werden.

Merksätze
- Bei der pAVK sind hauptsächlich die Arterien betroffen, die die Beine versorgen.
- Hauptrisikofaktoren für die Entstehung sind Nikotinabusus und Diabetes mellitus. Zumeist erkranken Männer in höherem Lebensalter.
- Erst Gefäßeinengungen über 50% werden vom Betroffenen bemerkt.
- Typische Symptome sind – aufgrund zunehmender Durchblutungsstörungen – kalte Extremitäten und Wundheilungsstörungen.
- Der komplette Verschluss führt zum Gewebsuntergang und Ausbildung einer Nekrose.

Therapie

Die Therapie der pAVK besteht zunächst in der Beseitigung bzw. Abschwächung vorhandener Risikofaktoren. Dabei steht natürlich die Aufgabe des Rauchens im Vordergrund. Gefäßerweiternde Medikamente sind meist nicht in der Lage, die arteriosklerotisch eingeengten Blutgefäße wieder zu öffnen. Sie können aber den Beinen über die Aufweitung von noch gesunden Gefäßen möglicherweise mehr Blut zuführen. In geeigneten Fällen kann ein Gefäß invasiv aufgedehnt oder eine Gefäßprothese (Bypass) eingesetzt werden (s. Abschn. 16.3.4). Diese Möglichkeit ist allerdings nur in solchen Fällen gegeben, in denen die Gefäßveränderungen nicht bis in die kleinsten Verästelungen hinein reichen.

Bewegungstherapie. Grundsätzlich gelten aus präventiver Sicht die gleichen Hinweise und vermutlich auch Mechanismen wie bei der KHK (s. Abschn. 16.3). Im Folgenden soll noch mal kurz der Effekt der Bewegung auf das Endothel beleuchtet werden. Ursächlich wird diskutiert, dass die Endothelfunktion durch eine Regulierung der entsprechenden Gene verbessert wird (zusammengefasst in [Leung et al. 2008]). Auf zellulärer Ebene nehmen diese Gene Einfluss u.a. auf die zelluläre Atmung, Entzündungsreaktionen, Zelluntergang (= Apoptose), Zellgröße und -wachstum, auf Enzymsysteme, die freie Radikale neutralisieren, wie die Superoxiddismutase-1 etc., Änderungen der intrazellulären Calciumspiegel, Steigerung der Konzentration und Verfügbarkeit der sog. endothelial nitric oxide synthase (eNOS). Auf die Gefäßmuskelzellen wirkt körperliche Aktivität über die Einflussnahme auf die Calicum- und Kaliumkonzentrationen bzw. die entsprechenden Kanäle. Es kommt zu einer Reduktion der Entzündungsparameter, z.B. das hCRP, die Interleukine 6 und 18 und TNF-Alpha. Darüber hinaus trägt Bewegung zur Angiogenese und Arteriogenese bei. Mit der Angiogenese ist die Bildung neuer kapillärer Netzwerke gemeint; unter der Arteriogenese wird die Ausbildung bereits vorher vorhandener Kollateralen verstanden. Eine zentrale Rolle kommt hier den sog. endothelialen Progenitorzellen (EPCs) zu, einer Sondergruppe an Stammzellen, die diese Prozesse vermitteln [Laufs et al. 2004].

Bei gesunden, aber inaktiven Erwachsenen finden sich u.a. eine Steifheit bzw. reduzierte Compliance der großen Gefäße, eine reduzierte Endothelfunktion, eine erhöhte Gerinnbarkeit und eine gesteigerte Intima media Dicke als möglicher Ausdruck einer beginnenden Arteriosklerose (s. hierzu Abschn. 3.3.7), zusammengefasst von [Seals et al. 2008]. Zur Prophylaxe jeder Gefäßerkrankung ist daher Bewegung essenziell: „Sport trainiert die Gefäße"; die Empfehlungen entsprechen denen der KHK (s. hierzu Abschn. 16.3).

Aber auch in der Therapie der pAVK kommt der körperlichen Aktivität aus den gleichen Gründen eine besondere Bedeutung zu. Durch ein Training gelingt es, die Wegstrecke, die der Patient beschwerdefrei gehen kann (Kriterium für die Schwere der Erkrankung) deutlich zu verlängern. Zur Erklärung der **Verlängerung der Gehstrecke durch Training** lassen sich im Wesentlichen 2 Mechanismen anführen:

Durch ein Gehtraining lernt der Patient, technisch geschickter zu gehen. Auf diese Weise kann er „Energie sparen", für die er sonst Sauerstoff benötigt. So ist für die gleiche Gehgeschwindigkeit der Sauerstoffbedarf vermindert, und die Gehstrecke kann verlängert werden (s. auch Abb. 16.42).

Darüber hinaus kommt es zu Stoffwechselanpassungen. Durch das Training kommt es bei gleichem Energieumsatz zu einer Verminderung der Laktatproduktion bzw. zu einer Verschiebung der aerob-anaeroben Schwelle nach rechts (s. Kap. 2 und Abb. 2.9). Die Patienten können somit einen höheren Anteil ihrer Maximalleistung bewältigen, ohne dass es zu Milchsäurebildung und damit zu Beschwerden kommt.

Bisher konnte nicht nachgewiesen werden, dass Training die arteriosklerotischen Veränderungen bei pAVK tatsächlich beein-

flusst; es trägt jedoch dazu bei, dass der Patient die Folgen dieser Erkrankung besser bewältigt.

Diese Aussage ist für manchen Ideologen der Bewegungstherapie enttäuschend, der alles durch Sport heilen möchte. Es sollte jedoch nochmals unterstrichen werden, dass jede Therapie nur dann sinnvoll ist, wenn auch ihre Grenzen erkannt werden. Für den Patienten selbst ist die subjektive Beschwerdefreiheit bzw. die größere Leistungsfähigkeit an sich ein wesentliches Behandlungsziel, auch dann, wenn die zugrunde liegenden Gefäßveränderungen nicht beeinflusst werden. Inzwischen haben Untersuchungen zumindest für den Koronarkreislauf zeigen können, dass sich unter einer Lebensstilveränderung Rückbildungen an eingeengten Gefäßen bzw. Verbesserungen der Funktion erreichen lassen.

Für die Durchführung der Bewegungstherapie ergibt sich aus diesen Überlegungen, dass der lokale aerobe Trainingseffekt im Bereich der Beine im Vordergrund steht. Je nach Schweregrad sollte es als Geh-, Lauf-

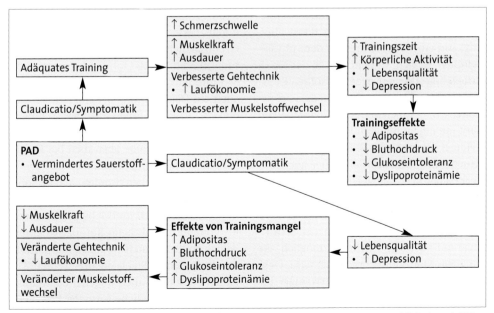

Abb. 16.42: Zyklus von körperlicher Aktivität und Inaktivität bei Patienten mit pAVK. Modifiziert nach [Milani und Lavie 2007]

oder Ergometertraining ausgeführt werden. Die Dosierung sollte so erfolgen, dass der Patient beschwerdefrei bleibt. Im Gegensatz zu früheren Ansichten ist es nicht sinnvoll, bis an die Schmerzschwelle heranzugehen.

In leichten Fällen (Stadium I–IIa) kann der Patient das Training für sich allein durchführen. In schwereren Fällen (ab Stadium IIb) sollte es unter krankengymnastischer Anleitung bzw. in einer speziellen Gefäßsportgruppe erfolgen, die durch einen erfahrenen Sportlehrer/Übungsleiter/Krankengymnasten angeleitet wird. Eine ärztliche Präsenz ist dabei nicht unbedingt erforderlich. Soweit, wie dies häufig der Fall ist, gleichzeitig eine schwerere KHK vorliegt, steht diese wegen der potenziellen Gefährdung im Vordergrund. Der Patient sollte dann in eine Herzgruppe integriert werden.

Zur praktischen Durchführung wurden verschiedene Modelle entwickelt. Am effektivsten ist das **Gehtraining** im Freien. Hierbei wird zunächst die max. Gehgeschwindigkeit ermittelt, die schmerzfrei möglich ist. Bei dem meist durchgeführten Zwei-Drittel-Prinzip geht der Patient bis zu 1 h fünfmal wöchentlich mit $2/3$ dieser max. Gehgeschwindigkeit. Es handelt sich dabei allerdings um eine Übernahme aus dem physiologischen Bereich, in dem mit $2/3$ der Maximalleistung trainiert werden sollte. Es ist nicht notwendigerweise logisch, dass bei pathologisch eingeschränkter Belastbarkeit nicht mit einem höheren Prozentsatz des individuell Möglichen trainiert werden sollte. Manche Gruppen belasten daher auch mit 80–90% der max. Gehgeschwindigkeit.

Als Alternative ist ein Training nicht nach der zurückgelegten Strecke pro Zeiteinheit, sondern unabhängig von der Schrittlänge nur nach der Schrittzahl möglich, die durch ein Metronom vorgegeben wird. Gehtraining in der Halle hat sich weniger bewährt, wahrscheinlich weil durch die räumliche Beengung die eigentliche Vorwärtsbewegung und damit die Leistung geringer sind.

Vor allem bei schlechtem Wetter ist daher ein **pedalergometrisches Training** eine Alternative. Dabei tritt der Patient meist in liegender Position auf einem Ergometer. Hierdurch ist sichergestellt, dass die lokale und nicht die allgemeine Kreislaufbelastung im Vordergrund steht. Allerdings ist das pedalergometrische Training in seinen Ergebnissen dem Gehtraining unterlegen. Vermehrter Einsatz teurer Geräte garantiert also nicht unbedingt größere Therapie-Erfolge!

Neben einem solchen mehr unspezifischen Training werden in der Krankengymnastik **individuelle Bewegungsformen** durchgeführt, die allerdings weniger für die Gruppentherapie geeignet sind. Je nach Lage des Verschlusses werden durchgeführt:

- Unterschenkelbereich: Zehen-Fersen-Stände
- Oberschenkelarterien: Kniebeugen
- Beckenarterien: Gehen und Radfahren

Dies hat den Vorteil, dass die Leistungsbegrenzung von der Durchblutung und nicht von anderen Faktoren wie Körpergewicht oder Gehtechnik bestimmt wird. Es bleibt allerdings noch nachzuweisen, ob sich hierdurch bessere Ergebnisse erzielen lassen. Grundsätzlich sollen dabei zwischen 2 Belastungsphasen jeweils „lohnende Pausen" von 3–5 min eingebaut werden. Alternativ kann auch ein Dauertraining bei einer Geschwindigkeit 10–20% unterhalb der Schmerzschwelle durchgeführt werden.

Ein Training sollte aber auch bei Gefäßpatienten nicht nur aus dieser vaskulären Perspektive betrieben werden, da es sonst leicht langweilig wird. Das Ausdauertraining in Form von Laufen und Gehen steht stärker im Vordergrund als beim Koronarpatienten, jedoch sollte es durch Gymnastik und motivationsfördernde Spiele ergänzt werden. Die Patienten sollten auch angehalten werden, im Alltag jede mögliche Form der Bewegung zu nutzen (z.B. Treppensteigen, Fahrradfahren etc.) und gymnastische Übungen bzw.

Tab. 16.32: Kernelemente eines Trainings bei Patienten mit pAVK Stadium II. Modifiziert nach [Stewart et al. 2002]

Empfehlungen	Inhalte und Verlauf
Allgemein	Auf- und Abwärmen für jeweils 5–10 min
	Gehtraining, z.B. auf dem Laufband
	Krafttraining
Intensität	Zunächst Test mit Laufgeschwindigkeit, die innerhalb von 3–5 min zu Beschwerden führt
	Mit dieser Intensität „trainiert" der Patient, bei Beschwerden pausiert er.
Dauer	Intervalltraining für zunächst 35 min
	Steigerung mit jeder Einheit um 5 min bis zu einer Gesamtdauer von 50 min
Frequenz	Gehtraining 3–5 x/Wo.

das Gehtraining mehrmals täglich selbst durchzuführen (s. Tab. 16.32).

Gardner, Montgomery und Parker (2008) untersuchten den Zusammenhang der Gesamtsterblichkeit und körperlicher Aktivität bei Patienten mit der Schaufensterkrankheit. Sie verfolgten 434 Patienten im Mittel über etwa 5 Jahre. Auch unabhängig von möglichen anderen Risikofaktoren, z.B. Alter und BMI, wurde eine schützende Wirkung von körperlicher Aktivität gezeigt. Allerdings bestätigt sich auch in diesen Kollektiven nach einer Meta-Analyse von Flu et al. (2010), dass bei einer Vielzahl von Patienten weder nichtmedikamentöse noch medikamentöse Empfehlungen korrekt und effektiv eingesetzt werden.

Merksätze
- Die Bewegung geschieht zumeist in Form von Geh-, Lauf- oder Ergometertraining; häufig in Gefäßsportgruppen.
- Hauptsächlich profitiert der Patient in Stadium II davon.
- Ein Ausreizen bis zur bzw. über die Schmerzgrenze sollte vermieden werden.
- Auf mögliche Begleiterkrankungen, z.B. die oft mit der pAVK assoziierte KHK, muss Rücksicht genommen werden.

16.9.2 Thrombose und Sport

Ein Thrombus stellt ein Blutgerinnsel dar. Nach einer Verletzung der Haut schützen die Aktivierung der Gerinnungskaskade und die Bildung eines Thrombus den Organismus vor einem Blutverlust. Von einer Thrombose ist aber die Rede, wenn sich innerhalb eines Gefäßes ein solches Blutgerinnsel ausbildet. Dies kann prinzipiell in jedem Gefäß passieren, in Arterien finden sich Thrombosen jedoch selten. Zumeist sind Venen betroffen (sogenannte Phlebothrombose); häufig infolge eines insuffizienten Schließens der Venenklappen, man spricht von einer chronisch venösen Insuffizienz.

Als Risikofaktoren gelten auch hier Übergewicht, Gerinnungsstörungen, Operationen an der unteren Extremität. Je nach Lokalisation finden sich Schmerzen und Schwellung in der Wade. Bei allen Thrombosen besteht die Gefahr, dass sich ein Blutgerinnsel von der Gefäßwand ablöst und zu einer Lungenembolie führt.

Bei einer akuten Thrombose besteht meist Sportverbot wegen eines erhöhten Risikos für die Entwicklung einer Lungenembolie. Bei Einnahme von gerinnungshemmenden Medikamenten besteht eine eingeschränkte Sportfähigkeit, da ein erhöhtes Risiko für Blutergüsse bei Prellungen besteht. Grundsätzlich werden dynamische Belastungen empfohlen, insbesondere wenn eine chronisch venöse Insuffizienz vorliegt. Statische Belastungen hingegen führen über die Druckbelastung im venösen Schenkel eher zu einer Progression. Allerdings müssen Sportart und -ausübung an den Zustand und die Neigungen des jeweiligen Patienten angepasst werden, ggf. ist der Einsatz von Thrombosestrümpfen vonnöten.

16.9.3 Gefäßentzündungen

Entzündungen der Schlagadern (**Arteriitis**) sind selten und von geringer praktischer Bedeutung. Als Ausnahme erwähnt sei die **Endangitis obliterans**, eine Entzündung der Schlagadern im Bereich der Beine, deren Ursache unbekannt ist und die vorwiegend jüngere Männer betrifft. Das klinische Bild entspricht weitgehend der pAVK, und eine Bewegungstherapie ist in ähnlicher Weise wirkungsvoll (s. Abschn. 16.5.1).

16.9.4 Zerebralsklerose

Die Ausbildung einer Arteriosklerose im Bereich der Gehirngefäße (Gehirn = Cerebrum) wird als Zerebralsklerose bezeichnet. Durchblutungsstörungen in diesem Bereich führen zum Untergang von Gehirnzellen. Heutzutage gilt es aber als sicher, dass sich auch neue Nervenzellen bilden können. Trotzdem kommt es – je nach Ausmaß – zu Veränderungen, die i.A. als „typisch altersbedingt" angesehen werden. Das Gedächtnis lässt nach, und zwar speziell das Neugedächtnis, d.h. der alte Mensch kann sich an Ereignisse der letzten Tage nicht mehr erinnern, während er noch sehr gut Gedichte zitiert, die er in der Schule gelernt hat. Der Schlaf ist häufig gestört, es kommt zu Stimmungsveränderungen, speziell zu Depressionen. Manche Eigenschaften werden überspitzt, der früher Sparsame wird zum Geizigen etc. Besonders auch

im motorischen Bereich treten Störungen auf, die koordinative Fähigkeit verschlechtert sich, technisch schwierige Bewegungen können nicht mehr ausgeführt und nur schwer neu erlernt werden (s. auch Kap. 32). Bereits hier spielt Bewegung bzw. körperlichen Aktivität i.A. eine wesentliche Rolle in der Förderung eines gesunden Alterns [Vogel et al. 2009].

Typischerweise sind bei der Entstehung der Zerebralsklerose die zuführenden Halsschlagadern (Carotiden) oder die mittlere große Hirnarterie (A. cerebri media) betroffen. Je nach Ausprägung der Gefäßveränderungen unterscheidet man verschiedene Stadien (s. Tab. 16.33).

Der **Schlaganfall** (**Apoplex**) stellt die schwerste Komplikation der Zerebralsklerose dar. Er ist neben dem Herzinfarkt für die meisten Todesfälle innerhalb der Gruppe der Herz-Kreislauf-Erkrankungen verantwortlich. In Deutschland erleiden pro Jahr ca. 200–350 von 100 000 Einwohnern einen Schlaganfall aufgrund von Durchblutungsstörungen. Insgesamt die Hälfte aller Schlaganfallpatienten bleibt arbeitsunfähig.

Der Name ist auf die schlagartig einsetzende Blutung aus arteriosklerotisch veränderten Gefäßen in das Gehirn zurückzuführen. Diese Form wird auch als **hämorrhagischer Schlaganfall** bezeichnet. Er macht etwa 15% der Schlaganfälle aus. Die Blutung kann durch plötzliche Blutdruckanstiege, etwa beim Pressen bei max. Krafteinsatz, wie Anschieben eines Autos oder Schneeschippen, oder auch beim Pressen auf der Toilette ausgelöst werden. Die Druckanstiege können eine arteriosklerotische kleinere Arterie platzen lassen. Ist eine solche Blutung sehr groß, zerstört sie weite Teile des Gehirns, es kommt zur Lähmung der Atem- und Kreislaufzentren und zum Tode. Von der Hirnblutung sind nur ca. 10 von 100 000 Einwohnern betroffen, sie endet aber dreimal öfter mit dem Tod als die häufigeren Durchblutungsstörungen infolge der arteriosklerotisch veränderten Gefäße. Letztere Form, die allein auf einer verminderten Blutzufuhr basiert, wird **ischämischer Schlaganfall** genannt. Es ist mit etwa 85% die deutliche häufigere Form.

Ähnliche Zustandsbilder mit den Zeichen einer Hirnblutung bzw. einer plötzlichen Halbseitenlähmung können auch **andere Ursachen** haben und müssen hiervon unterschieden werden. Bei jüngeren Menschen kann für das Auftreten einer Halbseitenlähmung eine Embolie verantwortlich sein, z.B. bei einem Mitralklappenfehler (s. Abschn. 16.4) oder das „Platzen" einer angeborenen, sackartig aufgeweiteten Hirnarterie (Aneurysma). Auch Blutungen in einen Hirntumor oder nach Schädelverletzungen unter der Hirnhaut (Subduralblutung) können die Ursache sein.

Kleinere Blutungen oder Durchblutungsstörungen, die nicht tödlich enden, führen häufig zu einer Unterbrechung der **Pyramidenbahn**, über die die bewussten Bewegungen gesteuert werden (s. Abb. 16.43). Diese Bahn läuft von einer bestimmten Hirnwindung, der vorderen Zentralwindung, zum Rückenmark. Typisch für sie ist das Kreuzen der Seiten. Bewegungen der rechten Körperseite werden von der linken Hirnhälfte gesteuert und umgekehrt. Tritt nach einem Schlaganfall eine Lähmung der rechten Körperseite auf, ist demnach die Hirnblutung links zu lokalisieren und umgekehrt. Die Tatsache, dass die meisten Menschen Rechtshänder sind, zeigt, dass normalerweise die linke Hirnhälfte überwiegt. Aus diesem Grund ist in dieser Hälfte auch das Sprachzentrum lokalisiert. Kommt es bei einem Rechtshänder zu einer Hirnblutung links und damit zu einer Halbseitenlähmung rechts, ist i.A. auch eine Sprachstörung vorhanden. Eine Halbseitenlähmung links als Folge einer Blutung in die rechte Hirnhälfte geht dagegen bei einem Rechtshänder meist nicht mit einer Sprachschädigung einher. Beim Linkshänder liegen die Verhältnisse umgekehrt.

Das **Bild des Schlaganfalls** kann somit in sehr unterschiedlichem Schweregrad auftreten. 4 Stadien werden unterschieden (s. Tab. 16.33). Im typischen Fall kommt es zu einem plötzlichen Bewusstseinsverlust, der tragischerweise mit dem Tod endet oder, falls der Betroffene überlebt, mit einer Halbseitenlähmung mit bzw. ohne Sprachstörung. In leichten Fällen wie bei einer TIA treten vorübergehende Lähmungserscheinungen oder kurzfristige Sprachstörungen ohne Bewusstseinsverlust auf. Eine TIA gilt als Warnzeichen, denn etwa jeder 10. Patient erleidet innerhalb des nächsten Jahres einen kompletten Apoplex.

Das Krankheitsbild der Zerebralsklerose macht aus vielen, früher aktiven Menschen häufig Pflegefälle, Menschen, die desorien-

Tab. 16.33: Stadien des Schlaganfalls

Stadium	Name	Pathologisch-anatomisches Korrelat
Stadium I	Asymptomatisch	Gefäßverengung ohne Symptome
Stadium IIa	TIA	Vorübergehende Durchblutungsstörung des Gehirns; gleiche Symptome wie bei einem kompletten Apoplex, die jedoch innerhalb von 24 h verschwinden
Stadium IIb	PRIND = Prolongiertes reversibles ischämisches neurologisches Defizit	Gleiche Symptome wie bei einem kompletten Apoplex, die jedoch wieder verschwinden. Allerdings beträgt die Dauer > 24 h
Stadium III	PS = progressive stroke bzw. zunehmender Schlaganfall	Es kommt zu einer Steigerung der Symptomatik, die sich nur z.T. zurückbildet.
Stadium IV	CS = complete stroke bzw. kompletter Schlaganfall oder Apoplex	Hirninfarkt; irreversibler Untergang von Hirngewebe

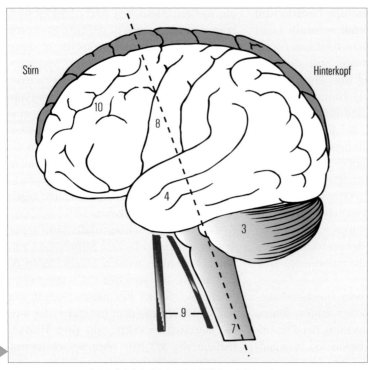

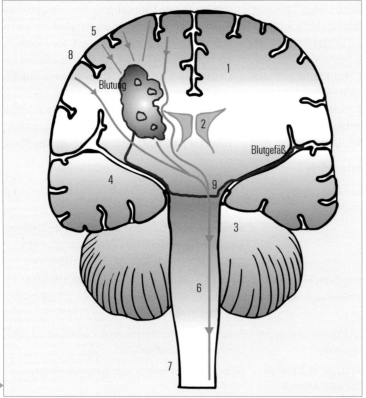

Abb. 16.43a–b: Mechanismus der Hirndurchblutung. **a)** Seitenansicht. Die Schnittebene für b ist eingezeichnet. **1** weiße Hirnmasse; **2** Hirnkammer; **3** Kleinhirn; **4** Schläfenhirn; **5** graue Substanz; **6** Pyramidenbahn; **7** Rückenmark; **8** Vordere Zentralwindung; **9** Arterien; **10** Stirnhirn. **b)** Querschnitt durch das Gehirn. Das Gehirn wird vor allem durch zwei Arterien (**9**) versorgt, die A. carotis interna und eine weitere Schlagader, die A. vertebralis, die an der Wirbelsäule entlang in den Schädel hineinzieht. Beim Schlaganfall reißt typischerweise ein arteriosklerotisch veränderter Ast dieser Arterien, es kommt zu einer starken Blutung in die weiße Hirnmasse (**1**). Hierdurch werden die Bahnen, die aus der vorderen Zentralwindung (**8**) als Pyramidenbahn (**6**) zum Rückenmark (**7**) absteigen, unterbrochen. Da die Pyramidenbahn die Seite kreuzt, entsteht, falls der Schlaganfall überlebt wird, eine Halbseitenlähmung auf der Gegenseite der betroffenen Hirnhälfte.

tiert und hilflos, evtl. langjährig gelähmt und bettlägerig sind, die ein wenig lebenswertes Leben führen und für ihre Umwelt eine hohe Belastung darstellen. Aus diesem Grund sollte man versuchen, einer solchen Entwicklung so weit wie möglich vorzubeugen. Eine der entscheidenden Ursachen für die Entwicklung der Zerebralsklerose und der Apoplexie stellt der Bluthochdruck dar. Neben anderen Risikofaktoren muss daher auch ein leichter Hochdruck konsequent behandelt werden.

Therapeutisch werden folgende Schritte unternommen:

- Sofortige Einlieferung ins Krankenhaus, möglichst mit einer sog. Stroke unit. Dabei handelt es sich um Abteilungen, die speziell für Schlaganfallpatienten eingerichtet wurden.
- Anamnese, Symptome und diagnostische Verfahren wie eine CT des Gehirns.
- Stabilisierung des Kreislaufs und Verbesserung der Herzfunktion; langfristig optimale Einstellung potenzieller Risikofaktoren.
- Bei Nachweis eines thrombotischen Verschlusses kann innerhalb der ersten 3–6 h eine Lysetherapie eingeleitet werden.
- Bei einer Blutung kann eine operative Hämatomausräumung erforderlich werden.
- Prävention möglicher Begleiterkrankungen, die durch die Immobilisierung auftreten können wie Thrombose, Dekubitus, Lungenentzündung etc.
- Krankengymnastik, Logo- und Ergotherapie sowie Rehabilitation.

Merksätze
- Die Zerebralsklerose stellt die Arteriosklerose der hirnzuführenden oder hirnversorgenden Arterien dar.
- Die schwerste Form ist der Schlaganfall (Apoplex).
- Die entsprechende Symptomatik ist abhängig von der zugrunde liegenden Ursache, Lokalisation und vom Ausmaß der betroffenen Gehirnabschnitte.

Bewegungstherapie

Eine ursächliche Behandlung der Arteriosklerose im Bereich der Hirngefäße gibt es ebenso wenig wie in anderen Gefäßgebieten. Dies gilt auch für eine Behandlung der eingetretenen Folgeschädigungen. Somit kommt den Allgemeinmaßnahmen eine herausragende Bedeutung zur Verhinderung der Zerebralsklerose und zur Überwindung ihrer Folgen zu. Eine große Rolle spielt in diesem Zusammenhang die Bewegungstherapie, die je nach Stadium der Erkrankung sehr unterschiedliche Ansatzpunkte haben kann. Umgekehrt stellt Bewegungsmangel auch einen eigenständigen Risikofaktor für die Entwicklung von Schlaganfällen dar [Wendel-Vos et al. 2004]. Wie in der **Prävention** des Herzinfarkts liegen inzwischen auch viele Daten vor, die einen inversen Zusammenhang zwischen körperlicher Aktivität und der Entwicklung eines Schlaganfalls zeigen. Welche Sportarten, Umfänge, Intensitäten etc., insbesondere auch für welche Form des Schlaganfalls dafür notwendig sind, ist jedoch noch nicht abschließend geklärt. Im Rahmen der Women's Health Study (älter als 45 Jahre) wurden 39 315 Personen über etwa 12 Jahre verfolgt [Sattelmair et al. 2010]. Von ihnen erlitten 579 einen Schlaganfall, überwiegend ischämisch bedingt. Die Gruppe, die mehr als 1500 kcal/Wo. durch jede Form der Bewegung verbrauchte, hatte ein um 17% gemindertes Erkrankungsrisiko. Besondere Bedeutung hatte in dieser Studie das Walking (s. auch Kap. 34), das mit einem geringeren Auftreten ischämischer und hämorrhagischer Schlaganfälle vergesellschaftet war. In einer aktuellen Meta-Analyse wurden 24 Kohorten- und 7 Fall-Kontroll-Studien zusammengefasst und die Rolle der körperlichen Aktivität in Beruf und Freizeit analysiert [Oczkowski 2005]. Dabei war bei Personen, die beruflich aktiv waren, das Risiko, einen hämorrhagischen Schlaganfall zu erleiden, um 69% und für ischämische Schlaganfälle um 43% reduziert. Ähnliche Ergebnisse zeigten sich auch für die Freizeitaktivitäten; die Risikoreduktion lag zwischen 26 und 21%. Insbesondere Männer profitieren von der Bewegung. Die zugrunde liegenden Mechanismen sind spezifisch für die Zerebralsklerose noch nicht endgültig aufgedeckt; sie entsprechen vermutlich im Wesentlichen denen der KHK (s. Abschn. 16.3). Auch gibt es aktuell keine wirkliche Überlegenheit einer Sportart, wie z.B. aus dem Bereich der Ausdauer. Eine wichtige Rolle spielt der Einfluss auf kardiovaskuläre Risikofaktoren, insbesondere die arterielle Hypertonie (s. Abschn. 16.2).

Aus sekundärpräventiver Sicht, bzw. wenn bereits deutliche Hirngefäßveränderungen anzunehmen sind, z.B. bei ausgeprägtem, langjährigem Hochdruck, gilt allerdings in noch stärkerem Maß als beim Koronarpatienten, dass statische Haltearbeit mit höheren Kraftbelastungen vermieden werden sollte, ganz besonders der Einsatz von Pressdruck. Hierdurch können Hirnblutungen ausgelöst werden. Darüber hinaus kommt aus Sicht des älter werdenden Menschen der **psychosozialen Bedeutung des Sports** ein hoher Stellenwert zu. Die zerebralsklerotisch bedingten Versagenszustände machen sich zunächst immer dann bemerkbar, wenn neue Aufgaben auftreten. Dagegen ist es eine alte Erfahrung, dass der ältere Mensch sein Leben recht problemlos bewältigt, solange er sich in gewohnten Bahnen bewegt. Von daher ist es wichtig, dass sich der ältere Mensch rechtzeitig in der Sportgruppe ein Umfeld aufbaut, das er kennt, beherrscht, in dem er sich bewegen kann und das ihn durch Sport körperlich und geistig „fit" hält. Von erheblicher Bedeutung sind auch die koordinativen Auswirkungen regelmäßiger körperlicher Aktivität. Bewegungsformen, die die Koordination beanspruchen, beugen dem altersbedingten Verlust an motorischen Fähigkeiten vor.

Nach einem Ereignis kommt es meist zu Bewegungsmangel und einer Reduktion der körperlichen Fitness mit den entsprechenden metabolischen, kardiopulmonalen und psychosozialen Folgen [Saunders et al. 2009; Ivey, Hafer-Macko, Macko 2008]. In einer Umfrage bei 312 Überlebenden war nur etwa $^1/_3$ viermal wöchentlich aktiv [Shaughnessy, Resnick, Macko 2006]. Dementsprechend besteht ein erhöhtes Risiko für die Entwicklung eines Herzinfarkts und/oder 2. Schlaganfalls. Eine diabetische Stoffwechsellage bei Schlaganfallpatienten bedeutet ein um das 2- bis 3-fach erhöhte Risiko, einen 2. Schlaganfall zu erleiden. Bei etwa $^1/_3$ kommt es tragischerweise auch zu einem Folge-Ereignis innerhalb der nächsten 5 Jahre. Der körperlichen Aktivität kommt **in der Nachsorge**, natürlich unter Berücksichtigung des Ausmaßes der Schädigung, eine enorm hohe Bedeutung zu. Zum einen dient sie dem Erhalt und der Verbesserung möglicherweise eingeschränkter Funktionen, um bspw. den Alltag zu bewältigen. Darüber hinaus können die Leistungsfähigkeit und die Sensomotorik gesteigert und – ebenso wie in der Prävention – potenzielle Risikofaktoren günstig beeinflusst werden.

Besondere Bedeutung kommt der Bewegung dann zu, wenn es zu motorischen Schädigungen gekommen ist, z.B. im Rahmen einer Halbseitenlähmung. Im Rahmen einer Cochrane-Analyse wurde untersucht, inwieweit eine Verbesserung der Fitness zu einer Minderung der Sterblichkeit und Einschränkungen führt [Saunders et al. 2009]. 24 Studien wurden in diese Meta-Analyse mit 1147 Patienten integriert. In 11 Untersuchungen wurde ein Ausdauertraining durchgeführt, in 4 Krafttraining und in den übrigen ein gemischtes Angebot. Insbesondere das Ausdauertraining verbesserte die Gehdauer und -geschwindigkeit und reduzierte die Notwendigkeit von Hilfestellungen beim Gehen.

In einer Zusammenstellung von 14 Studien wurden Daten hinsichtlich Auftreten, Ausmaß, Dauer und prognostische Faktoren der motorischen Entwicklung nach einem

Schlaganfall analysiert [Hendricks et al. 2002]. Etwa $^2/_3$ der Betroffenen, die zu Beginn motorische Defizite der unteren Extremitäten aufwiesen, konnten ihre Motorik verbessern. Bei gelähmten Patienten (insgesamt < 15%) kam es zu einer vollständigen Wiederherstellung der Motorik an den unteren und oberen Extremitäten. Bei Patienten mit schweren Verläufen war die Zeit der Wiederherstellung doppelt so lange wie bei Patienten mit milden Schlaganfällen. Der wichtigste Prädiktor war der Grad der Lähmung, aber auch die Ableitung motorisch evozierter Potenziale. Zu ähnlichen Ergebnissen kamen Meijer et al. (2003). Sie untersuchten ein Kollektiv mit 7850 Patienten aus 26 Studien. Blaseninkontinenz, eingeschränkte Alltagsaktivitäten zu Beginn, hohes Alter, Schwere der Lähmungen, visuelle und Sprachstörungen und Apraxie (= Störungen der Bewegungsabläufe) waren wichtige Faktoren, die in der frühen Phase eines Schlaganfalls prognostisch eine Aussage über Alltagsaktivitäten bzw. den weiteren ambulanten Verlauf (6–12 Monate) erlaubten.

In der Rehabilitation, aber auch in Sportgruppen mit sehr alten Teilnehmern, z.B. in Altersheimen, dominieren daher einfache Bewegungsformen wie Hockergymnastik bis hin zu kleineren Spielen mit dem Wasserball etc. Bei schweren Halbseitenlähmungen steht die krankengymnastische Einzelbetreuung im Vordergrund. Hierdurch lassen sich zwar zugrunde gegangene Gehirnzellen nicht ersetzen, es gelingt jedoch, im Gehirn gewissermaßen „Umwegschaltungen" zu erreichen. Eine **Besserung der Motorik** kann noch bis zu 2 Jahren nach einem Schlaganfall erzielt werden. Neben dieser aktiven motorischen Verbesserung wird hierdurch auch eine passive Steigerung der Beweglichkeit durch Verhinderung von Gelenkversteifungen erreicht. Umso bedeutsamer ist es, die Betroffenen tatsächlich zu (mehr) Bewegung zu motivieren. Eine wichtige Rolle spielt neben Vorkenntnissen und Selbstwertgefühl

der behandelnde Arzt, der durch entsprechende Empfehlungen seine Patienten immer wieder zum Sporttreiben ermutigen sollte [Shaughnessy, Resnick, Macko 2006] (s. Tab. 16.34).

> **Merksätze**
> ◢ Der körperlichen Aktivität kommt in der Primärprävention, aber auch Nachsorge eine besondere Bedeutung zu.
> ◢ Nach einem Schlaganfall spielt hauptsächlich die angepasste körperliche Aktivität in der Rehabilitation die entscheidende Rolle.
> ◢ Dabei kann ebenfalls Ausdauer- und Krafttraining mit einem Koordinations- und Flexibilitätstraining kombiniert werden.
> ◢ Die psychosoziale Bedeutung von Sport kann zu einer Verminderung unangenehmer Begleiterscheinungen beitragen, z.B. Minderung der Isolation, stimmungsaufhellend, Steigerung der Alltagsbewältigung, Verbesserung der Fitness.

Literatur
Flu HC, Tamsma JT, Lindeman JH, Hamming JF, Lardenoye JH, A systematic review of implementation of established recommended secondary prevention measures in patients with PAOD. Eur J Vasc Endovasc Surg (2010), 39(1), 70-86

Fontaine R , Kim M, Kieny R, Die chirurgische Behandlung der peripheren Durchblutungsstorungen. Helv Chir Acta (1954), 5/6, 499–533.

Gardner AW, Montgomery PS, Parker DE, Physical activity is a predictor of all-cause mortality in patients with intermittent claudication. J Vasc Surg (2008), 47(1), 117–122

Gordon NF et al., Physical activity and exercise recommendations for stroke survivors: an American Heart Association scientific statement from the Council on Clinical Cardiology, Subcommittee on Exercise, Cardiac Rehabilitation, and Prevention; the Council on Cardiovascular Nursing; the Council

Tab. 16.34: Empfehlungen für körperliche Aktivität bei Schlaganfallpatienten. Modifiziert nach [Gordon et al. 2004]

Bewegungsform		Ziel	Dauer, Häufigkeit, Intensität
Ausdauer	Aktivierung großer Muskelgruppen (z.B. Walking, Laufband, Standfahrrad, Sitz-Stepper, Drehkurbel-ergometer)	• Gesteigerte Unabhängigkeit bei Alltagsaktivitäten • Gesteigerte Belastbarkeit, Gehstrecke und -geschwindigkeit • Reduktion des kardiovaskulären Risikoprofils	• 40–70% der VO$_2$max • 50–80% HFmax • RPE (Borg) 11–14 • 3–7 Tage/Wo. • Je 20–60 min/Einheit (auch als 10-min-Einheiten möglich)
Kraft	• Zirkeltraining • Gewicht (frei oder an Maschinen) • Isometrisches Training	• Gesteigerte Unabhängigkeit bei Alltagsaktivitäten	• 1–3 Durchgänge • 10–15 Wiederholungen • 8–10 Übungen der großen Muskelgruppen • 2–3 Tage/Wo.
Flexibilität	Stretching	• Steigerung der Bewegungsumfänge • Prävention von Kontrakturen	• 2–3 Tage/Wo. (vor oder nach dem Ausdauer- bzw. Krafttraining) • Jede Übung für 10–30 s halten
Neuromuskuläres Training	Schulung von Koordination und Gleichgewicht	Verbesserung der Sicherheit von Bewegungsabläufen	• 2–3 Tage/Wo., bevorzugt in Verbindung mit dem Krafttraining

on Nutrition, Physical Activity, and Metabolism; and the Stroke Council. Circulation (2004), 27, 109(16), 2031–2041

Hendricks HT et al., Motor recovery after stroke: a systematic review of the literature. Arch Phys Med Rehabil (2002), 83(11), 1629–1637

Ivey FM, Hafer-Macko CE, Macko RF, Exercise training for cardiometabolic adaptation after stroke. J Cardiopulm Rehabil Prev (2008), 28(1), 2–11

Laufs U et al., Physical training increases endothelial progenitor cells, inhibits neointima formation, and enhances angiogenesis. Circulation (2004), 20, 109(2), 220–226

Leung FP et al., Exercise, vascular wall and cardiovascular diseases: an update (Part 1). Sports Med (2008), 38(12), 1009–1024

Meijer R et al., Prognostic factors for ambulation and activities of daily living in the subacute phase after stroke. A systematic review of the literature. Clin Rehabil (2003), (2), 119–129

Oczkowski W, Complexity of the relation between physical activity and stroke: a meta-analysis. Clin J Sport Med (2005), 5, 399

Rutherford RB, Becker GJ, Standards for evaluating and reporting the results of surgical and percutaneous therapy for peripheral arterial disease. J Vasc Interv Radiol (1991), 2(2) 169–174

Sattelmair JR et al., Physical Activity and Risk of Stroke in Women. Stroke (2010). Epub ahead of print

Saunders DH et al., Physical fitness training for stroke patients. Cochrane Database Syst Rev (2009), 4, CD003316

Seals DR et al., Habitual exercise and arterial aging. J Appl Physiol (2008), 4, 1323–1332

Shaughnessy M, Resnick BM, Macko RF, Testing a model of post-stroke exercise behavior. Rehabil Nurs (2006), 1, 15–21. PubMed PMID: 16422040

Stewart KJ et al., Exercise training for claudication. N Engl J Med (2002), 347, 1941–1951

Vogel T et al., Health benefits of physical activity in older patients: a review. Int J Clin Pract (2009), 2, 303–320

Wendel-Vos GC et al., Physical activity and stroke. A meta-analysis of observational data. Int J Epidemiol (2004), 4, 787–798

III Internistische und neurologisch-psychiatrische Krankheitsbilder

17 Magen-Darm-Trakt

T. Foitschik, C. Graf, H. M. Steffen

17.1 Physiologie und Pathophysiologie des Verdauungssystems

Der Verdauungs- oder Magen-Darm-Trakt stellt eines der hormonreichsten und -aktivsten Organe dar. Bis heute wurden über 20 verschiedene hormonproduzierende Zellarten in der Magen- und Darmschleimhaut bzw. im Pankreas (s. auch CD-ROM, Kap. 6.5 ⊘) identifiziert, die auf den Verdauungstrakt wirken. Meistens handelt es sich dabei um Einzelzellen bzw. Zellgruppen, die auf Reize wie Schleimhautdehnung, Parasympathikusaktivierung, Fettsäuren, Kohlenhydrate oder Eiweiße in Magen oder Dünndarm etc. freigesetzt werden.

Bereits in der Mundhöhle beginnt die Arbeit des Magen-Darm-Trakts, indem die Zähne die aufgenommene Nahrung mechanisch zerkleinern. Gleichzeitig wird sie mit Speichel aus den Speicheldrüsen vermischt. Pro Tag produzieren diese etwa 0,5–1,5 l Speichel. Zu 99% besteht er aus Wasser, ferner enthält er die Enzyme Amylase und Lysozym, Immunglobulin A (IgA), Schleimstoffe und Elektrolyte. Der Speichel macht den Speisebrei gleitfähiger und flüssiger, wodurch er das Schlucken erleichtert und ein besseres Geschmacksempfinden ermöglicht. Andererseits wird durch den Speichel aber bereits die Verdauung eingeleitet. So führt z.B. Amylase schon im Mund zu einer Spaltung von Stärke und Glykogen in Glukose, Dextrin und Maltose. IgA und Lysozym stellen Anteile des Immunsystems im Magen-Darm-Trakt dar und zerstören mit der Nahrung aufgenommene Erreger.

Der Schluckakt wird nach ausreichender Zerkleinerung willkürlich durch Zunge und Mundbodenmuskulatur eingeleitet. Danach läuft er reflektorisch über den Rachen und die Speiseröhre in Wellen (Peristaltik) abwärts. Dabei wird ein „Verschlucken" vermieden, indem der Kehlkopf (Larynx) angehoben und die Luftröhre vom Kehldeckel abgedichtet wird.

Eine anatomische oder funktionelle Schwäche des unteren Ösophagussphinkters führt zum gastroösophagealen **Reflux**, der zu oberflächlichen (Erosion) oder tiefer gehenden (Ulkus) Verletzungen im Sinne einer Refluxösophagitis führen kann. In der Wand der Speiseröhre verlaufen zahlreiche Venen, die sich bei einer Drucksteigerung in der Pfortader krampfaderartig erweitern können und aufgrund ihrer oberflächennahen Lage mit einem erhöhten Blutungsrisiko verbunden sind.

Vom Ösophagus aus gelangt der Speisebrei über die Cardia in den Magen. Dort wird er zunächst gespeichert, um später mechanisch vermischt und weiter zerkleinert bzw. zersetzt zu werden. Im Durchschnitt bleibt die Nahrung – je nach Zusammensetzung – für ca. 1–4 h im Magen. Fette besitzen eine längere Verweildauer, Flüssigkeiten werden schneller resorbiert. Die feste Nahrung verlässt den Magen als sog. Chymus, wenn ihre Teilchen nicht größer als 0,3 mm sind. Unverdauliche Nahrung, z.B. Knochen u.Ä., verlässt den Magen nicht mit dem normalen Nahrungsbrei, sondern erst mit speziellen „Kontraktionswellen für Unverdauliches".

Der Magen bildet tgl. etwa 2–3 l **Magensaft**, der Salzsäure (HCl), eiweißspaltende Enzyme wie Pepsinogen und Gastrin, Schleim und den intrinsischen Faktor enthält.

Der **intrinsische Faktor** ist ein Glykoprotein und wird in den Belegzellen des Magens gebildet. Sein Vorhandensein ist die Voraussetzung für die Resorption von Vitamin B12 (**extrinsischer Faktor**) im Ileum, dem letzten Abschnitt des Dünndarms. Vitamin B12 spielt u.a. eine wichtige Rolle in der Blutzellbildung. Ein Mangel an intrinsischem Faktor, z.B. infolge einer chronischen Gastritis, führt konsekutiv zu einem Vitamin-B12-Mangel und somit zur sog. perniziösen Anämie, teils begleitet von einer ausgeprägten neurologischen Symptomatik.

Neben dem intrinsischen Faktor produzieren die Belegzellen **Salzsäure**. Sie zersetzt die Nahrungsmittel, speziell die Eiweiße, und tötet sämtliche Mikroorganismen ab. Damit nicht der Magen selbst angegriffen wird, liegt über den Magenwänden **Schleim**, der von den **Nebenzellen** des Magens gebildet wird.

Die **Pepsinogene** als Vorstufe der Pepsine entstehen in den sog. **Hauptzellen**. Für ihre Umwandlung ist das saure Milieu notwendig. Auch die Pepsinogene spalten Nahrungseiweiße, allerdings in einem deutlich geringeren Maß als Salzsäure. **Gastrin** wird in den sog. G-Zellen im Magen gebildet und stimuliert die Sekretion von Salzsäure und Pepsinogen. Gleichzeitig regt es die Bewegungen der Magenwand und das Schleimhautwachstum an.

Die Säuresekretion steht unter einer komplexen humoralen und nervalen Kontrolle. Durch medikamentöse Beeinflussung der Rückkopplungsmechanismen (z.B. Histamin-H_2-Blocker) oder der Belegzelle selbst (Protonenpumpeninhibitoren) können die Magensäuresekretion reduziert und damit die von ihr abhängigen Erkrankungen wie Reflux oder **Ulkus** zur Abheilung gebracht werden.

Eine verminderte Magensaftsekretion liegt bei der atrophischen Gastritis vor, bei der es auf dem Boden einer Autoimmunerkrankung zu einer Zerstörung der Korpusdrüsen (Typ-A-Gastritis) kommt. Da nicht nur die Säureproduktion, sondern auch die Bildung des intrinsischen Faktors vermindert ist, entsteht in der Folge ein Vitamin-B12-Mangel (perniziöse Anämie). Störungen der Magenentleerung sind ein häufiges Phänomen, ursächlich kommen u.a. Medikamente, Elektrolytverschiebungen oder eine Hyperglykämie in Betracht, aber auch Erkrankungen des autonomen Nervensystems, z.B. bei Diabetes mellitus.

Über den Magenpförtner verlässt der Speisebrei den Magen in Richtung Dünndarm. Dort werden hauptsächlich Nährstoffe, Elektrolyte, wasserlösliche Vitamine und Flüssigkeit resorbiert. Außerdem münden in das Duodenum die Ausführungsgänge der beiden großen Bauchdrüsen Leber und Pankreas. Der Darminhalt wird intensiv mit ihren Produkten, der Galle und dem Pankreassaft, durchmischt. Bei Letzterem handelt es sich um sog. **exogene Enzyme**, die Eiweiße, Fett und Kohlenhydrate weiter spalten, um letztlich die Resorption zu ermöglichen. Täglich werden etwa 2 l dieses Safts produziert. Die Sekretion erfolgt über hormonale Reize aus der Schleimhaut des Duodenums durch Sekretin und Cholezystokinin sowie den Vagus. **Sekretin** stimuliert wiederum die Abgabe von Galle und hemmt die Salzsäurebildung im Magen.

Zu den wichtigsten Verdauungsenzymen der Bauchspeicheldrüse zählen **Trypsin** und **Chymotrypsin** zur Spaltung von Eiweißverbindungen. **Amylase** und **Maltase** dienen der Kohlenhydratspaltung, deren Endprodukte Glukose, Galaktose und Fruktose sind. Die **Lipase** spaltet die Fette. Die üblicherweise aufgenommene Nahrung beinhaltet etwa 40% Fettkalorien. Eine gesunde sportgerechte Ernährung sollte nur etwa 25–30% Energie aus Fetten enthalten. 90% der zugeführten Fette sind die **Neutralfette** oder **Triglyzeride** (s. Abb. 17.1), die in freies Glyzerin und Fettsäuren mit variabler Länge aufgespalten werden.

Die Bauchspeicheldrüse verfügt über eine erhebliche Funktionsreserve, erst nach einem Verlust von 80–90% der exkretorischen Funktion kommt es zu einer relevanten Maldigestion, die hauptsächlich die Fettverdauung betrifft, da eine wesentliche Lipaseproduktion außerhalb des Pankreas nicht existiert. Die Kohlenhydrat- und Proteinverdauung kann durch extrapankreatische Enzyme (vorwiegend aus dem Dünndarm) i.d.R. kompensiert werden. Eines der führenden Symptome bei der exokrinen **Pankreasinsuffizienz** ist daher die Steatorrhö (Fettstühle). Bei der Substitution von Pankreasenzymen ist aus den genannten Gründen in erster Linie auf eine ausreichende Lipasezufuhr zu achten.

Die **endogenen Hormone** des Pankreas, Insulin und Glukagon, werden in Abschn. 6.7.4 (⊘) und Abschn. 29.7.5 dargestellt.

Die **Leber** erfüllt vielfältige Aufgaben. Im Wesentlichen ist sie ein Organ, das schädli-

che Stoffe durch Umbau deaktivieren und eliminieren kann, andererseits aber auch unwirksame Vorstufen in wirksame umbaut. Sie reguliert ferner den Zuckerhaushalt durch die Glukoneogenese und Glykogenspeicherung, bildet Harnstoff als Abbauprodukt des Eiweißstoffwechsels, speichert fettlösliche Vitamine (z.B. Vitamin K für die Gerinnung), produziert Eiweiße, u.a. das Albumin und die Gerinnungsfaktoren, und greift über ihre metabolischen Eigenschaften in die Thermoregulation ein. Außerdem werden in der Leber tgl. ca. 600–700 ml Galle produziert, deren wichtigster Inhaltsstoff die sog. Gallensäuren sind. Diese sorgen für eine Emulgierung der Fette, d.h., sie „zerlegen" sie in kleine Tröpfchen und lagern sie zu sog. Mizellen zusammen (s. Abb. 17.1). In deren Mitte finden sich die langkettigen Fettsäuren und das Cholesterol, außen liegen die wasserlöslichen Anteile. Mizellen werden von den Darmzellen aufgenommen und in ihre Bestandteile zerlegt. Anschließend werden

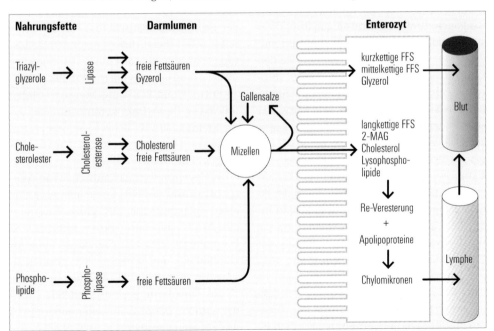

Abb. 17.1: Schematisch die wichtigsten Schritte der Fettverdauung und -resorption sowie der Aufnahme in die Blut- und Lymphgefäße. Die diversen Nahrungsfette werden im Darmlumen gespalten, mizellar gelöst und aus den Mizellen in die Darmzellen aufgenommen. Kurz- und mittelkettige freie Fettsäuren (FFS) werden nach Resorption direkt an das Blut abgegeben.

sie zu sog. **Chylomikronen** verpackt und verlassen die Darmzellen ins Lymphgefäßsystem. Die fettlöslichen Vitamine A, D, E und K bzw. deren Vorstufen werden mit den Mizellen resorbiert.

Die kurz- und mittelkettigen Fettsäuren können direkt über die Darmzellen aufgenommen und ins Blut weitergegeben werden.

Neben den Gallensäuren enthält die Galle das Bilirubin als Abbauprodukt des Hämoglobins, ferner Cholesterin und Phospholipide.

Der Begriff **Ikterus** beschreibt eine Gelbfärbung von Skleren und Haut, die durch einen erhöhten Bilirubinspiegel im Blut bedingt ist und ab 2–2,5 mg/dl zuerst an den Skleren sichtbar wird. Bilirubin stellt ein Abbauprodukt des Häms dar, ist in Wasser praktisch unlöslich und muss für den Transport im Blut entweder an Albumin gebunden oder durch Konjugation in der Leber mittels Ankopplung hydrophiler Seitengruppen (Glukuronidierung) wasserlöslich gemacht werden. Der konjugierte Anteil des Bilirubins wird auch **direktes Bilirubin** genannt, da er laborchemisch direkt (durch Reaktion mit diazotierter Sulfanilsäure) gemessen werden kann, die unkonjugierte Fraktion heißt **indirektes Bilirubin**. Ein Ikterus ist am häufigsten durch Erkrankungen der Leber bzw. der ableitenden Gallenwege bedingt. Es gibt aber auch einen prähepatisch bedingten Ikterus, der auf Störungen der Blutbildung oder eine Hämolyse (Zerstörung der roten Blutkörperchen) zurückzuführen ist. Diese Form des Ikterus kann durch einen hohen Anteil an indirektem Bilirubin erkannt werden. Liegt die Ikterusursache in einer durch Verlegung der Gallenwege bedingten Abflussstörung (z.B. durch Gallensteine oder Tumoren), spricht man von posthepatischem Ikterus, bei dem in erster Linie die Konzentration des direkten Bilirubins im Blut erhöht ist. Klinisch ist diese Form am entfärbten Stuhl und der Bilirubinurie („bierbrauner Urin") erkennbar, da die wasserlösliche Bilirubinfraktion mit dem Urin ausgeschieden wird. Beim hepatischen Ikterus liegt die Ursache in der Leber selbst, hierfür kommt eine Vielzahl von angeborenen oder erworbenen Ursachen in Betracht (u.a. Hepatitiden, medikamentöse oder toxische Leberschädigungen, Leberzirrhose, Enzymdefekte oder Tumoren). Beim hepatischen Ikterus ist je nach Lokalisation der Störung die entsprechende Bilirubinfraktion in erhöhter Konzentration nachweisbar, z.B. beim Gilbert-Meulengracht-Syndrom (angeborener Enzymdefekt der Glukuronidierung) der Blutspiegel des indirekten Bilirubins.

Als **portale Hypertonie** oder Pfortaderhochdruck wird ein erhöhter Druck im Pfortadersystem über den Normalwert von 3–6 mmHg bezeichnet. Der Druckanstieg ist dabei Folge eines Strömungshindernisses, dass in 10% der Fälle prähepatisch lokalisiert ist (d.h. in der Pfortader selbst, z.B. Pfortaderthrombose), in 10% der Fälle posthepatisch (d.h. im Bereich der Lebervenen, der unteren Hohlvene oder im rechten Herzen, z.B. bei schwerer Rechtsherzinsuffizienz) und in 80% der Fälle intrahepatisch (d.h. in der Leber selbst, z.B. Leberzirrhose). Besondere Bedeutung hat ein portalvenöser Druckanstieg über 12 mmHg, da es oberhalb dieser Grenze zu Entwicklung von Umgehungskreisläufen im Magen-Darm-Trakt kommt (in erster Linie Krampfadern im Bereich des Ösophagus, Magen und Rektum) mit der Gefahr von Blutungen. Eine weitere Komplikation der portalen Hypertonie ist das Auftreten von **Aszites** (Bauchwassersucht) und die Entwicklung einer Splenomegalie. Als grobe Faustregel gilt, dass Letztere am stärksten ausgeprägt ist bei prähepatischer Ursache, dagegen die Aszitesbildung am stärksten bei posthepatischer Ursache der portalen Hypertension.

Im **Dickdarm** (Kolon) schließlich wird der restliche Darminhalt weiter durchmischt und v.a. durch weiteren Wasserentzug eingedickt und gespeichert. Wie lange der Darminhalt im Dickdarm verbleibt, ist je nach Zusammensetzung, aber auch nach psychischer

Verfassung unterschiedlich. Der Zeitraum kann 5–70 h betragen.

Im Darm befinden sich spezielle Bakterien, hauptsächlich **Escherichia coli** (E. coli), die bis dahin unverdaute oder unverdauliche Nahrungsmittel weiter aufspalten. So produzieren sie u.a. das für die Blutgerinnung wichtige Vitamin K und Stickstoffsalz, Ammoniak sowie kurzkettige Fettsäuren durch Spaltung langkettiger Fettsäuren.

Störungen der Darmmotilität sind oft multifaktoriell bedingt, generell ist eine verminderte häufiger als eine gesteigerte Motilität. Dabei spielen eine Verschiebung des Tonus des autonomen Nervensystems (erhöhter Sympathikotonus), entzündungsbedingte Vorgänge, Elektrolytstörungen und Medikamente, insbesondere Opiate und Laxantien, eine Rolle.

Die aus dem Ileum in das Kolon übergetretenen Restmengen an Fetten, Kohlenhydraten und Proteinen können im Kolon nicht resorbiert werden, sondern werden von den hier reichlich zu findenden Bakterien verstoffwechselt. Die dabei entstehenden Gärungs- und Fäulnisprodukte (z.B. Methan und Schwefelwasserstoff) ergeben den typischen Stuhlgeruch.

Kommt es infolge einer Malabsorption zum vermehrten Übertritt von Nahrungsbestandteilen in das Kolon, nehmen diese bakteriellen Abbauprodukte stark zu und können dann zu Blähungen bis hin zu übel riechenden Gärungsstühlen führen. Gleichzeitig nimmt die Stuhlkonsistenz ab bis hin zur Entwicklung flüssiger Stühle, da die im Darmlumen verbleibenden Stuhlbestandteile durch osmotische Kräfte die Wasserrückresorption hemmen.

Merksätze

⊿ Die Verarbeitung der aufgenommenen Nahrung beginnt bereits im Mund.

⊿ Der Magensaft besteht hauptsächlich aus Salzsäure, Pepsinogen, Gastrin, Schleim und intrinsischem Faktor. Die einzelnen Bestandteile dienen zum einen dem Schutz (Schleim), zum anderen der Nahrungsaufspaltung.

⊿ Die Leber ist ein sehr vielfältiges Organ, das außer der Galle den Zuckerhaushalt regelt und Harnstoff, Eiweiße und Gerinnungsfaktoren produziert.

⊿ Die Galle ermöglicht durch die Gallensalze eine Aufnahme der Fettsäuren und weiterer Nahrungsfette wie das Cholesterin.

⊿ Die Bauchspeicheldrüse produziert endogene (Hormone) und exogene Substanzen (Pankreassaft). Der Pankreassaft enthält v.a. Trypsin und Chymotrypsin, Lipase, Amylase und Maltase.

17.2 Physiologie der Verdauungsorgane unter sportlicher Belastung

Das Verdauungssystem spielt auch unter körperlicher Belastung eine wichtige Rolle, ist es doch wesentlich an der Energieversorgung und der Regulation des Wasser- und Elektrolythaushalts beteiligt. Je nach Art, Dauer und Intensität der Belastung kann es zu Veränderungen im Verdauungssystem kommen, zumeist ist der obere Gastrointestinaltrakt betroffen. Nicht selten klagen Sportler, insbesondere während oder nach Ausdauerbelastungen über Übelkeit, Brechreiz, Erbrechen, Sodbrennen, Bauchkrämpfe, Stuhldrang und Durchfall, ggf. treten Blutungen auf. Ausdauersportarten wie Marathon und Triathlon führen zu möglichen Beschwerden, Rennradfahren eher seltener. Mit zunehmender Dauer der Belastung steigt das Risiko für Beschwerden exponentiell an. Ursächlich hierfür können neben der Belastungsintensität ($\geq$ 70% VO$_2$max) Sauerstoffmangel (z.B. durch Minderdurchblutung), mechanische Irritationen, Ernährungsfehler (konzentrierte Nahrungsmittel, hoher Fettanteil), physischer und psychischer Stress oder auch Medikamente sein.

Anhaltende Belastungen bei höherer Intensität führen zu einer Umverteilung des zirkulierenden Bluts in die arbeitende Skelettmuskulatur und Haut, verbunden mit einer Reduktion des Blutflusses in den Gefäßen des Magen-Darm-Trakts (Splanchnikusgefäße) um bis zu 80% gegenüber Ruhe. Diese „Minderdurchblutung" hält oft noch mehrere Stunden nach Belastung an. Besonders hiervon betroffen ist die Schleimhaut (= Mukosa, innerste Schicht der Magen-/Darmwand) und es kann zu Substanzdefekten (**Erosionen, Ulzerationen**) mit oder ohne entsprechende Blutungszeichen kommen. Prädisponiert sind Langstreckenläufer bedingt durch zusätzliche mechanische Irritationen beim Laufen und eine ggf. bestehende Hypovolämie. Nicht selten sind jedoch die Blutungen im Magen-Darm-Trakt so gering, dass sie für das Auge nicht sichtbar sind. Diese sog. **okkulten Blutungen** können nur mit bestimmten Testverfahren (z.B. Hämoccult-Test) nachgewiesen werden. Die häufigste Blutungsquelle ist der Magen, gefolgt von der Schleimhaut des Dickdarms.

Belastungen oberhalb von 90% der VO$_2$max können eine Verminderung der in Richtung Magen verlaufenden (propulsiven) Peristaltik in der Speiseröhre und eine, Reduktion des Verschlussdrucks im unteren Ösophagussphinkter bewirken. Beide Faktoren begünstigen u.a. das Auftreten eines sauren Rückflusses von Mageninhalt in die Speiseröhre. Auch hier sind Läufer wegen der o.g. Gründe besonders häufig betroffen. Inwieweit möglicherweise sportinduzierte **Refluxepisoden** das Auftreten eines **Anstrengungsasthmas** triggern, ist noch nicht endgültig geklärt. Darüber hinaus kommt es unter hochintensiver Belastung ($\geq$ 90%

VO$_2$max.) zu einer Verzögerung der Magenentleerung. Verstärkt wird dies durch eine mögliche Dehydrierung (s. Kap. 5). Moderate und leichte Belastungen scheinen dagegen keinen Einfluss zu haben oder führen eher zu einer leichten Beschleunigung der Magenentleerung.

Der Einfluss von körperlicher Aktivität auf den Dünndarm ist noch nicht hinreichend geklärt. Nachweisbar ist eine erhöhte Durchlässigkeit (Permeabilität) der Dünndarmwand unter körperlicher Aktivität, die durch Einnahme von **Schmerzmitteln** (insbesondere von NSAR) verstärkt wird. Gleichzeitig zeigt sich eine verstärkte Sekretion von Hormonen und Neuropeptiden ins Blut, die von der Darmwand gebildet werden und Einfluss auf die Motilität des Magen-Darm-Trakts haben. Ob diese Veränderungen ursächlich für gastrointestinale Beschwerden sind, ist derzeit noch unklar. Auch hinsichtlich des Einflusses sportlicher Aktivität auf die Dickdarmmotilität und damit die Transitzeit ist die Studienlage noch uneinheitlich. Der Gastransport scheint beschleunigt zu werden. Bekannt ist, dass insbesondere Langstreckenläufer gehäuft über Bauchkrämpfe, vermehrten Stuhldrang oder gar Durchfall während oder kurz nach körperlicher Belastung klagen. Dazu werden mehrere Ursachen diskutiert. Neben der bereits oben genannten Reduktion des Blutflusses im Splanchnikusgebiet scheint das vegetative Nervensystem, hormonelle Faktoren, aber insbesondere auch mechanische Irritationen bei anhaltenden Belastungen wie dem Marathonlauf zur Beschleunigung der Transitzeit im Dickdarm zu führen und das Auftreten dieser Symptome zu begünstigen.

Über die Pfortader (etwa 70–75%) und die A. hepatica erfolgt der Blutzufluss zur **Leber**, der unter körperlicher Belastung im Rahmen der schon erwähnten Umverteilung gedrosselt wird. Dagegen steigert Nahrungsaufnahme die Leberdurchblutung. Während körperlicher Belastung spielt die Leber eine entscheidende Rolle bei der Bereitstellung von energiereichen Substraten, denn sie spielt eine maßgebliche Rolle in der Glukoneogenese, bei der u.a. aus dem unter zunehmender Belastung anfallenden Laktat (s. auch Abschn. 2.2) erneut Glukose generiert, wieder an das zirkulierende Blut abgegeben und so dem arbeitenden Muskel zur Verfügung gestellt werden kann. Bei Leistungssportlern mit mehrjährigem Training in einer Ausdauersportart kann eine Lebervergrößerung (Hypertrophie) nachgewiesen werden, die im Rahmen der Anpassung an den gesteigerten Metabolismus und nicht als krankhaft anzusehen ist. Untersuchungen bei Sportlern und Kontrollpersonen weisen allerdings nicht unbedingt unterschiedliche Ergebnisse hinsichtlich der Stoffwechselleistungen der Leber auf. Ein Anstieg der sog. Leberwerte, v.a. der GOT (= Glutamat-Oxalacetat-Transaminase oder auch AST = Aspartat-Aminotransferase genannt), weniger der GPT (= Glutamat-Pyruvat-Transaminase oder auch ALT = Alanin-Aminotransferase genannt), nach körperlicher Aktivität ist bekannt, bei Extrembelastungen wie Ultramarathon kommen erhöhte Werte auch der AP (alkalischen Phosphatase) und der γ-GT (Gamma-Glutamyl-Transpeptidase) vor. Dem unter diesen Bedingungen auch zu beobachtenden Bilirubinanstieg liegt eine Zerstörung der roten Blutkörperchen (Hämolyse) durch die mechanische Beanspruchung bei der Passage durch die Blutgefäße der Fußsohle zugrunde („Marschhämoglobinurie").

17.3 Erkrankungen des Verdauungssystems

Unter sportmedizinischen Gesichtspunkten müssen lästige, aber ungefährliche Funktionsstörungen des Verdauungssystems von tatsächlich krankhaften Veränderungen unterschieden werden, die einerseits bei allen Menschen oder speziell bei Sportlern auftreten und andererseits durch sportliche Aktivität möglicherweise verschlechtert oder auch günstig beeinflusst werden können. Hierauf soll im Folgenden näher eingegangen werden.

17.3.1 Funktionsstörungen des Magen-Darm-Trakts

Als **Schluckauf** (Singultus) werden wiederholte spastische Kontraktionen des Zwerchfells und der Interkostalmuskulatur gefolgt von einem plötzlichen Verschluss der Stimmritze mit typischem Laut bezeichnet. Das Phänomen wird bei Tieren und Menschen beobachtet, und nahezu jeder ist irgendwann einmal davon betroffen. Die physiologische Bedeutung ist unbekannt, der Reflexbogen läuft über den N. vagus, N. phrenicus oder die Nervengeflechte des N. sympathicus, die Umschaltung auf der Ebene des Rückenmarks oder im ZNS und schließlich die efferenten Fasern des N. vagus zum Zwerchfell, der Interkostalmuskulatur und der Stimmritze. Der Schluckauf hat eine für jedes Individuum typische Dauer und relativ konstante Frequenz von 4–60/min. Die Episoden sind typischerweise selbstlimitierend und dann lediglich lästig. Manipulationen wie das Valsalva-Manöver (Atem anhalten und pressen bei Verschluss von Mund und Nase) oder das Auslösen des Würgereflexes durch Manipulationen im Nasen-Rachen-Raum können die Episoden verkürzen. Dauern sie länger als 48 h (persistierender Singultus) oder 1 Monat (therapieresistenter Singultus), können als Folge-Erscheinungen Gewichtsverlust, Schlafstörungen, Angstzustände oder Depression auftreten. Die weitere Abklärung ist dann in jedem Fall erforderlich, da neben eher harmlosen Ursachen, z.B. vorübergehende Elektrolytstörungen oder Medikamentennebenwirkungen, auch schwerwiegende Erkrankungen des Nervensystems oder Tumore des

Brust- und Bauchraums infrage kommen. Die Therapie besteht, wenn möglich, in der Beseitigung einer auslösenden Ursache oder der Gabe sedierender und muskelrelaxierender Substanzen (Baclofen) nach ärztlicher Verordnung.

Seitenstechen (exercise related transient abdominal pain = ETAP), für das sich wie für den Schluckauf Hinweise schon in den Werken von Plinius dem Älteren (23–79 n.Chr.) finden lassen, ist ein weiteres ungefährliches, aber gelegentlich sehr unangenehmes Symptom. Es stellt das häufigste gastrointestinale Problem bei körperlicher Belastung dar. Systematische Untersuchungen bei Individuen, die regelmäßig Sport treiben, haben eine Häufigkeit im Verlauf eines Jahres zwischen 75–62% (Schwimmen, Laufen, Reiten) und 47–32% (Basketball, Radfahren) ergeben. Geschlecht, BMI und Trainingszustand haben keinen Einfluss auf die Intensität, mit zunehmendem Alter nimmt die Häufigkeit ab. Die trotz verschiedener Sportarten immer gleiche Beschreibung der Symptome durch die Betroffenen als einem gut lokalisierbaren, scharfen, stechenden Schmerz im seitlichen Abdomen spricht für eine einzelne gemeinsame Ursache. Traditionell wird angenommen, dass es sich um einen Sauerstoffmangel des Zwerchfells bzw. der Zwischenrippenmuskeln infolge der Umverteilung des Bluts handelt. Andere Hypothesen gehen von einer übermäßigen Dehnung der Aufhängebänder innerer Bauchorgane durch die sportbedingten Erschütterungen aus. Neueren Überlegungen zufolge können mechanische Irritationen des parietalen (wandständigen) Bauchfells durch Reibung als Ursache infrage kommen, die wiederum durch eine Volumenzunahme des Magen-Darm-Trakts oder eine Verminderung der physiologischen Flüssigkeitsmengen im Bauchraum verstärkt werden könnten, die offensichtlich in Abhängigkeit von der durch die Atmungsaktivität bedingten Hubhöhe des Zwerchfells sinkt. Diese Theorie könnte verschiedene Be-

obachtungen erklären, u.a. das Auftreten der ETAP auch bei Schwimmern, bei denen naturgemäß die Erschütterung des Rumpfs fehlt, die gelegentlich zu beobachtende Ausstrahlung in die Schulter, einem charakteristischen Zeichen der peritonealen Reizung, oder den bekannt ungünstigen Einfluss einer kurz vor der sportlichen Aktivität eingenommenen Mahlzeit. Neben der Einhaltung eines ausreichenden Abstands zur letzten Nahrungsaufnahme spielt in der Vorbeugung die Zufuhr isotoner oder hypotoner Getränke möglicherweise eine Rolle, da ETAP häufiger nach Zufuhr hypertoner Flüssigkeiten mit hoher Energiedichte beobachtet worden ist.

Das **Reizdarmsyndrom** zählt zu den funktionellen Magen-Darm-Erkrankungen. Diese sind gekennzeichnet durch eine meist charakteristische Symptomkonstellation, ohne dass strukturelle oder biochemische Normabweichungen bei Routineuntersuchungen wie Labor oder Magen-Darm-Spiegelung nachgewiesen werden können. Die Erkrankung betrifft Frauen häufiger als Männer, die Prävalenz liegt in Industrienationen bei ca. 10–20% mit hoher sozioökonomischer Bedeutung, wenngleich die Lebenserwartung im Vergleich zur Normalbevölkerung nicht eingeschränkt ist. Zu den Symptomen gehören Unbehagen oder Schmerzen im Bauchraum in Kombination mit Durchfall oder Verstopfung (Obstipation). Je nach führenden Beschwerden wird eine Klassifikation vorgenommen, die in erster Linie für die Auswahl der Therapie von Bedeutung ist. In der klassischen Sicht handelt es sich beim Reizdarmsyndrom um eine Störung, die auf der Kombination von 3 interagierenden Mechanismen beruht, nämlich psychosozialen Faktoren, einer veränderten Darmmotilität und viszeralen Hypersensitivität. Nicht selten geben betroffene Patienten an, zuvor an einer infektiösen Gastroenteritis gelitten zu haben. Die Diagnose wird in erster Linie durch die Anamnese mithilfe eines Kriterienkatalogs (Rom-III-Kriterien) und nach Ausschluss von Alarmsymptomen, u.a. Gewichtsverlust, Anämie, blutige Durchfälle, Dickdarmkrebs in der Familie, sowie Magen-Darm-Spiegelung je nach führendem Symptom und Alter des Patienten (Vorsorge Koloskopie ab dem 50. Lebensjahr) gestellt. Die Therapie orientiert sich am führenden Symptom: wasserlösliche Ballaststoffe und osmotische Laxantien bei Obstipation bzw. Motilitätshemmer bei Diarrhö ggf. in Kombination mit trizyklischen Antidepressiva in niedriger Dosis zur Erhöhung der Schmerzschwelle. Auch alternative Therapiemethoden mit pflanzlichen Präparaten (z.B. Pfefferminzöl, Kümmelöl, STW5) kommen in Betracht, u.U. kognitive Verhaltenstherapie oder Hypnotherapie. Inwiefern sportliche Aktivität einen Einfluss auf die Obstipation hat, wird aktuell widersprüchlich diskutiert: So finden sich einerseits Beobachtungen einer inversen Beziehung zwischen Verstopfung und körperlicher Aktivität, andererseits Studien, in denen unter Einhaltung einer einheitlichen Diät trotz signifikanter Verbesserung der körperlichen Leistungsfähigkeit (Anstieg der VO_2max, niedrigerer Ruhepuls) bei Teilnehmern an einem Laufprogramm ein unverändertes Stuhlgewicht mit gleich bleibender Stuhlfrequenz beschrieben wird. Messungen der Kolontransitzeit bei gesunden Probanden kommen ebenfalls zu divergierenden Ergebnissen: in 4 Studien wurde eine beschleunigte Passage nach körperlicher Aktivität gezeigt, in 3 anderen Untersuchungen war kein Effekt nachweisbar. Kritisch muss jedoch angemerkt werden, dass in diesen Studien die Ernährung der Probanden nicht immer mitberücksichtigt wurde, außerdem erschwert die meist fehlende Standardisierung eine sinnvolle Interpretation der Ergebnisse.

Merksätze

◢ Beim Reizdarmsyndrom liegen keine strukturellen Veränderungen im Gastrointestinaltrakt vor. Typische Beschwerden sind abdominelle Schmerzen, Verstopfung oder Durchfall.

◢ Ob körperliche Aktivität einen positiven Einfluss auf die Beschwerdesymptomatik von Patienten mit Reizdarmsyndrom hat, ist noch nicht einheitlich geklärt.

17.3.2 Erkrankungen des Magen-Darm-Trakts

Gastroösophageale Refluxkrankheit (GERD = gastroesophageal reflux disease)

Unter einem gastroösophagealen Reflux versteht man allgemein den Rückfluss von saurem Mageninhalt in die Speiseröhre. Dieser Vorgang ist in bestimmten Situationen wie der Nahrungsaufnahme und bis zu einer gewissen Menge physiologisch. Von einer gastroösophagealen Refluxkrankheit spricht man erst, wenn der Reflux in die Speiseröhre das physiologische Maß überschreitet bzw. nahrungs**un**abhängig oder in der Nacht auftritt, Ursächlich ist meist ein Versagen des Verschlussmechanismus infolge einer Erschlaffung des unteren Ösophagussphinkters. Dies kann zur Entzündung der empfindlichen Speiseröhrenschleimhaut (= Refluxösophagitis) führen. Ca. 20% der Bevölkerung der westlichen Industrieländer sind von einer GERD betroffen; die Inzidenz steigt mit zunehmendem Alter. Typische Beschwerden sind Sodbrennen, saures Aufstoßen, Druckgefühl oder Schmerzen bzw. Brennen hinter dem Brustbein. Beschwerden also, die auch leicht mit Herzbeschwerden verwechselt werden können und umgekehrt. Auch Heiserkeit und Reizhusten bis hin zu asthmatischen Beschwerden können Zeichen eines gehäuften

Rückflusses von saurem Mageninhalt in die Speiseröhre sein. Begünstigt wird der Reflux durch Übergewicht, Schwangerschaft, Rauchen, Alkohol und voluminöse Mahlzeiten vor dem Zubettgehen sowie bestimmte Nahrungsmittel (s.u.). Komplikationen bei länger bestehender Refluxösophagitis sind Blutungen, Ulzera, Strikturen (Einengung der Speiseröhre) sowie die Entwicklung eines Barrett-Ösophagus (potenzielle Krebsvorstufe) bis hin zum Speiseröhrenkrebs.

Therapeutisch sind neben Allgemeinmaßnahmen (Gewichtsreduktion, Alkohol- und Nikotinkarenz, Schlafen mit erhöhtem Oberkörper, keine Mahlzeiten am späten Abend, kleine fettarme Mahlzeiten) säureblockende Medikamente (sog. Protonenpumpenhemmer, PPI) Mittel der 1. Wahl. Darüber hinaus sollten je nach individueller Unverträglichkeit folgende Nahrungsmittel gemieden werden: koffeinhaltige Produkte, Schokolade, Minze, Zitrusfrüchte, Tomaten, Zwiebeln und scharfe Gewürze. Auch der Konsum von Kaugummi bzw. Lutschtabletten scheint über eine Stimulation der Speichelproduktion den Säurereflux für einige Stunden zu reduzieren. Bei anhaltenden Beschwerden trotz Einnahme säureblockierender Medikamente bedarf es einer weiteren Diagnostik. Methode der Wahl ist hier zunächst die Durchführung einer Magenspiegelung (Gastroskopie) ggf. mit Probe-Entnahme. Hierdurch kann dann zwischen einer endoskopisch negativen bzw. unauffälligen Refluxkrankheit, sog. NERD (non-erosive reflux disease), bei der keine Schleimhautveränderungen in der Speiseröhre nachweisbar sind, und der Refluxösophagitis, der sog. ERD (erosive reflux disease) mit erkennbaren Schleimhautdefekten, unterschieden werden.

Bei persistierenden Schmerzen hinter dem Brustbein muss differenzialdiagnostisch immer auch an das Bestehen einer KHK als Ursache der Beschwerdesymptomatik gedacht werden. Andererseits konnten aktuelle Untersuchungen eine enge Beziehung zwischen einer gastroösophagealen Refluxkrankheit und Symptomen einer Herzerkrankung nachweisen. So kann eine vermehrte Säureexposition in der Speiseröhre über einen ösophagokardialen Reflex zu einer reduzierten Koronarperfusion führen.

Gastroösophagealer Reflux und Sport

Nicht selten berichten Sportler über Refluxsymptome wie Sodbrennen und saures Aufstoßen im Rahmen von sportlichen Aktivitäten. Besonders betroffen sind mit einer Prävalenz von bis zu 67% Ausdauerathleten (Läufer, Triathleten, Radrennsportler, Ruderer) und Gewichtheber. Hierbei korrelieren Häufigkeit und Intensität von Refluxbeschwerden insbesondere mit der sportlichen Belastungsdauer und -intensität. Auch die Belastungsart und die Körperposition während sportlicher Aktivität haben einen Einfluss. Der zugrunde liegende pathophysiologische Mechanismus ist noch nicht endgültig geklärt. Die Studienlage ist uneinheitlich, die Ergebnisse teils widersprüchlich. Man vermutet jedoch, dass mehrere sportinduzierte Faktoren an der Entstehung beteiligt sind; z.B. der reduzierte Blutfluss im Gastrointestinaltrakt (bis 80%), eine veränderte Freisetzung von gastrointestinalen Hormonen mit Einfluss auf die gastrointestinale Motilität und eine ggf. reduzierte Kontraktionskraft sowie Peristaltik im Ösophagus. Auch eine Zunahme des intraabdominellen Drucks gegenüber dem intrathorakalen Druck, z.B. beim Valsalva-Manöver beim Gewichtheben, kann das Auftreten eines Refluxes begünstigen. Geringe und moderate sportliche Belastungen scheinen die Speiseröhrenfunktion sowie Magensäurebildung und -motilität kaum zu beeinflussen.

Unter intensiver körperlicher Belastung (> 90% der VO_2max) kommt es neben einer Reduktion der propulsiven (= in Richtung Magen gerichteten) Peristaltik im Ösophagus, teils zu einer Verminderung des Verschlussdrucks im unteren Ösophagusspinkte und zu einer Zunahme der Magensekretion. Diese Veränderungen begünstigen das Auftreten eines sauren Refluxes.

Einer Studie zufolge konnte unter einer intensiven körperlichen Belastung (trainierte Radsportler, 90% VO_2max, 10 Min.) auf einem Fahrradergometer eine signifikante Reduktion der Dauer, Amplitude und Frequenz von propulsiven Kontraktionen in Speiseröhrenmuskulatur nachgewiesen werden, verglichen mit der Ruhemessung und geringeren Belastungsintensitäten (45 Min. 75% VO_2max. bzw. 1 Std. bei 60% VO_2max). Ebenso war die Anzahl von Refluxepisoden erhöht, die Dauer der Säureexposition in der Speiseröhre verlängert und die Magenentleerung verzögert. Ein signifikanterAnstieg an intestinalen Hormonen bzw. vasoaktiven Peptiden (Gastrin, Motilin, Glucagon, pancreatic polypeptide (PPY) und vasoactive intestinal peptide (VIP)) konnte bei keiner der untersuchten Belastungsintensitäten nachgewiesen werden.

Einige Studien konnten unter körperlicher Aktivität eine Reduktion des Verschlussdrucks im unteren Ösophagussphinkter bedingt durch gefäßaktive Peptide nachweisen, andere hingegen eine Zunahme. Es bedarf somit weiterer Studien, um mehr Klarheit bezüglich der Pathophysiologie des sportinduzierten gastroösophagealen Refluxes zu erhalten.

Besteht eine Refluxsymptomatik, so ist das Trainingsverhalten (Intensität, Belastungsart), aber auch die Ernährung (sowohl feste als auch flüssige Nahrung) vor bzw. während der sportlichen Aktivität, zu analysieren und ggf. umzustellen. Inhalt und Menge der zugeführten Flüssigkeit müssen stets den aktuellen individuellen Bedarf bzw. Flüssigkeitsverlust berücksichtigen. Ein hoher Fettanteil in der Nahrung vor einer Belastung ist zu vermeiden. Die Inzidenz von Refluxbeschwerden steigt um das 3-Fache bei Beginn eines Lauftrainings unmittelbar nach einer Mahlzeit im Vergleich zum Nüchternlaufen. Kurz vor einer Belastung sollte daher auf eine Nahrungsaufnahme verzichtet werden. Vor intensiver körperlicher Belastung wird ein zeitlicher Abstand von 3 h zur letzten Nahrungsaufnahme empfohlen. Bei anhaltender Beschwerdesymptomatik ist auch bei Athleten ein Therapieversuch mit PPI über 4–8 Wochen gerechtfertigt.

So konnte der Protonenpumpeninhibitor in einer randomisierten, doppelblinden und placebokontrollierten Studie im Cross-over-Design mit 14 Athleten (Triathleten und Langstreckenläufer), den gastroösophagealen Reflux (Häufigkeit und Dauer) unter intensiver körperlicher Belastung reduzieren. Bei anhaltender Symptomatik muss aber auch bei Athleten eine ärztliche Vorstellung und ggf. weiterführende Diagnostik erfolgen.

Merksätze
◢ Körperliche Aktivität kann Refluxsymptome verursachen oder verstärken.
◢ Refluxsymptome können denen einer KHK gleichen und dürfen nicht fehlgedeutet werden.
◢ Bei Sportlern mit anhaltender Refluxsymptomatik ist eine ärztliche Vorstellung indiziert.

Magenschleimhautentzündung (Gastritis) und Geschwüre (Ulzera)

Von einer **Magenschleimhautentzündung (Gastritis)** spricht man, wenn eine Entzündung der oberflächlichen Schleimhautschichten im Magen vorliegt. Diese kann akut oder chronisch auftreten. Als Ursachen einer akuten Gastritis kommen exogene Noxen, wie z.B. toxinbildende Bakterien im Rahmen einer Lebensmittelvergiftung, aber auch Alkoholexzesse, infrage. Eine andere häufige Ursache von Magenschleimhautentzündungen bzw. Geschwüren (Ulkus) speziell im Sport kann die (regelmäßige) Einnahme von bestimmten Schmerzmitteln, insbesondere von NSAR (z.B. Diclofenac, Ibuprofen), die Kombination dieser Substanzen mit Kortikosteroiden (Cortisonpräparaten) oder die Einnahme von Acetylsalicylsäure (ASS) sein. Sie zerstören die schützende Schleimschicht, sodass die aggressive Salzsäure die Magenschleimhaut angreifen und es zur Ausbildung einer Gastritis, aber auch eines Ulkus kommen kann. Umgekehrt sind gastrointestinale Beschwerden die häufigsten Nebenwirkungen, die unter der Einnahme von NSAR-Präparaten auftreten. Neben den exogenen Noxen kann auch Stress, verursacht durch Traumata, Verbrennungen, Schock oder Leistungssport (sog. **runner's stomach** = Läufermagen) zu einer akuten Gastritis führen. Als Ursache für eine chronische Gastritis findet sich in ca. 80% der Befall der Magenschleimhaut mit dem Bakterium **Helicobacter pylori (H.p.)**. Lediglich 15% sind durch die Einnahme von Medikamenten (s.o.) oder Rückfluss von Galle bedingt. Die H.p.-Infektion führt zu einer Zunahme der Säuresekretion und vermindert protektive Faktoren (Prostaglandine, schützender Schleimfilm).

Eine chronische Gastritis kann langfristig zum Untergang der Schleimhaut führen und so die Sekretionsfähigkeit des Magens herabsetzten. Auf diese Weise kann bspw. kein intrinsischer Faktor mehr gebildet werden, die Folge sind ein Vitamin-B12-Mangel bzw. eine perniziöse Anämie und Nervenschäden (s. Kap. 21).

Bei einem **Magen- (Ulcus ventriculi)** bzw. **Zwölffingerdarmgeschwür (Ulcus duodeni)** besteht ein Substanzdefekt, der nicht nur die Schleimhaut, sondern auch tiefere Schichten einbezieht. Auch hier stellt die Hauptursache beider Geschwüre die Besiedlung mit H.p. dar (s.o.). Bei fehlendem Nachweis von H.p. entstehen die Ulzera meist infolge der Einnahme von NSAR (s.o.). Das Ulkusrisiko steigt um den Faktor 4 bei regelmäßiger Einnahme von NSAR, in Kombination mit Glukokortikosteroiden (Cortison) gar um den Faktor 15.

Weitere Risikofaktoren für die Entstehung eines Ulkus sind Rauchen, Alkoholgenuss und psychischer Stress. Auch sportliche Aktivitäten, abhängig sowohl von der Sportart (insbesondere Ausdauersport wie Marathon und Triathlon, Laufen häufiger als Rennradfahren), der Belastungsintensität, aber auch von der Dauer, können das Auftreten einer Magenschleimhautentzündung bzw. Magengeschwürs begünstigen. Insbesondere Langstreckenläufer haben ein erhöhtes Risiko, ein laufinduziertes Magengeschwür, eine erosive Gastritis oder hämorrhagische Gastritis zu entwickeln. Bedingt durch die Umverteilung des Bluts unter intensiver körperlicher Belastung, kommt es zu einer Reduktion des Blutflusses im Magen-Darm-Trakt um bis zu 80%, die mehrere Stunden nach Belastungsende anhält. Hiervon betroffen ist insbesondere die Schleimhaut (Mukosa) des Magen-Darm-Trakts. Bedingt durch die Minderdurchblutung, weiter begünstigt durch Hypovolämie infolge von Flüssigkeitsverlusten während Langstreckenläufen und eine Hyperthermie kann es zur Entwicklung von Läsionen (Erosionen) in der Magenschleimhaut kommen. Hieraus kann sich eine erosive Gastritis oder gar ein Magenulkus entwickeln ggf. sogar mit einer konsekutiven gastrointestinalen Blutung. Kleinere Magenschleimhautläsionen sind meist nur kurzfristig (ca. 48–72 Std.) nachweisbar, da die Schleimhaut über eine sehr gute Regenerationsfähigkeit verfügt. Eine Zunahme der Magensäurebildung unter körperlicher Belastung wird diskutiert und könnte mit zur Entstehung von sportinduzierten Gastritiden bzw. Ulzera beitragen. Darüber hinaus hat körperliche Aktivität, abhängig von der Belastungsintensität, Einfluss auf die Magenentleerung (vermindert bei intensiver körperlicher Aktivität), die Permeabilität der Schleimhaut (erhöht) und kann zu mechanischen Traumata führen. Ebenso führt eine unzureichende Energieversorgung der Mukosa während sportlicher Aktivitäten zu einem Ungleichgewicht von schleimhautaggressiven und schleimhautprotektiven Faktoren und begünstigt somit das Auftreten von Schleimhautschäden.

Die Beschwerdesymptomatik ist i.d.R. charakteristisch. Zwischen einer Gastritis und einem Ulkus kann aber anhand der Beschwerdesymptomatik nicht unterschieden werden. Die Betroffenen klagen meist über Appetitlosigkeit, Übelkeit, Erbrechen, Druckgefühl bzw. Schmerzen im Oberbauch oder Brennen hinter dem Brustbein. Letztere werden manchmal als Herzbeschwerden fehlgedeutet oder umgekehrt. Bei bestehendem Ulkus kommt es, je nach Lokalisation des Geschwürs, teils zu einer Zu- bzw. Abnahme der Beschwerdesymptomatik durch Nahrungsaufnahme. Erst durch eine Magenspiegelung (Gastroskopie) mit Gewebeprobe kann die Diagnose Gastritis bzw. Ulkus gesichert werden. Während bei der akuten Gastritis eine medikamentöse Therapie meist nicht erforderlich ist, steht bei der Behandlung einer chronischen Gastritis bzw. eines Ulkus die Einnahme von Säurehemmern (sog. Protonenpumpenhemmer) im Vordergrund. Dies führt meist zu einer raschen und erfolgreichen Behandlung. Auslösende Noxen müssen selbstverständlich gemieden werden. Bei bestehender Besiedlung mit H.p. ist die Einnahme von Antibiotika zur Eradikation des Bakteriums indiziert. Je nach Schweregrad der Entzündung sollte mit dem Sport pausiert werden, bis die Symptomatik abgeklungen ist.

Wie bereits beschrieben, kann die entzündete Schleimhaut, insbesondere aber können die Geschwüre, bluten. Bei schweren Blutungen kommt es typischerweise zum Auftreten von kaffeesatzartigem Erbrechen (= Hämatemesis) und schwarzem Stuhlabgang (sog. Teerstuhl = Melaena). Infolge des Verlusts von Hämoglobin und Eisen kann es zu einer Blutarmut (Anämie; s. Kap. 15) kom-

men. Nicht selten sind jedoch diese Blutungen so „leicht", dass sie nicht als Blutabgang im Stuhl sichtbar werden. Man spricht in diesem Fall von sog. **okkulten Blutungen**. Mithilfe von speziellen Tests (z.B. Hämoccult-Test) können jedoch auch solche Blutungen nachgewiesen werden. Bei einer therapieresistenten Anämie bei Sportlern sollte man stets auch eine okkulte Blutung aus dem Magen-Darm-Trakt ausschließen.

> **Merksätze**
> ⬧ Die (regelmäßige) Einnahme von Schmerzmitteln wie Diclofenac, Ibuprofen und ASS erhöht das Risiko für eine Gastritis bzw. gastroduodenale Ulzera, insbesondere in Kombination mit Glukokortikoiden.
> ⬧ Daher sollten diese Medikamente zeitlich begrenzt oder nach Rücksprache mit einem Arzt eingenommen werden.
> ⬧ Langstreckenläufer haben ein erhöhtes Risiko für Gastritiden bis hin zu gastroduodenalen Ulzera.
> ⬧ Bei unklarer Anämie ist bei einem Sportler auch an eine okkulte Blutung aus dem Gastrointestinaltrakt zu denken.

Prävention von Magenschleimhautentzündung und gastroduodenaler Ulzera

Da ein „ungesunder" Lebensstil eine wesentliche Ursache in der Entstehung von Gastritiden oder gastroduodenalen Ulzera sein kann, sollten Rauchen, Alkoholkonsum und psychischer Stress vermieden werden. Das Gleiche gilt für die Einnahme von Schmerzmitteln. Eine Studie mit 11 413 Probanden zeigte, dass körperlich aktive Männer (> als 10 Meilen Joggen oder Walken pro Wo.) ein um 62% reduziertes Risiko und moderat aktive Männer (definiert als < als 10 Meilen Joggen oder Walken pro Wo.) ein um 46% reduziertes Risiko für die Entwicklung von Zwölffingerdarmgeschwüren gegenüber inaktiven

Männern hatten. Ursächlich werden eine Stärkung des Immunsystems, die Reduktion der Magensäuresekretion und Verbesserung der Stressverarbeitung diskutiert. Ein Einfluss auf die Inzidenz von Magengeschwüren und für Zwölffingerdarmgeschwüre bei Frauen konnte nicht nachgewiesen werden.

Bezüglich der Einnahme von Schmerzmitteln wird das folgende Vorgehen empfohlen: Ist aufgrund einer schmerzhaften Entzündung die Einnahme eines NSAR indiziert, sollte nicht mehr als ein Präparat (und wenn, dann nur nach Rücksprache mit einem Arzt) zur selben Zeit eingenommen werden. Die Einnahme mehrerer Schmerzmittel steigert – ebenso wie die Dosishöhe und die Einnahmedauer – die Gefahr von gastrointestinalen Nebenwirkungen. Auf eine angemessene Rehydrierung und Kochsalzsubstitution nach sportlicher Belastung ist vor Schmerzmitteleinnahme unbedingt zu achten. Nach Abklingen der Beschwerden muss das Medikament umgehend abgesetzt werden. Sportler, die bereits in der Vergangenheit ein Magen- oder Zwölffingerdarmgeschwür entwickelt haben, sollten Schmerzmittel, insbesondere NSAR-Präparate nur nach Rücksprache mit einem Arzt einnehmen, ggf. ist eine begleitende Therapie mit einem Protonenpumpenblocker nötig. Bei bekannter Allergie gegen ein NSAR-Präparat dürfen auch andere Präparate aus der Gruppe der NSAR-Präparate nicht eingenommen werden. Besondere Vorsicht gilt bei bestehender Bluterkrankung, Asthma bronchiale, ebenso bei Leber- und Nierenfunktionsstörungen. Hier dürfen Schmerzmittel stets nur nach Rücksprache mit dem betreuenden Arzt eingenommen werden.

Diarrhö

Durchfall wird definiert als mehr als 3 nicht geformte oder flüssige Stühle/Tag und/oder ein tägliches Stuhlgewicht von > 200 g trotz einer „normalen" westlichen Ernährung. Eine akute Diarrhö dauert i.d.R. nicht länger als 2, max. 3 Wo. Der Begriff **Dysenterie** oder

Ruhr bezeichnet hingegen eine fieberhafte schleimig-blutige Diarrhö (hervorgerufen durch eine Infektion mit speziellen Bakterien, z.B. Shigellen, oder Parasiten, z.B. Amöben), die immer einer weitergehenden Diagnostik bedarf.

Durchfallerkrankungen gehören zu den häufigsten Gründen für einen Arztbesuch, in den Industrieländern erleidet jeder Erwachsene im Durchschnitt 0,5–2 Episoden pro Jahr.

Die häufigsten Ursachen einer akuten Diarrhö sind abhängig von der Jahreszeit und evtl. Risikofaktoren wie unzureichende Küchenhygiene, virale, bakterielle oder parasitäre Infektionen oder die Aufnahme von bakteriellen Toxinen. Meist handelt es sich um kurze, selbstlimitierende Erkrankungen, die keiner spezifischen Diagnostik oder Behandlung bedürfen, es sei denn, die Erkrankung ist von heftigem Erbrechen begleitet (typisch für eine virale Gastroenteritis), die ausreichende Flüssigkeitszufuhr kann dann nur durch eine entsprechende i.v. Infusionstherapie gewährleistet werden. Ein typisches Beispiel, von dem auch Sportler betroffen werden, ist die Reisediarrhö („Montezumas Rache", „Delhi belly"), meist hervorgerufen durch ein Enterotoxin bestimmter E. coli-Stämme. Die wirksamste Vorsorge besteht hier in einfachen Verhaltensmaßnahmen: „Boil it – cook it – peel it or forget it", da eine evtl. Kontamination so unschädlich gemacht wird oder gar nicht erst stattfinden kann. Eine niederländische Studie hat als eine eher sportarttypische Erkrankung für Triathleten im Vergleich zu ausschließlichen Rennrad- oder Laufwettbewerben ein erhöhtes Gastroenteritisrisiko nachgewiesen, und zwar in Abhängigkeit von der Qualität des Wassers, in dem der Schwimmwettbewerb durchgeführt wurde.

Eines der häufigsten Probleme (10–50%) bei Ausdauersportlern, insbesondere Langstreckenläufern, ist die belastungsinduzierte Diarrhö, gekennzeichnet durch Stuhldrang,

Bauchkrämpfe und flüssige Stühle während oder kurz nach Training oder Wettkampf. Erklärt wird diese „runner's diarrhea" durch die mechanische Erschütterung, die den Darminhalt rascher vorwärts gelangen lässt. Die mechanische Massage der auf dem jeweiligen M. psoas liegenden rechts- und linksseitigen Kolonabschnitte (bei einem Marathon ca. 20 000 Kontraktionen!) soll ebenfalls zu einer gesteigerten Propulsion des Darminhalts führen. Ernährungsfehler durch Genuss konzentrierter, kohlenhydratreicher Nahrungsmittel kurz vor oder während der Belastung, die einen hohen osmotischen Gradienten im Magen-Darm-Trakt erzeugen, oder die Einnahme voluminöser, fettreicher Mahlzeiten, die lange im Gastrointestinaltrakt verweilen, verstärken die Symptomatik zusätzlich. Die während sportlicher Belastung reduzierte Durchblutung des Gastrointestinaltrakts kann zu einer vorübergehenden Ischämie der Kolonschleimhaut führen, die daher die zweithäufigste Lokalisation okkulter Blutungen beim Sportler repräsentiert. Die Palette reicht von oberflächlichen Erosionen bis zu ausgedehnten Geschwüren, die dann zu einer blutigen Diarrhö führen können. Die ischämischen Schleimhautveränderungen sind in aller Regel schnell reversibel, Einzelfälle mit dem Vollbild einer ischämisch nekrotisierenden Kolitis und der Notwendigkeit zu operativen Darmteilresektion sind beschrieben worden, insbesondere im Zusammenhang mit zusätzlicher Dehydrierung und/oder Hyperthermie. Beim „cecal-slap syndrome" handelt sich um eine akute Entzündung des anlagebedingt vermehrt mobilen Coecums auf dem Boden der mechanischen Belastung und der verminderten Blutzufuhr, die ein klinisches Krankheitsbild wie bei einer akuten Appendizitis hervorruft. Da andere Erkrankungen des Magen-Darm-Trakts sich zunächst auch als Durchfall manifestieren, z.B. ein erster akuter Schub einer Colitis ulcerosa, aber auch die erste Episode eines Reizdarmsyndroms, sollte bei den geschilderten Beschwerden eine fachärztliche Untersuchung erfolgen, um im Einzelfall nach Ausschluss anderer infrage kommender Erkrankungen die Diagnose der belastungsinduzierten Diarrhö zu bestätigen.

Hält ein Durchfall länger als 4 Wo. an, handelt es sich definitionsgemäß um eine chronische Diarrhö. Die Prävalenz wird in der westlichen Welt mit etwa 4–5% angegeben.

Wenn nicht bereits Voruntersuchungen erfolgt sind, sollte anhand der Stuhlbeschaffenheit und bestimmter Laborparameter eine Zuordnung getroffen werden zu (häufigen) Erkrankungen des unteren Verdauungstrakts einerseits und (seltenen) Dünndarm- oder Pankreaserkrankungen andererseits. Eine sog. chologene Diarrhö wird verursacht durch eine zu geringe Rückresorption von Gallensäuren im terminalen Ileum (z.B. bei M. Crohn, nach Ileumresektion), die dann einen verstärkten Wassereinstrom in das Kolon nach sich zieht.

> **Merksätze**
> ⊿ Akute Durchfallerkrankungen sind meist infektiöser Genese bzw. durch Aufnahme von Bakterientoxinen bedingt.
> ⊿ Die belastungsinduzierte Diarrhö betrifft meist Langstreckenläufer (sog. runner's diarrhea) und wird durch mechanische Erschütterung des Intestinaltrakts bedingt.
> ⊿ Konzentrierte, kohlenhydratreiche Nahrungsmittel sollten ebenso wie fettreiche voluminöse Mahlzeiten vor oder während sportlicher Belastung gemieden werden.

Eine **Malassimilation** ist durch die Symptome chronischer Durchfall oder grau glänzende Fettstühle, Gewichtsverlust und Mangelerscheinungen (z.B. Tetanie bei Calciummangel) gekennzeichnet. Man kann 2 prinzipielle Funktionsstörungen unterscheiden, nämlich die Maldigestion und die Malabsorption,

Überlappungen der beiden Funktionsstörungen sind häufig.

Unter **Maldigestion** wird eine Störung der Vorverdauung im Magen oder der Aufspaltung der Nahrungsbestandteile verstanden, bei der durch eine angeborene oder erworbene Erkrankung die Aktivität der Enzyme der Bauchspeicheldrüse (z.B. chronische Pankreatitis), die Gallensäurenkonzentration (z.B. Verschlussikterus) oder die Aktivität der aufspaltenden Dünndarmmukosaenzyme (z.B. Laktase) erniedrigt sind oder fehlen. Die Milchzuckerunverträglichkeit (**Laktoseintoleranz**) ist mit ca. 2% in Nordeuropa, etwa 15% in Deutschland und mehr als 95% in Asien das häufigste Enzymmangelsyndrom. Der Schweregrad ist individuell sehr unterschiedlich. Er hängt u.a. davon ab, ob das Milchzucker spaltende Enzym, die **Laktase**, völlig fehlt (angeboren, sehr selten) oder ob noch eine Restfunktion vorhanden ist (nach dem Abstillen allmählicher Rückgang der Aktivität auf 5–10%, häufigste Form). Erworbene Formen kommen im Zusammenhang mit anderen Erkrankungen der Dünndarmschleimhaut vor. **Die Laktase spaltet die Laktose in** Glukose und Galaktose, die dann resorbiert werden. Gelangt Laktose ungespalten ins Kolon wird sie dort von Bakterien in CO_2, H_2 und kurzkettige Fettsäuren fermentiert. Durch die osmotische Wirkung von Laktose kommt es zum Einstrom von Wasser in das Darmlumen, was zu osmotischen Durchfällen und einem sauren Stuhl-pH führt. Die Freisetzung des Wasserstoffs mit der Ausatmungsluft kann gemessen werden und wird im Zusammenhang mit den neben dem Durchfall typischen Symptomen wie Bauchschmerzen, Blähungen und Flatulenz für die Diagnosesicherung genutzt. Je nach Schwere des Laktasemangels besteht die Therapie in laktosearmer (enthält max. 8–10 g Laktose/Tag) oder laktosefreier Ernährung. Bei leichtem Laktasemangel werden fermentierte Milchprodukte (Joghurt, Quark, Kefir) ebenso wie Butter, gereifter Käse, die nur wenig Laktose enthalten, meist vertragen.

Als **Malabsorption** wird die mangelhafte Resorption der Nahrungsbestandteile aus dem Darm bezeichnet. Sie stellt entweder die Folge einer Störung der Transportvorgänge in der Darmwand (Vitamin-B12-Mangel), einen krankhaften Verlust oder Abbau der resorbierenden Schleimhaut (z.B. Zöliakie) oder eine Abflussbehinderung über die Blut- und Lymphbahnen (z.B. schwere Rechtsherzinsuffizienz) dar. Die bei den Kindern Zöliakie und bei den Erwachsenen einheimische Sprue genannte Erkrankung entsteht aufgrund einer Überempfindlichkeit/Unverträglichkeit gegenüber den Fragmenten von Getreideproteinen in Weizen, Roggen, Gerste und Hafer. Dies führt zur Rückbildung der Zotten der Dünndarmschleimhaut mit entsprechender Abnahme der Resorptionsoberfläche. Die Erkrankung tritt in Deutschland mit einer Häufigkeit von 1:500 auf und ist mit anderen Autoimmunerkrankungen, wie z.B. einem Diabetes mellitus Typ 1, assoziiert. Die Erkrankung muss bei jeder ungeklärten Eisenmangelanämie in Betracht gezogen werden. Die Diagnose erfolgt über den Nachweis bestimmter Blutbestandteile (Antikörper gegen Gewebs-Transglutaminase) bzw. eine Magenspiegelung mit feingeweblicher Untersuchung einer Gewebeprobe aus dem Zwölffingerdarm. Betroffene Patienten müssen eine lebenslange glutenfreie Diät einhalten, selten müssen zusätzlich Medikamente (Glukokortikoide) gegeben werden, die Entwicklung einer bösartigen Lymphknotenerkrankung ist möglich, aber sehr selten.

Merksätze
◢ Die Laktoseintoleranz ist das häufigste Enzymmangelsyndrom.
◢ Ursache ist eine verminderte Enzymaktivität der Laktase. Eine laktosearme Ernährung ist als Therapie meist ausreichend.

Chronisch entzündliche Darmerkrankungen
Zu den chronisch entzündlichen Darmerkrankungen (CED) gehören die **Colitis ulcerosa** und der **M. Crohn**. Die Ursache der Erkrankung ist weiterhin nicht hinreichend erklärt. Man vermutet jedoch einen Entstehungsprozess auf dem Boden einer genetischen Disposition in Zusammenspiel mit Umweltfaktoren und einer Störung im gastrointestinalen Immunsystem (fraglich Autoimmunprozess). Eine Auslösung durch Infektionen wird ebenfalls diskutiert. Auch Rauchen scheint einen schädigenden Einfluss auf das Krankheitsgeschehen zu haben. Das Hauptmanifestationsalter liegt zwischen dem 20. und 40. Lebensjahr. Die Inzidenz liegt bei ca. 4/100 000/Jahr für die Colitis ulcerosa und bei ca. 3/100 000/Jahr beim M. Crohn. Weiße Bevölkerungsgruppen erkranken 4 × häufiger an einer Colitis ulcerosa als Farbige. Raucher hingegen erkranken seltener an einer Colitis ulcerosa, jedoch häufiger an einem M. Crohn.

Charakteristisch für beide Krankheitsbilder ist eine chronische Entzündungsreaktion der Darmwand, verbunden mit einem schubförmigen Verlauf. Hinsichtlich des Entzündungsgeschehens weisen beide Krankheitsbilder jedoch deutliche Unterschiede auf.

Bei der Colitis ulcerosa manifestiert sich die Entzündung meist ausschließlich im Dickdarm. Die Entzündung breitet sich typischerweise kontinuierlich vom Enddarm (Rektum) teils bis über den gesamten Dickdarm aus und befällt nur die Schleimhaut der Darmwand. Folge ist die Ausbildung von Geschwüren. Beim M. Crohn hingegen kann der komplette Magen-Darm-Trakt befallen sein, von den Lippen bis zum Darmausgang. Die Entzündung tritt diskontinuierlich und segmental auf, wobei nicht nur die Schleimhaut, sondern die gesamte Darmwand von der Entzündung betroffen ist. Häufigste Lokalisation des M. Crohn ist der letzte Abschnitt des Dünndarms (daher auch die Be

zeichnung Ileitis terminalis) und der erste Abschnitt des Dickdarms (proximale Kolon).

Leitsymptom beider Krankheitsbilder sind schubweise auftretende Bauchschmerzen und Durchfälle, die bei der Colitis ulcerosa typischerweise blutig sind. Begleitend kann es zu Wasser- und Elektrolytverlusten und folglich zur Dehydratation, aber auch zu Anämie, Fieber und Gewichtsverlust kommen. Befällt der M. Crohn das terminale Ileum/proximale Kolon sind die Schmerzen im rechten Unterbauch lokalisiert und können daher leicht mit einer akuten Blinddarmentzündung verwechselt werden. Begleitend können bei beiden Krankheitsbildern Entzündungsreaktionen an der Haut, den Augen und Gelenken (meist große Gelenke betroffen) auftreten. Schwere Verläufe eines M. Crohn führen teils zum Auftreten von Abszessen (Eitergeschwüren), Fisteln (abnorme Verbindungen zu anderen Organen oder der Haut) und Darmstenosen (Einengungen des Darmlumens). Komplikationen einer schwerverlaufenden Colitis ulcerosa sind massive Darmblutungen bis hin zur Darmperforation. Bedingt durch die chronische Entzündungsreaktion kann es langfristig bei beiden Krankheitsbildern zur Anämie und zu einer verminderten Nahrungsaufnahme mit resultierenden Wachstumsstörungen im Kindesalter kommen. Ein erhöhtes Krebsrisiko besteht, abhängig von dem Ausmaß und der Dauer der Erkrankung, bei der Colitis ulcerosa und wahrscheinlich auch beim M. Crohn mit ausgedehntem Dickdarmbefall.

Die Behandlung ist von der Schwere der Erkrankung abhängig und kann bis zur Operation mit Anlage eines künstlichen Darmausgangs (Anus praeter) führen. Primäres Ziel im akuten Schub einer entzündlichen Darmerkrankung ist – neben der Kontrolle des Entzündungsgeschehens und Linderung der Beschwerden – die schnellstmögliche Überführung in eine beschwerdefreie Phase (Remission). Diese gilt es dann, möglichst lange aufrechtzuerhalten. Basierend auf einer ausreichenden Flüssigkeit- und Elektrolytsubstitution und ballaststofffreien Kost ist je nach Schwere des Schubs oft die Einnahme von entzündungshemmenden Medikamenten bzw. Immunsuppressiva (u.a. Kortikosteroide und Aminosalizylate) nötig. Nähere Informationen zum Thema CED-Medikamente und Doping liefert die Homepage der NADA (http://www.nada-bonn.de). Während der M. Crohn bisher nicht heilbar ist, ist die Colitis ulcerosa – allerdings nur durch vollständige operative Entfernung des Dickdarmes – heilbar. Auch in beschwerdefreien Phasen (Remission) ist oft zur Rezidivprophylaxe die langfristige Einnahme von Immunsuppressiva nötig.

Prävention von CED

Primärpräventive Maßnahmen, die bekanntermaßen die Entstehung einer CED verhindern, existieren bislang nicht. Basierend auf dem derzeitigen Wissensstand zur Ätiologie der CED wird insbesondere ein gesunder Lebensstil, verbunden mit einer Nikotinkarenz (v.a. beim M. Crohn) als Allgemeinmaßnahmen empfohlen. Studien zufolge scheint körperliche Aktivität (Freizeitsport ebenso wie Leistungssport) per se keinen schützenden Effekt auf die Entstehung einer CED zu haben. Hinweise, dass Sport zu einer Zunahme von entzündlichen Darmerkrankungen führt, bestehen ebenfalls nicht.

Rehabilitation, CED und Sport

Bisher existieren nur wenige kontrollierte Studien, die den Einfluss von Bewegung und Sport auf CED untersucht haben. Trotzdem wurden bereits 1998 Leitlinien in Bezug auf körperliche Aktivität bei Patienten mit CED veröffentlicht. Diese basieren jedoch ausschließlich auf dem Benefit, den gesunde Individuen durch körperliche Aktivität haben. Einheitliche Erkenntnis der wenigen zu diesem Thema vorliegenden Studien ist, dass Sport von niedriger bis moderater Intensität

weder das Auftreten von CED-typischen Symptomen im Sinne eines Rezidivs bzw. Rückfalls provoziert, noch zu einer Zunahme der Entzündungsaktivität bei Patienten mit CED führt. Im Rahmen der Rehabilitation scheint Sport von geringer bis moderater Intensität über eine Stärkung des Immunsystems zu einer positiven Beeinflussung der Entzündungsaktivität beizutragen. Daher wird Patienten im beschwerdefreien Intervall (Remission), ggf. auch Patienten mit nur geringer Krankheitsaktivität, Sport von geringer bis moderater Intensität empfohlen. Im akuten Schub einer Colitis ulcerosa oder eines M. Crohn ist Sport kontraindiziert.

Darüber hinaus kann Sport/körperliche Aktivität bei Patienten mit CED unterstützen, das Herz-Kreislauf- und Immunsystem zu stärken sowie Stress und depressiven Verstimmungen entgegenzuwirken. Dies trägt wesentlich zur Verbesserung der Lebensqualität bei und senkt bekanntermaßen das relative Risiko für Dickdarmkrebs (s. Abschn. 15.5). Übertriebene Belastungen wie extremes Ausdauertraining können hingegen bei Patienten mit CED – wie auch bei gesunden Individuen – u.a. bedingt durch eine bis zu 80%ige Reduktion des Blutflusses im Darm zu schweren gastrointestinalen Beschwerden wie Krämpfe, Blutungen, Durchfall (Läuferdiarrhö) und Übelkeit führen. Daher sind intensive sportliche Aktivitäten grundsätzlich nicht für Patienten mit CED zu empfehlen und sollten nur nach Rücksprache mit dem betreuenden Arzt durchgeführt werden. Sollte es unter sportlicher Betätigung zu o.g. Beschwerden kommen, ist eine sorgfältige Ursachenforschung unerlässlich. Darüber hinaus ist auf eine ausreichende Magnesiumzufuhr bei sportlicher Aktivität zu achten. Bedingt durch die entzündlichen Veränderungen im Darm kann Magnesium oft nur in verringertem Maße aus der Nahrung aufgenommen werden. Infolge dessen kann es zu Beschwerden wie Hautkribbeln, Zittern, Krämpfe in den Waden und Fußsohlen als

Zeichen eines bestehenden Magnesiummangels kommen.

Patienten, die längere Zeit Glukokortikoide einnehmen müssen, sind neben den o.g. Komplikationen zusätzlich gefährdet, langfristig eine Osteoporose zu entwickeln. Ein regelmäßig durchgeführtes, individuell dosiertes Krafttraining kann zum Erhalt der Knochendichte beitragen und so die Entstehung einer Osteoporose verhindern bzw. hinauszögern. Bei manifester Osteoporose dürfen, aufgrund des erhöhten Frakturrisikos, Sportarten mit erhöhtem Verletzungsrisiko bzw. hoher Kraftbelastung nicht durchgeführt werden.

Merksätze
- ⊿ Leitsymptom der Colitis ulcerosa ist der blutige Durchfall, Leitsymptom des M. Crohn sind schubweise auftretende Bauchschmerzen verbunden mit Durchfall.
- ⊿ Im akuten Schub einer Colitis ulcerosa bzw. eines M. Crohn ist Sport kontraindiziert.
- ⊿ Im beschwerdefreien Intervall (Remission) wird körperliche Aktivität von niedriger bis moderater Intensität von Patienten mit CED gut toleriert und empfohlen. Das Auftreten eines Rezidivs wird nicht begünstigt.

Divertikelkrankheit

Als **Divertikulose** bezeichnet man asymptomatische Ausstülpungen der Schleimhaut und der darunter gelegenen Schicht (Submukosa) durch präformierte Muskellücken der Wand des Magen-Darm-Trakts, besonders häufig im Dickdarm und hier wiederum in der linken Hälfte, v.a. im Sigma. Durch Retention und Verfestigung von Darminhalt in den Divertikeln kann es zu einer symptomatischen Divertikelkrankheit, der **Divertikulitis** (Entzündung der Darmwand), kommen, die dem klinischen Bild einer Blinddarmentzündung (nur eben auf der „falschen" Seite)

entsprechen kann und zunächst mit Antibiotika und entzündungshemmenden Medikamenten (Aminosalizylate) behandelt bzw. bei Komplikationen oder häufigen Rezidiven operiert wird. Die Prävalenz der Divertikulose liegt ohne Geschlechterdiffernz bei ca. 1% der 30-Jährigen und bis zu 40% der über 70-Jährigen. Epidemiologische Daten lassen einen Zusammenhang zwischen vorwiegend sitzender Tätigkeit und der Häufigkeit von Divertikeln vermuten. In einer prospektiven Kohortenstudie bei mehr als 47 000 jungen Amerikanern konnte im Beobachtungszeitraum von 4 Jahren eine Reduktion symptomatischer Episoden der Divertikelkrankheit um 37% bei denjenigen mit intensiver körperlicher Aktivität ($> 32,5$ MET-Stunden/Wo.) nachgewiesen werden, v.a. für Joggen und Laufen. Allerdings zeigten die sportlich aktiven Männer auch einen tendenziell niedrigeren BMI sowie eine höhere Faser- und damit Ballaststoffzufuhr mit der Nahrung; beides Faktoren, denen ein günstiger Einfluss bei der Entwicklung einer Divertikulose zugesprochen wird, sodass die Ergebnisse kritisch gesehen werden sollten.

Dickdarmtumoren

Als **Kolonkarzinome** gelten bösartige Dickdarmtumoren, deren Rand bei der Messung mit dem starren Rektoskop mehr als 16 cm von der Anokutanlinie entfernt ist, darunter liegende Karzinome sind Rektumkarzinome (s. Abschn. 15.5).

Das kolorektale Karzinom ist das zweithäufigste Karzinom in Deutschland, die Inzidenz nimmt mit steigendem Lebensalter zu, insgesamt beträgt die Rate an Neuerkrankungen in Deutschland ca. 75/100 000 Einwohner. Etwa 75% aller an einem Dickdarmkrebs erkrankten Personen gehören keiner Risikogruppe an, für sie gilt die generelle Vorsorge-Empfehlung einer kompletten Koloskopie ab dem 50–55. Lebensjahr und Wiederholung alle 10 Jahre. Falls Polypen (Adenome) bei der ersten Untersuchung nachgewiesen worden sind, erfolgt die nächste Kontrolle bereits nach 3 Jahren. Die Tumorprogression von normalem Gewebe über Adenom zum Karzinom dauert ca. 10 Jahre. Es kommt in der Zeit zur Aktivierung von bestimmten das Wachstum fördernden Genen (Onkogenen) und/oder Inaktivierung von Tumorsuppressorgenen. Zu den bekannten Risikofaktoren gehören Alkohol, Rauchen, Mangel an körperlicher Aktivität, Übergewicht, Verzehr von rotem Fleisch und ein Vitaminmangel. In etwa 25% der Fälle können vorbestehende Risikokonstellationen nachgewiesen werden, u.a. familiäre Häufung, seltene genetische Defekte wie die familiäre adenomatöse Polypose mit Hunderten von Dickdarmpolypen, CED, für die dann gesonderte Vorsorge-Empfehlungen gelten. Da die Symptome (z.B. Änderungen der Stuhlgangsgewohnheiten und/oder Blutbeimengungen, Anämiesymptome) leider uncharakteristisch sind – es gibt keine zuverlässigen Frühsymptome – hat die Vorsorgeuntersuchung eine überragende Bedeutung.

In den letzten Jahrzehnten ist die Bedeutung sportlicher Aktivität in der Prävention kolorektaler Adenome und Karzinome in mehreren epidemiologischen Untersuchungen nachgewiesen worden. Experimentell wurde nach einem Programm mit aeroben moderaten bis intensiven Trainingseinheiten über 12 Monate, das auch zu einer Steigerung der VO_2max führte, eine verminderte Proliferationstendenz der Kolonkrypten beschrieben. Als wesentliche Ursache hierfür werden metabolische Effekte durch verminderte Insulin- und IGF-1-Spiegel angesehen, die das Zellwachstum fördern bzw. die Apoptose hemmen. Daneben könnten immunmodulatorische Einflüsse, eine Abnahme der Kolontransitzeit und daher verkürzter Kontaktzeit der Schleimhaut mit kanzerogenen Stoffen und der generell gesündere Ernährungsstil sportlich aktiver Menschen mit höherem Anteil an Pflanzenfasern eine Rolle spielen. Schätzungen gehen davon aus, dass

durch gesteigerte körperliche Aktivität ca. 20–30% der kolorektalen Karzinome verhindert werden können, allerdings liegt die für eine Prävention erforderliche Intensität über der zur Verhinderung von Herz-Kreislauf-Erkrankungen und muss über viele Jahre beibehalten werden. Auch für Patienten mit nachgewiesenem Dickdarmkrebs ist der günstige Effekt regelmäßiger körperlicher Aktivität nach Operation und adjuvanter Chemotherapie belegt: Das krankheitsfreie 3-Jahres-Überleben lag bei 84,5% für diejenigen, die pro Wo. 18 MET-Stunden oder mehr verbrachten, gegenüber 75,1% bei denjenigen, die unter diesem Aktivitätsumfang blieben (entspricht etwa 6 h Gehen bei ca. 5 km/h). Kritisch muss man allerdings hier hinterfragen, ob nicht der weniger stark Betroffene auch derjenige ist, der diese erforderlichen hohen Umfänge tatsächlich absolvieren kann (s. auch Abschn. 15.5).

> **Merksätze**
> ◢ Das kolorektale Karzinom ist das zweithäufigste Karzinom in Deutschland.
> ◢ Präventiv wird ab dem 50.–55. Lebensjahr alle 10 Jahre eine Koloskopie empfohlen.
> ◢ Regelmäßige körperliche Aktivität vermag das Risiko für kolorektale Karzinome zu reduzieren.

17.3.3 Erkrankungen der Bauchspeicheldrüse

Leitsymptom der Bauchspeicheldrüsenerkrankungen ist der gürtelförmige Oberbauchschmerz mit Ausstrahlung in den Rücken, häufig mit Übelkeit und Erbrechen. Die Diagnose einer **akuten Pankreatitis**, die häufig milde verläuft, aber bei schwerem Verlauf mit Schock und Organversagen lebensbedrohlich sein kann, gilt als gesichert bei typischen Beschwerden und erhöhter

Serumlipase oder -amylase um das Dreifache des oberen Normwerts. Sie entsteht meist auf dem Boden einer Gallensteinerkrankung mit vorübergehendem Verschluss des Drüsenausführungsgangs bei der Steinpassage. Eine spezifische Therapie existiert nicht. Wichtig ist neben dem vorübergehenden Verzicht auf eine orale Nahrungszufuhr v.a. die ausreichende Flüssigkeitssubstitution von u.U. 5–6 l/24 h und die Behandlung der häufig morphinpflichtigen Schmerzen. Anders als noch vor wenigen Jahren wird heute eine frühzeitige Ernährung über Dünndarmsonden angestrebt, da hierdurch die gefürchteten infektiösen Komplikationen verhindert werden können. Entwickeln sich dennoch Abszesse oder sekundär infizierte Nekrosen (durch Selbstverdauung abgestorbene Gewebetrümmer), werden diese in erster Linie durch interventionelle Techniken im Rahmen einer Magenspiegelung (z.B. Eröffnung der Magenhinterwand und Absaugen des Gewebebreis) oder mithilfe von computertomographisch platzierten Spüldrainagen behandelt. Die operative Versorgung erfolgt wegen der hohen Sterblichkeit nur bei Versagen dieser Verfahren.

Fallbeschreibungen berichten von sportinduzierten Bauchspeicheldrüsenentzündungen bei Marathonläufern. Als Ursache wird in Analogie zu den Beobachtungen am Kolon eine mechanische Irritation verbunden mit Minderdurchblutung angenommen. Ein weiterer Fall wurde bei einem jungen Bodybuilder im Zusammenhang mit der Einnahme von L-Arginin publiziert, für das tierexperimentell tatsächlich Schäden an der Bauchspeicheldrüse nachgewiesen worden sind, allerdings in exzessiv hohen Dosen.

Bei der **chronischen Pankreatitis** handelt es sich um eine irreversible, progrediente, chronisch entzündliche Erkrankung, die meist in Schüben verläuft, die wie eine akute Pankreatitis imponieren. Meist entsteht eine chronische Pankreatitis auf dem Boden einer alkoholischen Schädigung

(75%) mit den Zeichen des fortschreitenden Funktionsverlusts, als exokrine Pankreasinsuffizienz mit Fettstühlen, (bei Verminderung der Lipasesekretion um > 90%), Diarrhö und Gewichtsverlust bzw. als endokrine Pankreasinsuffizienz mit Störung der Glukosetoleranz und Entwicklung eines Diabetes mellitus. Komplikationen in Form von Pseudozysten (mit Flüssigkeit gefüllte Hohlräume, die je nach Größe den Magen-Darm-Trakt komprimieren können), narbigen Einengungen des Gallengangs können auftreten. Die Behandlung des akuten Schubs oder der evtl. Komplikationen folgt den Therapieprinzipien der akuten Pankreatitis. Strikte Alkoholkarenz, Ersatz der fehlenden Pankreasenzyme (Kapseln oder Granulat zu den Mahlzeiten), Insulingabe bei manifestem Diabetes und Schmerztherapie stellen die Säulen der Behandlung außerhalb der akuten Schübe dar, ergänzt durch resezierende oder drainierende Operationsverfahren, insbesondere bei therapierefraktären Schmerzen.

Auf dem Boden einer chronischen Pankreatitis kann sich darüber hinaus ein **Pankreaskarzinom** entwickeln, das wegen fehlender Warnsymptome und früher Metastasierung die niedrigste 5-Jahres-Überlebensrate aller Krebserkrankungen aufweist. 2 große prospektive Kohortenstudien mit insgesamt mehr als 150 000 Studienteilnehmern haben gezeigt, dass bei beiden Geschlechtern die Adipositas mit einem um ca. 70% erhöhten Risiko für den Bauchspeicheldrüsenkrebs im Vergleich zu normalgewichtigen Personen verbunden ist. Körperliche Aktivität in Form von Gehen oder Wandern für ≥ 4 h/Wo. war mit einer Halbierung des Risikos verbunden, insbesondere bei übergewichtigen oder adipösen Männern und Frauen, das wiederum als Hinweis auf die mögliche Rolle der Insulinresistenz bei der Karzinogenese gewertet werden kann.

Merksätze

⊿ Häufigste Ursache einer akuten Pankreatitis sind Gallensteinerkrankungen.

⊿ Häufigste Ursache einer chronischen Pankreatitis ist chronischer Alkoholabusus.

⊿ Körperliche Aktivität kann das Risiko für ein Pankreaskarzinom reduzieren.

17.3.4 Gallensteinerkrankung

Als Risikofaktoren für eine **Cholelithiasis** (Gallensteine) gelten Adipositas, metabolisches Syndrom, rasche Gewichtsreduktion, hämolytische Anämie, viele Schwangerschaften, lange Phasen mit künstlicher i.v. Ernährung. Bei ca. 20% der Frauen und 10% der Männer können bei einer Ultraschalluntersuchung Gallensteine nachgewiesen werden, ganz überwiegend in der Gallenblase. Ursache für die Steinentwicklung sind in erster Linie eine Übersättigung mit Cholesterin oder Bilirubin (Abbauprodukt des roten Blutfarbstoffs, dessen Konzentration im Blut gemessen werden kann) und eine verminderte Gallenblasenmotilität. Die überwiegende Mehrzahl der Steinträger hat keine Symptome, sodass hier – von wenigen Ausnahmen abgesehen – eine Therapie nicht erforderlich ist. Nur etwa 20–30% der Menschen mit Gallenblasensteinen entwickeln typische Koliken, nämlich akut einsetzende, heftige Schmerzen im mittleren oder rechten Oberbauch, die länger als 15 min anhalten und in die rechte Schulter oder den Rücken ausstrahlen können, meist verbunden mit Übelkeit und Erbrechen. Hält der Schmerz länger als 5 h an, muss an Komplikationen gedacht werden (Gallenblasen- oder Gallengangsentzündung, Pankreatitis). Wenn einmal Koliken aufgetreten sind, gibt es häufige Rückfälle, und die Komplikationsrate steigt an, sodass

die operative Gallenblasenentfernung, i.d.R. in Bauchspiegelungstechnik, angezeigt ist. Liegt ein Verschluss des Gallengangs vor, tritt neben den Koliken auch ein **Ikterus** (erkennbare Gelbfärbung der Augen, der Schleimhäute und der Haut) auf. Diese Gelbsucht ist bedingt durch den Rückstau des Bilirubins ins Blut, der zugleich verantwortlich ist für den gleichzeitig auftretenden hellen, entfärbten Stuhl und den bierbraunen Urin. Körperliche Aktivität hat einen präventiven Effekt auf die Entwicklung von Gallensteinen, da sowohl die Motilität der Gallenblase als auch die Zusammensetzung der Gallenflüssigkeit durch verminderte Cholesterinsekretion günstig beeinflusst wird. Weitere Faktoren, die ebenfalls im Zusammenhang mit der Steinbildung stehen, wie Glukosetoleranz, Insulin-, Triglyzerid- und HDL-Serumkonzentration, werden durch körperliches Training verbessert. In einer prospektiven Kohortenstudie bei mehr als 45 000 Männern fand sich in Abhängigkeit von der Intensität der körperlichen Belastung eine Abnahme des Risikos für die Entwicklung eines symptomatischen Gallensteinleidens um bis zu 40%. Nach den Daten dieser Studie könnte durch wöchentlich 5 × 30 min Ausdauertraining $1/3$ der Fälle verhindert werden. Ähnliche Ergebnisse wurden auch für mehr als 60 000 Frauen in einer prospektiven Untersuchung über 10 Jahre erhoben: wöchentlich 2–3 h Freizeitsport in Form von Joggen, Laufen oder Radfahren senken die Häufigkeit einer Gallenblasenoperation um ca. 20%.

Merksätze

⊿ Die meisten Patienten mit Gallenblasensteinen sind beschwerdefrei.

⊿ Symptome eines akuten Gallengangsverschlusses durch einen Gallenstein sind kolikartige Schmerzen im rechten oder mittleren Oberbauch, bei Gallengangsverschluss verbunden mit einem Ikterus, Entfärbung des Stuhls und bierbrauner Urin.

> ◢ Körperliche Aktivität vermag der Entstehung von Gallenblasensteinen entgegenzuwirken.

17.3.5 Erkrankungen der Leber

Die Leber ist als zentrales Organ im Stoffwechsel für vielfältige Aufgaben bei der Herstellung und Entgiftung körpereigener und -fremder Substanzen verantwortlich und zugleich die größte Drüse des Körpers. Sie ist daher einerseits bei vielen angeborenen oder erworbenen Erkrankungen beteiligt, und andererseits haben Schädigungen der Leber erhebliche Auswirkungen auf die anderen Organsysteme des Körpers. Das Krankheitsspektrum reicht von den akuten Erkrankungen, gekennzeichnet durch Untergang von Leberzellen mit vorübergehender Einschränkung der Entgiftungs- und Syntheseleistung, über die chronischen Zellschädigungen mit Störungen der Transportmechanismen, Leberzellverfettung, bindegewebigem Ersatz des Lebergewebes und Organumbau bis zur Entwicklung von Lebertumoren oder die Infiltration durch Metastasen. Abgeschlagenheit, Appetitlosigkeit, Exantheme, Gelenk- und Muskelschmerzen sowie Fieber können auf eine akute **Hepatitis** (Leberentzündung) hinweisen. Ikterus, Schläfrigkeit bis zum Koma, Übelkeit, Erbrechen, ein süßlicher, ammoniakalischer Geruch der Ausatmungsluft sind Zeichen eines **akuten Leberversagens**, das bei Sportlern auch in Form des „exertional heat stroke" (dauerhaft submaximaler Krafteinsatz großer Muskelgruppen und extreme metabolische Wärmeproduktion) ausgelöst und u.U. nur durch die rechtzeitige Lebertransplantation überlebt werden kann.

Libidoverlust, erektile Dysfunktion, Persönlichkeitsveränderungen, Konzentrationsstörungen, mangelnde Leistungsfähigkeit, Zunahme des Leibesumfangs, Wassereinlagerung in den Füßen oder Unterschenkeln (Ödeme) sprechen für einen fortgeschrittenen Leberschaden im Sinne der **Leberzirrhose**. Andererseits können Lebererkrankungen lange Zeit ohne Symptome bleiben, da das Organ eine hohe funktionelle Reserve aufweist. Mithilfe von Laboruntersuchungen, den sog. Leberwerten, weil diese Enzyme v.a. in Leberzellen vorkommen, und der Bestimmung von in der Leber synthetisierten oder auszuscheidenden Bestandteilen des Bluts wie Albumin und Gerinnungsfaktoren oder Bilirubin können prinzipielle Schädigungsmuster identifiziert werden. So ist die Erhöhung der Transaminasen GOT (AST) und GPT (ALT) mit gesteigerter Bilirubinkonzentration und je nach Ausmaß der Schädigung niedrigem Albumin und Quick-Test (Maß für die in der Leber gebildeten Vitamin-K-abhängigen Gerinnungsfaktoren) typisch für Erkrankungen mit Leberzelluntergang wie die infektiöse Gelbsucht oder eine Knollenblätterpilzvergiftung. Andererseits spricht die Konstellation erhöhter Werte für AP und γ-GT mit hohem Bilirubin, aber normalem Albumin und niedrigem Quick-Test, der nach i.v. Vitamin-K-Gabe ansteigt, für eine Gallesekretions- oder -abflussstörung, typisch bei Gallengangsentzündungen oder mechanischer Obstruktion durch Stein oder Tumor. Der Missbrauch von Anabolika gehört zu den bekannten Risikofaktoren für die Entwicklung zunächst gutartiger Lebertumoren (**Leberzelladenome**), für die in Einzelfällen eine Entartung zum bösartigen **hepatozellulären Karzinom** beschrieben worden ist.

Akute Lebererkrankungen
Die Infektion mit Viren (v.a. die Erreger der Virushepatitis A–E), zahlreiche andere Infektionskrankheiten (z.B. Pfeiffersches Drüsenfieber) oder medikamentöstoxische Einflüsse (z.B. Alkohol, Ecstasy, Medikamente wie Paracetamol, aber auch pflanzliche Präparate wie Johanniskraut), Durchblutungsstörun-

gen und autoimmune Schädigungen, bei denen das Abwehrsystem nicht mehr zwischen selbst und fremd unterscheidet, können zum Bild einer akuten Hepatitis führen. Als **Golfball-Leber** hat eine besondere Vergiftung Eingang in die Literatur gefunden, bei der durch das Ablecken (!) des Golfballs Unkrautvernichtungsmittel („agent orange") aufgenommen worden ist und zu einer toxischen Hepatitis geführt hat. Toxische Leberschäden wurden auch für verschiedene Nahrungsergänzungsmittel beschrieben, sodass im Falle einer Hepatitiserkrankung beim Sportler immer auch eine genaue Bestandsaufnahme aller eingenommenen erlaubten und unerlaubten Substanzen erforderlich ist.

Die klinische Symptomatik einer Hepatitis lässt eine zuverlässige Unterscheidung der infrage kommenden Erkrankungen nicht zu, hier sind in Abhängigkeit von den Begleitumständen weiterführende Maßnahmen, insbesondere virologische Untersuchungen, erforderlich. Etwa 40% der Fälle einer akuten Hepatitis können auf die Infektion mit **Hepatitis-A-Virus** zurückgeführt werden, die durch den Genuss von kontaminierten Lebensmitteln übertragen wird (gilt auch für die hierzulande äußerst seltene **Hepatitis E**). Weitere 40% sind auf die Ansteckung mit dem **Hepatitis-B**-Virus zurückzuführen, das durch Kontakt mit infiziertem Blut oder Körperflüssigkeiten, insbesondere bei sexuellen Kontakten übertragen wird. Eine Infektion mit dem inkompletten **Hepatitis-D**-Virus erfolgt ebenfalls über virushaltiges Blut und ist nur möglich bei bereits bestehender oder gleichzeitig erworbener Hepatitis B. Von den verbleibenden Fällen einer akuten Hepatitis können ca. 90% auf die Infektion mit dem **Hepatitis-C**-Virus zurückgeführt werden, das durch infiziertes Blut oder Sperma übertragen werden kann. Für die Hepatitis B, C und D sind bestimmte Risikogruppen bekannt, u.a. Drogenabhängige, Prostituierte, medizinisches Personal. Die Hepatitis A ist eine in aller Regel selbstlimitierende Erkrankung

(„Schnupfen der Leber"), dagegen können bei einer Infektion mit dem Hepatitis-E-Virus in der Schwangerschaft bedrohliche Verläufe mit akutem Leberversagen in 20–25% der Fälle beobachtet werden. Aktivimpfungen mit hohen Schutzraten gibt es gegen die Hepatitis A und B (und damit auch D, s.o.).

Traditionell besteht die Behandlung der akuten Hepatitis jedweder Genese in körperlicher Schonung. Zumindest bei jungen, ansonsten gesunden amerikanischen Soldaten während des Korea- bzw. Vietnamkriegs ergaben sich keine Hinweise auf eine verzögerte Rekonvaleszenz – üblicherweise ca. 1–2 Monate für die Hepatitis A und E bzw. 3–4 Monate für Hepatitis B, C und D – oder Chronifizierungsrate, wenn körperliche Belastung erlaubt bzw. ein tgl. 3-stündiges Trainingsprogramm angeordnet wurde. Solange eine Leber- oder Milzschwellung besteht, wird allerdings von Kontaktsportarten abgeraten.

Chronische Lebererkrankungen
Nur die Hepatitis B (chronische Verläufe bei ca. 90% perinataler Infektionen, 20–30% bei Infektion im Kindes- und Jugendalter und etwa 5% im Erwachsenenalter), C (Chronifizierung bei etwa 85–90% der Patienten) und D (ca. 90% Chronifizierung bei Superinfektion) können chronisch verlaufen, d.h. 6 Monate nach Beginn der Erkrankung ist das jeweilige Virus immer noch im Blut nachweisbar. Daher gibt es neuerdings Überlegungen, diese Infektionen frühzeitig mit den zur Verfügung stehenden Medikamenten (z.B. Interferon) zu behandeln, da im Falle der Chronifizierung das Risiko der Entwicklung einer Leberzirrhose und/oder eines hepatozellulären Karzinoms besteht. Bei einer chronischen Virushepatitis gibt es gegen sportliche Aktivitäten keine Bedenken, günstige Effekte in Hinsicht auf Muskelmasse, Knochendichte, Sauerstoffaufnahme und Leberdurchblutung wurden beschrieben, von erschöpfender Belastung wird allerdings ab-

geraten, obwohl entsprechende kontrollierte Studien nicht vorliegen. Im Vergleich zu den Risiken bei sexuellen Kontakten oder i.v. Drogenmissbrauch ist eine Übertragung des Hepatitis-B- oder -C-Virus während sportlichen Aktivitäten extrem selten und am ehesten in Kontaktsportarten wie Ringen, Boxen oder Hockey zu erwarten. So konnte bei 11% der Mitglieder einer olympischen Ringermannschaft das Hepatitis-B-Virus im Schweiß nachgewiesen werden, eine Impfempfehlung in den entsprechenden Sportarten ist ratsam.

Neben der alkoholischen Leberschädigung, die als Zirrhoseursache in der westlichen Welt führt, gewinnt in den letzten Jahren mit dem rasanten Anstieg von Übergewicht und Adipositas die nichtalkoholische Fettlebererkrankung (Häufigkeit ca. 15–20% in der Allgemeinbevölkerung) eine immer größere Bedeutung, da sie in Form der **nichtalkoholischen Steatohepatitis (NASH)** zu vergleichbaren Langzeitschäden wie Zirrhose oder hepatozellulärem Karzinom führen kann (Prävalenz der NASH bei Adipositas ca. 20%). Epidemiologische Untersuchungen haben gezeigt, dass Patienten mit nichtalkoholischer Fettleber im Vergleich zu Patienten mit einer gesunden Leber pro Woche im Mittel weniger als die Hälfte der Zeit mit sportlichen Aktivitäten verbringen. Der besonders günstige Effekt von Krafttraining auf die abdominelle Adipositas und den Leberfettgehalt konnte ebenfalls gezeigt werden. Eine zu rasche Gewichtsabnahme kann zur Verschlechterung einer NASH führen, sodass die Behandlung auf langsame Gewichtsreduktion von ca. 500–1000 g/Wo. und Steigerung der körperlichen Aktivität abzielt. Hierdurch wird die Insulinresistenz als zentraler pathophysiologischer Faktor bei der Entstehung der Leberverfettung günstig beeinflusst. Eine Normalisierung der Leberwerte konnte durch ein dreimonatiges Trainingsprogramm erreicht werden: schnelles Gehen: 3000 Schritte/Tag, Steigerung um 1000 Schritte/ Wo. bis 10 000 Schritte/Tag, dann 2 × tgl. 20 min Laufen.

Leberzirrhose und Komplikationen

Eine Leberzirrhose ist gekennzeichnet durch den Untergang von Leberzellen, knotige Regenerate, bindegewebige Vernarbung und Umbau mit fortschreitender Zerstörung der Architektur, die insbesondere die Gefäßversorgung der Leberläppchen und die Mikrozirkulation betrifft. Die Komplikationen ergeben sich einerseits aus dem Leberversagen mit gestörter Synthese- und Entgiftungsleistung und andererseits aus der **portalen Hypertonie** (Pfortaderhochdruck), die wiederum Folge des erhöhten intrahepatischen Widerstands und gesteigerten Pfortaderblutflusses im Rahmen der systemischen Vasodilatation mit Hyperzirkulation ist. Die Leberzirrhose muss zudem als Präkanzerose angesehen werden. Mit dem Child-Pugh-Score kann eine Schweregradeinteilung der Leberzirrhose vorgenommen werden, die für klinische Belange gut mit dem Überleben korreliert: 2-Jahres-Überlebensrate im Stadium Child A: 85%, Child B: 60%, Child C: 45%. Der 6-Minuten-Gehtest, bei dem die während 6 min zurückgelegte Strecke gemessen wird, hat sich als einfach zu erhebender, unabhängiger prognostischer Faktor für das Überleben von Zirrhosepatienten erwiesen.

Überschreitet der Druckgradient zwischen Pfortader und unterer Hohlvene einen Wert von 10–12 mm Hg (normal 3–5 mmHg) bilden sich Umgehungskreisläufe aus, u.a. **Ösophagusvarizen** (Krampfadern der Speiseröhre). Je nach Ausprägung liegt das Blutungsrisiko bei 30–50% in 3 Jahren, die Sterblichkeit der akuten Blutung bei 20–70% ohne bzw. 20–40% mit Therapie und das Rezidivrisiko ohne Rezidivprophylaxe bei 50–70% in 1 Jahr. Lokale Maßnahmen in Form von Krampfaderverödung oder -unterbindung kommen zur Behandlung oder Prophylaxe der akuten Blutung infrage, in Fällen der sonst nicht beherrschbaren Blutung kann interventionell zur Drucksenkung eine Kurzschlussverbindung zwischen Pfortader und Lebervene geschaffen werden (transjugulärer intrahepatischer portosystemischer Shunt = TIPSS).

Bei der portalen Hypertonie führt bereits eine Belastung bei 30% der VO_2max zu einer deutlichen Zunahme des Pfortaderdrucks, wahrscheinlich auf dem Boden einer gesteigerten Empfindlichkeit der zirrhotischen Leber gegenüber vasokonstringierenden Hormonen wie Noradrenalin, Angiotensin II und Endothelin. Dies hat ein erhöhtes Blutungsrisiko zur Folge, stärkere körperliche Belastungen müssen also vermieden werden, andererseits kann der unerwünschte Druckanstieg durch die Gabe von Propranolol, einem Betablocker, verhindert werden.

Als **Aszites** bezeichnet man die Bauchwassersucht auf dem Boden der portalen Hypertonie, eingeschränkten Albuminkonzentration im Blut bei mangelnder Synthese in der Leber und erhöhtem Körpernatriumbestand. Letzterer entsteht durch die vermehrte Sekretion von Aldosteron, die wiederum auf das verminderte intravasale Volumen zurückgeführt werden kann, das seinerseits Folge des fehlenden kolloidosmotischen Drucks bei Albuminmangel ist mit Austritt von Flüssigkeit in das umgebende Gewebe, z.B. Unterschenkelödeme, und daraus resultierender Stimulation des Renin-Angiotensin-Aldosteron-Systems (sekundärer Hyperaldosteronismus). Die Therapie beginnt daher immer mit kochsalzarmer Kost, Gabe von Medikamenten, die dem Hyperaldosteronismus entgegenwirken und dann erst stark wirksamen harntreibenden Medikamenten (Schleifendiuretika). Ggf. müssen regelmäßige Punktionen des Bauchraumes mit Ablassen des Aszites und i.v. Albuminersatz durchgeführt werden. Kommt es zur Bauchwassersucht, wird die Leberzirrhose als dekompensiert bezeichnet. Bei deutlich aktiviertem Renin-Angiotensin-Aldosteron- und sympathischem Nervensystem kann dann

bereits eine geringe Belastung wie das Gehen mit einer Geschwindigkeit von 4 km/h zur weiteren Verschlechterung der Nierenfunktion führen, sodass diesen Patienten eine Einschränkung der körperlichen Aktivität angeraten werden muss.

Bei jeder Verschlechterung der Symptome eines Patienten mit Leberzirrhose muss an eine **spontan bakterielle Peritonitis** (Bauchfellentzündung) gedacht werden, die klinisch nicht sehr eindrucksvoll ist, aber eine wesentliche Ursache für das **hepatorenale Syndrom** darstellt, bei dem es sich um ein funktionelles Nierenversagen mit sehr schlechter Prognose handelt. Die Therapie besteht in der Gabe von Antibiotika in Kombination mit Albumin i.v. Auf dem Boden der gestörten Entgiftungsfunktion der Leber (u.a. für Ammoniak) kann sich eine **hepatische Enzephalopathie** entwickeln, die meist schleichend mit Apathie und verlangsamtem Bewegungsablauf beginnt und sich dann bis zum **Koma** (tiefe Bewusstlosigkeit) steigern kann. Hier besteht die Therapie in abführenden Maßnahmen und anders als früher üblich in einer allenfalls für wenige Tage begrenzten Eiweißzufuhr, um die schwere Katabolie dieser Patienten nicht weiter zu verschlechtern. Da der Anstieg der Ammoniakkonzentration unter körperlicher Belastung bei Leberzirrhose deutlich stärker ausfällt, muss den betroffenen Patienten ebenfalls körperliche Schonung empfohlen werden.

Die einzige definitive Behandlung jeder chronischen Lebererkrankung im Endstadium ist die Lebertransplantation, für die in den letzten 20 Jahren ein erhebliche Verbesserung des Langzeitüberlebens zu verzeichnen ist, auch wenn gewisse Einschränkungen der Lebensqualität bleiben. Neuere Untersuchungen zeigen, dass die vielfach geklagte Müdigkeit und schnelle Erschöpfung nach der Lebertransplantation mit der eingeschränkten körperlichen Fitness korrelieren, die im Mittel 16–34% unter der eines gesunden Vergleichskollektivs lagen. Andererseits konnte eine Gruppe lebertransplantierter Patienten nach einem 6-monatigen Trainingsprogramm an der Besteigung des Kilimandscharo teilnehmen, einziger Unterschied zu den gesunden Kontrollen war ein mit steigender Höhe größerer diastolischer Blutdruck, der behandelt werden musste. Rehabilitationsprogramme, die auf die Verbesserung der kardiorespiratorischen Fitness abzielen, können entscheidend zur Lebensqualität nach Lebertransplantation beitragen.

Merksätze

⊿ Hepatitis A wird durch den Genuss kontaminierter Lebensmittel übertragen.

⊿ Hepatitis B und C werden durch den Kontakt mit infiziertem Blut oder Körperflüssigkeiten übertragen.

⊿ Eine akute Hepatitis wird zu 80% durch eine Hepatitis A oder B ausgelöst.

⊿ Eine chronische Hepatitis entsteht am häufigsten auf dem Boden einer Hepatitis-C-Infektion.

⊿ Anabolika-Abusus erhöht das Risiko für gutartige Lebertumoren.

⊿ Bei chronischer Hepatitis sind sportliche Belastungen erlaubt, von erschöpfenden Belastungen ist abzuraten.

⊿ Bei einer kompensierten Leberzirrhose ist ein Training mit niedriger Belastungsintensität ratsam, um hierdurch den Muskelabbau zu vermindern.

⊿ Bei einer dekompensierten Leberzirrhose mit Aszites ist eine Einschränkung der körperlichen Aktivität anzuraten, unter Belastung steigt das Risiko für eine Ösophagusvarizenblutung.

⊿ Athleten in Kontaktsportarten ist eine Hepatitis-B-Impfung zu empfehlen.

Literatur

Ball E, Exercise guidelines for patients with inflammatory bowel disease. Gastroenterol Nurs (1998), 21, 108–111

Barbaric M et al., Effects of physical activity on cancer survival: a systematic review. Physiother Can (2010), 62, 25–34

Brandt LJ et al., An evidence-based position statement on the management of irritable bowel syndrome. Am J Gastroenterol (2009), 104(Suppl 1), S1–S35

Baumgart DK, Sandborn WJ, Inflammatory bowel disease: Clinical aspects and established and evolving therapies. Lancet (2007), 369, 1641–1657

Bi L, Triadafilopoulos G, Exercise and gastrointestinal function and disease: an evidence-based review of risk and benefits. Clin Gastroenterol Hepatol (2003), 1, 345–355

Cheng Y et al., Does physical activity reduce the risk of developing peptic ulcers? Br J Sports Med (2000), 34, 116–121

Cymet TC, Retrospective analysis of hiccups in patients at a community hospital from 1995–2000. J Natl Med Assoc (2002), 94, 480–483

Clark CS et al., Gastroesophageal reflux induced by exercise in healthy volunteers. JAMA (1989), 24, 3599–3601

Collings KL et al., Esophageal reflux in conditioned runners, cyclists and weightlifters. Med Sci Sports Exerc (2003), 5, 730–735

Deibert P et al., Sport und Verdauungssystem. Dtsch Med Wochenschr (2007), 132, 155–160

Elsenbruch S et al., Effects of mind-body therapy on quality of life and neuroendocrine and cellular immune functions in patients with ulcerative colitis. Psychother Psychosom (2005), 74, 277–287

Emerenziani S et al., Gastric fullness, physical activity, and proximal extent of gastroesophageal reflux. Am J Gastroenterol (2005), 100, 1251–1256

Halvorsen FA, Lyng J, Ritland S, Gastrointestinal bleeding in marathon runners. Scand J Gastroenterol (1986), 21, 493–497

Houglum JE, Pharmacologic considerations in the treatment of injured athletes with nonsteroidal anti-inflammatory drugs. J Athletic Training (1998), 33(3), 259–263

Huxley RR et al., The impact of dietary and lifestyle risk factors on risk of colorectal cancer: a quantitative overview of the epidemiological evidence. Int J Cancer (2009), 125, 171–180

Jozkow P et al., Gastroesophageal reflux disease and physical activity. Sports Med (2006), 36, 385–391

Lachtermann E, Jung K, Sport und gastrointestinales System. Dtsch Arztebl (2006), 103, A2116–A2120

Leitzmann MF et al., Recreational physical activity and the risk of cholecystectomy in women. N Engl J Med (1999), 34, 777–784

Leitzmann MF et al., The relation of physical activity to risk for symptomatic gallstone disease in men. Ann Intern Med (1998), 128, 417–425

London CP et al., The effects of physical exercise on patients with Crohn's disease. Am J Gastroenterol (1999), 94, 697–703

Mast JJ et al., Ischemic acute necrotizing pancreatitis in a marathon runner. J Pancreas (2009), 10, 53–54

Meyerhardt JA et al., Impact of physical activity on cancer recurrence and survival in patients with stage III Colon cancer: findings from CALGB 89803. J Clin Oncol (2006), 24, 3535–3541

Michaud DS et al., Physical activity, obesity, height, and the risk of pancreatic cancer. JAMA (2001), 286, 921–929

Morton DP, Exercise related transient abdominal pain. Br J Sports Med (2003), 37, 287–288

Narula N, Fedorak RN, Exercise and inflammatory bowel disease. Can J Gastroenterol (2008), 22(5), 497–504

Persson PG et al., Risk indicators for inflammatory bowel disease. Int J Epidemiol (1993), 22, 268–272

Peters HP et al., Potential benefit and hazards of physical activity and exercise on the gastrointestinal tract. Gut (2001), 48, 435–439

Soffer EE et al., Effect of graded exercise on esophageal motility and gastroesophageal reflux in nontrained subjects. Dig Dis Sci (1994), 39, 193–198

Sonnenberg A, Occupational distribution of inflammatory bowel disease among German employees. Gut (1990), 31, 1037–1040

Strate LL, Physical activity decreases diverticular complications. Am J Gastroenterol (2009), 104, 1221–1230

Van Asperen IA et al., Risk of gastroenteritis among triathletes in relation to faecal pollution of fresh waters. Int J Epidemiol (1998), 27, 309–315

Van Nieuwenhoven MA, Brouns F, Brummer RJ, The effect of physical exercise on parameters of gastrointestinal function. Neurogastroenterol Motil (1999), 6, 431–439

Weber P, Jenss H, Scheurlen, Sport und Verdauungsorgane. Internist (1992), 33, 154–159

Wolin KY et al., Leisure-time physical activity pattern and risk of Colon cancer in women. Int J Cancer (2007), 121, 2776–2781

III Internistische und neurologisch-psychiatrische Krankheitsbilder

18 Niere und Harnwege

T. Klotz

18.1 Ausgewählte physiologische Aspekte

Die Niere dient zur Erhaltung des inneren Milieus des Körpers. Sie ist das wichtigste Organ, um eine ausgeglichene Zusammensetzung von extrazellulären und intrazellulären Körperflüssigkeiten zu gewährleisten. Darüber hinaus haben die Nieren exkretorische und inkretorische Aufgaben.

Täglich laufen ca. 20–25% des Herzzeitvolumens in Ruhe, also etwa 1600 l Blut über die Niere bzw. werden von der Niere filtriert. Abfiltriert werden ca. 180 l Primärharn, dieser wird jedoch zu 99% wieder über das Tubulussystem der Niere rückresorbiert. Die Urinmenge beträgt in Abhängigkeit von der Trinkmenge ca. 1–1,5 l/24 h. Der Urin-pH schwankt i.d.R. je nach Nahrung zwischen 4,5–8. Das spezifische Gewicht liegt bei ausgeglichener Wasserregulation zwischen 1000–1035. Als Polyurie wird eine Urinausscheidung von über 2 l/d bezeichnet, eine Anurie besteht bei einer Urinausscheidung von weniger als 0,2 l/d.

Unter sportlicher Belastung ist der Körper bestrebt, den durch den Schweiß bedingten Verlust an Wasser und Elektrolyten zu minimieren. Aus diesem Grund kommt es zu einer Verminderung der Urinausscheidung und zur Urinkonzentration. Ein konzentrierter Urin weist i.d.R. einen niedrigen pH-Wert (saurer Bereich) und eine hohe Osmolalität auf. Die Nierendurchblutung kann bei ausgeprägter Belastung und Flüssigkeitsverlust u.a. aufgrund der Katecholaminwirkung (Adrenalin und Noradrenalin) auf bis zu 25% des Ausgangswerts absinken, wobei die Niere ihre Durchblutung in weiten Bereichen autoreguliert. Gleichzeitig kommt es zu einer vermehrten Ausscheidung von Adiuretin (ADH) aus der Hypophyse, das die Wasserrückresorption des Tubulussystems steigert. Ebenfalls wird vonseiten der Nebenniere Aldosteron produziert, das die Natriumrückresorption in die Nierentubuli steigert und somit ebenfalls zur Wasser-Homöostase beiträgt. Die antidiuretische Wirkung des Sports zeigt sich am Beispiel von Athleten, die nach dem Wettkampf zur Dopingkontrolle Urin abgeben müssen und hierzu, bis adäquate Mengen zur Verfügung stehen, längere Zeit (bis zu Stunden) benötigen. Im Folgenden werden die Funktionen der Nieren aufgelistet:

⊿ Regulation des Flüssigkeitsvolumens und der Osmolalität des Bluts/Serums.
⊿ Regulation der Elektrolyte.
⊿ Regulation des Blut- bzw. Serum-pH-Werts.
⊿ Ausscheidung von Stoffwechselendprodukten (Kreatinin, Harnsäure etc.).
⊿ Entgiftung des Körpers.
⊿ Hormonfunktionen.
⊿ Renin-Synthese zur Aktivierung des Renin-Aldosteron-Systems (Blutdruckregulation).
⊿ Bildung von EPO zur Stimulation der Erythropoiese (Blutbildung).
⊿ Vitamin-D-Produktion (Umwandlung von 25-Hydroxycholecalciferol in 1,25-Dehydroxycholecalciferol als aktiver Vitamin-D-Metabolit).
⊿ Extrarenal gebildete Hormone, die auf die Niere wirken, sind: Katecholamine (Noradrenalin, Adrenalin), Aldosteron (Natriumresorption, Blutdruckregula-

tion), ADH, Parathormon und Calcitonin (Knochenstoffwechsel und Calciumhomöostase).

18.2 Belastungsinduzierte Nierenfunktionsstörungen

Durch körperliche Belastung, insbesondere bei Sportlern, tritt häufig eine vermehrte Eiweißausscheidung im Urin auf (Proteinurie). Diese ist Folge der vermehrten Eiweißdurchlässigkeit der Glomerula (Nierenkörperchen) unter Belastung bei gleichzeitiger verminderter Rückresorption von Einweiß in die Tubuli. Die Proteinurie kann 1–2 Tage anhalten und ist ein harmloses Phänomen. Gleichzeitig können durch die vermehrte Durchlässigkeit der Glomerula sogar einzelne Erythrozyten im Urin auftauchen. Man spricht von einer sog. Mikrohämaturie, da diese i.d.R. **nur** mikroskopisch sichtbar ist. Eine belastungsinduzierte Mikrohämaturie und Proteinurie von Sportlern können auch als Pseudonephritis bezeichnet werden. Nach einer Belastungspause verschwinden diese Phänomene rasch. Somit ist eine Abgrenzung gegenüber tatsächlich vorhandenen Nierenerkrankungen möglich.

Tritt von Belastungen unabhängig eine Proteinurie oder Mikrohämaturie auf, ist eine nephrologische bzw. urologische Abklärung unbedingt notwendig. Es müssen hier relevante Nierenentzündungen oder Tumoren (Glomerulonephritis, interstitielle Nephritiden, Pyelonephritis, Blasentumor, Nephrolithiasis etc.) ausgeschlossen werden.

18.2.1 Belastungsinduzierte Makrohämaturie

Tritt nach Belastung eine sichtbare Rotfärbung des Urins auf, spricht man von einer Makrohämaturie. Dies kann verschiedene Ursachen haben. Nach einem Trauma (z.B.

Boxschlag in die Flanke, Sturz etc.) kann die Makrohämaturie Folge einer Nierenverletzung bzw. einer Nierenruptur sein und muss bez. der Notwendigkeit einer Operation unbedingt abgeklärt werden. Die Standarddiagnostik ist dann die CT des Abdomens.

Eine Makrohämaturie kann jedoch auch ohne Verletzungen nach starken Belastungen auftreten. Besonders bekannt ist die Marschhämoglobinurie bei Läufern. Die empfindlichen Erythrozyten können durch die Erschütterung zerstört werden, und der daraufhin freigesetzte Blutfarbstoff Hämoglobin wird über die Niere ausgeschieden. Nach Beendigung der Belastung muss diese Makrohämaturie bzw. Hämoglobinurie ebenfalls in relativ rascher Zeit nach adäquater Flüssigkeitszufuhr sistieren. Geschieht dies nicht, ist unbedingt eine weiterführende Abklärung notwendig.

Im Bereich der unteren Harnwege kann es ebenfalls zu Verletzungen von Blase und Harnröhre kommen, die sich dann durch eine Makrohämaturie äußern. Hier ist z.B. bei Fahrradfahrern nach Langzeitbelastung eine sehr kurzfristige Hämaturie möglich, die bei leerer Blase durch Schleimhautkontakt und Erschütterung der Blasenschleimhaut ausgelöst wird. Dennoch gilt, dass nach Auftreten einer Hämaturie auch bei Sportlern eine basisurologische Abklärung unabdingbar ist.

Als weitere pathologische Ursache einer Hämaturie im Bereich der Harnwege kommt neben Tumoren, Steinen und Gerinnungsstörungen auch die Einnahme von gerinnungshemmenden Medikamenten infrage. Einige gerinnungshemmende Medikamente (ASS) haben einen Einfluss auf die thrombozytäre Blutgerinnung und erleichtern Blutungen. Ebenso kann die chronische Einnahme von Rheuma- und Schmerzmitteln (z.B. Diclofenac) die Blase bzw. die Nieren schädigen und zu einer Proteinurie oder Hämaturie führen.

Merksatz

◢ Auch bei Sportlern muss eine einmalige Makrohämaturie urologisch abgeklärt werden, um Steine oder Tumoren auszuschließen. Eine schmerzlose Makrohämaturie ist nicht selten Primärsymptom von Tumoren (z.B. Urothelkarzinom der Blase) und somit bis zum Beweis des Gegenteils tumorverdächtig.

18.2.2 Myoglobinurie

Eine Braunverfärbung des Urins unter Belastung kann auf eine vermehrte Ausscheidung eines Muskelfarbstoffs zurückgehen. Unter Belastung kommt es in Abhängigkeit vom Trainingszustand und der Belastungsintensität stets zu einer physiologischen Schädigung einzelner Muskelfasern. Werden sehr viele Muskelfasern geschädigt (Rhabdomyolyse), kann es zum Phänomen der Myoglobinurie kommen. Dies kann eine mögliche Folge eines extremen und ungewohnten Krafttrainings sein oder Folge des Kampfsports nach ausgiebigen Prellungen/Quetschungen von größeren muskulären Bereichen. Besonders anfällig hierfür sind Muskelfasern bei vorbestehenden systemischen Muskelerkrankungen (Myopathie). Ein Beispiel ist das McArdle-Syndrom. Aufgrund eines genetisch bedingen Phosphorylasemangels können unter Belastung nur Fette und Eiweiße abgebaut werden. Bei stärkeren Belastungen kommt es dann zu Muskelfaserschädigungen, und es wird Myoglobin freigesetzt. Wenn große Mengen von Myoglobin über die Niere freigesetzt werden, können diese die Nierentubuli verstopfen und zu einem Nierenversagen führen (Crush-Niere). Dies ist insbesondere nach Unfällen oder größeren Muskelquetschungen – mit Untergang von größeren Partien von Muskelgewebe – nicht selten.

Prävention

Jede Hämaturie sollte, auch wenn sie kurzfristig abklingt, zumindest einer basisnephrologischen oder basisurologischen Untersuchung unterzogen werden. Dies gilt insbesondere für ältere Patienten, da sich einige Erkrankungen nur durch eine einmalige Hämaturie äußern, die auch durch sportliche Aktivität provoziert werden kann. Erkrankungen, die eine Hämaturie verursachen können, sind Nierensteine, Nierentumoren und Blasentumoren.

Ist eine relevante nephrologische oder urologische Diagnose einer Hämaturie oder einer Proteinurie ausgeschlossen, ist als präventive Maßnahme eine Belastungsreduktion bei gleichzeitiger reichlicher Flüssigkeitsaufnahme angezeigt. Hier ist ein individuelles Vorgehen indiziert. Da die belastungsinduzierte Proteinurie i.d.R. nach körperlicher Belastung rasch sistiert, ist dieser Befund nach Ausschluss von relevanten nephrologischen Erkrankungen ein harmloses Phänomen.

Bei der sog. Marschhämoglobinurie ist die Verordnung oder Anpassung von Einlagen, die erschütterungsreduzierend wirken, präventiv sinnvoll, da es hierdurch zu einem geringeren Risiko der Membranschädigung von Erythrozyten kommt. Im Rahmen des Freizeitsports wären Läufe auf weichem Untergrund mit dämpfendem Schuhwerk u.U. präventiv wirksam.

Bez. der Prävention einer Myoglobinurie sind Extrembelastungen zu vermeiden. Insbesondere bei genetisch bedingten Muskelerkrankungen (sog. Myopathien) sind extensives Krafttraining bzw. Kampfsportarten nicht sinnvoll, da prinzipiell immer das Risiko einer Crush-Niere mit entsprechendem Nierenversagen besteht.

Rehabilitation

Untergegangene Nierenkörperchen (Glomerula) regenerieren sich nicht. Das Tubulussystem der Niere ist jedoch gut regenerierbar. Eine Rehabilitation der Nierenfunktion ergibt sich aus einer Reduzierung der renalen Belastung, d.h. Verhinderung einer relevanten Hypovolämie, Optimierung der Blutdruckeinstellung und Vermeidung von nierenschädigenden Medikamenten bei gleichzeitiger proteinreduzierter Kost.

Insbesondere bei Vorliegen von Begleitmorbiditäten (Hypertonie, Diabetes mellitus) ist eine Optimierung der Blutdruckeinstellung bzw. der Blutzuckereinstellung für den Erhalt der renalen Funktion entscheidend. Spezifische sportrehabilitative Maßnahmen, die einen direkten nachgewiesenen Einfluss auf die glomeruläre bzw. tubuläre Funktion der Nieren haben, sind nicht bekannt.

Merksatz
◢ Eine Marschhämoglobinurie und Belastungsproteinurie sind bei extensiver sportlicher Belastung möglich. Nach uronephrologischer Abklärung ist als Prävention v.a. eine Belastungsreduktion anzustreben.

18.3 Akutes Nierenversagen

Das akute Nierenversagen ist eine schwerwiegende Komplikation im Sport. Man unterscheidet das prärenale Nierenversagen vom intrarenalen und vom postrenalen Nierenversagen. Relevant in der Sportmedizin ist das prärenale Nierenversagen. Hierzu können eine Reihe von Faktoren beitragen, speziell erschöpfende Belastungen mit Kreislaufkollaps, Dehydration, Hyperthermie, Hyperkaliämie und Myoglobinurie (s.o.). Insbesondere bei Extrembelastungen, etwa bei Langläufen oder Sport unter Hitzebedingungen, kommt es zum Kollaps mit Durchblutungsminderung der Niere und konsekutivem Nierenversagen. Die notwendige Konsequenz ist i.d.R. eine vorübergehende Behandlung durch eine Hämodialyse (Blutwäsche) bis zur Erholung der Niere.

Merksatz
◢ Ein akutes Nierenversagen kann durch ein sportbedingtes Flüssigkeitsdefizit auftreten.

Hintergrund

In der Sportmedizin kann i.d.R. als Auslöser eines prärenalen akuten Nierenversagens die Dehydration bzw. ein Volumenmangel angesehen werden. Die Niere gehört zu den sog. Schockorganen mit Autoregulation, d.h. bei Absenkung der Nierendurchblutung unter einem gewissen Schwellenwert kommt es zum Absterben von Tubuluszellen mit nachfolgendem akutem Nierenversagen. Hier bestehen prinzipiell noch eine Reversibilität und gute Chance zur kompletten Erholung der Nierenfunktion, wenn die Dehydratation und Elektrolytsituation rasch ausgeglichen werden. Bei längerfristiger Nierenminderdurchblutung kommt es dann zum Absterben der Glomerula mit der Folge einer irreversiblen Nierenschädigung.

Prävention

Präventiv ist – v.a. vor und während sportlicher Belastung – eine ausreichende Flüssigkeitsaufnahme essenziell – insbesondere bei warmen klimatischen Bedingungen. Im Falle von renalen Vorschädigungen ist eine nephrologische Beratung vor sportlichen Belastungen unabdingbar. Wichtig ist eine Vermeidung von Überbelastungen, insbesondere bei Langläufern und bei anderen Ausdauersportlern.

Rehabilitation

Nach einem akuten Nierenversagen mit Tubulusnekrose ist i.d.R. eine kurzfristige Hämodialyse notwendig. Da die Tubuluszellen regenerationsfähig sind, kann es zu einer Komplettausheilung kommen (Restitutio at integrum). Bei länger dauernder Nierenschädigung kommt es zum Untergang der Nierenkörperchen (Glomerula), hier ist keine

Rehabilitation oder komplette Reversibilität der Nierenfunktion mehr möglich. Allerdings können Nierenparenchymschädigungen von noch gesundem Gewebe lange kompensiert werden. Dies erklärt, dass bei z.B. einseitigem Nierenverlust keine Einschränkung der renalen Regulationsfunktionen auftritt. Eine enge ärztliche Überwachung ist nach akutem Nierenversagen in der Rehabilitationsphase unabdingbar. Im Einzelfall muss entschieden werden, wann eine sportliche Betätigung wieder möglich ist.

Merksätze
- ◢ Liegt ein länger dauerndes Nierenversagen mit Untergang von Nierenkörperchen vor, kommt es zum irreversiblen Nierenschaden.
- ◢ Die Nieren gehören zu den sog. Schockorganen; d.h. sollte z.B. unter Schockbedingungen die Nierendurchblutung unter einen gewissen Schwellenwert absinken, kann es zum Absterben von Tubuluszellen mit nachfolgendem akutem Nierenversagen kommen. Dies ist anfangs noch reversibel, später irreversibel.

18.4 Sonstige Nierenerkrankungen – Nierenfehlbildungen, Nierensteine, Nierenzysten, Sport bei Einzelniere

Fehlbildungen der Niere kommen in unterschiedlicher Form vor. Es kann eine einseitige Agenesie vorliegen, Doppelanlagen oder sonstige Verschmelzungsanomalien können bestehen (z.B. Hufeisenniere). Mit einer einseitigen Niere ist keine Einschränkung der körperlichen Aktivität notwendig. Bei Vorliegen einer Einzelniere sollte man von besonders verletzungsanfälligen Sportarten (Kampfsport) abraten, um nicht durch unglückliche Verletzungen das eine vorhandene Organ zu schädigen.

18.4.1 Nierensteine – Harnleitersteine

Die sog. Nephrolithiasis ist eine sehr häufige Erkrankung, die den Harnabfluss von der Niere zur Blase beeinträchtigen kann. Ca. 4–5% der Gesamtbevölkerung haben im Laufe ihres Lebens eine Steinepisode mit Koliken (sporadische Nephrolithiasis). Bei Durchwandern eines Konkrements durch den Ureter kommt es häufig zu schmerzhaften Koliken. Sportliche Aktivität kann die Steinbildung begünstigen, insbesondere aufgrund der Dehydration durch Bildung von Kristallisationskernen (Calciumoxalat-Konkremente oder Harnsäurekonkremente).

Hintergrund
Die meisten Konkremente sind calciumhaltig. Mangelnde Flüssigkeitsaufnahme ist i.d.R. der größte Risikofaktor. In einigen Fällen liegt eine Stoffwechselerkrankung vor, die zur Nephrolithiasis prädisponiert. Zu den Risikosportarten mit Steinbildungsrisiko zählen alle Ausdauersportarten, insbesondere bei inadäquater Flüssigkeitszufuhr. Eine präventive Flüssigkeitszufuhr variiert je nach Belastung und Temperaturbedingungen. Unter Ruhebedingungen gilt eine tägliche Trinkmenge von mind. 2 l als ausreichend. Grob qualitative Parameter zur Orientierung für eine ausreichende Flüssigkeitszufuhr sind Urinfarbe und Urinmenge, die möglichst hell sein und ca. 100 ml/h betragen sollte. Bei inadäquater Flüssigkeitszufuhr kommt es zu einer Konzentrierung des Urins in den ableitenden Harnwegen, die dann zu einer Bildung von Kristallisationskernen und schließlich relevanten Konkrementen führen kann. Nachteilig ist ebenfalls die Aufnahme von hohen Mengen an Eiweiß/Harnsäure in der Ernährung bei gleichzeitiger Dehydratation, da hierdurch die Harnsäurebildung gesteigert wird und Harnsäurekonkremente entstehen können.

Prävention

Jede Nephrolithiasis erfordert eine urologische Abklärung. Bei Ausdauersportlern sollte eine Steinfreiheit angestrebt werden. Steine des oberen Harntrakts im Bereich der Nierenkelche und des Nierenbeckens können i.d.R. mittels der extrakorporalen Stoßwellenlithotripsie (ESWL) behandelt werden. Harnleitersteine können endoskopisch desintegriert oder entfernt werden. Harnsäurekonkremente können durch eine Alkalisierung des Urins aufgelöst werden.

Präventiv ist bez. einer Nephrolithiasis auf eine ausreichende Flüssigkeitszufuhr zu achten. Bei genetisch bedingtem erhöhtem Risiko der Bildung von Harnsteinen (< 15% aller Nephrolithiasis-Patienten) oder häufigen Steinepisoden sind eine metabolische Abklärung und eine spezielle Ernährungsberatung indiziert.

Rehabilitation

Nach einer Steinsanierung bei sporadischer Nephrolithiasis ist keine wesentliche Rehabilitation notwendig. Regelmäßige urologische Kontrollen (Ultraschall- und Urinuntersuchungen) sind sinnvoll.

> **Merksatz**
> ◢ Wichtigste Prävention für eine sportbedingte Nephrolithiasis ist eine ausreichende Flüssigkeitszufuhr. Die Reduktion von Calcium oder Mineralien in der Nahrung ist für 85% der Patienten mit sporadischer Nephrolithiasis **nicht** sinnvoll.

Nierenzysten

Nierenzysten sind überaus häufig. Es handelt sich um mit Serumurin gefüllte Zysten, deren Entstehung z.T. auf einer genetischen Disposition beruht, z.T. sporadisch vorkommt. Es bestehen i.d.R. keine Beschwerden. Allerdings können Nierenzysten relativ groß werden und Nachbarorgane verdrängen. In Bezug auf Sportrisiken besteht bei größeren Zysten eine prinzipielle Rupturgefahr. Bei Nachweis von sehr großen Nierenzysten (> 10 cm) ist daher, abhängig vom Einzelfall, eine operative Indikation zur Zystenabtragung gegeben. Eine Prävention von Nierenzysten ist nach dem gegenwärtigen Kenntnisstand nicht möglich.

Sport bei Einzelniere

Prinzipiell ist eine sportliche Aktivität bei gesunder Einzelniere (z.B. nach Tumorentfernung, angeborene Einzelniere, einseitige Agenesie, nach Nierenlebendspende) nicht eingeschränkt. Die körperliche Belastbarkeit ist ebenfalls i.d.R. nicht eingeschränkt, da auch eine einzelne Niere ihre kompletten physiologischen Aufgaben erfüllt. Bei Kampfsportarten bzw. Sportarten mit höherem Verletzungsrisiko ist Vorsicht geboten, da durchaus sportbedingte Verletzungen im Bereich der Nieren nicht selten sind und diese bei Einzelniere entsprechend relevant werden können. Ausdauersportarten sind i.d.R. uneingeschränkt möglich.

18.5 Chronische Nierenerkrankungen

Chronische Nierenerkrankungen kommen in verschiedener Form vor. Besonders häufig sind Nierenentzündungen (Glomerulonephritis oder Pyelonephritis). Die Glomerulonephritis beruht häufig auf einer allergischen Reaktion, z.B. nach einer Streptokokkeninfektion, wie beim rheumatischen Fieber bzw. rheumatischen Herzfehler. Eine körperliche Aktivität während einer akuten renalen Entzündung ist kontraindiziert.

Weiterhin können bakterielle Infektionen über Blase und Harnleiter in das Nierenbecken aufsteigen. Da es im Nierenbeckenkelchsystem keine „Urin-Blut-Schranke" gibt, zeigt sich i.d.R. eine systemische Entzündungsreaktion. Es kommt zu akuten hochfieberhaften Erkrankungen mit Schmerzen in der Nierengegend. Auch hier ist eine sportliche Aktivität verboten. Jede akute Pyleonephritis bedarf einer urologischen Abklärung und längeren antibiotischen Therapie, um eine Chronifizierung, Abzedierung und den Untergang von Nierengewebe zu vermeiden.

Merksatz
◢ Sportliche Aktivität ist bei einem fieberhaften Harnwegsinfekt kontraindiziert.

Chronische Nierenerkrankungen entwickeln sich auch regelmäßig im Laufe eines Diabetes mellitus als Folge einer Kombination von Durchblutungsstörungen und Entzündungen (diabetische Nephropathie).

Angeborene chronische Nierenerkrankungen stellen die sog. Zystennieren dar, die schließlich zu einem protrahierten Untergang von Nierengewebe und schließlich zum Nierenversagen (terminale Niereninsuffizienz – Urämie) führen. Anzeichen einer chronischen Nierenerkrankung sind das Auftreten von Eiweiß bzw. Leukozyten und Erythrozyten im Urin. Nicht selten kommt eine Hypertonie hinzu. Bei fortgeschrittenen Zuständen kommt es durch den Mangel an EPO zu einer Blutarmut (Anämie). Bei einer terminalen Niereninsuffizienz kann in geeigneten Fällen eine Nierentransplantation erfolgen. Nach Nierentransplantation sind körperliche Aktivität und Belastbarkeit wieder gegeben, sofern eine regelmäßige nephrologische Kontrolle mit entsprechender individualisierter Beratung stattfindet.

Merksatz
◢ Angeborene, genetisch bedingte oder chronische Nierenerkrankungen stellen keine prinzipielle Kontraindikation für eine sportliche Aktivität dar. Eine optimierte Blutdruck- und evtl. Diabeteseinstellung ist zum Erhalt der Nierenfunktion von entscheidender Bedeutung.

18.5.1 Chronische Niereninsuffizienz

Patienten mit chronischer Niereninsuffizienz sind i.d.R. in ärztlicher Kontrolle. In Abhängigkeit von der Schwere der Erkrankung und der Art der Behandlung sind diese Patienten durchschnittlich weniger leistungsfähig als Gesunde. Auch bei niereninsuffizienten Patienten ist eine sportliche körperliche Belastung bis an die individuelle Leistungsgrenze durchaus möglich, sofern eine regelmäßige ärztliche bzw. nephrologische Kontrolle stattfindet. In diesem Zusammenhang ist auch bei Patienten, die eine Nierentransplantation hinter sich haben, eine sportliche Aktivität durchaus möglich und sinnvoll. Der Schwerpunkt liegt in einem kontrollierten Ausdauertraining unter Kreislaufkontrolle. Ein „Ausreizen" der Maximalbelastung ist nicht sinnvoll. Die reduzierte Leistungsfähigkeit für sportliche Aktivität bei Niereninsuffizienzpatienten ist insbesondere durch die renale Anämie (Blutarmut) verursacht. Hier ist eine Behandlung mit EPO möglich und segensreich. Die Ausdauerleistung wird bei niereninsuffizienten Patienten dadurch deutlich gesteigert. Zur Feststellung einer Sporttauglichkeit sollte bei niereninsuffizienten Patienten die Anämie nicht zu stark ausgeprägt sein (Hb > 8 g/dl). Der Elektrolytstoffwechsel oder ein evtl. begleitender Bluthochdruck (Hypertonie) muss medikamentös eingestellt werden.

Merksatz
◢ Bei Patienten mit chronischer Niereninsuffizienz ist i.d.R. die renale Anämie leistungsbestimmend für eine sportliche Aktivität.

18.6 Genitales Kompressions-syndrom

18.6.1 Hintergrund

Die Innervation der männlichen Schwellkörper bzw. der Harnröhre erfolgt über den Nervus pudendus durch den Alcock'schen Kanal. Das heißt, diese Region ist insbesondere beim Fahrradfahren durch den Sattel einer Kompression ausgesetzt. Dies erklärt, warum bei Fahrradfahrern es nach längeren Sitzbelastungen zu Gefühlsstörungen oder Schmerzen im Genitalbereich (Glans, Penis, Klitoris) kommen kann. Es liegen sowohl eine nervale Kompression als auch eine Durchblutungsminderung der tiefen penilen Arterien vor. In den letzten Jahren sind diesbezüglich z.T. widersprüchliche Publikationen bekannt geworden, die bei ambitionierten Fahrradsportlern eine erhöhte Rate an erektiler Dysfunktion beschreiben. Andere Untersuchungen haben diese Ergebnisse nicht bestätigen können. Zweifellos sind Sensibilitätsstörungen jedoch insbesondere bei längeren Strecken und ambitionierten Freizeit- bzw. Leistungssportlern im Bereich des männlichen Genitale durchaus häufig. Im Bereich des weiblichen Genitale (Klitoris) sind ebenfalls Sensibilitätsstörungen beschrieben.

In Ausnahmefällen können bei Radsportlern auch eine kompressionsbedingte Reizung und Entzündung der Urethra (Harnröhre) auftreten, die eine Harnröhrenstriktur mit Miktionsproblemen zur Folge haben.

Prävention

Eine Reihe von Studien wurde bez. der verschiedenen Satteltypen bei Fahrradsportlern durchgeführt, um genitale Kompressionssyndrome zu vermeiden. Entscheidend ist hier eine breite Sattelbasis mit guter Polsterung. Die Sattelnase sollte individuell eingestellt werden, jedoch nicht über die Horizontale hinausragen, sondern ca. 3–5° nach unten geneigt sein. Im Sinne einer Prävention des genitalen Kompressionssyndroms ist insbesondere bei längeren Radstrecken ein Haltungswechsel in die stehende Position in regelmäßigen Abständen sinnvoll.

Rehabilitation

Das genitale Kompressionssyndrom bzw. die bestehenden Sensibilitätsstörungen und Beschwerden klingen i.d.R. nach kurzer Zeit, nach Beendigung der radsportbedingten Kompression ab. Spätschäden sind eher nicht zu erwarten, obwohl hier die Literatur bzw. Studienlage widersprüchlich ist. Aus diesem Grund sollten v.a. bei ambitionierten Radsportlern die genannten präventiven Maßnahmen durchgeführt werden.

Merksatz

◢ Einem genitalen Kompressionssyndrom beim Fahrradfahren kann durch eine leicht nach unten geneigte Sattelnase und häufigen Haltungswechsel entgegengewirkt werden.

Literatur

Asplund C, Barkdull T, Weiss BD, Genitourinary problems in bicyclists. Curr Sports Med Rep (2007), 6(5), 333–339

Bellinghieri G, Savica V, Santoro D, Renal alterations during exercise. J Ren Nutr (2008), 18(1), 158–164

Delaney DP, Carr MC, Urethral strictures incident to bicycle motocross race. Urology (2005), 65(4), 798–802

Guess MK et al., Genital sensation and sexual function in women bicyclists and runners: are your feet safer than your seat? J Sex Med (2006), 3(6), 1018–1027

Haisch J, Hurrelmann K, Klotz T (2006) Medizinische Prävention und Gesundheitsförderung. Huber, Bern

Johansen KL, Exercise and dialysis. Hemodial Int (2008), 12(3), 290–300

Johnson B et al., A need for reevaluation of sports participation recommendations for children with a solitary kidney. J Urol (2005), 174(2), 686–689

Lippi G et al., Acute variation of estimated glomerular filtration rate following a half-marathon run. Int J Sports Med (2008), 29(12), 948–951

Lippi G et al., Glomerular filtration rate in endurance athletes. Clin J Sport Med (2008), 18(3), 286–288

Ma Y et al., Bicycle riding may cause erectile dysfunction. Med Hypotheses (2009), 72(4), 473–474

Patel DR, Torres AD, Greydanus DE, Kidneys and sports. Adolesc Med Clin (2005), 16(1), 111–119

Schrader SM, Breitenstein MJ, Lowe BD, Cutting off the nose to save the penis. J Sex Med (2008), 5(8), 1932–1940

Sökeland J, Schulze H, Rübben H (2002) Urologie. Thieme, Stuttgart, New York

III Internistische und neurologisch-psychiatrische Krankheitsbilder

19 Endokrines System

P. Platen

19.1 Grundlegende physiologische Aspekte

Die koordinierte Arbeit und Belastungsanpassung eines menschlichen Organismus sind an spezielle Regelsysteme gebunden, Teile davon sind das Hormonsystem und das vegetative Nervensystem. Durch ihren Einfluss ermöglichen sie einen ausgeglichenen Funktionszustand der Organsysteme und – wenn nötig – deren schnelle und effektive Anpassung an die äußeren Notwendigkeiten. So kann ein Mensch in Hitze, Kälte und Hungerzustand geistige und körperliche Höchstleistungen vollbringen (s. auch Kap. 26), Ausdruck der fein abgestuften Regulation im Zusammenspiel der inneren Organe. Dabei nutzt das Hormonsystem den Blutweg, das vegetative Nervensystem i.d.R. die Nervenbahnen.

Prinzipiell kann man 2 Gruppen von Hormonen unterscheiden: **Peptidhormone** und **Steroidhormone**. Letztere leiten sich vom Cholesterin ab. Den Hormonen ist gemeinsam, dass sie ihre Zielorgane über den Blutweg erreichen und auf die entsprechenden Zellen über spezielle Rezeptoren wirken. Diese können an die Zellmembran gebunden sein oder mehr oder weniger frei im Zytoplasma liegen. Zellen ohne passende Rezeptoren werden von der Hormonwirkung nicht betroffen. Meistens besitzen Zellen Rezeptoren für mehrere Hormone, sodass ihre Stoffwechselleistung verschiedenartig beeinflusst und gesteuert werden kann. Unter der Hormoneinwirkung reagieren die Zellen mit einer genetisch determinierten Antwort, wie bspw. einem Anstieg oder Abfall der Geschwindigkeit einer festgelegten Reaktion. Es lassen sich keine neuen Reaktionsmuster schaffen. Wie empfindlich eine Zelle auf ein bestimmtes Hormon antwortet, ist einerseits von der Zahl der verfügbaren Rezeptoren abhängig. So kann eine große Rezeptorzahl mehr Hormon binden und ruft somit eine starke Antwort hervor. Andererseits spielt auch die Empfindlichkeit (Affinität) der Rezeptoren gegenüber „ihrem" Hormon eine Rolle. Hormone werden in die endokrinen Drüsen und direkt ins Blut abgeben. Mikroskopisch stellen endokrine Organe Drüsenepithelzellen dar, die von dünnwandigen Blutkapillaren umsponnen werden. Zu den **wichtigsten Hormondrüsen** zählen: die **Hypophyse**, die **Schilddrüse**, die **Nebenschilddrüsen**, die **Nebennieren**, die **Keimdrüsen** und das **Inselorgan des Pankreas** (s. Abb. 19.1).

Das oberste Regelsystem ist der **Hypothalamus** im Gehirn. Der Hypothalamus steht in einem sehr engen Funktionszusammenhang mit der **Hypophyse**, die die Stellung einer übergeordneten Organisationszentrale einnimmt. Von ihr aus wird die Hormonproduktion der peripheren endokrinen Drüsen bestimmt (s. Abb. 19.2). Die Hypophyse kann man funktionell und entwicklungsgeschichtlich in 2 Anteile unterscheiden: Vorderlappen (Adenohypophyse) und Hinterlappen (Neurohypophyse). Durch den Hypophysenstiel sind sie mit dem Hypothalamus verbunden. Der Vorderlappen ist der Bildungsort von glandotropen und glandulären Hormonen. In die Gruppe der glandotropen Hormone gehört das TSH (= Thyreoidea stimulierendes Hormon), das die Hormonpro-

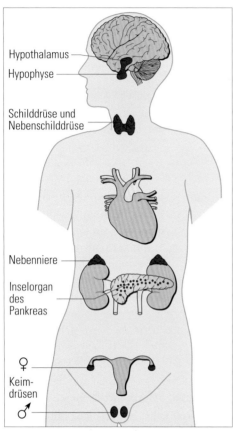

Abb. 19.1: Übersicht des Hormonsystems.

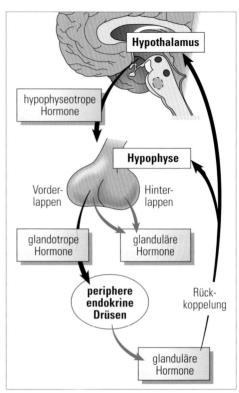

Abb. 19.2: Funktionelles Organisationsschema des Hormonsystems.

duktion in der Schilddrüse anregt. Weiterhin gehört dazu das ACTH (= adrenokortikotropes Hormon). Es nimmt Einfluss auf die Hormonproduktion der Nebennierenrinde. Hinzu kommen die sog. gonadotropen Hormone wie das FSH (Follikel stimulierendes Hormon), das LH (Luteinisierendes Hormon), die auf die Keimdrüsen wirken, und das Prolaktin, das u.a. die Milchproduktion nach der Schwangerschaft beeinflusst. Zu den glandulären Hormonen des Vorderlappens rechnet man das somatotrope Hormon (STH) oder auch Wachstumshormon (HGH, human growth hormone), das v.a. das Längenwachstum der Knochen und die Adaption der Muskeln beeinflusst. Der Hypophysenhinterlappen kann als ein Auffangdepot für die Hormone Oxytozin und Adiuretin aus dem Hypothalamus aufgefasst werden.

Beide Hormone werden durch Neurosekretion in dessen Nervenzellen gebildet und über den Hypophysenstiel zum Hypophysenhinterlappen geleitet. Sie werden in den Maschen eines dichten Gliafilzes gespeichert und je nach Bedarf an die Blutkapillaren abgegeben. Das Oxytozin wirkt auf die glatte Muskulatur, z.B. des Uterus. So wirkt es wehenauslösend. Das Adiuretin steigert den Blutdruck und intensiviert die Wasserrückresorption (Antidiurese: gegen Wasserausscheidung) in den Nierenkanälchen.

Merksätze

◢ Die hypophyseotropen Hormone werden von Nervenzellen im Hypothalamus gebildet (Neurosekretion). Sie heißen je nach Funktion Releasing- oder Inhibiting-Hormone und

- fördern oder hemmen die Freisetzung von Hypophysenhormonen.
- Die Hypophyse produziert die glandotropen Hormone. Sie wirken auf die Hormonproduktion der peripheren endokrinen Drüsen.
- Die peripheren endokrinen Organe produzieren hauptsächlich glanduläre Hormone. Sie wirken direkt auf ihre Zielzellen. Ihre Konzentration im Blut regelt über Rückmeldungen (Feedback-Mechanismus) an den Hypothalamus und die Hypophyse die weitere Ausschüttung oder Hemmung.

19.2 Erkrankungen der Schilddrüse

19.2.1 Hintergrund

Die Schilddrüse produziert die Schilddrüsenhormone Trijodthyronin (T_3) und Thyroxin (T_4). T_3 ist wesentlich wirksamer als T_4 und wirkt außerdem schneller. So erreicht T_3 nach Stunden, T_4 jedoch erst nach Tagen seine Maximalwirkung. Außerhalb der Schilddrüse wird T_4 in das weitaus aktivere T_3 umgewandelt. Die Regulation der Bildung und Ausschüttung der Schilddrüsenhormone erfolgt durch das hypothalamische Thyroliberin (TRH) und das Somatostatin und das dem TRH nachgeschaltete hypophysäre Thyreotropin (TSH). Die Schilddrüse benötigt für die Hormonproduktion Jod, das mit der Nahrung aufgenommen und über den Blutweg zur Schilddrüse transportiert wird.

Die Wirkungen der Schilddrüsenhormone sind vielfältig. T_3 erhöht allgemein den Sauerstoffverbrauch bzw. den Energieumsatz und vermehrt daher die Wärmeproduktion. Diese Wirkung wird u.a. durch Vermehrung und Vergrößerung der Mitochondrien erreicht. Schilddrüsenhormone fördern außerdem Reifung und Wachstum, u.a. auch des Herzens. Ferner mobilisieren sie im Stoffwechsel die Bereitstellung von Fetten. Daher tragen sie im Sport zur akuten, insbesondere jedoch zur langfristigen Belastungsadaptation bei.

Beim Fasten entsteht aus T_3 und T_4 das inaktive rT_3, wodurch es zu einer Hemmung des Energieumsatzes und zu einer Einsparung von Energie kommt.

Merksätze
- Die Schilddrüsenhormone T_3 und T_4 stehen unter hypothalamischer und hypophysärer Kontrolle. Für die Hormonproduktion ist Jod erforderlich.
- Die Schilddrüsenhormone erhöhen den Sauerstoffverbrauch bzw. den Energieumsatz und somit die Wärmeproduktion.
- Im Sport tragen Schilddrüsenhormone zur akuten, insbesondere jedoch zur langfristigen Belastungsadaptation bei.

19.2.2 Schilddrüsenvergrößerung (Struma)

Als Struma bezeichnet man jede Vergrößerung der Schilddrüse, die nicht bösartig oder entzündlich bedingt ist und eine normale (euthyreote) Stoffwechsellage unterhält.

Für die Produktion der Schilddrüsenhormone wird Jod benötigt. Wenn die Jodzufuhr mit der Nahrung zu gering ist (weniger als 150 µg Jod pro Tag), kommt es zunächst zu einer zu geringen Produktion der Schilddrüsenhormone. Die Folge ist eine Überstimulation des übergeordneten Hormons TSH (s.o.). Dieses regt die Schilddrüse zum Wachstum an, damit sie das Jodangebot in der Nahrung besser ausnutzen kann, die Struma entsteht. Je nach geografischer Region haben 5–20% der Menschen in Deutschland eine Struma, wobei Frauen fünfmal häufiger betroffen sind als Männer.

Bei starker Vergrößerung der Schilddrüse kann es zu einem Fremdkörpergefühl beim Schlucken bis hin zu ausgeprägter Atemnot durch eine mechanische Einschnürung der Luftröhre kommen.

Prophylaktisch sollte auf eine ausreichende Jodzufuhr mit der Nahrung, z.B. durch Verwendung von Jodsalz und regelmäßiger Zufuhr von jodhaltigem Meeresfisch, geachtet werden.

Therapeutisch werden Schilddrüsenhormone gegeben, um die Überstimulation durch die vermehrte TSH-Ausschüttung zu unterdrücken. Bei zu starker Einengung ist eine chirurgische Behandlung oder eine Bestrahlung (Radiojodtherapie) notwendig.

Für den Sport hat eine Struma kaum Bedeutung, da die Stoffwechsellage normal ist. Bei einer starken Vergrößerung kann jedoch aufgrund der möglichen Luftröhreneinengung die Leistungsfähigkeit eingeschränkt sein.

19.2.3 Schilddrüsenüberfunktion (Hyperthyreose) und autonomes Adenom

Als Hyperthyreose bezeichnet man einen erhöhten Stoffwechsel durch einen zu hohen Gehalt an Schilddrüsenhormonen im Blut. Sie kann mit und ohne Struma vorkommen. Die Häufigkeit wird mit 0,3–1,8% der Bevölkerung angegeben. Auch hier sind Frauen etwa fünfmal so oft betroffen wie Männer.

Ursache ist eine Autoimmunerkrankung (Basedow-Hyperthyreose) oder eine nicht mehr durch das übergeordnete Hormon TSH steuerbare Verselbständigung (Autonomie) einzelner Schilddrüsenzellen. Handelt es sich hierbei um einen umschriebenen autonomen Bezirk (Knoten), spricht man von einem autonomen Adenom.

Die klinischen Zeichen einer Hyperthyreose in Körperruhe sind diejenigen eines erhöhten Stoffwechsels: innere Unruhe,

Wärmeintoleranz, vermehrtes Schwitzen, Herzklopfen, Gewichtsabnahme, Muskelschwäche, gesteigerter Appetit, Schlafstörungen etc. Bei der Basedow-Hyperthyreose können die Antikörper auch das Bindegewebe der Augen und die Augenmuskeln betreffen (endokrine Orbitopathie). Typischerweise verdickt sich das befallene Gewebe und die Augen erscheinen größer. Hieraus können Sehstörungen resultieren.

In der Therapie werden Medikamente gegeben, die die Schilddrüsenhormone bremsen sollen (Thyreostatika), oder es wird eine Operation bzw. Bestrahlung durchgeführt.

Die Sporttauglichkeit hängt vom Grad der Überfunktion ab. Bei einer leichten Überfunktion kann moderater Sport getrieben werden. Bei einer ausgeprägten Überfunktion besteht jedoch bereits durch die Erkrankung eine starke Herz-Kreislauf- und Stoffwechsel-Belastung mit vorschneller Ermüdung und Muskelschwäche bis hin zur Rhabdomyolyse und der Gefahr einer Herzinsuffizienz. Außerdem kann der erhöhte Puls den Einsatz von Betarezeptorenblockern notwendig machen und so auch die Leistungsfähigkeit reduzieren. Eine weitere Belastung des Organismus durch körperliche Aktivität sollte in dieser Situation vermieden werden. Mit Sport sollte erst nach Normalisierung der Stoffwechsellage durch eine erfolgreiche Therapie wieder begonnen werden.

19.2.4 Schilddrüsenunterfunktion (Hypothyreose)

Als Hypothyreose bezeichnet man eine mangelnde Versorgung der Körperzellen mit Schilddrüsenhormonen. Aufgrund einer vorausgegangenen Entzündung der Schilddrüse, einer Bestrahlung, Operation oder Einnahme von Medikamenten kommt es meist zu einer unzureichenden Produktion.

Die klinischen Zeichen einer Hypothyreose in Körperruhe sind diejenigen eines reduzierten Stoffwechsels, wie allgemeine Schwäche, leichte Ermüdbarkeit, Kälteintoleranz, Konzentrationsschwäche bis hin zu Apathie, Minderdurchblutung infolge verminderten Schlagvolumens, neurologische Störungen und Gewichtszunahme. Ein völliges Fehlen von Schilddrüsenhormonen führt zum Koma und Tod.

Die Therapie erfolgt medikamentös mit Schilddrüsenhormonen.

Körperliche Belastungen sollten bei ausgeprägten Stoffwechselstörungen nicht durchgeführt werden. Bei leichten Hypothyreosen bestehen eine verringerte Belastbarkeit und verzögerte Adaptationsfähigkeit. Auf eine ausreichende Versorgung mit Schilddrüsenhormonen sollte also auch bei Sportlern geachtet werden.

Low-T$_3$-Syndrom

Von der klinischen Form der Hypothyreose ist das sog. Low-T$_3$-Syndrom abzugrenzen. Es handelt sich hierbei um eine physiologische Adaptation des Stoffwechsels an eine energetische Mangelversorgung. Bei nicht adäquater Kalorienzufuhr wird der Stoffwechsel „auf Sparflamme" gesetzt. Dies geschieht u.a. durch Erniedrigung des Schilddrüsenhormons Trijodthyronin (T$_3$) im Blut. Beobachtet wird das Low-T$_3$-Syndrom z.B. beim Fasten, in Diätphasen oder auch in Zusammenhang mit Störungen des Essverhaltens bei Sportlern (s. auch Abschn. 30.3). Bei ausreichender Nahrungszufuhr normalisiert sich nach einer gewissen Zeit auch der Schilddrüsenstoffwechsel wieder. Das Low-T$_3$-Syndrom wird u.a. für den sog. Jo-Jo-Effekt nach Diäten verantwortlich gemacht. Das bedeutet, das Essverhalten ist bereits wieder normal, der Stoffwechsel aber noch gebremst. Die Folge ist eine sehr schnelle, häufig das Ausgangsgewicht übersteigende Gewichtszunahme. Der Jo-Jo-Effekt als Folge einer hypokalorischen Diät lässt sich teilweise durch körperliche Aktivität reduzieren, da der Sport den Stoffwechsel ankurbelt.

Merksätze

◢ Eine Struma ist eine Schilddrüsenvergrößerung bei normaler Stoffwechsellage. Sport ist meist uneingeschränkt möglich.

◢ Bei einer Hyperthyreose werden zu viele, bei einer Hypothyreose zu wenige Schilddrüsenhormone produziert. Bei ausgeprägten Störungen sollte kein Sport getrieben werden.

◢ Das sog. Low-T$_3$-Syndrom ist eine vorübergehende Drosselung der Schilddrüsenfunktion aufgrund einer hypokalorischen Ernährung.

19.3 Erkrankungen des endokrinen Pankreas

Die wichtigsten Funktionen und die bedeutsamste Störung des endokrinen Pankreas, der Diabetes mellitus, sind ausführlich in Abschnitt 6.7.4 (⊘) und Abschnitt 29.7.5 aufgeführt.

19.4 Erkrankungen der Nebennierenrinde

19.4.1 Hintergrund

Die wichtigsten Hormone der Nebennierenrinde (NNR) sind das Cortisol (Glukokortikoid), das Aldosteron (Mineralokortikoid) und die Androgene.

Das Cortisol beeinflusst praktisch alle Organsysteme im Organismus. Es wird in „Stresssituationen" und auch unter körperlicher Belastung vermehrt ausgeschüttet. Cortisol unterliegt, ähnlich wie die Geschlechtshormone, der Steuerung durch übergeordnete Hormone. Das im Hypothalamus gebildete Corticotropin-Releasing-Hormon (CRH) bewirkt in der Hypophyse die Ausschüttung von ACTH. ACTH wiederum stimuliert die Bildung und Ausschüttung von Cortisol in der NNR. Ferner stimuliert ACTH in der NNR auch die Ausschüttung der dort gebildeten Androgene. Über Rückkopplungsmechanismen bremst sich das System nach einer erfolgten Stimulation selbst (Feedback-Mechanismus). So hemmt Cortisol nach Ausschüttung aus der NNR im Hypothalamus die weitere Sekretion des übergeordneten CRH und im Bereich der Hypophyse diejenige des ACTH.

Cortisol fördert allgemein die Leistungsbereitschaft und Leistungsfähigkeit. So bewirkt es im Energiestoffwechsel eine Bereitstellung von Energieträgern durch Erhöhung der Konzentrationen von Glukose und Fettsäuren im Blut sowie vermehrten Aminosäureabbau (katabole Wirkung). Krankhaft erhöhte Cortisolkonzentrationen können somit zu einem sekundären Diabetes mellitus führen. Im Herz-Kreislauf-System verstärkt es die Wirkung der Katecholamine und steigert die Kontraktionskraft des Herzens. In der Kreislaufperipherie führt es zu einer Gefäßkonstriktion. Im Magen kommt es zu einer verstärkten Salzsäurebildung, was bei chronischem Stress zu Magengeschwüren, sog. Stressulzera, führen kann. Im Bereich der Niere führt Cortisol ähnlich wie Aldosteron zu einer Verzögerung der Wasserausscheidung. Im Immunsystem wirkt Cortisol antientzündlich und antiallergisch.

Dies wird therapeutisch durch den Einsatz einer dem Cortisol ähnlichen Substanz (z.B. Cortison, Dexamethason) bei einer Reihe von Erkrankungen genutzt. So werden diese Medikamente zur Unterdrückung der Immunantwort bei Organtransplantationen (Abstoßungsreaktion), bei rheumatischen Erkrankungen, bei Allergien (cortisonhaltige Sprays bei Asthma, cortisonhaltige Hautcremes etc.), bei Autoimmunerkrankungen u.a. verwendet. Auch bei Überlastungsschäden am Bewegungsapparat werden Cortisonpräparate zur Unterdrückung der lokalen Entzündungsreaktion eingesetzt.

Im Gehirn beeinflusst Cortisol eine Vielzahl von neuronalen Systemen. Es unterdrückt bspw. die übergeordneten Hormone des Fortpflanzungssystems, was bei Frauen und möglicherweise auch bei Männern zu Unfruchtbarkeit in schweren Krisensituationen (Stress) führen kann. Dieser Mechanismus spielt wahrscheinlich bei der Entstehung der Zyklusstörungen von Sportlerinnen in Zusammenhang mit der Triade der Sport treibenden Frau, also der Kombination aus Störungen des Essverhaltens, Störungen des Menstruationszyklus und Osteoporose, eine Rolle. Cortisol ist kausal wahrscheinlich auch bei der Entstehung des sog. Übertrainigssyndroms (s. Abschn. 4.5) beteiligt, das mit einer Reduktion der Sexualhormone einhergeht und häufiger männliche, aber auch weibliche Athleten betrifft. Wahrscheinlich wird der chronische Hypercortisolismus auch durch eine dauerhaft nicht ausreichende, dem hohen belastungsbedingten Bedarf nicht angepasste Kalorienzufuhr bestimmt. In den beschriebenen Fällen ist der „Stress" demnach durch eine chronisch nicht angepasste, zu geringe Kalorienzufuhr bedingt (s. auch Abschn. 30.3).

Die nur kurzfristig erhöhten Cortisolkonzentrationen bei körperlichen Belastungen im Sinne von Breiten- und Gesundheitssport oder auch im vernünftig dosierten Leistungssport sind physiologisch sinnvoll und haben keine negativen Effekte auf die Gesundheit.

Die Wirkung des Aldosterons besteht im Wesentlichen darin, an salztransportierenden Zellen (z.B. in der Niere) die Na^+-Ausscheidung zu hemmen und die K^+-Ausscheidung zu fördern. Sekundär wird hierbei auch Wasser zurückgehalten, sodass es zu einer Zunahme des Extrazellulär- und somit auch des Blutvolumens kommt. Aldosteron spielt demnach im Flüssigkeitshaushalt und in der Regulation des Blutdrucks eine wichtige Rolle. Dies gilt auch für Belastungsbedingungen.

Die Stimulation der Aldosteron-Ausschüttung erfolgt u.a. durch folgende übergeordnete Hormone: das Renin aus der Niere und das Angiotensinogen aus der Leber, als Vorstufe des Angiotensins, weshalb dieses System auch als Renin-Angiotensin-Aldosteron-System bezeichnet wird. Eine Gruppe blutdrucksenkender Medikamente, die sog. ACE-Hemmer, setzen an diesem System an und entfalten ihre Wirkung über eine Beeinflussung der Na$^+$- und H$_2$O-Ausscheidung (s. auch Abschn. 16.3.4). ACE-Hemmer haben keine Effekte auf die körperliche Leistungsfähigkeit, stehen nicht auf der Dopingliste (s. auch Kap. 35 bzw. Tab. 35.2) und können daher bei Leistungssport treibenden Hypertonikern eingesetzt werden.

Neben dem Aldosteron und den Glukokortikoiden werden in der NNR auch Androgene gebildet. So stammt z.B. der größte Teil des im Blut nachweisbaren Dehydroepiandrosteron (DHEA) bei Männern und Frauen aus der NNR. Die biologischen Wirkungen der Androgene der NNR sind vergleichbar mit denen der Androgene aus den Gonaden.

Merksätze

◿ Die wichtigsten Hormone der NNR sind das Aldosteron (Mineralokortikoid), das Cortisol (Glukokortikoid) und die Androgene.

◿ Aldosteron spielt eine wichtige Rolle im Salz- und Wasserhaushalt sowie in der Blutdruckregulation.

◿ Die Regelung der Cortisolausschüttung erfolgt durch Steuerungshormone aus dem Hypothalamus und der Hypophyse.

◿ Cortisol ist ein Stresshormon. Seine vielfältigen Effekte führen zu einer erhöhten Leistungsfähigkeit.

◿ Akute Belastungen führen zu einem reversiblen Anstieg der Cortisolkonzentration im Blut.

◿ Längerfristige, sehr umfangreiche oder intensive Trainingsbelastungen können insbesondere bei gleichzeitig zu geringer Nahrungskalorienzufuhr

zu einer Erhöhung der Cortisolbildung mit Verschiebung in Richtung katabole Stoffwechsellage führen.

◿ Die biologischen Wirkungen der Androgene der NNR sind vergleichbar mit denjenigen der Androgene aus den Gonaden.

19.4.2 Hypercortisolismus (Cushing-Syndrom)

Als Hypercortisolismus bzw. Cushing-Syndrom bezeichnet man chronisch erhöhte Konzentrationen von Glukokortikoiden, meist Cortisol, im Körper mit typischem klinischem Erscheinungsbild.

Die häufigste Ursache ist eine exogene Zufuhr von Glukokortikoiden, z.B. zur Therapie wegen einer anderen Grunderkrankung (schweres Rheuma, M. Crohn etc.). Als weitere Ursache kommt die erhöhte endogene Produktion, z.B. infolge eines Tumors der NNR, infrage. Auch eine erhöhte ACTH-Produktion bei einem Tumor der Hypophyse macht sich klinisch als Cushing-Syndrom bemerkbar.

Der Hypercortisolismus führt zu Stammfettsucht, Mondgesicht und Muskelschwäche. Entsprechend der vielfältigen Wirkungen von Cortisol bestehen Störungen in praktisch allen Systemen, wie Glukoseintoleranz, Elektrolytstörungen, Wachstumsstörungen, Störungen des Menstruationszyklus bei der Frau und der Fertilität beim Mann, psychiatrische Symptome, Hypertonie, Osteoporose etc.

In der Therapie steht im Fall eines Tumors die chirurgische Behandlung im Vordergrund. Um einem Hypercortisolismus aufgrund einer exogenen Cortisolzufuhr vorzubeugen, sollten, wenn möglich, immer die kleinstmögliche Dosierung an Glukokortikoiden gewählt oder alternierende Therapien bevorzugt werden.

Die Frage der Sporttauglichkeit hängt von der Grunderkrankung und vom Ausmaß des Cortisolexzesses ab. Bei leichten Formen ist häufig moderate körperliche Aktivität möglich. Beim Vollbild des Hypercortisolismus liegt jedoch bereits eine hohe Gesamtkörperbelastung vor, sodass in diesem Fall körperliches Training meist kontraindiziert ist.

> **Merksatz**
> ⊿ Der Hypercortisolismus (Cushing-Syndrom) geht mit erhöhten Glukokortikoidspiegeln im Blut einher. Je nach Ursache und Ausprägungsgrad ist moderate körperliche Belastung möglich.

19.4.3 Primäre Nebennierenrinden-insuffizienz (M. Addison)

Dem M. Addison liegt ein Cortisol- und Aldosteronmangel infolge einer Erkrankung der Nebennierenrinde zugrunde.

Die häufigste Ursache ist eine Autoimmunerkrankung.

Die klinische Symptomatik äußert sich in allgemeiner Schwäche bis Bettlägerigkeit, Gewichtsverlust, akuten abdominellen Beschwerden, Überpigmentierung der Haut („Bronzekrankheit") und schweren Elektrolytstörungen. Der Aldosteronmangel führt zur Retention harnpflichtiger Substanzen.

In der Therapie wird die fehlende körpereigene Hormonproduktion durch exogene Zufuhr der entsprechenden Steroidhormone ausgeglichen.

Bei guter medikamentöser Einstellung ist Breitensport mit M. Addison möglich. Bei hohen körperlichen Belastungen ist die Cortisonmedikation entsprechend zu erhöhen.

> **Merksatz**
> ⊿ Beim M. Addison liegt eine Nebennierenrindeninsuffizienz vor. Eine Hormonsubstitution ist erforderlich. Breitensportliche Aktivitäten sind bei guter hormoneller Einstellung möglich.

19.5 Erkrankungen der Wachstumshormonachse

19.5.1 Hintergrund

Das Wachstumshormon (STH oder HGH) wird in der Hypophyse gebildet. Seine Ausschüttung wird reguliert durch das hypothalamische Freisetzungshormon GHRH und ein Inhibitorhormon, das Somatostatin.

STH wirkt direkt auf die Zielzellen. Als Vermittler für die Wirkung von STH treten häufig Wachstumsfaktoren aus der Leber auf (Somatomedine oder IGF). Somatomedin C wirkt hierbei im Sinne einer negativen Rückkopplung und hemmt die Ausschüttung von STH in der Hypophyse.

STH sorgt für ein verstärktes Wachstum von Knochen- und Bindegewebe. Im Stoffwechsel wirkt es lipo- und glykogenolytisch. Im Sport steht es aufgrund seiner anabolen Wirkung auf der Dopingliste (s. Kap. 35).

> **Merksätze**
> ⊿ Das Wachstumshormon (STH) sorgt für ein verstärktes Wachstum von Knochen- und Bindegewebe. Im Stoffwechsel wirkt es lipo- und glykogenolytisch.
> ⊿ Aufgrund der anabolen Wirkung wird STH zu Dopingzwecken missbraucht.

19.5.2 Hochwuchs bzw. Gigantismus

Unter Hochwuchs versteht man das Überschreiten des altersentsprechenden Mittelwerts für die Körperhöhe um mehr als 2 Standardabweichungen.

Die häufigste Ursache ist der familiäre oder konstitutionelle Hochwuchs. Ein Hochwuchs entsteht jedoch neben weiteren Ursachen auch bei einem STH produzierenden Tumor der Hypophyse, wenn er vor Einsetzen der Pubertät, also vor dem Schließen der

Wachstumsfugen, auftritt. Die hohe Konzentration von Wachstumshormon in Verbindung mit dem meist gleichzeitig vorliegenden Hypogonadismus führt hier zu einer Verlängerung der Wachstumsphase und Verzögerung der Knochenreife-Entwicklung. Sind die Wachstumsfugen bereits geschlossen, kommt es zur sog. Akromegalie. Hierunter versteht man ein Wachstum von Knochen, Knorpel, Bindegewebe und Eingeweiden, das zu Vergrößerung von Händen, Füßen, Zunge und Ohren, Herz, Lunge, Nieren, Leber, Darm, Verdickung der Haut, Arthrosen, zu Stoffwechselstörungen u.a. führt.

Die Therapie besteht in der Bestrahlung oder chirurgischen Entfernung des Tumors sowie im medikamentösen Ersatz anderer, möglicherweise durch den Tumor ausgefallener Hormone der Hypophyse.

Die Sporttauglichkeit hängt von der Schwere der Erkrankung und dem Erfolg der Therapie ab. Aufgrund der Körperproportionen finden sich Menschen mit Hochwuchs vorzugsweise im Basketballsport.

Merksätze

- ◢ Die häufigste Ursache für Hochwuchs ist der familiäre oder konstitutionelle Hochwuchs. Hochwuchs kann auch bei einem STH produzierenden Tumor der Hypophyse entstehen.
- ◢ Die Frage der Sporttauglichkeit bei Störungen der Wachstumshormonsekretion hängt von der Schwere der Erkrankung und dem Erfolg der Therapie ab.
- ◢ Menschen mit Hochwuchs finden sich häufig in der Sportart Basketball.

19.6 Erkrankungen des reproduktiven Systems

19.6.1 Hintergrund

Im Folgenden wird die Funktion der männlichen Gonaden beschrieben. Auf die weiblichen Gonaden wird ausführlich in Abschnitt 6.7.6 (⊘) eingegangen.

In den Hoden (Testes) werden die männlichen Geschlechtshormone (Androgene) und die männlichen Keimzellen (Spermien) gebildet. Hauptvertreter der Androgene ist das Testosteron. Seine wichtigsten Funktionen sind, die Geschlechtsdifferenzierung, die Samenbildung und den Geschlechtstrieb beim Mann zu fördern. Ferner steuert es die Ausbildung der sekundären männlichen Geschlechtsmerkmale, also Behaarungstyp, Körperbau, Kehlkopfgröße (Stimmbruch), Talgdrüsenaktivität (Akne) u.a.m. Testosteron hat außerdem einen fördernden Einfluss auf die Blutbildung und wirkt anabol, also Gewebe aufbauend. Dies kommt u.a. in der stärker ausgebildeten Muskulatur des Mannes im Vergleich zu derjenigen der Frau zum Ausdruck. Weiterhin wirkt Testosteron auf das ZNS und beeinflusst bestimmte Verhaltensweisen, wie Aggressivität etc.

Die Regelung der Testosteronausschüttung erfolgt durch die Hypophysenhormone LH und FSH. Das ihnen übergeordnete Hormon aus dem Hypothalamus, das Gonadotropin-Releasing-Hormon (GnRH), wird, wie bei der Frau auch, durch eine innere Uhr getriggert ausgeschüttet. Im Sinne einer negativen Feedback-Regulation hemmt Testosteron die Ausschüttung von LH in der Hypophyse. LH fördert die Testosteronausschüttung aus den sog. Leydig-Zwischenzellen des Hodens. FSH stimuliert die Bildung eines Bindungsproteins für Androgene in den Sertoli-Stützzellen des Hodens. Die Spermienreifung vollzieht sich in den Hodenkanälchen. Für diese Reifung ist Testosteron notwendig, das jedoch nur mithilfe des Bindungsproteins in

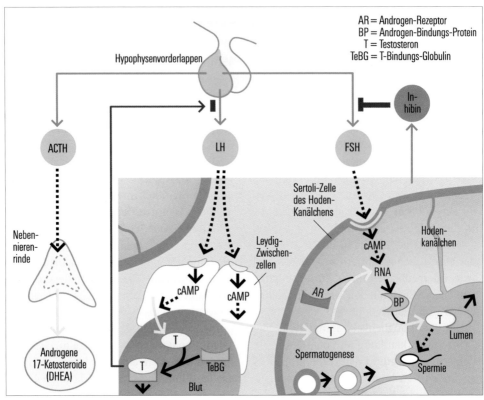

Abb. 19.3: Regulation und Transport androgener Hormone; Testosteronwirkung am Hoden.

die Hodenkanälchen gelangen kann. Somit sind sowohl LH als auch FSH für eine normale Spermienproduktion erforderlich (s. Abb. 19.3).

Merksätze

⊿ Die wichtigste Funktion der männlichen Geschlechtshormone (Androgene) ist die Förderung der Geschlechtsdifferenzierung, der Samenbildung und des Geschlechtstriebs beim Mann.

⊿ Die Androgene wirken anabol.

⊿ Die Regelung der Testosteronausschüttung erfolgt durch Steuerungshormone aus dem Hypothalamus und der Hypophyse.

Die männlichen Geschlechtshormone wirken sich auf vielfältige Weise im Körper aus.

Unter dem Aspekt des Sports sind v.a. die anabolen Wirkungen bedeutsam, also Muskel- und Gewebeaufbau, Blutbildung etc. Die Belastungsadaptation kann durch Androgene beschleunigt und die Belastungstoleranz erhöht werden. Aufgrund dieser Wirkungen werden männliche Steroidhormone zu Dopingzwecken missbraucht (s. auch Kap. 35).

Akute Belastungen führen zu einem Anstieg der Androgenkonzentration im Blut. Dies wird auf einen verzögerten Abbau der Steroidhormone in der Leber während des Sporttreibens zurückgeführt. Nach der Belastung normalisieren sich die Hormonkonzentrationen schnell wieder.

Im Gegensatz zu dem reversiblen Anstieg bei akuter Belastung kann ein intensives Ausdauertraining zu einer längerfristigen Abnahme der Testosteronkonzentration im Blut führen. Die Ursache hierfür liegt in einer Veränderung der Ausschüttung der übergeordneten Hormone des Hypothalamus (GnRH) oder der Hypophyse (LH und FSH). Ähnlich wie bei der Frau scheint dies in Zusammenhang mit einer nicht bedarfsgerechten, zu geringen Kalorienzufuhr zu stehen.

Die Folgen einer reduzierten Testosteronkonzentration bei männlichen Ausdauersportlern sind bisher spekulativ. Möglicherweise nimmt das sexuelle Verlangen ab. Wahrscheinlich kommt es, ähnlich wie bei der Frau, zu einer erhöhten Rate an Stressfrakturen und zu einer Knochenentkalkung. Da Testosteron anabole Wirkungen hat, kommt es zu einer Verschiebung in Richtung katabole Stoffwechsellage. Daher wird eine Suppression der Geschlechtshormone auch in Zusammenhang mit dem Übertrainingssyndrom diskutiert (s. Abschn. 4.5).

Von Störungen der Gonadenfunktion wurde ferner bei Radfahrern berichtet, die täglich mehrere Stunden auf einem Rennsattel sitzen. Dies ist wahrscheinlich durch eine mechanische Quetschung der Hoden mit Einschränkung der Blutzirkulation bedingt. Daher sollte im Radsport Wert auf einen anatomisch gut geformten Sattel mit entsprechender Polsterung gelegt werden.

Insgesamt bleibt festzuhalten, dass es unter verschiedenen Bedingungen im Sport zu negativen Effekten auf die männlichen Geschlechtshormone und Keimdrüsen kommen kann. Sportliche Aktivitäten im Sinne von Breiten- und Gesundheitssport lassen jedoch keine negativen Effekte auf die Funktion der männlichen Gonaden erwarten.

Merksätze
- ◢ Akute Belastungen führen zu einem reversiblen Anstieg der Testosteronkonzentration im Blut.
- ◢ Chronische, intensive Ausdauerbelastungen können zu einer Suppression der Testosteronbildung mit Verschiebung in Richtung katabole Stoffwechsellage führen.

- ◢ Breitensportliche Aktivitäten haben keine negativen Auswirkungen auf die männlichen Geschlechtshormone.

19.6.2 Gonadenunterfunktion (Hypogonadismus)

Von Hypogonadismus des Mannes spricht man bei einer Verminderung der Hodenfunktion, die die Spermienproduktion und/oder die Testosteronproduktion betrifft.

Ursachen können vielfältige exogene und endogene Faktoren sein.

Die Symptome sind abhängig vom Zeitpunkt des Auftretens, vor oder nach der Pubertät. Es kommt zu Verzögerung der Skelettentwicklung, infantilem Genitale, hoher Stimme, wenig entwickelter Muskulatur, fehlenden sekundären Geschlechtsmerkmalen, Libido- und Potenzabnahme und Rückbildung der sekundären Geschlechtsmerkmale.

Der Mangel an männlichen Geschlechtshormonen kann medikamentös durch Androgenzufuhr ausgeglichen werden. Zur Normalisierung der Spermienproduktion (Fruchtbarkeit) bestehen derzeit jedoch keine gesicherten Behandlungsmöglichkeiten.

Aufgrund der vielfältigen Funktionen der männlichen Sexualhormone ist bei einem Mangel die Leistungsfähigkeit im Sport eingeschränkt. Bei medizinischer Indikation zur Substitution darf kein Hochleistungssport durchgeführt werden, da die Sexualsteroide auf der Dopingliste stehen (s. Kap. 35).

Unter Hypogonadismus der Frau werden die Störungen des Menstruationszyklus zusammengefasst. Diese sind ausführlich in Abschnitt 30.1 beschrieben.

19.6.3 Androgenes Ovar

Die Bildung männlicher Sexualhormone in den Ovarien zeigt eine große interindividuelle Variation. Eine ovarielle Androgenüberproduktion ist die häufigste Ursache für einen männlichen Behaarungstyp bei der Frau (Hirsutismus).

Häufig treten sog. polyzystische Ovarien, also vergrößerte Ovarien mit vielen Follikelzysten auf.

Die Symptomatik kann von leichtem bis schwerem Hirsutismus reichen und mit normalem oder gestörtem Menstruationszyklus einhergehen. Meist besteht Unfruchtbarkeit.

In der Therapie werden u.a. orale Kontrazeptiva oder Antiandrogene eingesetzt.

Sportlerinnen mit einer endogenen hohen Androgenproduktion können von den bekannten anabolen Wirkungen der männlichen Sexualhormone profitieren. Sie haben in Sportarten, in denen eine hohe Muskelmasse notwendig ist (z.B. Kraftsportarten), Vorteile. Eine mögliche Häufung von Frauen mit erhöhter endogener Produktion männlicher Sexualhormone in diesen Sportarten ist als positive Selektion zu sehen. Nachteile bestehen für die betroffenen Frauen hingegen in den Sportarten, in denen ein weibliches Erscheinungsbild gefordert ist (z.B. rhythmische Gymnastik, Tanz etc.).

19.6.4 Intersexualität

Von Intersexualität spricht man bei Vorhandensein von Merkmalen beider Geschlechter. Beim Hermaphroditismus können entweder ovarielles und testikuläres oder nur jeweils eines dieser Gewebe angelegt sein. Das äußere Genitale ist intersexuell angelegt. Bei der Gonadendysgenesie sind die Testes oder Ovarien nicht oder nur unvollständig ausgebildet.

Ursachen sind meist eine genetische Variation in den Geschlechtschromosomen

(Hermaphroditismus) bzw. eine Synthesestörung in der Cortisolproduktion (adrenogenitales Syndrom, AGS bei Frauen), die mit stark erhöhter Produktion männlicher Geschlechtshormone einhergeht.

Therapeutisch ist im Falle des Hermaphroditismus die chirurgische Rekonstruktion des äußeren Genitale möglich. Beim AGS ist eine Substitution mit Cortisol erforderlich.

Hermaphroditen mit einem äußeren weiblichen Genitale sehen aus wie Frauen und fühlen sich häufig auch diesem Geschlecht zugehörig. Dennoch verfügen sie über ein Y-Chromosom.

Im Leistungssport haben diese Hermaphroditen in Kraft- und Schnellkraftsportarten Vorteile, wenn sie über eine gesteigerte Produktion männlicher Geschlechtshormone und somit über deren anabole Effekte verfügen. Dies hat dazu geführt, dass über Jahre hinweg bei Olympischen Spielen eine Geschlechtskontrolle (Chromosomenanalyse) durchgeführt wurde. Diese wurde erst kürzlich abgeschafft, da die Chromosomenanalyse mit einer gewissen Ungenauigkeit behaftet ist. Ein weiterer Grund für die Abschaffung war die Tatsache, dass die Betroffenen möglicherweise von ihrem Gendefekt bis zu der Chromosomenanalyse nichts wussten. Die psychische Belastung ist erheblich, wenn im Rahmen eines derartigen Tests möglicherweise erstmals der Hermaphroditismus diagnostiziert wird.

19.7 Übertrainingssymptomatik aus endokrinologischer Sicht

Das Übertrainingssyndrom ist gekennzeichnet durch eine Abnahme der körperlichen Leistungsfähigkeit trotz hoher Trainingsbelastung. Eine genauere Beschreibung der Symptome und der Ursachen des Übertrainingssyndroms erfolgt in Abschnitt 4.5.

Die genauen Ursachen für die Entstehung eines Übertrainings sind bis heute nicht eindeutig geklärt. Jedoch nimmt man als eine mögliche Ursache eine Dysbalance in der endokrinen Regulation an. Chronisch hohe Trainingsbelastungen führen zu einer Dauerstimulation der adrenalen Achse mit erhöhten Cortisolkonzentrationen und damit verbundener kataboler Stoffwechsellage. Gleichzeitig kommt es zu einer Suppression der gonadalen Achse mit einer Erniedrigung der Konzentrationen der Geschlechtshormone (s. auch Abschn. 6.2.2 und 6.7.6 ⊘). Dies bedeutet eine Reduktion der anabolen Wirkung dieser Hormone. Insgesamt führt diese Hormonkonstellation zu einer Verschiebung des sog. anabol/katabolen Gleichgewichts in Richtung Katabolie. Es kommt also nicht mehr zu einer positiven Belastungsadaptation und zur positiven metabolischen und strukturellen Umsetzung der Trainingsreize, sondern zu einer stetigen Abnahme der Leistungsfähigkeit und Belastbarkeit. Dieser Zustand kann über Wochen und Monate anhalten.

Die bisher einzig mögliche Therapie ist die Reduktion der Trainingsbelastung.

Merksätze
◢ Ein Übertraining ist gekennzeichnet durch eine Abnahme der körperlichen Leistungsfähigkeit trotz hoher Trainingsbelastung.
◢ Eine mögliche Ursache ist eine Dysbalance in der endokrinen Regulation mit erhöhten Cortisolkonzentrationen und einer Erniedrigung der Konzentrationen der Geschlechtshormone.

Literatur
Borer KT (2003) Exercise Endocrinology. Human Kinetics, Champaign
Kraemer WJ, Rogol AD (2005) The Endocrine System in Sports and Exercise. The Encyclopedia of Sports Medicine. An IOC Medical Commission Publication in Collaboration with the International Federation of Sports Medicine. Blackwell, Oxford
Kreider RB, Fry AC, O'Toole ML (1998) Overtraining in Sport. Human Kinetics, Champaign
Malina RM, Bouchard C, Bar-Or O (2004) Growth, Maturation, and Physical Activity. Human Kinetics, Champaign
Platen P, Overtraining and the Endocrine System. Part I: Terminology. Eur J Sports Sciences (2002), 2(1)
Platen P, Overtraining and the Endocrine System. Part II: Review of the Scientific Studies. Eur J Sports Sciences (2002), 2(2)
Warren MP, Constantini NW (2000) Sports Endocrinology. Humana Press, Totowa

III Internistische und neurologisch-psychiatrische Krankheitsbilder

20 Systemerkrankungen des Bewegungsapparats

T. Foitschik, C. Graf

20.1 Hintergrund

Erkrankungen des Bewegungsapparats können lokal und systemisch, d.h. den ganzen Körper betreffend, auftreten. Im engeren Sinne sind damit die entzündlichen Erkrankungen des rheumatischen Formenkreises gemeint. Neben Entzündungsreaktionen finden sich i.d.R. bei diesen Erkrankungen Verquellungen des gelenkumgebenden Bindegewebes mit Ergussbildung. Meistens kann keine Ursache identifiziert werden. Diskutiert werden eine genetische Veranlagung, Autoimmunreaktionen und virale Infekte. Im Einzelnen zählen zu diesen Systemerkrankungen insbesondere der akute Gelenkrheumatismus (rheumatisches Fieber) und chronische Erkrankungen wie die chronische Polyarthritis (rheumatoide Arthritis), der Morbus Bechterew, aber auch dazu assoziierte Erkrankungen wie der Lupus erythematodes bzw. die Polymyositis/Dermatomyositis. In diesem Kapitel werden die genannten Erkrankungen, insbesondere in dem Zusammenhang mit körperlicher Aktivität, vorgestellt.

20.2 Rheumatisches Fieber

Das rheumatische Fieber (oder akuter Gelenkrheumatismus) ist eine Multisystemkrankheit, die durch eine Autoimmunreaktion nach einer Infektion mit Streptokokken der Gruppe A verursacht wird.

Es äußert sich durch ein mehr oder weniger akut einsetzendes hohes Fieber (40°C) in Verbindung mit schmerzhaften Schwellungen und Rötungen der großen Gelenke, z.B. des Kniegelenks. Der Erkrankungsgipfel liegt zwischen dem 5. und 15. Lebensjahr. Faktoren, die die Entstehung begünstigen, sind Kälte und Nässe bzw. eine familiäre Veranlagung. Heutzutage treten 95% der Erkrankungen in den Entwicklungsländern auf. Seit dem frühen 20. Jahrhundert ist die Inzidenz durch die zunehmende Verbesserung der Lebensbedingungen (Hygiene) und Gesundheitsversorgung sowie insbesondere durch den frühzeitigen Einsatz von Antibiotika in den Industrienationen deutlich zurückgegangen. Weltweit wird die Zahl der Erkrankten auf 12 Mio. geschätzt, von denen ca. 3 Mio. eine symptomatische Herzinsuffizienz erleiden. Während die Inzidenz in den Industrienationen auf 1/100 000 zurückgegangen ist, wird die Inzidenz in den Entwicklungsländern Afrikas und Südostasiens weiterhin auf 70–150/100 000 geschätzt. Zahlen bez. der Inzidenz oder Prävalenz bei Sportlern liegen nicht vor.

Die Erkrankung ist Folge eines Streptokokkeninfekts (Tonsillitis/Pharyngitis). Etwa 2–4 Wo. nach dem Infekt kommt es durch die Ausbildung von Antikörpern gegen die Bakterien zu den oben beschriebenen Erscheinungen. Ursache ist eine Antikörperkreuzreaktion an den betroffenen Organen. Die gegen spezielle Bakterienbestandteile gebildeten Antikörper weisen eine Ähnlichkeit mit bestimmten Strukturen z.B. der Gelenksynovia und dem Herzgewebe auf. Durch die Bindung der Antikörper wird eine Entzündungsreaktion ausgelöst. Am Herz äußert sich ein Befall häufig durch Entzündungen der Herzklappen, aus denen sich später Herzklappenfehler entwickeln können (sog. erworbene Herzklappenfehler, s. Abschn. 16.5). Fast immer ist die Mitralklappe betroffen, manchmal zusammen mit der Aortenklappe. Ein isolierter Befall der Aortenklappe ist äußerst selten. Frühzeitig kann sich eine Klappeninsuffizienz (inadäquater Verschluss), im späteren Verlauf auch, durch Verdickung und Verkalkung der Klappe, eine Klappenstenose entwickeln. 60% der Patienten mit rheumatischem Fieber entwickeln eine **rheumatische Herzerkrankung**, die neben dem Endokard (Herzklappen) auch das Myokard (als Myokarditis) oder Perikard (als Perikarditis) betreffen kann.

Eine weitere Manifestation des rheumatischen Fiebers ist die akute asymmetrische **Polyarthritis** (mehr als 1 Gelenk befallen). Betroffen sind insbesondere die großen Gelenke (Hüfte, Knie, Ellenbogen, Sprunggelenk), wobei die Symptomatik typischerweise innerhalb von Stunden von Gelenk zu Gelenk wandert. Die entzündeten Gelenke stellen sich überwärmt, gerötet, geschwollen und äußerst schmerzhaft dar. Neben der Haut kann auch das Gehirn mit dem klinischen Bild einer **Chorea minor** betroffen sein. Hierbei handelt es sich um eine rheumatische Spätmanifestation (Latenz bis

mehrere Monate), die durch unkontrollierte Bewegungen der Hände mit Ungeschicklichkeit gekennzeichnet ist. Die Betroffenen verschütten bspw. die Suppe und zerbrechen Geschirr.

Das rheumatische Fieber kann durch eine körperliche Untersuchung, spezielle Laboruntersuchungen und – bei entsprechendem Verdacht – durch weiterführende kardiale Untersuchungsmethoden, z.B. mittels Echokardiographie (s. Abschn. 3.3.6), diagnostiziert werden. Meist werden zur Absicherung die sog. Jones-Kriterien der American Heart Association (AHA 1992) herangezogen. Hiernach gilt die Diagnose als wahrscheinlich, wenn ein vorangegangener Streptokokkeninfekt nachgewiesen wurde und 2 Hauptkriterien bzw. 1 Haupt- und 2 Nebenkriterien erfüllt sind (s. Tab. 20.1).

Während ein rheumatischer Herzklappendefekt häufig persistiert, heilen die übrigen Manifestationen meist folgenlos aus.

Im akuten Fall ist natürlich jede körperliche Belastung kontraindiziert. Das rheumatische Fieber sollte stationär behandelt und überwacht werden. Mit einer antibiotischen Therapie (Mittel der 1. Wahl ist Penicillin für 10 Tage, bei Penicillinallergie Erythromycin) werden die noch im Körper verbliebenen Streptokokken eliminiert. Wichtigste Maßnahme bei Bestehen einer Karditis ist Bettruhe! Die Entzündung der Gelenke, die Gelenkschmerzen und das Fieber werden mit Acetylsalicylsäure (ASS) behandelt. Sollten die Schmerzen unter ASS über mehr als 2 Tage persistieren, ist die Diagnose rheumatisches Fieber unwahrscheinlich. Darüber hinaus sprechen die Gelenkschmerzen sehr gut auf eine Behandlung mit NSAR-Präparaten (z.B. Ibuprofen und Diclofenac) an. In der Behandlung der Karditis oder der Chorea haben sie allerdings keinen nennenswerten Stellenwert. Selbst der Einsatz von Glukokortikoiden in der Behandlung einer Karditis wird kontrovers diskutiert. Im Falle einer schweren Chorea kann ein Therapieversuch

Tab. 20.1: Hauptkriterien und Nebenkriterien – Jones-Kriterien

Hauptkriterien
Karditis
Wandernde Polyarthritis
Chorea minor
Subkutane Knötchen
Erythema anulare rheumaticum
Nebenkriterien
Fieber
Arthralgie
BSG und/oder CRP-Erhöhung
Verlängerte PQ- oder PR-Zeit

mit Carbamazepin oder Natriumvalproat (beides Antiepileptika) unternommen werden, bei refraktären Fällen ist ggf. der Einsatz von Immunglobulinen i.v. indiziert. Nach der Akutbehandlung ist eine Rezidivprophylaxe mit Penicillin über mindestens 5 Jahre bzw. bis zum 21. Lebensjahr fortzusetzen, um ein erneutes Auftreten zu verhindern. Patienten mit persistierenden Herzklappenerkrankungen sollten die Antibiotikaprophylaxe für mindestens 10 Jahre fortsetzen. Darüber hinaus wird die Entfernung der Rachenmandeln im symptomfreien Intervall empfohlen. Nach Abklingen der Erkrankung muss vor der Wiederaufnahme körperlicher Aktivität ein weiterhin bestehender Organbefall, z.B. des Herzens, ausgeschlossen werden. Dieser könnte sich z.B. durch ein neu aufgetretenes Herzgeräusch äußern. Eine komplette Ausheilung ist möglich, solange die Herzbeteiligung nicht zu einem schwerwiegenden Schaden geführt hat. Rezidive sind besonders innerhalb der ersten 5 Jahre häufig (8–10%).

Eine weitere Erkrankung, die nach einem Infekt mit β-hämolysierenden Streptokokken der Gruppe A auftreten kann, ist die **akute Poststreptokokken-Glomerulonephritis**. Sie gehört nicht zum rheumatischen Fieber, ist aber ebenfalls durch kreuzreagierende Antikörper/Immunkomplexe an der Niere bedingt. Sie tritt nach einem beschwerdefreien Intervall von 1–2 Wo. nach einer durch Streptokokken verursachten Pharyngitis, Tonsillitis oder Hautinfektion auf. Folge der Entzündungsreaktion in der Niere ist eine Mikrohämaturie (Blut im Urin, das nicht sichtbar ist, sondern nur im Test nachgewiesen werden kann) und vermehrte Proteinausscheidung im Urin. Begleitend kann es zu Wassereinlagerungen (Ödemen) und einer arteriellen Hypertonie kommen. 50% der Patienten fühlen sich „krank", bei den übrigen 50% verläuft die Erkrankung asymptomatisch und wird nur zufällig oder gar nicht diagnostiziert. Die Diagnose wird anhand von Laborparametern aus Blut und Urin sowie einer Ultraschalluntersuchung der Nieren, ggf. Nierenbiopsie gestellt. Die Therapie besteht ebenfalls aus Bettruhe, körperlicher Schonung und salzarmer, eiweißarmer Kost. In dieser Zeit müssen Körpergewicht und Laborparameter engmaschig kontrolliert werden. Der Streptokokkeninfekt wird antibiotisch mit Penicillin über 10 Tage behandelt. Während die Erkrankung bei Kindern in über 90% der Fälle folgenlos ausheilt, ist dies bei Erwachsenen nur in 50% der Fall. Ein Übergang in eine chronische Nierenfunktionsstörung ist möglich.

> **Merksätze**
> ◢ Das rheumatische Fieber ist eine Zweiterkrankung, bedingt durch eine sog. Antikörperkreuzreaktion, nach einem Infekt mit ß-hämolysierenden Streptokokken.
> ◢ Typische Manifestationen sind neben dem Fieber eine asymmetrische Polyarthritis, Myokarditis, Endokarditis, Perikarditis, Hautveränderungen und ggf. eine Gehirnbeteiligung.
> ◢ Zur Prävention dient ein früher Antibiotikaeinsatz.
> ◢ In der Akutphase ist Sport kontraindiziert.
> ◢ Vor Wiederaufnahme von körperlicher Aktivität muss eine kardiologische Kontrolluntersuchung erfolgen.

20.3 Rheumatoide Arthritis (RA)

Die häufigste rheumatische Erkrankung ist mit einer Prävalenz von knapp 1% die chronische Polyarthritis bzw. rheumatoide Arthritis (RA). Es kommt zu einer chronischen Entzündung der mit Synovialis überzogenen Anteile des Bewegungsapparats. Sie betrifft somit insbesondere Gelenke, Sehnenscheiden und Schleimbeutel. Das synovitische Gewebe ist reich an Entzündungszellen (aktivierte Monozyten), Fibroblasten und pro-inflammatorischen Zytokinen (u.a. Tumor-nekrosefaktor alpha und Interleukin 6). Se-kundär kommt es durch Wucherung des ent-zündeten Gewebes (Pannus) zur Zerstörung des Gelenkknorpels, des darunter gelegenen Knochens und im Verlauf des gesamten Kap-selbandapparats. Die RA ist jedoch keine reine Gelenkerkrankungen, sondern eine entzündliche Systemerkrankung mit einer deutlich erhöhten Letalität insbesondere für kardiovaskuläre Erkrankungen. Auch hier werden begünstigende Faktoren wie Infek-tionen, Kälte, Klimaeinflüsse und eine fami-liäre Veranlagung diskutiert, aber die eigent-liche Ursache ist nicht bekannt. Die Erkran-kung tritt meist zwischen dem 30. und 50. Lebensjahr auf und zeichnet sich durch ih-ren schubweisen Verlauf aus. Spezielle Ver-laufsformen sind die juvenile RA und die sog. Alters-RA (late onset RA). In Deutsch-land rechnet man mit ca. 800 000 Erkrank-ten, wobei Frauen 3 × häufiger betroffen sind als Männer. Unbehandelt führt sie in 80% der Fälle innerhalb der nächsten 20 Jahre nach Diagnosestellung zu schweren Behin-derungen. Charakteristisch sind schleichend einsetzende Muskel- und Gelenkbeschwer-den an den kleineren Gelenken, z.B. Finger-gelenken, verbunden mit einem allgemeinen Krankheits- und Schwächegefühl. Später werden auch die größeren Gelenke in Mitlei-denschaft gezogen. Das erste Symptom ist die sog. Morgensteifigkeit (Stunden andau-ernd, nicht überwindbar), gefolgt von schmerzhafter Einschränkung der Beweg-lichkeit. Die entzündlichen Schmerzen be-stehen insbesondere in den frühen Morgen-stunden und wirken schlafstörend vor den ersten Bewegungen. Begleitend finden sich weiche, druckschmerzhafte Schwellungen der betroffenen Gelenke. Sie treten meist symmetrisch im Bereich eines oder mehrerer Fingergrund- und -mittelgelenke auf. Die Fingerendgelenke sind von der Entzündung nicht betroffen. Schon frühzeitig kommen

Atrophien der Muskeln, bevorzugt an der Hand, hinzu. Über Jahre hinweg werden zu-nehmend die Gelenke zerstört, was zu typi-schen Deformierungen, z.B. der sog. ulnaren Deviation (s. Abb. 20.1), führt. In bis zu 40% der Fälle kann die Halswirbelsäule betroffen sein. In diesem Rahmen können infolge ei-nes Stabilitätsverlusts Querschnittlähmun-gen auftreten. Neben den Gelenkschmerzen leiden Patienten mit RA gehäuft unter Mü-digkeit und Depression mit oft großem Ein-fluss auf die Lebensqualität. Die Prävalenz für Osteoporose ist erhöht, ebenso für Infek-tionen. Eine immunsuppressive Behandlung erhöhte die Infektanfälligkeit zusätzlich. Des Weiteren sind eine erhöhte Morbidität und Mortalität für kardiovaskuläre Erkrankungen bekannt. Ursache hierfür ist eine beschleu-nigte Atherosklerose, bedingt durch den sys-temischen Entzündungsprozess. Der genaue Entstehungsmechanismus ist noch unbe-kannt. Einer Studie aus dem Jahr 2009 zu-folge haben Patienten mit RA die gleiche Prä-valenz für kardiovaskuläre Erkrankungen wie Patienten mit Diabetes mellitus Typ 2 (RA 12,9% vs. Diabetes mellitus Typ 2 12,4%). Das Ausmaß kardiovaskulärer Erkrankungen korreliert mit der Schwere der Erkrankung. So ist eine hohe Krankheitsaktivität mit ei-ner erhöhten kardiovaskulären Sterblichkeit assoziiert. Hauptmanifestation scheint bei Rheumapatienten die KHK zu sein. Aufgrund der Rolle der körperlichen Aktivität bei athe-rosklerotischen Erkrankungen wie auch der KHK ist Bewegung nicht zuletzt aus diesem Grund von immenser Bedeutung. Die Diag-nose wird durch charakteristische Untersu-chungsbefunde in Kombination mit bildge-benden Verfahren gesichert. Im Labor lassen sich erhöhte Entzündungswerte, z.B. CRP, aber auch entsprechende Antikörper (Rheu-mafaktor (RF) und Anti-CCP-Antikörper) nachweisen. In frühen Stadien und serone-gativen Fällen (RF negativ) kann die Diagno-sestellung schwierig sein. In diesen Fällen hilft es, die diagnostischen Kriterien des

American College of Rheumatology (ACR) zu überprüfen. Hierbei gilt eine RA als sehr wahrscheinlich, wenn 4 von 7 Kriterien erfüllt sind, wobei die Kriterien 1–4 für mindestens 6 Wo. persistieren müssen.

Diagnostische Kriterien des ACR:

1. Morgensteifigkeit der Gelenke von mindestens 1 h Dauer
2. Arthritis von 3 oder mehr Gelenkbereichen: Weichteilschwellung oder Erguss gleichzeitig an mindestens 3 Gelenkbereichen
3. Arthritis der Hand- oder Fingergelenke: Schmerzen und Schwellung von Handwurzelgelenken, proximalen Interphalangealgelenken (PIP) oder Metakarpophalangealgelenken (MCP)
4. Symmetrische Arthritis: gleichzeitiger Befall desselben Gelenkbereichs beider Körperhälften
5. Rheumaknoten: subkutane Knoten über Knochenvorsprüngen oder Extensorflächen oder im juxtaartikulären Bereich
6. Nachweis von Rheumafaktoren im Serum
7. Typische Röntgenveränderungen der Hände: gelenknahe Osteoporose und/oder Erosionen (osteoarthrotische Veränderungen allein sind nicht ausreichend)

Maßnahmen, die das Auftreten einer RA sicher zu verhindern vermögen, existieren bisher nicht. Umgekehrt scheint Rauchen die Entstehung einer RA stark zu begünstigen und verschlechtert nachweislich den Krankheitsverlauf. Inwieweit andere Umweltfaktoren Einfluss haben, ist derzeit unklar.

Um den Krankheitsverlauf möglichst positiv zu beeinflussen, sollte die Behandlung frühzeitig, d.h. innerhalb der ersten 3 Monate nach Krankheitsausbruch begonnen werden. Die Behandlung setzt sich aus 3 Therapiesäulen zusammen: der medikamentösen Therapie, Physiotherapie/Ergotherapie/physikalischen Maßnahmen und ggf. operativen Maßnahmen. Eine gezielte Thera-

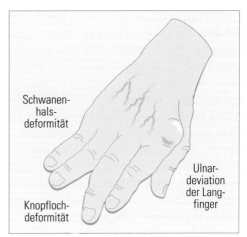

Abb. 20.1: Typische Deformitäten der Hände bei der rheumatoiden Arthritis.

Schwanenhalsdeformität

Ulnardeviation der Langfinger

Knopflochdeformität

pie, die die Erkrankung zur Ausheilung bringt, existiert nicht. In der symptomatischen Behandlung (Schmerzbehandlung) finden NSAR, wie z.B. Ibuprofen und Diclofenac, im akuten Schub Anwendung. Sie haben keinen Einfluss auf den Krankheitsverlauf. Als medikamentöse Basistherapie bezeichnet man den Einsatz von sog. disease modifying anti-rheumatic drugs (DMARD). Hierzu zählen insbesondere Methotrexat, Sulfasalazin und Leflunomid. Diese Basismedikamente, oft kombiniert mit Glukokortikoiden, können nachweislich über eine Reduktion der Immunreaktion das Fortschreiten der Erkrankung verlangsamen bis stoppen und somit der Gelenkzerstörung entgegenwirken. Unter Einnahme von DMARD kann es jedoch zum Auftreten lebensbedrohlicher Nebenwirkungen kommen, sodass eine engmaschige Blutkontrolle insbesondere von Blutbild (Knochemarkdepression), Leber- und Nierenwerten unerlässlich ist.

Glukokortikoide haben ebenfalls Basistherapie-Eigenschaften und werden oft begleitend bis zum Wirkeintritt der DMARG (4–8 Wo. nach Therapiebeginn) oder im akuten Schub eingesetzt. Bei langfristiger Einnahme oraler Glukokortikoide ist eine Osteoporoseprophylaxe mit Calcium (1000 mg/d) und Vitamin D (800 IU/d) indiziert. Bei 30–40% der Patienten kann mit diesen Maßnahmen eine Remission erreicht werden, eine Heilung in dem Sinne ist allerdings nicht möglich.

Bei unzureichendem oder fehlendem Therapie-Erfolg werden die erst vor einigen Jahren entwickelten Biologicals eingesetzt. Hierbei handelt es sich um gentechnisch hergestellte Abwehrstoffe (z.B. Antikörper), die Einfluss auf das Entzündungsgeschehen haben, in dem sie u.a. Entzündungsbotenstoffe, Rezeptoren oder Immunzellen hemmen. Hierzu zählt z.B. Infliximab, ein Antikörper gegen Tumornekrosefaktor Alpha (TNF-α).

Neben der Bewegungstherapie (s.u.) finden zusätzlich Wärme- und/oder Kältebehandlung, Hydroelektrotherapie und Massagen Anwendung. Die Auswahl der Behandlungsverfahren hängt vom Grad der Entzündung ab.

Eine weitere wichtige Komponente ist die Schmerzbewältigung durch den Patienten. Hilfreich können neben der medikamentösen Therapie psychologische Hilfsangebote zur Schmerzbewältigung sein, aber auch das Erlernen von Techniken der Schmerzbeeinflussung wie Muskelentspannung (z.B. progressive Muskelrelaxation nach Jacobsen) oder autogenes Training. Hierüber sollten Patienten mit RA aufgeklärt werden.

Darüber hinaus scheint die Ernährung den Verlauf der Erkrankung zu beeinflussen. Auf eine vollwertige und ausgewogene Ernährung, wie sie die Deutsche Gesellschaft für Ernährung empfiehlt, ist allgemein zu achten. Übergewicht muss vermieden werden. Milchprodukte, die reich an Calcium sind, sollten zur Osteoporoseprophylaxe in ausreichendem Maße konsumiert werden. Die Arachidonsäure (Linolsäure) ist Vorläuferprodukt für die Bildung zahlreicher entzündungsfördernder Botenstoffe und damit für Betroffene eher ungünstig. Sie findet sich fast ausschließlich in tierischen Nahrungsmitteln. Neben einer Reduktion der Fleischzufuhr (max 2 kleine Fleischportionen pro Wo) sollte auf eine ausreichende Aufnahme von Eicosapentaensäure (EPA = Fettsäure des Fischöls, mehrfach ungesättigte Fettsäure) durch Fischkonsum (2 × pro Wo. z.B. Hering, Lachs) geachtet werden. Durch die strukturelle Ähnlichkeit von Arachidonsäure und EPA konkurrieren sie um das gleiche Enzymsystem. Hierdurch bewirkt die Aufnahme von EPA eine kompetitive Hemmung der Umwandlung von Arachidonsäure in entzündungsfördernde Stoffe. Ähnliche Effekte lassen sich durch Alpha-Linolensäure (enthalten in Raps-, Lein-, Weizenkeim, Soja- und Walnussöl) erzielen, da sie im menschlichen Organismus in EPA umgewandelt werden kann.

20.3.1 Rheumatoide Arthritis (RA) und Sport

Neben der medikamentösen Einstellung und Patientenschulung spielen die konsequente Bewegungstherapie, individuell zusammengestellte Krankengymnastik bzw. das Funktionstraining bei RA eine sehr wichtige Rolle. Grund hierfür ist nicht nur der positive Einfluss auf den Erhalt der Gelenkfunktionen, hier insbesondere der Beweglichkeit, sondern auch auf die Muskelkraft, die allgemeine Leistungsfähigkeit, das Wohlbefinden sowie positive Effekte auf das kardiovaskuläre Risikoprofil.

Patienten mit einer Polyarthritis weisen i.d.R. eine verminderte muskuloskelettale Leistungsfähigkeit und kardiovaskuläre Fitness auf. Meist ist dies Folge einer Schonhaltung aufgrund der chronisch schmerzhaften Gelenkveränderungen. Darüber hinaus begünstigt die Immobilität das Auftreten von Gelenkkapselschrumpfungen mit resultierender Gelenkversteifung sowie Muskelatrophien. Rund $2/3$ aller Patienten leiden an einer rheumatoiden Kachexie, also einer krankhaften, starken Abmagerung mit konsekutivem Muskelschwund. Der genaue Entstehungsmechanismus dafür ist noch unklar. Neben der Inaktivität werden insbesondere Entzündungsfaktoren (u.a. TNF-α) als ursächlich diskutiert. Patienten mit langfristiger Glukokortikoid-Einnahme haben ein darüber hinaus erhöhtes Risiko, Muskelatrophien zu entwickeln. Die Prävalenz einer Osteoporose und KHK ist im Vergleich zur Normalbevölkerung erhöht. Unabhängig von der Art der medikamentösen Therapie liegt bei Patienten mit RA darüber hinaus ein zweifach erhöhtes Infektionsrisiko vor. Die dargestellten Zusammenhänge haben für die Planung einer Sporttherapie eine besondere Bedeutung und sollten bedacht werden (s. Tab. 20.2).

Nicht selten vermeiden Patienten aus Angst vor Schmerzen zusätzliche Aktivitäten, andererseits unterstützt die Missachtung von Schmerzen langfristig möglicherweise die Gelenkzerstörung. Die Schulung von Patienten im Umgang mit Schmerzen ist daher essentiell. Der sorgsame Umgang mit der Erkrankung und den begleitenden Beschwerden wird in entsprechenden Schulungen vermittelt und sollte von Patienten aus den genannten Hintergründen auch genutzt werden. Kommt es unmittelbar oder auch längerfristig (bis 24 Std.) nach Beendigung einer Belastung zu einer Verschlechterung der Beschwerdesymptomatik, empfiehlt sich eine Trainingsreduktion bzw. -pause. Im Zweifelsfall müssen Schmerzen stets als Warnzeichen für einen möglicherweise drohenden bzw. bereits bestehenden Weichteil- oder Gelenkschaden betrachtet werden. Das Training sollte von einem in der Behandlung von RA-Patienten erfahrenen Sporttherapeuten oder Physiotherapeuten überwacht und gesteuert werden. Eine enge Zusammenarbeit mit den betreuenden Rheumatologen und Orthopäden ist unerlässlich.

Sport- und Übungsprogramme für RA-Patienten müssen individuell auf das gegenwärtige Krankheitsstadium ausgerichtet sein. Man unterscheidet Patienten mit einem akuten Entzündungsschub (geringe bis hohe Krankheitsaktivität) von denjenigen im chronisch nicht-aktivem Stadium. Darüber hinaus müssen das Ausmaß und die Lokalisation des Gelenkbefalls, ebenso wie bereits bestehende Strukturschäden an Gelenken (Knorpel- und Knochenläsionen) berücksichtigt werden. Allgemein als geeignete Bewegungsangebote des „Gesundheitssports für Rheumapatienten" gelten folgende Sportarten: Radfahren, Walking, Nordic Walking, Schwimmen, Skilanglauf, Gymnastik, Gerätefitness, Segeln und Tanzen. Das Medium „Wasser" ist für Patienten mit RA besonders empfehlenswert. Sportarten mit großem Verletzungsrisiko, intensive Ausdauerleistungen sowie Sportarten mit ausschließlich einseitiger Belastung sind nicht zu empfehlen. Große Sprungbelastungen, extreme Drehbewegungen sowie abrupte Bewegungen sollten vermieden werden. Insgesamt sind individuelle Vorerfahrungen und koordinative Fähigkeiten bei der Übungsauswahl dringend zu berücksichtigen. Bei bestehender Fallneigung sind zunächst die Kör-

Tab. 20.2: Aspekte der individuellen Trainingsplanung für RA-Patienten*

Krankheitsaktivität (nicht aktiv bis hohe Krankheitsaktivität)

Ausmaß und Lokalisation bei bestehendem strukturellen Gelenkschaden

Art der medikamentösen Therapie

Potenzielle Begleiterkrankungen (u.a. KHK, Osteoporose)

Erhöhte Infektanfälligkeit

Kardiorespiratorische Fitness vor Trainingsbeginn

Vorerfahrung mit sportlichen Aktivitäten

Individuelle Vorlieben für bestimmte sportliche Aktivitäten

Verfügbare Infrastruktur

* modifiziert nach [Metsios GS 2008]

perwahrnehmung schulende Gleichgewichts- und koordinative Übungen zu befürworten. Stets ist auf eine korrekte Durchführung zu achten, um Fehlbelastungen zu vermeiden.

Klassischerweise beinhaltet die konventionelle Bewegungstherapie bei Patienten mit (nicht aktiver) RA gelenkschonende isometrische Übungen sowie geführte langsame Bewegungen mit einer großen Bewegungsamplitude. Lange Zeit wurde, aus Angst vor einer Krankheitsaktivierung und Zunahme der Gelenkzerstörung, von intensiven Belastungen, insbesondere von Krafttraining, abgeraten. Zahlreiche kontrollierte Studien konnten aber in den letzten Jahren einen positiven Effekt von sportlicher Aktivität in jeglicher Form, also Ausdauer- und/oder Krafttraining, auf das Wohlbefinden, die körperliche Leistungsfähigkeit, Muskelkraft und Gelenkbeweglichkeit bei Patienten im **chronisch nicht aktiven** Krankheitsstadium nachweisen. Bei Patienten mit nicht aktiver RA kann Ausdauertraining zu einer Reduktion von Gelenkschwellungen führen, Krafttraining hingegen kann zu einer Schmerzreduktion beitragen. Als Mechanismen werden neben einer Veränderung der Synovialdurchblutung, Effekte auf Entzündungsfaktoren und Neuropeptide diskutiert. Niedrig bis moderat intensives Krafttraining bzw. die Kombination aus isometrischen und isotonischen Übungen verbessern die allgemeine Leistungsfähigkeit ohne nachteilige Effekte auf die Schmerzsymptomatik oder die Krankheitsaktivität. Intensive dynamische Trainingsprogramme (u.a. dynamische Übungen mit eigenem Körpergewicht) haben nachgewiesener Maßen einen größeren Effekt auf die Muskelkraft, Gelenkbeweglichkeit und die aerobe Fitness als niedrig dosierte Kraftübungen bzw. isotone Übungen mit großer Bewegungsamplitude, sie wirken somit der rheumatoiden Kachexie effektiver entgegen. Außerdem konnte – wenn auch bislang nur **kurzfristig** betrachtet (Dauer 12 Wochen) –

keine Zunahme der Beschwerdesymptomatik oder Krankheitsaktivität nachgewiesen werden; eine mögliche Beschleunigung der Gelenkdestruktion über diesen Zeitraum hinaus wird jedoch noch kontrovers diskutiert. Einer kontrollierten Studie aus dem Jahre 2003 zufolge konnte nach einem 2-jährigen hochintensivem kombinierten Kraft- und Ausdauertraining 2 ×/Wo. keine signifikante Zunahme der Gelenkzerstörung (radiologisch) in den großen Gelenken nachgewiesen werden. Dennoch war ein leichter, jedoch nicht signifikanter Trend in Richtung Zunahme der Gelenkdestruktion in der Interventionsgruppe zu verzeichnen; insbesondere bei jenen Patienten, die bereits vor Studienbeginn einen ausgeprägteren Gelenkschaden aufwiesen. Prospektive kontrollierte Studien, die den Einfluss eines intensiven Krafttrainings auf Krankheitsaktivität und Gelenkzerstörung über mehrere Jahre verfolgt haben, existieren bis dato nicht, so dass Empfehlungen bezüglich eines intensiven Krafttrainings noch vorsichtig zu formulieren sind.

Kontrollierte Studien, die ein Krafttraining bei RA-Patienten in Anlehnung an die Empfehlungen des American College of Sports Medicine (ACSM) für ältere oder bisher inaktive Menschen durchführten (mindestens 2 ×/Wo., 8–10 Übungen für verschiedene Muskelgruppen, 10–15 Wiederholungen), konnten eine Verbesserung der Muskelkraft und körperlichen Funktionen ohne eine Verschlechterung des Gelenkschadens nachweisen.

Zusammengefasst führt auch regelmäßiges Ausdauertraining bei Patienten mit RA zu einer Verbesserung der aeroben Leistungsfähigkeit, Muskelkraft, Gelenkbeweglichkeit sowie der psychischen Verfassung. Meist wird das entsprechende Training in Form von Fahrradfahren, aber auch Aquafitness, rhythmischer Gymnastik und Walken/Joggen durchgeführt. Auch hier bestehen bislang keine konkreten Hinweise, dass Ausdauertraining eine Exazerbation des Krankheitsgeschehens bzw. der Gelenkbeschwerden induzieren kann. Bislang gibt es aber auch keinen Beweis für eine signifikante Verbesserung des direkten Krankheitsgeschehens.

Deutlich weniger kontrollierte Studien liegen für Patienten mit **aktiver** RA vor. Die konservative Therapie von Patienten mit aktiver RA bestand klassischerweise – neben der Optimierung der medikamentösen Therapie – insbesondere aus körperlicher Schonung bis hin zur Bettruhe. Mit der Immobilisierung sind jedoch zusätzliche Risiken wie z.B. Sarkopenie und Thrombosegefahr verbunden. Wenn überhaupt, wurden aus Angst vor einer weiteren Zunahme der Gelenkentzündung sowie Zerstörung des Gelenkknorpels bzw. -knochens „sanfte" Übungen mit großer Bewegungsamplitude in Form von Krankengymnastik empfohlen, intensive Belastungen galten als kontraindiziert. Für diese Herangehensweise liegt aber keine Evidenz vor. Eine kontrollierte klinische Studie aus dem Jahre 2000 zeigte, dass ein intensives Sportprogramm (Ergometertraining + isokinetisches Krafttraining + konventionelles Sportprogramm) über einen Zeitraum von ca. 30 Tagen im Vergleich zu einem konventionellen Bewegungsprogramm (isometrische Übungen + Übungen mit großer Bewegungsamplitude) zu einem signifikant größeren Zuwachs an Muskelkraft ohne negativen Effekt auf die Krankheitsaktivität führte. Das intensive Sportprogramm wurde durchgehend überwacht und die Intensität bei Bedarf angepasst. Zu beachten ist jedoch, dass der Effekt eines solchen Trainings auf die Knochen- und Knorpelstruktur, sowohl kurzfristig als auch langfristig betrachtet, bei Patienten mit aktiver RA weitgehend unklar ist. Außerdem fehlen genaue Angaben, ob auch die akut entzündeten Gelenke belastet wurden oder nur solche, die nicht am eigentlichen Krankheitsprozess beteiligt waren. Es bedarf daher dringend weiterer Studien, die die kurzfristigen aber insbesondere auch langfristigen Effekte eines intensiven Krafttrainings auf Gelenkfunktion, Gelenkstruktur und Krankheitsaktivität bei Patienten mit aktiver als auch nicht aktiver RA untersuchen, um in Zukunft Empfehlungen ableiten zu können.

Auch hier spielt die Patienten-Compliance eine immens wichtige Rolle. Inwieweit jedoch Patienten dem Rat nachkommen, körperliche Aktivität regelmäßig durchzuführen, wird nachweislich durch folgende Faktoren positiv beeinflusst: ein kontrolliertes Krankheitsgeschehen, der selbst wahrgenommene Benefit durch körperliche Aktivität, frühere sportliche Aktivitäten des Patienten, Unterstützung zum Sporttreiben aus dem privaten Umfeld sowie die positive Einstellung des Arztes zu sportlicher Aktivität. Spaß und Freude an der Bewegung bzw. einem Trainingsprogramm sind Grundvoraussetzungen für die regelmäßige und langfristige Durchführung. Wie wichtig die Nachhaltigkeit körperlicher Aktivität ist, zeigte eine Studie aus den Niederlanden. So war nach einer 12-wöchigen Sportpause bereits ein Großteil der zuvor erreichten positiven Effekte unter die Nachweisgrenze abgefallen. Inwieweit Patienten langfristig motiviert sind, sich z.B. einem Krafttraining zu unterziehen, dass zwar auf der einen Seite höchst effektiv, auf der anderen Seite aber sehr intensiv ist, kann bis dato nicht beantwortet werden. Das heißt, Sportprogramme sollten nicht nur sicher und effizient, sondern auch für den Patienten attraktiv sein, um sie langfristig und regelmäßig zum Sport zu motivieren.

Bislang gibt es zu diesem Themenkomplex nur ungenaue Empfehlungen auch aus den verschiedenen Fachgesellschaften. Das American College of Rheumatology (ACR) empfiehlt im Rahmen der Behandlung von RA gymnastische Übungen mit großer Bewegungsamplitude sowie muskelkräftigende Übungen in Kombination mit einem dynamischen aeroben Ausdauertraining. Es gibt keine konkreten Empfehlungen hinsichtlich Intensität, Dauer und Häufigkeit, ebenso erfolgt keine Unterscheidung zwischen aktiver und nicht aktiver RA. Auch in der interdisziplinären Leitlinie zum Management der frühen rheumatoiden Arthritis der Deutschen Gesellschaft für Rheumatologie (2007) werden neben der Physiotherapie regelmäßige krankengymnastische Übungsbehandlungen für sinnvoll erachtet. Mit einem Evidenzgrad B werden einfache „dynamische Bewegungsübungen" und aerobe Ausdauerübungen empfohlen. Auch hier werden die positiven Effekte des moderat ausgeübten Sports und Trainings benannt, ohne jedoch konkrete Empfehlungen (Intensität, Dauer, Häufigkeit) zu geben. Die Berücksichtigung der individuellen Belastbarkeit wird besonders hervorgehoben. Im akuten Schub wird Sport nicht empfohlen.

Konkrete Handlungsanweisungen zum Kraft- und Ausdauersport wurden 2003 von C. H. Stenström für Patienten mit nicht-aktiver (ggf. gering aktiver) RA zusammengestellt. Geraten wird zu einer Kombination der verschiedenen Trainingsformen. Das aerobe Ausdauertraining sollte im Bereich moderater bis höherer Intensität (60–85% HFmax.) liegen, die Frequenz 3 ×/Wo. für 30–60 min. Besonders geeignete Sportarten sind u.a. Fahrradfahren, Walken, Wassergymnastik und Aquajogging. Zusätzlich sollte ein Krafttraining 2–3 ×/Wo. im Bereich moderater bis höherer Intensität (50–80% der maximalen Kontraktionskraft) durchgeführt werden und sowohl statische als auch dynamische Komponenten beinhalten. Grundsätzlich sind Übungen, die das eigene Körpergewicht als Last nutzen ebenso geeignet wie Krafttrainingsgeräte, Freihanteln und elastische Zugbänder. Die Belastungsintensität sowohl beim Kraft- als auch Ausdauertraining ist langsam und individuell zu steigern. Eine professionelle Betreuung durch einen Sport- oder Physiotherapeuten sollte stets gewährleistet sein.

Zusammenfassend kann man sagen, dass regelmäßig durchgeführte gemischte Sportprogramme unter der Voraussetzung, dass sie professionell überwacht, korrekt durchgeführt, individuell dosiert (langsamer progressiver Aufbau) und auf die jeweilige Situation des Patienten zugeschnitten werden, sicher und effektiv sind. Neben der Verbesserung der allgemeinen Leistungsfähigkeit, Gelenkbeweglichkeit und Muskelkraft wird auch die psychische Verfassung günstig beeinflusst. Inwieweit sie Einfluss auf den tatsächlichen Krankheitsverlauf, Lebensqualität und Alltagsaktivitäten nimmt, ist jedoch noch unklar. Empfohlen wird eine gute Balance zwischen Häufigkeit und Dauer von Belastungsphasen im Wechsel mit Ruhephasen unter Berücksichtigung der individuellen Situation des Betroffenen. An Gelenken mit bereits ausgeprägtem Strukturschaden sind zunächst Übungen mit großer Bewegungsamplitude zu bevorzugen. Die Belastung sollte hier sehr vorsichtig und langsam gesteigert werden, niedrig-intensive Übungen sind im Verlauf möglich. Intensive Belastungen dieser Gelenke sollten vermieden werden, um eine Zunahme des Gelenkschadens nicht zu provozieren. Sinnvoll ist die Überwachung durch einen erfahrenen Sporttherapeuten oder Physiotherapeuten. Wie oben ausführlich erörtert, kann zum jetzigen Zeitpunkt ein langfristiges intensives Krafttraining auch für Patienten mit nicht aktiver RA noch nicht allgemein empfohlen werden.

Im **aktiven** Krankheitsstadium mit ausgeprägter Entzündungsaktivität steht die Reduktion der Krankheitsaktivität mittels medikamentöser Maßnahmen weiterhin im Vordergrund. Der Erhalt von Muskelmasse sowie Mobilität und Funktionalität der Gelenke durch krankengymnastische Übungen (vorsichtig und langsam geführte Übungen mit großer Bewegungsamplitude von geringer Intensität) sollte dringend angeraten und angestrebt werden. Ergänzend können ggf. gelenkschonende isometrische Übungen der großen Gelenke ohne Widerstand Anwendung finden. Intensivere Belastungen an akut entzündeten Gelenken sind bis dato nicht zu empfehlen. Im hochakuten Entzündungsschub ist die Sporttherapie zu pausieren.

Merksätze
- ◢ RA ist die häufigste Erkrankung im rheumatischen Formenkreis.
- ◢ Typische Symptome sind symmetrische Gelenkschwellungen und Morgensteifigkeit, langfristig kommt es häufig zu schweren Deformierungen der Gelenke.
- ◢ Neben krankengymnastischen Übungen stellt regelmäßige körperliche Aktivität (Kombination aus Kraft- und Ausdauertraining) ein wesentliches Therapeutikum dar.
- ◢ Im hochakuten Krankheitsstadium ist die Sporttherapie zu pausieren

20.4 Morbus Bechterew (Spondylitis ankylosans)

Der Morbus Bechterew (bzw. Spondylitis ankylosans) stellt ebenfalls eine systemische Erkrankung dar, die bevorzugt das umgebende Bindegewebe der Wirbelsäule und der Iliosakralgelenke befällt. Meist sind jüngere Männer zwischen dem 20. und 40. Lebensjahr betroffen. Die Prävalenz in Deutschland liegt zwischen 0,3 und 0,5%. Weiterhin vergehen meist 5–10 Jahre zwischen dem Auftreten der ersten Symptome (entzündlicher Rückenschmerz) und endgültiger Diagnosestellung. Eine Ursache für die Entstehung ist unbekannt, möglicherweise spielt eine genetische Veranlagung eine Rolle. 90% der Patienten sind HLA-B27 (Variante des Proteins Human Leukozyte antigen-B) positiv. Durch die Entzündungen im Bereich der Wirbelgelenke kommt es zu einem Verlust der Beweglichkeit zwischen den einzelnen Wirbeln. Hierbei spielen osteoproliferative Veränderungen eine größere Rolle als osteodestruktive Veränderungen. Die Wirbelsäule wird zunehmend starr bis hin zur knöchernen Einsteifung. Daraus resultiert der Name Bambuswirbelsäule. Frühsymptome stellen eine nächtliche und morgendliche Steifheit mit Besserung bei Bewegung und ein „tiefer" Schmerz im Kreuz- bzw. Steißbein dar. Es kommt zu einer zunehmenden Krümmung der Brustwirbelsäule (Kyphosierung, s. Abb. 20.2), die zu Einschränkungen der Brustkorbbewegung und sekundär der Atmung führen kann. Neben dem Gelenkbefall ist auch eine Beteiligung weiterer Organe (insbesondere Haut, Augen und Darm) möglich.

Eine sorgfältige Untersuchung sowie charakteristische Röntgen- und Laborbefunde (HLA-B zu 95% positiv, Entzündungszeichen wie CRP und BSG) helfen, die Diagnose zu sichern. Der Rheumafaktor ist i.d.R. negativ. Die Therapie erfolgt überwiegend medikamentös, selten ist eine Operation der Wirbelsäule angezeigt. Therapieverfahren, die zur Ausheilung der Erkrankung führen, existieren nicht. Der Krankheitsverlauf ist individuell sehr verschieden, kann aber ganz wesentlich durch die Mitarbeit des Patienten beeinflusst werden. Die Patientenschulung und aktive Auseinandersetzung mit dem Krankheitsbild sind für Patienten und Angehörige wesentliche Grundlage für eine positive Beeinflussung des Krankheitsverlaufs. Hier kommt der konsequenten Haltungskontrolle und der regelmäßig durchgeführten Bechterew-Gymnastik eine entscheidende Rolle zu. Am Arbeitsplatz ist auf eine aufrechte Körperhaltung zu achten, idealerweise sollten sich Phasen des Sitzens, Stehens und Gehens abwechseln. Eine dem M. Bechterew gerechte Arbeitsplatzgestaltung ist anzustreben. Matratze, Kopfkissen, Schuhe (dicke elastische Absätze) und Kleidung (ggf. Rollkragenpulli/Schal) müssen der Erkrankung angemessen ausgewählt werden. Zugluft sollte unbedingt gemieden werden.

Rauchen und höheres Lebensalter scheinen ein rascheres Voranschreiten von Bewegungseinschränkungen zu begünstigen, wohingegen Wirbelsäulengymnastik und soziale Unterstützung diesem entgegenwirken. Dies fand eine prospektive Longitudinalstudie mit 2212 Patienten mit ankylosierender Spondylitis nach zweimaliger Befragung im Abstand von im Mittel 5 Jahren heraus. Interventionsstudien, die dieses Ergebnis untermauern, liegen jedoch bisher nicht vor.

Wesentliche Behandlungsziele sind die Reduktion der Entzündungsschmerzen und Aufrechterhaltung der Gelenkbeweglichkeit. Mittel der 1. Wahl bei Schmerzen und Steifheit sind NSAR (z.B. Diclofenac, Ibuprofen). Diese scheinen nicht nur eine Schmerzreduktion zu bewirken, sondern auch den langfristigen Krankheitsverlauf positiv zu beeinflussen. Hinweise, dass unter regelmäßiger und langfristiger Einnahme von NSAR-Präparaten das Fortschreiten radiologischer Veränderungen reduziert werden kann, existieren bereits. Zusätzlich finden physikalische Maßnahmen wie Wärme- oder Kältetherapie (Kälte bei ausgeprägten Entzündungsschüben), Elektro- und Ultraschalltherapie sowie Massagen Anwendung. Ziel ist eine Reduktion der Steifheit und Schmerzlinderung. Bei schwerer Entzündungsaktivität bzw. im akuten Schub werden übergangsweise glukokortikoidhaltige Tabletten oder Spritzen verabreicht. Intraartikuläre Injektionen finden insbesondere bei schwerer Sakroiliitis Anwendung. Basistherapeutika (DMARD, s. auch RA) haben keinen gesicherten Wirkungsnachweis in der Behandlung des M. Bechterew und finden wenn nur Anwendung in der Therapie schwerer peripherer Arthritis. Darüber hinaus werden Injektion von radioaktiven Isotopen (Radium-224) und neuerdings sog. Biologika (s. auch RA) wie Antikörper gegen TNF-α eingesetzt. Die Wirksamkeit von Biologika konnte in kontrollierten randomisierten Studien nachgewiesen werden. Eine Operation spielt in der Behandlung des M. Bechterew nur selten eine Rolle.

20.4.1 Morbus Bechterew und Sport

Entscheidend bei der Spondylitis ankylosans ist aber neben der adäquaten medikamentösen Therapie eine konsequente Bewegungstherapie, um einem progredienten Verlauf entgegenzuwirken. Ziel des Sports ist insbesondere die Verbesserung und der Erhalt der Muskelkraft, Beweglichkeit und Ausdauerleistungsfähigkeit. Regelmäßiger Sport darf aber nicht als Ersatz für die krankheitsspezifischen Bewegungsübungen verstanden werden. Sollten Versteifungen am Achsenskelett oder an anderen Gelenken auftreten, ist es anzustreben, diese – unterstützt durch Gymnastik – in einer funktionell möglichst güns-

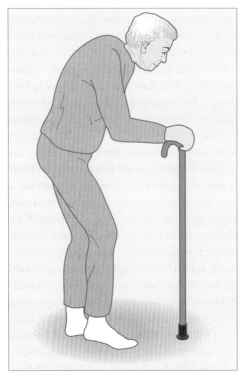

Abb. 20.2: Typische Haltung eines Bechterew-Patienten. Die Brustwirbelsäule kyphosiert zunehmend durch die Verknöcherung der Wirbelsäulenbänder.

tigen Stellung zu erreichen. Daher ist die sog. Bechterew-Gymnastik sehr abwechslungsreich zusammengesetzt, um die verschiedenen motorischen Hauptbeanspruchungsformen zu fordern. Insbesondere werden die Gelenke mobilisiert, Muskeldehntechniken angewandt, die gezielt das Auftreten von Dysbalancen verhindern sollen. Kombiniert wird dies mit einem langsamen dynamischen Krafttraining, um eine Verbesserung der Maximalkraft und Kraftausdauer zu erreichen. Das zusätzliche Training der aeroben Ausdauer erhöht die Leistungsfähigkeit und sorgt u.a. für eine verbesserte Thoraxbeweglichkeit. Obwohl die Patienten ihre Gymnastik auch stets zu Hause zusätzlich absolvieren sollen, ist eine Kontrolle unerlässlich, um Belastungsspitzen, ungünstige Bewegungsmuster oder eine Sturzgefahr zu meiden.

Unterstützend können physikalische Maßnahmen eingesetzt werden. Durch regelmäßige krankengymnastische Übungen, in Verbindung mit konsequenter Haltungskontrolle, können in den meisten Fällen ernsthafte Wirbelsäulenverkrümmungen bzw. frühzeitige Invalidisierung vermieden werden. Nicht zu vergessen ist das mit zunehmender Krankheitsdauer erhöhte Risiko für Osteoporose und damit für Wirbelbrüche. Auch hier wirken krankengymnastische Übungen und ein dosiertes Kraftausdauertraining der Osteoporoseentstehung entgegen.

Merksätze

◢ M. Bechterew führt über osteoproliferative Veränderungen zu einer verminderten Beweglichkeit bis hin zur Einsteifung der Wirbelsäule und Iliosakralgelenke.

◢ Körperliche Aktivität (Bechterew-Gymnastik, dynamisches Krafttraining, aerobes Ausdauertraining) kann den Krankheitsverlauf ganz entscheidend beeinflussen.

20.5 Systemischer Lupus erythematodes (SLE)

Im weiteren Sinne gehört dem rheumatischen Formenkreis noch der systemische Lupus erythematodes (SLE) an. Hierbei handelt es sich um eine systemische Autoimmun- und Immunkomplexerkrankung. Die Erkrankung betrifft nicht nur die Haut, sondern auch multiple inneren Organe (z.B. Niere, Lunge, Herz, ZNS, Speichel- und Tränendrüsen, Blutgerinnung, Blut (Anämie, Leukopenie, Thrombopenie), Gelenke, Muskulatur, Gefäße). Man spricht auch von **„Rheuma der inneren Organe und der Haut"**. Der Name ist auf die typischen Hautveränderungen (Lupus = Wolf, erythematodes = gerötet), die Wangenrötungen oder das sog. Schmetterlingserythem zurückzuführen, die einem Wolfsbiss ähneln.

Der Lupus erythematodes zählt zu den sog. **Kollagenosen**. Klassischerweise lagern sich Immunkomplexe in das umliegende Gefäßbindegewebe ein und führen zu entsprechenden entzündlichen Reaktionen. Überwiegend erkranken Frauen im gebärfähigen Alter (w:m = 10:1), die Prävalenz liegt bei ca. 50 Erkrankungen pro 100 000 Personen. Unklar ist weiterhin die genaue Ursache der Erkrankung. Diskutiert werden neben der Autoimmunreaktion ein hormoneller Einfluss, genetische Faktoren, aber auch Umwelteinflüsse (Sonnenlicht, Virusinfekte, bestimmte Medikamente). Eine Sonderform stellt der durch Medikamente ausgelöste Lupus erythematodes dar.

Symptomatisch bestehen oft rezidivierende Fieberschübe, ein allgemeines Krankheitsgefühl und Leistungsminderung neben den Erscheinungen, die durch die Organmanifestation bedingt sind. Entscheidend für die Prognose ist die Lokalisation der betroffenen Gefäße bzw. der von ihnen versorgten Organe. Kardiopulmonale Veränderungen finden sich bei 60–70% der Patienten, z.B. in Form einer Myokarditis, Endokarditis (Libman-Sacks-Endokarditis), Koronaritis, Perikarditis und Pleuritis. In etwa 90% der Fälle werden außerdem die Hand- und Finger-, aber auch Kniegelenke befallen. Die Patienten leiden oft unter Müdigkeit, Schmerzen, Depression und einer deutlich reduzierten Lebensqualität. Diagnostiziert wird die Erkrankung anhand der Beschwerdesymptomatik und dem Nachweis von bestimmten Antikörpern (ANA = antinukleäre Antikörper, also Antikörper, die gegen Bestandteile des Zellkerns gerichtet sind, dsDNA-AK = Antikörper gegen doppelsträngige DNA) im Blut der Patienten. Die Therapie beschränkt sich i.d.R. auf medikamentöse Maßnahmen, z.B. mit Glukokortikoiden oder immunsuppressiven (z.B. Azathioprin, Cyclophosphamid, Methotrexat)/immunmodulierenden Medikamenten (z.B. insbesondere Antimalariamittel). Einen großen Stellenwert hat darüber hinaus die Patientenschulung. Meist verläuft die Erkrankung in Schüben, beschwerdefreie Intervalle (sog. Remission) können Jahre bis Jahrzehnte andauern. Umso wichtiger ist es, vorbeugende Maßnahmen hinsichtlich schubauslösender Faktoren und Situationen zu treffen. So kann bspw. jegliche Art von starkem „immunologischem Stress" Auslöser eines neuen Schubs sein. Zu vermeiden sind (intensive) Sonneneinstrahlung (konsequenter Lichtschutz nicht nur im Urlaub), starke Klimawechsel und psychosozialer Stress. Auch Infektionen sind oft Ursache für einen neuen Schub und können durch entsprechende Vorsichtsmaßnahmen möglicherweise vermieden werden. Bei einer bakteriellen Infekten ist ein frühzeitiger Therapiebeginn mit Antibiotika indiziert. Neben hormon-, insbesondere östrogenhaltigen Präparaten scheint auch eine Schwangerschaft ein Risiko für einen weiteren Schub darzustellen. Als „sensible" Phase gilt v.a. der Zeitraum unmittelbar nach der Entbindung. Trotzdem steht man heute, im Gegensatz zu früheren Meinungen, einer Schwangerschaft bei dieser Erkrankung eher positiv gegenüber. Bei bestehendem Kinderwunsch sollte der systemische Lupus erythematodes mindestens 6 Monate ohne immunsuppressive Therapie stabil sein. Starke körperliche Belastungen, z.B. im Zusammenhang mit Hochleistungssport, können ebenfalls über eine vermehrte Stressreaktion einen Schub begünstigen.

Die meisten Betroffenen in Deutschland haben heutzutage eine normale Lebenserwartung. Häufigste Komplikationen sind neben Infektionen kardiovaskuläre Ereignisse. Atherosklerotische Gefäßerkrankungen treten in diesem Kollektiv infolge des Gefäßbefalls beschleunigt auf. Führende Todesursache ist die ischämische Herzerkrankung mit einer Prävalenz von ca. 7% in diesem Kollektiv. Frauen mit SLE haben im Alter von 35–44 Jahren ein 50-fach höheres Risiko einen Myokardinfarkt zu entwickeln im Vergleich zu gleichaltrigen gesunden Frauen. Im Mittel tritt der erste Myokardinfarkt im Alter von 49 Jahren auf, 20 Jahre früher als in der Gesamtbevölkerung. Somit spielen präventive Maßnahmen, insbesondere auch die Vermeidung potenzieller kardiovaskulärer Erkrankungen (s. Abschn. 16.3) bei diesen Patienten eine wesentliche Rolle und sollten – wenn möglich vermieden – und/oder konsequent therapiert werden.

20.5.1 Systemischer Lupus erythematodes und Sport

Patienten mit SLE haben eine deutlich reduzierte aerobe Leistungsfähigkeit (45–62% der Soll-VO_2max). Wie bei den vorangegangenen Erkrankungen stellt auch hier körperliche Aktivität ein wichtiges Instrument zur Verbesserung der kardiovaskulären Fitness und der Lebensqualität sowie positiver Beeinflussung des kardiovaskulären Risikoprofils dar. Bisher existieren jedoch nur wenige Studien mit teils geringen Fallzahlen, die diesen Einfluss auf das Krankheitsbild untersucht haben. Einschlusskriterium der meisten Studien war u.a. eine geringe bis moderate Krankheitsaktivität, Ausschlusskriterium eine relevante Organbeteiligung. Die Intervention bestand überwiegend aus einem angeleiteten moderaten Ausdauertraining (u.a. Walken, Joggen, Fahrrad fahren, Schwimmen) bei einer HF von 60–80% der HFmax, 3 ×/Wo. von 30–60 min Dauer über 8–12 Wochen. Einheitliche Erkenntnis war, dass körperliche Aktivität in Form eines moderaten Ausdauertrainings von den Patienten gut toleriert wird und insbesondere keinen negativen Einfluss auf die Grunderkrankung bzw. die Krankheitsaktivität oder die Schmerzsymptomatik hat. Einige Studien konnten darüber hinaus einen positiven Effekt auf die aerobe Leistungsfähigkeit, die Müdigkeit sowie das psychische Wohlbefinden nachweisen.

Trotz der zumeist unbedenklichen Durchführung ist Folgendes zu beachten: Betroffene weisen teils niedrigere Adrenalin- und Noradrenalinplasmaspiegel auf als Gesunde. Dies kann das Herzfrequenz- und das Blutdruckverhalten unter gegebener, v.a. aber bei maximaler Anstrengung beeinflussen. Im Rahmen der individuellen Trainingsgestaltung muss dieser Aspekt berücksichtigt werden, um eine Überforderungen durch Fehleinschätzung vermeintlich zu niedrigerer Parameter zu vermeiden. Empfehlenswert sind daher regelmäßige Blutdruck- und Herzfrequenzkontrollen vor, während und nach dem Training, insbesondere in der Anfangsphase körperlicher Aktivität. Eine Betreuung durch einen erfahrenen Sporttherapeuten bzw. Physiotherapeuten zu Trainingsbeginn ist sinnvoll. Im Einzelnen müssen Empfehlungen zu körperlicher Aktivität stets das individuelle Ausmaß der Krankheitsaktivität, den Organbefall und weitere Risikofaktoren (u.a. Begleiterkrankung wie die KHK, medikamentöse Therapie) berücksichtigen. Eine sportmedizinische Untersuchung u.a. mit Belastungs-EKG und Herzultraschall sollte zum Ausschluss einer relevanten Herzbeteiligung vor Trainingsbeginn durchgeführt werden. Evidenzbasierte Empfehlungen im Hinblick auf körperliche Aktivität speziell für Patienten mit SLE wurden bisher nicht veröffentlicht. Anhand der vorliegenden Studienergebnisse lässt sich mit Vorsicht rückschließen, dass vermutlich für SLE-Patienten mit geringer bis moderater Krankheitsaktivität die gleichen Empfehlungen ausgesprochen werden können wie die vom American College of Sports Medicine veröffentlichten Empfehlungen für gesunde Individuen (s.a. Dermatomyositis/Polymyositis und Sport).

Darüber hinaus konnte bei Patienten mit SLE eine verminderte isometrische Kraft und ein erhöhter Verlust an Typ II Fasern nachgewiesen werden. Vor diesem Hintergrund ist es sicherlich sinnvoll, auch ein an die Situation des Patienten angepasstes Krafttraining durchzuführen. Studien, die dieses Vorgehen untermauern, liegen aber bisher nicht vor. Allerdings wurden Anweisungen für ein progressives isometrisches Krafttraining (3 ×/Wo., 2–3 Sätze à 10 Wiederholungen mit langsam ansteigenden Gewichten) für Patienten mit SLE veröffentlicht. Evidenzbasierte Empfehlungen zum Krafttraining für Patienten mit SLE (unabhängig von der Krankheitsaktivität) können aber bis dato nicht ausgesprochen werden. Das Gleiche gilt allgemein für Patienten mit hoher Krankheitsaktivität. Es bedarf somit auch hier weiterer Studien, die sich u.a. auch mit den Langzeiteffekten körperlicher Aktivität auf das Krankheitsbild SLE beschäftigen.

Merksätze
- Der systemische Lupus erythematodes führt über Ablagerungen von Immunkomplexen zu Entzündungsreaktionen in der Haut und den inneren Organen (Rheuma der inneren Organe und der Haut).
- 60–70% haben eine kardiopulmonale Beteiligung, die ganz wesentlich die Prognose beeinflusst.

⊿ Die Therapie besteht insbesondere aus medikamentösen Maßnahmen.

⊿ Schubauslösend können wirken u.a.: intensive Sonneneinstrahlung, starker Klimawechsel, psychosozialer Stress, hochintensive sportliche Belastungen.

⊿ Ein moderates aerobes Ausdauertraining wirkt sich positiv auf die kardiovaskuläre Fitness, Müdigkeit und das psychische Wohlbefinden aus ohne negativen Einfluss auf die Krankheitsaktivität.

⊿ Für Patienten mit hoher Krankheitsaktivität können bisher keine Empfehlungen zu körperlicher Aktivität ausgesprochen werden.

20.6 Dermatomyositis (DM)/ Polymyositis (PM)

Die Dermatomyositis (DM) und die Polymyositis (PM) gehören in die Gruppe der Kollagenosen (Bindegewebserkrankungen). Zur Manifestation kommt es meist in der Jugend oder zwischen dem 40.–60. Lebensjahr, Frauen sind etwa 2–3 × häufiger betroffen als Männer. Bei der Polymyositis handelt es sich um eine entzündliche Systemerkrankung überwiegend der Skelettmuskulatur mit entzündlichen Infiltraten (Lymphozyten) um die Gefäße (perivaskulär). Im Rahmen einer Dermatomyositis ist zusätzlich die Haut betroffen. Die Ursache dieser immunologischen Erkrankung ist weitgehend unbekannt. Virusinfektionen (Epstein-Barr-Virus, Cytomegalie-Virus, Coxsackie-Viren) werden als Auslöser diskutiert. Darüber hinaus scheinen Antikörper, die gegen die Innenwand von Muskelgefäßen gerichtet sind, in der Entstehung ebenfalls eine Rolle zu spielen. Die Erkrankung kann auch im Zusammenhang mit einer Tumorerkrankung auftreten, die Dermatomyositis öfter als die Polymyosi-

tis. Erkrankte leiden charakteristischerweise an einer progredienten Muskelschwäche im Bereich Hüfte/Oberschenkel/Schultergürtel/ Oberarme, verminderter Muskelausdauer mit frühzeitiger Ermüdung, verminderter aerober Leistungsfähigkeit und muskelkaterartigen Beschwerden. Vordergründig ist i.d.R. die Muskelschwäche. Diese führt teils zu einer deutlichen Beeinträchtigung bei Alltagsaktivitäten. So haben Betroffene u.a. Schwierigkeiten beim Aufstehen, Treppensteigen und beim Anheben des Arms (z.B. beim Haare waschen). Bedingt durch die Entzündung, kommt es, insbesondere bei längeren Ruhepausen, zu einer ausgeprägten Muskelsteifigkeit. Als relevanter Faktor für die Entstehung der Muskelschwäche wird eine Hypoxie im Gewebe diskutiert. Denn die oft nur gering ausgeprägte Muskelatrophie reicht nicht aus, um die Muskelschwäche zu erklären. Ebenso zeigte sich oft eine Diskrepanz zwischen Schweregrad der Entzündungsreaktion in der Muskulatur (bioptisch nachgewiesen) und dem Grad der Muskelschwäche. Bekannt ist neben einer Kapillarwandverdickung und reduzierter Kapillardichte ein verminderter Kreatinphosphat- und ATP-Gehalt in der Muskulatur in Ruhe sowie während und nach körperlicher Aktivität. Muskelbiopsien aus dem Muskulus vastus lateralis führten zu dem Ergebnis, dass Patienten mit DM/PM gegenüber einer inaktiven Kontrollgruppe einen verminderten Anteil an sauerstoffabhängigen Typ-I-Fasern aufweisen, dafür einen erhöhten Anteil an intermediären Typ-IIC-Fasern. Diese Faktoren können die Hypothese unterstützen, dass Hypoxie ein relevanter Faktor in der Entstehung der Muskelschwäche ist. Darüber hinaus begünstigt körperliche Inaktivität und eine langfristige Glukokortikoidtherapie das Auftreten von Muskelschwäche.

Neben Gelenkschwellungen, insbesondere an Knien und Händen, kann auch eine Beteiligung des Herzmuskels, in seltenen Fällen auch der Lunge auftreten. Mögliche Folgen einer Herzbeteiligung können eine Herzinsuffizienz (Herzschwäche; s. auch Abschn. 16.5) und Herzrhythmusstörungen sein. Bei Befall der Speiseröhrenmuskulatur finden sich charakteristischerweise Schluckstörungen. Begleitend zu diesen Befunden zeigt sich bei der Dermatomyositis eine rötliche, teils schuppende Verfärbung an den lichtexponierten Stellen im Gesicht, an Hals und Armen. Nur selten kommt es zu einer rötlichen Schwellung im Bereich der Oberlider und zu teils derben Hautveränderungen über den Fingergelenken.

Diagnostiziert wird die Erkrankung anhand von Laborparametern (erhöhte Entzündungsparameter, deutliche Erhöhung der Muskelenzyme, v.a. der CK, ggf. spezielle Autoantikörper) in Kombination mit bildgebenden Verfahren (Ultraschall, MRT) und Elektromyographie (EMG). Erst durch eine gezielte Muskelbiopsie aus einem betroffenen Muskel kann der entzündliche Befall gesichert werden. Um eine mögliche Tumorerkrankung (meist im Bereich Brust, Lunge, Eierstöcke und Magen) zu detektieren, müssen entsprechende Untersuchungen durchgeführt werden, denn nach Entfernung des Tumors verschwindet ggf. auch diese Erkrankung. Ansonsten ist die Therapie medikamentös ausgerichtet. Initial findet insbesondere eine hoch dosierte Glukokortikoidtherapie Anwendung. Diese wird im Verlauf, unter Einsatz von „Basismedikamenten" (s. auch RA) wie Cyclophosphamid, Azathioprin oder MTX, die immunsupprimierend wirken, langsam reduziert. Begleitend ist bei Organbefall eine symptomatische Therapie durchzuführen.

Patienten mit einer rheumatischen Erkrankung, somit auch Patienten mit DM bzw. PM haben ein erhöhtes Risiko für kardiovaskuläre Erkrankungen, bedingt durch eine beschleunigte Atherosklerose. Unter einer regelmäßigen Glukokortikoidtherapie können als unerwünschte Nebenwirkungen eine reduzierte Knochendichte, ein Verlust an Muskelmasse und ein Steroiddiabetes auftreten. Allesamt Faktoren, die mit einer erhöhten Morbidität und Mortalität assoziiert sind. Schon vor diesem Hintergrund wäre eine regelmäßige körperliche Aktivität im Sinne einer kardiovaskulären Primärprävention wünschenswert.

20.6.1 Dermatomyositis (DM)/ Polymyositis (PM) und Sport

Bis Anfang der 1990er Jahre wurde Patienten mit aktiver als auch nicht aktiver Dermatomyositis bzw. Polymyositis aus Sorge vor einer Zunahme des Entzündungsprozesses in der Muskulatur von jeglicher sportlicher Aktivität abgeraten. 1993 wurden die ersten beiden Studien bzgl. der Auswirkungen von Krafttraining bei diesem Patientenkollektiv veröffentlicht. Es folgten weitere Studien, die den Effekt eines isolierten Kraft- bzw. Ausdauertrainings als auch eines kombinierten Kraft- und Ausdauertrainings auf die Muskulatur und die körperlichen Beschwerden untersuchten. Mehrheitlich wurden dabei Patienten mit chronisch nicht aktiver DM/PM eingeschlossen. Zu beachten ist, dass viele dieser Studien nicht kontrolliert und randomisiert durchgeführt wurden, die Interventionen meist eine Dauer von 6–12 Wochen nicht überschritten und die Untersuchungskollektive überwiegend gering besetzt waren. Diese Einschränkungen sind im Hinblick auf Empfehlungen zu körperlicher Aktivität stets zu berücksichtigen. Insgesamt besteht aber weitestgehend Konsens, dass Sportprogramme verschiedenster Inhalte bei Patienten im chronisch nicht aktiven Stadium effektiv hinsichtlich des Erhalts bzw. der Zunahme von Muskelkraft, Muskelausdauer und max. aerober Leistungsfähigkeit sind. Darüber hinaus lösen sie keinen negativen Effekt auf die Krankheitsaktivität aus. Dies trifft sowohl auf aerobes Ausdauertraining als auch auf leichtes bis sogar intensives

Krafttraining zu. Die für den Patienten oft im Vordergrund stehende Muskelschwäche kann demnach durch körperliche Aktivität positiv beeinflusst werden und zu einer Verbesserung der Lebensqualität beitragen. Die befürchtete trainingsinduzierte Zunahme der Entzündungsaktivität konnte ebenso wie ein erneutes Aufflammen der Entzündungsaktivität laborchemisch und muskelbioptisch ausgeschlossen werden. Inwieweit körperliche Aktivität auch einen direkten positiven Einfluss auf die Krankheitsaktivität nehmen kann, ist zum jetzigen Zeitpunkt nicht sicher zu beantworten, einzelne Hinweise liegen jedoch bereits vor.

Eine Studie mit 9 Patienten im chronisch stabilen Stadium einer Poly- bzw. Dermatomyositis zeigte, dass bereits ein 12-wöchiges häusliches Krafttraining (15 min, 5 Tage/Wo) zu strukturellen und metabolischen Veränderungen der Muskulatur führt. Nachweisbar war ein signifikanter Anstieg der Typ-I-Fasern von 32% auf 42% verbunden mit einer Reduktion der Typ-II-C-Fasern von 3% auf 1%. Diese strukturellen und damit einhergehenden metabolischen Adaptationen werden mit der Verbesserung der Muskelausdauer assoziiert.

Auch bei Patienten im **aktiven** Krankheitsstadium konnte unter Kraft- als auch Ausdauertraining bisher keine Zunahme der Krankheitsaktivität bzw. des Entzündungsprozesses nachgewiesen werden. Positive Effekte hinsichtlich Muskelkraft, Muskelausdauer, Müdigkeit und aerober Leistungsfähigkeit zeigten sich vergleichbar mit den Effekten bei Patienten im chronisch nicht aktiven Krankheitsstadium. Allerdings ist die Datenlage hier noch sehr überschaubar, daher kann für dieses Patientenkollektiv bis dato keine allgemeine Sportempfehlung ausgesprochen werden, sondern sollte stets individuell entschieden werden. Die Rücksprache und enge Zusammenarbeit zwischen Bewegungstherapeuten und Ärzten (v.a.. Rheumatologen) ist in diesem Therapiesetting zwingend erforderlich.

Insgesamt lässt sich zusammenfassen, dass sich Sportprogramme differierender Inhalte bei Patienten mit nicht aktiver Dermato-/Polymyositis als sicher und effektiv erwiesen haben. Konkrete Empfehlungen zu körperlicher Aktivität für dieses Patientenkollektiv existieren aber bislang nicht. Wie für gesunde Individuen gelten derzeit auch für Patienten mit DM/PM die allgemeinen Empfehlungen des American College of Sports Medicine (ACSM). Neben Alltagsaktivitäten beinhalten diese Bewegung von moderater Intensität über eine Dauer von mindestens 30 min an 5 Tagen in der Woche bzw. mindestens 20 min bei hoher Intensität an 3 Tagen in der Woche. Die Zielvorgaben können auch durch eine Kombination aus moderaten und intensiven Belastungen erzielt werden, ebenso durch Addition wiederholter körperlicher Aktivitäten, solange die einzelne Belastung eine Dauer von 10 min nicht unterschreitet. Die Leitlinie spezifiziert körperliche Aktivität im Rahmen eines Crossover-Trainings, welches die Kombination aus einem aeroben Ausdauer- und Krafttraining beinhaltet. Empfohlen wird 3–5 ×/Wo. Ausdauertraining über 20–60 min in einer Intensität von 60–80% HFmax in Kombination mit einem Krafttraining: 8–10 Übungen, 8–12 Wiederholungen, 1–3 Sätze, 2–3 ×/Wo. an nicht aufeinander folgenden Tagen. Inwieweit für Patienten mit DM/PM ein kombiniertes Kraft- und Ausdauertraining sinnvoller und effektiver ist als ein isoliertes Kraft- oder Ausdauertraining, kann zum jetzigen Zeitpunkt noch nicht beantwortet werden, ebenso wie die Frage nach den „optimalen" Belastungsvariablen (z.B. Kontraktionsformen, Intensität, Dichte) des Krafttrainings. Darüber hinaus ist unklar, ob konzentrische Übungen gegenüber exzentrischen Übungen bevorzugt durchgeführt werden sollten. Bekanntermaßen sind exzentrische Übungen effektiver hinsichtlich struktureller Adaptationen, bergen aber ein höheres Risiko für strukturelle Zellschäden.

Jedes Trainingsprogramm muss stets individuell aufgebaut werden. Bei der Wahl der Trainingsintensität ist insbesondere die aktuelle Krankheitsaktivität und das Ausmaß der Muskelbeteiligung zu berücksichtigen. Grundsätzlich sollte mit einem niedrig intensiven Training begonnen werden, das im Verlauf langsam gesteigert werden kann. Vor Trainingsbeginn ist stets eine Herzbeteiligung auszuschließen. Die bis vor kurzem geltende Lehrmeinung, dass nur Patienten im chronisch nicht aktiven Krankheitsstadium von körperlicher Aktivität profitieren, kann aufgrund der aktuellen Datenlage nicht mehr aufrechterhalten werden. Patienten im aktiven Stadium sollten die Übungen vorzugsweise in einem Rehazentrum durchführen, wo eine Überwachung durch einen erfahrenen Physiotherapeuten oder Sporttherapeuten gewährleistet ist. Eine enge Zusammenarbeit mit dem betreuenden Arzt ist unerlässlich. Regelmäßige Kontrollen (mindestens alle 3 Monate) der Krankheitsaktivität und Muskelfunktion sind im Akutstadium zwingend nötig, um Überbelastungen zu vermeiden. Im chronischen Stadium ist eine Kontrolle halb- oder jährlich ausreichend. Eine zusätzliche Kreatin-Supplementation unter körperlicher Aktivität führt nachweislich zu einer weiteren Zunahme der körperlichen Leistungsfähigkeit und Muskelausdauer als körperliche Aktivität allein. Dies sollte aber nur nach Rücksprache mit dem betreuenden Arzt erfolgen.

Merksätze

◢ Bei der Dermato- bzw. Polymyositis handelt es sich um entzündliche Erkrankungen insbesondere der Skelettmuskulatur, wobei bei der Dermatomyositis stets die Haut mit betroffen ist.

◢ Im Vordergrund steht eine Muskelschwäche.

◢ Angepasst an die Krankheitsaktivität und das Ausmaß der Muskelbeteiligung sollte, auch aus kardiovaskulärer Sicht, ein regelmäßiges aerobes Ausdauer- und Krafttraining betrieben werden.

◢ Bisher existieren keine Hinweise, dass individuell dosierte körperliche Aktivität eine Zunahme der Krankheitsaktivität bewirkt.

Literatur

ACSM, American College of Sports medicine position stand: the recommended quantity and quality of exercise for developing and maintaining cardiorespiratory and muscular fitness, and flexibility in health adults. Med Sci Sports Exerc (1998), 30, 975–991

American College of Rheumatology Subcommittee on Rheumatoid Arthritis Guidelines. Guidelines for the management of rheumatoid arthritis: 2002 Update. Arthritis Rheum (2002), 46, 328–346

Alexanderson H, Exercise effects in patients with adult idiopathic inflammatory myopathies. Curr Opin Rheumatol (2009), 21(2), 158–163

Alexanderson H et al., Benefits of Intensive Resistance Training in Patients with Chronic Polymyositis or Dermatomyositis. Arthritis & Rheumatism (2007), 57(5), 768–777

Alexanderson H, Lundberg IE, The role of exercise in the rehabilitation of idiopathic inflammatory myopathies. Curr Opin Rheumatol (2005), 17(2), 164–171

Alexanderson H, Stenstrom CH, Lundberg I, Safety of a home exercise programme in patients with polymyositis and dermatomyositis: a pilot study. Rheumatology (1999), 38, 608–611

Ayán C, Martin V, Systemic lupus erythematosus and exercise. Review. Lupus (2007), 16, 5–9

Clarke-Jensssen A, et al., Effects of supervised aerobic exercise in patients with systemic lupus erythematosus: a pilot study. Arthritis Rheum (2005), 53, 308–312

Dagfinrud H, Kvien TK, Hagen K, Physiotherapy interventions for ankylosing spondylitis. Cochrane Database Syst Rev (2004), 4, CD002822

Dastmalchi M et al., Effects of Physical Training on the Proportion of Slow-Twitch Type I Muscle Fibers, a Novel Nonimmune-Mediated Mechanism for Muscle Impairment in Polymyositis or Dermatomyositis. Arthritis & Rheumatism (2007), 57(7), 1303–1310

De Jong Z, Munneke M, Zwinderman AH, Is a Long-Term High-Intensity Exercise Program Effective and Safe in Patients With Rheumatoid Arthritis? Arthritis & Rheumatism (2003), 48 (9), 2415–2424

Elyan M, Khan MA, Does physical therapy still have place in the treatment of ankylosing spondylitis? Curr Opin Rheumatol (2008), 20(3), 282–286

Gerber MA et al., Prevention of Rheumatic Fever and Diagnosis and Treatment of Acute Streptococcal Pharyngitis: a scientific statement from the American Heart Association Rheumatic Fever, Endocarditis, and Kawasaki Disease Committee of the Council on Cardiovascular Disease in the Young, the Interdisciplinary Council on Functional Genomics and Translational Biology, and the Interdisciplinary Council on Quality of Care and Outcomes Research: endorsed by the American Academy of Pediatrics. Circulation (2009), 119, 1541–1551

Haskell WL et al., Physical Activity and Public Health: Updated Recommendation for Adults from the American College of Sports Medicine and the American Heart Association. Medicine and Science in Sports and Exercise (2007), 39 (8), 1423–1434

Metsios GS et al., Rheumatoid arthritis, cardiovascular disease and physical exercise: a systematic review. Rheumatology (2008), 47, 239–248

Neuberger GB et al., Predictors of Exercise and Effects of Exercise on Symptoms, Function, Aerobic Fitness, and Disease Outcomes of Rheumatoid Arthritis. Arthritis & Rheumatism (2007), 57(6), 943–952

Pate RR, et al., Physical activity and public health: a recommendation from the Centers for Disease Control and Prevention and the American College of Sports Medicine. JAMA (1995), 273, 402–407

Ramsey R et al., A pilot study on the effects of exercise in patients with systemic lupus erythematosus. Arthritis Care Res (2000), 13, 262–269

De Salles et al., The possible role ofphysical exercise on the treatment of idiopathic inflammatory myopathies. Autoimmunity Review (2009), 8, 355–359

Schneider M et al., Interdisziplinäre Leitlinie Management der frühen rheumatoiden Arthritis – Deutsche Gesellschaft für Rheumatologie. 2. Auflage. Darmstadt, Steinkamp-Verlag (2007), 1–83

Stenström CH, Minor MA, Evidence for the Benefit of Aerobic and Strengthening Exercise in Rheumatoid Arthritis. Arthritis & Rheumatism (2003), 49 (3),428–434

Strömbeck B, Jacobsson LTH, The role of exercise in the rehabilitation of patients with systemic lupus erythematosus and patients with primary Sjögren's syndrome. Curr Opin Rheumatol (2007), 19, 197–203

Tench C et al., Fatigue in systemic lupus erythematosus: a randomized clinical trial of exercise. Rheumatology (Oxford) (2003), 42, 1050–1054

Van den Ende CHM et al., Effect of intensive exercise on patients with active rheumatoid arthritis: a randomised clinical trial. Ann Rheum Dis (2000), 59, 615–621

Van den Ende et al., Dynamic exercise therapy in rheumatoid arthritis: a systematic review. British Journal of Rheumatology (1998), 37, 677–687

Van den Ende CHM et al., Comparison of high and low intensitiy training in well controlled rheumatoid arthritis. Results of a randomized clinical trial. Ann Rheum Dis (1996), 55, 798–805

Van Halm VP, Peters MJL, Voskuyl AE et al., Rheumatoid arthritis versus diabetes as a risk factor for cardiovascular disease: a cross-sectional study, the CARRE Investigation. Ann Rheum Dis (2009), 68(9), 1395–1400

Ward MM, Predictors of the progression of functional disability in patients with ankylosing spondylitis. J Rheumatol (2002), 29(7), 1420–1425

Wiesinger FG et al., Benefit of 6 months long-term physical training in polymyositis/dermatomyositis patients. Br J Rheumatol(1998), 37, 1338–1342

Zochling J et al., Current evidence for the management of ankylosing spondylitis: a systematic literature review for the ASAS/EULAR management recommendations in ankylosing spondylitis. Ann Rheum Dis (2006), 65, 423–432

III Internistische und neurologisch-psychiatrische Krankheitsbilder

21 Nervensystem und Psyche

C. Graf, R. Rost

21.1 Hintergrund

Die Bandbreite neurologischer und psychiatrischer Problemfälle im Sport ist sehr viel gefächert. Einerseits können sie Folge des Sports sein, z.B. durch Unfälle mit Schädel-Hirn-Traumen, Querschnittlähmungen oder peripheren Nervenschäden. Andererseits spielt der Sport bzw. die Bewegungstherapie eine sehr wichtige Rolle nach Querschnittlähmungen, Schlaganfällen, bei infantiler Zerebralparese oder weiteren neurologischen Erkrankungen wie Epilepsie, Multiple Sklerose (MS), Depressionen etc. Der Sport dient dabei der Funktionsverbesserung und damit Alltagserleichterung, bedeutet aber gleichzeitig soziale Integration und ein Stück Normalität für die Patienten.

Die in diesen Zusammenhängen wichtigsten neurologischen und psychiatrischen Erkrankungen, v.a. die nichttraumatischen, sollen in diesem Kapitel aufgeführt werden.

21.2 Erkrankungen des Nervensystems

21.2.1 Kopfschmerzen

Kopfschmerz ist ein unspezifisches Symptom und kann sehr vielen Krankheiten zugeordnet werden. Dass er auch durch den Sport ausgelöst wird, ist keine Seltenheit. Die Beschwerden reichen dabei von kurzen Stichen bis zu migräneartigen Schmerzen. Oft hängt dies von den einzelnen Belastungsformen ab. So kommt es häufig bei Gewichthebern zu Kopfschmerzen nach einem Valsalva-Manöver bzw. Pressdruck. Die sog. Fußballermigräne findet sich häufig bei Fußballern nach zahlreichen Kopfbällen. Analog sind Boxer nach Schlägen auf den Kopf betroffen. Auch extreme Ausdauerbelastung, z.B. ein Marathonlauf, führt zu Kopfschmerzen. Als Ursache nimmt man Veränderungen des Gefäßdrucks an. Untrainierte sind hiervon eher betroffen als gut Trainierte.

Auch andere Faktoren wie Dehydratation, Hitzebelastung, Hypoglykämien und Koffeingenuss können eine Rolle spielen. Eine Vermeidung des jeweiligen Zustandes kann zu einer Besserung der Symptomatik führen. Außerdem sollte auf Allgemeinmaßnahmen wie ausreichend Schlaf und eine ausgewogene Ernährung sowie ein adäquate Aufwärmphase geachtet werden. Mögliche auslösende Substanzen und Situationen sollten gemieden werden. Wenn es nicht ausreicht, können handelsübliche Schmerzmittel unter Berücksichtigung der entsprechenden aktuellen Dopinglisten eingesetzt werden.

Trotz solcher möglicher Zuordnungen sollte – besonders wenn die Beschwerden sehr stark sind und ggf. zusätzlich Funktionsausfälle auftreten – eine fachärztliche Abklärung erfolgen. Denn man geht in etwa 10% der Fälle davon aus, dass es sich um eine organische Ursache handelt [Nadelson 2006]. Die Kopfschmerzen können auch ein Symptom einer ernsthaften Erkrankung, wie z.B. eines Hirntumors oder einer Hirnblutung, sein. Umgekehrt scheint aber regelmäßiger Ausdauersport wiederum die Häufigkeit und Schwere von Migräne zu reduzieren [Narin et al. 2003]. Auch hier wird der Einfluss auf die

Gefäße, speziell die Produktion von Stickstoffmonoxid diskutiert.

Merksätze

◢ Belastungsinduzierte Kopfschmerzen kommen häufig nach sportlicher Aktivität vor.

◢ Organische Ursachen müssen ausgeschlossen werden.

21.2.2 Periphere Nervenschäden

Zu Schäden an peripheren Nerven kommt es häufig infolge von Druckverletzungen oder Traumen nach Stößen, Tritten oder Quetschungen etc. Oft handelt es sich auch um Begleitverletzungen im Rahmen von Frakturen oder Luxationen, die – sofern sie sofort nach der Verletzung auffallen – häufig zu einer Operation führen. Manchmal treten sie als sekundäre Nervenschädigung, aber auch mit einer Verzögerung von Wochen bis Jahren auf, z.B. durch die Kallus- oder Narbenbildung, wie z.B. die sog. ulnare Spätlähmung.

Auch therapeutische Maßnahmen wie Osteosynthese oder eine falsche Extremitätenanlagerung nach Knochenbrüchen, Injektionen, intramuskulär z.B., können zu peripheren Nervenschädigungen führen.

Generell unterteilt man die Nervenschädigungen nach ihrer Schwere. Handelt es sich um eine Nervenstörung ohne Strukturveränderungen, spricht man von einer Neurapraxie. Hinter der Leitungsunterbrechung ist dann die elektrische Erregbarkeit erhalten. Ist der Nerv komplett zerstört, kommt es zur sog. Waller-Degeneration, d.h., die nachfolgenden Strukturen (Axon und Myelinscheide) lösen sich auf. Bleiben Hüllzellen dagegen bestehen, können Axone einsprießen und entlang den erhaltenen Schwann-Zellen wie an einer Schiene wachsen. Dies kommt aber nur bei relativ kurzen Unterbrechungen, nach Quetschungen oder operativ aneinander gelegten Nervenenden vor. Liegen die durchtrennten Nervenenden weit voneinander entfernt, ist eine solche Annäherung nicht möglich. Axone sprießen nun unkontrolliert und rollen sich knäuelförmig auf. Oft stellen sie gemeinsam mit den umgebenden Schwann-Zellen die Ursache von Stumpf- oder Amputationsschmerzen dar.

Die Prognose und auch Therapie solcher Nervenschädigungen sind ganz von der Art und dem Ausmaß des Schadens abhängig. Man kann entsprechende krankengymnastische Übungen nutzen, um die Regeneration des betroffenen Nervs zu fördern. Komplette Nervendurchtrennungen sollten operativ genäht werden. Bei Kompressionssyndromen, z.B. dem Tarsal- oder Karpaltunnelsyndrom, sollte bei einer erfolglosen konservativen Therapie mit Antiphlogistika, Schienen etc. eine operative Entlastung erfolgen.

Überlastungsneuropathien entstehen infolge chronischer und mikrotraumatischer Belastungen, z.B. bei Speerwerfern, Judokas oder Ringern. Sehr oft betrifft es den Nervus ulnaris an der Hand, seltener bei Läufern den Nervus peroneus am Unterschenkel. Die Folge sind Parästhesien, Hypästhesien bis hin zu leichten Paresen.

Im Rahmen von Plexuslähmungen kann ein ganzer Plexus bzw. können Anteile davon betroffen sein. Je nach dem Ausmaß der Schädigung kommt es zu den entsprechenden Ausfallerscheinungen. Lähmungen des Plexus brachialis (C5–Th1) treten häufig als Folge eines direkten Schultertraumas auf. Schäden des Plexus lumbosacralis kommen eigentlich nur bei schwersten Verletzungen im Bereich der Beckenorgane zustande.

21.2.3 Nervus radialis

Ein sog. Supinatorkanalsyndrom entsteht durch die Schädigung des Nervus radialis bei seinem Durchtritt durch den Musculus supinator. Meist ist dieser verhärtet und führt so zu einer mechanischen Beeinträchtigung des Nervs. Daher kommt es zu einem Ausfall aller Hand- und Fingerstreckermuskeln bis auf die Musculi extensores carpi radialis longus et brevis. Die Sensibilität ist erhalten. Vielfach findet sich das Supinatorkanalsyndrom bei Schwimmern und Fechtern. Es wurde sogar beim Werfen von Frisbee-Scheiben beobachtet.

Der oberflächliche Anteil des N. radialis kann dagegen bei Schlagverletzungen am Vorderarm beim Karate oder Handball geschädigt werden. Bei hochgradigen Schädigungen findet sich die sog. radiale Fallhand (s. Abb. 21.1).

21.2.4 Nervus medianus

Auch Schädigungen des Nervus medianus können traumatisch bedingt sein. Die Folge ist die Ausbildung einer sog. Schwurhand (s. Abb. 21.2) bei Faustschluss, die allerdings lediglich bei einer hohen Schädigung auftritt. Damit verbunden sind außerdem vegetativ trophische Störungen. Das Karpaltunnelsyndrom bezeichnet dagegen die chronische Kompression des N. medianus durch das über ihm verlaufende Ligamentum carpi transversum. Als Ursache beim Sport wird meist die Überstreckung des Handgelenks angenommen. Vielfach sind Wasserspringer, Turner und Handballspieler betroffen.

Beim Keglerdaumen verursacht ein Neurom am entsprechenden Anteil des Nervus medianus Beschwerden. Dabei handelt es sich um ein gutartiges bindegewebiges Knötchen um einen peripheren Nerv. Wie der Name sagt, kommt es gehäuft bei den Daumen von Keglern vor und führt bei mechanischer Reizung zu unangenehmem Elektrisieren und Gefühlsstörungen an der Daumeninnenkante. Bei Tennisspielern dagegen finden sich Gefühlsstörungen und Parästhesien an der radialen Seite des Zeigefingers sowie Schmerzen über dem entsprechenden

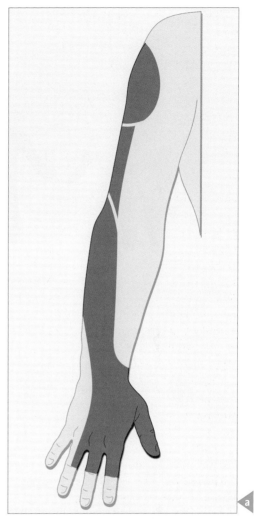

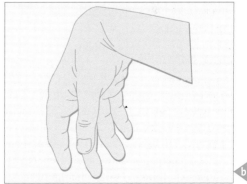

Abb. 21.1: Schädigung des Nervus radialis. **a)** zeigt die sensiblen Ausfälle mit den entsprechenden Hautarealen der sensiblen Abgänge des N. radialis, **b)** die typische Fallhand bei Ausfall des motorischen Anteils.

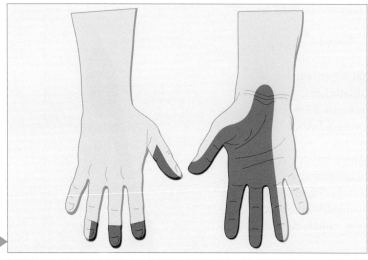

Abb. 21.2: Schädigung des N. medianus.
a) zeigt die sensiblen Ausfälle, **b)** und **c)** die Folgen motorischer Ausfälle. **b)** demonstriert die typische Schwurhand bei dem Versuch, die Finger zu beugen. Es kommt außerdem zu einer Atrophie des Daumenballens (s. roter Pfeil).
c) Der Daumen an der geschädigten Hand bewegt sich aufgrund der Muskelatrophie nur noch ungenügend zum Kleinfinger.

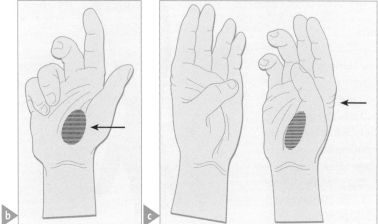

Gelenk. Dies ist Ausdruck einer chronischen Druckschädigung durch den Schlägergriff.

21.2.5 Nervus ulnaris

Die häufigsten Schäden betreffen den Nervus ulnaris. Dabei handelt es sich zumeist um Traumafolgen bei Stich- und Schnittverletzungen im Bereich der Handgelenksbeugeseite oder entsprechende Frakturen. Nichttraumatisch führen Druckschädigungen zu Lähmungen, z.B. durch das längere Aufstützen des Ellenbogens auf eine harte Unterlage wie bei Schachspielern. Durch eine übermäßige Beanspruchung des medialen Trizeps-

kopfs und der vom Nervus ulnaris innervierten Unterarmmuskel, wie sie bei Baseballspielern, Skilangläufern, Speerwerfern oder Radfahrern etc. beobachtet wird, können ebenfalls Kompressionssyndrome auftreten. Typisch für die Schädigung des Nervus ulnaris ist die sog. Krallenhand (s. Abb. 21.3), die allerdings erst bei hochgradiger Schädigung auftritt.

Sehr viel seltener sind die Nerven im Bereich des Beins betroffen.

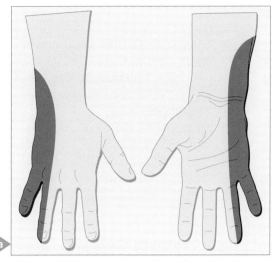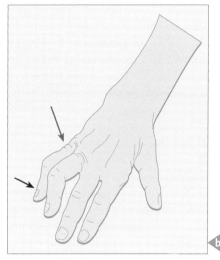

Abb. 21.3: Schädigungen des N. ulnaris (C8–Th1). **a)** zeigt die sensiblen Ausfälle, **b)** die typische Krallenhand mit Atrophie der kleinen Handmuskeln, insbesondere des Ring- und des kleinen Fingers, sowie Hyperextension (s. blauer Pfeil) in den Grundgelenken bzw. Flexion in den Mittelgelenken (s. roter Pfeil).

21.2.6 Nervus ilioinguinalis

Typisch im Sport ist das Auftreten von Kompressionssyndromen des Nervus ilioinguinalis, Teil des Plexus lumbosacralis. Er wird bei seinem Durchtritt durch den Musculus transversus abdominis und obliquus internus abdominis mechanisch gereizt. Die Folge sind Rücken- und Leistenschmerzen sowie eine schmerzhafte Einschränkung der Innenrotation und Extension des Hüftgelenks. Betroffene gehen oft vornüber gebeugt, so wird die Bauchdeckenmuskulatur entspannt.

21.2.7 Nervus femoralis

Eine plötzliche und unkontrollierte Überstreckung des Hüftgelenks kann zu einer Zerrung des Nervus femoralis führen. Die Prognose einer solchen akuten Zerrung ist schlechter als nach chronischen und wiederholten, aber doch kontrollierten Dehnungen wie bei Balletttänzern.

Das schmerzhafte Syndrom der Neuropathia patellae ist die Folge der Kompression von Anteilen des Nervus femoralis durch die Kniescheibe. Meist sind sie unterhalb und medial lokalisiert. Häufig findet sich dieses Beschwerdebild infolge einer Meniskusoperation.

21.2.8 Nervus ischiadicus

Schädigungen des Nervus ischiadicus sind selten auf Druck zurückzuführen, sondern eher auf Fehlhaltungen wie eine anhaltende Ventralbeugung des Rumpfs oder anhaltend angespannte Bauchmuskulatur, Hyperflexion oder Hyperextension im Hüftgelenk, z.B. bei Reitern. Die Folge sind Lähmungen im Bereich der Oberschenkelbeuger, der Unterschenkel- und Fußmuskeln sowie Sensibilitätsstörungen am Fuß und Unterschenkel oder der Oberschenkelrückseite.

21.2.9 Nervus tibialis

Das Tarsaltunnelsyndrom beschreibt eine chronische Kompression des Nervus tibialis unter dem Retinaculum flexorum, z.B. durch enges bzw. neues Schuhwerk oder als Traumafolge. „Übertriebenes" Jogging oder lange Märsche können zur Einklemmung des Nervus tibialis im Tarsalkanal führen. Schmerzen und Parästhesien an der Fußsohle v.a. in Ruhe kennzeichnen dieses Beschwerdebild. Umhergehen bessert die Symptomatik.

21.2.10 Nervus peroneus

Schädigungen des Nervus peroneus werden bei Sportlern meist durch lange Kälte-Exposition verursacht. Die Prognose ist generell gut. Vorübergehende Peroneuslähmungen kommen v.a. beim Fußballsport infolge eines Stoßes o.Ä. auf das Wadenbeinköpfchen vor. Auch zu enges Schuhwerk, z.B. Skischuhe, können Druckstellen am Nervus peroneus hervorrufen mit Dys- und Hypästhesien im Bereich des Unterschenkels und am Fußrücken. Motorische Folgen sind der sog. Steppergang und der Fallfuß, d.h., der Fuß kann nicht angehoben werden. Die Betroffenen straucheln daher oft.

Eine ähnliche Symptomatik findet sich beim Tibialis-anterior-Syndrom, das häufig nach starker sportlicher Belastung, z.B. nach langen Märschen oder intensivem Fußballspiel, vorkommt und durch eine schmerzhafte, harte, teigige Schwellung und Rötung vor der Tibia gekennzeichnet ist.

Tabelle 21.1 listet die wichtigsten konservativen Therapiemaßnahmen bei peripheren Nervenlähmungen auf.

Merksätze

◢ Körperliche Aktivität kann – meist durch Überlastungen, z.B. Druck, oder nach Verletzungen – zu peripheren Nervenstörungen bis hin zu Lähmungen führen.

◢ Meist sind Nerven der oberen Extremität betroffen.

◢ Die Symptome sind abhängig und meist spezifisch von der Lokalisation.

21.2.11 Querschnittlähmungen

Querschnittlähmungen kommen im Sport i.d.R. nur traumatisch vor, typischerweise im Rahmen von Unfällen im Motorrad- und Wassersport, Skilauf und Skispringen.

Die Symptomatik ist abhängig von der Höhe, in der sich der Querschnitt befindet. Generell unterscheidet man ein akutes Querschnittsyndrom von der dauerhaften Querschnittlähmung. Ersteres ist häufig Folge eines Traumas oder einer Entzündung und einer Ischämie. Es kommt zu einem prinzipiell reversiblen Ausfall im Bereich des Rückenmarks.

Die chronische oder dauerhafte Querschnittlähmung zeigt einen totalen oder partiellen Funktionsausfall. Zunächst kommt es akut zu einem sog. spinalen Schock mit schlaffen Lähmungen und vollständigem Ausfall der Sensibilität unterhalb der Läsion. Je nachdem kann es auch zu Blasen- oder Stuhlentleerungsstörungen kommen. Wenn es ein akutes Querschnittsyndrom ist, bilden

Tab. 21.1: Die wichtigsten konservativen Therapiemaßnahmen bei peripheren Nervenlähmungen (modifiziert nach Hopf)

Therapiemaßnahme	Gewünschter Effekt
Lagerung und Schienung	Vermeidung von Überdehnungen
Passive Bewegungen	Vermeidung von Kontrakturen
Aktive Bewegungen	Förderung der Regeneration

sich diese Symptome innerhalb von Stunden bis Tagen zurück. Bei irreversibler Schädigung wird aus der schlaffen eine spastische Lähmung mit den entsprechenden Reflexzeichen, Hyperhidrosis und dauerhafte Störung der Sensibilität und der Blase.

In der Höhe des ersten Lendenwirbels (L1) führt eine Kompression zu dem sog. Konussyndrom. Die Folgen sind auch Blasen- und Stuhlentleerungsstörungen sowie Erektionsstörungen beim Mann. Die Motorik ist meist noch intakt, nur selten bestehen sensible Ausfälle.

Unterhalb des ersten Lendenwirbelkörpers kommt es zu einer Kompression der sog. Cauda equina, zum sog. Cauda-Syndrom. Die Folgen sind schlaffe Lähmungen, Schmerzen und die typische Reithosenanästhesie.

Eine Querschnittlähmung in einer Höhe von C3–C4 (Halswirbel) führt zu einer vollständigen Pflegebedürftigkeit des Patienten. Die Fortbewegung ist nur in einem Elektrorollstuhl möglich. Liegt die Läsion darunter, kann er auch seine Hände zumindest bedingt nutzen.

Ab einer Höhe von C6–C7 ist der Betroffene weitgehend unabhängig von fremder Pflege. Eine Schädigung im Bereich C7–C8 ermöglicht sogar Autofahren.

Bei einer Durchtrennung des Rückenmarks unterhalb des ersten Brustwirbelkörpers kann sich der Betroffene meist gut in einem Rollstuhl bewegen.

Wenn die Querschnittlähmung unterhalb von L3 und L4 liegt, kann auf einen Rollstuhl verzichtet werden, und bei L5–S1 besteht Gehfähigkeit.

Spätkomplikationen einer Querschnittlähmung sind Ossifikationen, Gelenkkontrakturen und Osteoporose.

Die Bewegungstherapie bei Querschnittlähmungen spielt sicherlich eine ganz entscheidende Rolle. Sie beugt nicht nur den Spätkomplikationen vor, sondern erleichtert dem Betroffenen den Alltag, z.B. durch den

Erhalt bestimmter Muskelgruppen. Auch im Behindertensport finden sich Rollstuhlfahrer bei den verschiedensten Disziplinen, u.a. Basketball, Tanzen etc.

> **Merksätze**
> ◢ Querschnittlähmungen sind i.d.R. die Folge von Wirbelsäulenverletzungen.
> ◢ In Abhängigkeit der betroffenen Höhe kommt es zu sensiblen und motorischen Ausfällen.
> ◢ Grundsätzlich trägt körperliche Aktivität zur Unterstützung und zum Abbau möglicher Folgekomplikationen bei; was allerdings Betroffene durchführen können, ist abhängig von der Höhe des Querschnitts.

21.2.12 Zerebralparese

Die Zerebralparese ist die häufigste neurologische Erkrankung bei Kindern und Jugendlichen (s. auch Kap. 29). Sie entsteht durch verschiedene Störungen der Gehirnentwicklung entweder noch vor, während oder in der ersten Zeit nach der Geburt, z.B. durch Sauerstoffmangel. Häufig ist sie mit weiteren Symptomen wie Intelligenzminderung, Krampfanfällen, Verhaltensauffälligkeiten etc. kombiniert.

Durch die Funktionsstörungen im Gehirn kommt es zu Veränderungen des Muskeltonus, meistens als Spastik. Komplizierend treten Veränderungen der Muskeln, Knochen und Gelenke auf.

Um einen möglichst großen Therapie-Erfolg zu erzielen, ist natürlich eine frühe Diagnosestellung entscheidend. Diese ist aber schwierig, da man zunächst nur eine Verlangsamung in der Entwicklung oder motorische Auffälligkeiten feststellt.

Ist die Diagnose einmal gestellt und die Therapie eingeleitet, gilt es unbedingt, die gesamte Familie einzubeziehen. Frühzeitige heilpädagogisch orientierte Maßnahmen für Kind und Familie sollen die verschiedenen Sinne reizen, emotionale Reaktionen und Denkprozesse unterstützen sowie die soziale Integration fördern. Um einer Verschlimmerung des geschädigten Bewegungsapparats entgegenzuwirken, werden orthopädische Maßnahmen, z.B. Schienen, Gipsverbände etc. eingesetzt. Teilweise kann man durch Medikamente den erhöhten Muskeltonus reduzieren.

Leider stellt sich im Verlauf der Krankheit bei den Betroffenen ein zunehmender Trainings- und Bewegungsmangel ein. Um diesem entgegenzuwirken, haben sich folgende Sportarten als besonders geeignet erwiesen: Jogging, Laufen, Spiel mit Medizinbällen, Drehkurbelarbeit (Arme), Fahrradergometertraining, Dreiradfahren, Rollstuhlsprint, Rollstuhlslalom und Schwimmen. Die mögliche Sportart hängt von dem jeweiligen Grad der Behinderung ab. Konzentriert und intensiv getriebener Sport sollte nicht länger als 15–20 min dauern. Sind die Bewegungselemente weniger intensiv, mit mehr Erholungsphasen, kann die Dauer bis zu 90 min betragen. Wichtig – um einer Rückentwicklung vorzubeugen – ist die dauerhafte, regelmäßige Teilnahme.

> **Merksätze**
> ◢ Im Sport können vielfältige neurologische Erscheinungsbilder auftreten, z.B. Kopfschmerzen, periphere Nervenlähmungen etc., deren Ursache nicht traumatisch bedingt ist.
> ◢ Bei vielen neurologischen Erkrankungen hat die körperliche Aktivität im Sinne einer Bewegungstherapie einen sehr wichtigen Stellenwert zum Erhalt der Muskulatur, Alltagserleichterung etc.

21.2.13 Multiple Sklerose

Dabei handelt es sich um eine der häufigsten neurologischen Erkrankungen in den westlichen Ländern bei jungen Erwachsenen. In Deutschland geht man von etwa 150 Betroffenen pro 100 000 Einwohnern aus; weltweit scheinen etwa 2,5 Mio. erkrankt zu sein. Frauen sind doppelt so häufig betroffen wie Männer. Die Ursache ist bisher nicht bekannt, man vermutet aber ebenfalls eine genetische Disposition, auf deren Basis sich eine MS möglicherweise infolge einer lange zurückliegenden Virusinfektionserkrankung, z.B. Masern oder Mumps bildet. Es handelt sich um eine chronische Erkrankung des ZNS mit Entmarkungsherden in der weißen Substanz, die dann mit unbrauchbarem Narbengewebe aufgefüllt werden. In etwa 80% verläuft eine MS schubförmig und nur in 20% primär chronisch. Die Symptome sind zu Beginn häufig sehr gering, z.B. Sehstörungen oder eine zunehmende Beinschwäche. Durch Medikamente wie Betainterferone bzw. Cortison wird versucht, die Dauer und Häufigkeit der einzelnen Schübe zu reduzieren.

Der Bewegungstherapie wird eine sehr wichtige Rolle zugeschrieben. Grundsätzlich spricht – wenn nicht ein akuter Schub vorliegt – nichts gegen ein moderates Sporttreiben. In der Umsetzung muss aber immer das gesamte Krankheitsbild mit den unterschiedlichen Behinderungen, die sich aus der Grundkrankheit ergeben, berücksichtigt werden. Denn daraus können sich die unterschiedlichsten krankengymnastischen Ansätze ergeben. Allgemein werden Übungen mit unterschiedlichen Bewegungsmöglichkeiten und Dosierungen empfohlen sowie Entspannungs- und Erholungsphasen. Neben einer Steigerung der Leistungsfähigkeit werden auch typische Symptome einer MS, z.B. Spastik, Müdigkeit, Depressionen, Störungen der Darmfunktion oder Feinkoordination etc., sowie kognitive Funktionen und psychosoziale Faktoren günstig beeinflusst. Vorsicht ist geboten bei höheren Intensitäten und/oder einer erhöhten Außentemperatur, da eine erhöhte Körperwärme die motorischen Funktionen verschlechtert (Uhthoff-Syndrom). Daher sollte auch stets auf eine ausreichende Flüssigkeitszufuhr, ggf. auch von kühlenden Getränken, geachtet werden. Als besonders geeignet gelten Gymnastik, Schwimmen, Walking, Reiten, Yoga, Tai Chi etc. Durch den Behindertensportverband oder MS-Vereine werden ebenfalls Sportangebote gemacht. Jedoch liegen bislang keine einheitlichen Empfehlungen vor, weil die Datenlage bislang zu spärlich ist [Asano et al. 2009].

> **Merksätze**
> ◢ MS ist eine der häufigsten neurologischen Erkrankungen und führt zu zunehmenden nervalen Ausfällen.
> ◢ Die moderate Ausübung von körperlicher Aktivität wird allgemein empfohlen, die Durchführung hängt aber von dem Zustand des Betroffenen ab.

21.2.14 Epilepsie

Eine Epilepsie ist gekennzeichnet durch immer wiederkehrende epileptische Krampfanfälle. Die Anfälle entstehen durch eine totale oder partielle Dysfunktion des Gehirns und sind durch vorübergehende Störungen der motorischen, sensorischen, vegetativen und/oder psychischen Funktionen gekennzeichnet. Krämpfe können einmalig auftreten, z.B. als Gelegenheitskrampf oder Fieberkrampf bei Kindern. Insgesamt kommen epileptische Anfälle aber nicht so selten vor, etwa 5% aller Menschen erlebten in ihrem Leben einmal einen solchen Krampfanfall. Insgesamt stellen die Epilepsie und ihre Unterformen mit 2% eine häufige Erkrankung dar.

Bei den genuinen Formen der Epilepsie findet sich keine Ursache. Im Gegensatz finden sich bei der symptomatischen Epilepsie oft ein frühkindlicher Hirnschaden, aber auch Tumoren, Blutungen nach einem Schlaganfall oder entzündliche Prozesse. Nicht selten stellen sie die Folge von Schädel-Hirn-Traumen, sogar noch nach 1–2 Jahren dar (Spätepilepsien). Weitere Ursachen sind Unterzuckerungen, Hirnhautentzündungen oder eine chronische Intoxikation, z.B. durch Alkohol etc.

Man unterteilt die epileptischen Anfälle in einfache Anfälle mit motorischen, sensiblen, sensorischen und vegetativen Symptomen ohne Störungen des Bewusstseins.

Im Gegensatz dazu geht der generalisierte Anfall immer mit einer Störung des Bewusstseins einher. In ca. 10% der Anfälle kommt es zu einer sog. Aura, die nur wenige Sekunden andauert und sozusagen als Warnzeichen vorangeht. Sie ist gekennzeichnet z.B. durch Sprachstörungen, Blickwendungen oder Lichtblitze. Die Zuckungen eines Anfalls dauern zwischen 30 s und 2 min und enden mit einer allgemeinen Muskelerschlaffung und einer Tiefschlafphase, die Stunden andauern kann. Sehr häufig kommt es beim Anfall zu Schaumbildung vor dem Mund, Zungenbissen, Einnässen oder Einkoten. Parallel finden sich Wesensveränderungen und intellektuelle Defizite.

Grundsätzlich muss natürlich jeder epileptische Anfall abgeklärt und entsprechend behandelt werden, z.B. durch die Entfernung eines Tumors.

Sind diese Anfälle nicht einmalig und bedürfen einer entsprechenden antiepileptischen medikamentösen Therapie, sollte dies natürlich in der Wahl der entsprechenden Sportart dringend berücksichtigt werden. Im Gegensatz zu der weit verbreiteten Ansicht, man dürfe bei einer Epilepsie nicht körperlich aktiv sein aus Sorge vor Anfällen, spricht nichts gegen deren Durchführung. Denn Anfälle werden i.d.R. nicht durch die sportliche

Betätigung ausgelöst, sondern – wenn überhaupt in diesem Kontext – durch mögliche begleitend auftretende Hypoglykämien, Dehydratationen (aber auch Hyperhydratationen), Hyperthermie, Hypoxie, Stress oder Lichteinwirkung. Prinzipiell sollte daher ein Epileptiker nicht allein Sport treiben und seine Mitsportler über die Krankheit informieren. Außerdem sollte eine Vermeidung potenziell auslösender Faktoren zuvor besprochen werden. Anfallsart und -frequenz, medikamentöse Einstellung sowie persönliche Einstellung müssen in der Auswahl der geeigneten Sportart berücksichtigt werden. Sportarten, die potenzielle Gefahren bergen, z.B. Stürze oder Ertrinken, sollten vermieden oder nur unter Aufsicht durchgeführt werden. Verboten sind Tauchsport, freies Klettern und Motorsportarten. Auch auf Boxen sollte wegen der Gefahr von Schädelverletzungen ganz verzichtet werden. Vom Radfahren hingegen sollte nur abgeraten werden, wenn der Betroffene medikamentös nicht gut eingestellt ist. Manche Sportarten scheinen besonders leicht Anfälle auszulösen. Stellt man eine solche Neigung fest, sind sie zu meiden. Letztlich ist die Entscheidung aber immer individuell zu treffen.

Da durch körperliche Aktivität die Leberenzyme aktiviert werden, ist ggf. eine Anpassung der medikamentösen Einstellung erforderlich. Grundsätzlich empfiehlt sich wegen einer Beeinflussung der Magenentleerung eine Einnahme etwa 1–2 h vor dem Sport.

> **Merksätze**
> ◢ Körperliche Aktivität darf auch bei Patienten mit einer Epilepsie durchgeführt werden.
> ◢ Nur wenige Sportarten, z.B. Tauchen, Motorsportarten und freies Klettern sind verboten.

21.2.15 Myasthenia gravis

Bei der Myasthenia gravis handelt es sich um eine Autoimmunerkrankung. Die Autoantikörper blockieren die Azetylcholinrezeptoren der motorischen Endplatte und stören damit die neuromuskuläre Reizübertragung. In der Mehrzahl sind Frauen zwischen dem 20. und 40. Lebensjahr betroffen. Insgesamt geht man von etwa 4–10 Betroffenen pro 100 000 Einwohner aus.

Die Krankheit ist durch eine abnorm rasche Ermüdbarkeit der quergestreiften Muskulatur gekennzeichnet. Die Muskelkraft hingegen ist weitgehend erhalten. Oft findet sich eine vergrößerte Thymusdrüse, durch deren Entfernung sich in manchen Fällen die Erkrankung bessert. Eine medikamentöse Einstellung erfolgt meist mit Immunsuppressiva, z.B. Cortison, und Cholinesterasehemmern.

Grundsätzlich ist auch bei diesem Erkrankungsbild körperliche Aktivität möglich und sinnvoll. Allerdings sollten die jeweiligen krankheitsbedingten Grenzen bedacht und eingehalten werden. Eine intensive körperliche Belastung ist für die Betroffenen sicherlich nicht möglich. Insbesondere müssen relativ lange Erholungsphasen eingeplant werden, denn Übertreibungen werden infolge der Grunderkrankung sehr viel schlechter toleriert. Die Feinmotorik und die Koordination sind i.d.R. aber nicht beeinträchtigt, sodass in entsprechenden Sportarten sogar Wettkampfsport durchgeführt werden kann.

21.2.16 Parkinson-Syndrom (Parkinson-Krankheit)

Die Parkinson-Krankheit ist durch Störungen der willkürlichen und unwillkürlichen Bewegungen gekennzeichnet. Meist sind ältere Menschen jenseits des 70. Lebensjahres betroffen, sehr selten sind Betroffene jünger als 40 Jahre alt. In Deutschland sind etwa 300 000–400 000 Personen erkrankt. Es handelt sich um eine degenerative Erkrankung des extrapyramidalmotorischen Systems bzw. der Basalganglien. Langfristig kommt es zu einem Absterben der Nervenzellen, die die Transmittersubstanz Dopamin herstellen. Erste Krankheitszeichen fallen erst auf, wenn ca. 70% dieser dopaminergen Zellen abgestorben sind. Die eigentliche Ursache der Erkrankung ist nicht bekannt. Aber auch Medikamente, zerebrale Durchblutungsstörungen, Tumoren oder Schädel-Hirn-Traumen („Boxer-Parkinson") können dazu führen.

Als typischer Symptomenkomplex findet sich ein Zittern (Tremor), Bewegungsstarre (Akinesie) und erhöhter Muskeltonus (Rigor). Durch die Störungen der Talgproduktion findet sich bei den Betroffenen ein sog. Salbengesicht. Charakteristisch sind außerdem der kleinschrittige, vornüber gebeugte Gang und die allgemeine Verlangsamung.

Nach wie vor wird die Erkrankung zunächst durch die Gabe von L-Dopa und Dopaminstimulanzien behandelt, eine Heilung ist allerdings nicht möglich. Um den negativen Auswirkungen auf den Bewegungsapparat vorzubeugen, spielen die Bewegungstherapie und Krankengymnastik eine ganz wesentliche Rolle. Sie haben die Aufgabe, Kontrakturen vorzubeugen und den Muskeltonus zu senken. Parallel fördert dies die Reaktionsgeschwindigkeit und trägt zur Alltagserleichterung bei. Vor allem ein Training in warmem Wasser wird zu einer Abnahme der Rigidität empfohlen; ansonsten können ein moderates Ausdauertraining und gymnastische Übungen durchgeführt werden. Hinsichtlich eines angemessenen Krafttrainings können noch keine abschließenden Empfehlungen gegeben werden. In den wenigen bisherigen systematischen Reviews zeigt sich ein genereller Nutzen hinsichtlich der körperlichen Funktionen, Lebensqualität, Kraft, Koordination und Gehgeschwindigkeit. Nach wie vor können aber keine konkreten Empfehlungen hinsichtlich optimaler Intensitäten, Frequenz und Umfängen

gegeben werden [Goodwin et al. 2008]. Die Teilnahme an entsprechenden Parkinson-Sportgruppen unterstützt zum einen den Einstieg, aber auch die Integration und soziale Kontakte der Betroffenen. Zu beachten sind neben den krankheitsbedingten Einschränkungen die möglichen altersbedingten Funktionseinschränkungen, da die Betroffenen, wie eingangs beschrieben, meist älter sind.

> **Merksätze**
> ⊿ Die Parkinson-Erkrankung ist eine Krankheit des älteren Menschen, die mit einem Mangel des Transmitters Dopamin einhergeht.
> ⊿ Kardinalsymptome sind Akinesie, Rigor und Tremor.
> ⊿ Moderate körperliche Aktivität, z.B. in Parkinson-Sportgruppen, kann die körperliche Leistungsfähigkeit, aber auch die Lebensqualität verbessern.

21.2.17 Demenz

Demenzielle Erkrankungen treten v.a. in höherem Lebensalter auf. Frauen sind, vermutlich infolge ihrer höheren Lebenserwartung, häufiger betroffen als Männer. Als Risikofaktoren für die Entstehung von Demenzen gelten neben einer Depression im Übrigen die gleichen wie für kardiovaskuläre Erkrankungen: Adipositas, Hypertonie, Diabetes mellitus etc. Somit kommen in der Prävention auch die gleichen Empfehlungen zusammengefasst als 30 min täglicher körperlicher Aktivität zum Tragen (s. Kap. 34).

Von einer Demenz wird gesprochen, wenn sich ein Defizit in kognitiven, emotionalen und sozialen Fähigkeiten zeigt, das soziale und berufliche Funktionen beeinträchtig. Es findet sich i.d.R. eine diagnostizierbare zerebrale Erkrankung. Charakteristischerweise finden sich v.a. Störungen des Kurzzeitgedächtnisses und des Denkvermögens, der Sprache und der Motorik, teilweise auch Auffälligkeiten der Persönlichkeitsstruktur. Im Unterschied zu einer angeborenen Minderbegabung ist die Demenz durch einen Verlust bereits erworbener Fähigkeiten gekennzeichnet. Die Demenzformen werden laut der Deutschen Gesellschaft für Neurologie in Abhängigkeit ihrer „Ursache" in vaskuläre, (neuro-)degenerative Demenzformen und Mischformen unterteilt. Die am häufigsten vorkommende Form der Demenz ist die Alzheimer-Krankheit; sie macht 60% der Demenzerkrankungen aus.

21.2.18 Alzheimer-Demenz

Die Alzheimer-Krankheit oder -Demenz stellt eine solche neurodegenerative Erkrankung dar, die bislang nicht behandelbar ist. Typischerweise findet sich eine zunehmende Verschlechterung der kognitiven Leistungsfähigkeit, die i.d.R. mit einer Abnahme der täglichen Aktivitäten, Verhaltensauffälligkeiten und neuropsychologischen Symptomen einhergeht. Im Gehirn lassen sich bereits Jahre vor dem Auftreten dieser Symptome Plaques (Ablagerungen) nachweisen, die aus fehlerhaft gefalteten Beta-Amyloid-(Ass-)Peptiden bestehen. Sie sind ebenso wie Neurofibrillen, die sich in den Neuronen anlagern, charakteristisch für die Alzheimer-Krankheit.

Die Ursache ist nicht endgültig aufgeklärt; genetische Veränderungen wurden allerdings beschrieben.

Auch bei Alzheimer-Patienten scheint sich – in Abhängigkeit vom Erkrankungszustand – eine Besserung der Symptomatik durch regelmäßiges Ausdauertraining abzuzeichnen; bei schweren Symptomen sind teils nur noch gymnastische Übungen möglich. Infolgedessen kann jedoch der Alltag besser gemeistert werden. Inwiefern sich tatsächlich zerebrale Funktionen positiv beeinflussen lassen, bleibt Gegenstand aktueller Forschungen. Aufsehen hat aber eine Untersuchung erregt, die ein um 60% geringeres Auftreten von Alzheimer bei Personen gezeigt hat, die mindestens 2 × wöchentlich aktiv waren. Darüber hinaus scheinen eine gesteigerte Neurogenese und Synapsenplastizität, also die aktivitätsabhängige Änderung der Stärke der synaptischen Übertragung, dem Fortschreiten der Erkrankung entgegenzuwirken [Lange-Asschenfeldt und Kojda 2008]. Inwieweit auch die Effekte auf die Gefäßwände und damit die Rolle des Stickstoffmonoxids, aber auch oxidativen Stresses zuzuschreiben sind, ist derzeit noch Gegenstand wissenschaftlicher Forschungen.

21.2.19 Sonstige Demenzformen

Die zweithäufigste Demenzform nach dem M. Alzheimer stellt mit 20% die vaskuläre Demenz dar. Sie wird auch als Multi-Infarkt-Demenz bezeichnet. Infolge der arteriosklerotischen Veränderungen kommt es zu Ischämien, bis hin zu Hirninfarkten und dem Untergang von Hirngewebe. Präventiv gelten daher die gleichen Empfehlungen wie auch bei der KHK (s. auch Kap. 34.2). Bei Betroffenen – sowohl der vaskulären wie auch der Alzheimer-Demenz – führt ein Training zu Verbesserungen der körperlichen und geistigen Leistungsfähigkeit sowie Minderung der Verhaltensauffälligkeiten [Heyn, Abreu, Ottenbacher 2004].

Merksätze

⬛ Die häufigste Demenzform stellt die Alzheimer-Erkrankung (60%) dar, gefolgt von der vaskulären Demenz (20%).

⬛ Inzwischen ist der Nutzen von körperlicher Aktivität in der Prävention belegt; in der Rehabilitation gilt es v.a., dem Funktionsverlust entgegenzuwirken, die Lebensqualität zu steigern und Betroffene psychosozial zu unterstützen.

21.2.20 Schlaganfall

Der Schlaganfall umfasst verschiedene Erkrankungsbilder, die mit einem Untergang von Hirngewebe einhergehen.

Die Hauptursache ist die Arteriosklerose (s. auch Abschn. 16.2), Hauptrisikofaktor wiederum die arterielle Hypertonie (s. Abschn. 16.3). Eine weitere Ursache kann aber auch eine zerebrale Blutung aufgrund eines geplatzten Gefäßes bei Aneurysmen etc. sein; man spricht dann von einer Subarachnoidalblutung oder auch hier auf der Basis arteriosklerotisch veränderter Gefäße.

Die Symptomatik hängt von der Lokalisation des Geschehens ab. Danach richtet sich auch die Therapie.

Prinzipiell unterscheidet man 4 verschiedene Stadien:

◢ TIA. Dabei findet sich eine kurzfristige Störung, z.B. flüchtige Blindheit (Amaurosis fugax), die sich definitionsgemäß innerhalb von 24 h wieder zurückbildet.

◢ PRIND. Die Störungen bilden sich in mehr als 24 h vollständig zurück.

◢ PS. Es finden sich neurologische Ausfälle, die eine zunehmende Symptomatik zeigen und sich nur teilweise zurückbilden.

◢ Vollbild des Schlaganfalls mit entsprechenden Symptomen.

Nach einem Schlaganfall erreichen 14% der Überlebenden ihre kompletten körperlichen Funktionen wieder, zwischen 25 und 50% allerdings weisen zumindest Einschränkungen in ihrem Alltag auf. Die Hälfte der Betroffenen erleidet langfristig schwere Funktionseinschränkungen bis hin zu partiellen Lähmungserscheinungen. Die VO_2max ist um 50% reduziert im Vergleich zur alters- und geschlechtsspezifischen Norm. Somit kommt nach der Erstversorgung und der Einstellung potenzieller Risikofaktoren der Bewegungstherapie eine besonders wichtige Rolle in der Rehabilitation zu. Dabei kommen zusätzliche Maßnahmen, z.B. Logopädie etc., unterstüt-zend zum Einsatz. Auch lange nach Beendigung der Rehabilitation können Verbesserungen der motorischen/körperlichen Leistungsfähigkeit erreicht werden.

Da die Hauptursache des Schlaganfalls (85%) die Arteriosklerose darstellt und bei anderen arteriosklerotischen Erkrankungen, speziell der KHK, körperliche Aktivität bereits in der Primärprävention eine wichtige Rolle spielt, ist auch ein Effekt bez. der Schlaganfallprävention denkbar. Darüber hinaus kann man annehmen, dass zumindest ein günstiger Einfluss auf die Risikofaktoren, besonders die arterielle Hypertonie, besteht (s. auch Abschn. 16.3).

Für Schlaganfallüberlebende liegen aktuelle Empfehlungen für körperliche Aktivität vor, nach [Gordon et al. 2004]: Im Rahmen der Schlaganfallrehabilitation wurden 3 Hauptziele definiert. Dazu zählt die Prävention möglicher Komplikationen einer längeren körperlichen Inaktivität, Senkung des Risikos für einen weiteren Schlaganfall bzw. kardiovaskulärer Ereignisse und einer Verbesserung der körperlichen Leistungsfähigkeit.

Um das 1. Ziel zu erreichen, wird versucht, den Betroffenen so rasch wie möglich und so nah wie möglich an seine früheren körperlichen Fähigkeiten heranzubringen. Noch während der Hospitalisation werden entsprechende (physiotherapeutische) Übungen durchgeführt, z.B. Sitzen oder Stehen (im Sinne einer Frühmobilisierung). Im Anschluss an die Hospitalisierung werden diese Übungen fortgeführt und in Abhängigkeit des individuellen Zustands erweitert, bis hin zu Walking oder Laufbandtraining.

Das 2. Ziel wird zum einen erreicht durch eine möglichst optimale Einstellung potenzieller Risikofaktoren, wie z.B. einer arteriellen Hypertonie. Darüber hinaus kommt hier der körperlichen Aktivität und der entsprechenden positiven „Nebenwirkungen" wie Senkung des Blutdrucks, Verbesserung des Kohlenhydrat- und Fettstoffwechsels (s.

auch Abschn. 16.3.7), eine besondere Rolle zu.

Das 3. Ziel dient der Verbesserung der körperlichen Leistungsfähigkeit/Fitness unter Berücksichtigung des individuellen Zustands. Denn eine gesteigerte Fitness geht mit einer Senkung der Schlaganfallmortalität einher. Im Rahmen der Aerobics Center Longitudinal Study wurden 16 878 gesunde Männer zwischen 40 und 87 Jahren untersucht. Nach 10 Jahren zeigte sich in der Gruppe mit mittlerer bis hoher Fitness eine Senkung des Schlaganfallmortalitätsrisikos um 63% bzw. 68% im Vergleich zu den unfitten Personen. In Tabelle 21.2 finden sich die aktuellen Empfehlungen für Patienten mit Z.n. Schlaganfall.

Merksätze

◢ Körperliche Aktivität spielt in der Prävention eines Schlaganfalls, der auf der Basis arteriosklerotischer Veränderungen entsteht, eine entscheidende Rolle.

◢ Nach einem Schlaganfall wird, in Abhängigkeit des Schweregrads, versucht, die alten Funktionen möglichst rasch und nah dem ursprünglichen Können wiederherzustellen und die Fitness zu steigern.

◢ Im Rahmen von Bewegungsprogrammen für Schlaganfallpatienten wird ein moderates Ausdauertraining mit einem Kraft-, Flexibilitäts- und neuromuskulären Training kombiniert.

Tab. 21.2: Zusammenstellung von Bewegungsprogrammen nach den Empfehlungen für Schlaganfallpatienten. Modifiziert nach [Gordon et al. 2004]

Art der Beanspruchung	Hauptziel	Intensität/Frequenz/Dauer
Ausdauertraining		
Training der großen Muskelgruppen, z.B. durch Walking, Laufband, Ergometer, Stepper etc.	Zunahme der Unabhängigkeit bei Alltagsaktivitäten	40–70% der VO$_2$peak, 40–70% der HRR bzw. 50–80% der HFmax, Borg 11–14
	Steigerung der Gehgeschwindigkeit	
	Steigerung der Belastungstoleranz	3–7 Tage/Wo.
	Reduktion des kardiovaskulären Risikos	20–60 min (oder mehrfach 10-minütige Einheiten)
Krafttraining		
Zirkeltraining	Zunahme der Unabhängigkeit bei Alltagsaktivitäten	1–3 Sätze mit 10–15 Wiederholungen von 8–10 Übungen großer Muskelgruppen
Gerätetraining		
Hanteltraining		
Isometrische Übungen		2–3 Tage/Wo.
Flexibilität		
Dehnübungen	Verbesserung des Bewegungsradius der betroffenen Extremitäten	2–3 Tage/Wo. (vor oder nach dem Ausdauer- oder Krafttraining)
	Reduktion des Kontrakturrisikos	Halten jeder Übung zwischen 10–30 s
Neuromuskuläres Training		
Koordination/Gleichgewicht	Verbesserung der Sicherheit im Alltag	2–3 Tage/Wo. (optimal am gleichen Tag wie das Krafttraining)

21.3 Psychische Erkrankungen

21.3.1 Einleitung

Psychische Erkrankungen oder Krankheiten der Seele haben in der Gesellschaft von jeher einen besonderen Stellenwert besessen. Die „Geisteskrankheit" macht der Umgebung eher Angst, als dass sie zum Helfen anregt. Dazu kommt der Tatsache, dass vielfach keine organische Ursache greifbar ist, eine wesentliche Bedeutung zu. Psychische Störungen finden sich praktisch in allen Lebensbereichen und nehmen in der heutigen Zeit rapide zu. Allerdings ist die Diagnostik nach wie vor erschwert. Grundsätzlich werden psychische Störungen als komplexe, multifaktoriell bedingte Erkrankungen verstanden, deren Manifestationen auf verschiedenen Ebenen beschreibbar sind [Jacobi und Harfst 2007]:

◢ Kognition
◢ Affekte
◢ Motorisches und soziales Verhalten der interpersonellen Probleme der Neurobiologie

Definitionsgemäß ist eine psychische Störung mit aktuellem Leiden, Belastungen oder Beeinträchtigungen in einem oder mehreren wichtigen Funktionsbereichen verbunden, oder es besteht eine Beeinträchtigung in der Fähigkeit, Entwicklungsaufgaben zu bewältigen. Typischerweise sind die Betroffenen eher jünger, und Frauen sind mit etwa 37% gegenüber Männern mit etwa 25% deutlich häufiger betroffen. Viele psychische Störungen des Erwachsenenalters haben ihre Vorläufer in der Kindheit und Jugend.

Die Therapie richtet sich natürlich zum einen nach der Grunderkrankung. Allerdings kommt der körperlichen Aktivität eine zunehmend größere Bedeutung neben einer medikamentösen und verhaltenstherapeutischen Ausrichtung zu. Von der Bewegungs-

therapie unterscheidet man allerdings nochmals die Ergotherapie oder Beschäftigungstherapie. Diese Form hat sich aus der schon im Altertum eingesetzten Methode entwickelt, mit psychisch kranken Menschen zu arbeiten.

Für viele Formen der psychischen Erkrankungen oder auch im Rahmen von Suchtkrankheiten tragen Ergotherapie oder Bewegungstherapie zur Klärung der Frage bei: „Was mache ich nun, anstatt zu trinken?" Unbestritten ist die Tatsache, dass sich körperlich aktive Menschen nach ihrem Training deutlich wohler fühlen, ausgeglichener und auch dynamischer sind. Aggressionen, Kummer und Frustrationen können reguliert werden. Daher werden inzwischen in psychiatrischen Kliniken Aktivitäten wie Morgengymnastik, Schwimmen, Laufen, Wandern, Radfahren, Spiele etc. durchgeführt. Hinzu kommen musik-, rhythmus- und tanztherapeutische Maßnahmen. Den fundamentalen Ansatzpunkt bildet die Hypothese, dass in Situationen, die durch Handlung und Erleben gekennzeichnet sind, also auch während körperlicher Aktivität, Problemlagen hautnah und ganz offensichtlich werden können. Somit können sie nicht nur erlebt, sondern auch bearbeitet werden. Bei bestimmten Erkrankungen, z.B. bei leichten und mittelschweren Depressionen, hat sich gezeigt, dass aerobe Ausdauerbelastungen besonders geeignet sind (s.u.).

Ob die körperliche Aktivität tatsächlich auch einen präventiven Nutzen mit sich bringt, ist zwar nicht nachgewiesen, wird aber angenommen. Grundsätzlich sollte eine Sport- und Bewegungstherapie – unabhängig vom Krankheitsbild – bestimmte Interventionsziele verfolgen:

◢ Personale Kompetenz mit einer Verbesserung des Selbst- und Körperbildes sowie Stimmungsregulation und einer realistischen Selbsteinschätzung
◢ Soziale Kompetenz mithilfe der Erfahrungen in der Gruppe wie neue Kontakte,

Integration, Erlernen von zwischen-
menschlichen Verhaltensmustern

⊿ Sportpraktische Kompetenz durch die
speziellen Techniken der einzelnen
Sportarten, Verbesserung der Koordination und Kondition

21.3.2 Psychiatrische Erkrankungen und Sport

Im Folgenden sollen nun die wichtigsten
psychischen Erkrankungen aufgelistet werden. Die Übergänge zwischen Gesundheit
und Krankheit sowie innerhalb der meisten
Krankheitsbilder sind fließend; das Gleiche
gilt auch für die Symptomatik. Nicht selten
aber kommt es infolge der Störung zu einem
Rückzug nicht nur aus dem sozialen Leben,
sondern auch aus der körperlichen Aktivität
mit den entsprechenden Folge-Erscheinungen, z.B. bei Depressionen, Angststörungen
etc. Bewegung spielt somit nicht nur wegen
seiner möglichen Effekte auf die Grunderkrankung eine Rolle, die leider in diesen Bereichen bislang eher dürftig untersucht wurden, sondern auch wegen seines Nutzens
hinsichtlich der sekundären Folgen.

Neurose

Zu den Neurosen gehören psychische Störungen, die nicht auf einer organisch bedingten Erkrankung des Nervensystems
beruhen. Als Ursache werden ungelöste Konflikte in wichtigen menschlichen Entwicklungsphasen, wie z.B. in der Kindheit oder
Jugend, angenommen. Typisch für eine Neurose ist das Auftreten von Verhaltens- und
Kontaktstörungen sowie Störungen der Rea-
litätswahrnehmung. Die Erkrankung kann
sich allerdings auch durch körperliche
Symptome wie Müdigkeit, Erschöpfung und
Unkonzentriertheit sowie Verstopfung oder
Appetitlosigkeit äußern.

Eine Neurose kann sich als schizoide oder
depressive Form darstellen, meist tritt sie aber

mit zwanghaftem Verhalten auf. Dabei unterscheidet man z.B. je nach Symptomatik die
Angstneurose, Charakterneurose, Zwangs-
neurose, aber auch Organneurosen, wie z.B.
die Herzneurose. Hier steht die Angst vor einem Herzstillstand oder Herzinfarkt im Vordergrund. Dies kann sich tatsächlich durch
anfallsartiges Herzrasen oder weitere, meist
harmlose Formen von HRST äußern. Häufig
ist in der Familie oder im engen Freundes-
kreis eine Herzerkrankung aufgetreten.

Entsprechend dem jeweiligen Erscheinungsbild wird die Therapieform ausgewählt. Dazu steht zwar eine Vielzahl von Medikamenten zur Verfügung, Psychotherapie
und Ergotherapie spielen aber eine vergleichbar wichtige Rolle.

Psychose

Wörtlich übersetzt bedeutet Psychose Geisteskrankheit. Allgemein sind psychische Störungen mit verschiedenen Erlebenswahr-
nehmungen gemeint. Man unterscheidet die
exogene Psychose, also die organisch be-
gründbare, z.B. bei Hirntumoren, nach
Schlaganfällen oder nach Infektionen (Infek-
tionspsychose), von der endogenen Psychose ohne erkennbare körperliche Ursache.
Möglich erscheinen Störungen im Bereich
der Hirnvermittler, sog. Neurotransmitter-
substanzen.

Die endogenen Psychosen werden unterteilt in eine schizophrene Psychose, die Schizophrenie (s.u.), und eine affektive Psychose,
zu der die Manie bzw. Depression zählt (ma-
nisch-depressive Psychose). Auch Mischformen im Sinne einer schizoaffektiven Psychose kommen vor. Grundsätzlich muss eine
mögliche organische Ursache natürlich erkannt bzw. ausgeschlossen werden. Zur
Therapie stehen eine Reihe von Psychopharmaka in Verbindung mit Psycho- und Sozial-
therapie, aber auch Ergotherapie zur Verfügung.

Schizophrenie

Schizophrenien gehören zu den endogenen Psychosen. Sie treten gehäuft familiär auf, somit kommt der genetischen Disposition eine erhebliche Bedeutung zu. Die eigentliche Ursache ist aber nicht geklärt. Neben der genetischen Komponente werden biochemische Ansätze diskutiert. Das Vulnerabilitätsstresskonzept beschreibt das unglückliche Zusammentreffen einer labilen Persönlichkeit mit übermäßig belastenden Situationen.

Schizophrenien können schubweise oder chronisch verlaufen, die schubweise Verlaufsform ist jedoch häufiger. Die Dauer der Schübe kann mehrere Wochen bis Monate andauern. Danach klingt die Krankheit mehr oder weniger vollständig ab, bis nach Monaten oder Jahren ein neuer Schub erfolgt. Leider bleibt es nur selten bei einem einzigen Schub. Zwischen den einzelnen Schüben kann es zu einer vollständigen Remission der Symptome kommen. Aber üblicherweise folgt der akuten Phase eine Residualphase mit negativen Symptomen, wie z.B. soziale Isolation, Beeinträchtigung der persönlichen Hygiene, Sprachverarmung, Depressivität oder Antriebsmangel.

Der erste Krankheitsschub beginnt typischerweise zwischen Pubertät und 30. Lebensjahr. Bei Frauen beginnt die 1. schizophrene Episode i.d.R. etwas später als bei Männern (etwa 3 Jahre); sog. Spätschizophrenien (1. Schub nach dem 40. Lebensjahr) treten hauptsächlich bei Frauen auf. Als Grund für diesen geschlechtsspezifischen Unterschied wird eine die Erkrankung eindämmende Wirkung des bei Frauen höheren Östrogenspiegels vermutet. Schleichend beginnende Fälle führen häufig zu einem chronischen Verlauf. Für einen eher günstigen Verlauf sprechen eine unauffällige Primärpersönlichkeit, ein höheres Ausbildungsniveau, eine gute soziale Anpassung, stabile Familienverhältnisse, ein akuter Krankheitsbeginn, erkennbare psychosoziale Auslösefaktoren und ausgeprägte affektive und para-noide Symptome. Im Gegensatz dazu sprechen für einen ungünstigen Verlauf die soziale Isolation, ein längeres Bestehen der Episode vor einer Behandlung, vorangegangene psychiatrische Behandlungen, frühere Verhaltensauffälligkeiten, z.B. ADHS (s. Abschn. 29.7.6) und fehlende Anstellung. Begleitet wird eine Schizophrenie von einem hohen Suizidrisiko. Etwa 10–15% aller Erkrankten versterben durch eigene Hand, v.a. jüngere männliche Erkrankte.

Nach Kurt Schneider wurden Symptome 1. und 2. Ranges unterschieden. Die Symptome 1. Ranges erlaubten nach Schneiders Meinung mit hoher Wahrscheinlichkeit (aber nicht mit absoluter Sicherheit) die Diagnose einer Schizophrenie, sofern eine andere Ursache (z.B. eine internistische Erkrankung oder Einnahme einer toxischen Substanz) ausgeschlossen war. Zu den Symptomen 2. Ranges zählten alle übrigen Erscheinungen, die bei Schizophrenie vorkommen können. Allerdings ist diese Einteilung inzwischen überholt. Vielmehr werden sog. Positiv- von Negativsymptomen unterschieden. Positivsymptome kennzeichnen Übersteigerungen des normalen Erlebens, z.B. formale und inhaltliche Denkstörungen, Ich-Störungen, Sinnestäuschungen und motorische Unruhe. Typisch für die inhaltlichen Denkstörungen ist Wahnbildung, z.B. in Form sog. Akoasmen, also akustischer Haluzinationen. So hören knapp 90% der Betroffenen Stimmen. Negativsymptome beschreiben Einschränkungen des normalen Erlebens. Mit zunehmender Krankheitsdauer verstärken sich üblicherweise die Negativsymptome. Zu ihnen zählt man eine dynamische Entleerung, kognitive und motorische Defizite, z.B. eine Reduzierung von Mimik und Gestik. Als initiale Symptome einer Schizophrenie treten sehr oft Schlafstörungen auf, nicht selten auch depressive Symptome.

Wichtig ist eine sorgfältige Diagnose, da sämtliche Symptome einer Schizophrenie, also Positiv- wie Negativsymptomatik, auch durch andere zerebrale Erkrankungen, Stoffwechselstörungen und durch den Konsum oder den Entzug von Drogen hervorgerufen werden können. Es ist ungünstig, dass zwischen dem tatsächlichen Ausbruch der Krankheit und ihrer Diagnose nicht selten erhebliche Zeitspannen liegen. Studien zeigen, dass erste Veränderungen schon 5 Jahre vor der 1. akuten Psychose zu beschreiben sind. Die 1. Behandlung erfolgt durchschnittlich 2 Monate nach dem Beginn der 1. akuten Phase und damit reduzieren sich die Erfolgsaussichten. Die doch eher schwerwiegenden Veränderungen der Persönlichkeit sind einer Therapie meist nur schwer zugänglich. Und auch nach primären Heilungen können oft Rückfälle auftreten.

Die Rolle von körperlicher Aktivität bei schizophrenen Patienten ist bislang noch nicht hinreichend untersucht. Tierexperimentell zeigte sich eine Abnahme der Symptomatik durch regelmäßige Aktivität. In der Anwendung liegt ein wesentlicher Schwerpunkt in der Körperwahrnehmung, Erfahrungen mit dem eigenen Körper, Reaktionen beobachten wie die eigene Atmung und HF. Der Betroffene soll Eigenständigkeit und Selbstkontrolle im Umgang mit Objekten (Geräten) und im Umgang mit Mitmenschen, also soziale Kompetenz (Gruppenangehörige), lernen. Gleichzeitig spielt in der Bewegungstherapie die Arbeit am eigenen Körperschema und damit die Vermittlung abgrenzbarer Strukturen eine nicht unerhebliche Rolle. Kommt es begleitend zu einer depressiven Stimmungslage, kann vor diesem Hintergrund ein regelmäßiges Training hilfreich sein (s. Depression). Nicht selten ist eine Schizophrenie eher mit einem ungesunden Lebensstil verbunden, z.B. Rauchen, Übergewicht etc., sodass körperliche Aktivität auch auf dieser präventiven Ebene wirksam ist (s. Abschn. 16.3.7).

Merksätze

◢ Die Rolle der körperlichen Aktivität bei psychischen Erkrankungen ist bislang nur wenig untersucht worden.

◢ Man kann allerdings davon ausgehen, dass insbesondere die Integration und Körperwahrnehmung im Rahmen einer Bewegungstherapie unterstützend wirken.

Depression

Depressionen stellen die häufigsten psychischen Störungen dar, können aber auch im Rahmen sämtlicher anderer organischer Erkrankungen vorkommen. Bspw. müssen in Erkrankungen wie KHK (s. Abschn. 16.3) oder Tumoren (s. Abschn. 15.5) depressive Verstimmungen mit bedacht und ggf. therapiert werden.

Die Ursache einer Depression ist letztlich unbekannt, zahlreiche biochemische Faktoren, z.B. Noradrenalin, Serotonin, Dopamin, GABA etc., aber auch Rezeptorstörungen werden diskutiert [Neumann und Frasch 2008]. Körperliche Inaktivität scheint ein Risikofaktor für depressive Verstimmungen zu sein [Hassmen, Koivula, Uutela 2000]. Es ist aber nicht eindeutig, was Henne bzw. was Ei darstellt; bewegen sich Betroffene infolge ihrer Antriebsarmut weniger oder führt die Inaktivität zur Depression. Die einzige prospektive Untersuchung von Paffenbarger, Lee und Leung (1994) zeigte ein um 17% gemindertes Risiko, eine Depression zu entwickeln bei Männern, die zwischen 1000 und 2499 kcal/Wo. durch jegliche Form der Aktivität verbrauchten und ein sogar um 28% vermindertes Risiko bei einem noch höheren Verbrauch.

Die eigentliche endogene Depression ist Teil der affektiven Psychosen. Das charakteristische Symptom ist die depressive Verstimmung. Typisch sind weiterhin das Gefühl der inneren Leere, Interessenverlust und der damit verbundene Rückzug aus dem sozialen

Dasein. Das ist prinzipiell noch nicht krankhaft, sondern es hängt von der Dauer, von der Intensität, vom Verlauf und der Häufigkeit des Auftretens ab.

Eine Depression geht immer mit einem erhöhten Suizidrisiko einher. Daher ist es völlig falsch, Depressive aufzufordern, sich zusammenzureißen und sich der speziellen Situation zu stellen. Die meisten Betroffenen sind ohnehin hoffnungslos, entschlusslos und ohne Schwung. Solche Aufrufe können die Suizidgefahr eher verstärken. Ähnlich verhält es sich mit Überredungsversuchen oder Ablenkungsmanövern. Natürlich kann sich eine Depression auch körperlich äußern (larvierte Depression), meist in Form von Konzentrationsstörungen, Schlafstörungen sowie Stimmungstief am Morgen mit abendlicher Besserung, Rücken- und Kopfschmerzen. Durch diese Antriebslosigkeit wird zunächst grundsätzlich der Bewegungsmangel verstärkt und geht nicht selten auch mit der Entwicklung von Übergewicht einher. Das heißt, Depression muss nicht unbedingt eine Folge oder Begleiterkrankung einer Adipositas sein, sondern kann sie auch bedingen. Aus therapeutischer Sicht stehen heute eine Vielzahl verschiedener Psychopharmaka (Antidepressiva) zur Verfügung und unterstützende Maßnahmen wie eine Psycho-, Sozio- und Ergotherapie. Auch die Bewegungstherapie spielt im Rahmen der Depression heute eine wichtige Rolle. Die zugrunde liegenden Mechanismen scheinen vielfältig und sind bislang noch nicht abschließend aufgeklärt. Einerseits wird eine die Stimmung aufhellende Wirkung den Endorphinen zugesprochen, sicherlich ist aber auch eine Regulierung möglicher ätiologischer Faktoren wie Noradrenalin, Serotonin und die hypothalamische-adrenokortikoide Achse wichtig in diesen Prozessen. In den meisten Untersuchungen wurde ein aerobes Ausdauertraining durchgeführt, in den wenigen Studien zum Krafttraining lassen sich jedoch ebenfalls signifikante Verbesserungen der Symptome einer Depression, aber auch von Ängsten nachweisen [Dunn, Trivedi, O'Neal 2001]. Durch ein regelmäßiges Ausdauer- und/oder Krafttraining wird die Symptomatik um 50% gemindert. Die Verbesserungen hielten – wenn eine längerfristige Beobachtungsdauer in den jeweiligen Studiendesigns berücksichtigt wurde – sogar bis zu 21 Monaten an. Bereits kürzere 10- bis 15-minütige Einheiten bei 50–70% der VO_2max verbessern die Stimmungslage [Ekkekakis et al. 2000; Yeung 1996]. Um allerdings den größtmöglichen und auch langfristigen Nutzen zu erzielen, sollte regelmäßig Sport getrieben werden. Besondere Umstände, wie z.B. Tageslicht in den Wintermonaten, scheinen die positive Wirkung zu verstärken. Ein weiterer Vorteil ist die soziale Integration in Gruppen und das Zusammentreffen bzw. die Auseinandersetzung mit anderen Betroffenen. Im Wesentlichen gelten daher, wenn keine einschränkenden anderen organischen Erkrankungen vorliegen, die gleichen Empfehlungen wie in der Primärprävention von 30 min moderater körperlicher Aktivität mindestens 5 × pro Wo.; besser tgl. (modifiziert nach [Haskell et al. 2007]).

Umgekehrt können diese körpereigenen Opioide bei einem zu intensiv betriebenen Lauftraining zu dem sog. Jogging-Entzugssyndrom („Runner's high" = Rennrausch) führen; das Runner's high selbst wird eher als günstig erachtet, im Extremfall kann es aber auch eine „Sportsucht" darstellen. Diese ist ebenso wie andere Suchtformen einzuordnen und zu therapieren (s.u.).

Merksätze
- Körperliche Aktivität steigert die Stimmungslage bei Patienten mit Depressionen in jeder Altersklasse und bei beiden Geschlechtern.
- Sowohl Ausdauer- als auch Kraftsport führt zu einer Reduktion der Symptomatik, wichtig ist eine regelmäßige Durchführung.

Psychosomatik

Der Begriff Psychosomatik beschreibt die Äußerung seelischer Störungen oder Krankheiten auf körperlicher Ebene. So sind psychosomatische Erkrankungen im engeren Sinne organische oder zumindest funktionelle Veränderungen, die durch psychische Faktoren bedingt sind. Als typische Beispiele gelten Asthma bronchiale und die essenzielle Hypertonie, aber auch das Magengeschwür und verschiedene Darmerkrankungen, wie Colitis ulcerosa, M. Crohn etc. Auch Essstörungen (s.u.), Herzneurosen und funktionelle Herzstörungen (s. Abschn. 16.3) sind diesem Bereich zuzuordnen.

Entsprechend der „Krankheitsursache" muss sie nicht nur in ihrer organischen Ausprägung, wenn dies überhaupt nötig sein sollte, sondern auf seelischer Ebene therapiert werden. Allerdings negiert der Patient häufig den psychischen Hintergrund. Der Bewegungstherapie kommt im therapeutischen Gesamtkonzept ein sehr wichtiger Stellenwert zu. Ein Patient mit Herzneurose z.B., bei dem eine organische Herzerkrankung ausgeschlossen wurde, lernt besser mit seiner Krankheit umzugehen, wenn er – in der Bewegung – spürt, wie viel sein Herz zu leisten vermag. Aber auch als Begleittherapie (z.B. Intervallsportarten oder Schwimmen) bei Asthmatikern führt eine Bewegungstherapie nicht nur zur Verbesserung der Erkrankung, sondern auch zur Stärkung der Persönlichkeit mit positiven Auswirkungen auf die psychischen Störungen. Inzwischen liegen viele Daten bei chronischen Erkrankungen vor, bei denen sich infolge von körperlicher Aktivität die allgemeine und krankheitsbezogene Lebensqualität verbessert bzw. Begleitsymptome wie Ängste, Depressionen oder das chronische Erschöpfungssyndrom reduzieren. Besonders deutlich wird dies bei Tumorerkrankungen (s. hierzu Abschn. 15.5).

Essstörungen

Auch Essstörungen zählen im weiteren Sinn zu den psychosomatischen Erkrankungen. Meist sind Frauen betroffen. Es handelt sich meist um multifaktoriell bedingte Störungen mit verschiedenen Ausprägungen. Dabei können auch Verhaltensmuster einer Sucht auftreten, wie z.B. bei der Adipositas.

Essstörungen sind in der Medizin schon sehr lange bekannt, der Begriff Bulimie wurde ab dem 4. Jahrhundert v. Chr. für das Symptom des „unerträglichen Heißhungers" verwendet.

Man unterscheidet von der Bulimie die Anorexia nervosa (Magersucht). Speziell im Sportbereich wird eine Unterform, die Anorexia athletica, diskutiert. Die Grenze zwischen den einzelnen Krankheitsmustern ist fließend.

Seit den 1970er Jahren nehmen Essstörungen deutlich zu. Die Erfassung ist durch die meist mangelnde Mitarbeit der Betroffenen erschwert.

Die **Bulimie** trifft i.d.R. junge Frauen (90–95%); die Prävalenz liegt zwischen 1 und 3%. Die Dunkelziffer ist vermutlich höher. Im Gegensatz zu Anorexie-Patientinnen sind die Betroffenen eher normalgewichtig. Dabei konkurriert der Wunsch nach Gewichtsreduktion mit dem verstärkten Verlangen nach Nahrungsaufnahme. Man spricht auch von der Ess-Brech-Krankheit, da in kurzer Zeit sehr viel, meist hochkalorische Nahrung aufgenommen und dann durch ein selbstausgelöstes Erbrechen wieder abgegeben wird. Auch Abführmittel werden missbraucht.

Nicht selten finden sich begleitend weitere seelische und/oder soziale Probleme wie Depressionen, Komplexe, Unzufriedenheit über die eigene Geschlechtsrolle, z.B. Ablehnung der Weiblichkeit und Sexualität allgemein, Alkohol- oder Drogenmissbrauch, Medikamentabusus sowie autoaggressives Verhalten und ein unkontrolliertes Mode- und Konsumverhalten verbunden mit übertriebenem Geldausgeben („Frustkäufen").

Häufig kommt es zur sozialen Isolation, es kann aber auch das Gegenteil auftreten wie eine Überanpassung an Gruppen.

Eine Bulimie kann durch einen massiven Elektrolytverlust durch HRST akut lebensbedrohlich werden. Das ständige Erbrechen kann zur Entzündung der Speiseröhre führen. Das erhöhte Magensäureangebot im Mund schädigt bei lang anhaltender Symptomatik die Zähne; nicht selten finden sich sichtbare Zahnschäden.

Durch das meist bestehende Normalgewicht fallen die Betroffenen erst sehr spät auf, eine frühzeitige Behandlung ist aber besonders wichtig, da die Heilungschancen stetig sinken.

Auch die **Anorexia nervosa** (Magersucht) betrifft jüngere Mädchen und Frauen. Ihre Prävalenz wird mit knapp 1% angegeben, die Dunkelziffer ist auch hier sicherlich höher. Der Erkrankungsbeginn findet sich meist im Teenageralter, nicht selten ausgelöst durch Diäten. Nur einer von 12 Erkrankten ist männlich. Als Ursache werden neben einer genetischen Disposition familiäre Faktoren wie ein geringer Kontakt, emotionale Kälte, wenig Zuneigung und hohe Erwartungen der Eltern diskutiert. Aus systemisch-familientherapeutischer Sicht herrscht in Familien mit an Anorexie Erkrankten ein großes Harmoniestreben der Familienmitglieder untereinander, eine Auseinandersetzung mit Konflikten und negativen Gefühlen (Wut, Zorn, Unsicherheit, Ängste) findet nicht statt. Die Mütter magersüchtiger Patienten sind häufig übermäßig ängstlich und wenig selbstbewusst. Allerdings können auch schwere psychische Traumatisierungen, z.B. sexueller Missbrauch oder Misshandlung, zur Entwicklung einer Anorexie beitragen.

Eine Anorexia ist durch einen gewollten und zunehmenden Gewichtsverlust um mindestens 25% des ursprünglichen Körpergewichts charakterisiert. Der BMI bei Magersüchtigen liegt unter 17,5 kg/m^2 bzw. das Körpergewicht mindestens 15% unter der Norm. Trotzdem nehmen sich Betroffene noch als zu dick wahr, daher wird heutzutage auch der Begriff der Körperschemastörung genutzt. Eine körperliche Ursache, z.B. eine Hormonstörung, muss ausgeschlossen werden. Die Betroffenen begrenzen oder verwehren die Zufuhr, aber auch Verwertung der Nahrung strikt. Auch hier können Heißhungerattacken mit später induziertem Erbrechen oder Abführmittelmissbrauch vorkommen. Man spricht dann von dem sog. Purging-Typ. Durch die streng limitierte Nahrungsaufnahme können bei Magersucht lebensbedrohliche Folgen durch Flüssigkeits- oder Elektrolytmangel etc. auftreten. Der Körper stellt sich zunächst auf die Mangelerscheinungen ein, so unterbleibt z.B. bei den Betroffenen die Menstruation (Amenorrhö). Darüber hinaus zeigen sich eine Bradykardie, ein eher niedriger Blutdruck und Veränderungen der Erregungsleitung, die im EKG nachgewiesen werden können, z.B. ein verlängertes QT-Intervall, bis hin zu HRST. Laborchemisch können neben den o.g. Elektrolytstörungen niedriger Blutzuckerspiegel, eine Anämie und geringere Konzentrationen an Leukozyten und Thrombozyten auftreten. Infolge der Mangelernährung kommt es häufig zu einer Osteoporose mit einem erhöhten Frakturrisiko. Die Osteoporose bleibt nicht selten auch über die Erkrankungsdauer hinaus bestehen. Die Therapie ist i.d.R. langwierig, eine Heilung wird eher selten erreicht. Die Mortalität durch HRST oder Suizid etc. liegt bei etwa 15%.

Die Bewegungstherapie spielt für beide Krankheitsbilder eine wichtige Rolle, wie z.B. zur Kontrolle der Hyperaktivität, für den Umgang mit einem realistischen Körperbild und zur Ausbildung der Genussfähigkeit. Die Betroffenen lernen, mit ihrem Körper liebevoll umzugehen, ihn zu akzeptieren und ihn nicht länger zu schädigen.

Anorexie ist im Sport, speziell Leistungssport kein unbekanntes Problem. Viele Sportlerinnen, z.B. Turnerinnen, müssen bzw. dürfen nur ein bestimmtes Gewicht besitzen, sei es als Voraussetzung oder aus ästhetischen Gründen. Auch bei dieser sog. Anorexie athletica kann die Symptomatik vom Ausbleiben der Menstruation bis hin zu lebensbedrohlichen Erscheinungen aufgrund der Mangelernährung reichen (s. auch Kap. 30).

> **Merksätze**
> ◢ Körperliche Aktivität wird im Rahmen einer Essstörung häufig zu einem exzessiven Verlust von Kalorien „genutzt". Somit kann Sport kontraproduktiv sein und eine Gratwanderung für Betroffene bedeuten.
> ◢ Entspannungsorientierte Sportarten bzw. Körperwahrnehmung sind eher zu befürworten. Eine Sonderform stellt die Anorexia athletica dar.

Auch die Fettsucht (Adipositas) ist eine Essstörung; die besonderen Aspekte werden allerdings in Abschnitt 16.2.5 genauer erläutert.

Suchterkrankungen

Suchterkrankungen stellen heutzutage eines der größten und wichtigsten Probleme dar. Definitionsgemäß handelt es sich um psychische, manchmal körperliche Krankheitsbilder infolge der Einnahme verschiedener Substanzen, wie z.B. Drogen, Alkohol und Zigaretten. Aber auch Kaufsucht oder Spielsucht zählen zu den Suchterkrankungen.

Allen gemeinsam ist der Drang, eine Substanz ständig oder immer wieder einzunehmen. Man möchte so den psychischen oder körperlichen Effekt, der durch die Einnahme erreicht wird, halten oder einen Entzug vermeiden. Bei den Betroffenen handelt es sich häufig um Menschen mit eher niedrigem Selbstwertgefühl, die „Abhängigkeitspersönlichkeit" als solche gibt es aber nicht. Je nach Art der Droge kommt es mehr oder weniger schnell zur Abhängigkeit. Dazu gehören mehrere Symptome. Zunächst übertrifft die Einnahme einer bestimmten Substanz deut-

lich das normale Maß. Ein Versuch oder zumindest der Wunsch, die Einnahme zu beschränken oder unter Kontrolle zu halten, scheitert. Zusätzlich tritt ein Gewöhnungseffekt ein, der immer höhere Mengen notwendig macht. Bei Nichteinnahme kann es zum Auftreten von Entzugssymptomen, z.B. Zittern oder Schwitzen, aber auch Aggressivität kommen. Parallel werden vormals wichtige Dinge, wie z.B. Aktivität im Beruf oder Freizeit und Familie, zunehmend unwichtig. Der Betroffene gerät immer weiter in die Isolation.

Im Folgenden soll auf die wichtigsten Suchtformen eingegangen werden.

Alkoholsucht

Alkohol zählt zu den „legalen Drogen", d.h., er ist ohne Beschränkung, außer der Altersgrenze von 16 Jahren, erhältlich. Im Leistungssport spielt der Alkohol, abgesehen zu Dopingzwecken, eine untergeordnete Rolle. Anders im Breitensport. Der Pro-Kopf-Verbrauch an Bier beträgt in der Bundesrepublik Deutschland ca. 140 l/Jahr. Das macht noch keine Alkoholiker aus, aber es erschwerte die Anerkennung der Alkoholabhängigkeit als Krankheit. Man rechnet derzeit mit bis zu 2,5 Mio. Abhängigen in Deutschland bei einer enorm hohen Dunkelziffer. Der überwiegende Anteil ist mit 70% männlich.

Die bekannteste Klassifizierung Alkoholkranker ist nach wie vor die von Jellinek aus dem Jahr 1951 (zitiert nach Jellinek 1960):
- ◢ Alpha-Trinker: Konflikt- bzw. Erleichterungstrinker
- ◢ Beta-Trinker: Gelegenheitstrinker
- ◢ Gamma-Trinker: mit deutlicher psychischer und meist auch körperlicher Abhängigkeit
- ◢ Delta-Trinker: Gewohnheitstrinker mit ausgeprägter Abhängigkeit und Unfähigkeit zur Abstinenz
- ◢ Epsilon-Trinker: „Quartalssäufer", episodisches Trinken mit starker psychischer Abhängigkeit

Vom Alkohol wird hauptsächlich die Leber geschädigt. Sie kann max. 170 g reinen Alkohol tgl. abbauen. Aber auch sämtliche weiteren Organe können geschädigt werden, z.B. die Bauchspeicheldrüse, das Gehirn oder das Herz. So ist die Lebenserwartung bei alkoholabhängigen Männern und Frauen um ca. 15% niedriger.

Bei der Therapie ist das größte Problem zunächst die Krankheitseinsicht der Betroffenen. Ist diese erreicht, müssen Entziehung, Entwöhnungskur, Psychotherapien und ggf. Selbsthilfegruppen, wie z.B. die Anonymen Alkoholiker, zur Vermeidung von Rückfällen beitragen.

Körperliche Aktivität wird sehr häufig im Rahmen der Therapie genutzt. Es gibt Hinweise, dass körperlich aktive Personen weniger anfällig gegenüber Suchterkrankungen sind. Dem Sport und der Bewegung scheint dabei hauptsächlich die Rolle der Stimmungsregulation, Lebensstiländerung und eines besseren Umgangs mit Stress zuzukommen [Kendzor et al. 2008]. Betroffene lernen, ihre Freizeit anders, kreativer zu gestalten, und profitieren von einer realistischeren Selbsteinschätzung und verbesserten Fitness und gesteigertem Selbstwertgefühl. Gleichzeitig wird, bedingt durch die Gruppendynamik, der Isolation entgegengewirkt und eine Erleichterung im Alltag erreicht. Manche Autorengruppen führen auch in diesem Bereich die Effekte auf die Ausschüttung von Endorphinen und Dopamin zurück [Williams und Strean 2004; Read und Brown 2003].

Medikamentensucht

Die Zahl der medikamentenabhängigen Personen ist nicht ganz so hoch wie die der alkoholabhängigen Personen in der Bundesrepublik Deutschland. Man schätzt etwa bis zu 1,9 Mio. Betroffene. Sicherlich ist auch hier die Dunkelziffer erhöht. Man spricht fälschlicherweise auch von der „vornehmen" oder „weißen" Sucht, da sie mit schmerzbedingten Erkrankungsbildern o.Ä. erklärt und

auch verwechselt werden kann. Natürlich ist es für Verlauf und Therapie ganz entscheidend, welches Medikament in welcher Dosierung eingenommen wird.

Besondere Gewichtung gilt der Prävention, also der zurückhaltenden Einnahme potenziell süchtig machender Medikamente, bzw. der Ausschaltung von Krankheiten, die die Einnahme nötig machen. Bezüglich der Therapie gilt das Gleiche wie bei der Alkoholsucht.

Andere Drogen

Als Drogen oder Rauschmittel werden solche Substanzen bezeichnet, die zu sog. Rauschzuständen führen, indem sie im ZNS wirksam werden. Eine Abgrenzung gegenüber Rausch erzeugenden Medikamenten ist häufig schwierig, z.B. bei Opiaten (Morphin). Bei Rauschmitteln unterscheidet man eine psychische Abhängigkeit, die mit dem unbezwingbaren, seelischen Verlangen nach dieser Droge einhergeht, von körperlicher Abhängigkeit, die zur körperlichen Entzugssymptomatik führen kann.

Auf einzelne Drogen soll nicht näher eingegangen werden. Sie werden z.T. als Dopingmittel missbraucht (s. Kap. 35). Generell gilt: Drogen, auch Nikotin, und Sport gehören nicht zusammen! Nicht selten kommt es im Rahmen von körperlicher Aktivität zu HRST und möglicherweise zum Auftreten des plötzlichen Herztodes.

Körperliche Aktivität spielt insbesondere auch in der Prävention von Suchterkrankungen eine wesentliche Rolle. So konnten verschiedene, insbesondere angloamerikanische Untersuchungen bei Jugendlichen zeigen, dass sich der Alkohol- und Marihuanakonsum verringern ließ. In der Therapie wird Sport/Bewegung v.a. aus den unter Alkoholmissbrauch genannten Gründen „eingesetzt".

Merksätze

⊿ Körperliche Aktivität spielt in der Prävention von Suchterkrankungen, v.a. bei Jugendlichen eine wichtige Rolle.

⊿ In der Therapie geht es v.a. um die Vermittlung eines gesunden Lebensstils, um ein besseres Wohlgefühl und einen einfacheren Umgang mit Stress.

Literatur

Asano M et al., What does a structured review of the effectiveness of exercise interventions for persons with multiple sclerosis tell us about the challenges of designing trials? Mult Scler (2009), 15, 412–421

Dunn AL, Trivedi MH, O'Neal HA, Physical activity dose-response effects on outcomes of depression and anxiety. Med Sci Sports Exerc (2001), 33, 587–597

Ekkekakis P et al., Walking in (affective) circles: can short walks enhance affect? J Behav Med (2000), 23, 245–275

Goodwin VA et al., The effectiveness of exercise interventions for people with Parkinson's disease: a systematic review and meta-analysis. Mov Disord (2008), 23, 631–640

Gordon NF et al., Physical activity and exercise recommendations for stroke survivors: an American Heart Association scientific statement from the Council on Clinical Cardiology, Subcommittee on Exercise, Cardiac Rehabilitation, and Prevention; the Council on Cardiovascular Nursing; the Council on Nutrition, Physical Activity, and Metabolism; and the Stroke Council. Circulation (2004), 109, 2031–2041

Haskell WL et al., Physical activity and public health: updated recommendation for adults from the American College of Sports Medicine and the American Heart Association. Med Sci Sports Exerc (2007), 39, 1423–1434

Hassmen P, Koivula N, Uutela A, Physical exercise and psychological well-being: a population study in Finland. Prev Med (2000), 30, 17–25

Heyn P, Abreu BC, Ottenbacher KJ, The effects of exercise training on elderly persons with cognitive impairment and dementia: a meta-analysis. Arch Phys Med Rehabil (2004), 85, 1694–1704

Jacobi F, Harfst T, Psychische Erkrankungen – Erscheinungsformen, Häufigkeit und gesundheitspolitische Bedeutung, Die Krankenversicherung (2007), 5, 3–6.

Jellinek EM, The Disease Concept of Alcoholism, Hillhouse, (New Haven), 1960

Lange-Asschenfeldt C, Kojda G, Alzheimer's disease, cerebrovascular dysfunction and the benefits of exercise: from vessels to neurons. Exp Gerontol (2008), 43, 499–504

Nadelson C, Sport and exercise-induced migraines. Curr Sports Med Rep (2006), 5, 29–33

Narin SO et al., The effects of exercise and exercise-related changes in blood nitric oxide level on migraine headache. Clin Rehabil (2003), 17, 624–630

Neumann NU, Frasch K, Neue Aspekte zur Lauftherapie bei Demenz und Depression – klinische und neurowissenschaftliche Grundlagen. Deutsche Zeitschrift für Sportmedizin (2008), 59, 28–33

Paffenbarger RS, Lee IM, Leung R, Physical activity and personal characteristics associated with depression and suicide in American college men. Acta Psychiatr Scand (1994), 377, 16–22

Read JP, Brown RA, The role of physical exercise in alcoholism treatment and recovery. Professional Psychology: Research and Practice (2003), 34, 49–56

Williams DJ, Strean WB, Physical activity as a helpful adjunct to substance abuse treatment. Journal of Social Work Practice in the Addictions (2004), 4, 83–100

Yeung RR, The acute effects of exercise on mood state. J Psychosom Res (1996), 40, 123–141

IV Erkrankungen der Sinnesorgane und der Haut

22 Auge

D. Schnell

22.1 Ausgewählte physiologische und pathologische Aspekte des Sehorgans im Sport

22.1.1 Allgemeine Grundlagen des Sehsinns

Die Sinne des Menschen verbinden das Gehirn mit der Umwelt. Eine besondere Rolle spielen sie im Sport.

Früher wurden 5 Primärsinne unterschieden, heute sind es meist 6 Sinne:

- Visueller Sinn
- Hörsinn (mit der Sprache)
- Geruchssinn
- Geschmackssinn
- Gleichgewichtssinn
- Tastsinn (inkl. Temperaturempfindung) [Klug und Wendt 2009]

Sportmediziner/Sportwissenschaftler sprechen darüber hinaus noch vom Lagesinn.

85–95% aller Umwelteindrücke nimmt der Mensch im Alltag über den Sehsinn, besser das Sehorgan auf. Im Sport liegt diese Prozentzahl, je nach Disziplin, noch erheblich höher und erreicht schließlich annähernd 100%, z.B. bei bestimmten Schießsportarten.

Dieser bei weitem wichtigste der Primärsinne hat viele Verbindungen zu anderen primären Sinnen, z.B. zum Hör-, Tast- und Gleichgewichtssinn. So bildet etwa der Tractus tectospinalis den efferenten (ausführenden) Schenkel des optischen und akustischen Fluchtreflexes (z.B. bei einer Explosion, im Sport beim Startschuss oder bei Wahrnehmung eines auf den Sportler zufliegenden Gegenstands, etwa eines Speers).

Gleichzeitig stellt dieser Tractus die Bahn für die optisch-akustische Mitbewegung, z.B. im Tanz oder beim Marschieren dar.

Das Sehorgan besteht aus den Augen als primärem Empfangsorgan und den Sehbahnen. In den Sehbahnen werden die in elektrische Impulse umgewandelten Seheindrücke, teils gekreuzt, teils ungekreuzt zu Umschaltstellen weitertransportiert und enden in den entsprechenden Gehirnzentren. Dort wird das Wahrgenommene identifiziert und mit früheren Seheindrücken verglichen. Ist das Objekt unbekannt, wird es als neue Erkenntnisform in einem komplizierten Prozess im Gedächtnis festgehalten. Dieser Vorgang spielt v.a. in der Lernphase von Sportübungen eine große Rolle. Der Prozess der Neukategorisierung dauert erheblich länger als eine Wiedererkennung.

Beim beidäugig räumlichen Sehen ist die (zerebrale) Auflösung 10-fach höher als beim Sehen mit einem Einzelauge [Klug und Wendt 2009]. Die Informationsverarbeitung findet weitgehend im visuellen Cortex (Sehzentrum im Hinterhirn) statt.

Läuft ein Sportler in fremder Umgebung, dazu noch auf einem unbefestigten Weg, gilt es, relativ schnell, visuell die Verhältnisse möglichst optimal zu erfassen. Die Arbeit des Sehorgans beim Erkennen von wichtigen Streckendetails und der Umwelt wird dadurch beeinträchtigt, dass ein Teil der Aufmerksamkeit zur Eigenbeobachtung abgezogen wird. Es besteht also eine „geteilte Aufmerksamkeit".

Das Zusammenspiel von Sehorgan und Motorik, die visumotorische Koordination, ist eine sehr wichtige Fähigkeit, die teils angeboren (visumorisches Talent), teils erworben ist und trainiert werden kann. Bei allen Bewegungen lenken die Augen, wenn möglich, den Körper, auch und gerade bei Balanceübungen: Mit geschlossenen Augen ist es erheblich schwieriger, wenn nicht unmöglich, auf einem „Wackelbrett" das Gleichgewicht zu halten. Das Sehorgan kontrolliert und korrigiert die eigenen Bewegungen, auch noch in der Automatisationsphase einer Übung.

Die Sehbahn besitzt 3 Teile und Auswertungssysteme [Klug und Wendt 2009]. Das kleinzellige (parvozelluläre oder P-)System, dessen Informationen zum größten Teil aus dem Netzhautzentrum stammen, vermittelt Farben, Formen und Eigenschaften von Objekten. Das großzellige (magnozelluläre oder M-)System ist für die Bewegungsdarstellung und Raumortung zuständig, hier spielt nicht die Farbe, sondern die Richtung, aus der das Licht auf die Rezeptoren der Netzhaut, die Stäbchen und Zapfen, trifft, die Hauptrolle. Das 3. System wertet in höheren Gehirnzentren aus, ob die Informationen richtig oder falsch sind [Klug und Wendt 2009]. Beim Joggen im Wald z.B. müssen diese 3 Systeme möglichst rasch erkunden, in welcher Situation sich der Sportler befindet, damit er nicht verunfallt. Dabei wird gleichzeitig die Information über das Wesen (Form, Farbe, Größe etc.) von Hindernissen in Richtung Schläfenhirn über die Bewegung und Entfernung in Richtung Scheitelhirn transportiert. Diese parallel transportierten Informationen erlauben es dem Stirnhirn, innerhalb von max. 150 ms eine Klärung der Gesamtsituation herbeizuführen [Klug und Wendt 2009]. Auch andere Wahrnehmungen, z.B. akustische Signale von Mitläufern, Schallrücklauf von Bäumen und die Propriozeption der Haut der Füße über die Bodenbeschaffenheit, helfen hier bei der Unfallverhütung mit.

Merksatz
◢ Der Sehsinn ist der wichtigste der menschlichen Sinne.

22.1.2 Relevanz der Sehfunktionen im Sport

Die Vielfalt der Sportarten bringt es mit sich, dass sämtliche Sehfunktionen (s. ⊘ Abschn. 7.1), je nach Disziplin unterschiedlich stark, benötigt werden. PET zeigten, dass ein Ausdauertraining mit 60% der max. Leistungsfähigkeit über 30 min eine relative Steigerung der Durchblutung des hinteren Großhirnanteils um 25% brachte [Hollmann und Hettinger 2000]. Jendrusch et al. (2001) in Bochum bewiesen in Feldversuchen, dass sich bei einer solchen Leistung die Sehschärfe ebenso wie das Tiefensehvermögen, die Kontrastempfindlichkeit und die blickmotorische Leistungsfähigkeit um 10–20% verbessern. Ein Teil des Sehgewinns ist noch lange nach dem Belastungsende erhalten.

Sehschärfe
(s. auch ⊘ Abschn. 7.1)

Das scharfe Sehen spielt in vielen Sportarten eine große Rolle, v.a., wenn sie mit wenig Bewegung einhergehen oder ganz statisch ablaufen (z.B. Schießen auf die „stehende" Scheibe), weil dann die betreffenden Objekte (z.B. die Zielscheibe) optimal zu beobachten sind. Hier spielt die Erkennungssehschärfe, der Visus, die größte Rolle (daneben an der Waffe die sog. Lokalisations- oder Noniussehschärfe; s. auch ⊘ Abschn. 7.1). Der Visus liegt bei Sportlern mit durchschnittlich 1,25–2,0 (125–200%) höher als bei der Normalbevölkerung, v.a. bei leicht hyperopen (weitsichtigen) Menschen. Er sollte für alle Sportarten durch entsprechende optische Korrekturen optimiert werden.

Bei allen Sportarten mit mehr oder weniger großen Bewegungsgeschwindigkeiten stehen die übrigen Sehschärfearten mitunter mehr im Vordergrund, ohne dass der Visus unwichtig wäre. Zunächst geht es bei der Beobachtung darum, zu erkennen, dass ein Objekt vorhanden ist. Dazu benötigt man die Punktsehschärfe. Die Auflösungs- oder Kontrastsehschärfe dient der groben Detailerkennung. Die Noniussehschärfe bietet eine etwa 10 × größere Auflösung (Überauflösung) als der Visus und gibt Aufschluss über die Position des Betrachters zu den Objekten im Umfeld und der Gegenstände untereinander. Bei der Beurteilung von Positionen von Wettkämpfern (Reiten, Laufen, Springen), auch von Abseitspositionen beim Fußball, spielt sie eine große Rolle.

Helligkeits- und Kontrastsehen
(s. auch ⊘ Abschn. 7.1)

Die beste Sehleistung besteht bei mittlerer Helligkeit (Sonneneinstrahlung bei gering bis unbedecktem Himmel entsprechend einer Leuchtdichte von 10^3–10^6 cd/m^2). Stärkere oder schwächere Helligkeiten mindern die Sehfunktionen. Daher sollte man stets versuchen, durch Absorptions- oder Kontrastverbesserungsmedien (Folien, Gläser) diesen Helligkeitsgrad herzustellen.

Kontrastminderungen, z.B. helle Tennisbälle vor hellem oder schwarze Hallenhandbälle vor dunklem Hintergrund, mindern ebenfalls den Kontrast und damit das Sehen.

Stereosehen
Das Erschließen des Raums und seiner Tiefe in Form des Stereosehens spielt bei Mannschaftssportarten eine große Rolle. Die monokularen Möglichkeiten, Dinge im Raum einzuordnen (s. ⊘ Abschn. 7.1), sind sehr begrenzt. Überdeckungen, Anordnungen im Raum, perspektivische Verkürzungen von Objekten etc. können hier einen geringen Aufschluss geben. Manifest Schielende besitzen kein Stereosehen und sind daher besonders bei Ballsportarten beeinträchtigt.

Je näher Gegenstände liegen, desto genauer ist beim Stereosehen die räumliche Zuordnung möglich. Ab 8–10 m verringert sich das Stereosehen zunehmend und kann nur durch Spezialoptiken (mit breiterer Sehbasis als der Abstand der Augen) verbessert werden (Scherenfernrohr).

Ab etwa 30°-Bewegung spielt das räumliche Sehen eine untergeordnete Rolle, dennoch ermöglicht, wie erwähnt, das Stereosehen ein wesentlich genaueres Identifizieren von Gegenständen [Klug und Wendt 2009], auch bei sich rasch bewegenden Objekten, eine im Sport wichtige Eigenschaft. Ebenso wichtig ist: Beidäugig räumliches Sehen verbessert den Gesamtvisus um etwa 10–15% gegenüber einäugigem Sehen und verzehnfacht die Auflösungs- und Erkennungsgenauigkeit (s.o.).

Farbsehen
(⊘ Abschn. 7.1)

Da auch das Farbsehen zur Kontrastverstärkung beiträgt, weil gleich helle Gegenstände farblich unterscheidbar werden, haben Menschen mit Farbschwächen bei Gelände- (z.B. beim Reiten, Mountainbiken) und Flugsportarten (z.B. Ballonfahren, Paragliden, Fallschirmspringen) ein schlechteres (Kontrast-)Sehen.

Peripher-zentrales Sehen, Bewegungssehen im Sport
(s. auch ⊘ Abschn. 7.1 Dynamisches Raumsehen)

Gesichts- und Blickfeld spielen im Sport eine große Rolle, weil bei Mannschaftssportarten (Beobachtung von Gegnern) oder solchen mit schnellen Bewegungen das periphere Sehen den Raum abtastet und bei genügend hohem (Bewegungs-)Reiz zur Hinwendung auf das Objekt beiträgt, was dieses identifizieren und verfolgen hilft. Letzteres geschieht bei geringen Geschwindigkeiten (< 100°/s) durch ein kontinuierliches Verfolgen (Folgesehen), bei höheren (> 100–700°/s) durch das kombinierte Sakkaden- und Folgesehen, das wir in der sakkadischen Ortungsgeschwindigkeit (SO, s. ⊘ Abschn. 7.1 Dynamisches Raumsehen) messen [Jendrusch 1995].

Je höher der Schnelligkeitsanteil einer Sportart ist, desto besser entwickelt sich das

Bewegungssehen. In der Sportwissenschaft hat sich die von de Marées entwickelte Methode der Messung der SO durchgesetzt, s. ⊘ Abschn. 7.1 Dynamisches Raumsehen). Der Normwert liegt etwa bei einer SO von durchschnittlich 190–220°/s. Die höchsten Werte wurden bei den Rückschlagspielen erreicht. Besonders beim Tischtennis und Tennis maß man hohe Einzel-SO-Werte von über 330°/s.

Ausfälle des Gesichts- oder Blickfelds, z.B. bei Durchblutungsstörungen (z.B. beim Apoplex) oder Zwangshaltungen des Kopfs (bei Augenmuskellähmungen oder Nystagmus) be- oder verhindern die Ausübung vieler Sportarten, weil Teile des Gesichtsfelds fehlen, bzw. der Kopf nicht frei bewegt werden kann.

Merksatz
◢ Im Sport sind neben dem zentralen scharfen Sehen (der Sehschärfe) das Helligkeits- und Kontrast-, das Farb-, Orientierungs- und Bewegungssehen von großer Wichtigkeit.

22.1.3 Sehtraining im Sport

Die Wichtigkeit optimalen Sehens bei sportlicher Betätigung wird auch heute noch weitgehend unterschätzt. Etwa 30–40% aller fehlsichtigen Sportler treiben ihren Sport ohne Korrektur. Leicht zu verstehen ist, dass Sport ohne Sehvermögen i.A. nur unvollkommen und mit gewissen Hilfsmitteln möglich wird.

Die Angebote eines Trainings der Sehfunktionen sind vielfältig. Die meisten halten allerdings nicht, was sie versprechen. Die grundsätzliche Frage, ob das Sehen überhaupt trainierbar sei, kann nicht pauschal beantwortet werden. Trainingsmethoden, die keiner wissenschaftlichen Qualitätskontrolle unterliegen, sind zumindest suspekt, meist aber leider reine Scharlatanerie.

So lässt sich eine Myopie (Kurzsichtigkeit) trotz gegenteiliger Behauptung einiger selbsternannter „Visualtherapeuten" grundsätzlich nicht durch Training verringern oder gar beseitigen, weil ja keine Art Training die Augapfellänge verändern kann. Dennoch gibt es Möglichkeiten, Sehfunktionen zu verbessern. Bestehen akkommodative Myopien oder Akkommodationskrämpfe, die die Kurzsichtigkeit scheinbar vergrößern, lassen sich diese Erscheinungen durch Entspannungsübungen auf die wahren Myopiewerte senken.

Schwachsichtigkeiten oder Akkommodationsschwächen zu verbessern, gelingt meist nur bis zum 4.–5. Lebensjahr. Anfängliche leichte Erfolge im höheren Alter werden nach Ende des Sehtrainings bald wieder zunichte gemacht.

Weitsichtigkeit kann bis zu einem gewissen Grad (etwa + 2 bis + 3 dpt) durch Akkommodation ausgeglichen werden, v.a. in der Jugend, mit zunehmendem Alter verliert sich diese Fähigkeit. Da beim Sport andere Dinge die volle Aufmerksamkeit erfordern, lässt hier oft die Ausgleichsfähigkeit oft rasch nach.

Es gibt Menschen, die lieber den Kopf als die Augen drehen, sie benutzen gegenüber anderen ein etwas eingeschränktes Blickfeld. In diesen Einzelfällen können augengymnastische Übungen extremere Blickrichtungen erschließen helfen und die Blickkoordination verbessern, weitere Wirkungen sind aber nicht zu erwarten.

Grundsätzlich sind die 6 äußeren Augenmuskeln kräftemäßig so gut ausgestattet, dass ein weiteres Krafttraining ohne Effekt bleiben muss. Was sich allerdings trainieren lässt, ist die Koordination der Augenmuskeln. So waren bei einem Sakkadentraining 2 in einem Abstand von 90° horizontal angeordnete Objekte wechselweise mittels Sakkaden anzusteuern. Nach einiger Zeit verkürzte sich zwar die Zeit für die einzelne Sakkade, aber nicht, weil die max. Sakkadengeschwindigkeit größer geworden wäre, sondern weil sich die Latenzzeiten verringerten und die

Koordination an den Umkehrpunkten der Bewegung verbesserte. Die bremsenden und beschleunigenden Muskelaktivitäten wurden ökonomischer. In gleicher Weise lassen sich Folgebewegungen verbessern.

Das beste Training der Sehfunktionen erhält man durch eine intensive Ausübung der jeweiligen Sportart selbst. Jede Disziplin hat ihr eigenes, ganz individuelles Trainingsmuster des Sehorgans. Allerdings reichen hierzu „übliche" Belastungsintensitäten nicht aus, vielmehr bedarf es hoher Ball- und Aktionsgeschwindigkeiten, um das dynamische Sehvermögen, z.B. von Rückschlagspielern zu verbessern. Das Training muss also derart modifiziert werden, dass hohe und höchste Anforderungen an die Blickmotorik gestellt werden. Allgemein wirksame Trainingsmethoden des Sehorgans, die den Sportlern aller Disziplinen Gewinn bringen, gibt es nicht.

Matsushima et al. (1992) fanden, dass das (unbewusste) Sehtraining beim Joggen zu rationellen „Folgebewegungen" der Augen führt. So lagen die Augenbewegungen bei Trainierten horizontal nicht über 2°, vertikal unter 0,5°. Das Sehen wurde dabei als kontinuierlich empfunden. Die erheblich größeren Blickabweichungen durch stärkere horizontale und vertikale Augenbewegungen (> 5°/> 2°) bei ungeübten bzw. hinkenden Sportlern führten subjektiv zu stark störenden Bildsprüngen mit Gleichgewichtsproblemen.

In vielen, v.a. Schlägersportarten (Tennis, Badminton) wird auch das sog. antizipatorische Timing trainiert (s. ⊘ Abschn. 7.1.2.5 Höhere Sehfunktionen, Antizipation); d.h. die Fähigkeit, mithilfe von zeit- und zielgerechten Sakkaden und Folgebewegungen (s. ⊘ Abschn. 7.1.2.4 Dynamisches Raumsehen) Flugbahnen sich bewegender Gegenstände vorauszuberechnen, um sich dann rechtzeitig die günstigste Aktionsposition zu schaffen. Durch Beobachtung des Gegners, beim Tennisspieler der gegnerischen Schul-

ter, versucht man, anhand dessen Schlagverhalten und der Ballbeobachtung genaue Aufschlüsse zu erhalten. In solchen Sportdisziplinen ist der Erfolg oft von der Qualität des Bewegungssehens abhängig, nach dem Motto: „Wer besser sieht, siegt" [Jendrusch 1995; Ishigaki und Miyao 1993; McLeod 1987].

Geschult wird bei intensivem Training ferner die Aufmerksamkeit gegenüber peripheren Gesichtsfeldreizen, was zu einer Absenkung der Schwelle sportadäquater peripherer Reize führt. Dadurch reagiert der Sportler schon auf gering bewegte, wenig auffällige Objekte, die üblicherweise nicht wahrgenommen werden.

Auch die Reaktionszeiten verkürzen sich durch ein intensives Training.

Vor Beginn eines gezielten Trainings einer Sportart sollte festgestellt werden, ob die Augen gesund sind und ob sie einer optischen Korrektur bedürfen. Denn Sportausübung, schon gar, wenn es um das Training neuer Bewegungen geht, bedarf i.A. eines möglichst scharfen Sehens (s. ⊘ Abschn. 7.1.2.1).

> **Merksatz**
> ◢ Jede Sportart trainiert während der Ausübung die Sehfunktionen auf spezielle Weise. Ein allgemeines Sehtraining für alle Sportarten gibt es deshalb nicht.

22.1.4 Verletzungsvorsorge und Verletzungen der Augen im Sport

Schutzmaßnahmen

Der Schutz der Augen ist durch entsprechende Vorrichtungen wie Sportbrillen, Masken, Visiere und Helme zu über 90% möglich [Schnell 2009; Schnell (b) 2007; Vinger 1993; Pashby 1992]. Daneben ist die optimale optische Korrektur die wichtigste Maßnahme zur Verhinderung von Augenverletzungen im Sport.

Sportbrille. Obwohl die Brille, speziell die Sportbrille, in mancher Sportart gute Dienste leistet, in vielen Fällen wegen des Schutzeffekts (gegen mechanische Gewalt, Helligkeit und UV-Strahlung) sogar unentbehrlich ist, gibt es nur wenige Sportbrillenarten, die vollen Schutz bieten. Oft stehen modische Aspekte im Vordergrund und der Schutzfunktion im Wege.

Da die Sportbrille die Aufgabe hat, neben der Korrektur der Augen auch deren Schutz zu gewährleisten, darf sie keinesfalls selbst zur Verletzungsursache werden.

Neben der optimalen Korrektur und dem festen Sitz sollte die Sportbrille bei Kontaktsportarten die Augen möglichst rundum schützen. Die Bedingungen hat unser Arbeitskreis von Augenärzten, Optikern, Sportlern und Sportwissenschaftlern in den 1970er Jahren festgelegt (s. Tab. 22.1).

Besonders wichtig ist eine gute Zentrierung der Gläser, weil bei den z.T. extremen Blickbewegungen während sportlicher Betätigung schon leichte Abweichungen zu Beschwerden führen können, ebenso unterstreichen eine gute Belüftung und ein Schutz gegen seitliche Gewalteinwirkungen die Sporttauglichkeit einer Brille.

Auch ein möglichst gefälliges Äußeres erscheint wichtig, damit die Brillen getragen werden. Dies hat seine Grenzen, ist aber besonders bei Kindersportbrillen von Bedeutung, denn Hänseleien wegen unvorteilhaften Brillendesigns führen oft zur Sportunlust (s. Abb. 22.1a–b).

In vielen Sportarten bedarf es besonderer Spezialbrillen, Helme, Masken oder Visiere [Schnell 2009].

Verletzungen der Augen im Sport

Grundsätzliches. Die häufigsten Verletzungen der Augen im Sport sind Prellungen (s. Tab. 22.2). Da das Auge in der Augenhöhle sehr elastisch aufgehängt ist, weicht es beim Anprall zurück in die gut gepolsterte knöcherne Augenhöhle. Bei der Betreuung von Sportlern ist es oft erstaunlich, wie wenig

Tab. 22.1: Bedingungen einer Sportbrille für Kontaktsportarten

Fassung:

- Muss in allen Teilen stabil, bruchsicher und rundum abgepolstert (am besten ummantelt) sein, einschließlich der Scharniere und Bügel, falls sie welche besitzt
- Darf keine scharfen Kanten aufweisen, muss fest am Kopf sitzen (z.B. mittels Gespinstbügel, Gummibänder oder anderer Konstruktionen) und darf nicht zu weit ausladen, ohne aber das Gesichts- und Blickfeld einzuschränken
- Sollte eine Nasenauflagefläche von mindestens 300–400 mm² aufweisen
- Muss so groß sein und so hoch sitzen, dass sie sich beim Aufprall von vorne an der knöchernen Augenhöhle abstützt, damit die Augen nicht geprellt werden können
- Sollte im Bereich der Gläserfassung einen höheren Innen- als Außenrand der Fassungsnut besitzen, damit die Scheiben nicht nach innen, sondern höchstens nach außen herausfallen können

Scheiben müssen:

- Aus bruchsicherem Spezialglas, Kunststoff, CR 39 oder Polycarbonat bestehen, damit sie nicht zerbrechen können
- Möglichst nach außen gewölbt sein, um das Auge nicht zu prellen
- Dürfen am Rand – zur Vermeidung von Schnittverletzungen – nicht scharf geschliffen sein
- In der Sonne Schutz gegen sichtbares (Absorption zwischen 75 und 97%) und UV-Licht (100%) bieten

Abb. 22.1a–b: Sportbrillen für Kontaktsportarten mit optimalem Nasen- und Schläfenschutz

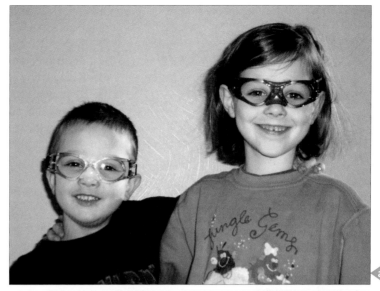

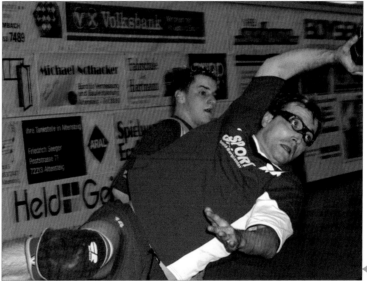

Schäden im Auge trotz starken Anpralls resultierten. Die Folgen von Kontusionen sind individuell sehr unterschiedlich, sie hängen natürlich auch vom Gegenstand, der Wucht und der Art ab, wie dieser das Auge trifft.

Aus diesem Grunde verletzen Bälle die Augen je nach Art und Sportdisziplin ebenfalls völlig unterschiedlich. Kleine, harte Bälle und ähnliche (geschlagene) Gegenstände (z.B. Tennis-, Schlag-, Feder-, Badmintonbälle und Pucks) führen meist zu Schäden

am vorderen Augenabschnitt in Form von Lid-, Horn- und Bindehautläsionen, Vorderkammerblutungen, Kammerwinkelschäden sowie Linsenluxationen und -subluxationen. Große Hohlbälle rufen wegen ihrer Sogwirkung in der Rückstoßphase häufiger Schädigungen am hinteren Augenpol (z.B. Glaskörper, Netz- und Aderhaut, Sehnervenschäden, Blutungen) hervor [Schnell 2009].

Schläger können alle Augenschichten schädigen. Treffen sie die knöcherne Augen-

Tab. 22.2: Augenverletzungsarten im Sport [Schnell 2009; Schnell (b) 2007]

Augenverletzungen	Prozentualer Anteil
Augenprellungen	52,1
Fremdkörperverletzungen	17,7
Infektionen/Reizungen	12,5
Chemische und physikalische Einwirkungen (einschl. Strahlen)	11,9
Schnitt- und Spießungsverletzungen	5,8

höhle, kann es zu Knochenbrüchen, z.B. in Form von Zygomaticum- und Blow-out-Frakturen, kommen.

Augenverletzungen im Schulsport. Die Anzahl der Augenverletzungen beim Schulsport lag 2007 absolut bei 11 403, dies entspricht einer Unfallrate von 0,66 je 1000 Schüler. Insgesamt sind in der Schülerunfallversicherung im Jahr 2007 60 119 Unfälle mit Augenverletzungen zu verzeichnen.

2003 waren es noch etwa 12 600 Augenverletzungen im Schulsport, somit 1200 mehr. Zuvor wurde ein Anstieg von 40% innerhalb einer Dekade (1993–2003) festgestellt. In dem leichten Rückgang von etwa 10% innerhalb von 4 Jahren könnte man allerdings einen Erfolg der Bemühungen um „augengesunden Schulsport" sehen, den einige Bundesländer anstrebten und noch anstreben [Schnell 2009]. Verletzungsursache war in $1/4$ Unfälle ein Ball (s. Tab. 22.3), in $1/5$ ein anderer Schüler, gefolgt von Verletzungen durch den Verletzten selbst und durch die Bodenoberfläche.

Sportverletzungen der Augen von Erwachsenen. In Deutschland gibt es etwa 37 Mio. erwachsene Sporttreibende und pro Jahr etwa 1,25 Mio. Sportunfälle, etwa 1% davon sind Augenverletzungen, $1/3$ davon leicht, $1/3$ mittelschwer und $1/3$ schwerer Natur. 10% der Augen erblinden.

Tab. 22.3: Augenverletzungen im Schulsport 2006 und 2007 nach ausgeübter Sportart. Teilerfassung von etwa (repräsentativen) 40% aller Fälle [Quelle: Deutsche gesetzliche Unfallversicherung. http://www.dguv.de]

Sportart	2006		2007	
	Absolut	Anteil in %	Absolut	Anteil in %
Fußball	1978	17,2	1584	13,9
Sandkasten (Spielgrube)	578	5,0	665	5,8
Basketball	365	3,2	602	5,3
Hockey	396	3,4	475	4,2
Fangspiel	213	1,9	285	2,5
Schwimmen	243	2,1	253	2,2
Handball	122	1,1	190	1,7
Schlittschuhfahren	243	2,1	158	1,4
Volleyball	304	2,6	127	1,1
Springen über die Schnur (Seilspringen)	122	1,1	127	1,1
Klettergerüst	152	1,3	127	1,1
Summe	4716	41,0	4593	40,3

Ausgewählte sportbedingte Augenverletzungen und ihre Prävention

Wasserball und Schwimmen. Das größte Unfallverletzungsrisiko für die Augen im Männersport stellt das Wasserballspiel dar (s. Tab. 22.4), 11 × häufiger als Fußball. Hände, Arme, Ellbogen und Bälle verletzen meist leicht, seltener mittelschwer den vorderen Augenabschnitt. Leider unüblich, aber sinnvoll erscheint das Tragen großer Schwimmbrillen (s. Abb. 22.2a). So wären zum einen die Augen geschützt, zum anderen könnten die Sportler sehen, was unter Wasser vorgeht, denn ohne Luftraum vor den Augen sind die Sportler unter Wasser praktisch blind.

Es gibt 2 Arten von Schwimmbrillen. Die eine ist klein und „passt" in die Augenhöhle, die andere größer und stützt sich an den Orbitaknochen ab (s. Abb. 22.2a–b). Die Kleine kann, da sie auf dem Augengewebe durch festes Anziehen abgedichtet wird, sowohl Augenverletzungen [Jowett und Jowett 1997] als auch Lid-Neurome [Wirta 1998] verursachen.

Nur die größere Schwimmbrillenart ist für Breiten- und Freizeitsportler empfehlenswert (s. Abb. 22.2b). Sie sieht z.T. wie eine Tauchermaske ohne Nasenerker aus und leitet jeden Druck von vorne (z.B. beim Startsprung) über die Knochen ab. Einige Schwimmbrillen eignen sich auch zum Einsetzen korrigierender Gläser. Dass die Schwimmbrille das Sehen unter Wasser ermöglicht, hilft auch Schwimmern beim Wettkampf: Bodenmarkierung, Wendepunkte und unmittelbare Gegner werden leicht erkannt, ebenso Gegenstände am Boden, die herausgetaucht werden sollen. Bedenken gegen das kurzzeitige Tauchen ohne

Tab. 22.4: Verletzungswahrscheinlichkeit der Augen durch die wichtigsten Sportarten gegenüber Fußball (= 1) [Jendrusch et al. 2004]

Sportart	Verletzungsrisiko
Wasserball	11-fach
Squash/Racquetball	8-fach
Tennis	5,9-fach
Badminton	5,5-fach
Eishockey	2,8-fach
Schwimmen	2,2-fach
Hockey	2,1-fach
Judo	2,0-fach
Tischtennis	1,1-fach
Handball	1,05-fach
Karate	1,0-fach
Basketball	1,0-fach
Volleyball	0,9-fach

Druckausgleich in geringe Tiefen wegen der Gefahr von Barotraumen, die die DLRG äußerte, konnten wir in Tauchversuchen (bis zu 5 m Tiefe) ausräumen [Schnell et al. 2008].

Schlägersportarten: Squash, Tennis und Badminton. Die Bälle dieser 3 Sportarten können zwischen 200 und 300 km/h schnell sein, je nach Ballhärte verursachen sie unterschiedlich schwere Augenverletzungen, meist im vorderen Augenbereich. Die Hauptgefahr geht vom Schläger aus (bei Squash im Einzel, bei Tennis und Badminton im Doppel).

Spieler und Squashverband in Deutschland lehnen die in den USA aus gutem Grund vorgeschriebene bruchsichere Sportbrille [Vinger 1993] wegen zu „geringer Ver-

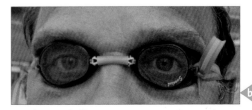

Abb. 22.2a–b: a) Beispiel einer großen und **b)** einer kleinen Schwimmbrille

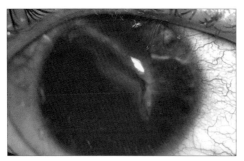

Abb. 22.3: Bulbusberstung durch den gegnerischen Squashschläger

letzungsfrequenz" leider ab [Schnell 2009; Jendrusch et al. 2004], obwohl beim Squash das bestehende relative Augenverletzungsrisiko achtmal größer als das beim Fußballsport ist und somit das zweithöchste relative Verletzungsrisiko darstellt. In der Literatur zeigt sich, dass in allen Ländern, in denen kein Augenschutz vorgeschrieben ist, relativ zur Häufigkeit der Sportausübung, die Augenverletzungen im Squash an 1. oder 2. Stelle stehen, mit einer hohen Dunkelziffer an Erblindungen [Schnell 2009; Vinger 1993; Pashby 1992].

Verletzungen beim Eishockey. Neben Hornhauterosionen, die sehr schmerzhaft sein können und i.A. augenärztliche Hilfe benötigen, spielen Schäden am vorderen Augenabschnitt durch den Puck und Brüche der Orbitaknochen eine Rolle (z.B. Blow-out-Frakturen, s. Abb. 22.4), mit Einbrüchen in die Kieferhöhle, z.T. unter Absinken des Auges, was meist zu Doppelbildern führt und eine Operation erforderlich macht. Auch Augapfelberstungen durch Schläger kommen vor (s. Abb. 22.3).

Verhindert werden können solche Verletzungen nur durch das regelrechte Tragen einer Gesichtsmaske bzw. eines Gesichtsvisiers. Darauf ist daher dringend zu achten (s. auch Abb. 22.5a–b)!

Hallenhandball. Im Hallenhandball besteht die größte Gefährdung für den Handballtorwart wegen hoher Ballwurfgeschwindigkeit und geringem Abstand beim 7-Meter-Wurf. Aus diesem Grund sollte er eine Sportbrille für Kontaktsportarten tragen, sonst drohen schwere Prellungs- und Sogwirkungen. Kammerwinkel, Linse, Glaskörper, Netz- und

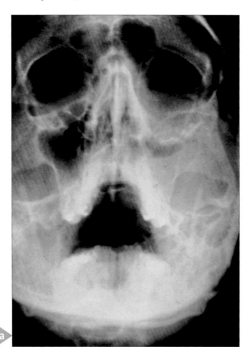

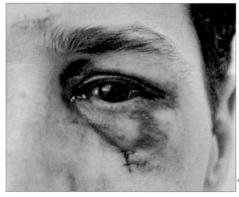

Abb. 22.4a–b: Durch ein hoch geschobenes Visier hervorgerufene Blow-out-Fraktur bei einem Eishockeyspieler mit Absinken des linken Augapfels in die Kieferhöhle, **a)** Kieferhöhlenverschattung links, **b)** Z.n. Hebung und Abdichtung des Orbitabodens (mittels Kunststoffplatte) [Bilder: Strich R]

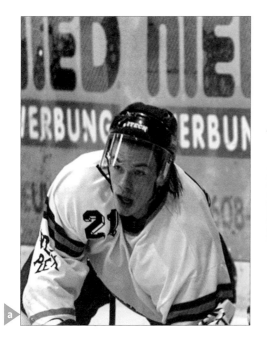

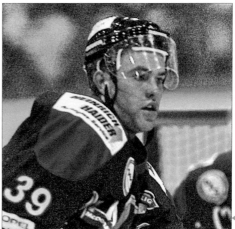

Abb. 22.5a–b: Hoch geschobene Gesichtsvisiere im Training oder Wettkampf gefährden die Augen extrem.

Aderhaut (s. Abb. 22.6) sowie Sehnerv erleiden hierbei häufig schwerste Schädigungen. Bei der Schnelligkeit und Härte des Spiels, dem engen Kontakt der Spieler untereinander sind Augenverletzungen zu erwarten.

Bei Frauen ist der Handballsport die häufigste Ursache für Augenverletzungen [Schnell 2009].

Boxen. Lidhautzerreißungen (Cut) sind neben Augenprellungen Sportfolgen. Augenprellungen führen über die Jahre zu schweren Schädigungen an Kammerwinkel, Linse, Macula und Netzhaut. Nicht selten resultieren Linsenluxationen und Augenlinsentrübungen.

Bungee Jumping. Je größer die Fallhöhe, desto stärker ist die Gefahr von Schäden auch für die Augen. Da die Halsvenen keine Venenklappen besitzen, wird im freien Fall (kopfunter) der Druck aus dem Brustraum über die Gefäße direkt auf Auge und Gehirn übertragen. Schon ein Kopfstand kann den Augeninnendruck verdoppeln. Intra- und präretinale Blutungen sowie Gefäßverschlüsse mit Axoplasmastau, sog. Cotton-

Wool-Herden (s. Abb. 22.7), sind in 55% der Fälle die Folgen [Loew 1993], die zu Sehschärfenminderungen und praktischen Erblindung führen können.

Tauchen. Gegen direkte Augenverletzungen schützt die Tauchermaske die Augen.

Mangelnder Druckausgleich beim Abstieg führt zu einem Unterdruck unter der Maske, was ab einer bestimmten Sogintensität zu Barotraumen des Gesichts und der Au-

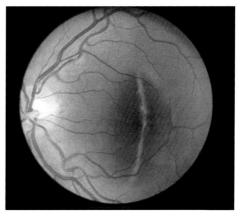

Abb. 22.6: Aderhautruptur eines Torwarts durch einen Ball beim 7-Meter-Wurf (Visus 0,1)

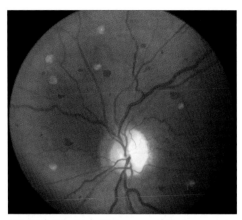

Abb. 22.7: Petechiale Blutungen und Cotton-wool-Herde nach Bungee-Sprung

gen, zu Blutungen also unter die Haut und Bindehaut führen kann.

Eine Dekompressionskrankheit durch Nichtbeachtung der Austauchzeiten kann intraokular Gefäß-, Netz-, Aderhaut- und Sehnervenschäden sowie Nervenlähmungen verursachen, die oft Akkommodationsstörungen und Doppelbilder hervorrufen [Schnell (a) 2007].

Taucher, die innerhalb der Nullzeit tauchen, der Zeit also, die es ihnen ermöglicht, aus der Tiefe bis zur Wasseroberfläche direkt aufzutauchen, ohne Austauchzeiten beachten zu müssen, gehen nur ein geringes Risiko ein.

Merksätze
◢ Im Sport sind Augenverletzungen mit 1% zwar relativ selten, aber wegen der Wichtigkeit des Sehorgans oft sehr eingreifend.
◢ Über 90% aller Augenverletzungen bei sportlicher Betätigung sind durch Augenschutzmaßnahmen zu vermeiden [Schnell 2009; Vinger 1993; Pashby 1992]. Voraussetzung ist hierbei, dass auch Sportler, die keine Brille tragen müssen, aber gefährliche Sportarten ausüben, Schutzbrillen tragen.
◢ Sportbrillen müssen bestimmte Kriterien erfüllen, um wirklich schützen zu können.

22.1.5 Korrekturen von Fehlsichtigkeiten im Sport

In gewissen Grenzen kann sich das Sehorgan selbst korrigieren (s. ⊘ Abschn. 7.1). Die Krümmung der Augenlinse ermöglicht die Einstellung des Sehorgans auf Ferne und Nähe (Akkommodation). Diese Akkommodationsfähigkeit ist im Kleinkindesalter am größten und nimmt mit zunehmenden Lebensjahren ab. Weitsichtigkeiten können daher im Kindes-, Jugend- und auch noch im frühen Erwachsenenalter bis zu einem gewissen Grade ausgeglichen werden, z.T. bis +2 bis +3 dpt.

Die meisten Sportarten bedürfen lediglich einer Fernkorrektur. Nur selten spielt das Nahsehen eine Rolle (z.B. im Tischtennis, bei der Ergebnisnotiz im Golf oder bei Schiedsrichtern).

Die Korrektur der verschiedenen Fehlsichtigkeiten (Myopie, Hyperopie, Astigmatismus, Alterssichtigkeit, s. ⊘ Abschn. 7.1 Fehlsichtigkeit) kann durch Brillen, Kontaktlinsen oder auf operativem Wege erfolgen. Stets aber muss die Sicherheit, die Verletzungsprophylaxe im Blickpunkt des Fachmanns stehen.

Brillen
Korrekturen mit Brillen im Sport müssen immer dem Sicherheitsstandard der jeweils betriebenen Sportart entsprechen. Nähere Ausführungen s. Abschn. 22.1.4 und ⊘ Abschn. 7.1.

Kontaktlinsen
Kontaktlinsen bieten i.A. ein größeres Gesichts- und Blickfeld als Brillen, können nicht beschlagen und, vom sporterfahrenen Fachmann angepasst, nicht so leicht verloren gehen. Allerdings schützen sie die Augen weniger als Schutzbrillen und greifen in den Hornhautstoffwechsel ein. Die Klarheit der Hornhaut (Cornea) steht und fällt mit der Hornhautverträglichkeit der Linsen. Wie jedes andere Gewebe ist auch die Cornea von

der Sauerstoffzufuhr abhängig, worüber u.a. die Parameter der Kontaktlinsen entscheiden. Daher sind für die meisten Sportarten (Ausnahme: Wassersportarten) harte (auch formstabile oder hartflexible) Kontaktlinsen am besten geeignet (s. Tab. 22.5), weil sie die Hornhaut nur teilweise bedecken und die höchstmögliche Gasdurchlässigkeit mit der größtmöglichen Beweglichkeit und Dauerverträglichkeit verbinden. Von der Linsenbeweglichkeit hängt die Menge der Tränen um die Linse ab (Tränenaustauschrate), die ständig verdunsten, abfließen und ergänzt werden. Dieser Tränenaustausch, besser: die Tränenaustauschrate, ist bei harten Linsen 10 × höher als bei weichen. Da der Transport von Zucker (Glukose), Sauerstoff und Stoffwechselprodukten (einschließlich Brenztraubensäure und Milchsäure) über die Tränenflüssigkeit erfolgt, ist dies von größter Bedeutung, zumal ein Teil der Energiegewinnung der Hornhaut anaerob erfolgt.

Weiche Linsen bedecken die Hornhaut vollständig, sie reichen bis auf die limbusnahe Bindehaut (s. Abb. 22.8b), und reizen u.U. den Limbus, die Stelle, die den Nachschub des Epithels (Hornhautdeckschicht) organisiert. Die Stammzellen, die die Epithelien produzieren, sind druckempfindlich und leiden bei Sauerstoffmangel, wie er auch unter hochgasdurchlässigen Weichlinsen bei geringer Tränenaustauschrate häufig auftritt. Dies kann, v.a. bei der vermehrten Anforderung an den Zellnachschub unter Kontaktlinsen im Sport oder bei Verletzungen, zu Problemen führen.

Während der Träger unter Hartlinsen jede kleinste Veränderung spürt, kaschieren Weichlinsen pathologische Befunde, sie wirken praktisch wie ein Verband. Unter Kontaktlinsen entsteht, v.a. beim Sport, die Gefahr von Infektionen der Hornhaut. Bei weichen (flexiblen) Linsen kommt dies 4–6 × häufiger vor als bei harten (formstabilen oder hartflexiblen). Von entscheidender Bedeutung sind hier auch die regelmäßige Reinigung und Desinfektion der Linsen und die Art der verwendeten Lösungen. Wenn die Hygienemaßnahmen eingehalten und die Augen regelmäßig vom Augenarzt kontrolliert werden, lassen sich auch Schäden durch Weichlinsen vermeiden.

Als positiv zu werten, ist, dass Hartlinsen eine große Wärmeleitfähigkeit besitzen, die Aktivität des im Tränenfilm befindlichen Antibiotikums Lysozym kaum beeinträchtigen und auch das für Entzündungen verantwortliche Prostaglandin nicht wesentlich aktivieren. Weichlinsen haben in praktisch allen Bereichen ungünstigere Auswirkungen.

Richtig angepasst und gehandhabt gehen hartflexible Linsen beim Sport kaum verloren. Sie rufen zu Beginn evtl. ein etwas stärkeres Fremdkörpergefühl hervor als weiche und erfordern viel mehr Erfahrung bei der Anpassung. Für Wassersportarten können sie wegen der Verlustgefahr meist nicht getragen werden.

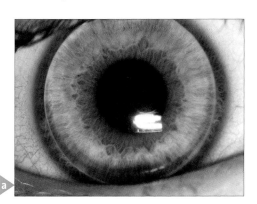
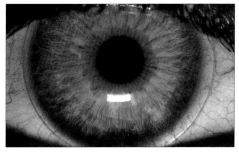

Abb. 22.8a–b: a) Hochgasdurchlässige formstabile (hartflexible) Linse, **b)** weiche (flexible) Linse

Tab. 22.5: Eigenschaften von harten und weichen Kontaktlinsen (Kl)

Eigenschaften	Formstabile (harte) Kl	Flexible (weiche) Kl
Hornhautbedeckung	50–70%	Total, reichen über Limbus
Verträglichkeit	Zunächst mäßige mechanische Belastung, nach 2–4 Wo. gut bis sehr gut	Meist von Anfang an gut verträglich, manchmal Spätunverträglichkeit
Gasdurchlässigkeit (nach Fatt 35°)	Dk/L > 180	Silikonhydrogel-Kl: z.T. Dk/L > 160 Übrige Arten: Dk/L < 30
Tränenaustauschrate	10–20% (hoch)	1–2% (gering)
Transport von Sauerstoff, Glukose, Stoffwechselprodukten	Gut bis sehr gut	Gering bis sehr gering (je nach Tränenaustausch und Beweglichkeit der Linse)
Wärmeleitfähigkeit	Meist sehr gut	Meist sehr gering
Lysozymaktivität	Kaum beeinflusst	Oft gering
Prostaglandinaktivität	Meist gering	Oft hoch
Infektionsrate	Gering	4–10 x höher als bei harten
Subjektive Erkennbarkeit von Problemen und Schäden	Sehr gut	Schlecht, Beschwerden werden oft kaschiert („Verbandlinseneffekt")

(Weichlinsen-)Austauschsysteme, bei denen die Linsen entweder tgl., alle 2, 4 oder 12 Wo. erneuert werden und daher nicht so stark verschmutzen können wie länger getragene, sind bei Verschmutzungs- und Verlustgefahr z.T. eine gute Wahl. Sie müssen aber ganz regelmäßig, bei Verschmutzung vor der Zeit, gewechselt werden und bedürfen stets einer intensiven Reinigung und Desinfektion.

Umwelt- und Umfeldbedingungen des Sports spielen für Kontaktlinsenträger eine nicht zu unterschätzende Rolle. Oft sind UV-undurchlässige, nichtionische (verschmutzen nicht so leicht) oder (bei hellem Licht) getönte Linsen, z.T. ergänzt durch Schutzbrillen (Skilauf), notwendig.

Für Sportarten, bei denen Brillen oder Kontaktlinsen nicht zweckmäßig oder verboten sind (z.B. beim Boxen), kommt die Anwendung der **Orthokeratologie** infrage. Dabei wird für die Nacht eine spezielle harte Kontaktlinse angepasst, die die Hornhaut abflacht, indem die Deckschicht (das Epithel) in die mittlere Peripherie gewalkt wird. Bis zu –4 dpt Kurzsichtigkeit können dadurch

vorübergehend ausgeglichen werden. Da es sich hier um einen Eingriff in die Physiologie der Hornhaut handelt, sollte dies, zumindest in der ersten Zeit, unter augenärztlicher Kontrolle erfolgen.

Refraktiv-chirurgische Korrektur

Kommt keine konservative Maßnahme für die Korrektur einer Fehlsichtigkeit infrage, kann in einigen Fällen ein operativer Eingriff weiterhelfen. Ob allerdings eine solche Operation sinnvoll oder möglich ist und welche Methode im Einzelnen infrage kommt, muss vom Augenarzt individuell geklärt werden. Grundsätzlich gibt es 3 Hauptformen dieser Eingriffe:

- Einziehen von 2 halbbogenförmigen Intracornealringen (Intacs) in die Hornhautperipherie bei Kurzsichtigkeit
- „Abschleifen" der Hornhaut mit dem Laser bei Kurzsichtigkeit, das Aufsteilen derselben bei Weitsichtigkeit
- Einsetzen von künstlichen Linsen ins Auge, und zwar entweder neben der vorhandenen Linse oder anstatt derselben

Da es sich mit Ausnahme des ersten Eingriffs um irreversible Eingriffe handelt, muss die Indikation sehr streng gestellt werden und zwar von Augenärzten, die sich im Sport optimal auskennen.

Merksatz

⊿ Für den Sport ist die optimalste Sehschärfe erforderlich. Korrekturen von Fehlsichtigkeiten können durch Brillen, Kontaktlinsen und operative Eingriffe in Form von Laserungen und Einpflanzungen von Cornealringen und Intraocularlinsen vorgenommen werden.

22.2 Sporttauglichkeit des Sehorgans

Im Sport dient das Sehorgan der Orientierung im Raum, der Kontrolle und Korrektur von Eigen- und Fremdbewegungen sowie der Unfallverhütung. Da hierfür alle Sehfunktionen wesentlich sind, sollten die wichtigsten von ihnen zu Beginn des Sporttreibens und danach in Abständen von 4–6 Jahren kontrolliert werden. Daneben gilt es, Augenkrankheiten und Anomalien auszuschließen und bei Vorhandensein ihre Sportrelevanz zu beurteilen. Diese Befunde sollten mit dem Betroffenen, bei Jugendlichen mit deren Eltern und bei Leistungssportlern mit den Lehrern oder Trainern, besprochen werden. Dazu gehört von augenärztlicher Seite eine große Sporterfahrung.

Leider fordern nur ganz wenige deutsche Sportverbände Augenuntersuchungen bei Sportlern, Trainern bzw. Lehrern und Schieds- bzw. Kampfrichtern.

In eigenen Untersuchungen von 145 Fußballschiedsrichtern aller Klassen [Schnell und Schnell 1985] gab es in den obersten Klassen weder einäugige noch Schiedsrichter ohne räumliches Sehen. Vermutlich ist das darauf zurückzuführen, dass sich alle durch "schlechtes Pfeifen" selbst eliminierten. Aber dieses Ausleseverfahren ist teuer und langwierig, weil man eine ganze Zeit ungeeignete Personen ausbildet. Sinnvoller erscheint – wie dem Deutschen Fußballverband (DFB) zwar empfohlen, nicht jedoch umgesetzt – die Durchführung einer Eingangsuntersuchung der Augen von Bewerbern vor Beginn der Ausbildung.

22.2.1 Erstuntersuchung bei Sportbeginn

Wenn keine Anforderungen an diese Untersuchung von Seiten des Sports gestellt werden, sollten nach einer genauen Familien-, Krankheits- (Operation, Krankheiten, Unfälle) und Sportanamnese (Sportart(en), Unfälle) folgende Untersuchungen vom Sportarzt (besser Augenarzt) vorgenommen werden:

⊿ Inspektion der Augen, makroskopisch (zusätzlich, wenn möglich, mikroskopisch mit Spaltlampe).

⊿ Funduskopie orientierend (falls möglich! Wenn V.a. Netzhaut-Glaskörper-Problematik: (Kontaktglas-) Untersuchung beim Augenarzt).

⊿ Visus ohne und mit im Sport getragener Korrektur in Ferne und Nähe, Beurteilung der Sporttauglichkeit der Korrektur. Der Visus sollte bei jugendlichen und erwachsenen Emmetropen und Hyperopen mindestens 1,25 sein, bei Senioren und Myopen zwischen 0,8 und 1,0 liegen, andernfalls ist ein augenärztlicher Korrekturversuch erforderlich. Bei Sportarten mit vorgeschriebener Mindestsehschärfe (z.B. Tauchen: besseres Auge mindestens 0,5) sollte man dennoch die bestmögliche Sehschärfe anstreben (z.B. mittels Korrektur!).

⊿ Stereosehen (Fa. Titmus "Hausfliege").

⊿ Farbsehen (die 2 wichtigsten Farbtafeln von Ishihara oder Velhagen).

◢ Gesichtsfeld grob (Konfrontation).

◢ Blickfeld (Führungsbewegungen mit der Hand), Schielstellung und Zwangshaltung ausschließen.

◢ Evtl. Augeninnendruckmessung.

Besteht in der Familien- oder Krankheitsanamnese ein Krankheitsverdacht oder sind Funktionseinbußen, Augenkrankheiten (Pigmentosa) oder Anomalien vorhanden, gingen Augenoperationen voraus oder bestehen Augenprobleme im Sport, sollte ein Augenarzt hinzugezogen werden.

Spezialuntersuchung bei bestimmten Sportarten

Tauchtauglichkeit. Eine wichtige Spezialuntersuchung ist die der Tauchtauglichkeit. Sie kann grundsätzlich von jedem Arzt durchgeführt werden. Besonders geeignet erscheinen hier aber sog. Taucherärzte, die von der Deutschen Gesellschaft für Tauch- und Überdruckmedizin (GTÜM) ausgebildet wurden. Diese Gesellschaft hat zusammen mit der entsprechenden Österreichischen (ÖGTH) und der Tauchgesellschaft der deutschsprachigen Schweiz (SUHMS) einen Untersuchungsbogen entwickelt, nach dem bei der Untersuchung vorzugehen ist. Dieser Bogen und die Tauchtauglichkeitskriterien wurden im Jahre 2009 novelliert. In der sog. Checkliste Tauchtauglichkeit sind die Kriterien niedergelegt, auch für die Augen [Schnell und Koch 2009; Schnell (a) 2007].

Bei Hochleistungssportlern (etwa im Tennis, Badminton und Tischtennis) empfehlen wir einen Spezialsehstatus zu erheben:

◢ Prüfung der Hell-Dunkel-Adaptation und des Kontrastsehens

◢ Prüfung des Bewegungssehens in Form der Bestimmung der sakkadischen Ortungsgeschwindigkeit und/oder Prüfung des dynamischen Sehens (s. ⊘ Abschn. 7.1)

◢ Reaktionszeit

Spezialuntersuchungen bei Augenkrankheiten und nach Unfällen sowie Augenoperationen

◢ Statische Perimetrie

◢ VEP

◢ EOG/ERG

◢ Fluoreszenzangiographie

◢ CT/MRT

> **Merksatz**
> ◢ Eignungs- und Gesundheitsuntersuchungen tragen zur Optimierung der sportlichen Leistung bei und zur Verhinderung von Sportverletzungen und -schäden.

22.2.2 Augenerkrankungen, -anomalien und Sport

Durchblutungsstörungen

Dynamische leichte allgemeine Ausdauerbelastungen haben nach eigenen Erfahrungen positive Auswirkungen auf degenerative Augenerkrankungen wie Durchblutungsstörungen der Netzhaut und des Sehnerven. Solche Auswirkungen sind auch bei diabetischen Netzhautveränderungen leichten Grades beschrieben worden. Beispielhaft findet sich ein Fall in Abbildung 22.9a–c. Ist allerdings der Diabetes in ein fortgeschrittenes Stadium getreten, sollte der Sport nur unter Kontrolle und Anleitung des erfahrenen Augenarztes und Internisten durchgeführt werden, da hier Risiken wie Netzhaut-Glaskörperblutungen, Entgleisungen des Diabetes u.a. drohen (s. auch Abschn. 16.2).

Entzündungen des Auges

Chalazien, Bindehaut-, Lidrand-, Tränendrüseninfektionen, Tränenwegsphlegmonen oder gar ein Zoster ophthalmicus sollten, solange sie lokal beschränkt bleiben, zum Verbot von Wassersportarten und intensiver sportlicher Betätigung führen. Die Gefahr der Generalisierung der Prozesse und die engen Gefäßverbindungen mit dem Gehirn

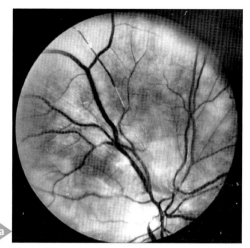
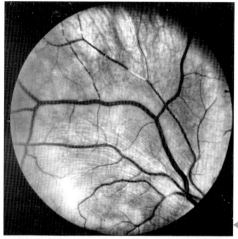
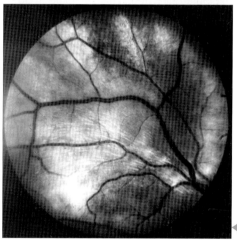

Abb. 22.9a–c: a) Embolus nach etwa 10-min-Lauf in peripherer Arterie, **b)** Nach 35 min weiter in die Peripherie gewanderter Embolus, **c)** Nach 2 h Embolus völlig verschwunden (Netzhaut dunkler, also besser durchblutet)

(z.B. Gefahr einer Zerebralinfektion) verbieten diese Aktivitäten. Ein leichtes Konditionstraining ist möglich. Werden allgemeine Symptome festgestellt, muss der Sport vorübergehend ganz verboten werden. Letzteres gilt v.a. für schwere intraokulare Entzündungen wie Iridozyklitis, Panuveitis, Chorioretinitis, Ophthalmitis oder Neuritis.

Glaukom (Grüner Star)

Eine wohldosierte dynamische Belastung der allgemeinen Ausdauer senkt einen erhöhten Augeninnendruck [Kypke 1973] beim Grünen Star. Andererseits erhöht sich schon beim Gesunden während Übungen mit Kopf nach unten (im Handstand) der Augeninnendruck (auf 35–40 mmHg, bei einem Normwert < 20 mmHg) [Schnell (b) 2007].

Beim Normal- und Niederdruckglaukom, wo der i.A. dabei vorhandene niedrige Blutdruck (Hypotonie) die Durchblutung des Auges weiter verschlechtert, sollten Kraftübungen zur Blutdruckerhöhung durchgeführt werden. Von Ausdauerbelastungen, die durch ihre parasympathikotone Wirkung den Blutdruck weiter senken, ist abzuraten.

Mitunter machen antiglaukomatöse Therapien Probleme im Sport. Pilocarpin, das die Pupille verengt und das Sehen durch eine Myopisierung verschlechtert, wird heute nur noch selten gegeben, z.B. beim Pigmentglaukom. Bei dieser Erkrankung ist von Sportarten mit Erschütterungen (auch Joggen) abzuraten, weil dabei vermehrte Pigmentausschwemmungen beobachtet wurden [Haynes, Johnson, Alward 1992]. Betablockertropfen und ausschwemmende Therapien (Karboanhydrasehemmer) können trotz niedriger Dosierung Herzprobleme verursachen.

Netzhaut-Glaskörper-Problematik

Einschränkungen im Sport gibt es auch bei solchen Menschen, die familiär oder individuell eine Netzhaut-Glaskörper-Problematik aufweisen. Wenn der Augenarzt solche Veränderungen feststellt, sind alle Sportarten, die mit Erschütterungen einhergehen, zu verbieten. Bereits Draeger hat mittels Hochgeschwindigkeitskinematographie festgestellt, dass sowohl beim Laufen auf hartem Untergrund (Marathonlauf) als auch beim Galoppreiten, beim Weitsprung, Motorbootfahren und Wasserskilaufen auf rauer Oberfläche, Spitzenbeschleunigungswerte des Glaskörpers zwischen 35 und 57 m/s², somit Werte bis nahe an die 6-fache Erdbeschleunigung heranreichend, entstehen [Draeger 1975], die bei einer gewissen Prädisposition zu Netzhautablösungen führen. Vor allem bei hohen erregenden Schwingfrequenzen um 20 Hertz ist die Gefahr eines mechanischen Aufschaukelns des Augapfels und Glaskörpers durch Resonanz gegeben. Solche Belastungen sind auch beim Skiabfahrtslauf, bei Abgängen vom Reck oder Barren, Sprüngen übers Pferd, Skisprüngen oder bei Rallyefahrten in hart gefederten Pkw, aber auch Vibrations-Trainingsgeräten zu erwarten. Bei einigen Sportarten kann gut abfederndes Schuhwerk und ein weiches Federn in den Knien zur Verringerung der Gefahren führen.

Unsere Erfahrungen sprechen dafür, dass Sportler, v.a. Kurzsichtige, vom Augenarzt sehr genau auf ihre Netzhaut-Glaskörper-Situation untersucht werden müssen und bei Problemen entweder therapeutische Maßnahmen (Laserungen, Kryokoagulationen und Ähnliches) erfolgen sollten oder im Extremfall ein Sportverbot für die gefährlichen Sportarten notwendig wird. Immer aber gilt: Soviel Sport wie möglich, so wenig Einschränkungen wie nötig!

Schielen

Schielkinder erhalten oft Okklusionspflaster auf das bessere Auge, um das andere zu schulen (s. Abb. 22.10a). Mitunter benötigen sie pupillenerweiternde Tropfen, tragen Prismen auf der Brille oder müssen mit einer Biofokalbrille zurechtkommen (s. Abb. 22.10b).

Diese Maßnahmen führen zu Sehunschärfen, Einäugigkeit, evtl. zu Doppelbildern oder gar Verlagerungen des Raumeindrucks und können sich daher negativ im Sport auswirken. Häufig fehlt hier das beidäugig räumliche Sehen und damit die genaue Einschätzung der Dinge im Raum. Ball- und Rückschlagspiele können hier Probleme

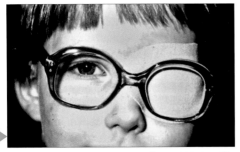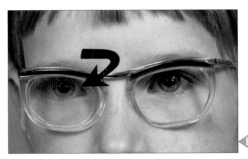

Abb. 22.10a–b: Schieltherapien: **a)** Vollokklusion, **b)** auf dem rechten Glas (Pfeil) eine Prismenfolie, links ein Bifokalglas

bringen. Augenarzt, Eltern und Lehrer sollten mit dem Kind zusammen über Möglichkeiten und Handicaps sprechen.

Da plötzliche Einäugigkeit ein großes Handicap bei sportlichen Aktivitäten darstellt, sollte man es vermeiden, Sportlern Augenverbände zu verabreichen, wenn sie nach Unfällen (Nähten, Fremdkörperentfernungen u.Ä.) sporttauglich bleiben. Kinder fangen oft durch Verbände zu schielen an.

Merksatz

◿ Augenrisiken, Augenkrankheiten und Zustände nach Augenoperationen sind häufig relative oder absolute Kontraindikationen im Sport. Schulsportbefreiungen sollen so selten und sportartenspezifisch wie möglich ausgesprochen werden.

22.3 Sport mit Blinden und Sehbehinderten

Zwischen 30 und 5% Sehschärfe gelten Menschen als sehschwach, zwischen 2 und 5% als hochgradig sehschwach, unter 2% als blind. Kinder mit einer Sehschärfe unter 30% gehen i.A. in Sehbehindertenschulen.

Sehbehinderte sind mit Zunahme des Behinderungsgrades darauf angewiesen, sich immer stärker auf die übrigen Sinne zu stützen. Daher ist es eine der vornehmlichsten Aufgaben des Behindertensports, diese zu schulen. Dabei gilt es zu beachten, dass auch der kleinste Sehrest die Ausbildung des Tastsinns behindern kann. Blinde lernen das Ertasten von Gegenständen (z.B. Blindenschrift) wesentlich leichter als Menschen mit einem Sehrest. Offensichtlich behält das Sehorgan auch bei sehr schlechter Restfunktion die Dominanz über die übrigen Sinne.

Ein großer Unterschied in der Bewegungskoordination besteht zwischen den Menschen, die blind geboren wurden, und solchen, bei denen die Blindheit später eintrat. Die Späterblindeten haben i.A. eine bessere Koordination, nach einiger Zeit auch meist eine bessere Orientierung und ein höheres Leistungsvermögen als Früherblindete.

Die neuere Hirnforschung lehrt uns, wie wichtig körperliche Aktivität gerade für Blinde ist. Kurz nach der Geburt beginnt die Synapsenbildung der 180 Mrd. mit zur Welt gebrachten Hirnzellen. Neuere Untersuchungen haben gezeigt, dass diese Verschaltungen durch die koordinative Bewegungsaktivitäten des Säuglings und des Kleinkinds entscheidend beeinflusst werden [Schnell und Bolsinger 2010].

Da hochgradig sehbehinderten und blinden Säuglingen die Eigenbewegungsimpulse weitgehend fehlen oder durch Angst oder Überbehütung verloren gehen, ist es ungeheuer wichtig, dass die Aktivierung dieser Kinder so früh wie möglich beginnt. Der heute übliche Beginn der Beweglichkeitsschulung in Blindenheimen, bzw. den ihnen angeschlossenen Frühförderstellen, mit etwa 20 Monaten liegt viel zu spät, um optimale Wirkungen erzeugen zu können.

Hormonelle Defizite, die durch mangelnden Lichteinfall ins Auge zustande kommen, spielen bei Blinden eine große Rolle. So liegen nach Untersuchungen von Hollwich u.a. Autoren [Bolsinger 1996] die Spiegel der Hormone T_3 und T_4, Cortison und Testosteron, ACTH und TSH bei Blinden deutlich niedriger als normal.

Sehbehinderte, besonders Blinde, neigen zum einen zu einer Abschottung von der Außenwelt und zeigen zum anderen viele spezielle Verhaltensweisen. Auch haben sie vegetative Störungen, wie Miktionsprobleme und Schlafstörungen.

Sport ist in der Lage, diese Menschen aus ihrer Isolierung herauszulösen und in die Gemeinschaft einzuführen. Weiterhin können durch Sport Bewegungsdefizite abgebaut und Bewegungsmangelkrankheiten verhindert werden. Hormonelle und vegetative Störungen bessern sich oder verschwinden ganz.

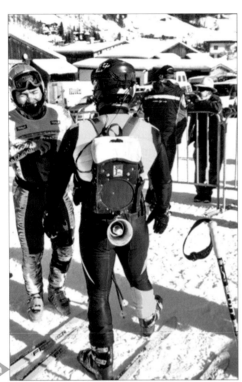

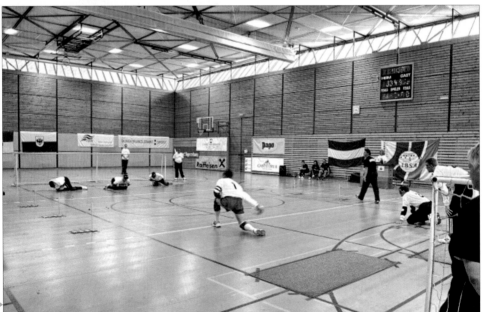

Abb. 22.11a–b: a) Begleitläufer eines Blinden-Slalom-Sportlers mit Lautsprecheranlage auf dem Rücken, **b)** Torball-Weltmeisterschaften in Österreich 2007 [Foto **a:** Bolsinger, **b:** BSST]

Das Spektrum der möglichen Sportarten reicht in vielen Disziplinen vom Gesundheits- über den Breiten- und Freizeitsport bis hin zum Leistungs- und Hochleistungssport. Bei den Olympischen Spielen der Behinderten (Paralympics) leisten hochgradig Sehschwache und Blinde Hervorragendes.

Viele Sportarten können nur mithilfe Sehender ausgeübt werden, so Langläufe, Querfeldeinläufe, Formen des Skilaufs (s. Abb. 22.11a), Tandem-Radfahren, Tauchen, Rudern, Segeln, Surfen und ähnliche Disziplinen. Andere Sportarten werden mithilfe von akustischen Hilfsmitteln, z.B. Summern, Megaphonen (Kurzstreckenläufe) oder akustisch hörbaren Geräten, z.B. mit Klingeln, Glocken, (z.B. Klingelbällen beim Fuß-, Goal- oder Torball), durchgeführt. Bei wieder anderen Sportarten, wie dem Turnen oder Trampolinturnen, bedarf es nur einer intensiven Sicherheits- bzw. Hilfestellung. Einige Sportarten erfordern besondere Präparationen der Sportstätten, so der Hoch-, Weit-, Dreisprung u.a.

Es gibt im Blindensport Mannschaftssportarten, zum einen, nach dem Krieg für die Kriegsversehrten erfunden, das Goalballspiel oder seine deutsche Variante, das Torballspiel (s. Abb. 22.11b). Zum anderen rückt in letzter Zeit das Blindenfußballspiel immer mehr in das Interesse des Publikums und der Presse. Beide Sportarten sind paralympisch und werden international gespielt. Es gibt Europa- und Weltmeisterschaften.

Der Blindensport stieg im letzten Jahrzehnt besonders durch die hervorragenden Leistungen bei den Paralympics in der Publikumsgunst und kommt dem Ansehen der Leistungen bei Olympischen Spielen immer näher.

Insgesamt ist der Sport für Sehbehinderte und Blinde von großer Wichtigkeit. Er verbessert die Gesundheit und die Lebensqualität dieser Behindertengruppe ungemein. Besonders Kinder und Jugendliche sprechen sehr gut auf Bewegung, Sport und Spiel an, wenn sie behutsam an diese herangeführt werden, sodass Scheu, Ängste und Hemmungen verloren gehen.

Sehbehinderten und Blinden wird in Großstädten von Blindenlehrern ein Mobilitätstraining angeboten. Man versteht darunter Übungen, die dem Blinden helfen, sich in seiner Umgebung (einschließlich des Straßenverkehrs) zurechtzufinden. Neben einer guten Orientierung durch den Tastsinn und das Gehör sowie einer erhöhten Aufmerksamkeit bedarf es bei diesen Übungen auch einer guten Muskelkoordination, die die sportlich-koordinative Grundausbildung ermöglicht.

Merksatz

◢ Der Blindensport kann entscheidend zur physischen und psychischen Gesundheit und zur sozialen Eingliederung beitragen.

Literatur

Bolsinger CA, Ophthalmologische und sportmedizinische Aspekte beim Sport mit Blinden und Sehbehinderten. Teil 1. Blind Sehbehindert. ISSN 0176–7836 (1996), 117, 10–117

Draeger J, Dupuis H, Mechanische Faktoren bei der Auslösung der Amotio Retinae. Klein Mbl Augenheilk (1975), 166, 431–435

Haynes WL, Johnson AT, Alward WL, Effects of jogging exercise on patients with the pigmentary dispersion syndrome and pigmentary glaucoma. Ophthalmology (1992), 7(99), 1096–1103

Hollmann W, Hettinger T (2000) Sportmedizin, 4. Aufl., 29. Schattauer, Stuttgart, New York

Ishigaki H, Miyao M, Differences in dynamic visual acuity between athletes and non-athletes. Perceptual and motor skills (1993), 77(3), 835–839

Jendrusch G et al., Zur Prävention von Augenverletzungen im Squash – Werden Schutzbrillen akzeptiert? In: Institut Sicher Leben (Hrsg) (2004) Mit Sicherheit mehr Sport – Beiträge zum 2. Dreiländerkongress, Wien, 26.–27.09.2002, 141–145

Jendrusch G et al., Belastungsinduzierte Veränderung der visuellen Leistungsfähigkeit
am Beispiel der Sehschärfe. ZPA (2001),
22(11), 437–443

Jendrusch G (1995) Visuelle Leistungsfähigkeit
von Tennisspieler(inne)n, 9. Sport und
Buch Strauß, Köln [Edition Sport, Berichte
und Materialien des Bundesinstituts für
Sportwissenschaft]

Jowett NI, Jowett SG, Ocular purpura in a
swimmer. Postgrad Med J (1997), 73(866),
819–820

Klug HG, Wendt HJ (2009) Mensch und Realität. http://www.airflag.com/Hirn/index.
html,/Wissenschaft/4. Die Sinne als Brü-
cken zur realen Welt

Kypke W et al., Augeninnendruck während
und nach körperlicher Belastung: I. Kreis-
laufparameter. Albrecht von Graefes Arch
klin exp Ophthalmol (1973), 186, 91

Loew T et al., Bungee Jumping. Münch med
Wschr (1993), 135(30/31), 396–399

Lawless M et al., Surfboard-related ocular injuries. Australian and New Zealand J of ophthalmol (1986), 14(1), 55–57

Matsushima J et al., Recording eye movement
during stepping in place with a CCD
imagesensor. Auris, Nasus, Larynx (1992),
19(3), 153–160

McGraw MB, Myrtle B (1935) Growth. A Study
of Jonny and Jimmy. Arno Press, New
York. In: Winter R, Zur Periodisierung der
motorischen Ontogenese in der Kindheit
und Jugend. Theorie u. Praxis der Körper-
kultur (1975), 24, 39

McLeod P, Visual reaction time and high-speed
ball games. Perception (1987), 16(1),
49–59

Pashby TJ, Eye injuries in Canadian sports and
recreational activities. Canadian J of ophthalmol (1992), 27(5), 226–229

Schnell D (2009) Augen. In: Engelhardt M
(Hrsg), Sportverletzungen, 2. Aufl.,
197–214. Elsevier, Urban & Fischer, München. ISBN 978-3-437-24091-1

Schnell D (a) (2007) Augen. In: Klingmann C,
Tetzlaff K (Hrsg), Moderne Tauchmedizin
– Handbuch für Tauchlehrer, Taucher und
Ärzte, 1. Aufl., 449–469. Gentner, Stutt-
gart. ISBN 3-87247-645-9

Schnell D (b) (2007) Visuelles System. In: Dickhuth HH (Hrsg), Sportmedizin für Ärzte,
209–229. Deutscher Ärzte-Verlag, Köln.
ISBN 978-3-7691-0472-1

Schnell D, Bolsinger A (2010) Augenkrankheiten und organische Einschränkungen
beim Sport- und Bewegungsunterricht mit
Blinden und Sehbehinderten. In: Giese M
(Hrsg), Sport- und Bewegungsunterricht
mit Blinden und Sehbehinderten. Band 1:
Theoretische Grundlagen – spezifische
und adaptierte Sportarten. Schriftenreihe
des Behindertensportverbandes NRW „aktiv dabei", 83–115. Meyer & Meyer, Aachen. ISBN 978-3-89899-425-5

Schnell D, Koch M (2009) Augen. In: Tetzlaff K
(Hrsg), Checkliste Tauchtauglichkeit,
109–119. Gentner, Stuttgart. ISBN 978-3-
87247-681-4

Schnell HJ, Schnell D, Das Sehvermögen deutscher Fußballschiedsrichter. Augenarzt
(1986), 20, 107–110

Schnell D et al., Tauchen mit Schwimmbrillen.
Dtsch Zsch Sportmed (2008), 3(59), 68–72

Vinger PF, Prescribing for contact sports. Opto-
metry Clinics (1993), 3(1), 129–143

Wirta DL, Dailey RA, Wobig JL, Eyelid neu-
roma associated with swim goggle use.
Arch Opthalmol (1998), 116(11),
1537–1538

IV   Erkrankungen der Sinnesorgane und der Haut

23 Ohr, Gleichgewichtsorgan und Nasen-Rachen-Raum

C. Graf, R. Rost

23.1 Hintergrund

Die Sinne umfassen die Gesamtheit aller Fähigkeiten, die Umwelt und den eigenen Körper wahrzunehmen. Als Modulatoren dienen die Sinnesorgane. Sie sind für jeden Menschen, insbesondere aber auch für den Sportler, von immenser Bedeutung. Zu den sog. Elementarsinnen zählen das Sehen, Hören, Riechen, Schmecken und Tasten. Es gibt aber noch komplexere Sinneswahrnehmungen, z.B. Schmerz, Lust etc. Über wie viele Sinne der Mensch letztlich verfügt, ist noch nicht endgültig festgelegt.

Umweltreize wie Druck, Wärme, Licht, chemische Stoffe etc. werden über Rezeptoren oder direkte Nervenendigungen (beim Schmerz) aufgenommen und an die entsprechenden Zentren, z.B. im ZNS (s. Abschn. 6.1 ⊘), weitergeleitet.

Allerdings dienen viele Sinnesorgane der Regelung kleinster physiologischer Prozesse und müssen nicht unbedingt bewusst wahrgenommen werden. Die Verteilung der verschiedenen Rezeptoren im menschlichen Organismus ist nicht einheitlich. So befinden sich z.B. an Fingern und Zehen 100–200 Tastkörperchen pro cm^2 Haut, an der Vorderseite der Unterschenkel dagegen nur 10/cm^2. Kälte- und Wärmerezeptoren sind hingegen nur an bestimmten Punkten lokalisiert; die Kältepunkte überwiegen mit 250 000 gegenüber 73 000 Wärmepunkten. Schmerzpunkte stehen deutlich dichter zusammen.

Pro cm^2 KOF finden sich insgesamt etwa 6 Mio. Zellen: Davon sind 5000 Sinneskörperchen, 200 Schmerzpunkte, 25 Druckpunkte, 12 Kältepunkte und 2–3 Wärme-

punkte. Geschmacksknospen gibt es in der Schleimhaut von Mund und Rachen. An der Zunge sind sie mit etwa 3000 Rezeptoren am meisten vertreten.

In sämtlichen Lebenssituationen, auch im Sport, ist der Mensch darauf angewiesen, dass die verschiedenen Sinnessysteme miteinander koordinieren und gemeinsam funktionieren. Sollte eine Funktion ausfallen, kann eine andere sie zwar nicht ersetzen, aber evtl. unterstützend mitwirken. Bspw. kann ein blinder Mensch über seinen Tastsinn oder sein Gehör zwar nicht sehen, aber daher so viele Informationen aus seiner Umwelt aufnehmen, dass er nicht unbedingt auf fremde Hilfe angewiesen ist.

Prinzipiell werden die aus der Umgebung oder dem Körper kommenden Reize von den sog. höheren Sinnesorganen, wie Augen und Ohren, der oberflächlichen Sensibilität, also Meldungen von der Haut und der Tiefensensibilität, Meldungen von den Muskeln, Sehnen und Gelenkrezeptoren sowie dem Gleichgewichtsorgan, weitergeleitet. Diese Meldungen erreichen spezielle Zentren in der Großhirnrinde. Die Schmerzbahnen aus den Eingeweiden verlaufen parallel zu den Bahnen von Druck und Temperatur, sodass Schmerzen auf die zugehörigen Hautabschnitte, sog. Head-Zonen, übertragen werden können. Ein Beispiel hierfür ist die Schmerzprojektion in die linke Schulter oder den linken Arm bei Durchblutungsstörungen am Herzen bzw. Angina pectoris (s. auch Abschn. 16.3).

Nachdem die Reize das Gehirn erreicht haben, umgeschaltet und weiterverarbeitet wurden, reagiert der Organismus i.d.R. mit gezielten (Zielmotorik) oder unwillkürlichen Muskelbewegungen (z.B. Stützmotorik).

Die Stützmotorik sorgt dafür, dass der Körper ein gewisses Gleichgewicht und eine bestimmte Stellung im Raum kontrollieren kann. Die dafür notwendigen Informationen liefern Rezeptoren aus der Muskulatur, den Sehnen und Gelenken. Wie kompliziert einzelne Bewegungsabläufe aufgebaut sind, lässt sich vereinfacht an dem Beispiel einer Tennisspielerin erläutern. Die Gegnerin schlägt auf, die Spielerin bewegt ihren Körper in Ballrichtung (Zielmotorik). Parallel muss – bei einer Rechtshänderin – eine gewisse Stützung durch das rechte Bein erfolgen und die Balance im linken Arm erhalten bleiben (Stützmotorik). Die Blickmotorik behält den Ball im Auge, während die Sehrinde des Großhirns Flugbahn und Geschwindigkeit erfasst. Währenddessen wird in der assoziativen Hirnrinde ein „Programm" für das Zurückschlagen des Balls entworfen. In diesen Entwurf müssen auch andere Faktoren wie das Netz und das gegnerische Feld samt Spielpartnerin mit einbezogen werden. Nicht zuletzt zählen auch durchdachte Schläge, wie das Schneiden, als Ausdruck einer erlernten schnellen Zielmotorik.

Merksätze

◢ Klassischerweise unterscheidet man 5 sog. Elementarsinne: Sehen, Hören, Fühlen, Schmecken und Riechen.

◢ Zu den Sinnesorganen zählen weiterhin aber auch komplexere Sinne wie der Temperatur- oder Gleichgewichtssinn.

◢ Reize werden über Rezeptoren wahrgenommen und an die entsprechenden Zentren im Gehirn weitergeleitet.

◢ Ein Organismus kann auf Reize gezielt oder unwillkürlich reagieren.

23.2 Ohr und Gleichgewichtsorgan

Das Hörorgan des Menschen liegt im Innenohr und ist zu jeder Tageszeit aktiv und aufnahmebereit (s. Abb. 23.1). Die Schallwellen, die sich von einer Schallquelle mit einer bestimmten Geschwindigkeit, der Schallgeschwindigkeit, in die Umgebung ausbreiten, werden im Innenohr aufgenommen. Die Hauptweiterleitung der Schallwellen findet in der Luft statt. Möglich ist aber auch eine Weiterleitung in anderen Gasen bzw. Flüssigkeiten und in festen Stoffen (Knochen). Die Tonhöhe wird durch die Tonfrequenz in Hertz (Hz) angegeben. Der Mensch kann den Schall einer Frequenz zwischen 16 und 20 000 Hz hören, am besten aber zwischen 2000 und 5000 Hz. Im Alter sinkt die obere Hörgrenze auf 5000 Hz ab. So wird es schwerer oder sogar unmöglich, höhere Töne wahrzunehmen (Altersschwerhörigkeit oder Presbyakusis). Erklingen mehrere Töne gleichzeitig, wird die Hörschwelle, also die Schwelle, ab der man Töne wahrnehmen kann, deutlich angehoben, z.B. beim Sprechen mit Musikhintergrund.

Die Schallwellen erreichen das Hörorgan hauptsächlich über die Ohrmuschel, also durch die Luft (Luftleitung). Sie gelangen durch den äußeren Gehörgang zum Trommelfell, das sie in Schwingungen versetzt. Diese Schwingungen werden über die Gehörknöchelchen in der Paukenhöhle auf die Membran am ovalen Fenster weitergegeben. Dort befindet sich der Eingang zum Innenohr. Das Außenohr kann durch seine trichterförmige Mündung Schallquellen lokalisieren, für eine Verstärkung des Schalldrucks am Trommelfell sorgen und bereits zur akustischen Schallanalyse beitragen. Der Schall kann auch den ganzen Schädelknochen in Schwingungen versetzen und so direkt auf die Hörschnecke übertragen werden (Knochenleitung). Die Art des Schallempfindens spielt normalerweise im Alltag keine große Rolle, sondern wird eher zu diagnostischen Zwecken herangezogen.

Im Innenohr befindet sich die Hörschnecke mit den mit Flüssigkeit gefüllten Gängen. Die Schwingungen an dem ovalen Fenster bzw. der davor liegenden Membran führen zu Verschiebungen der Flüssigkeiten. Dadurch werden Haarzellen, die „Hörrezeptoren", gereizt und über Nervenfasern dem Hörzentrum im Gehirn gemeldet.

Quantitativ kann das Hörvermögen mit dem Audiometer erfasst werden (s. Abb. 23.2).

Der Patient hört per Kopfhörer Töne in unterschiedlicher Frequenz. Sie liegen zunächst unter der Hörschwelle und werden so lange erhöht, wie der Patient noch etwas hört. Werden die angegebenen Frequenzen in der entsprechenden Lautstärke nicht wahrgenommen, handelt es sich um einen Hörverlust, der in der Messgröße Dezibel (dB) angegeben wird. Dezibel ist die Einheit für den Schalldruckpegel, die logarithmische Maßeinheit des Schalldrucks.

23.2.1 Körperliche Aktivität

Dem Hörorgan kommt im Sport eine große Bedeutung zu, denn bei vielen Sportarten werden Mitteilungen über akustische Signale weitergegeben. Aber nicht nur menschliche Signale, auch andere akustische Warnungen, z.B. Autolärm während einer Radtour oder Hinweise, z.B. Ballaufschläge, oder Distanzen, werden über das Hörorgan aufgenommen und weitergeleitet. Bei einem unvollständigen Hörverlust kann dieser zumindest teilweise durch Hörgeräte ausgeglichen werden.

Es gibt allerdings auch Sportarten, wie Schießen oder Biathlon, die das Hörorgan besonders belasten. Zum einen können

Abb. 23.1: Darstellung des Innenohrs; rot: Sinnesendstellen, blau: Perilymphe, gelb: Endolymphe.

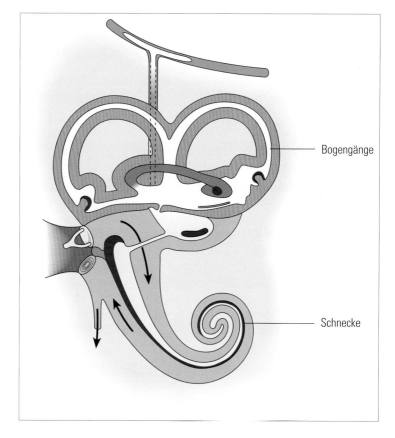

Bogengänge

Schnecke

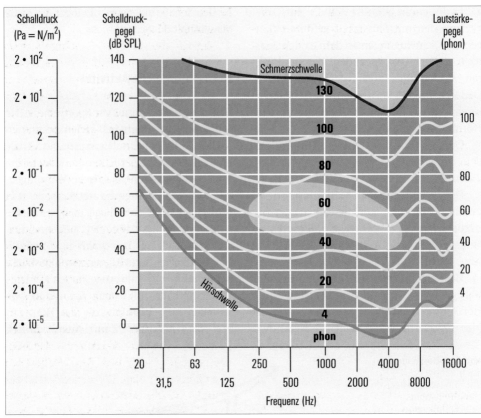

Abb. 23.2: Kurven gleicher Lautstärkepegel. Die Ordinaten der linken Seite geben eine Gegenüberstellung von Schalldruck und Schalldruckpegel an. Der markierte Bereich in der Mitte entspricht dem Hauptsprachbereich.

Knalltraumata auftreten [Pawlaczyk-Luszczyńska et al. 2004], die von der Intensität, dem Ort, der Expositionsdauer, dem Kaliber und deren akustischen Beschaffenheit abhängig sind. Bei Schalldruckpegeln oberhalb von 150 dB reichen bereits kurze Belastungen, ab 85 dB bei längerer Exposition kann es zu entsprechenden Verletzungen des Hörorgans kommen. In geschlossenen Räumen ist das Risiko durch die Schallreflexion der Wände höher. Aber auch chronische Belastungen können langfristig zu Schäden führen. Bei Polizisten wurde in einer Längsschnittstudie gezeigt, dass trotz Gehörschutz, Schäden auftreten können [Wu und Young 2009]. Regelmäßige audiometrische Kontrollen und adäquate Schutzmaßnahmen sind daher unbedingt zu beachten.

Gegen Sport, mit Einschränkungen auch Leistungssport, mit Hörschäden ist nichts einzuwenden. Allerdings sollten Gefahrensportarten, bei denen das Hören von Warnhinweisen lebensnotwendig sein kann, vermieden werden. Betreuer sollten Kenntnisse über die möglichen Kommunikationswege haben, die von gehörlosen oder hörgeschädigten Sportlern genutzt werden [Palmer und Weber 2006].

Das **Gleichgewichtsorgan** (**Vestibularorgan**) ist ebenfalls zu jeder Tages- und Nachtzeit aktiv. Es liegt in der direkten Umgebung der Hörschnecke (s. Abb. 23.1) und besteht aus den 3 senkrecht zueinander stehenden Bogengängen, die jeweils mit einer Leiste von Sinneszellen ausgestattet sind. Dreht sich der Kopf, wird der in gleicher

Richtung liegende Gang mit der darin enthaltenen Flüssigkeit (Endolymphe) mit bewegt. Dies führt zu einer Reizung der entsprechenden Rezeptoren und meldet die Lageveränderung an das Gehirn. Dieses wiederum sorgt für die notwendigen Anpassungsmechanismen des Körpers. Um die Drehbewegungen des Kopfs in sämtliche Richtungen bzw. Raumachsen zu erfassen, sind die 3 Bogengänge nötig. Sie können Nicken, Wenden oder Seitwärtsneigen des Kopfs registrieren. Wenn sich der Körper über längere Zeit mit konstanter Geschwindigkeit dreht, kommt die Endolymphe im Bogengang zur Ruhe und kreist erst beim Abbremsen weiter.

Zusätzlich finden sich im Gleichgewichtsorgan weitere Sinnesepithelien, die mit ihren Rezeptoren Informationen über geradlinige (Translations-)Bewegungen, also das Abweichen des Kopfs von der Senkrechten, melden.

Eine funktionell sehr wichtige nervale Verbindung des Gleichgewichtsorgans stellt die zu den Augenmuskelkernen dar. So ist bei Veränderungen der Körperposition stets eine visuelle Kontrolle gegeben. Gleichzeitig bestehen aber auch Verbindungen zu den Motoneuronen der Skelettmuskulatur, um eine bewusste Raumorientierung umzusetzen. Sowohl im Sport als auch im Alltag sind die Reflexe, die vom Gleichgewichtsorgan aus gesteuert werden, für 2 wesentliche Mechanismen verantwortlich: zum einen die Gleichgewichtserhaltung des Körpers, die durch Aktivierung der Stützmotorik (s.o.) erreicht wird, zum anderen die Blickmotorik, das sog. Imagebehalten der Umwelt, während sich der Körper oder Kopf bewegt. Damit das Gleichgewichtsorgan unterscheiden kann, ob sich nur der Kopf oder der ganze Körper bewegt hat, bestehen enge Verbindungen mit den Propriozeptoren in der Muskulatur und den Gelenken (s.o.). Diese melden dem Gehirn und dem Gleichgewichtsorgan, wie sich der Körper zurzeit im Raum

bewegt und ermöglichen so eine Kontrolle der aktuellen Lage.

Ein funktionierendes Gleichgewichtsorgan stellt aus diesen Gründen für zahlreiche Sportarten nahezu eine Grundvoraussetzung dar. Komplexe Bewegungsabläufe mit Drehungen um alle Körperachsen, z.B. beim Turnen oder Turmspringen, sind ohne eine intensive Schulung des Gleichgewichtsorgans nicht möglich. Besondere Herausforderungen, z.B. extreme Beschleunigungen, die in ausgewählten Sportarten vorkommen (z.B. Motorsportler, Piloten [Ahn 2003] etc.), führen zu einer Adaptation des Gleichgewichtsorgans. Allerdings liegen bislang nicht viele Untersuchungen zu diesen speziellen Aspekten vor. Neuere Arbeiten berücksichtigten die Rolle, die das Gleichgewichtsorgan zusätzlich im Zusammenhang mit dem autonomen Nervensystem einnimmt; z.B. Einfluss auf den Blutdruckverlauf bei Haltungsänderungen [Carter und Ray 2008]. Auch beim Tauchen (s. Kap. 27) werden infolge der veränderten Druckverhältnisse unter Wasser besondere Anforderungen an das Gleichgewichtsorgan gestellt. Barotraumen vorzubeugen, ist ebenfalls Gegenstand tauchmedizinischer Untersuchungen.

Merksätze
- Akustische Reize und ein akustischer Austausch stellen für Mannschaftsspiele, aber auch alle anderen Sportarten eine wichtige Voraussetzung dar. Entsprechende Alternativen bei gehörlosen oder hörgeschädigten Sportlern sollten bekannt sein.
- Das Gleichgewichtsorgan spielt in vielen Sportarten eine wesentliche Rolle, da es u.a. die Orientierung im Raum ermöglicht.
- Extreme Anforderungen an Beschleunigungen, wie sie in Flug- und Motorsportarten vorkommen, können trainiert werden und führen zu einer Adaptation.

◢ Audiometrische Untersuchungen sollten in Sportarten mit entsprechenden Expositionen, z.B. Schießen, regelmäßig durchgeführt werden.

23.3 Weitere Sinnesorgane und Sinnesempfindungen

Der **Geruchssinn** ist der „älteste" Sinn. Duftstoffe, die mit der Luft in die Nase gelangen, reizen dort die Riechzellen. Dieser Reiz wird in das Geruchszentrum im Gehirn weitergeleitet. Es kommt zu einer Speichel- und Magensaftsekretion, wenn etwas „appetitlich riecht". Gleichzeitig kann der wahrgenommene Reiz aber auch eine Warnung vor unangenehmen oder verdorbenen Nahrungsmitteln darstellen.

Damit überwacht der Geruchssinn auch den Hygienezustand, indem er Schweiß und Exkremente wahrnimmt. Außerdem nimmt die Nase Einfluss auf zwischenmenschliche Beziehungen; sie kann am Geruch sozusagen „Freund und Feind" erkennen. Diese Eigenschaft hat ferner Einfluss auf Sexualverhalten und Lustzustände.

Der **Geschmackssinn** wird über die Zunge und das Geschmackszentrum vermittelt. Man unterscheidet 4 Geschmacksqualitäten: süß, salzig, sauer und bitter. Er warnt vor verdorbenen Speisen oder stimuliert bei angenehmen „Geschmäckern" die Speichel- und Magensaftsekretion. Für den Sport ist der Geschmackssinn nur von untergeordneter Bedeutung.

Zum **Tastsinn** gehören besondere Qualitäten wie die Empfindung von Druck, Berührung und Vibration. Zusammen mit dem Empfinden für Temperatur und Schmerz macht dies die sog. Oberflächensensibilität aus. Im Gegensatz dazu registriert die Tiefensensibilität Informationen von den Propriozeptoren in tiefer gelegenen Geweben, wie Muskeln (Muskelspindeln), Gelenken (Gelenkrezeptoren) und Sehnen (Sehnenrezeptoren). Dadurch werden Reflexe, Muskelspannung und Bewegungen aufeinander abgestimmt.

Zur Registrierung der Oberflächensensibilität befinden sich in der Haut und in den Haarwurzeln spezielle Rezeptoren, die sog. Mechanorezeptoren. Sie reagieren auf die jeweilige Tastqualität und leiten diesen Reiz über aufsteigende Nervenfasern zum Gehirn weiter. Druckrezeptoren reagieren proportional zur Intensität des Drucks. Je mehr Druck ausgeübt wird, desto mehr wird der Rezeptor stimuliert. Man spricht dann von Proportionalrezeptoren. Es gibt aber auch Rezeptoren, die auf Beschleunigung reagieren und somit von der Geschwindigkeit abhängen. Dies sind insbesondere die Rezeptoren, die Berührung und Vibration wahrnehmen. Sie finden sich u.a. in Gelenken.

Schmerz gehört zu den unangenehmen Sinnesempfindungen. Er warnt vor schädigenden Einflüssen oder meldet, wenn bereits ein Schaden eingetreten ist. So stoppt man z.B. eine Bewegung, wenn sie schmerzhaft wird. Die Schmerzrezeptoren befinden sich als freie Nervenendigungen in der Haut und reagieren u.a. auf freigesetzte Mediatoren, wie z.B. Kinine. Schmerzrezeptoren adaptieren im Gegensatz zu anderen Rezeptoren nicht, d.h., ein mehrfach hintereinander kommender Reiz führt i.d.R. immer wieder zu der gleichen Reaktion und keiner Gewöhnung.

Analog zur Sensibilität unterscheidet man einen Oberflächen- von einem Tiefenschmerz. An der Oberfläche wird zunächst ein schnell gemeldeter, erster „heller" Schmerz wahrgenommen, z.B. wenn man die Hand auf die Herdplatte legt. Etwa 0,5–1 s später folgt ein 2. „dumpfer" Schmerz. Dieser hält länger an und ist weniger gut lokalisierbar. Der 1. Schmerz führt zu Fluchtreflexen, der 2. zur Schonhaltung.

In der Haut finden sich Kalt- und Warmrezeptoren für den Wärmesinn. Diese reagieren auf Temperaturen unter bzw. über 36 °C. Je niedriger die Temperatur liegt, umso stärker ist die Reaktion der Kaltrezeptoren. Analog verhalten sich die Warmrezeptoren. Die entsprechenden Thermorezeptoren können sich zwischen 20 und 40 °C an die Temperatur anpassen. So wird z.B. Wasser von 22 °C nur anfangs als kalt empfunden. Anders ist es dagegen bei Temperaturen, die außerhalb dieses Bereichs liegen. Extreme Temperaturen werden andauernd als kalt bzw. als heiß empfunden. So schützt sich der Organismus gegen mögliche Schäden wie Erfrierungen oder Überhitzung.

Die Wärmeanpassung erfolgt über das in der Haut weit verzweigte Blutgefäßsystem. So finden sich in den Hautgebieten von Hand, Fuß und Ohren zahlreiche sympathische Nervenfasern, die die dort vorhandenen Gefäße eng stellen und somit die Wärmeabgabe steuern können.

Innerhalb der Blutgefäße der Haut können bis zu 1,5 l Blut gespeichert werden. Bei Hitzebelastungen kann die Hautdurchblutung sogar auf eine Durchflussrate von 3 l/min ansteigen. Unter extremen Hitzebedingungen kann die Durchflussrate lokal noch höher liegen. In den proximalen Abschnitten der Extremitäten und auch in der Rumpfhaut funktioniert die Wärmeabgabe über die Freisetzung bestimmter Modulatoren, wie z.B. Bradykinin. Ein weiterer Mechanismus der Wärmeregulation ist das Schwitzen. Aufgrund der engen Verknüpfung mit thermoregulatorischen Reaktionen hat der Wärmesinn im Sport eine große Bedeutung (s. auch Kap. 26).

23.4 Erkrankungen und Verletzungen der Sinnesorgane

Chronische Erkrankungen im Bereich der Sinnesorgane, insbesondere im Hals-Nasen-Ohren-, aber auch Augenbereich (s.o.) können nicht nur die Sportfähigkeit, sondern so-

gar die Gesundheit gefährden. So sollten prinzipiell bei akuten Entzündungen der Ohren bzw. Nase Schwimmen und Tauchen untersagt werden. Durch intensive körperliche Belastung (s. auch Kap. 15) kommt es vermehrt zu Infektionen der oberen Atemwege, z.B. nach Marathonläufen [Moreira et al. 2009]. Auf eine ausreichende Regeneration nach solchen Belastungen ist zu achten. Ein Zeitfenster kann hier nicht vorgegeben werden, da dies individuell sehr unterschiedlich ist. Insbesondere bei Fieber sind Sport und Training untersagt, da sonst die Gefahr von Herzmuskel- oder Herzklappenentzündungen (s. auch Abschn. 16.6) besteht. Es gibt keine verbindlichen Richtlinien oder Empfehlungen, wie lange tatsächlich nach einem Infekt pausiert werden muss. Als Unterstützungen bietet sich der sog. neck check von Eichner (1993) und Primos (1996) an. Finden sich Beschwerden oberhalb des Nackens, d.h. „laufende Nase", Halsschmerzen, kann der betroffene Athlet bei etwa 50% der gewohnten Trainingsintensität für 10 min trainieren. Wenn sich dadurch die Symptome nicht verschlechtern, kann es fortgeführt werden. Bei Symptomen „unterhalb" des Nackens, z.B. Fieber, Husten, Beschwerden des Magen-Darm-Trakts, sollte das Training bis zur kompletten Ausheilung ausgesetzt werden. Anschließend kann der Athlet sein Training wieder aufnehmen und schrittweise steigern. Pro Krankheitstag sollten ein 1–2 Tage für die Steigerung einberechnet werden.

Werden als Entzündungsursache Streptokokken nachgewiesen, kann je nach Schwere des Infekts eine Sportpause von 3–4 Wo. erforderlich sein. Pfeiffersches Drüsenfieber oder Mononucleosis infectiosa stellt ebenfalls eine Besonderheit der Infektionserkrankungen bei Athleten dar [Metz 2003]. In den meisten Fällen ist der Verlauf eher leicht und selbstlimitierend. Typische Symptome sind Übelkeit, Gewichtsverlust und Erschöpfung; in 50% findet sich eine tastbare vergrößerte Milz. Die Dauer beträgt meist etwa 6–8 Wo., kann aber

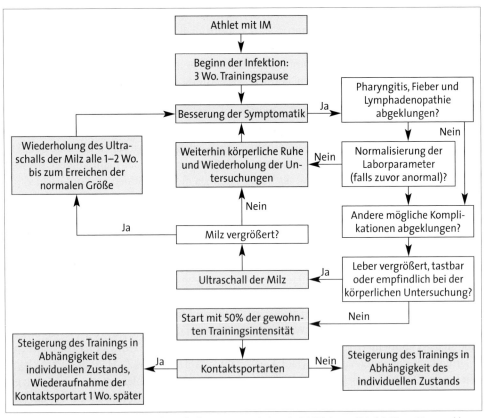

Abb. 23.3: Algorithmen für die Wiederaufnahme eines Trainings bei Athleten mit infektiöser Mononukleose (IM) bzw. Pfeifferschem Drüsenfieber

bei Leistungssportlern deutlich länger (3 Monate) betragen. Der Betroffene leidet unter einer postinfektiösen Schwäche und kann seine gewohnte Leistung nicht erbringen. In 0,1–0,2% kann es zu einer Ruptur der Milz kommen, daher wird folgendes Vorgehen im Infektionsfall vorgeschlagen (s. Abb. 23.3).

Weitere im Sport bedeutsame Erkrankungen der Sinnesorgane sollen im Folgenden aufgeführt werden.

23.4.1 Erkrankungen der Nase

Nasenpolypen sind Schleimhautgeschwülste. Sie haben zwar keinen eigentlichen Krankheitswert, kommen aber gehäuft in Verbindung mit Bronchospasmen oder Asthma bronchiale vor. Sie können jedoch wie auch andere Verformungen im Nasenbereich, z.B. der Nasenscheidewand, die Leistungsfähigkeit durch Beeinträchtigung der Nasenatmung einschränken. Bei entsprechenden Beschwerden eines Sportlers sollten solche Möglichkeiten bedacht und chirurgische Maßnahmen erwogen werden.

Sinusitiden, Infektionen der Nasennebenhöhlen, betreffen sehr häufig Athleten aus Wassersportarten. Sie können im Rahmen einer zunächst meist virusbedingten Infektion der oberen Atemwege (s.o. und s. Kap. 27) auftreten oder Begleiterscheinung bei Allergien sein. Anatomische Anomalien, wie Polypen, Nasenscheidewandabweichungen etc., begünstigen das Entstehen. Die betroffenen Sportler fühlen sich i.d.R. in ihrer Leistungsfähigkeit und Belastbarkeit eingeschränkt. Begleiterscheinungen, wie z.B. Fieber oder Myalgien, verstärken das Krankheitsgefühl. Im akuten Fall ist wie bei allen fieberhaften Infekten jegliches Training kontraindiziert. Wann es wieder aufgenommen werden darf, ist abhängig von der Art und der Schwere der Infektion und der erfolgten medikamentösen Therapie. Handelt es sich um eine bakterielle Infektion, ist i.d.R. eine Antibiotikaeinnahme erforderlich. Das Training sollte frühestens nach Beendigung der Medikamenteneinnahme vorsichtig begonnen werden (s.o.). Tauchen ist erst nach der kompletten Ausheilung erlaubt, da sonst das Auftreten von Barotraumen (s. Kap. 27) begünstigt wird.

Bei Verletzungen der Nase kommt es zum Nasenbluten aus dem sog. Kiesselbach-Plexus, einem gut durchbluteten Venengeflecht im Bereich der vorderen Nasenscheidewand. Im Akutfall sollte der Kopf nach vorne gebeugt werden. Diese Stellung verhindert, dass Blut in die Lunge laufen kann und zur gefährlichen Aspiration führt. Eis im Nacken („Eiskrawatte") kann die Blutzufuhr und somit Blutung drosseln. Bei starker Blutung muss die Nase tamponiert werden. Dabei sollte natürlich kein Sport getrieben werden.

23.4.2 Erkrankungen des Ohrs

Erkrankungen des Ohres kommen bei Sportlern in verschiedenen Formen vor. So können sie infektiös bedingt sein, aufgrund von Anomalien oder Durchblutungsstörungen entstehen. So können z.B. belastungsbedingte Veränderungen der Hämodynamik und möglicherweise auch metabolischer Faktoren zu einer Vasokonstriktion im Innenohr führen. Die Konsequenz ist ein vorübergehender Hörverlust. Eine laute Umgebung, z.B. bei Aerobic, unterstützt die Entstehung. Untrainierte Personen sind häufiger betroffen als trainierte. Dauerhafte, sportinduzierte Hörschäden sind aber bei Sportlern nicht bekannt.

Belastungsinduzierte intrathorakale oder intraabdominelle Druckerhöhungen, z.B. bei Gewichthebern, können ebenfalls Schäden im Bereich des Innenohrs bzw. des Gleichgewichtsorgans verursachen. Zu den chronischen, unangenehmen Folgen gehören Schwindel und Ohrgeräusche (Tinnitus).

Schäden im Bereich der Ohren werden häufig durch direkte Traumen, z.B. beim Boxen, Ringen („Blumenkohlohr") oder auch durch den Wasserstrahl beim Wasserski, verursacht. Das Blumenkohlohr ist eine Deformierung des Ohrs durch wiederholte Verletzungen in Kontaktsportarten. Zunächst kommt es zu einem Ohrhämatom und schmerzhaften Schwellung durch eine Blutung in die betroffene Ohrmuschel, langfristig kann es zu einer Degeneration des Ohrknorpels kommen. Zur Therapie der akuten Blutung wird ein Druckverband angelegt und Kälte angewendet. Ggf. wird der Erguss punktiert. Zur Prävention können in den genannten Sportarten die Ohrmuscheln mit Pflaster am Kopf befestigt werden.

Das typische Symptom von **Gleichgewichtsstörungen** ist der Schwindel (mit oder ohne Erbrechen). Es gibt zahlreiche verschiedene Formen, die im Zweifelsfall fachärztlich (z.B. neurologisch, HNO etc.) abgeklärt werden müssen. Denn Gleichgewichtsstörungen können nicht nur die Folge von Innenohrschäden, sondern auch zerebraler Schäden und Verletzungen der Augen etc. sein. In der Bevölkerung kommen Gleichgewichtsstörungen sehr häufig vor. Bei Sportlern sind sie meist Folge des sog. Gehörsands (Otolithen) oder eines Traumas (s.o.). Besonders häufig treten Gleichgewichtsstörungen, aber auch Tinnitus etc. bei erschütterungsträchtigen Sportarten, insbesondere in Kombination mit lauter Musik, auf, z.B. bei High Impact Aerobic. Prophylaktisch sollte hier die begleitende Musik nicht allzu laut sein, und es sollten immer wieder auch Low-Impact-Phasen eingelegt werden.

Bei der Entzündung des Außenohrs (**Otitis externa**) handelt es sich um eine Infektion des äußeren Gehörgangs. Sie tritt gehäuft bei Wassersportlern auf, daher kommt auch der Name Schwimmerohr. Die Behandlung sollte antientzündlich oder – wenn nötig – antibiotisch sein. Zur Prophylaxe sollten Sportler nach dem Schwimmen kräftig den Kopf und damit das Wasser aus dem Gehörgang schütteln. Anschließend sollte der Gehörgang mit einem Fön gründlich getrocknet werden.

Sportler, die gehäuft an einer Otitis externa leiden, sollten sich nach dem Schwimmen entsprechende Agenzien wie Aluminiumsulfat oder Calciumazetat in den äußeren Gehörgang träufeln. Diese sorgen für ein trockenes Milieu im Außenohr und dienen somit der Entzündungsprophylaxe.

Die Mittelohrentzündung (Otitis media) ist eine meist bakteriell bedingte Infektion des Mittelohrs, die mit hohem Fieber und starken Ohrenschmerzen einhergehen kann. Im Akutfall darf kein Sport getrieben werden. Eine antibiotische Therapie ist i.d.R. erforderlich. Falls es sich um eine allergisch bedingte Mittelohrentzündung handelt, werden Antihistaminika verabreicht. Wie auch bei der Sinusitis sollte aufgrund der Gefahr von Barotraumen das Tauchen so lange vermieden werden, bis ein Druckausgleich des Innenohrs uneingeschränkt möglich ist bzw. bis normale Werte im Tympanogramm auftreten.

Merksätze

◢ Bei akuten, insbesondere fieberhaften Erkrankungen gilt Sportverbot! Dies betrifft vielfach Mittelohr- und Nasennebenhöhlenentzündungen. Hilfreich zur Rückkehr ist der sog. neck check.

◢ Nasenbluten ist eine häufige Verletzung im Sport. Der Kopf sollte stets nach vorne gebeugt werden. Eis im Nacken dient der Blutstillung.

◢ Beim sog. Schwimmerohr handelt es sich um eine Entzündung des äußeren Gehörgangs. Es ist ein typisches Erscheinungsbild in dieser Sportart. Durch Maßnahmen wie Trocknen oder spezielle Agenzien lässt sich einer Entstehung vorbeugen.

Literatur

Ahn SC, Short-term vestibular responses to repeated rotations in pilots. Aviat Space Environ Med (2003), 74(3), 285–287

Carter JR, Ray CA, Sympathetic responses to vestibular activation in humans. Am J Physiol Regul Integr Comp Physiol (2008), 294(3), R681–688

Eichner R, Infection, immunity, and exercise: what to tell your patients. Physician Sports Med (1993), 21, 125

Metz JP, Upper respiratory tract infections: who plays, who sits? Curr Sports Med Rep (2003), 2(2), 84–90

Moreira A et al., Does exercise increase the risk of upper respiratory tract infections? Br Med Bull (2009), 90, 111–131

Palmer T, Weber KM, The deaf athlete. Curr Sports Med Rep (2006), 5(6), 323–326

Pawlaczyk-Luszczyńska M et al., Temporary changes in hearing after exposure to shooting noise. Int J Occup Med Environ Health (2004), 17(2), 285–293

Primos WA, Sports and exercise during acute illness. Recommending the right course for patients. Physician Sportsmed (1996), 24, 44–53

Wu CC, Young YH, Ten-year longitudinal study of the effect of impulse noise exposure from gunshot on inner ear function. Int J Audiol (2009), 48(9), 655–660

IV Erkrankungen der Sinnesorgane und der Haut

24 Haut

C. Mauch

Die Haut ist mit einer Gesamtfläche von ca. 1,7–2 m² eines der größten Organe. Sie schützt den Körper vor Schäden, die von außen auf die Haut einwirken und verhindert den Verlust von Flüssigkeit, Salzen und Nährstoffen. Gleichzeitig registriert sie Tast-, Schmerz- und Temperaturreize, sondert Talg, CO_2 und Schweiß ab. Durch die Schweißabsonderung und Regulation der Hautdurchblutung wird auch die Temperaturregulation des Körpers gesteuert.

Die Haut ist aus 3 Schichten aufgebaut. In der Oberhaut (Epidermis) wird die Hornhaut gebildet und erneuert, die die tiefer gelegenen Schichten vor schädlichen Einflüssen schützt. In der untersten Schicht dieser Epidermis liegen in regelmäßigen Abständen sog. Melanozyten, die Pigment produzieren, der Haut Bräunung verleihen und eine wesentliche Barriere für das Eindringen der UV-Strahlung in die Haut darstellt. In der unter der Epidermis gelegenen Lederhaut (Dermis, Korium) finden sich v.a. Blut- und Lymphgefäße, Haarwurzeln, Talg/Schweißdrüsen sowie Nerven und Muskelfasern, die für die Versorgung mit Nährstoffen und den Abtransport von Schadstoffen wichtig sind. Die Unterhaut (Subkutis) besteht aus Bindegewebe und Fettgewebe und dient einerseits als „Stoßdämpfer", ist aber darüber hinaus für die Wärmeisolierung und Speicherung von Nährstoffen wichtig. Im Folgenden werden die aus sportmedizinischer/sportwissenschaftlicher Sicht bedeutenden Hauterscheinungen und Krankheitsbilder aufgeführt.

Merksatz

◿ Die Haut als schützende Körperhülle wird durch Sport stärker beansprucht und ist dadurch für auf die Haut einwirkende Keime besonders empfänglich.

24.1 Intertrigo

Diese mechanisch verursachten entzündlichen Hautveränderungen entstehen in Regionen, in denen „Haut auf Haut" liegt. Daher sind übergewichtige Personen besonders häufig betroffen, da bei diesen die Verdampfung von Schweiß und Abschuppung gestört ist und zu einem feuchten Milieu führt. Infolge dessen entstehen Mazerationen und entzündliche Rötungen der Haut, die die Entstehung bakterieller und mykotischer Infektionen (z.B. Candida-Intertrigo) fördern. Auch das vermehrte Schwitzen beim Sport stellt einen Provokationsfaktor für die Entstehung der Intertrigo dar. Betroffen sind v.a. die Hautfalten der Achselhöhlen, der Leisten, der submammären sowie die perianalen, skrotalen und umbilikalen Bereiche. Zur Prävention der Intertrigo empfiehlt es sich, diese Bereiche möglichst trocken zu halten. Dies wird durch lokale Behandlung mit Puder erleichtert. Bakterielle oder mykotische Infektionen sollten mit antibakteriellen und antimykotischen Pasten behandelt werden.

Merksatz

◿ Die Intertrigo entsteht v.a. in warmfeuchten Bezirken und wird durch mechanische Belastung provoziert.

24.2 Läufer-Brustwarzen

Läufer-Brustwarzen (Joggermamillen) sind schmerzende oder blutende Brustwarzen. Sie werden durch das Scheuern von Kleidung gegen die unbedeckte Brustwarze verursacht und treten v.a. beim Joggern, Langstreckenläufern und Fahrradfahrern auf. Durch das Tragen einer weichen Kleidung, das Eincremen der Brustwarzen mit Fettsalben oder Bedecken mit Gaze oder Pflaster kann dieser unangenehmen Entzündung vorgebeugt werden.

24.3 Pigmentstörungen

Störungen der Melaninpigmentierung sind häufig und auf ganz unterschiedliche Ursachen wie UV-Licht, Entzündung, Hormone oder Medikamente zurückzuführen. Sie können lokalisiert oder diffus als Pigmentvermehrung (Hyperpigmentierung) oder -verringerung (Depigmentierung) auftreten. Der häufigste Grund für die Entstehung einer Hyperpigmentierung ist bei Sportlern der chronische mechanische Reiz durch Scheuern oder Druck der Kleidung und mancher Sportgeräte. Offenbar besteht eine individuell unterschiedliche Reaktion der Melanozyten, die zu erhöhter Melaninproduktion in den mechanisch belasteten Hautarealen führen kann. Auch bei juckenden Hauterkrankungen (z.B. Psoriasis, Ekzeme, Urtikaria) oder trockener Haut kann ständige mechanische Belastung der Haut durch Kratzen Hyperpigmentierungen auslösen. Diese Pigmentveränderungen können sich zurückbilden, wenn die entsprechenden Provokationsfaktoren reduziert oder beseitigt werden.

Depigmentierung wie die sog. Vitiligo oder Weißfleckenkrankheit sind relativ häufig. Dunklere Hauttypen sind etwas häufiger betroffen als hellere Hauttypen. Bei 30–40% findet sich eine familiäre Häufung. Vitiligo-Herde entstehen als Folge eines erworbenen, oft rückbildungsfähigen Verlusts der norma-len Melaninpigmentierung der Haut. Die betreffenden Hautareale erscheinen gegenüber der normalen Umgebung aufgehellt oder weiß und werden gelegentlich erstmals in den Sommermonaten in der sonnengebräunten Haut als solche wahrgenommen. Die Ursachen für die Entstehung der Vitiligo sind derzeit noch nicht gesichert, allerdings scheinen lokale Autoimmunreaktionen mit gestörter Immunkontrolle zu einer Zerstörung der Melanozyten durch Autoantikörper zu führen. Aufgrund der fehlenden Pigmentierung sind die betroffenen Areale der Haut gegenüber UV-Licht ungeschützt und sollten entsprechend durch sonnendichte Kleidung und Sonnenschutzcremes geschützt werden.

> **Merksatz**
> ◢ Pigmentstörungen entstehen häufig auf dem Boden anhaltender Entzündungen.

24.4 Grüne Haare

Grüne Haare werden meist bei Schwimmern beobachtet, die mit Leitungswasser aus Kupferrohren in Berührung kommen. Ursächlich ist die Reaktion von Haarkeratinen mit Kupferionen für die Veränderung der Haarfarbe verantwortlich. Dabei neigen helle Haare und v.a. blondierte Strähnchen besonders zu den unerwünschten Farbveränderungen. Als Therapie werden auch aspirinhaltige Lösungen diskutiert.

24.5 Akne

Die Akne ist eine Erkrankung talgdrüsenreicher Hautregionen und zeichnet sich durch vermehrte Talgproduktion, die Ausbildung von Komedonen (Mitessern) und nachfolgenden Pusteln, abszedierenden Knoten und Narbenbildung aus. Aknepatienten weisen größere Talgdrüsen auf und produzieren mehr Talg als Hautgesunde. Da Talgdrüsen besonders dicht im Gesicht, im Rücken- und Brustbereich stehen, sind diese Regionen häufig betroffen. Akne tritt in der Pubertät bei fast jedem Menschen auf, allerdings in unterschiedlichen Schweregraden, um im Erwachsenenalter wieder spontan abzuklingen. Je früher eine Akne beginnt, desto schwerer darf ihre Ausprägung erwartet werden. Männer und Frauen sind etwa gleich häufig betroffen, wobei Jungen oft einen gravierenderen Verlauf aufweisen als Mädchen. Die Talgbildung wird hormonell durch die männlichen Geschlechtshormone (Androgene, insbesondere Testosteron) gesteuert. Daher führt die wiederholte Zufuhr von Anabolika mit androgener Wirksamkeit zum Aufbau von Muskelmasse und zur Erzielung höchster körperlicher Leistung innerhalb kurzer Zeit zum Auftreten von Akne (Bodybuilding-Akne, Dopingakne) und kann bei entsprechender Disposition auch schwere Krankheitsbilder der Akne hervorrufen. Medikamente wie Cortison und halogenierte Beruhigungsmittel, aber auch eine verstärkte Aufnahme von Multivitaminsäften (B-Vitamine) führen zu einer Zunahme von Akne.

Mechanische Faktoren begünstigen die Verschlimmerung einer sonst leicht verlaufenden Akne. Bevorzugt betroffen sind Menschen mit Seborrhö und entsprechender Akneneigung. Druck- und Scheuerstellen wie eng anliegende Kleidung, Helme, Arbeitsgeräte, Gürtel und Stirnbänder („Hippieakne") führen am Ort der chronisch-mechanischen Einwirkung auf der Haut zur Verstärkung der Akne. Auch die Anwendung von rückfettenden Externa oder Massageölen fördern die Akne.

Merksatz

◢ Akne tritt v.a. im Bereich talgdrüsenreicher Haut auf. Personen, die zu Akne neigen, sollten eng anliegende Kleidung, Massageöle und die Einnahme von Vitamin B und v.a. von Anabolika vermeiden!

24.6 Hautkrebs

Die Zahl an Menschen, bei denen Hautkrebs festgestellt wird, hat in den letzten 20–30 Jahren deutlich zugenommen. Inzwischen nimmt Hautkrebs mit jährlich 140 Fällen/ 100 000 Einwohner den 1. Platz unter allen Krebserkrankungen ein. Der alarmierende Anstieg der Krankheit gilt als Folge des veränderten Freizeitverhaltens und des weit verbreiteten Wunschs nach Bräune um jeden Preis. Dabei ist die Hautbräunung ein Schutzmechanismus, um Schädigungen des Erbguts (Mutationen) in den Zellen der Oberhaut vorzubeugen. Die übermäßige Sonnenbestrahlung ist der wichtigste Risikofaktor für die Entstehung von Hautkrebs. Zu den verschiedenen Formen des Hautkrebs zählt nicht nur der bösartigste Hauttumor, das maligne Melanom („schwarzer" Hautkrebs), das gerade auch bei jüngeren Menschen deutlich häufiger geworden ist, sondern hierzu zählen auch die epithelialen Tumoren („weißer" Hautkrebs) wie der Basalzellkrebs (Basaliom) und der Stachelzellkrebs (Spinaliom), die v.a. bei älteren Menschen gefunden werden. Während die langjährige kontinuierliche UV-Exposition für die Entwicklung von epithelialen Hauttumoren (Basaliom, Spinaliom) verantwortlich gemacht wird, geht man davon aus, dass die kurzzeitig hoch dosierte UV-Exposition und die Anzahl der Sonnenbrände insbesondere während der Kindheit für die Schäden der Pigmentzellen und das Auftreten des malignen Melanoms verantwortlich sind.

Deshalb sollte beim Sport im Freien auf ausreichenden Sonnenschutz geachtet werden. Als Grundregel gilt: Vermeiden der Mittagssonne, Verwendung von Sonnencremes mit einem dem Hauttyp entsprechenden Lichtschutzfaktor, Tragen von sonnendichter Kleidung (bevorzugt Baumwolle), einer Kopfbedeckung und Sonnenbrille.

Hautkrebs entwickelt sich im Gegensatz zu anderen Krebsarten äußerlich sichtbar.

Die Prognose des Hautkrebses ist davon abhängig, wie rechtzeitig der Hauttumor erkannt und entfernt bzw. behandelt wird. Wird dieser nämlich in einem beginnenden Stadium erkannt, ist die Prognose exzellent. Daher sollten durch regelmäßige Selbstbeobachtung Veränderungen von Muttermalen oder von neu aufgetretenen Hautläsionen frühzeitig erkannt und von einem spezialisierten Arzt untersucht werden. Personen mit Hautkrebs können ihre sportlichen Aktivitäten fortsetzen. Insbesondere Menschen mit epithelialen Hauttumoren sollten jedoch auf einen ausreichenden UV-Schutz achten.

Merksatz
◢ Die Häufigkeit von Hautkrebs nimmt weiterhin zu und tritt zunehmend bei jüngeren Menschen auf. Daher sollten Personen, die im Freien sportlich aktiv sind, auf ausreichenden Schutz vor UV-Strahlung achten. Während die chronische UV-Belastung beim Auftreten von „weißem" Hautkrebs als ursächlich gesichert ist, stellen die intermittierende hohe UV-Belastung und Sonnenbrände wichtige Kofaktoren für die Entstehung des „schwarzen" Hautkrebses dar.

24.7 Wundrose (Erysipel)

Das Erysipel ist eine häufige akute Infektionskrankheit der Haut, insbesondere des Gesichts und der Extremitäten, die typischerweise mit Fieber und Schüttelfrost einhergeht und sich durch flächenhafte und schmerzhafte Rötung, Schwellung und lokale Überwärmung auszeichnet. Als Erreger werden meist Streptokokken angeschuldigt, seltener Staphylococcus aureus und gelegentlich auch gramnegative Stäbchen. Die Erreger treten meist durch eine Hautstelle mit gestörter Barrierefunktion ein, etwa bei Tinea pedis, bei Bagatellverletzungen oder bei Rhagaden oder Erosionen im Naseneingangsbereich, bedingt durch eine chronische Entzündung (z.B. chronische Rhinitis). Bei der Ausbreitung der Erreger über Lymphspalten kann es auch zu strichförmigen Entzündungsreaktionen mit einer strangförmigen Lymphangitis kommen. Nicht selten schwellen die regionalen Lymphknoten an und schmerzen auf Druck. Im Rahmen der Erstinfektion bestehen eigentlich immer Schüttelfrost und hohes Fieber, bei rezidivierendem Verlauf sind die Allgemeinreaktionen typischerweise abgeschwächt. Besonders häufig und gefährlich ist ein Gesichtserysipel, wenn es über dem Nasensattel beginnt und eine schmetterlingsförmige Ausbreitung mit beidseitigem Lidödem annimmt (**Cave**: Sinusthrombose!). Als Komplikationen können Myo-, Endo- und Perikarditis, Glomerulonephritis, aber auch Pneumonie auftreten. Bei chronisch rezidivierenden Erysipelen besteht das Problem des Lymphödems. Daher müssen Erysipele immer antibiotisch behandelt werden, wobei die i.v. Gabe eine schnellere und sichere Rückbildung ermöglicht als die orale Behandlung. Darüber hinaus ist Bettruhe mit Ruhigstellung und Hochlagerung des erkrankten Körperabschnitts notwendig. Bei Gesichterysipelen sind zusätzlich ein Sprechverbot und Ernährung mittels flüssiger Kost anzuraten.

Furunkel sind lokale, tief sitzende entzündliche Knoten mit zentraler eitriger Einschmelzung, die aus der Infektion eines Haarfollikels durch Staphylokokken hervorgeht. Sie stellen eine Schmierinfektion dar, die durch Übertragung aus dem Nasen-Rachen-Raum des Betroffenen selbst oder von Mensch zu Mensch oder durch mit Bakterien kontaminierte Kleidungsstücke zustande kommt. Die Bakterien dringen von außen in die Haarfollikel ein, vermehren sich dort und verursachen entzündliche Veränderungen der Haarfollikel. Furunkel können sich an allen Körperstellen entwickeln, wo sich Haare befinden. Sie können sehr schmerzhaft sein und von einer schmerzhaften Lymphangitis begleitet werden. Meist ist eine lokale antibiotische Behandlung ausreichend, bei starker Allgemeinsymptomatik können eine systemische Therapie und eine chirurgische Behandlung notwendig sein.

> **Merksätze**
> ◢ Erysipele sind bakterielle Infektionen der Unterhaut und können Allgemeinsymptome wie Fieber und Schüttelfrost erzeugen.
> ◢ Therapie der Wahl ist eine antibiotische Behandlung, um Spätkomplikationen zu vermeiden.

24.8 Pilzinfektionen

Pilze können in feuchter Umgebung besonders gut wachsen. Daher leiden Sportler häufig an Pilzinfektionen (Mykosen). Prädilektionsorte sind intertriginöse Bereiche wie Achseln, submammär, die Innenseiten der Oberschenkel, bei Männern an den Anlageflächen des Hodens und auch der Hoden selbst. Von hier schreitet die Krankheit nicht selten fort. Die Infektion erfolgt fast immer durch Autoinokulation von einer gleichzeitig bestehenden Fußmykose (Tinea pedis), die bei Sportlern sehr häufig ist (athlete's foot). Besonders betroffen scheinen Schwimmer zu sein und Menschen, die über lange Zeit hinweg Sportschuhe aus wenig luftdurchlässigem Material tragen. Auch eine Übertragung durch Handtücher und Wäsche ist möglich. Begünstigend für das Angehen einer Pilzinfektion sind Schweißstauung und Reibung durch enge, luftundurchlässige Körperwäsche. Pilzinfektionen der Zehenzwischenräume mit oberflächlichen Rhagaden sind nicht selten Eintrittspforten für Bakterien. Dringen diese in tiefere Hautschichten ein, entsteht eine Wundrose (Erysipel). Daher sollten Fußpilzinfektionen mit antimykotischen Cremes oder Puder behandelt werden. Bei ausgedehntem Befall der Haut kann eine antimykotische Behandlung mit Tabletten notwendig sein. Die systemische Behandlung sollte unter ärztlicher Kontrolle erfolgen.

Durch Vermeiden von direktem Kontakt mit infizierten Gegenständen (z.B. Barfußlaufen in Duschräumen, Schwimmbädern oder Sauna) und durch sorgfältiges Abtrocknen von Zehenzwischenräumen und Hautfalten sowie durch regelmäßiges Wechseln von Handtüchern und Wäsche können Pilzinfektionen vermieden werden.

> **Merksätze**
> ◢ Durch konsequentes Trockenhalten feucht-warmer Bezirke kann den bei Sportlern häufigen Pilzerkrankungen der Haut vorgebeugt werden.
> ◢ Rhagaden der Zehenzwischenräume sollten antimykotisch behandelt werden, um ein sekundäres Auftreten eines Erysipels zu vermeiden.

24.9 Herpes simplex

Infektionen durch das Herpes-simplex-Virus (HSV) können ganz unterschiedliche Verlaufsformen aufweisen. Menschen mit Neurodermitis und chronischen Ekzemen neigen zu ausgeprägten Krankheitsbildern mit generalisierten HSV-Infektionen und schweren Allgemeinsymptomen. Nach einer initialen Infektion durch HSV über winzige Defekte der Haut breiten sich die Viren von Zelle zu Zelle, über die Lymphe oder das Blut aus. Am häufigsten ist jedoch die rezidivierende Herpes-simplex-Infektion in loco. Hier bleiben die Viren nach der Erstinfektion lokal in der Haut oder in hautnahen Nerven liegen. Durch innerliche oder äußerliche Provokationsmechanismen werde diese aktiviert und führen zum Auftreten von gruppiert stehenden, anfänglich klaren, im weiteren Verlauf schnell gelblich eintrübenden Bläschen immer wieder an derselben Stelle (in loco), wobei grippale Infekte und starke UV-Exposition das Auftreten der Bläschen provozieren können, weshalb sie auch als Fieberbläschen oder Gletscherbrand bezeichnet werden. Bei dieser Form der HSV-Infektion ist das Allgemeinbefinden normalerweise nicht beeinträchtigt. Die Bläschen sollten durch austrocknende Lösungen bzw. zinkhaltigen Mixturen ausgetrocknet und entsprechende hygienische Maßnahmen eingehalten werden, damit eine Übertragung auf andere Personen vermieden wird. Rückfettende Salben sind zu meiden, da okklusive Behandlungen zur Exazerbation und stärkeren Ausprägung führen. Da sich Rezidive häufig durch Spannungsgefühl oder Brennen bemerkbar machen, kann zu diesem frühen Zeitpunkt die Ausbildung der Bläschen durch ein Virostatikum, z.B. Acyclovir-Creme, verhindert werden.

Merksatz

◣ Das Bild der Herpes-simplex-Infektion reicht vom häufigsten lokal, rezidivierenden Auftreten bis zum generalisierten Befall mit schweren Allgemeinsymptomen. Der lokale Herpes simplex kann durch verschiedene Faktoren (Sonne, grippaler Infekt) provoziert werden.

24.10 Gürtelrose (Zoster)

Die Gürtelrose ist eine Zweitinfektion mit dem Varizella-Zoster-Virus (VZV), das ebenfalls zur Gruppe der Herpesviren zählt. Zoster tritt in fast jedem Lebensalter auf. Charakteristisch ist die Erstinfektion meist im Kindesalter in Form von Windpocken (Varizellen), wobei die Viren in den Spinalganglien persistieren und durch verschiedene Faktoren, die die örtliche oder allgemeine Resistenz der Betroffenen herabsetzen, reak-

tivieren. Örtliche Provokationen, wie z.B. heftige Erschütterung bestimmter Körperteile, Nervenverletzung, UV-Strahlen und gelegentlich Operationen (z.B. Zahnextraktion), können einen Zoster traumaticus auslösen. Besonders anfällig sind Patienten mit reduzierter Immunlage.

Zoster ist eine segmentale Erkrankung mit meist einseitig auftretenden schmerzhaften Bläschen im Verlauf eines oder benachbarter Nervensegmente. Prinzipiell kann jedes Segment betroffen sein, d.h. vom ersten Trigeminusast bis zur Fußsohle, jedoch ist der Befall des Rumpfs mit Befall eines Thorakal- oder Lumbalsegments am häufigsten und weist die typisch gürtelförmige Ausbreitung auf, daher der Name Gürtelrose. Häufig geht der Eruption von Bläschen ein sog. Prodromalstadium voraus, das sich durch allgemeine Abgeschlagenheit, Müdigkeit, neuralgiformer Überempfindlichkeit der Haut bis hin zu schmerzhaften Empfindungen in dem entsprechenden Segment äußert. Im Bereich des Gesichts oder Halses können Zahnoder Halsschmerzen als erste Anzeichen einer Gürtelrose auftreten. Diese initialen Schmerzen können sich zu unangenehmen Neuralgien steigern, die sich insbesondere im Kopf-Hals-Bereich als unerträgliche Schmerzen präsentieren. Zostereruptionen können jedoch auch ohne Vorankündigung aus heiterem Himmel entstehen. Nach der Ausbildung eines umschrieben Erythems (Hautrötung) entstehen innerhalb des Erythems stecknadelkopf- bis reiskorngroße, gruppiert stehende Bläschen, die zunächst einen klare Flüssigkeit enthalten und innerhalb weniger Tage ähnlich wie bei der Herpes-Infektion gelblich eintrüben.

Eine unangenehme Begleiterscheinung des Zosters sind die Neuralgien, die manchmal sehr heftig sein und über mehrere Monate andauern können. Besonders unangenehm ist der Zoster im Kopfgebiet mit Neuralgien der Trigeminusäste. Jedoch können v.a. in diesen Lokalisationen auch Komplikationen wie heftige Kopfschmerzen, Nackensteifigkeit, Befall der Mundhöhle mit Zahnausfall und gelegentlich vorübergehende Lähmungen der motorischen Nerven auftreten. Gelegentlich treten bakterielle Superinfektionen der betroffenen Lokalisationen auf.

Die Behandlung des Zosters ist antiviral und soweit erforderlich analgetisch oder auch antiinfektiös. Wichtig ist die Lokalbehandlung mit austrocknenden und antientzündlichen Lotionen. Aussetzen sportlicher Aktivitäten bis zum völligen Abheilen der Erkrankung ist zu empfehlen. Bei ausgeprägtem Befall sollte eine i.v. Behandlung mit Acyclovir und Bettruhe erfolgen. Die möglicherweise über mehrere Monate notwendige Behandlung der postzosterischen Neuralgien sollte durch erfahrene Ärzte erfolgen. Während dieser Zeit sollte die sportliche Aktivität eingeschränkt werden.

Merksatz

◢ Der Zoster entsteht durch Reaktivierung einer oftmals in der Kindheit durchgemachten Varizellen-Infektion (Windpocken) und ist meist auf einzelne Segmente beschränkt.

24.11 Warzen

Die bei Sportlern häufig und charakteristischen Warzen sind die Verrucae plantares, die als Dornwarzen an den Füßen, besonders an den Zehenballen beetartig auftreten. Sie werden durch Papillomviren verursacht und sind infektiös. Durch das Körpergewicht werden sie wie ein Dorn in die Haut eingedrückt und sind im Gegensatz zu anderen Lokalisation wie Handrücken nicht erhaben, sondern flach. Sie können sich rasch ausbreiten und neigen zu Rezidiven. Dornwarzen können sehr schmerzhaft sein und führen gelegentlich zur Gehunfähigkeit. Typischerweise weisen sie in ihrer Umgebung und an der

Oberfläche sog. Hornschwielen (Hyperkeratosen) auf. Durch Druck auf das Zentrum jedoch kann der Warzendorn mit einzelnen, manchmal mehreren schwarzen Punkten oder Streifen sichtbar gemacht werden.

Zur Vorbeugung werden die gleichen Maßnahmen wie bei Pilzinfektionen empfohlen, nämlich Meiden von Barfußlaufen, insbesondere in nasser oder feuchter Umgebung (Schwimmbäder, Sportstätten, Sauna). Die erfolgreiche Behandlung von Warzen ist langwierig und mühsam. Zunächst müssen die Hyperkeratosen aufgelöst werden, erst dann ist das lokale Aufbringen antiviraler Lösungen wirksam. Eine zusätzliche gezielte Laserbehandlung kann gelegentlich den Erfolg der Behandlung verbessern. Eine chirurgische Abtragung ist nur als Ultima ratio nach Ausschöpfen der konservativen Therapie zu empfehlen, da nach operativer Entfernung druckschmerzhafte Narben zurückbleiben und neue Warzen in direkter Umgebung auftreten können.

Merksatz

◢ Warzen entstehen durch virale Infektion der Oberhaut häufig in mechanisch belasteten und feucht-warmen Bereichen. Durch eine entsprechende Prophylaxe kann ihnen vorgebeugt werden.

24.12 Hautparasiten (Epizoonosen)

Epizoonosen sind Hauterkrankungen durch tierische Parasiten, die auf der Haut leben. Bei Sportlern, insbesondere bei Joggern, ist v.a. der Befall durch Milben und Zecken häufig, da sich diese Parasiten an Bäumen und Sträuchern in waldreichen Gegenden aufhalten.

Unter den zu der Familie der Spinnentiere zählenden Milben spielen v.a. die Laufmilben (Trombidien) eine zentrale Bedeutung, die an Gräsern, Blumen und Sträuchern leben. Nur ihre Larven, die beim Laufen durch Gebüsch v.a. in feuchten Spätsommermonaten auf die Haut des Menschen gelangen, Blut saugen und wieder abfallen, erzeugen stark juckende Hauterscheinungen. Prädilektionsstellen sind Anliegeflächen enger Kleidung wie Gürtel und Büstenhalter. Der Juckreiz hält meist 1 Wo. an, die Hauterscheinungen mit rötlichen Flecken und Quaddeln können 2 Wo. bestehen. Bei ausgeprägtem Befall kann der starke Juckreiz lokal mit Zinklotionen oder milden Cortisoncremes behandelt werden.

Im Gegensatz zu den lästigen und unangenehmen, aber dennoch harmlosen Milbeninfektionen stellen Zeckenbisse eine potenzielle Gefährdung dar. Infolge eines Zeckenbisses können Bakterien und Viren als Erreger von Krankheiten übertragen werden, die Hauterscheinungen oder vereinzelt neurologische Symptome hervorrufen können. Der in Europa heimische Holzbock hält sich v.a. an Bäumen und Sträuchern in waldreichen Gegenden auf und lässt sich von Zweigen auf Tiere und Menschen herabfallen. Er bohrt sich in die Haut ein, verankert sich durch Widerhaken und saugt über 3–12 Tage, bevor er vom Wirt abfällt. Beim Eindringen von Bakterien können Infektionen wie ein Furunkel oder eine Wundrose (Erysipel) entstehen. Eine wichtige Folge-Erscheinung einer Zeckenbissreaktion ist die Übertragung von Spirochäten, die Hautveränderungen hervorrufen kann, die erstmals in den USA als Lyme-Borreliose beschrieben wurde. Bestimmte Formen der Spirochätenart Borrelia burgdorferi ist in Deutschland gebietsabhängig in ca. 5–35% der Zecken nachweisbar. Der Erreger verursacht die Ausbildung einer sich in wenigen Tagen bis Wochen im Bereich des Zeckenbisses zentrifugal ausbreitenden Rötung der Haut (Erythema chronicum migrans), die nicht selten mit Krankheitsgefühl und Müdigkeit vergesellschaftet ist. In seltenen Fällen können jedoch auch andere Organe und das ZNS befallen werden. Die Wahrscheinlichkeit, dass durch einen Zeckenbiss die infektiösen Bakterien auf den Menschen übertragen werden, ist innerhalb der erst ab 24 h Haftzeit der Zecken gering. Danach steigt sie deutlich an. Danach wandern die Borrelien, die sich im Darm der Zecke aufhalten, in die Speicheldrüse der Zecken und werden dann über den Stichkanal auf den Menschen übertragen. Sobald sich eine sich ausbreitende Rötung zeigt, sollte ein Arzt aufgesucht werden, um die Diagnose einer Borrelieninfektion zu stellen. Die serologische Untersuchung unmittelbar nach erfolgtem Zeckenbiss ist nicht sinnvoll, da eine spezifische Immunantwort mit Anstieg von IgM-Antikörpern frühestens 6–8 Wo. nach dem Zeckenbiss zu erwarten ist. Bei Auftreten von spezifischen Hauterscheinungen muss eine antibiotische Behandlung eingeleitet werden, da eine spontane Rückbildung nicht zu erwarten ist. Um einer Infektion vorzubeugen, sollten die Zecken rasch entfernt werden.

In seltenen Fällen kann in den Endemiegebieten in Süddeutschland und Österreich durch Übertragung von Viren (Arbovirus) die Frühsommermeningoenzephalitis (FSME) ausgelöst werden, die typischerweise als Hauptsymptom Kopfschmerzen verursacht. Die Diagnose wird serologisch durch Blutabnahme bei Krankheitsbeginn (Nachweis spezifischer IgM-Antikörper) und nach 3 Wo. gesichert, die Prognose ist relativ günstig. In Endemiegebieten sollten sich Sportler, die viel in Waldgebieten joggen, gegen FSME impfen lassen.

Merksätze

- Hautparasiten (Epizoonosen) treten im Sport gehäuft auf.
- Sie können harmlos und unangenehm juckend sein. Allerdings können Parasiten auch Krankheitserreger übertragen.
- Durch eine entsprechende Prophylaxe kann ihnen vorgebeugt werden.

24.13 Schuppenflechte (Psoriasis)

Die Schuppenflechte ist eine häufige, chronisch entzündliche Hauterkrankung auf der Basis einer vererbten Disposition. Die Ursache der Psoriasis ist bisher noch nicht geklärt. Sie ist etwa so häufig wie Diabetes mellitus und bei weißen Rassen besonders häufig verbreitet. Sie tritt in tropischen und subtropischen Klimazonen deutlich seltener auf. Die Erkrankung kann in jeder Altersstufe beginnen und ist nicht ansteckend. Typisch ist der chronische und immer wieder auftretende Verlauf, wobei exogene und endogene Provokationsfaktoren (Eruptionsdruck) den Ausbruch der Erkrankung beschleunigen. Zu den exogenen Provokationsfaktoren zählen Irritationen und Traumen (Scheuerreize), Insektenstiche, UV-Exposition, Tätowierung, degenerative Hautschädigung durch Entfettung der Haut bei häufigem Duschen. Aber auch durch Kontaktallergene, bakterielle oder durch Pilzinfektionen bedingte Entzündungen der Haut können eine psoriatische Hautreaktion auslösen. Als endogene Faktoren können Stress, psychische Faktoren, bestimmte Medikamente oder Erkältungen und chronische Infektionen, wie z.B. HIV-Infektion, Psoriasis auslösen oder verschlimmern. Infolge endogener oder exogener Provokation kommt es zum Auftreten von entzündlich geröteten, scharf begrenzten Herden von wenigen mm bis zu mehreren cm Größe mit weißlicher groblamellärer Schuppung. Ursächlich für diese Herde sind Störungen der Zellproliferation und Differenzierung der Epidermis, die mit einer deutlichen Verbreiterung dieser Zellschicht verbunden ist. Darüber hinaus sind entzündliche Veränderungen und vermehrte Ausbildung von Kapillarschlingen in der oberen Dermis typische Veränderungen in den psoriatischen Plaques. Das Erscheinungsbild der Psoriasis kann entscheidend durch den Sitz und das Ausmaß der Hauterscheinungen geprägt sein. Psoriasis kommt am behaarten Kopf sehr häufig vor. Darüber hinaus sind häufig Ellbogen, Knie, Unterschenkel und die Sakralregion betroffen. Durch vermehrtes Schwitzen beim Sport können „intertriginöse" Bezirke wie Achselhöhlen, submammäre Bereiche, Leisten, die Perianalregion, aber auch Finger- und Zehenzwischenräume vermehrt betroffen sein. Unterschiedliche Nagelveränderungen finden sich bei 30–50% aller Patienten mit Psoriasis. Das Ausmaß kann von einem isolierten Befall der Kopfhaut oder der Nägel bis hin zum Befall des gesamten Körpers variieren. Erschwerend kann das Auftreten von Veränderungen der distalen Finger- und Zehengelenke sein, die bei etwa 10% zeitgleich mit Hautveränderungen auftritt. Die Behandlung der Psoriasis ist nicht einfach, da lediglich die Hauterscheinungen, nicht aber die erbliche Disposition beseitigt werden können und Rückfälle abhängig von Eruptionsdruck nicht vermieden werden können. In der Behandlung spielen die Lokaltherapie mit Vitamin D-, cortison- bzw. cignolinhaltigen und abschuppenden Salben in Kombination UV-Bestrahlung eine wichtige Rolle. In den letzten Jahren werden bei schweren Verläufen und bei Gelenkbeteiligung zunehmend innerliche Arzneimittel eingesetzt.

> **Merksätze**
> ◢ Die Schuppenflechte ist eine chronisch entzündliche, nicht infektiöse Erkrankung der Haut.
> ◢ Sie kann durch exogene (Erreger, UV, Kratzen) oder endogene (Erkältung, Stress) Faktoren ausgelöst oder verschlimmert werden.

24.14 Atopisches Ekzem (Neurodermitis)

Das atopische Ekzem, auch endogenes Ekzem oder Neurodermitis genannt, ist eine chronisch wiederkehrende, entzündliche

Erkrankung, die durch Hautekzeme an typischen Lokalisationen, starken Juckreiz, trockene Haut, Neigung zu allergischen Reaktionen und Infektionen der Haut charakterisiert wird. Zahlreiche Faktoren beeinflussen die Ausprägung dieser Erkrankung, von denen die erbliche Disposition und Umweltfaktoren am bedeutendsten angesehen werden. Das atopische Ekzem kann in jedem Lebensalter auftreten, am häufigsten manifestiert es sich bereits im Säuglingsalter (Milchschorf). In den Folgejahren zeigt diese Hauterkrankung einen typisch wechselnden Verlauf: In den ersten Lebensjahren stehen chronische und quälend juckende Ekzeme im Gesicht, am Hals, in den Handgelenken, Ellbeugen und Kniekehlen im Vordergrund. Unverträglichkeiten von Lebensmitteln (z.B. Zitrusfrüchte, Nüsse, Milch etc.) können das Auftreten dieser Hautveränderungen provozieren bzw. verschlimmern. In ähnlicher Weise kann psychischer Stress zur Exazerbation von Hautveränderungen führen. Im frühen Jugendalter können allergischer Heuschnupfen, allergische Konjunktivitis und in schweren Fällen allergisches Asthma die Erkrankung verschlimmern. Diese Patienten sind „endogen hyperreaktiv" und weisen eine meist gegenüber herkömmlichen Umweltallergenen hohe Konzentration an allergenspezifischen und Gesamt-IgE im Serum auf.

Vor kurzem konnte gezeigt werden, dass bei einer Untergruppe von Patienten mit atopischem Ekzem Genmutationen eines Strukturproteins der Oberhaut (sog. Fillagrin) für die erbliche Prädisposition hauptverantwortlich ist. Durch Verlust des Proteins kommt es zum Auftreten der gestörten Hautbarriere, sodass Allergene vermehrt eindringen und Entzündungsreaktionen auslösen können. Neben der erhöhten Neigung, allergische Kontaktekzeme zu entwickeln, führt die gestörte Barriere der Haut auch zu einer erhöhten Infektionsneigung. Aufgrund der erhöhten bakteriellen Besiedelung der Haut sind daher bakterielle Superinfektionen nicht ungewöhnliche Komplikationen des atopischen Ekzems (z.B. Impetigo contagiosa). Die Haut des Patienten mit atopischem Ekzem weist auch gegenüber viralen Infekten eine erhöhte Empfänglichkeit auf. So sind Herpessimplex-Erkrankungen sehr häufig. Dabei tritt die Erstinfektion mit Herpes-simplex-Viren nicht selten in Form einer v.a. im Gesicht und am Hals großflächigen Bläschenbildung auf, die akut mit Fieber, starken Kopfschmerzen und ausgeprägtem Krankheitsgefühl verbunden ist. Bei Auftreten dieser bakteriellen und viralen Infektionen sollte auf jegliche sportliche Aktivität verzichtet werden.

Der Hautzustand von Menschen mit atopischem Ekzem ist in den sonnenintensiven Monaten deutlich besser als im Winter. Dies weist bereits darauf hin, dass Sonnenbestrahlung und frische Luft einen lindernden Einfluss auf die Hautveränderungen haben, während trockene Heizungsluft und eng anliegende Kleidung in den kalten Monaten den „Leidensdruck" der Patienten erhöhen. Sportliche Aktivitäten in moderatem Ausmaß haben einen positiven Einfluss auf das Krankheitsbild. Allerdings sollte gerade bei Sportlern darauf geachtet werden, dass häufiges Duschen eine bereits trockene Haut noch weiter austrocknen und starkes Schwitzen einen bestehenden Juckreiz verschlimmern kann. Die regelmäßige Anwendung rückfettender, duftstofffreier Cremes und Ölbäder wirkt sich meist positiv aus, die gestörte Hautbarriere zu verbessern.

Merksätze

◢ Bei chronischen Erkrankungen, wie z.B. der Psoriasis und der Neurodermitis, steht die sorgfältige Pflege der Haut im Vordergrund.

◢ Stresssituationen und bakterielle Infektionen können die Hauterkrankungen verschlechtern. Allerdings kann Sport über eine verbesserte psychosoziale Stabilität den Verlauf der Erkrankungen positiv beeinflussen.

24.15 Nesselfieber (Urtikaria)

Unter Urtikaria (Nesselfieber, Nesselsucht) versteht man das Auftreten von juckenden Quaddeln, wie sie nach Kontakt mit der Brennnessel oder nach Einbringen von Histamin in die Haut typisch sind. Die Urtikaria gehört zu den häufigsten Hauterkrankungen: Man schätzt, dass etwa 20–30% der Menschen einmal im Laufe des Lebens eine akute Urtikaria durchmachen. Die Quaddeln entstehen und verschwinden relativ rasch und sind das Ergebnis eines umschriebenen Ödems in der Lederhaut, das durch Erweiterung und Permeabilitätssteigerung der Blutgefäße entsteht. Die Ursachen der Urtikaria sind sehr vielfältig. Gemeinsam ist allen, dass Mastzellen, die in der Nähe von Blutgefäßen anzutreffen sind, über ganz verschiedene Reize stimuliert werden, Histamin u.a. Mediatoren wie Prostaglandine ausschütten und dadurch eine Folge von Reaktionen auslösen, die letztlich die Permeabilität von Gefäßen erhöhen und innerhalb weniger Minuten die Quaddelbildung hervorrufen. In extremen Situationen kann dies zur Ausbildung eines anaphylaktischen Schocks führen. Den Auslöser einer Urtikaria zu identifizieren, ist, wie eine Stecknadel im Heuhaufen zu finden, denn hierzu zählen Medikamente, Nahrungsmittel, wie z.B. Schalentiere und Zitrusfrüchte, Konservierungsmittel, akute und chronische bakterielle und virale Infekte. Neben diesen häufigen Ursachen können aber auch psychosoziale Konflikte wie Stress und Depression, hormonelle Störungen (Schilddrüse) und schließlich physikalische Ursachen wie Druck, Kälte und Wärme, Wasser und Anstrengung eine Urtikaria auslösen.

Merksätze
- ◢ Die Urtikaria kann durch zahlreiche Faktoren ausgelöst werden.
- ◢ Sie kann lokalisiert in Form stark juckender Quaddeln auftreten, bei

schweren systemischen Reaktionen kann ein anaphylaktischer Schock entstehen.

24.16 Kontaktekzem

Bei der Entwicklung eines Kontaktekzems ist die Einwirkung von toxischen bzw. irritativen oder allergenen Stoffen ursächlich verantwortlich. Durch einmalige Einwirkung von toxischen oder allergenen Stoffen kann eine akute entzündliche Hautreaktion, eine Kontaktdermatitis ausgelöst werden. Bei wiederholter exogener Einwirkung kann sich ein chronisches Ekzem entwickeln, das sich als nichtallergisches z.B. toxisches oder als allergisches Kontaktekzem manifestieren kann. Während toxische oder irritative Substanzen zu einer Schädigung der Oberhautzellen führen, liegt bei einem allergischen Kontaktekzem eine echte allergische Reaktion zugrunde, die zur allergenspezifischen Aktivierung von T-Lymphozyten führt. Im Gegensatz zur toxischen oder irritativen Reaktion, die bereits beim ersten Kontakt mit der Substanz zu einer entzündlichen Hautreaktion führt, dringt beim allergischen Kontaktekzem das Kontaktallergen in die Haut ein und wird dort von spezialisierten epidermalen Zellen, den sog. Langerhans-Zellen, aufgenommen. Diese Zellen machen etwa 3–5% der Oberhaut aus und stellen das periphere Immunsystem dar, indem sie nach Aufnahme des Allergens in die regionalen Lymphknoten auswandern und dort T-Lymphozyten stimulieren, die sich als Antwort auf ein spezifisches Allergen teilen. Dieser Vorgang wird als Sensibilisierungs- bzw. Initiationsphase bezeichnet, dauert ca. 5–7 Tage und erfolgt meist ohne bemerkbare Hautreaktion. Sie hinterlässt jedoch eine über Jahre bis lebenslang anhaltende Sensibilisierung des Immunsystems auf ein bestimmtes Allergen. Bei erneutem Kontakt kann bereits bei sehr geringen Mengen des Allergens nach wenigen Stunden eine Kontaktdermatitis ausgelöst werden (sog. Reaktionsphase). Dabei führt der wiederholte Kontakt der sensibilisierten T-Lymphozyten mit dem Allergen zu einer schnellen Vermehrung der T-Lymphozyten, die in die Haut einwandern und das Allergen binden. Die Schwere der Hautreaktion hängt dabei von der Menge des auf die Haut aufgebrachten Allergens ab und kann bei hohen Konzentrationen die Kontaktfläche überschreiten und sogar den gesamten Körper betreffen (sog. hämatogene Streuung).

Die Behandlung des toxischen und allergischen Kontaktekzems sollte mit lokalen cortisonhaltigen und rückfettenden Cremes bzw. Salben erfolgen. Die systemische Behandlung mit oralem Cortison sollte nur bei sehr ausgeprägtem Befund erfolgen und die Notwendigkeit durch einen spezialisierten Arzt überprüft werden. Den auslösenden Stoff (Irritans, Noxe oder Allergen) zu identifizieren, ist die wichtigste Maßnahme, das Kontaktekzem zu verhindern, da diese Hauterkrankung nur geheilt werden kann, wenn das auslösende Agens streng vermieden wird. Potenzielle Allergene kommen in sehr unterschiedlichen Substanzklassen vor, daher kann die auslösende Substanz oft nur durch

genaue Recherchen erfolgreich identifiziert und durch entsprechende allergologische Testung (Epikutantest) bestätigt werden. Metallionen wie Nickel und Cobalt, aber auch Duftstoffe in Shampoos und Duschgels, Ölen, Deodorants zählen zu den häufigsten Allergenen. Der Sportler sollte bei der Suche nach dem Auslöser auch an Allergene in eng anliegender Kleidung (z.B. Stirnband, „hat band dermatitis", „adhesive tape dermatitis") denken. Ob ein toxisches oder allergisches Kontaktekzem ausgelöst wird, wird neben der Beschaffenheit des auf die Haut einwirkenden Stoffs individuell von einer Reihe anderer lokaler Faktoren bestimmt. Zu diesen individuellen Faktoren zählen: die Hautbeschaffenheit (Störung der Hautbarriere durch häufiges Duschen und durch starkes Schwitzen), das Vorhandensein von Eintrittspforten (z.B. bei Fußpilz) und eine bereits bestehende Hauterkrankung wie Neurodermitis.

Merksätze

◢ Beim Kontaktekzem unterscheidet man zwischen nichtallergischen und allergischen Formen.

◢ Im Vordergrund stehen die Identifizierung und strikte Vermeidung der auslösenden Substanz.

V Körperliche Belastung unter speziellen Bedingungen

25 Höhe

K. Schommer, P. Bärtsch

25.1 Allgemeines

Die Umgebungsbedingungen, die sich mit zunehmender Höhe ändern, stellen eine besondere Herausforderung an den menschlichen Organismus dar. Am wichtigsten ist der Abfall des Sauerstoffdrucks. Je nach Höhe kann dies zu einer erheblichen Beeinträchtigung der Sauerstoffversorgung im Körper führen. Es ist deshalb nicht verwunderlich, dass in den ersten Tagen eines Höhenaufenthalts spezielle Krankheiten, die sog. **Höhenkrankheiten** auftreten können (s. Abschn. 25.3). Durch den Sauerstoffmangel werden aber auch Anpassungsvorgänge, die unter **Höhenakklimatisation** zusammengefasst werden, ausgelöst, die die Sauerstoffversorgung im Körper wieder verbessern. Die Auswirkungen der Höhe auf den menschlichen Körper, die Leistungsfähigkeit und die Höhenakklimatisation werden im diesem Kapitel (s. Abschn. 25.1) besprochen. Im **Höhentraining** (s. Abschn. 25.2) wird versucht, diese Anpassungsmechanismen zu erlangen, um die Leistungsfähigkeit im Tiefland zu verbessern.

Die wichtigste Änderung der Umgebungsbedingungen in der Höhe ist die Abnahme des **Luftdrucks**. Beträgt er im Tiefland etwa 760 mmHg, ist er auf einer Höhe von z.B. 3400 m bereits um $^1/_3$ reduziert, auf 5500 m beträgt er nur noch die Hälfte. Da sich die Luftzusammensetzung (20,9% Sauerstoff, 78% Stickstoff) in der Höhe nicht ändert, nimmt hierdurch der **Sauerstoffdruck** der Luft (Hypoxie) parallel zum Luftdruck ab. Somit sinkt mit zunehmender Höhe das Sauerstoffangebot. Dies verursacht bei akuter Höhenexposition einen plötzlichen Abfall der arteriellen Sauerstoffsättigung und somit des Sauerstoffgehalts pro ml Blut, wie in Abbildung 25.1 für eine Höhe von 5260 m dargestellt. Die Reduktion des Luftdrucks führt auch zu einer Abnahme der **Luftdichte**, was die Atemarbeit in der Höhe etwas erleichtert. Zusätzlich sinkt die **Lufttemperatur**. Pro 150 m Höhengewinn kann mit einem Abfall der Temperatur um 1 °C gerechnet werden. Bei unzureichendem Kälteschutz kann dies zur schnelleren Unterkühlung (Hypothermie) des Körpers führen. Aufgrund des Temperaturabfalls sinkt der **Wasserdampfdruck** mit zunehmender Höhe. Die trockenere Luft kann die Atemwege insbesondere bei körperlicher Anstrengung reizen und so z.B. bei Sportlern mit Anstrengungsasthma die entsprechenden Symptome hervorrufen. Außerdem kann sie zu einem vermehrten Flüssigkeitsverlust des Körpers beitragen. Allerdings wird dieser Verlust oft überschätzt. Er beträgt selbst auf dem Mount Everest nicht mehr als 1 l/24 h. Pro 1000 m Höhe nimmt die UV-Strahlung der Sonne um 10–15% zu. Bei mangelndem Schutz der sonnenexponierten Körperpartien können zum einen direkte Schädigungen wie „Schneeblindheit" der Augen (s. Abschn. 26.5) oder Sonnenbrand, zum anderen auch Jahre nach Exposition Augenlinsentrübungen oder bösartige Hauterkrankungen auftreten. Dies macht einen besonderen Schutz der Haut und der Augen notwendig. Durch Änderung der Flora ist die **Allergenkonzentration der Luft** mit steigender Höhe insgesamt geringer, Hausstaubmilben kommen in Höhen oberhalb von 1500 m v.a. wegen der trockeneren Luft

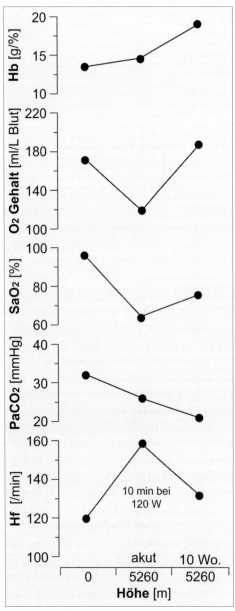

Abb. 25.1: Auswirkungen von akuter und chronischer Hypoxie auf Ruhe-HF – Ventilation, Erythropoiese und HF bei submaximaler Belastung. Nach [Calbet 2003]. Hb = Hämoglobin, SaO₂ = Sauerstoffsättigung, PaCO₂ = arterieller Kohlenstoffdioxidgehalt. Durch die Kombination der Zunahme von Ventilation, erkennbar am Rückgang von $PaCO_2$ und Anstieg der SaO_2, und des Hb kommt es zu einer 19%igen Zunahme des O_2-Gehalts pro ml Blut über den Ausgangswert im Tiefland hinaus. Unten: Änderung der HF für eine submaximale Belastung auf dem Fahrradergometer.

nicht mehr vor. Gegenüber dem Tiefland kommen somit deutlich weniger allergiebedingte Beschwerden, wie z.B. ein allergisches Asthma bronchiale, vor.

Im Folgenden sollen die akute Anpassung des Organismus an das erniedrigte Sauerstoffangebot in der Höhe und die Mechanismen der **Höhenakklimatisation** näher erläutert werden. Einen Überblick der wichtigsten Änderungen gibt Abbildung 25.1 am Beispiel eines mehrwöchigen Aufenthalts in 5260 m.

25.1.1 Atmung

Die erste unmittelbare und merkliche Reaktion ist eine Steigerung der Atmung (Ventilation), messbar als Zunahme des Atemminutenvolumens. Diese nimmt über die ersten 10–14 Tage weiter zu („ventilatorische Akklimatisation"). Hierdurch steigen der arterielle Sauerstoffpartialdruck in dieser Phase und dadurch die arterielle Sauerstoffsättigung. Infolge der gesteigerten Abatmung nimmt der arterielle Kohlenstoffdioxid-Partialdruck ab, es resultiert eine ventilatorische Alkalose. Diese kann z.T. durch eine vermehrte Bikarbonatexkretion durch die Niere kompensiert werden. Oberhalb von 3500–4000 m allerdings reicht dies nicht mehr aus und der arterielle pH bleibt alkalotisch.

25.1.2 Kreislauf

Bei akuter Höhenexposition nimmt das HMV durch eine Steigerung der HF zu. Mit zunehmender Akklimatisation nimmt dies wieder ab, allerdings bleibt die HF verglichen mit dem Tiefland erhöht. Dies trifft sowohl für Ruhe als auch für Belastungen auf submaximalem Niveau zu. Die HFmax ist jedoch bei akuter Exposition und nach Akklimatisation deutlich reduziert – je höher, desto ausgeprägter. Die HFmax beträgt z.B. für eine

40-jährige Person auf dem Mount Everest noch etwa 120 Schläge/min. Darüber hinaus kommt es zu einem leichten Anstieg des Ruheblutdrucks, verursacht durch eine Aktivierung des sympathischen Nervensystems, die während der Akklimatisation noch zunimmt.

Blut: Mit Höhenexposition kommt es zunächst zu einer gesteigerten Konzentration des Bluts durch eine Reduktion des Plasmavolumens. Durch diese Hämokonzentration stehen in einem bestimmten Blutvolumen mehr Erythrozyten als Sauerstofftransporter zur Verfügung. Gleichzeitig wird in der Niere EPO freigesetzt, was zu einer Stimulation der Erythrozytenproduktion im Knochenmark führt. Die vermehrte Erythrozytenproduktion ist erst nach einem Höhenaufenthalt von 2–3 Wo. nachweisbar und führt zu einer Zunahme des Gesamtkörperhämoglobins (tHb; s. Abb. 25.2).

Der direkte Zusammenhang zwischen tHb und der max. aeroben Leistungsfähigkeit macht klar, warum dieser Effekt im Höhentraining ausgenutzt werden will. Die Kombination aus vermehrter Erythropoese und ventilatorischer Akklimatisation führen z.B. in 5260 m Höhe nach einigen Wochen dazu, dass der initial um 22% erniedrigte Sauerstoffgehalt pro Blutmenge auf 19% über dem Ausgangswert im Tiefland liegt (s. Abb. 25.1). In einer Höhe von 4100 m ist die ventilatorische und hämatologische Akklimatisation innerhalb von 2 Wo. weitgehend abgeschlossen. Durch Sauerstoffmangel und Zunahme junger Erythrozyten im Blut erhöht sich auch die Konzentration des anorganischen **2,3-Diphosphoglyzerats** (2,3-DPG) in diesen Zellen. Dies bedingt über eine Verschiebung der Sauerstoffbindungskurve nach rechts eine verbesserte Sauerstoffabgabe an das Gewebe. Dies gilt allerdings nur für Höhen zwischen 2000–3500 m – darüber wird die Bindungskurve wegen der persistierenden Alkalose wieder zurück verschoben, sodass sie in 4500 m gegenüber

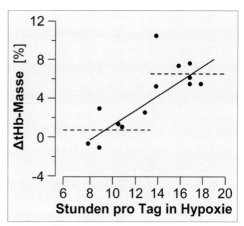

Abb. 25.2: Änderung des tHb durch Hypoxie. Die Einzelpunkte zeigen die Resultate aus kontrollierten „Live high, train low"-Höhentrainings-Studien, der Grad der Hypoxie variiert in den einzelnen Studien zwischen 2000 und 3500 m. Die gestrichelten Linien zeigen den jeweiligen Mittelwert für eine Dauer von < 14 h und > 14 h, die durchgezogene Linie zeigt die signifikante Korrelation zwischen Dauer der jeweiligen täglichen Hypoxieaufenthalte und Zunahme der Gesamtkörper-Hb-Masse, angegeben als Differenz zwischen Ausgangswert und Wert nach dem jeweiligen Höhentraining (ΔtHb-Masse).

dem Tiefland unverändert ist. In extremen Höhen überwiegt der Effekt der Alkalose mit einer Linksverschiebung der Dissoziationskurve, was die Beladung der Erythrozyten mit Sauerstoff in der Lunge begünstigt.

25.1.3 Molekulare Mechanismen der Anpassung

Die Zellen des Menschen verfügen über ein „Programm", das bei Sauerstoffmangel durch den Transkriptionsfaktor Hypoxia-Inducible Factor (HIF) aktiviert wird. Dadurch werden weit über 100 Gene abgelesen („exprimiert"), die Enzyme u.a. Proteine codieren, die die Zelle und den Organismus schützen und dem Sauerstoffmangel entgegenwirken sollen. Eines der bekanntesten HIF-abhängigen Proteine ist das EPO, das die Bildung der roten Blutzellen stimuliert. HIF-induzierte Gene sind in die Regulation des

Sauerstofftransports, der Gefäßbildung, des Kohlenhydratstoffwechsels und des Zellwachstums involviert, um nur die wichtigsten Funktionsgruppen zu nennen. Bei vielen HIF-abhängigen Faktoren und Enzymen ist nicht im Detail geklärt, wie sie zur Akklimatisationsreaktion beitragen und ob sie für eine Leistungsverbesserung durch Höhentraining relevant sind. Die Effekte der Akklimatisation auf die Muskulatur sind in Höhen bis 5000 m kaum untersucht, während Studien zum Training in Hypoxie (entsprechend 2300–5700 m) eine vermehrte Expression HIF-induzierter Gene finden, deren Relevanz aber nicht geklärt ist. Bei Höhenaufenthalten oberhalb von 5000 m überwiegen katabole Vorgänge: Die Muskelmasse, Muskelfasermenge und die aerobe Kapazität der Muskulatur nehmen ab, wofür wahrscheinlich die niedrige Belastungsintensität und die unzureichende Ernährung verantwortlich zeichnen.

25.1.4 Körperliche Belastung in der Höhe

Während akuter Höhenexposition findet sich eine Reduktion der max. aeroben Leistung, die mittels der VO_2max gemessen werden kann. Oberhalb von 1500 m kann bei untrainierten Personen mit einer Reduktion der VO_2max um 1% pro 100 m gerechnet werden (s. Abb. 25.3), wobei eine große interindividuelle Variabilität besteht. Auch wenn durch die Akklimatisation der Sauerstoffgehalt des Bluts um 10–20% über den Werten im Tiefland liegen kann (s. CaO_2 in Abb. 25.1), verbessert sich die VO_2max in der Höhe auch bei länger dauernden Höhenaufenthalten nur wenig. Dies ist in Abbildung 25.3 dargestellt: Die leeren Kreise wurden bei Neuankömmlingen und die ausgefüllten bei akklimatisierten Personen gemessen. Die Erhöhung des Sauerstofftransports reicht nicht aus, um die Abnahme des Druckgradienten (d.h. des Drucks, der den Sauerstoff durch Gewebebarrieren „treibt") zwischen Alveole und Kapillare in der Lunge sowie zwischen Kapillare und Muskelzelle in der Peripherie vollständig zu kompensieren.

Bei hoch trainierten Athleten ist der Abfall der max. aeroben Leistungsfähigkeit bereits in geringeren Höhen stärker ausgeprägt. Dies kann v.a. mit dem im Vergleich zu Untrainierten größeren HMV unter Belastung und die hierdurch verringerte Kontaktzeit des Bluts in der Lunge bzw. die damit verbundene geringere Beladung mit Sauerstoff erklärt werden. Bei solchen Athleten (VO_2max > 60 ml/kg/min) kann man von einer Abnahme der VO_2max von 7,7% pro 1000 Höhenmetern ausgehen, dargestellt in Abbildung 25.3 durch die untere Linie. Dies

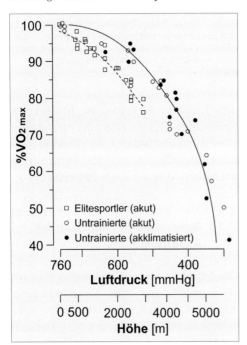

Abb. 25.3: Abnahme der VO_2max bei Trainierten und Untrainierten in Abhängigkeit von der Höhe. Modifiziert nach [Ceretelli]. Die untere gestrichelte Linie zeigt den bei geringeren Höhen stärker ausgeprägten durchschnittlichen Abfall der VO_2max für Elitesportler (VO_2max > 60 ml/kg/min) gegenüber der durchgezogenen Linie (Abfall der VO_2max für Untrainierte). Die Kreise zeigen, dass auch nach Akklimatisation kaum eine Verbesserung der VO_2max zu erreichen ist.

entspricht einer Abnahme der VO_2max in z.B. 2000–2500 m von 14–23%. Da in dieser Höhe klassisches Höhentraining durchgeführt wird, muss die Trainingsintensität reduziert werden, da sonst die anaerob-laktazide Energiebereitstellung z.T. erheblich größer wird.

Während der Abfall der max. Leistungsfähigkeit sich mit der Akklimatisation in Höhen über 3500 m kaum bessert, nimmt die Leistung bei submaximalen Belastungsintensitäten deutlich zu. Dies äußert sich in einer niedrigeren HF (s. Abb. 25.1), niedrigeren Laktatwerten und längeren Belastungszeiten bei gegebenen submaximalen Belastungen nach längerem Höhenaufenthalt im Vergleich zu den Werten, die am ersten Tag der Höhenexposition erhoben wurden. Hieraus lässt sich ableiten, dass Athleten vor Wettkämpfen in größeren Höhen vorhergehend auf dieser Höhe akklimatisieren sollten.

Merksätze

◢ An die Änderung der Umweltbedingungen in der Höhe, insbesondere an das sinkende Sauerstoffangebot in der Atemluft, kann sich der menschliche Organismus anpassen (Höhenakklimatisation).

◢ Erste, unmittelbare Reaktionen sind die Steigerung des Atemminutenvolumens und die HF-Steigerung.

◢ Die wichtigsten Akklimatisationsvorgänge betreffen die Ventilation, die Erythropoiese und HIF-1α-vermittelte Änderungen auf zellulärer Ebene, deren Bedeutung noch nicht eindeutig geklärt ist.

◢ Bei akuter Höhenexposition nehmen die Ventilation und die HF zu. Gleichzeitig nimmt das Plasmavolumen ab, wodurch in einer bestimmten Menge Blut mehr Erythrozyten für den Sauerstofftransport zur Verfügung stehen. Eine Steigerung der Erythropoiese mit messbarem An-

stieg des Gesamtkörperhämoglobins ist in einer Höhe von 2000–2400 m erst nach einem Aufenthalt von mindestens 3 Wo. nachweisbar.

◢ Die max. aerobe Leistungsfähigkeit nimmt beim wenig Trainierten oberhalb 1500 m um 1% pro weitere 100 Höhenmeter ab. Bei sehr guten Ausdauerathleten (VO_2max > 60 ml/kg/min) ist diese Abnahme größer (7,7% pro 1000 m).

◢ Bei länger dauernder Höhenexposition oberhalb von 3000 m kann die max. aerobe Leistungsfähigkeit nur wenig verbessert werden. Auf submaximalen Stufen ist jedoch in allen Höhen eine Verbesserung der Leistungsfähigkeit möglich.

25.2 Höhentraining

25.2.1 Allgemeines

Ziel eines Höhentrainings ist i.d.R. eine Verbesserung der **Leistungsfähigkeit** im Tiefland. Selten dient es dazu, Akklimatisationseffekte für bevorstehende Wettkämpfe an höher gelegenen Orten zu erreichen. Dass tatsächlich eine Verbesserung der Leistung durch Höhentraining erreicht werden kann, konnte nicht für alle Höhentrainingsformen und alle Trainierenden zweifelsfrei wissenschaftlich belegt werden. Insbesondere bei Spitzenathleten ist die Wirksamkeit der Höhentrainingslager nicht gut belegt, weil bei dieser Gruppe die meisten Studien unkontrolliert durchgeführt wurden. Höhentraining basiert auf der Idee, dass die Höhenakklimatisation zur Verbesserung der Leistungsfähigkeit im Tiefland führt und/oder, dass Training in der Höhe einen zusätzlichen Trainingsstimulus darstellt. Bei der Akklimatisation steht die Zunahme des Gesamtkörperhämoglobins im Vordergrund. Es werden aber auch andere Faktoren wie die Verbesserung der Bewegungsökonomie oder der Pufferkapazität postuliert und sehr kontrovers diskutiert, da die Ergebnisse der Studien kein einheitliches Bild ergeben. Wenn Training in Hypoxie durchgeführt wird, muss man bedenken, dass eine absolut gleiche Trainingsintensität wie im Tiefland wegen der reduzierten max. Leistungsfähigkeit in Hypoxie eine Zunahme der Belastung bedeutet. Eine Intensivierung des Trainings führt in jeder Höhenlage zu einer vermehrten Trainingsanpassung. Bei zu intensivem Training besteht allerdings die Gefahr des Übertrainings, weshalb i.d.R. bei klassischem Höhentraining die Trainingsintensität der reduzierten aeroben Leistungsfähigkeit angepasst wird. Es ist möglich, dass eine hohe Intensität in Hypoxie besser toleriert wird, wenn die Regeneration im Tiefland erfolgt.

Aus den Faktoren Höhenakklimatisation und „Hypoxie als Trainingsreiz" ergeben sich 3 Modalitäten:

◢ **Klassisches Höhentraining (live and train high)**, bei dem in der Höhe gelebt und trainiert wird. Dieses wird i.d.R. in Orten zwischen 2000 und 2500 m durchgeführt, wobei hier naturgemäß Luftdruck und Sauerstoffdruck der Luft gleichermaßen abfallen (hypobare Hypoxie). In größeren Höhen wäre die Beeinträchtigung der Leistungsfähigkeit zu groß.

◢ **In der Höhe leben und im Tiefland trainieren (live high, train low)**, wobei die meiste Zeit des Tages in der Höhe gelebt, aber im Tiefland trainiert wird. Dieses Konzept wird gelegentlich reduziert auf Schlafen in der Höhe (**sleep high, train low**), das in speziellen „Höhenhäusern" oder zu Hause mit „Höhenzelten" durchgeführt werden kann. Hierbei reduziert sich die Aufenthaltsdauer in Hypoxie von 14–18 auf 8 h. Leben oder Schlafen findet i.d.R. in Hypoxie statt, die einer Höhe von 2500–3500 m entspricht. Der Sauerstoffgehalt der Atemluft wird

herabgesetzt, ohne den Luftdruck zu beeinflussen (normobare Hypoxie), indem der Atemluft Stickstoff beigemischt wird. In größeren Höhen können Schlafstörungen u.a. Beeinträchtigungen des Allgemeinbefindens zum Problem werden. In einer weiteren Abwandlung mittels passiver Expositionen über wenige Stunden bis Minuten (**intermittierende Hypoxie-Exposition, intermittent hypoxia exposure, IHE**) wird versucht, die Hypoxie zu verstärken (entsprechend 5000–6000 m) in der Hoffnung, eine bessere Höhenakklimatisation zu erreichen.

◢ **Im Tiefland leben und in Hypoxie trainieren (live low, train high)**. Hypobare Hypoxie kann im Tiefland in Unterdruckkammern, in denen auch Training stattfinden kann, simuliert werden.

Die wissenschaftliche Datenlage zur Wirksamkeit der Trainingsmodalitäten soll nachfolgend ausführlicher dargestellt werden.

◢ **Klassisches Höhentraining.** Eine Verbesserung der VO_2max und der 3000-m-Zeit konnten durch klassisches Höhentraining bislang nur in **einer** kontrollierten Studie bei gut Trainierten (VO_2max um 55 ml/kg/min) belegt werden. Einige unkontrollierte Studien zeigen, dass dieses Training die Leistungsfähigkeit auch bei sehr gut Trainierten, i.e. Spitzensportlern, verbessert. Kontrollierte Studien sind mit Spitzenathleten kaum zu realisieren, u.a. deshalb, weil diese ein klassisches Höhentraining nur dann durchführen, wenn sie von dessen Wirksamkeit überzeugt sind. Deshalb ist es kaum möglich, Spitzensportler in der Vorbereitung auf Wettkämpfe im Rahmen einer Studie zu randomisieren, wenn die Kontrollgruppe unter vermeintlich nachteiligen Bedingungen im Tiefland trainieren soll. Es gibt auch kontrollierte Studien, die **keine** konsekutive Verbesserung der Leistungsfähigkeit im Tiefland gezeigt haben. Diese Schlussfolgerung bezieht sich jedoch auf Gruppenvergleiche. So gibt es innerhalb einer Gruppe immer einzelne Sportler, die ihre Leistung im klassischen Höhentraining verbessern. Diese **Responder** sind im Gegensatz zu den **Nonrespondern** durch einen höheren EPO-Anstieg, eine signifikant höhere tHb-Zunahme und eine geringere Reduktion der Leistungsfähigkeit in der Höhe gekennzeichnet. Für eine Erhöhung des Gesamtkörperhämoglobins ist ein Aufenthalt in einer Höhe von mindestens 3 Wo. oberhalb von 2000 m notwendig. Da eine gesteigerte Bildung von Erythrozyten immer Eisen benötigt, ist stets darauf zu achten, dass die Eisenspeicher ausreichend gefüllt sind. Dies kann einfach mit einer oralen Eisensubstitution in Abhängigkeit vom Serumferritin als Repräsentant des Körpereisenspeichers durchgeführt werden (s. Abschn. 5.4). Die Angaben für die optimale Leistungsfähigkeit im Anschluss an eine solche Trainingsmaßnahme variieren von Tag 9–23. Die Phase der optimalen Leistungsfähigkeit dürfte 4 Wo. nicht überschreiten.

◺ **Oben leben oder schlafen – unten trainieren (live/sleep high, train low).** Da die meisten kontrollierten Studien keine Verbesserung der Leistungsfähigkeit im klassischen Höhentraining fanden, wurde postuliert, dass der positive Effekt der Höhenakklimatisation aufgehoben wird durch die negativen Effekte eines Höhentrainings wie Reduktion der Trainingsintensität, klimatische Veränderungen oder Beeinträchtigung des Allgemeinbefindens. Dieser Aspekt war die Folge einer gut kontrollierten Studie, in der gezeigt wurde, dass 4 Wo. Wohnen in 2800 m und Trainieren in 1200 m zur größeren Zunahme von VO_2max und 3000-m-Zeit führt, als in 2800 m oder auf 0 m zu wohnen und zu trainieren. Das Konzept wurde in der Folge so vereinfacht, dass nur noch die intensiven Trainingseinheiten im Tiefland durchgeführt wurden (live high, base training high, interval training low). Die modernen Möglichkeiten, Höhe zu simulieren, haben weitere Spielformen des Konzepts live high, train low ermöglicht. So kann ein solches Trainingslager mittels Hypoxiehäuser, -räume oder -zelte komplett im Tiefland durchgeführt werden, ohne dass tägliche lange Transporte von oben nach unten und umgekehrt den Alltag allzu sehr einschränken. Kontrollierte Studien haben inzwischen für die praktische Umsetzung zeigen können, dass bei sehr gut trainierten Athleten (VO_2max um 65 ml/kg/min) die Hypoxie-Exposition mindestens 3–4 Wo., 12–16 h tgl. in einer Höhe von über 2000 m entsprechen soll, um eine Zunahme von tHb und der aeroben Leistung zu erreichen. Hieraus ergibt sich auch, dass alleiniges Schlafen (8 h) in Hypoxie (z.B. in Hypoxiezelten) nicht ausreichend ist.

◺ **Intermittierende Hypoxie-Exposition.** Im Rahmen placebokontrollierter Doppelblindstudien verbesserte ein mehrstündiges Herumsitzen in Hypoxie oder intermittierendes Einatmen von hypoxischen Gasgemischen in Ruhe weder die aerobe noch die anaerobe Leistungsfähigkeit. Auch wird die Hämatopoiese nicht so stimuliert, dass eine Zunahme des tHb resultieren könnte. Trotz fehlender Evidenz wird aber eine IHE zur Verbesserung der Leistungsfähigkeit angeboten und von Sportlern genutzt. Positive Erfahrungsberichte dürften hierbei in erster Linie aus einem Placeboeffekt resultieren. Ein wissenschaftlicher Beleg liegt dafür allerdings bislang noch nicht vor.

◺ **Im Tiefland leben und in Hypoxie trainieren.** Kontrollierte Studien zeigen, dass die Verbesserung der Leistungsfähigkeit nach Training in Hypoxie und Normoxie gleich groß ist, wenn vergleichbar, d.h. bei gleicher relativer Intensität, trainiert wird. Da die max. Leistung und die HFmax in Hypoxie reduziert sind, bedeutet Training in Hypoxie bei gleicher HF oder gleicher Geschwindigkeit, dass in Hypoxie intensiver trainiert wird. Mehrere Studien haben gezeigt, dass unter diesen Bedingungen der Leistungszuwachs nach Training in Hypoxie größer ist als nach Training in Normoxie. Dies allerdings ist wahrscheinlich mehr durch die erhöhte Intensität als durch die Hypoxie selbst bedingt. Aufgrund des zu kurzen Aufenthalts in der Höhe nur zur Trainingsdurchführung resultieren keine Änderungen der hämatologischen Marker.

Merksätze
- Die gesteigerte Erythropoiese führt zur Verbesserung der aeroben Leistungsfähigkeit, wenn es zur Zunahme des Gesamthämoglobins kommt. Dazu sind mindestens 3–4 Wo. mit 12–16 h tgl. Aufenthalt in einer Höhe von über 2000 m notwendig.
- Eine Zunahme des Gesamthämoglobins kann im klassischen Höhentraining und mit dem Konzept live high, train low erreicht werden.
- Im klassischen Höhentraining kann sich die Reduktion der Leistungsfähigkeit negativ auf die Leistungsentwicklung auswirken. Es gibt keine kontrollierten Studien mit Spitzenathleten zu dieser Trainingsform. Responder auf diese Trainingsform sind charakterisiert durch einen höheren EPO-Anstieg, eine signifikant höhere tHb-Zunahme und eine geringere Reduktion der Leistungsfähigkeit in der Höhe.
- Die Verbesserung der Leistungsfähigkeit durch high-low mit mindestens 14 h Hypoxie oder Höhe (pro Tag) ist

durch kontrollierte Studien sehr gut trainierten Sportlern belegt.
- Kontrollierte Doppelblindstudien belegen, dass intermittierende Hypoxie nicht zu einer Verbesserung der aeroben und anaeroben Leistungsfähigkeit führt.
- Wird in Hypoxie bei gleicher Intensität trainiert wie im Tiefland, kann ein Leistungszuwachs resultieren. Dieser ist aber mehr durch die Intensitätserhöhung als durch die Hypoxie als solches zu erklären.

25.3 Höhenkrankheit

25.3.1 Allgemeines

Bei kardiopulmonal Gesunden treten höhenbedingte, durch Sauerstoffmangel hervorgerufene gesundheitliche Beschwerden, die unter dem Begriff Höhenkrankheit zusammengefasst werden, meist erst oberhalb von 2500 m nach einer Latenzzeit von mindestens 6 h bis einigen Tagen in der Höhe auf. Hier unterscheidet man die **akute Bergkrankheit** (ABK; acute mountain sickness, AMS) von dem potenziell letal verlaufenden **Höhenlungenödem** (HLÖ; high altitude pulmonary edema, HAPE) und **Höhenhirnödem** (HHÖ; high altitude cerebral edema, HACE). Die genauen Entstehungsmechanismen dieser Krankheitsbilder sind hierbei nicht bis ins Detail geklärt. Unabhängig von diesen Krankheiten können hypoxiebedingte Beschwerden bei Patienten mit kardiopulmonalen Erkrankungen auftreten. Diese werden i.d.R. relativ rasch nach Höhenexposition manifest.

Durch die zunehmende Verlagerung der Freizeitaktivitäten in höhere Regionen, wie dies naturgemäß beim Bergsteigen, Trekking, Skilaufen und Snowboarden der Fall ist, aber auch durch die verbesserten technischen

Möglichkeiten, rasch und preiswert in große Höhen vorzudringen, werden die höhenassoziierten Erkrankungen vermehrt wahrgenommen. Die individuelle Anfälligkeit ist hier neben der Aufstiegsgeschwindigkeit und einer mangelnden Akklimatisation der wichtigste Prädiktor für die Entstehung von höhenbedingten gesundheitlichen Beschwerden. Prinzipiell kann für alle Höhenkrankheiten gesagt werden, dass es einen direkten Zusammenhang zwischen der Häufigkeit einerseits und Aufstiegsgeschwindigkeit und erreichter Höhe andererseits gibt: Je schneller große Höhen erreicht werden, desto häufiger treten Höhenkrankheiten auf. Oberhalb von 2500 m wird eine tägliche Erhöhung der Schlafhöhe um 300–600 m – in Abhängigkeit vom Grad der individuellen Anfälligkeit – als optimal angesehen. Intensive körperliche Belastungen sollten in den ersten Tagen eines Höhenaufenthalts vermieden werden. Auf eine ausreichende Flüssigkeitszufuhr sollte wegen der höhenbedingt gesteigerten Diurese geachtet werden.

25.3.2 Akute Bergkrankheit

Symptomatik
Die ABK ist die einfachste und häufigste Ausprägung einer Höhenkrankheit. Typische Symptome sind meist pulsierende Kopfschmerzen, daneben kommt es zu Übelkeit, Erbrechen, allgemeinem Krankheitsgefühl und Abgeschlagenheit, Schlafstörungen und Wassereinlagerung ins Gewebe in Form von Gesichts- und Extremitätenödemen. Die Symptome treten nach 6–24 h meist erst oberhalb 2500 m auf und verschwinden ohne spezielle Maßnahmen nach 24–72 h, sofern kein weiterer Höhengewinn hinzukommt. Meist findet sich eine für die Höhe inadäquat tiefe arterielle Sauerstoffsättigung. Es gibt bislang keine validen Tests, mit deren Hilfe bereits im Tiefland zuverlässig vorhergesagt werden kann, wer bergkrank wird.

Pathophysiologie
Die Theorie, dass die ABK mit dem Leitsymptom Kopfschmerz durch die Anschwellung des Gehirns infolge der Ödemneigung und mangelndes Gehirnreservevolumen ausgelöst werden, konnte in zahlreichen MRT-Studien nicht bestätigt werden. Ein leichtes vasogenes Hirnödem als Reaktion auf die Hypoxie wird vielmehr als normal betrachtet. Aktuell geht man davon aus, dass die Mechanismen, die zu den Symptomen der ABK führen, denen gleichen, die für die Entstehung der Migräne verantwortlich sind.

Prävention/Therapie
Neben der individuellen Anfälligkeit, die nur durch vorhergehende Erfahrung in der Höhe festgestellt werden kann, begünstigen ein rascher Aufstieg und eine mangelnde Akklimatisation das Auftreten der ABK (s. Abb. 25.4).

Daneben wirkt sich extreme körperliche Anstrengung negativ aus, da hierdurch während der Anstrengung die arterielle Sauerstoffsättigung noch weiter absinkt. Zur medikamentösen Prophylaxe, aber auch in der Therapie, kann Azetazolamid (Diamox, 2–3 × 250 mg) eingesetzt werden. Es führt über eine erhöhte Ausscheidung von Bikarbonat über die Nieren zu einem Abfall des Blut-pH, der sich stimulierend auf die Atmung auswirkt und so die Sauerstoffversorgung im Gewebe verbessert. Kortikosteroide, die in der Therapie der schweren Bergkrankheit sehr gut wirksam sind, sollten in der Prophylaxe aufgrund der möglichen Nebenwirkungen nur nach ärztlicher Rücksprache eingesetzt werden. Bei leichter bis mittelschwerer Bergkrankheit genügt es, zur Behandlung 1–2 Ruhetage ohne weiteren Aufstieg einzuhalten. Kopfschmerzen können symptomatisch mit NSAR wie ASS oder Ibuprofen behandelt werden, gegen Übelkeit helfen antidopaminerge Substanzen wie Metoclopramid. Bei trotz Pause persistierenden oder zunehmenden Beschwerden muss mindestens 500–1000 m abgestiegen werden.

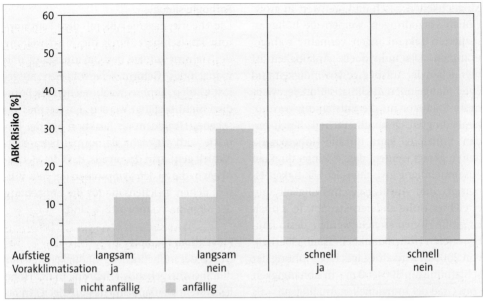

Abb. 25.4: ABK-Risiko in Abhängigkeit von Aufstiegsgeschwindigkeit, Vorakklimatisation und individueller Anfälligkeit. Das Risiko für ABK bezieht sich auf eine Höhe von 4559 m. Die individuelle Anfälligkeit ergibt sich aus der Eigenanamnese mit Fragen zu Beschwerden während vorhergehender Höhenaufenthalte. Vorakklimatisation: Aufenthalt von mindestens 5 Tagen oberhalb 3000 m in den vorhergehenden 2 Monaten. Ein „langsamer Aufstieg" bedeutet Erreichen von 4559 m ab einer Höhe von 2000 m in mehr als 3 Tagen, „schneller Aufstieg" < 3 Tage. Nach [Schneider 2000].

Wenn der V.a. ein beginnendes Höhenhirnödem besteht, ist ein sofortiger Abstieg ohne vorausgehenden Ruhetag nötig.

25.3.3 Höhenhirnödem

Symptomatik
Aus schweren Symptomen der ABK kann sich selten innerhalb von 24 h ein potenziell lebensbedrohliches HHÖ entwickeln. Charakteristisch sind therapierefraktäre Kopfschmerzen, starkes Erbrechen, Gangunsicherheit und Persönlichkeitsveränderungen wie Apathie, Unruhe, Verwirrtheit bis hin zu deliranten Zustandsbildern. Ohne Therapie führt der zunehmende Hirndruck zur Kompression des Hirnstamms, was Koma und Atemstillstand hervorruft.

Pathophysiologie
Untersuchungen mittels MRT konnten bei HHÖ eine erhöhte Durchlässigkeit der Ge-

hirngefäße nachweisen. Ein gesteigerter Kapillardruck wegen vermehrter Hirndurchblutung, verstärkte Bildung von Sauerstoffradikalen und der HIF-induzierte VEGF (vascular endothelial growth factor) werden als Ursache der Störung der Bluthirnschranke diskutiert.

Prävention/Therapie
Eine Prophylaxe besteht aus einer ausreichenden Akklimatisation. In der Behandlung stellt der frühzeitige Abstieg auf eine Höhe, in der sich die neurologischen Symptome deutlich bessern, das oberste Gebot dar. Dies beinhaltet auch die sorgfältige Überwachung von Bergkranken, um den Zeitpunkt des noch eigenständig möglichen Abstiegs nicht zu verpassen. Neben dem Abstieg wirken die Gabe von Sauerstoff über ein tragbares Sauerstoffgerät und die Behandlung in einem Überdrucksack unterstützend. Die medikamentöse Therapie besteht aus der Gabe von Kortikosteroiden (Dexamethason 4–8 mg initial, gefolgt von 4 mg alle 6 h).

25.3.4 Höhenlungenödem

Symptomatik

Das ebenfalls lebensbedrohliche HLÖ entwickelt sich meist erst ab Höhen von etwa 3000 m innerhalb der ersten 2–4 Tage nach Anstieg. Sehr häufig, aber nicht immer gehen ihm die Symptome der ABK voraus. Als Leitsymptom können eine inadäquate Dyspnoe und ein Leistungsabfall während des Aufstiegs angesehen werden. Weiterhin finden sich als Frühsymptome ein initial trockener Husten und eine ausgeprägte Abgeschlagenheit. Im weiteren Verlauf stellen sich Ruhedyspnoe bis zur Orthopnoe ein, der Husten wird produktiv und fördert ein blutig tingiertes Sputum. In der klinischen Untersuchung finden sich im Spätstadium feuchte Rasselgeräusche, die oft auch ohne Stethoskop in Form einer karchelnden Atmung hörbar sind. Es besteht eine ausgeprägte Hypoxämie bis hin zur Blauverfärbung der Haut und der Schleimhäute (zentrale Zyanose).

Pathophysiologie

Im Gegensatz zu der peripheren Vasodilatation kommt es in der Lungenstrombahn hypoxiebedingt zu einer Vasokonstriktion mit Anstieg des PAP. Überschreitet dieser Druck eine gewisse Grenze, überträgt er sich auch auf das Kapillarbett, und es kommt zur Wassereinlagerungen in die Lunge, dem Lungenödem.

Prävention/Therapie

Wie bei allen Höhenkrankheiten wird das Auftreten eines HLÖ neben der individuellen Anfälligkeit durch zu rasches Aufsteigen in große Höhen begünstigt (s. Tab. 25.1).

Auch hier ist der rasche Abstieg Therapie der Wahl und kann durch Sauerstoffgabe unterstützt werden. Ziel der medikamentösen Therapie ist die Senkung des überschießend erhöhten PAP. Etabliert ist in Therapie und Prophylaxe der Calciumantagonist Nifedipin (Adalat, z.B. 20 mg retard alle 6 h). Unter dieser Medikation kann trotz schnellen Aufstiegs innerhalb von 2 Tagen auf 4559 m das HLÖ weitgehend verhindert werden (s. Abb. 25.5).

Alternativ können zur Prophylaxe oder Therapie des HLÖ auch andere Medikamente, die den PAP senken, wie Phosphodiesterase-5 (PDE-5)-Hemmer (Sildenafil, Tadalafil), gegeben werden. Kortikosteroide sind in der Therapie möglicherweise nicht wirksam, auch wenn sie in der Prophylaxe, allerdings sehr hoch dosiert, erfolgreich eingesetzt wurden.

25.3.5 Weitere Probleme in der Höhe

Gesunde **Kinder**, die mit in die Höhe genommen werden, erkranken gleich häufig an einer akuten Höhenkrankheit wie die sie begleitenden Erwachsenen. Da auftretende Beschwerden häufig infolge der einge-

Tab. 25.1: HLÖ-Prävalenz auf 4500–5500 m in Abhängigkeit von der Aufstiegsgeschwindigkeit und der individuellen Anfälligkeit*

	Höhe [m]	Aufstieg	Häufigkeit [%]
Alpen (Evakuierung)	4559	2–4 Tage	< 0,8
Himalaya (Trekking)	5450	6 Tage	2,3
Alpen (Nicht-HLÖ-Anfällige)	4559	22 Stunden	6
Himalaya (Soldaten)	5400	Flug/Auto	15,5
Alpen (HLÖ-Anfällige)	4559	22 Stunden	62

* Je schneller höher aufgestiegen wird, desto höher ist das Risiko, ein HLÖ zu entwickeln. Besonders eindrücklich ist der Anstieg des HLÖ-Risikos für HLÖ-anfällige Personen.

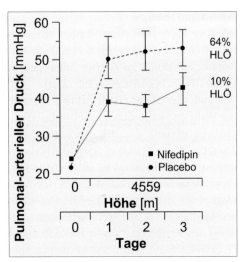

Abb. 25.5: PAP auf 4559 m mit und ohne Nifedipin. Nifedipin senkt den PAP während einer akuten 3-tägigen Höhenexposition auf 4559 m. Von den 10 Probanden unter Nifedipin (3 x 20 mg) 1 HAPE (10%), von den 11 Probanden unter Placebo 7 HAPE (64%). Nach [Bärtsch 1991]

schränkten verbalen Kommunikationsmöglichkeiten nicht geäußert werden, ist bei Kleinkindern insbesondere auf Anzeichen wie Unruhe oder charakterliche Veränderungen zu achten. Vorrangig in der Therapie ist auch hier der Abstieg. Die medikamentöse Therapie ist nicht von der bei Erwachsenen verschieden, allerdings sind Dosisanpassungen erforderlich.

Bei **Patienten mit kardiovaskulären oder pulmonalen Erkrankungen** muss zunächst eine genaue Anamnese erhoben und die Erkrankung optimal diagnostiziert und therapiert werden, bevor Empfehlungen auf einen Höhenaufenthalt ausgesprochen werden können. Patienten mit einer stabilen KHK auf Tieflandhöhe können bei genügender Leistungsreserve ohne größeres Risiko bis auf Höhen von 3000–3500 m reisen. Voraussetzungen sind ein unauffälliges Belastungs-EKG im Tiefland ebenso wie eine normale, alters- und geschlechtsbezogene aerobe Leistungsfähigkeit und das Fehlen von HRST und Lungenerkrankungen, die vor einem Höhenaufenthalt in einer Spiroergometrie

erfasst werden sollten. Bei solchen Patienten ist ein Aufenthalt in einer Höhe von 3000–3500 m als unproblematisch anzusehen – allerdings sollte in den ersten 3–4 Tagen keine anstrengende Belastung stattfinden, oder im Fall eines aktiven Aufstiegs oberhalb von 2000 m ein langsamer Aufstieg von max. 300–350 m pro Tag gewählt werden. Sollte es während des Aufstiegs oder überhaupt zu AP kommen, muss Sauerstoff gegeben und ein baldiger Abstieg empfohlen werden. Patienten mit UAP, Ischämiezeichen im EKG bei geringer Anstrengung oder erst kürzlich zurückliegendem ACS sollten nicht in die Höhe gehen.

Da der Blutdruck bei einem Aufenthalt in der Höhe ansteigt, müssen Patienten mit arterieller Hypertonie angehalten werden, ihre Blutdruckmedikamente – ebenso wie die übrige Medikation – auch während eines Höhenaufenthalts weiter einzunehmen und ihren Blutdruck regelmäßig zu messen. Weiter sollten sie instruiert sein, wie sie sich zu verhalten haben, wenn der Blutdruck ansteigt und entsprechende Reservemedikation mit sich führen. Patienten mit einer unkontrollierten arteriellen Hypertonie im Tiefland sollte von einem Höhenaufenthalt abgeraten werden, bis der Blutdruck medikamentös gut eingestellt ist.

Merksätze

◢ Unter Höhenkrankheit versteht man Krankheitsbilder, die bei kardiopulmonal Gesunden durch länger dauernden Sauerstoffmangel hervorgerufen werden. Man unterscheidet die am häufigsten vorkommende akute Bergkrankheit (ABK/AMS), das Höhenlungenödem (HLÖ/HAPE) und das Höhenhirnödem (HHÖ/HACE).

◢ Wichtigste Prädiktoren für das Auftreten einer Höhenkrankheit sind die individuelle Anfälligkeit, die Aufstiegsgeschwindigkeit und die Vorakklimatisation.

◢ Während die akute Bergkrankheit nach mindestens 6 h bereits ab einer Höhe von 2500 m auftreten kann, kommt das Höhenlungenödem nach 2–4 Tagen meist erst oberhalb von 3000 m, das Höhenhirnödem innerhalb von 1–3 Tagen über 4000 m vor. Nach mehr als 5–7 Tagen in einer bestimmten Höhe ohne weiteren Höhengewinn ist ein späteres Auftreten einer Höhenkrankheit sehr unwahrscheinlich.

◢ Die wichtigste präventive Maßnahme ist ein langsamer Aufstieg.

◢ Wenn ein rascher Aufstieg erforderlich ist und eine individuelle Anfälligkeit besteht, kann eine medikamentöse Prophylaxe durchgeführt werden. Hier ist bei der akuten Bergkrankheit Azetazolamid wirksam, beim Höhenlungenödem ist der Calciumantagonist Nifedipin etabliert.

◢ Bei Patienten mit kardiopulmonalen Erkrankungen sind Höhenaufenthalte bis 3000 m unbedenklich, wenn in einer vorgängigen Spiroergometrie mit Belastungs-EKG keine Kontraindikationen gefunden werden und eine genügende Leistungsreserve vorhanden ist.

Literatur

Bärtsch P, Höhenmedizin. Dt Z Sport Med (2000), 12, 390–423

Bärtsch P, Höhenanpassung. Dt Z Sport Med (2000), 4, 139–140

Bärtsch P et al., Prevention of high-altitude pulmonary edema by nifedipine. N Engl J Med (1991), 325, 1284–1289

Bärtsch P, Dvorak J, Saltin B, Football and Altitude. Scand J Med Sci Sports (2008), Supplement

Ceretelli P (1980) Gas exchange at high altitude. In: West JB (Ed), Pulmonary gas exchange, Vol. II, 97–147. Academic Press, New York

Hackett PH, Roach RC, High-altitude illness. N Engl J Med (2001), 345, 107–114

Hoppeler H, Ceretelli P (1996) Morphologic and metabolic response to chronic hypoxia: the muscle system. In: Fregly MJ, Blatteis CM, Handbook of Physiology, 1155–1181. Oxford University Press, Oxford

Schneider M, Acute mountain sickness: influence of susceptibility, preexposure, and ascent rate. Med Sci Sports Exerc (2002), 34, 1886–91

Schoene RB, Hornbein T, Thomas F (2001) High Altitude: An Exploration of Human Adaptation. Marcel Dekker, Basel

Ward MP, Milledge JS, West JB (2000) High Altitude Medicine and Physiology. Arnold, London

V Körperliche Belastung unter speziellen Bedingungen

26 Hitze und Kälte

C. Graf, R. Rost

26.1 Hintergrund

Die Umgebungsbedingungen spielen für jeden Menschen, dementsprechend auch für Sporttreibende eine wichtige Rolle. Dazu zählen die äußeren klimatischen Einflüsse, aber auch die Veränderungen, die im Organismus selbst ablaufen, besonders unter Belastung. So kann der menschliche Körper auf Außentemperaturen bzw. äußere Bedingungen sehr unterschiedlich reagieren. Die Mechanismen, die er dazu nutzt, werden unter dem Begriff der Thermoregulation zusammengefasst.

26.1.1 Thermoregulation in Ruhe

Säugetiere, zu denen auch der Mensch gehört, besitzen einen sehr hohen Ruheumsatz, d.h. die Körpertemperatur, die rektal bestimmt wird, liegt deutlich über der durchschnittlichen Umgebungstemperatur. Der Sollbereich, in dem die physiologischen Prozesse optimal arbeiten, beträgt bei Menschen zwischen 36,5 und 37 °C und wird durch ein ausgefeiltes System der Thermoregulation gewährleistet. An der Wärmebildung in Ruhe sind zu mehr als 50% die inneren Organe und zu etwa 20% die Muskulatur und Haut beteiligt. Körperliche Aktivität steigert die Wärmebildung um ein Vielfaches, dabei steigt der Anteil der Muskulatur daran auf etwa 90% (s. Abb. 26.1). Denn Energie wird, ob in Ruhe oder besonders unter Belastung, nicht nur in mechanische Arbeit, sondern auch in Wärme umgesetzt. Das Verhältnis zueinander liegt bei 1:4, d.h. 25:75%. Um

den Sollbereich, besonders im Kopf und Rumpf (= Körperkerntemperatur), dann konstant zu halten, muss diese z.T. an die Umgebung abgegeben werden. Die Temperatur wird durch 2 verschiedene Typen von Thermosensoren, die Warm- und Kaltsensoren, registriert. Eine Stimulierung führt über thermoafferente Bahnen zu einem zentralen Regler im Hypothalamus. Abweichungen von den normalen Werten führen zur Wärmeabgabe oder Wärme-Einsparung des Körpers.

Neben diesen Faktoren beeinflussen auch die Umgebungstemperatur, Hormone oder die Tageszeit die Körperkerntemperatur. Morgens ist sie am niedrigsten, am Abend erreicht sie ihr Tagesmaximum. Im Mittel beträgt dieser Anstieg etwa 1 °C. Körperliche Aktivität bzw. Arbeit führt zu einer linearen Steigerung der Körperkerntemperatur in Abhängigkeit von der absoluten und relativen Intensität. So können bei Marathonläufern Rektaltemperaturen von 39–40 °C, in Einzelfällen sogar bis 41 °C gemessen werden.

> **Merksätze**
> ◢ Die Temperatur der Extremitäten und v.a. der Haut und Unterhaut, also der sog. Körperschale, kann sich von der Körperkerntemperatur erheblich unterscheiden.
> ◢ Sie ist stark von der entsprechenden Umgebungstemperatur abhängig.

Regulation unter Wärme- und Kältebedingungen

Um die Temperaturhomöostase zu erhalten, gibt es im menschlichen Körper verschiedene Möglichkeiten der Wärmeregulation.

Bei Kälte kann die Wärmebildung z.B. durch Kältezittern (s.u.) gesteigert werden. Eine vermehrte Wärmeabgabe erfolgt wiederum durch eine Weitstellung der Gefäße und verstärkte Schweißsekretion etc. Diese Mechanismen reagieren innerhalb weniger Sekunden oder Minuten. Welche Form der Wärmeabgabe „richtig" und notwendig ist, hängt von der Umgebungstemperatur ab. Ein kleiner Teil der Wärme wird aus dem Körperinneren von Gewebe zu Gewebe weitergegeben (Konduktion). Der größere Teil gelangt mit dem Blut an die Körperoberfläche (Konvektion) (s. Abb. 26.1). Von der natürlichen Konvektion spricht man, wenn die Wärmeabgabe an die umgebende Luft erfolgt. Ist die Haut wärmer als die umgebende Luft, werden die direkt anliegenden Luftschichten erwärmt. Aufgrund ihrer Erwärmung gleiten sie aufwärts und werden durch kühlere Luftschichten ersetzt, die ihrerseits wieder Wärme aufnehmen können. Als Wärmestrahlung (s. Abb. 26.1) werden die von der Haut ausgehenden langwelligen Infrarotstrahlen bezeichnet. Dieser Mechanismus des Wärmeaustauschs ist von der Temperatur der umgebenden Gegenstände abhängig. Wenn diese wärmer als der Körper sind (z.B. Heizkörper), wird ihre Wärme auch umgekehrt an den Menschen abgegeben. Ab einer Umgebungstemperatur von etwa 36 °C sind Konvektion und Konduktion nicht mehr wirksam, die Wärmeabgabe kann nur noch über Verdunstung erfolgen (s. Abb. 26.1). Wenn jedoch die umgebende Luft sehr feucht ist und die Verdunstung dadurch erschwert wird, können Temperaturen unter Ruhebedingungen nur bis etwa 33 °C toleriert werden.

Von der Perspiratio insensibilis oder den „unsichtbaren Atmungsvorgängen durch die Haut" spricht man, wenn Wasser als Wasserdampf durch die Gewebeschichten hindurch diffundiert und über die Epidermis bzw. die Schleimhäute abgegeben wird. Auf diese Weise werden ca. 500–800 ml Wasser tgl. ab-

gegeben und ist abhängig von der Atemfrequenz, Belastungssituation etc. Die Schweißbildung und Schweißabgabe aus den entsprechenden Drüsen (das thermoregulatorische Schwitzen) erfolgen durch die Verdunstung von Wasser an der Hautoberfläche und führen durch Entzug der Verdunstungswärme zur Abkühlung. Wenn etwa 1 l Wasser von der Haut oder den Schleimhautoberflächen verdunstet, wird beim Menschen etwa $1/3$ der Ruhewärmeproduktion eines ganzen Tages abgegeben. Beim Schwitzen können kurzfristig max. Wasserverluste von etwa 2 l/h erreicht und somit pro Tag 10–12 l Wasser abgegeben werden. Wird der schweißbedingte Wasserverlust jedoch nicht baldmöglichst ersetzt, nimmt die Schweißsekretion mit zunehmender Austrocknung ab.

Der Schweiß ist i.d.R. hypoton und enthält einen Kochsalzanteil von 500 mmol/l. Starkes Schwitzen kann zu einem Salzverlust führen, der bei lang andauernden Belastungen besonders in warmer Umgebung ausgeglichen werden sollte.

Ein weiterer Mechanismus der Thermoregulation ist das Gegenstromprinzip der Extremitäten. Die Arterien aus dem Körperinneren verlieren auf ihrem Weg Wärme an die von außen kommenden kühleren Venen. Es handelt sich um eine Art Wärmekurzschluss mit dem Ziel, Blut in kalter Umgebung vorzukühlen. Da in warmer Umgebung eine höhere Hautdurchblutung besteht, fließt vermehrt Blut durch die oberflächlichen Venen. Der Wärmekurzschluss spielt dann keine wesentliche Rolle.

Im Wasser ist die Wärmeabgabe ca. 200 × größer als an der Luft, da es deutlich besser leitet. Bis zu einem gewissen Grad kann sich aber noch ein Gleichgewicht einstellen. Liegt die Wassertemperatur niedriger als 10 °C, ist das nicht mehr möglich. Es kommt zur Unterkühlung. Die Körperkerntemperatur nimmt dann auf Werte unter 35 °C ab.

Droht eine Auskühlung, z.B. bei extrem kalten Umgebungsbedingungen, wird der

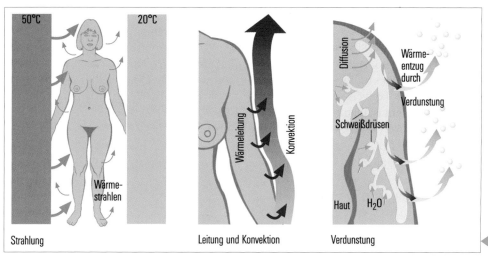

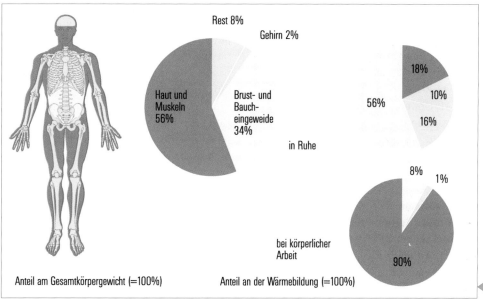

Abb. 26.1: Thermoregulation. **a)** demonstriert die verschiedenen thermoregulatorischen Mechanismen zur Wärmeabgabe. Strahlung: Der Mensch kann Wärme über Strahlung abgeben, aber auch – z.B. von Heizkörpern – aufnehmen. Leitung und Konvektion: Die Wärme wird von Gewebe zu Gewebe weitergegeben. Die der Haut nächstliegenden Luftschichten werden erwärmt und gleiten nach oben. Anschließend werden sie durch kühlere Schichten ersetzt, die ihrerseits wieder erwärmt werden. Verdunstung: Wasser und Schweiß werden über die Haut bzw. Schweißdrüsen abgegeben und verdunsten an der Hautoberfläche (Verdunstung). So entsteht eine Verdunstungskälte. **b)** Das Diagramm links zeigt den relativen Anteil an der Wärmebildung in Ruhe (oben) und bei körperlicher Arbeit (unten). Man sieht sehr deutlich den großen Anteil, den Haut und Muskulatur daran bei körperlicher Arbeit haben im Gegensatz zu den Bauchorganen.

Energieumsatz regulativ gesteigert, um den Wärmeverlust auszugleichen. Dabei stehen dem Organismus abgesehen von der Wärmebildung durch aktive Bewegung folgende Mechanismen zur Verfügung:

Die Zunahme der Muskelaktivität ist ein unwillkürlicher Prozess, bei dem zunächst der Muskeltonus erhöht wird. Anschließend kommt es zu rhythmischen Muskelkontraktionen (Kältezittern). Diese Form der Wärmebildung wird meist beim erwachsenen Menschen beobachtet. Die Zitterbewegungen sind nicht so effektiv wie die zitterfreie Wärmebildung (s.u.), weil es durch das Zittern selbst zu einer erhöhten Wärmeabgabe durch verstärkte Konvektion, insbesondere der Extremitätenmuskulatur, kommt, sodass die relative Dicke der isolierenden Körperschale reduziert wird.

Zitterfreie Wärmebildung findet vorwiegend im braunen Fettgewebe statt. Es enthält spezielle mitochondrienreiche Zellen mit einer besonderen Fettverteilung. Man findet sie v.a. bei Neugeborenen und im Tierreich bei Winterschläfern.

> **Merksätze**
> ◢ Der menschliche Organismus verfügt über vielfältige Möglichkeiten der Thermoregulation; Konduktion stellt dabei die Abgabe von Gewebe zu Gewebe dar, Konvektion die Abgabe an die Umgebung dar.
> ◢ Kälte begegnet der Organismus durch Kältezittern und eine Steigerung des Grundumsatzes.

Akklimatisation

Die Akklimatisation stellt im Gegensatz zu den o.g. akuten Mechanismen zur Thermoregulierung langfristige Anpassungsvorgänge dar. Diese Vorgänge können Tage oder Wochen bis Monate dauern und sind die Folge längerer Aufenthalte in warmem, aber auch in gemäßigtem Klima bei regelmäßiger körperlicher Belastung. Die Fähigkeit zur Akklimatisation ist individuell sehr unterschiedlich.

Prinzipiell kommt es bei einer Hitzeakklimatisation zu einer gesteigerten Schweißsekretion. Sie kann bis auf das Doppelte ansteigen und bei Hochtrainierten 3 l/h überschreiten. Es handelt sich um eine Art „Training der Schweißdrüsen", die bereits bei niedrigen und mittleren Haut- und Körperkerntemperaturen arbeiten. Das bedeutet,

dass die Schwelle des Schwitzens nach unten verschoben wird. Um dabei wertvolle Elektrolyte zu „sparen", kommt es zu einer Reduktion der Salzkonzentration im Schweiß. Um aber dem Wasserverlust vorzubeugen, wird bei untrainierten Menschen in der Hitze die Schweißbildung nach oben verschoben, d.h., er schwitzt später.

Weitere Mechanismen der Hitzeanpassung bei Trainierten stellen die Zunahme des Plasmavolumens und der Plasmaeiweiße dar. So bleibt bei erhöhter Hautdurchblutung der zentrale Kreislauf gleich, indem das Blutangebot an das Herz (= venöser Rückstrom) und das Schlagvolumen konstant gehalten werden.

Eine langfristige Anpassung an Kältebedingungen geschieht einerseits durch die Erniedrigung der Zitterschwelle. Kälteangepasste Personen besitzen außerdem einen um 25–50% erhöhten Grundumsatz, um die Wärmebildung zu steigern. Insgesamt ist die Fähigkeit zur Kälteadaptation beim Menschen deutlich geringer entwickelt als die Fähigkeit zur Hitzeadaptation.

> **Merksätze**
> ◢ Langfristige Anpassungen an Wärme- oder Kältebedingungen werden als Akklimatisation bezeichnet.
> ◢ Wärmeakklimatisation erfolgt u.a. durch Änderungen der Schweißschwelle und Anpassungen der Salzkonzentration.
> ◢ Kälteanpassung erfolgt im Wesentlichen über die Steigerung des Grundumsatzes.

26.1.2 Thermoregulation bei körperlicher Arbeit

Wie bereits beschrieben, wird bei körperlicher Aktivität die Wärmebildung um ein Vielfaches gesteigert. Etwa 75% des Energieumsatzes in der Muskulatur wird in Wärme umgewandelt, die Konsequenz ist ein Anstieg der Körperkerntemperatur unter körperlicher Belastung. Bei der sog. Hitzearbeit wird eine Steigerung um mehr als 1 °C als kritisch betrachtet. Wie allerdings oben erwähnt, kommen beim Marathonläufer Kerntemperaturen bis 41 °C vor, die physiologisch kurzfristig toleriert werden [Kenefick, Cheuvront, Sawka 2007]. Bei längerem Bestehen droht jedoch ein Hitzschlag (s. Abschn. 26.2.5). Die Möglichkeit der Temperatursenkung durch Schweiß unter körperlicher Belastung hängt neben der individuellen Fähigkeit zu schwitzen von den Umgebungsbedingungen ab. Nach etwa 10 h hoher Schweißproduktion nimmt die Leistungsfähigkeit der Schweißdrüsen ab und ihre Ausführungsgänge sind verschwollen bzw. verstopft.

Merksätze
- ◢ Körperliche Aktivität stellt durch eine zusätzliche Produktion von Wärme eine Belastung für den menschlichen Organismus dar.
- ◢ Der Abbau erfolgt meist über eine Steigerung der Schweißproduktion; allerdings ist dies zeitlich begrenzt.

26.1.3 Sport unter Hitzebedingungen

Körperliche Aktivität in einer heißen Umgebung stellt eine besondere Herausforderung dar, denn dabei wirken sowohl die endogene, infolge von Muskelaktivität, wie auch die exogene, von außen „kommende" Wärme auf den Sportler ein.

In Ruhe steigt bei Hitze die Hautdurchblutung durch eine Weitstellung der Gefäße (Vasodilatation) an. Reflektorisch steigt die HF. Das HZV nimmt um das Doppelte zu. Durch die Vasodilatation wird das Blut in die Peripherie verschoben, und der Blutdruck sowie das Schlagvolumen sinken. Dieser Mechanismus kann zu Orthostaseproblemen

bis hin zum Kreislaufkollaps führen. Bei körperlicher Aktivität kommt es zunächst durch die Muskelkontraktionen durch eine Zunahme der endogenen Wärmeproduktion. Die Folge ist eine rasche Zunahme der Schweißproduktion [Shibasaki, Wilson, Crandall 2006].

Wegen der belastungsinduzierten Sympathikusaktivierung und der damit verbundenen Vasokonstriktion der Hautgefäße, insbesondere bei dynamischer Arbeit, ist die Hautdurchblutung geringer als in Ruhe. Daher ist die Kollapsneigung bei dynamischer Arbeit in warmer Umgebung geringer als unter Ruhebedingungen. Die übrigen genannten Mechanismen der Thermoregulation gelten ansonsten natürlich auch unter Belastungsbedingungen. Sie führen zu einer Abnahme des Schlagvolumens sowie des max. erreichbaren HZV und limitieren dadurch die Leistungsfähigkeit in warmer und heißer Umgebung.

Die beste Prophylaxe gegen Hitzeschäden ist eine ausreichende Wasserzufuhr und langfristige Akklimatisation. Das Ausmaß der körperlichen Aktivität sollte sich stets an den Umgebungsbedingungen und der individuellen Fähigkeit zur Akklimatisation orientieren. Wie viel Flüssigkeit tatsächlich notwendig ist, kann individuell sehr unterschiedlich sein [Maughan und Shirreffs 2004]. Eine ausreichende Akklimatisation, z.B. vor einem Wettkampf, wird innerhalb von 7–10 Tagen erreicht [Pandolf 1998]. Sinnvoll kann ebenfalls sein, ein Training z.B. in die kühleren Morgen- und Abendstunden zu verlegen bzw. entsprechende Kleidung zu tragen. Dabei bietet es sich an wegen der besseren Wärmereflexion, eher hellere Textilien zu tragen, die eine hohe Wärmeleitfähigkeit und damit eine verbesserte Wärmeabgabe besitzen [Gavin 2003]. Empfehlungen zur Trinkmenge lauten, dass in den letzten 30 min vor Belastungen oder Wettkämpfen etwa 500 ml Flüssigkeit und währenddessen alle 15–20 min etwa 100–200 ml zugeführt werden sollten.

Mehrkettige Kohlenhydrate (3–8%) in den Getränken scheinen die Leistungsfähigkeit zu steigern; darüber hinaus sollte bei länger andauernden Ausdauerbelastungen der Natriumanteil 500 g/l betragen (s. Abschn. 26.3.1).

> **Merksätze**
> ◢ Körperliche Belastung unter Hitzebedingungen stellt für den Organismus eine zusätzliche Belastung dar, an die er sich adaptieren kann (Hitzeakklimatisation).
> ◢ Auf eine ausreichende Flüssigkeits- und ggf. Elektrolytzufuhr sollte geachtet werden.

26.1.4 Sport unter Kältebedingungen

Auch Kälte wirkt sich auf einen Sport treibenden Organismus aus, wobei jedoch durch die belastungsbedingte Wärmeproduktion die Gefahr einer Unterkühlung reduziert ist. Längere Belastungen und Außentemperaturen um etwa 11 °C scheinen sogar eher von Vorteil empfunden zu werden [Nimmo 2004]. Darunter liegende Temperaturen können vom Organismus nicht durch die endogene bzw. metabolische Wärmeproduktion ausgeglichen werden. Es kommt zu einer Reduktion der Lipolyse und/oder verminderten Mobilisierung freier Fettsäuren und der oxidativen Kapazität der Muskulatur [Layden, Patterson, Nimmo 2002]. Darüber hinaus zeigen sich eine erhöhte Muskelsteifigkeit, eine geringere Nervenleitgeschwindigkeit bzw. elektromyographische Aktivität [Oksa, Rintamäki, Rissanen 1997]. Eine mögliche Folge ist eine reduzierte Fettverbrennungsrate unter Kältebedingungen. Hinzu kommt, dass die kühle Luft einen Reiz für das belastungsinduzierte Asthma darstellt (s. auch Abschn. 14.4.2).

Die wichtigste Schutzmaßnahme ist eine adäquate Kleidung. Sie sollte nicht nur vor kühlen Temperaturen, sondern auch vor Feuchtigkeit und Wind schützen. Durch entsprechende Verhaltensmaßregeln, z.B. Meiden von Alkohol im Skisport etc., kann weiteren Gefahren durch Kälte vorgebeugt werden. In der Reaktion, aber auch Anpassung an Kältebedingungen spielen aber auch die anthropometrischen Daten (höhere BMI von Vorteil) eine Rolle.

> **Merksätze**
> ◢ Die Thermoregulation regelt das Wärmegleichgewicht im menschlichen Organismus, insbesondere wenn sich die Umgebungstemperaturen oder der Energieumsatz, z.B. beim Sport, ändern.
> ◢ Ebenso wie an Wärme kann sich ein Organismus auch an Kälte adaptieren.

26.2 Allgemeine Hitzeschäden

26.2.1 Hitzeödeme

Hitzeödeme entstehen durch die hitzebedingte Erweiterung der Gefäße der Extremitäten. So kommt es zu einem Stau mit erhöhter Durchlässigkeit der Gefäße und damit zum Austritt von Flüssigkeit in den extrazellulären Raum. Es handelt sich um eine weitgehend harmlose Erscheinung und wird durch Hochlagerung und Kühlung behandelt.

26.2.2 Hitzekrämpfe

Diese werden durch den schweißbedingten Elektrolytverlust bei starker körperlicher Belastung verursacht. Es kommt zu Elektrolytverschiebungen zwischen intra- und extrazellulärem Raum. Natrium und Calcium strömen zusätzlich vermehrt in die Zelle. Vorboten sind oft Übelkeit, Brechreiz, Kopfschmerz, allgemeine Abgeschlagenheit. Muskelkrämpfe können in unterschiedlichen Regionen des Körpers auftreten.

Die wichtigste Sofortmaßnahme besteht in einer reichlichen Zufuhr natriumchlorid-, also kochsalzhaltiger kühler Getränke. Der Betroffene sollte außerdem in eine kühlere Umgebung gebracht werden.

26.2.3 Hitzekollaps

Zu einem primären Hitzekollaps kommt es, wenn in den durch die Hitze erweiterten Gefäßen mehr Blut strömt. Es hat dort die Aufgabe, Wärme abzugeben. Die Folge ist ein Absinken des Blutdrucks mit einem reflektorischen Anstieg der HF. Ist dies aber nicht ausreichend möglich und das HZV kann nicht adäquat angehoben werden, kommt es zu einem Kreislaufkollaps mit den typischen Symptomen von „Schwarz-vor-den-Augen-werden" bis hin zur Bewusstlosigkeit.

Der Betroffene sollte in eine kühlere Umgebung gebracht werden. Die Beine sollten über die Herzhöhe angehoben werden (Schocklagerung).

26.2.4 Hitze-Erschöpfung

Zu einem sekundären Hitzekollaps oder einer Hitze-Erschöpfung kommt es durch den hitzebedingten Elektrolyt- und Flüssigkeitsverlust (Dehydratation) und gleichzeitige Hyperthermie.

Es handelt sich um einen gefährlichen Zustand, bei dem es zu einer Kreislaufzentralisation mit eingeschränkter Urinproduktion, allgemeiner körperlicher Schwäche mit Muskelkrämpfen und Schmerzen, Verwirrung und Delir kommt. Die Betroffenen sollten in kühler Umgebung entkleidet und in die Schocklagerung gebracht werden. Hilfreich sind außerdem kalte, isotonische Getränke. Die Vitalfunktionen müssen über-

wacht werden, und bei V.a. eine Hyperthermie (s.u.) ist eine Krankenhausbehandlung erforderlich.

26.2.5 Hitzschlag

Der Hitzschlag (Hyperthermie) ist die schwerste Form der Hitzeschäden [American College of Sports Medicine et al. 2007]. Er kann sich aus einer nicht behandelten Hitze-Erschöpfung entwickeln. Den klassischen Hitzschlag findet man häufig bei älteren Personen mit chronischen Krankheiten und Personen mit Alkohol- oder Tablettenmissbrauch. Er dauert i.d.R. mehrere Tage bis zum Vollbild an und zeigt keine Schweißbildung. Dagegen tritt der gravierendere Anstrengungshitzschlag bei nicht adaptierten gesunden Personen in heißer Umgebung mit hoher Luftfeuchtigkeit auf. Es kommt zu Bewusstseinsstörungen bis hin zum Koma und einer Hyperthermie über 40,5 °C. Die Schweißproduktion kann in Resten noch vorhanden sein.

Bei beiden Formen führt ein Hitzestau zur Erhöhung der Körperkerntemperatur (Hyperthermie) und durch Dehydratation und Elektrolytverschiebungen zu einem Multiorganversagen (Volumenmangelschock).

Die Symptome bestehen im Wesentlichen aus Kopfschmerzen, Benommenheit, Übelkeit, Erbrechen, motorischer Unruhe, Krämpfen, Hautrötung und Hitze am gesamten Körper.

Die wichtigste Erste-Hilfe-Maßnahme ist, die Hyperthermie so schnell wie möglich zu bekämpfen, indem die Person in kühler Umgebung gebracht, entkleidet werden und der Körper mit kaltem Wasser oder Eiswasser abkühlt wird etc. [McDermott et al. 2009]. Unter regelmäßiger Kontrolle der Vitalfunktionen sollte der Oberkörper wegen eines möglichen Hirnödems hoch gelagert werden. Menschen mit einem Hitzschlag müssen unbedingt so schnell wie möglich in ein

Krankenhaus gebracht werden, um dort den Volumenmangelschock und die Hirndruckerhöhung adäquat zu behandeln.

Merksätze
◢ Hitzschlag ist die schwerwiegendste Schädigung des Organismus durch Hitze und bedarf dringend ärztlicher Versorgung.
◢ Hitzschlag ist auf eine Gesamtwirkung der Hitze auf den Organismus zurückzuführen und kann auch ohne Sonneneinwirkung auftreten.
◢ Prophylaxe ist ausreichende Flüssigkeits- und Elektrolytzufuhr.

26.3 Störungen des Wasser- und Elektrolythaushalts

26.3.1 Wasser-Salz-Verlustsyndrom (Salzmangelsyndrom, Verlusthyponatriämie)

Der Salzverlust steht neben dem Wasserverlust im Vordergrund, z.B. durch starkes Schwitzen mit konzentriertem Schweiß wie unter sportlicher Belastung in tropischem oder subtropischem Klima ohne ausreichende Anpassung. Auch Durchfall, massives Erbrechen und ein chronischer Gebrauch von Entwässerungsmitteln können zu der Entwicklung beitragen. Zu Salzverlusten kann es ebenfalls durch eine reine Wassersubstitution bei gleichzeitig hohem Flüssigkeits- und Elektrolytverlust kommen, man spricht dann von einer Wasserintoxikation (hypotone Hyperhydratation).

Durch den Natriummangel im extrazellulären Raum und die Hypovolämie (Volumenverlust im Kreislaufsystem) kommt es zu einem verminderten zentralen Venendruck. Dies zeigt sich in einer ausgeprägten Orthostasereaktion mit Schwindelgefühl und Kollaps aufgrund des niedrigen Blutdrucks. Reflektorisch kommt es zu einer Steigerung der

HF. Zusätzlich können Erbrechen, Muskelkrämpfe und letztendlich Bewusstseinsstörungen bis hin zum Koma auftreten. Bei noch vorhandenem Bewusstsein sollte reichlich Kochsalzlösung in kleinen Schlucken verabreicht werden, bei Bewusstlosigkeit ist eine stationäre Behandlung erforderlich. Belastungsinduzierte Störungen des Salzhaushalts kommen nicht selten v.a. bei Ausdauerathleten vor. Am häufigsten finden sich reduzierte Natriumspiegel (eine sog. Hyponatriämie), die ggf. sogar lebensbedrohlich sein können. Die Prävalenz wird mit 2–7% angegeben; sie wird als Folge von exzessivem Trinken, hauptsächlich von hypotonen Flüssigkeiten, Schweißabgabe, Einschränkungen der Nierenfunktion, z.B. durch hohe Konzentrationen an antidiuretischem Hormon bzw. Vasopressin, angesehen [Rosner 2009] (s. auch Kap. 18). Meist kommt es zwar nur zu geringen Beschwerden; es kann aber auch zu Hirn- oder Lungenödemen führen. Durch eine ausreichende Salzzufuhr und entsprechende Mineralwässer kann und sollte diesen Zwischenfällen vorgebeugt werden. Als sinnvoll hat sich ebenfalls eine regelmäßige Kontrolle des Körpergewichts, auch während langer Läufe gezeigt, denn eine Gewichtszunahme war eng mit der Entstehung einer Hyponatriämie verknüpft.

Die Behandlung besteht aus der Zufuhr von NaCl-haltigem Wasser oder Tee, dabei kommen auf 1 l Wasser etwa 4–5 g NaCl (entspricht einem Teelöffel). Bei Bewusstseinsstörungen darf dem Betroffenen nichts zugeführt werden, er muss stationär behandelt werden.

26.3.2 Wassermangel (Durstexsikkose, hypertone Dehydratation)

Im Vordergrund stehen die verminderte Wasseraufnahme und/oder ein gesteigerter Wasserverlust, z.B. durch Fieber, Durchfall, Hyperventilation oder profuses Schwitzen.

Dieser Zustand kann sich chronisch durch eine zu geringe Flüssigkeitszufuhr über einen längeren Zeitraum entwickeln, aber auch akut entstehen, z.B. bei Wassermangel im Rahmen von Trekkingunfällen o.Ä. Die Symptome äußern sich durch trockene Haut („stehende Hautfalten") und Schleimhäute, aber auch durch Verwirrtheit und Koma. Dabei kann das Defizit 7–14% (5–10 l) betragen. Die Behandlung besteht im langsamen Ausgleich des Flüssigkeitsmangels innerhalb von 24–48 h. Bei der Flüssigkeitszufuhr muss außerdem auf einen entsprechenden Elektrolytzusatz geachtet werden.

26.3.3 Meerwasservergiftung (hypertone Hyperhydratation)

Durch das Verschlucken von reichlich salzhaltigem Meerwasser, z.B. beim Kentern auf dem Meer, erhöht sich der Natriumgehalt im Körper. Der Körper braucht aber für die Ausscheidung dieses Salzüberschusses elektrolytärmeres Süßwasser. Die Symptome ähneln denen der Exsikkose, der Verlauf kann tödlich sein. In leichteren Fällen können das Auslösen von Durchfällen und eine kochsalzarme Diät mit tgl. 1 l salzfreies Wasser zusätzlich ausreichend sein. Schwere Fälle bedürfen einer stationären Behandlung.

> **Merksätze**
> ◢ Störungen des Elektrolyt- und Wasserhaushalts müssen ihrem Entstehungsmechanismus entsprechend behandelt werden.
> ◢ Bei Ausdauersportarten findet sich infolge einer hohen Wasserzufuhr nicht selten eine Hyponatriämie, die in seltenen Fällen sogar lebensbedrohlich sein kann.
> ◢ Wichtig ist ein dem Verlust entsprechender Ausgleich von Elektrolyten und Wasser.

26.4 Schäden durch Sonneneinwirkung

26.4.1 Sonnenstich

Zu einem Sonnenstich kommt es durch eine starke direkte Sonnenbestrahlung des Kopfs. Die Infrarotstrahlen führen zu einer Reizung des Gehirns und der Hirnhäute. Dies äußert sich durch Kopfschmerzen, Übelkeit, Erbrechen, Schwindelgefühl, Ohrensausen, motorische Unruhe, Bewusstseinsstörungen von Benommenheit und Desorientiertheit bis hin zur Bewusstlosigkeit. Nicht selten finden sich zerebrale Symptome wie Nackenschmerz, Genickstarre und Krämpfe. Besonders gefährdet sind Säuglinge, glatzköpfige oder hellblonde Menschen etc. Auch Personen, die eine Gehirnerschütterung erlitten haben, können bis zu einem Jahr nach der Verletzung schneller einen Sonnenstich bekommen.

Die Betroffenen sollten aus der Sonne genommen und mit erhöhtem Kopf gelagert werden. Sehr hilfreich ist die Kühlung von Nacken und Stirn.

Sonnen- und Gletscherbrand s. Abschn. 13.4.

26.4.2 Schneeblindheit

Die Schneeblindheit (Keratokonjunktivitis solaris) entsteht durch die UV-Strahlung des Sonnenlichts und dessen Verstärkung durch die Reflexion an Eis, Schnee oder Wasser. Es kommt zu einer Schädigung der Binde- und Netzhaut. Die typischen Symptome sind eine Bindehautrötung mit Brennen und Fremdkörpergefühl. Sehstörungen des Farb- und Schwarz-Weiß-Sehens bis zu vorübergehender Blindheit, Kopfschmerzen etc. können sofort, aber auch erst nach einigen Stunden auftreten. Die Schneeblindheit darf nicht bagatellisiert werden, da es auch zu bleibenden Schäden wie Linsentrübungen kommen kann.

Die Behandlung besteht in Aufenthalt im Dunkeln, kühlen Augenumschlägen, doppelseitigen Augenverbänden und körperlicher Schonung. Bei stärkeren Beschwerden sollte ein Arzt aufgesucht werden. Zur Prophylaxe sollte eine UV-dichte Brille mit einer Absorptionsrate von 90% und seitlicher Schutzabdeckung getragen werden.

Merksätze

◢ Sonnenstich ist die Folge einer lokalen Sonneneinwirkung auf den Kopf mit allgemeiner Reaktion des Organismus.

◢ Ohne Sonne kein Sonnenstich!

◢ Die Schneeblindheit ist die Folge intensiver UV-Bestrahlung mit Schäden an Binde- und Netzhaut.

26.5 Allgemeine Kälteschäden (Hypothermie)

Eine Unterkühlung ist ein häufiges Problem bei Unfällen mit direkter Kaltwassereinwirkung, z.B. bei Ertrinkungsunfällen in kalter Jahreszeit, Kanalschwimmern, Surfern etc. Auch Unfälle in kalter Umgebung, wie z.B. bei Kälte-Einbruch am Berg, Sturz in Gletscherspalten, Hängen im Seil etc. oder Medikamenten- und Drogenwirkung (Alkoholintoxikation), können zu Kälteschäden führen.

Besonders gefährdet sind Menschen mit Herz-Kreislauf-Krankheiten, Stoffwechselkrankheiten (Schilddrüsenunterfunktion, Diabetes mellitus u.Ä.), Erschöpfungszuständen, akuten Verletzungen, Schock, mangelnder Körperbewegung u.Ä. Je nach Absinken der Körperkerntemperatur unterscheidet man unterschiedliche Schweregrade der Unterkühlung (Hypothermie).

Lokale Schädigung und Erfrierungen siehe Abschnitt 13.4.

26.5.1 Schweregrade der Hypothermie/ Unterkühlung

Unterkühlungen

Man unterscheidet 4 Phasen:

I Erregungsstadium – leichte Hypothermie – Körperkerntemperatur (KKT) 32–35 °C

Die Haut ist kalt und blass, im Gesicht, bes. Lippen, zyanotisch verfärbt. Der Betroffene ist psychisch erregt und hat v.a. in Händen, Füßen und Knien Schmerzen. Als Regulationsmechanismus des Körpers kommt es zu Muskelzittern mit erhöhter Energiebereitstellung. Die Atmung ist vertieft und schnell.

II Erschöpfungsstadium – mittelschwere Hypothermie – KKT 28–32 °C

Das Muskelzittern ist nun verringert. Es findet sich eine zunehmende Muskelstarre, Verlangsamung, Müdigkeit, Eintrübung des Bewusstseins und Schläfrigkeit bis zum Koma. Die Atmung ist oberflächlich und unregelmäßig, der Puls wird langsamer, unregelmäßiger und schwächer.

III Lähmungsstadium – schwere Hypothermie – KKT unter 28 °C

Der Puls ist kaum noch fühlbar, HRST bis hin zu lebensbedrohlichem Kammerflimmern oder Asystolie können auftreten. Beim Betroffenen finden sich weite, noch reagierende Pupillen, aber meist keine Schmerzreflexe mehr. Er ist i.d.R. bewusstlos. Die Atmung ist flach und verlangsamt mit längeren Pausen bis zum Atemstillstand. Außerdem zeigen sich schwerste Elektrolytveränderungen und eine Verlangsamung aller enzymatischen Vorgänge. Wenn dieser Zustand nicht behoben werden kann, droht der klinische Tod. Allerdings bleibt er über einen längeren Zeitraum noch reversibel und bedeutet nicht automatisch auch den biologischen Tod, denn bei einer Körperkerntemperatur von 20 °C ist die Ischämietoleranz des Gehirns zehnmal größer als bei 37 °C. Daher sind Herz-Lungen-Wiederbelebungsversuche durchaus noch Erfolg versprechend („Nur ein warmer Toter ist ein Toter.").

IV Scheintod – schwerste Hypothermie

Die tiefste mit dem Leben vereinbare Körpertemperatur beträgt 15 °C. Der Betroffene ist pulslos und atmet nicht mehr. Pupillenreflexe sind ebenfalls nicht mehr auslösbar.

26.5.2 Erste-Hilfe-Maßnahmen

Eine Behandlung einer allgemeinen Unterkühlung ist vor der Therapie lokaler Erfrierungen immer vorrangig! Die jeweiligen therapeutischen Maßnahmen sind vom Bewusstseinsgrad des Unfallopfers abhängig, denn je nach dem ist seine mögliche Mitwirkung erforderlich. Zunächst muss er vor weiteren Wärmeverlusten geschützt werden. Eine aktive und passive Bewegung, v.a. der Extremitäten, sollte vermieden werden, da sich sonst kaltes mit dem etwas wärmeren Blut des Körperkerns mischt. So würde die Körperkerntemperatur noch weiter absinken, und ggf. droht dann Lebensgefahr (Bergungstod). Dieses Phänomen nennt man Afterdrop.

Leichte bis mittelschwere Hypothermie

Bei Bewusstseinsklarheit werden warme und nicht zu heiße, gezuckerte Getränke verabreicht, nicht jedoch Alkohol, da sonst durch eine überschießende Zunahme der Hautdurchblutung Schockgefahr besteht. Auch das Abreiben mit Schnee wirkt sich eher ungünstig aus. Je nach Gegebenheiten und Möglichkeiten sollte eine Erhöhung der Körperkerntemperatur durch feuchte Wärmepackungen auf die sog. Kernoberflächen, die Brust-Bauch-Region, versucht werden. Wegen der Gefahr der Verbrennung sollten diese Packungen nicht direkt auf die Haut, sondern auf ein Hemd o.Ä. aufgebracht werden. Optimal ist eine rasche Wiedererwär-

mung in einem Wasserbad (Temperatur zwischen 40 und 42 °C). Verletzungen hingegen sollten steril abgedeckt und hochgelagert werden, ein Abtragen von Kälteblasen oder andere chirurgische Maßnahmen erfolgen durch medizinisches Fachpersonal.

Mittelschwere bis schwere Hypothermie

Wenn mittelschwere bis schwere Hypothermie mit Bewusstseins- und Herz-Kreislauf-Störungen einhergeht, ist immer eine Krankenhausbehandlung zur Regulierung der Elektrolytstörungen erforderlich.

Tiefe Hypothermie mit Herzstillstand

Bei Herz-Kreislauf-Stillstand muss man natürlich sofort mit einer kardiopulmonalen Reanimation (s. Abschn. 16.3) beginnen. Wenn die Möglichkeit besteht, sollte der Betroffene ohne Zeitverzögerung per Helikopter in ein für Hypothermie ausgerüstetes Krankenhaus gebracht werden. Prognostisch entscheidend ist, ob der Herz-Kreislauf-Stillstand durch eine primäre Hypothermie verursacht ist oder durch eine sekundäre, die aufgrund von Verletzungsfolgen oder Krankheiten eingetreten ist. Letztere zeigt eine deutlich ungünstigere Prognose.

Merksätze

◢ Unterkühlung führt zu lebensbedrohlichen Veränderungen im Organismus und bedarf der vorrangigen Behandlung.

◢ Unterkühlung muss beseitigt werden, bevor lokale Erfrierungen behandelt werden.

◢ Zur Prophylaxe einer Unterkühlung dient u.a. ausreichende Flüssigkeits- und Nahrungszufuhr.

Literatur

American College of Sports Medicine et al., American College of Sports Medicine position stand. Exertional heat illness during training and competition. Med Sci Sports Exerc (2007), 39(3), 556–572. Review

Gavin TP, Clothing and thermoregulation during exercise. Sports Med (2003), 33(13), 941–947

Kenefick RW, Cheuvront SN, Sawka MN, Thermoregulatory function during the marathon. Sports Med (2007), 37(4–5), 312–315

Layden JD, Patterson MJ, Nimmo MA, Effects of reduced ambient temperature on fat utilization during submaximal exercise. Med Sci Sports Exerc (2002), 34(5), 774–779

Maughan R, Shirreffs S, Exercise in the heat: challenges and opportunities. J Sports Sci (2004), 22(10), 917–927

McDermott BP et al., Acute whole-body cooling for exercise-induced hyperthermia: a systematic review. J Athl Train (2009), 44(1), 84–93. Review

Nimmo M, Exercise in the cold. J Sports Sci (2004), 22(10), 898–915. Discussion 915–916

Oksa J, Rintamäki H, Rissanen S, Muscle performance and electromyogram activity of the lower leg muscles with different levels of cold exposure. Eur J Appl Physiol Occup Physiol (1997), 75(6), 484–490

Pandolf KB, Time course of heat acclimation and its decay. Int J Sports Med (1998), 19(Suppl 2), S157–160

Rosner MH, Exercise-associated hyponatremia. Semin Nephrol (2009), 29(3), 271–281

Shibasaki M, Wilson TE, Crandall CG, Neural control and mechanisms of eccrine sweating during heat stress and exercise. J Appl Physiol (2006), 100(5), 1692–1701

V Körperliche Belastung unter speziellen Bedingungen

27 Aufenthalt im Wasser und Tauchen

U. Hoffmann

Alle Formen der Aktivitäten im Wasser, wie Aquagymnastik, Schwimmen oder Tauchen, bei denen der Mensch ins Wasser eintaucht (**Immersion**) führen zu erheblichen physiologischen Reaktionen, die auf die veränderten hydrostatischen Druckbedingungen zurückzuführen sind. Zusätzlich verstärkend sind die Reaktionen, die durch besondere Herausforderungen der Thermoregulation ebenfalls im Oberflächenbereich angeregt werden. Dem Herz-Kreislauf-System kommt dabei eine zentrale Regulationsfunktion zu. Neben diesen primären Immersionseffekten, die also bei jedem Eintauchen ins Wasser eine Rolle spielen, kommt es beim Tauchen zu weiteren Einflüssen, die mit dem steigenden Umgebungsdruck in der Tiefe zusammenhängen (s. Tab. 27.1).

Zu unterscheiden sind 2 Formen des Tauchens: **Tauchen mit Atemgerät** und in **Apnoe**. Das Apnoetauchen kann zwar noch in Schnorcheln mit der Verwendung von Flossen, Maske und Schnorchel (ABC-Ausrüstung) und dem Tauchen ohne Hilfsmittel unterteilt werden, die physiologischen Reaktionen sind aber weitgehend identisch. Das Tauchen mit Atemgerät und das Schnorcheln sind beliebte Formen der Freigewässeraktivität bei einem Urlaub am Meer und haben so eine besondere Bedeutung für den Breitensport. Neben dem Tauchen am Urlaubsort wird auch in den relativ kalten heimischen Gewässern getaucht. Darüber hinaus sind Ausbildungs- und Trainingsaktivitäten im Schwimmbad zu nennen, die in die klassischen Wettkampfformen des Sporttauchens einmünden: Unterwasser-Rugby, -Hockey, Flossenschwimmen und Orientierungstauchen. Dem wettkampfmäßigen Apnoetauchen, das gerne zwar eine mediale Beachtung findet, kommt nur eine „Exotenrolle" zu.

Die besondere Attraktion bei allen „Im-Wasser-Aktivitäten" geht von der Auftriebskraft des Wassers (Archimedisches Prinzip) aus, wodurch das Körpergewicht nicht mehr selbst „getragen" werden muss. Fälschlicher Weise wird das gern als Schwerelosigkeit bezeichnet, obwohl die Schwerkraft selbstverständliche auch unter Wasser wirkt.

Bedauerlicherweise wird der Aufenthalt im Wasser und besonders das Tauchen als „gefährlich" angesehen. Zweifelsohne besteht auch ein besonderes Gefährdungspotenzial: Wenn jemand nicht schwimmfähig oder gar bewusstlos ist, besteht im Wasser unmittelbare Lebensgefahr. Aus diesem Grund bedarf der Aufenthalt im Wasser generell einer besonderen Absicherung, z.B. durch rettungsfähige Personen und einer individuellen medizinischen Risikoabklärung, insbesondere, wenn Vorerkrankungen oder Leistungseinschränkungen im Herz-Kreislauf-Bereich vorliegen.

Merksätze

◢ Jeder Aufenthalt im Wasser löst physiologische Reaktionen aus, die unabhängig von der Tiefe sind. Beim Tauchen kommen noch weitere Einflüsse durch den wachsenden Umgebungsdruck hinzu.

◢ Man unterscheidet 2 Taucharten: Tauchen mit Atemgerät und das Apnoetauchen.

Tab. 27.1: Physikalische Gesetzmäßigkeiten und deren Bezug zum Aufenthalt im Wasser

Physikalische Gesetzmäßigkeit	Physiologischer Effekt
Immersion	
Archimedisches Prinzip	Gewichtsentlastung
Hydrostatischer Druck	Umverteilung Blutvolumen
	Veränderter venöser Rückfluss
	Zusätzlicher intrapulmonaler Druckgradient
Wärmekapazität/-leitfähigkeit	Verstärkte Wärmeabgabe
	Vasokonstriktion
	Tauchreflex, besonders in Kombination mit Apnoe
Tauchen	
Boyle-Mariotte	Druckausgleich im Mittelohr
	Abnehmendes Lungenvolumen mit steigender Tiefe beim Apnoetauchen
	Zunahme der geatmeten Gasdichte mit steigender Tiefe
	Lungenüberdruck beim Auftauchen bei Verwendung eines Atemgeräts
Dalton/Henry	Verbesserte O_2-Versorgung durch steigenden O_2-Partialdruck bei Tiefenzunahme
	Sinkender O_2-Partialdruck beim Auftauchen in kritische Bereiche (Apnoetauchen)
	Gefahr der O_2-Toxizität bei Verwendung von O_2-angereicherten Gemischen (Nitrox)
	Tiefenrausch als Folge des steigenden N_2-Partialdrucks bei Tiefenzunahme
	Vermehrte N_2-Aufnahme als Folge des steigenden N_2-Partialdrucks bei Tiefenzunahme
	Gefahr der Blasenbildung bei Dekompression

27.1 Physiologische Reaktionen auf Immersion

27.1.1 Kardiale Belastung durch erhöhtes Preload

Mit der Immersion entfällt ganz oder teilweise die hydrostatische Säule im Körper, die gerade in der aufrechten Position erhebliche Anforderungen an den Kreislauf und die Blutdruckregulation stellt. Es kommt unmittelbar zu einer Umverteilung des Blutvolumens in Richtung Herz auf der venösen Seite und damit zu einem vorübergehend erhöhten Preload (= Vorlast). Eine Bradykardie ist die Folge. Die Blutvolumenumverteilung führt bei längerem Aufenthalt im Wasser zu einer gesteigerten Urinproduktion, manchmal auch als **Taucherdiurese** bezeichnet, die von der Tiefe unabhängig ist. Das reduzierte Blutvolumen führt zur Kompensation der Blutvolumenverschiebungen und damit der unmittelbaren Immersionswirkungen, allerdings sind auch weitere Flüssigkeitsverschiebungen im Körper beteiligt. Die Diurese führt praktisch nach jedem Aufenthalt im Wasser zu einer Dehydration, die anschließend wieder durch Flüssigkeitszufuhr ausgeglichen werden muss.

Die initiale Bradykardie wird durch einen wasserinduzierten Kältereiz, insbesondere im Gesicht erheblich verstärkt. Dieser **Tauchre-**

flex schließt auch eine Vasokonstriktion ein, wodurch zumindest vorübergehend der Stoffwechsel und damit der O_2-Verbrauch gesenkt werden. Eine weitere Verstärkung dieser reflektorischen Reaktionen erfolgt, wenn in dieser Situation noch der Atem angehalten wird (**Sauerstoffsparmechanismus**).

Bei entsprechender Veranlagung, Hypertonie oder Herzkrankheiten, können schon durch diese Immersionseffekte HRST und sogar weitere Dysfunktionen (s. auch Abschn. 16.7) ausgelöst werden. In solchen Fällen muss unbedingt eine medizinische Abklärung erfolgen, um eine akute Gefährdung auszuschließen.

Merksatz
- Immersion, Kältereiz insbesondere im Gesicht und Atemanhalten lösen umfassende Herz-Kreislauf-Reaktionen aus, die in Form einer Bradykardie deutlich werden.

27.1.2 Wärmehaushalt

Ein weiterer Effekt, der ebenfalls von der Tauchtiefe unabhängig ist, allerdings von der Immersionsdauer abhängt, betrifft den Wärmehaushalt des Körpers. Die erhöhte Wärmeleitfähigkeit und -kapazität des Wassers führen zu einer verstärkten Wärmeabgabe. So wird die Thermoindifferenztemperatur im Wasser mit 32 °C angegeben. Ohne körperliche Aktivität und der damit verbundenen inneren Wärmeproduktion erfolgt eine Auskühlung. Kann oder will man nicht durch körperliche Aktivität dem Wärmeverlust entgegenwirken, dann muss der Wärmeaustausch durch **Kälteschutzkleidung**, wie z.B. durch einen Neoprenanzug, reduziert werden.

Merksätze
- Die Immersion und die parallelen Belastungen, die durch Kältereiz, Apnoe und Störungen des Wärmehaushalts entstehen, stellen eine erhebliche Belastung für das Herz-Kreislauf-System dar.
- Bei Vorliegen von Erkrankungen oder Einschränkungen in diesem Bereich sind die Risiken durch Voruntersuchungen abzuklären.
- Bereits bei Wassertemperaturen unter 32 °C muss durch körperliche Aktivität der Wärmeverlust ausgeglichen werden.

27.2 Druck, Gase und physiologische Konsequenzen beim Tauchen

Um die weiteren Vorgänge beim Tauchen besser verstehen zu können, werden im Folgenden die wichtigsten physikalischen Gesetzmäßigkeiten dargestellt. Im Mittelpunkt stehen dabei die Gasgesetze und die Lösungsvorgänge von Gasen in Flüssigkeiten.

- Der Umgebungsdruck beim Tauchen ergibt sich aus der Summe von Luftdruck an der Wasseroberfläche und dem Wasserdruck in der Tauchtiefe. Zusätzlich zum Luftdruck berechnet man pro 1 m Tiefe 0,1 bar. Das bedeutet auf Meereshöhe mit einem Luftdruck 1 bar, dass der Druck bereits in 10 m Tiefe sich praktisch verdoppelt. Der verringerte Luftdruck in den Bergen bedeutet auch, dass in der entsprechenden Tauchtiefe ein geringer Druck herrscht. In einer Höhe von 2000 m, wo ein Luftdruck von ca. 0,8 bar angenommen werden darf, wird die Verdopplung bereits in 8 m Tiefe erreicht.
- Ausgehend von der allgemeinen Gasgleichung $n \times R \times T = p \times V$ lässt sich das Gesetz von **Boyle-Mariotte** ableiten, das be-

sagt: **Druck × Volumen = konstant**. Mit steigendem Druck muss das Volumen eines Hohlraums kleiner werden, damit das Produkt jeweils konstant bleibt. Daraus kann man auch ableiten: Kann der Hohlraum sein Volumen nicht verändern, bleibt der Druck in dem Hohlraum unverändert, auch wenn der Druck in der Umgebung steigt. Dieses Phänomen spielt z.B. beim Druckausgleich im Mittelohr eine besondere Rolle bei der möglichen Gefahr eines Barotraumas des Mittelohrs.

Ein anderes Anwendungsbeispiel ist das Auftauchen aus der Tiefe: Durch den sinkenden Umgebungsdruck expandiert das Volumen in der Lunge. Sofern man unter Wasser eingeatmet hat, besteht beim Verschluss der Atemwege die Gefahr, dass die Expansion verhindert wird und stattdessen der Druck in den Lungen größer wird. So kann es zum Überdruckbarotrauma der Lunge kommen.

◢ Das **Gesetz von Dalton** sagt aus, dass der Partialdruck einer Gasart in einem Gemisch dem fraktionellen Anteil entspricht bzw. dass die Summe aller Partialdrücke der Gase in einem Gasgemisch den Gesamtdruck ergibt.

Dieses Gesetz findet in mehrfacher Hinsicht Anwendung: Zum einen reichen 2,5% CO_2 in 10 m Tiefe (Umgebungsdruck 2 bar) aus, um den gleichen Partialdruck zu erzeugen, wie 5% CO_2-Anteil an der Wasseroberfläche. Andererseits steigt der N_2-Partialdruck in Luft (ca. 79% N_2-Anteil) entsprechend dem Umgebungsdruck an, was zu einer erheblichen N_2-Aufnahme im Körper führt (Gesetz von Henry).

◢ Die Menge des gelösten Gases in einer Flüssigkeit wird durch das **Gesetz von Henry** beschrieben: Die in einer Flüssigkeit gelöste Gasmenge ist proportional seinem Partialdruck an der Flüssigkeitsoberfläche. Das bedeutet, je höher der Partialdruck eines Gases an der Flüssigkeitsoberfläche ist, umso mehr wird davon gelöst. Umgekehrt kann daraus geschlossen werden, mit welchem Druck das Gas aus einer Flüssigkeit entweichen würde. Dies stellt letztendlich die Grundlage für das Verständnis der Probleme der N_2-Abgabe während der Dekompression dar.

Merksatz

◢ Beim Tauchen spielen neben den Immersionseffekten der Einfluss von Druck auf das Gasvolumen, die veränderten Partialdrücke von O_2, CO_2 und N_2 und die damit verbundenen physiologischen Wirkungen eine besondere Rolle.

27.3 Allgemeine Risiken beim Tauchen

Wie bereits erwähnt hängt dem Tauchen der nur z.T. berechtigte Ruf einer gefährlichen Sportart an. Grund dafür sind Zwischenfälle, die durch Missachtung von Sicherheitsregeln entstehen. In diesem Abschnitt soll versucht werden, einen knappen Eindruck über die Besonderheiten des Tauchens zu geben, ohne den Anspruch einer kompletten Tauchausbildung zu genügen.

„Tauche nie allein" ist ein Grundsatz, den man häufig als 1. Regel hört, der aber nur vor schlimmeren Folgen bei einem Zwischenfall bewahren soll. Viel wichtiger sind eine sorgfältige Risikoanalyse schon bei Planung und Vorbereitung und ein umsichtiges Agieren beim Tauchen. Mit „Tauchen" sind alle Aktivitäten unter Wasser gemeint, also auch die Elemente der Schwimm- und Rettungsausbildung ohne jeden besonderen Geräte-Einsatz in Apnoe.

Merksatz

◢ Vor dem Tauchen sollte eine qualifizierte Einweisung erfolgen.

27.3.1 Gefahr durch Unterdruck

Bei praktisch allen Tauchmanövern besteht die 1. Gefahr in einem Unterdruckbarotrauma: Starre Hohlräume im oder am Körper können ihr Volumen nicht anpassen, der Druck in dem Hohlraum bleibt unverändert, und es entsteht zum angrenzenden Gewebe ein Unterdruck. Die Folge ist ein „Ansaugen" von Gewebsflüssigkeit und Blut, was in der Steigerung zu Einrissen in den Gefäßen oder im Gewebe führen kann. Für das Ausmaß des Barotraumas sind sowohl Druckunterschied als auch Einwirkdauer entscheidend. Kurzfristig hohe Druckunterschiede können durchaus unkritisch sein, während z.B. der andauernde Unterdruck von 100 cm Wassersäule durchaus schon zu traumatischen Veränderungen führen kann.

Als abgeschlossene Hohlräume kommen Hohlräume in den Zähnen, alle Höhlen des Kopfs, die z.B. bei infektbedingten Schleimhautschwellungen verschlossen sein können, und die Paukenhöhle des Mittelohrs, die nur durch die als Überdruckventil fungierende Eustachi'sche Röhre mit dem Nasenrachenraum verbunden ist, infrage. Weitere Hohlräume, wie z.B. die Lunge oder Gaseinschlüsse im Magen-Darm-Trakt, sind i.d.R. nicht kritisch, da sie ihr Volumen entsprechend der Druckänderung anpassen können. Für die Lunge und den Nasen-Rachen-Raum darf daher angenommen werden, dass kein Druckunterschied zur Umgebung besteht.

Merksätze

⊿ Das Barotraumarisiko beim Abtauchen ist ein zentrales Problem bei allen Formen des Tauchens.

⊿ Durch Druckdifferenzen an den Grenzflächen zwischen Gewebe und gasgefülltem Hohlraum können Barotraumen entstehen.

27.3.2 Druckausgleich im Mittelohr

Durch einen bewusst erzeugten Überdruck im Nasen-Rachen-Raum kann die Eustachi'sche Röhre geöffnet und so der Druck in der Paukenhöhle durch Erhöhung der Gasmenge erhöht werden. Ein Überdruck in der Paukenhöhle, z.B. bei Druckreduktion in der Umgebung beim Auftauchen, öffnet die Eustachi'sche Röhre, und es kommt durch Abströmen von Gas wieder zum Druckausgleich. Ein bewusstes Eingreifen ist nicht erforderlich. Dem bewusst durchzuführenden Druckausgleich beim Abtauchen kommt daher eine zentrale Bedeutung bei allen Abtauchmanövern zu und ist schon ein wichtiges Thema der Schwimmausbildung. Im Zusammenhang mit der Tauchausbildung mit ABC-Ausrüstung oder Atemgerät ist das Beherrschen des Druckausgleichs unverzichtbar.

Dabei werden häufig 2 Manöver praktiziert: Das Valsalva-Manöver, bei dem durch eine Ausatmung gegen die geschlossene Nase der Überdruck im Nasen-Rachen-Raum erzeugt wird. Dieses Manöver hat allerdings auch Auswirkungen auf das Herz-Kreislauf-System, was beim Tauchen mit Atemgerät durchaus nachteilig sein kann, wenn über den erhöhten intrathorakalen Druck – bei Vorliegen eines PFO – die Gefahr eines Übertritts von Gasblasen in den arteriellen Schenkel besteht (s.u.). Zu bevorzugen ist daher das sog. Frenzel-Manöver, bei dem durch Kontraktion der Zungen- und Rachenmuskulatur bei geschlossenen Stimmritzen die Druckerhöhung erreicht wird.

Sofern erst in größerer Tiefe der Druckausgleich versucht wird, kann es durch überhöhte Druckdifferenzen zwischen Paukenhöhle und Innenohr zu Schäden im Hör- und Gleichgewichtsorgan kommen, die irreparabel sind.

Merksatz

⊿ Der frühzeitige Druckausgleich im Mittelohr muss frühzeitig durchgeführt werden.

27.3.3 Gefährdung durch Tauchen mit Schwimmbrillen

Schwimmbrillen, die nur die Augen und nicht die Nase umschließen, gehören nicht zur klassischen Tauchausrüstung. Bei Verwendung dieser Brillen besteht die Gefahr eines Unterdruckbarotraumas des Auges. Die marktüblichen Schwimmbrillen besitzen ein sehr unterschiedliches Gefahrenpotenzial: Je starrer der Brillenkörper, umso geringer die Möglichkeit der Volumenanpassung und größer die Gefahr des Barotraumas.

Besonders kritisch sind Schwimmbrillen, die komplett aus Plexiglas bestehen und die keinen Spielraum für eine Volumenanpassung besitzen. Schwimmbrillen mit einem flexiblen Brillenkörper können einen stärkeren Unterdruck verhindern, wenn die Tauchtiefen nicht zu groß sind. Für regelmäßige Tauchvorgänge sind aber diese Brillen nicht geeignet. Benötigt wird bei längeren Aufenthalten unter Wasser eine Tauchmaske, die Augen und Nase einschließt, in der durch Ausatmung durch die Maske der Unterdruck kompensiert werden kann.

> **Merksatz**
> ◢ Schwimmbrillen ohne Einschluss der Nase sind nur für geringe Tauchtiefen (< 2 m) und -zeiten geeignet.

27.3.4 Unterdruckrisiko für die Lunge

Immer wieder wird ein Unterdruckrisiko für die Lunge diskutiert, das aber für das Apnoetauchen nur selten zutrifft. Es gibt eine Reihe von Mechanismen, die einen Unterdruck in der Lunge ausgleichen können und so eine Reduktion weit unter das normale Residualvolumen ohne Schäden ermöglichen: Kompression des Brustkorbs, Verlagerung der Eingeweide, stärkere Füllung der Blutgefäße im Thorax. Theoretisch wurde die max. Tauchtiefe mit ca. 300 m kalkuliert, im breitsportli-

chen Apnoetauchen ist mit bis zu 25 m zu rechnen.

Erst wenn der Unterdruck nicht kompensiert werden kann, besteht akute Gefahr. Dies ist schon bei relativ geringen Druckdifferenzen der Fall, da das auch gleichzeitig bedeutet, dass das Herz gegen diesen zusätzlichen Druckgradienten arbeiten muss. Ein typisches Beispiel ist die Verwendung überlanger Schnorchel, die allerdings nicht im Handel angeboten werden. Wird die damit mögliche Tauchtiefe mit Verbindung zur Wasseroberfläche ausgenutzt, wirkt im gasgefüllten Teil der Lunge eine ständige Druckdifferenz zum umgebenden Gewebe, vergleichbar mit der Wirkung eines Staubsaugers. Bei Druckdifferenzen von 100 cm Wassersäule (10 kPa) ist ein Kreislaufkollaps die unmittelbare Folge. Somit wird deutlich: Ein Unterdruckbarotrauma kann eigentlich nur auftreten, wenn dauerhaft ein relativ geringer Unterdruck herrscht, was zur Ödembildung führen würde. Bei einem starken Unterdruck wäre zunächst das Herz-Kreislauf-System betroffen.

> **Merksatz**
> ◢ Ein Unterdruckbarotrauma in der Lunge kann durch einen überlangen Schnorchel oder extrem großen Tauchtiefen ausgelöst werden.

Gefahr durch Überdruck

Beim Tauchen mit Atemgerät können Überdruckbarotraumen entstehen. Auf diese soll im Abschnitt 27.5 eingegangen werden.

27.3.5 Gefahr durch Bewusstlosigkeit unter Wasser

Die größte Gefahr geht für alle Tauchmanöver von einer Bewusstlosigkeit aus, denn damit ist unmittelbar die Gefahr der Wasseraspiration verbunden. Ursachen hängen von der Art des Tauchens ab: Beim Apnoetauchen kennt man die „plötzliche Bewusstlosigkeit" (**Blackout**), beim Tauchen mit Atemgerät gibt es einige andere Ursachen. Auf beide Aspekte wird im Folgenden eingegangen. Hier ist sowohl für das Apnoetauchen als auch das Tauchen mit Atemgerät festzuhalten: Die Gefährdung muss möglichst präventiv ausgeschlossen werden. Dies stellt hohe Anforderung an die Planung der Ausbildung und des Trainings dar. Die weitere Absicherung muss durch einen Partner erfolgen.

Eine besondere Gefährdung sollte ggf. durch medizinische Untersuchungen im Vorfeld ausgeschlossen werden. Beim Apnoetauchen an den Grenzen der individuellen Leistungsfähigkeit im Freigewässer wie auch beim Tauchen mit Atemgerät ist eine entsprechende Tauchtauglichkeitsuntersuchung durch besonders qualifiziert Ärzte nach den Regeln der Gesellschaft für Tauch- und Überdruckmedizin e.V. (GTÜM) dringend oder sogar zwingend zu empfehlen (s.u.).

Merksatz

◿ Die Gefahren durch Bewusstlosigkeit unter Wasser können durch sorgfältige Planung des Tauchgangs, Partnersicherung und die präventive medizinische Untersuchung erheblich vermindert werden.

27.3.6 Orientierung unter Wasser

Ein weiteres Problem im Wasser stellen **räumliche Orientierung**, **Sehen** und **Hören** dar.

Ohne Brille ist unter Wasser nur unscharfes Sehen möglich, da die Brechung am Übergang zum Auge nicht auftritt. Dies führt zu einer Weitsichtigkeit von 50 Dioptrien. Die veränderte Brechung im Wasser und durch die Tauchermaske oder Schwimmbrille lassen dem Taucher Objekte näher und größer erscheinen. In zunehmender Tiefe wird die Lichtintensität geringer, wobei rote Farbtöne wesentlich stärker betroffen sind als andere Farben. Um die Farbenpracht unter Wasser genießen zu können, werden schon in relativ geringen Tiefen Unterwasserlampen eingesetzt. Hinzu kommt die Lichtabsorption durch Schwebeteilchen, die zu extrem geringen Sichtweiten (< 10 cm) führen können.

Das räumliche Hören unter Wasser ist erschwert, da der Schall im Wasser besser und etwa dreimal so schnell wie in der Luft ist und direkt in die Schädelknochen eingeleitet wird. Dadurch ist eine Abschätzung von Richtung und Entfernung der Schallquelle, z.B. durch ein Motorboot, nicht möglich. Ein entsprechendes Eingewöhnungstraining führt weitgehend zur Anpassung an diese Phänomene.

Durch ein defektes Trommelfell, z.B. als Folge eines Barotraumas des Mittelohrs, oder durch einen unsymmetrischen Druckausgleich auf dem rechten und linken Ohr kann Wasser in die Paukenhöhle eintreten. Das kalte Wasser löst Bewegungen in der wärmeren Endolymphe des Gleichgewichtsorgans aus, die zu **Schwindel** und **Orientierungslosigkeit** führen. Die Folge können lebensgefährliche Panikreaktionen sein.

Merksätze

◿ Hören und Sehen sind unter Wasser verändert und können ungeübte Taucher irritieren.

◿ Der Einriss des Trommelfells kann unter Wasser Orientierungslosigkeit zur Folge haben.

27.4 Apnoetauchen

Tauchen mit Atemanhalten – Apnoetauchen – spielt schon im Rahmen der Schwimm- und Rettungsausbildung und als Trainingsform des Sporttauchens eine wichtige Rolle.

Je nach Zielsetzung lässt sich das Strecken-, Zeit- und Tieftauchen unterscheiden. Elemente des Apnoetauchens sind auch Bestandteil der Tauchausbildung mit Atemgerät. Mit Schnorchel, Maske und Flossen (ABC-Ausrüstung) lässt sich aber auch die Unterwasserwelt im Freigewässer erschließen und hat somit breitsportliche Bedeutung, die nicht an Leistungsnormativen orientiert ist. Für diese Form des Apnoetauchens gelten Tiefen-, Strecken- und Zeitgrenzen: 25 m, 75 m und 3 min. Auf das leistungsorientierte Apnoetauchen soll hier nicht weiter eingegangen werden, da es nur von wenigen Aktiven betrieben wird.

Bei allen Apnoeformen spielt die Beherrschung des CO_2-/pH-bedingten Atemantriebs und das frühzeitige Erkennen des O_2-Mangels eine zentrale Rolle. Sofern die individuellen Grenzbereiche erprobt werden sollen, ist dies also immer eine Gratwanderung mit der Gefahr der Bewusstlosigkeit unter Wasser. Die individuelle Grenze kann dabei sehr stark variieren. Dies macht auch deutlich, dass die richtige Atmung in der Vorbereitung auch eine wichtige Rolle spielt.

27.4.1 Einteilung des Apnoetauchens

Beim **Zeittauchen** taucht der Betroffene über eine bestimmte Zeit oder versucht, seine individuelle Grenze zu finden. Entscheidend hierbei ist neben der einleitend genannten Beherrschung der Atemreize die Entspannungsfähigkeit. Durch die Entspannung wird der O_2-Verbrauch erheblich gesenkt und so die Tauchzeit potenziell gesteigert.

Beim **Tieftauchen** taucht man senkrecht von der Wasseroberfläche aus ab. Für Schwimmanfänger können bereits 2 m Wassertiefe eine Tieftauchherausforderung darstellen, für die Ausbildung im Sporttauchen sind 10 m die größte Tiefe, die erreicht werden muss. Die Leistungsgrenze ist, sieht man

von der Beherrschung des Druckausgleichs ab, zunächst sehr stark psychologisch definiert. Die unbewusst empfundene Kompression des Thorax könnte auch eine verstärkende Rolle spielen, ist aber bei den üblichen Tiefen von untergeordneter physiologischer Bedeutung.

Beim **Streckentauchen** spielt die ökonomische Fortbewegung die besondere Rolle. Die möglichst widerstandsarme Fortbewegung und die effiziente Vortriebserzeugung mit und ohne Flossen müssen optimiert werden.

Eine weitere Variante des Apnoetauchens sind die Spielformen Unterwasser-Rugby und -Hockey, die mit ABC-Ausrüstung gespielt werden. Die Spielaktionen finden unterhalb der Wasseroberfläche, also in Apnoe statt. Die üblichen Tiefen sind hier zwischen 3 und 5 m Tiefe und erfordern von den Spielern zielgerichtetes Handeln unter Wasser.

27.4.2 Hinweise zur ABC-Ausrüstung

Die Angebote für Flossen, Schnorchel und Maske sind vielfältig. Sofern die Ausrüstungsgegenstände das CE-Zeichen tragen, darf der Anwender davon ausgehen, dass mit der Verwendung keine gesundheitlichen Risiken verbunden sind. Herausragendes Auswahlkriterium ist der bequeme Sitz der einzelnen Gegenstände. Zudem sind die Flossen nach der Fußgröße und der Beinkraft auszuwählen, die Maske muss Nase und Augen dicht umschließen. Hinter dem Schnorchel, dem vielleicht einfachsten Gegenstand, sieht man von dem bequemen Mundstück ab, werden wohl die meisten, mysteriösen Eigenschaften vermutet. Der Schnorchel ermöglicht es, den Kopf im Wasser liegen zu lassen, womit dann auch die ständige Unterwasserbeobachtung möglich ist. Die Länge (max. Bauhöhe 35 cm) ist ausschließlich durch die mögliche intrapulmonale-intrapleurale Druckdifferenz begründet (s.o.). Die mögliche Pendelatmung ist sicher nicht lebensbedrohlich. Die Überdruckventile am Mundstück helfen zwar den Schnorchel leichter auszublasen, aber mit richtiger Technik ist das auch möglich.

Merksätze
- Apnoetauchen findet mit und ohne Hilfsmittel statt.
- Durch gezieltes Training kann die Leistung in Form von Apnoezeit, -tiefe und -strecke erheblich gesteigert werden.
- Als typische Hilfsmittel werden individuell angepasste Schnorchel, Masken und Flossen mit CE-Zeichen verwendet.

27.4.3 Komplikationen

Manche Personen versuchen, vor dem apnoischen Tauchen, mehr Sauerstoff zu „tanken" und atmen daher über einen längeren Zeitraum tiefer und schneller ein. Diese Hyperventilation führt aber zu einer vermehrten Abgabe von CO_2 und dadurch zu einem Absinken des pCO_2 und einem Anstieg des pH-Werts im arteriellen Blut. Bei fortgesetzter Hyperventilation können Schwindelerscheinungen, im schlimmsten, allerdings sehr seltenen Fall sogar Krämpfe im Rahmen einer Hyperventilationstetanie vorkommen. Da diese allerdings i.d.R. nicht im Wasser auftritt, ist sie nicht lebensbedrohlich. Kritisch ist aber die anschließende Apnoe.

Der geringere pCO_2 und der erhöhte pH-Wert des Bluts führen zu einem verminderten Atemantrieb. Der O_2-Mangelantrieb allein ist nicht stark genug, um zur Inspiration zu zwingen. Es kann, insbesondere wenn durch körperliche Anstrengung wie beim Streckentauchen der pO_2 im Blut relativ schnell fällt, zum Blackout kommen, was dann unter oder im Wasser unmittelbar lebensbedrohlich ist.

Um solche Vorkommnisse zu vermeiden, ist es vor dem apnoischen Tauchen sinnvoller, wenige und tiefe Atemzüge zu machen. So wird der Sauerstoffvorrat in der Lunge erhöht, ohne gleichzeitig zuviel CO_2 abzuatmen.

Ein Blackout kann auch beim **Schnorcheln** auftreten. Bläst der Taucher das Wasser im Schnorchel nach längerer Apnoe kräftig aus, kann es wie beim Valsalva-Manöver (s. auch Abschn. 27.3.2) zu einem Blutdruckabfall kommen, der durch die nachfolgende tiefe Inspiration noch weiter verstärkt wird. Die Kombination mit der Hypoxie durch die vorangegangene Apnoe führt dann zum Blackout.

Eine 3. potenzielle Ursache für einen Blackout ist das Auftauchen aus der Tiefe. Durch den sinkenden Umgebungsdruck fällt auch der pO_2 in den Alveolen in einen kritischen Bereich von 6–8 kPa, gerade beim Erreichen der Oberfläche. Dadurch kommt es zu einem leicht verzögerten Blackout, der durch die Transportzeit Lunge – Gehirn bestimmt wird.

Wichtig ist also in jedem Fall die sorgfältige Absicherung eines Apnoetauchers durch einen rettungsfähigen Partner, die nach extremen Apnoephasen mit unmittelbarem Körperkontakt noch 10–15 s nach dem Auftauchen fortgesetzt werden muss.

Weitere, allerdings deutlich weniger bedrohliche Komplikationen bestehen beim Schnorcheltauchen im Meer am warmen Urlaubsort. So liegt bspw. der Rücken i.d.R. oberhalb der Wasseroberfläche. Dadurch kann es zu **Sonnenbränden** auf Schultern und Nacken kommen, gleichzeitig wird die erhöhte Wärmeabgabe im Wasser nicht oder zu spät wahrgenommen und kann zur **Unterkühlung** kommen.

Merksätze

◁ Apnoetauchen birgt besonders das Risiko einer Bewusstlosigkeit unter Wasser. Eine sorgfältige Absicherung durch einen rettungsfähigen Partner bis 15 s nach dem Auftauchen sollte gewährleistet sein.

◁ Ursache für die Bewusstlosigkeit ist stets der O_2-Mangel im ZNS, der durch kurzfristige Blutdruckabsenkungen verstärkt werden kann.

27.5 Tauchen mit Atemgeräten

27.5.1 Allgemeines

Zum Tauchen mit Hilfsmitteln zählt neben dem Schnorcheltauchen das Tauchen mit offenen Atemgeräten, die z.B. mit Druckluft oder O_2-angereicherten N_2-Sauerstoff(Nitr-Ox-)-Gemischen gefüllt sind, und mit Kreislaufgeräten wie SCR (Semiclosed Rebreather). Die offenen Drucklufttauchgeräte (DTG) sind wohl am weitesten verbreitet und am kostengünstigsten. Alle Atemgeräte sind so konstruiert, dass der Taucher das Atemgas unter dem Umgebungsdruck der Tauchtiefe einatmet. Die Ausatmung erfolgt ins Wasser (offene Geräte), oder das Ausatemgas wird durch CO_2-Absorption und O_2-Zumischung in den Kreislaufgeräten zur nächsten Einatmung wiederaufbereitet.

Die Darstellungen im folgenden Abschnitt beziehen sich im Wesentlichen auf die Verwendung von Luft als Atemgas, da dies im Sporttauchen der häufigste Fall ist.

Über die Ventilation entscheidet hauptsächlich der pCO_2. Nach o.g. Gesetz von Dalton mit steigendem Umgebungsdruck bleibt nur dann der pCO_2 konstant, wenn die CO_2-Konzentration sinkt. Dies erfolgt nur, wenn auch die Ventilation unter Wasser konstant bleibt. Nach dem Gesetzt von Boyle-Mariotte steigt dann die inspirierte Gasmenge. Bei offenen Systemen ist daher die inspirierte Gasmenge begrenzend, und mit steigender Tiefe werden die möglichen Aufenthaltszeiten kürzer. Im Gegensatz dazu entscheidet bei geschlossenen Systemen der O_2-Verbrauch über die zeitliche Begrenzung.

27.5.2 Komplikationen

Barotraumarisiko

Wie auch beim Apnoetauchen besteht beim Abtauchen die Gefahr von Unterdruckbarotraumen. Da der Taucher ständig atmet, besteht auch theoretisch in extremen Tiefen keine Gefahr für die Lunge, bei der es beim Auftauchen zu Überdruckbarotraumen kommen kann. Durch sinkenden Umgebungsdruck (Dekompression) müssten gemäß dem o.g. Boyle-Mariotte-Gesetz sich Gasvolumina ausdehnen, um den Umgebungsdruck annehmen zu können. Kann dies nicht weiter erfolgen, kommt es in dem betreffenden Hohlraum zum Überdruck und der Gefahr einer Gewebsdehnung oder gar -reißung. Neben der Lunge besteht diese Gefahr noch für solche Höhlen, die sich während des Aufenthalts in der Tiefe verschließen.

Folgen des Überdrucks in der Lunge

Der Überdruck in der Lunge kann verschiedene Ursachen haben. So besteht zunächst die Möglichkeit, dass das expandierende Gas in kleineren Bereichen nicht schnell genug während der Dekompression aus allen Lungenbereichen abströmen kann. Eine mögliche Ursache könnten Verlegungen durch Schleimpfropfen sein, das Gas ist praktisch lokal begrenzt „gefangen" (Airtrapping). Die Folge sind lokale Verletzungen der Alveolen mit der konsekutiven Gefahr einer Gasembolie. Die Gefahr der Gasembolie besteht auch, wenn die Lunge als Ganzes unter Überdruck gerät, weil die Atemwege verschlossen sind. Hierbei kommt es zur Lungendehnung oder gar einem Lungenriss mit verschiedenen

Ausprägungsmöglichkeiten (Medistinalemphysem, Pneumothorax). Die Expansion der Lunge kann aber noch eine andere Folge haben, ohne dass es schon zu Einrissen kommt: Der venöse Rückfluss wird stark behindert, und es kann zum Kreislaufkollaps kommen.

Um derartige Zwischenfälle zu vermeiden, muss der Auftauchvorgang langsam (< 10 m/min) und unter ständiger Weiteratmung bzw. betonter Ausatmung erfolgen.

> **Merksätze**
> ◢ Bei Tauchen mit Atemgerät besteht die Gefahr eines Überdruckbarotraumas.
> ◢ Durch langsames Auftauchen (< 10 m/min) unter ständiger Weiteratmung bzw. betonter Ausatmung kann das Überdruckbarotrauma vermieden werden.

Dekompressionskrankheit

Eine weitere Gefährdung stellt die Dekompressionskrankheit (DCS = decompression sickness; DCI = decompression illness, früher auch Caisson-Krankheit) dar. Aus den o.g. Gesetzen von Dalton (Partialdruckerhöhung) und Henry (Lösung von Gasen) lässt sich ableiten, dass N_2 beim Aufenthalt in der Tiefe in den Körper aufgenommen wird. Allerdings werden nicht sofort alle Teile des Körpers entsprechend dem pN_2 im Atemgas aufgesättigt. Die lokale Durchblutung und die N_2-Löslichkeit führen zu höchst unterschiedlichen Sättigungszuständen. Vom arteriellen Blut aus, das nach der Passage der Lungen weitgehend abgesättigt ist, wird N_2 zu den einzelnen Geweben transportiert. Während einzelne Gewebeabschnitte schon innerhalb von wenigen Minuten abgesättigt sind, ist die vollständige Sättigung erst nach ca. 48 h erreicht. Aber schon bei kurzen Tauchgängen mit Atemgerät kann die aktuelle, erhöhte N_2-Konzentration einen Druck entwickeln, der größer als der jeweilige Druck in geringeren Tauchtiefen und an der Wasseroberfläche ist.

> **Merksätze**
> ◢ Beim Tauchen mit Luft/NitrOx wird vermehrt N_2 im Körper gelöst.
> ◢ Die Sättigung erfolgt in den Regionen des Körpers in unterschiedlicher Geschwindigkeit und ist abhängig von Tauchtiefe und -dauer.

Bei dem Aufstieg und der damit einhergehenden Dekompression wird N_2 über das venöse Blut zu den Lungen transportiert und dort abgegeben. Wenn es bei der Dekompression dazu kommt, dass der pN_2 im Gewebe größer wird als der jeweilige Umgebungsdruck, kann N_2 im Gewebe oder im Blut aus der gelösten Form in Gasbläschen ausperlen. Sofern dies in geringem Maße in Form von Mikrobläschen in geringer Häufigkeit im venösen Blut passiert, werden die Blasen in der Lunge eliminiert. Sofern nur höchstens solche „unkritischen Blasen" gebildet werden, spricht man vom Tauchen in der Nullzeit, d.h. der Taucher kann ohne besondere Dekompressionsstopps zurück zur Wasseroberfläche kehren. Entscheidend dafür, ob die Blasenbildung unkritisch bleibt, sind die Dauer und die Höhe der Druckexposition. Allerdings lässt sich der Moment der Blasenbildung nicht präzise vorhersagen, da das von vielen Parametern abhängt, die letztendlich nicht eindeutig erforscht sind.

Kommt es aber zu einer stärkeren Blasenbildung, wobei damit die Größe und die Anzahl der Blasen gemeint sind, sind Gasembolien, lokale Gewebeschädigungen bis hin zu Nekrosen die Folge. Zu den typischen Symptomen der DCS/DCI zählen Juckreiz (sog. Taucherflöhe), schmerzhaft gebeugte Gliedmaßen („Bends"), Müdigkeit und Abgeschlagenheit oder gar Lähmungen, die noch nach Stunden einem Tauchgang folgen können. Gelangen die Blasen auf die arterielle Seite, sind die Folgen besonders gravierend. Eine arterielle Gasembolie (AGE) durch Dekompression kann 3 Ursachen haben:

⊿ Die Blasenbildung kann direkt auf der arteriellen Seite einsetzen, was allerdings eine hohe Auftauchgeschwindigkeit voraussetzt.

⊿ Es können so viele Blasen entstehen, dass der Lungenfilter nicht mehr die Blasen herausfiltern kann.

⊿ Es kommt zum Übertritt von Blasen über einen Rechts-Links-Shunt (s.u.).

Manche Symptome der Dekompressionskrankheit treten erst mit Verzögerung nach dem Tauchgang zutage, z.B. der Untergang von Knochengewebe (aseptische Knochennekrose), Hörschädigungen und Nervenstörungen. Zwar gibt es inzwischen zahlreiche Forschungsarbeiten, aber welche Mechanismen die Blasenbildung letztendlich genau verursachen, ist noch immer nicht hinreichend geklärt. Offensichtlich begünstigen verschiedene Eigenschaften und Vorgänge die Blasenbildung, wie z.B. ein erhöhter Hämatokrit durch Dehydratation (s.u.), andere wiederum scheinen die Wahrscheinlichkeit einer DCS/DCI zu verringern, wie z.B. starke körperliche Belastung mehrere Stunden vor dem Tauchgang.

Es wird auch diskutiert, ob es geschlechtsspezifische Unterschiede der DCS/DCI-Gefährdung gibt. Die Publikationen der letzten Jahre zeigen, dass die früher angenommene stärkere Gefährdung von Frauen kaum haltbar ist, wenn man das erhöhte Risiko aufgrund des höheren Fettanteils ausklammert (s.u.). Allerdings liegen Befunde vor, die eine Risikoabhängigkeit vom Menstruationszyklus vermuten lassen.

Durch ein langsames Auftauchen (< 10 m/min^{-1}) kann der im Gewebe gespeicherte Stickstoff wieder aus dem Körpergewebe in gelöster Form ins Blut abgegeben und dann abgeatmet werden oder als unkritische Mikroblasen im Lungenfilter eliminiert werden. Daher sollte das Auftauchen kontrolliert und nach speziellen Regeln erfolgen („Austauchen"). Dafür werden spezielle Dekompressionsmodelle eingesetzt, die aus Tauchtiefe und -dauer die N_2-Belastung kalkulieren. Diese Modelle finden ihren Niederschlag in Dekompressions- bzw. Austauchtabellen oder werden auch in Tauchcomputern genutzt, die der Taucher mitführt. Hierüber bestimmt der Taucher zunächst seine Nullzeit (s.o.), und im Falle der Gefahr einer kritischen Blasenbildung werden für gegebene Tiefen entsprechende Dekompressionsstopps vorgeschrieben. Da Dekompressions- oder weitere Probleme wie Airtrapping (s.o.) nie ganz auszuschließen sind, gilt die Empfehlung eines 3-minütigen Stopps in 3–5 m Tiefe. Da auch nach dem Auftauchen noch die N_2-Abgabe fortgesetzt wird, sollten übermäßige Anstrengungen vermieden werden, da dies die Bildung der kritischen Blasen begünstigt.

Dekompressionsschäden können auch auftreten, wenn nach einem Tauchgang ein rascher Höhenaufstieg, z.B. im Flugzeug, erfolgt. Daher sind Pausenzeiten zwischen Tauchgängen und Flugreisen einzuhalten.

Merksätze

⊿ Durch kontrolliertes Auftauchen mit geringer Aufstiegsgeschwindigkeit und Stopps in verschiedenen Tiefen kann die N_2-Abgabe kontrolliert erfolgen.

⊿ Entstehende Mikroblasen können beim Auftauchen aus dem venösen Blut über die Lunge abgeatmet werden.

⊿ Größere Blasenmengen, Blasen in den Geweben nach zu schneller Dekompression können zur DCS/DCI oder gar AGE führen.

Bestimmte Faktoren begünstigen besonders das Auftreten von Dekompressionsproblemen:

⊿ **Temperaturunterschiede.** Eine durch erhöhte Außentemperatur zunächst erwärmte, gut durchblutete Muskulatur unterstützt die N_2-Aufnahme, und nach der Abkühlung im Wasser wird die N_2-Abgabe während der Dekompression und danach erschwert.

◁ **Körperliche Anstrengung.** Körperliche Anstrengung **während** des Tauchgangs begünstigt, bedingt durch das erhöhte HZV die N_2-Aufnahme. Wenn danach und in der Dekompression die Anstrengung reduziert wird, verlangsamt sich so die N_2-Abgabe. Dies kann durch Verlängerung der Dekompressionszeit kompensiert werden. Auch die körperliche Anstrengung **nach** dem Tauchgang birgt die Gefahr, dass die Bildung von Blasen – vergleichbar dem Schütteln einer Sprudelflasche – begünstigt wird.

◁ **Dehydratation.** Sie führt zu einer Reduktion des Plasmavolumens bzw. einem erhöhten Hämatokrit und verschlechterten Fließeigenschaften des Bluts. Dadurch wiederum kommt es zu Minderperfusionen einzelner Abschnitte und zum verzögerten Abtransport von N_2, zudem ist die Bildung von Blasen begünstigt. Da die Immersion stets zur Blutvolumenreduktion führt, sollte vor und nach jedem Tauchgang hinreichend Flüssigkeit zugeführt werden. Alkohol- und koffeinhaltige Getränke sind dabei zu vermeiden.

◁ **Rechts-Links-Shunts,** insbesondere ein **PFO.** Dadurch gelangen venöse Gasbläschen in den arteriellen Schenkel und verursachen arterielle Embolien, resp. Hirnläsionen. Potenziell sind wohl ca. 30% der Menschen von einem PFO betroffen. Das Valsalva-Manöver birgt in diesem Fall über den erhöhten intrathorakalen Druck die Gefahr eines Übertritts von Gasblasen in den arteriellen Schenkel und sollte daher prinzipiell nicht mehr angewandt werden und z.B. der Druckausgleich nach Frenzel angewendet werden.

◁ **Fettleibigkeit** ist ein Faktor, der offensichtlich das Dekompressionsrisiko stei-

gert. Als potenzielle Erklärungsansätze können die hohe Löslichkeit von N_2 in Fett und stark schwankende Durchblutung gerade im oberflächlichen Gewebe gelten. Zudem könnten die Lipide im Blut die Blasenbildung positiv beeinflussen.

◁ **Wiederholungstauchgänge.** Wenn innerhalb von 24 h ein weiterer Tauchgang durchgeführt wird, spricht man von Wiederholungstauchgängen. Bis der N_2 komplett aus den Geweben herausgelöst ist, wird nach jedem Tauchgang noch einige Zeit vergehen. Zudem bleiben Mikroblasen und Blasenkerne im Körper, die die Bildung größerer Bläschen wahrscheinlicher machen. Für einen 2. Tauchgang innerhalb von 24 h gibt es hinreichende mathematische Modelle, die das Risiko eines Zwischenfalls klein halten, aber mehr als 2 Tauchgänge an einem Tag erhöhen das Risiko einer Dekompressionskrankheit unkalkulierbar.

Durch die Verwendung N_2-reduzierter Atemgase (z.B. NitrOx) kann das Dekompressionsrisiko vermindert werden, wenn man nach den Regeln taucht, die sich aus dem Atmen von Luft ergeben würden. Alternativ kann dann aber mit gleich bleibendem Risiko die Tauchzeit verlängert werden. Da im breitensportlichen Tauchen meisten der N_2-Anteil durch einen erhöhten O_2-Anteil ersetzt wird, besteht mit zunehmender Tiefe die Gefahr einer O_2-Vergiftung. Dies muss der Taucher zwingend bei der Tauchgangsdurchführung beachten. Auch hier können Tauchcomputer helfen, die den Status der O_2-Toxizität berechnen.

Prävention nach Zwischenfällen und Erste Hilfe nach Tauchunfällen

Die wichtigste Regel ist das kontrollierte Austauchen. Wird zu schnell aufgetaucht oder treten sogar erste Symptome von dekompressionsbedingten Schäden auf, sollte möglichst schnell reiner O_2 geatmet werden. Dadurch beschleunigt man die N_2-Abgabe und erhöht die O_2-Diffusionsgradienten und damit die O_2-Versorgung in allen Geweben. Ein O_2-Koffer gehört daher zur spezifischen Notfallausrüstung für Taucher. Weitere Maßnahmen, wie z.B. die Behandlung in einer Überdruckkammer, sind den entsprechenden Notfallempfehlungen der GTÜM zu entnehmen bzw. muss der behandelnde Notarzt entscheiden.

Merksätze

◢ Verschiedene Besonderheiten eines Tauchgangs, z.B. Kälte, Anstrengung, und die individuelle Disposition zur Blasenbildung können trotz Beachtung aller Austauchregeln zur DCS/DCI führen.

◢ Die Verwendung von N_2-reduzierten Atemgemischen und die Verlängerung der Austauchzeiten können das Risiko erheblich mindern.

◢ Die Gabe von 100%-O_2 beschleunigt die N_2-Abgabe und O_2-Versorgung in den betroffenen Geweben und ist daher die wichtigste spezifische Erste-Hilfe-Maßnahme nach Tauchunfällen.

Tiefenrausch

N_2 spielt nicht nur im Zusammenhang mit der Dekompressionsproblematik eine zentrale Rolle, sondern ist auch die Ursache des sog. Tiefenrauschs. Alle Symptome des Tiefenrauschs – Euphorie, Selbstüberschätzung, Konzentrationsstörungen, fehlende Kritikfähigkeit, Angstzustände und Benommenheit mit der Folge von eklatanten Fehlhandlungen – sind auf die narkotische Wirkung von N_2 zurückzuführen, die vom pN_2 abhängig ist. Bei sensiblen Menschen muss bereits ab 25 m Tiefe mit den ersten Symptomen gerechnet werden. Um derartige Zwischenprobleme zu vermeiden, sollte man mit den herkömmlichen Drucklufttauchgeräten nicht

tiefer als 40 m tauchen oder N_2 durch das Edelgas Helium ersetzen. Sofern während eines Tauchgangs Tiefenrauschsymptome auftreten, reicht es häufig, die Tauchtiefe zu reduzieren und dort den Tauchgang fortzusetzen.

Merksätze

◢ Die narkotische Wirkung von N_2 kann durch Begrenzung der Tauchtiefe verhindert werden.

◢ 40 m Tiefe sind die anerkannt Obergrenze im Sporttauchen.

Weitere Probleme der Tauchtiefe

Aus den oben ausgeführten Beschreibungen möglicher Komplikationen ergibt sich, dass das Risiko beim Tauchen mit der Tiefe steigt. Verschiedene Unfallstatistiken weisen nach, dass besonders bei mehr als 30 m Tiefe das Risiko eines Zwischenfalls überproportional zunimmt. Ein weiterer Faktor ist die erhöhte Atmungsarbeit, die aufgrund der höheren Dichte der Atemgase in der Tiefe entsteht. Die Wahrnehmung allein kann schon einen besonderen psychischen Stress darstellen, der das Unfallrisiko in der Tiefe erhöht. Zudem kann die CO_2-Abgabe gestört sein, was eine akute Gefährdung in der Tiefe bedeutet.

Die dringende Empfehlung muss lauten, dass die Tauchtiefe in den ersten Tauchgängen nur langsam gesteigert wird und erst bei hinreichender Erfahrung und einem entsprechenden Ausbildungsstand in größeren Tiefen getaucht wird.

Bei Verwendung von NitrOx-Atemgasen kann noch ein weiteres Problem auftreten: So muss auch die Toxizität von O_2 berücksichtigt werden. Während bei Luftatmung die O_2-Toxizität erst jenseits 70 m Tiefe auftreten kann, ist bei erhöhtem O_2-Anteil in einem NitrOx-Gemisch diese Grenze bei deutlich geringeren Tiefen erreicht. Moderne Tauchcomputer geben auch hier entsprechende Hinweise zu den Tiefengrenzen.

Merksatz

⊿ Weitere Probleme beim Tauchen mit Atemgerät können durch Veränderungen des Gasaustauschs in der Tiefe und die Hyperoxie entstehen.

Schlussfolgerungen für die Tauchausbildung
Um die Risiken der Dekompression zu minimieren, ist dies ein zentrales Thema der theoretischen Tauchausbildung. Zudem werden in der praktischen Ausbildung die Tiefenkontrolle und das geschwindigkeitskontrollierte Auftauchen eingehend trainiert. Die Umsetzung erfolgt in Ausbildungsprogrammen, die verschiedene Ausbildungsorganisationen anbieten und die EN-/ISO-zertifiziert sein sollten. Die Ausbildung schließt neben der praktischen eine umfassende theoretische Ausbildung ein, die nicht nur ökologische und ausrüstungstechnische Aspekte, sondern in besonderem Maße auch physiologische Aspekte, deren Konsequenzen für die Praxis, Prävention von Zwischenfällen und das richtige Verhalten bei Notfällen einschließt.

Merksatz

⊿ Tauchen mit Atemgerät bedarf einer besonderen theoretischen und praktischen Ausbildung.

27.6 Tauchtauglichkeit

Reisefreudigkeit und zunehmendes Interesse an ausgefallenen Sportarten führen dazu, dass immer mehr Menschen die faszinierende Unterwasserwelt beim Tauchen erleben wollen. Die bisher geschilderten Risiken beim Apnoetauchen und dem Tauchen mit Atemgerät verdeutlichen aber die Notwendigkeit gründlicher Voruntersuchungen, der sog. Tauchtauglichkeitsuntersuchung. Diese Untersuchung sollte eine umfassende Beratung einschließen und von einem nach den Standards der GTÜM ausgebildeten Arzt durchgeführt werden.

Das Ergebnis der Untersuchung kann „tauchtauglich", „tauchtauglich mit Einschränkungen" oder „nicht tauchtauglich" lauten. Ist der Befund unauffällig, sollte die Untersuchung alle 3 Jahre bzw. vor dem 14. oder nach dem 40. Lebensjahr einmal jährlich durchgeführt werden. Grund für eine eingeschränkte Tauchtauglichkeit kann eine reduzierte körperliche Leistungsfähigkeit, z.B. durch eine Behinderung oder eine chronische Erkrankung sein, die eine besondere Tauchbegleitung voraussetzt. Absolute Kontraindikationen können verschiedene chronische oder akute Erkrankungen (z.B. des Herz-Kreislauf-Systems, der Lunge oder im neurologischen Bereich) sein.

Im Mittelpunkt der Tauchtauglichkeitsuntersuchung stehen das Herz-Kreislauf-System, die Lunge und der HNO-Bereich, aber auch weiter gehende Kriterien werden untersucht. Der untersuchende Arzt muss bei erkannten Einschränkungen, die nicht als absolute Kontraindikation gelten, qualifizierte Empfehlungen geben, welche Bedingungen für einen Tauchgang erfüllt sein müssen. Ggf. ist auch eine Kooperation mit dem verantwortlichen Tauchausbilder nötig.

Für weitere Informationen sei auf die Internetseite der GTÜM verwiesen (http://www.gtuem.org). Hierüber ist auch ein Untersuchungsbogen zu beziehen.

Die spezifische taucherische Leistungsfähigkeit kann ein Arzt nicht in der Praxis feststellen. Hier ist der u.a. fit2dive-Test angeraten.

Merksätze

⊿ Vor dem Tauchen mit Atemgerät sollte unbedingt eine Tauchtauglichkeitsuntersuchung durch einen besonders qualifizierten Arzt nach den Regeln der GTÜM erfolgen.

⊿ In besonderen Fällen kann eine eingeschränkte Tauchtauglichkeit vorliegen, bei vorliegen absoluter Kontraindikationen muss das Tauchen sogar verboten werden.

27.6.1 Tauchen und Schwangerschaft

Grundsätzlich gibt es keine eindeutig nachgewiesenen geschlechtsspezifischen Unterschiede in der Beurteilung der Tauchtauglichkeit. Allerdings sollte das Tauchen in der Schwangerschaft unterbleiben. Durch die N_2-Problematik in der Dekompression ist das Risiko für die Leibesfrucht insbesondere in den ersten Wochen erheblich erhöht, sodass das Tauchen mit Atemgerät nicht angeraten ist. Auch vom Apnoetauchen mit extremen Hypoxieperioden muss abgeraten werden. Allerdings liegen keine negativen Befunde über breitensportliches Schnorcheln mit kurzen Apnoephasen vor. Da hier die Hypoxiegefahr gering ist, ist davon nicht unbedingt abzuraten, allerdings sollte auf ausgedehnte Apnoephasen verzichtet werden.

Merksätze
- Bei vermuteter oder bekannter Schwangerschaft sollte nicht mit Atemgerät getaucht werden.
- Auf extreme Apnoetauchgänge ist ebenfalls zu verzichten.

27.6.2 Tauchen mit Kindern und Jugendlichen

Ein anderes häufig diskutiertes Thema sind die Altersgrenzen, wann Kinder und Jugendliche tauchen dürfen. Unstrittig ist, dass Tauchen für Kinder und Jugendliche in vielerlei Hinsicht viele Anreize bieten kann: Der Aufenthalt im Wasser stellt einen besonderen Bewegungsanreiz dar, der z.B. auch übergewichtige Kinder ansprechen kann, die Auseinandersetzung mit technischen und naturwissenschaftlichen Problemen wird ebenso gefördert wie die Kooperation mit dem Tauchpartner. Im Mittelpunkt sollten sicherlich das Tauchen mit ABC-Ausrüstung und die damit möglichen Spiel- und Wettkampf-

formen stehen, die Kinder und Jugendliche besonders ansprechen.

Aus medizinischer Sicht ist generell vom Tauchen mit Atemgerät vor dem 8. Lebensjahr abzuraten. Das Tauchen mit ABC-Ausrüstung ist allerdings schon davor möglich. Ab dem 8. Lebensjahr kann unter sachgemäßer Anleitung mit einem Atemgerät getaucht werden, wobei aber bis zum 16. Lebensjahr sowohl die Tauchtiefe als auch die Dauer des Tauchganges begrenzt bleiben sollen. Gründe für diese Einschränkungen sind vielfältig: Zum einen sind es rein physiologische Risiken, die, wie z.B. das Dekompressionsrisiko, nicht immer hinreichend erforscht sind, oder psychologisch-kognitiver Natur. So muss dem deutlich ungünstigeren Masse-Oberflächen-Verhältnis ebenso Rechnung getragen werden wie dem begrenzten Verständnis für die Situation oder der begrenzten Konzentrationsfähigkeit der Kinder. Hinzu kommt der Umgang mit schweren Ausrüstungsgegenständen auch außerhalb des Wassers, was sich allerdings durch entsprechende organisatorische Maßnahmen vermeiden lässt.

Der Verband Deutscher Sporttaucher e.V. empfiehlt daher folgende Grenzen:
- Bis 10 Jahre max. 8 m Tiefe und max. 25 min Dauer
- Bis 12 Jahre max. 10 m Tiefe und max. 25 min Dauer
- Bis 14 Jahre max. 12 m Tiefe und max. 25 min Dauer
- Bis 16 Jahre max. 20 m Tiefe

Bis zum 16. Lebensjahr sollte nicht mehr als ein Tauchgang pro Tag durchgeführt werden, und die Tauchbedingungen (Wassertemperatur, Sicht, Strömung) sollten für das Kind bzw. den Jugendlichen angenehm sein. Diese Tauchgänge sollen stets mit Begleitung durch einen entsprechend ausgebildeten Erwachsenen erfolgen.

- Tauchen kann eine interessante Betätigung auch für Kinder und Jugendliche sein.
- Tauchen mit Atemgerät bedarf einer besonderen theoretischen und praktischen Ausbildung.

27.6.3 Tauchen als Sport im Alter

Da die Spannweite der Beanspruchung bei einem Tauchgang erheblich variieren kann, lässt sich auch eine Altersobergrenze nicht angeben. Die Entscheidung über die Tauchtauglichkeit muss in Abhängigkeit von der allgemeinen Konstitution getroffen werden. Grundsätzlich kann Tauchen auch in fortgeschrittenem Alter erlernt werden und bietet, wie bei anderer eingeschränkter Leistungsfähigkeit auch, eine hervorragende Möglichkeit, mit Bewegung die Natur kennen zu lernen. Dabei spielt es auch eine Rolle, welche entsprechenden Vorerfahrungen vorliegen.

Ältere Tauchanfänger müssen vorsichtig unter sicheren Bedingungen an das Tauchen herangeführt werden, wobei der Grad der Wassergewöhnung und die Fähigkeit der Wasserbewältigung den Lern- und Übungsprozess erheblich beeinflussen. Den älteren, erfahrenen Tauchern muss oft in Erinnerung gerufen werden, dass trotz relativ gutem Trainingszustand die Leistungsfähigkeit absolut mit dem Alter abnimmt. Auch hier kann ein spezifischer Leistungstest wie der u.a. fit2dive-Test die Selbsteinschätzung fördern.

Merksatz
- Es gibt keine konkrete obere Altersgrenze für das Tauchen.

27.6.4 Tauchen und körperliche Anstrengung

Die meisten Tauchgänge mit Atemgerät sind als Erholung gedacht und stellen keine besondere Beanspruchung dar. Das Anlegen der Ausrüstung und der Weg zum Gewässer sind meist die Belastungsspitzen. Dennoch kann durch Strömung oder eine notwendige Hilfeleistung eine starke, unerwartete Beanspruchung unter Wasser entstehen.

Da Tauchen von vielen Menschen ähnlich wie Skifahren als Saisonsportart betrieben wird, stellt sich oft die Frage nach einer optimalen Vorbereitung auf einen Tauchurlaub. Außerhalb des Wassers sind alle Ausdauersportarten zu empfehlen und eine allgemeine Kräftigung der Rumpf- und Rückmuskulatur. Ideal sind ein ausdauerorientiertes Schwimmtraining mit ABC-Ausrüstung und eine Wiederholung der Grundübungen mit Atemgerät. Dabei können auch Apnoephasen trainiert werden.

Physiologisch verschärfend kann sich die Kälte bemerkbar machen, auch wenn ein guter Kälteschutzanzug getragen wird. Zusätzlich sind psychologische Belastungen unter Wasser durch die größere Tiefe. Da in der medizinischen Untersuchung meist eine relative Leistungsfähigkeit unter Berücksichtigung von Alter und Geschlecht festgestellt wird, ist die spezifische Leistung erst unter Wasser mit der gesamten Ausrüstung feststellbar. Regelmäßiges Training und eine regelmäßige Überprüfung der taucherischen Leistungsfähigkeit mit Flossen sind dringend zu empfehlen, um sicher zu tauchen.

Um hier einen objektiven Standard zu setzen, hat die Deutsche Sporthochschule Köln in Kooperation mit der Taucherhotline aqua med Medical Helpline Worldwide GmbH, Bremen, den fit2dive-Test entwickelt, der Hinweise bei der Wahl der Tauchbedingungen gibt. Mit diesem Test erreicht der Taucher einen der folgenden Leistungsstufen:

◢ Stufe 1: ausgezeichnet – kann unter allen Bedingungen sehr sicher tauchen

◢ Stufe 2: sehr gut – kann unter den meisten Bedingungen sehr sicher tauchen

◢ Stufe 3: gut – kann unter vielen Bedingungen sicher tauchen

◢ Stufe 4: befriedigend – kann unter wenigen Bedingungen sicher tauchen

◢ Stufe 5: ausreichend – kann unter den einfachsten Bedingungen sicher tauchen

Merksätze

◢ Beim Tauchen kann es zu physisch belastenden Situationen kommen, auf die sich der Taucher durch Training vorbereiten muss.

◢ Bei der Wahl der Tauchgangsbedingungen ist die spezifische körperliche Leistungsfähigkeit zu berücksichtigen.

Literatur

Brubakk AO, Neuman TS (Eds) (2003) Bennett and Elliott's Physiology and Medicine of Diving, 5th ed. Saunders, Philadelphia

Edmons C et al. (2002) Medicine and Subaquatic Medicine, 4th ed. Arnold, London

Ehm OF et al. (Hrsg) (2007) Tauchen noch sicherer, 10. Aufl. Müller Rüschlikon, Cham

Klingmann C, Tetzlaff K (Hrsg) (2007) Moderne Tauchmedizin. Genter, Stuttgart

Tetzlaff K et al. (Hrsg) (2009) Checkliste Tauchtauglichkeit. Gentner, Stuttgart

V Körperliche Belastung unter speziellen Bedingungen

28 Umweltschadstoffe

C. Graf, R. Rost, D. Berger

28.1 Allgemeines

Umweltgifte wie Ozon, Dioxin etc. und die daraus resultierende Zunahme von Allergieneigung und Hauterkrankungen rücken immer mehr in das öffentliche Interesse. Schließlich ist der Mensch zahlreichen Außeneinwirkungen ausgesetzt. Sie spielen für ihn nicht nur beruflich, sondern auch bei außerberuflichen Aktivitäten, besonders in der Freizeit und beim Sport, eine große Rolle. Luftverunreinigungen in der Atemluft durch Gase, Dämpfe oder Stäube können beim Menschen zu toxischen Reaktionen und akuten oder chronischen Erkrankungen führen. Im Bereich der Arbeitsmedizin ist dies ein erkanntes und auch anerkanntes Problem. Der Begriff der MAK-Werte für die Giftstoffe in der Luft (maximale zulässige Arbeitsplatzkonzentration) stammt daher. Im Freizeit- oder Sportbereich werden die Luftschadstoffe jedoch nicht so streng kategorisiert. Eine eindeutige Zuordnung eines spezifischen Giftstoffs zu einem in der Freizeit aufgetretenen Symptom ist aufgrund der Vielzahl möglicher luftverschmutzender Stoffe und deren zumeist unspezifischer Wirkung nicht ohne weiteres möglich.

In diesem Kapitel sollen einige wichtige Umweltgifte in ihrer Bedeutung für den Sportler zusammengefasst werden. Diese Thematik wird im Übrigen immer wieder vor den jeweiligen Olympischen Sommerspielen, z.B. Athen 2004 [Florida-James, Donaldson, Stone 2004], Peking 2008, aufgegriffen, da insbesondere Peking als eine der meist belasteten Städte gilt [Lippi, Guidi, Maffulli 2008]. Im Wesentlichen stehen dabei Ozon, Kohlenmonoxid, Schwefeldioxid, Stickstoffmonoxid und Stickstoffdioxid im Zentrum des Interesses.

28.2 Ozon

Ozon wurde erstmals etwa vor 150 Jahren beschrieben. Es handelt sich um eine ebenfalls gasförmige Variante des O_2, bei der ein Molekül aus 3 O-Anteilen (= O_3) gebildet wird. Es entsteht hauptsächlich aus dem Luftsauerstoff in Verbindung mit dem Sonnenlicht durch die Umsetzung von Schadstoffen, v.a. Stickoxiden, Kohlenmonoxid etc. Es stellt den Hauptbestandteil des **Sommersmogs** dar. In zunehmender Höhe nimmt die Ozonkonzentration zu.

Wird man dem Ozon ausgesetzt, kann es insbesondere bei körperlicher Anstrengung zu Schleimhautreizungen v.a. der Atemwege und Augen kommen. Ab Konzentrationen von 160 µg/m³ Luft zeigen sich messbare Veränderungen der Lungenfunktionsparameter, wie eine Erhöhung des Atemwegswiderstands und eine Abnahme der FEV_1. Sogar Asthma-Anfälle können vorkommen [Florida-James, Donaldson, Stone 2004; Pierson 1989].

Typisch ist das Auftreten von Kopfschmerzen, Übelkeit und neurologischen Störungen unter hoher Ozonbelastung. Eine Krebs erzeugende Wirkung wurde für den Menschen bisher nicht nachgewiesen. Bei Ozonalarm sollten empfindliche Menschen und Sportler, die Reaktionen auf dieses Gas zeigen, zu lange Aufenthalte bzw. körperliche Belastung im Freien meiden.

Natürlicherweise kommt Ozon in der Außenluft mit einer Konzentration von 0,01 ppm, entsprechend 0,01 Teilchen pro 1 Mio. Sauerstoffmoleküle oder 80 µg/m³ Luft vor. Die toxische Wirkung entfaltet sich etwa ab 0,1 ppm. Die höchsten Werte treten zwischen 16 und 19 Uhr auf, typischerweise in den warmen Jahreszeiten. Daher sollten Sportler, die empfindlich reagieren, an Tagen hoher Ozonbelastung möglichst am Morgen oder späten Abend trainieren. Dies betrifft speziell Ausdauerbelastungen, z.B. den Langstreckenlauf. Auf eine ausreichende Trinkmenge zum Schutz der Schleimhäute sollte geachtet werden. Bewaldete Flächen fangen einen Teil des Ozons ab. Es ist daher möglicherweise verträglicher, dort zu trainieren. Auch in Innenräumen ist die Ozonkonzentration deutlich geringer als im Freien, sodass sich bei Hallensportarten nur selten Probleme ergeben.

Finden sich entsprechende Reizungen durch Ozon, sollte das Training erst wieder nach Abklingen der Symptomatik aufgenommen werden. Fortbestehen der Beschwerden sollte fachärztlich abgeklärt werden.

28.3 Weitere Schadstoffe

Keine weiteren Schadstoffe sind für den Sport von der gleichen Bedeutung wie das Ozon. Auch Kohlenmonoxid und Schwefeldioxid werden nicht in gleichem Ausmaß diskutiert. Carlisle und Sharp (2001) empfehlen allerdings nicht direkt neben Autostraßen entlangzulaufen. In alten Turnhallen können bei der Renovierung bestimmte Stoffe freigesetzt werden, z.B. **Asbest**. Langfristig kann die Einatmung von Asbestfasern bzw. -staub zu Lungenerkrankungen wie der sog. Asbestose oder dem Bronchial- oder Pleurakarzinom führen. Eine unmittelbare Auswirkung auf die Leistungsfähigkeit zeigt sich unter Asbestbelastung aber nicht. In frü-

herer Zeit waren die Kieselrotschlacken, in denen sich **Dioxine** und **Furane** fanden, ein Problem. Als Folge galten u.a. die sog. Chlorakne und schwere Leberschäden. **Stickoxide** können zu Allergien führen, spielen aber in der Außenluft eine geringere Rolle. Auch der **Zigarettenrauch** mit den darin enthaltenen Teer- und Russpartikeln zählt zu den Giftstoffen in der Luft und bringt – abgesehen von den bekannten Folgeschäden wie Lungenkrebs oder Arteriosklerose – die Gefahr einer Allergisierung mit sich. Insgesamt ist die Schadstoffbelastung durch das Rauchen vielfach höher als durch das Ozon!

28.4 Tourismus und Umweltschäden

Da zunehmender Wohnraum die Möglichkeiten der Freizeitgestaltung immer mehr eingrenzt, drängen sich Aktivisten in der Ferne und in der Nähe in freie Räume, die häufig gleichzeitig Naturschutzgebiete oder zumindest Teile davon sind. Vielfach stellt gerade dieses Aufeinandertreffen von Natur und Aktivität einen besonderen Reiz dar. So führen die zunehmenden Reisen und die Erschließung bisher unberührter Landschaften, z.B. bei Höhen- oder Trekkingreisen, zu einer vermehrten Belastung der Umwelt. Die Einrichtung von Skipisten, Wanderwegen, aber auch Möglichkeiten für Unterwassersport, Kanufahrten u.v.m. mit den entsprechenden Voraussetzungen für die Touristen bringen außer möglichem wirtschaftlichem Gewinn auch eine wesentlich höhere Verschmutzung durch vermehrt anfallenden Müll, leere und weggeworfene Batterien, Verrichtung menschlicher Bedürfnisse etc. mit sich. Umso wichtiger ist es, dass sich jeder, der solche Touren durchführt, der Natur gegenüber so verantwortungsbewusst wie möglich verhält und unnötigen Müll vermeidet. Schließlich möchten auch spätere Generationen in den gleichen Naturgenuss kommen.

Bei den einzelnen Sportverbänden kann man sich über Regeln für verschiedene Sportarten informieren.

Zu den wichtigsten Tipps zählen: das Vermeiden von unnötigem Lärm und Abfällen, das Benutzen ausgewiesener Rast- und Parkplätze, ggf. sogar Anreise mit öffentlichen Verkehrsmitteln, das Beachten spezieller Regeln des Naturschutzes, z.B. die Rücksichtnahme auf Brutzeiten, das Nichtabweichen von markierten Wegen oder Pisten und das Unterlassen „wilden" Ausholzens.

Ähnliches gilt auch für die jeweilige Kultur eines Landes. Stets sollte man bedenken, dass man als Gast dorthin kommt. Die einzelnen Kulturen haben andere Sitten, mit denen man respektvoll umgehen sollte.

Heute lassen sich die gewünschten Ziele meist rasch und mehr oder weniger kostengünstig erreichen. Aus o.g. Gründen sollte man sich über Sitten und Gebräuche der Menschen und die Besonderheiten der jeweiligen Flora und Fauna informieren. Dies spielt einerseits aus ethischen, aber auch aus medizinischen Gründen eine wichtige Rolle, z.B. für die Berücksichtigung spezieller Umgebungen wie Klima und Höhe.

Auch die entsprechenden Impfempfehlungen sollte man bis spätestens 6 Wo. vor der geplanten Tour kennen und – wenn nötig – umsetzen.

Merksätze

◢ Das bedeutendste Umweltgift im Sport stellt das Ozon dar, da es bei empfindlichen Menschen zu Reizungen der Atemwege und zu einer Einschränkung der Leistungsfähigkeit führt.

◢ Weitere Schadstoffe können möglicherweise eine Allergie-Entstehung begünstigen.

◢ Sportliche Aktivität kann in weit entfernte Gebiete führen. Ein sorgsamer Umgang mit der Natur und den Gepflogenheiten der Einheimischen ist selbstverständlich.

28.5 Friluftsliv

Der Begriff Friluftsliv stammt aus Skandinavien, genauer aus Norwegen, und beschreibt den Aufenthalt in der Natur verbunden mit einem naturgebundenen, aktiven Lebensstil. In Norwegen ist die Friluftsliv-Philosophie sowohl im Alltag, im Sozial- und Bildungssystem sowie im Gesetz mit dem „Jedermannsrecht" tief verankert. Das Jedermannsrecht gestattet, allen Menschen die Natur für ihre persönlichen Erlebnisse zu nutzen. Friluftsliv spiegelt somit nicht nur ein naturgebundenes Konzept, sondern vielmehr eine norwegische Lebensphilosophie wider, die den Wohlstandsmenschen zurück an seine Wurzeln führt und ihm ermöglicht, Sinneseindrücke, Naturerlebnisse oder Gemeinschaftsgefühle zu erleben und wiederzuentdecken.

In Deutschland sind in den letzten Jahren in Anlehnung an die Friluftsliv-Philosophie ebenso naturgebundene Konzepte, wie z.B. erlebnispädagogische Programme oder Waldkindergärten, entstanden. Sie können jedoch bei weitem keinen gleichwertigen Stellenwert wie Friluftsliv in Norwegen erlangen, da es sich hier lediglich um Konzepte handelt, die nicht in der gesamten Gesellschaft verankert und als Lebensphilosophie betrachtet werden.

Könnte der Friluftsliv-Gedanke in Mitteleuropa verankert werden, könnten auch hier die Menschen mit einfachen Mitteln in Bewegung gesetzt werden sowie Gesundheit und Wohlbefinden erlangen.

Literatur

Carlisle AJ, Sharp NC, Exercise and outdoor ambient air pollution. Br J Sports Med (2001), 35(4), 214–222

Deimel H et al. (2007) Neue aktive Wege in der Prävention und Rehabilitation. Deutscher Ärzte-Verlag, Köln

Florida-James G, Donaldson K, Stone V, Athens 2004: the pollution climate and athletic performance. J Sports Sci (2004), 22(10), 967–980. Discussion 980

Liedtke/Lagerstrom (2007) Friluftsliv – Ent-
    wicklung, Bedeutung und Perspektive.
    Meyer & Meyer, Aachen
Lippi G, Guidi GC, Maffulli N, Air pollution
    and sports performance in Beijing. Int J
    Sports Med (2008), 29(8), 696–698
Pierson WE, Impact of air pollutants on athle-
    tic performance. Allergy Proc (1989),
    10(3), 209–214

VI Sportmedizinische Aspekte in speziellen Kollektiven

29 Sport im Kindes- und Jugendalter

C. Graf, R. Rost

29.1 Hintergrund

Die Frage der Leistungsfähigkeit und Trainierbarkeit im Kindes- und Jugendalter spielt sowohl in der Sportmedizin wie auch in der Pädiatrie eine immer größere Rolle. Denn auf der einen Seite wird das Hochleistungstraining zunehmend in die Kindheit und frühe Jugend verlagert. In zahlreichen Sportarten stellt ein früher Trainingsbeginn die Voraussetzung für das Erreichen der Weltspitze dar. Auf der anderen Seite stellen infolge der veränderten Lebensbedingungen die allgemeinen gesundheitlichen und präventiven Aspekte eine wachsende Bedeutung dar. In unserer hoch technisierten Umwelt können Kinder ihrem natürlichen Bewegungsdrang nicht in dem gewünschten Maße nachkommen. Der Bewegungsmangel wird als Ursache für spätere Krankheiten, z.B. des Herz-Kreislauf- oder Stoffwechselsystems, aber auch des Bewegungsapparats, angenommen. Dies schlägt sich in der zunehmenden Zahl adipöser Kinder mit den entsprechenden Folge-Erkrankungen, aber auch entsprechenden motorischen Defiziten und einem weiteren Rückzug aus dem bewegten Leben nieder. Letztendlich kann der Krankheitswert von Bewegungsmangel für Kinder und Jugendliche noch nicht endgültig eingeschätzt werden. Bislang ist die Frage, welche konkreten Folgen sich aus Bewegungsmangel und möglichen motorischen Defiziten ergeben, in Ermangelung entsprechender Längsschnittdaten nicht beantwortbar. Sicher aber ist, dass für Kinder Bewegung, Spiel und Sport für die körperliche, motorische, emotionale, psychosoziale und kognitive Entwicklung wesentliche Voraussetzungen darstellen [Hill, King, Armstrong 2007; Tortelero, Taylor, Murray 2000]. Wie viel Bewegung jedoch für eine gesunde Entwicklung notwendig ist, kann derzeit nicht exakt beantwortet werden. Entsprechende longitudinale Daten stehen (noch) aus.

Umso deutlicher wird dies durch die Betrachtung von körperlicher Aktivität bei Kindern und Jugendlichen, bei denen bereits chronische Erkrankungen vorliegen. Eine Bewegungstherapie hat dabei i.d.R. nicht nur einen positiven Einfluss auf die Grundkrankheit, sondern bedeutet auch Normalität und Lebensfreude für die Kinder.

Merksätze

- Bewegung stellt für Kinder und Jugendliche eine elementare Säule in der gesundheitlichen und persönlichen Entwicklung dar.
- Um dem frühzeitigen Entstehen sog. Zivilisationskrankheiten vorzubeugen, muss der Bewegungsdrang von Kindern unterstützt werden.
- Umgekehrt wird heute der Leistungssport im Kindesalter nach wie vor häufig kritisch bewertet. Ohne einen frühen Beginn sind aber spätere Spitzenleistungen unmöglich.

Ein wesentliches Problem des kindlichen Sporttreibens ist, dass es stets aus Sicht der Erwachsenen betrachtet wird. Da die Haupttodesursache bei Erwachsenen Herz-Kreislauf-Erkrankungen darstellen, wird bereits den Kindern vielerorts Ausdauersport zur Vorbeugung empfohlen. Dies ist aus kindlicher Sicht ganz und gar nicht sinnvoll. Im Gegenteil, die Förderung sämtlicher motorischer Hauptbeanspruchungsformen stellt die Basis für die Durchführung jeder Aktivität dar. Auch im Leistungssport wird daher zunehmend darauf geachtet, ein breites „motorisches Fundament" aufzubauen.

29.2 Physiologische Grundlagen

Wie bereits oben angeführt, spielen die 5 motorischen Hauptbeanspruchungsformen eine wichtige Rolle auch bei Kindern und Jugendlichen. Im Folgenden sollen nun die wesentlichen Aspekte aus (sport-)pädiatrischer Sicht aufgeführt werden (s. auch Kap. 1).

Die globale körperliche Leistungsfähigkeit zeigt dementsprechend absolut meist geringere Werte bei Kindern im Vergleich zu Erwachsenen, bezieht man diese aber auf die kleinere Körpermasse, ist die Leistungsfähigkeit des Kindes bzw. Jugendlichen wesentlich. Berücksichtigen muss man bei der gewichtsbezogenen höheren Maximalleistung des Kindes auch das günstigere Oberflächenvolumenverhältnis, da grundsätzlich kleinere Personen relativ gesehen besser belastbar sind als große („1 kg Floh leistet wesentlich mehr als 1 kg Elefant"). Mädchen sind bereits vor der Pubertät geringfügig niedriger belastbar als Jungen. Als Ursachen werden u.a. psychosoziale Rollengefüge („Mädchen spielt mit Puppe, Junge spielt mit Fußball") oder eine schlechtere Leistungsfähigkeit des weiblichen Skelettmuskels diskutiert. Weder das eine noch das andere trifft zu, denn die Unterschiede in der Leistungsfähigkeit verlieren sich, wenn man sie auf die fettfreie Körpermasse bezieht. Somit könnten sie auf einen relativ höheren Körperfettanteil der Mädchen schon vor der Pubertät zurückzuführen sein.

Ausdauer. Die VO_2max als Bruttokriterium der aeroben Leistungsfähigkeit ist bei Kin-

dern und Jugendlichen absolut gesehen niedriger als beim Erwachsenen. Bezieht man die Werte jedoch auf das Körpergewicht, zeigen sich höhere Werte. Die relative gewichtsbezogene VO_2max des Jungen liegt bei etwa 50 ml/kg, die des Mädchens bei etwa 45 ml/kg. Ein Mann zwischen 20 und 30 Jahren sollte im Vergleich 40 ml, eine Frau 32–35 ml/kg KG erbringen (s. Abschn. 2.3). Die geschlechtsspezifischen Unterschiede werden meist auf den vermehrten Körperfettanteil der Mädchen zurückgeführt.

Bezüglich der anaeroben Leistungsfähigkeit liegen Kinder stets niedriger als Erwachsene. Sie besitzen eine geringere Konzentration an energiereichen Phosphaten im Muskel. Auch die laktazide Belastbarkeit ist geringer. Das bedeutet, dass Kinder weniger in der Lage sind, ihre Leistungsfähigkeit nach Erreichen der max. aeroben Leistungsfähigkeit durch zusätzliche Milchsäurebildung noch zu steigern. Bezogen auf 100% der Maximalleistung liegen bei Kindern und Jugendlichen die Laktatwerte deutlich niedriger als bei Erwachsenen. Man nimmt an, dass dies auf einer geringeren Ausreifung des anaeroben Systems bei Kindern analog zur noch nicht ausgereiften Skelettmuskulatur basiert. Darüber hinaus ist die Konzentration des Schlüsselenzyms der anaeroben Glykolyse, der Phosphofruktokinase, reduziert. Das Training der Ausdauerleistungsfähigkeit galt lange Zeit als limitiert. Als Argument wurde der meist durch den natürlichen Bewegungsdrang ohnehin schon ausreichende und gute Ausdauerzustand angeführt. Ob dies allerdings vor den aktuellen Entwicklungen noch so bestehen bleibt, kann derzeit nicht beantwortet werden.

Koordination. Hinsichtlich der Koordination ist ein Kind dem Erwachsenen deutlich überlegen. Kinder können komplizierte Bewegungsabläufe, wie z.B. Skilaufen oder Kunstturnen und Eiskunstlaufen, wesentlich schneller und besser erlernen. Die Grobkoordination ist bereits im frühen Kindesalter vorhanden, während sich die Feinkoordination erst etwa zwischen dem 8. und 10. Lebensjahr abzeichnet. Dies ist auf die Gehirnentwicklung und das Zusammenspiel über- und untergeordneter Zentren zurückzuführen. Bei mangelnder Übung geht die Feinkoordination wieder verloren, da die Bewegungen bei Kindern zunächst noch nicht so fest im entsprechenden Gedächtnis haften. Als goldenes Zeitalter der Koordination gilt das Grundschulalter; d.h. hier sind die Trainingseffekte am besten. Man nennt diesen Zeitraum daher auch sensible Phase.

Aus sportmedizinischer Sicht sollte Kindern ein möglichst breit gefächertes Bewegungsangebot ermöglicht werden, um so ein breites Fundament zu schaffen, auf das sie später zurückgreifen können, und um spezifische Begabungen frühzeitig zu erkennen.

Beweglichkeit. Die Kinder sind auch hier gegenüber Erwachsenen im Vorteil. Ihre Bänder, Sehnen und Gelenke sind elastischer, und die Skelettmuskulatur ist noch nicht voll ausgereift. Mit zunehmender Entwicklung der Muskulatur nimmt die Beweglichkeit daher ab. Das Höchstmaß an Gelenkigkeit findet sich etwa zwischen dem 12. und 14. Lebensjahr. Umgekehrt kann das aber auch einen Nachteil bedeuten, denn Kinder besitzen keinen Muskelmantel, der den Bewegungsapparat schützt. Um keine Schäden hervorzurufen, sollten bei Kindern keine passiven Bewegungs- bzw. Dehnungsübungen durchgeführt werden, d.h. ein Verzicht auf Bewegungen, bei denen Gelenke und Bänder durch Gewichte bzw. Sportkameraden gedehnt werden. Kinder sollten Dehnungsübungen nur mit der eigenen Muskelkraft aktiv ausführen.

Kraft. Hier ist das Kind dem Erwachsenen deutlich unterlegen. Wie oben bereits ausgeführt, ist die kindliche Skelettmuskulatur noch nicht ausgereift. Dies geschieht erst in der Pubertät, da hierfür die Sexualhormone, speziell das Testosteron, in gegebener Konzentration erforderlich sind. Vor der Ausreifung der Muskulatur können Spitzenleistungen, z.B. im Sprint oder Weitsprung, noch nicht erbracht werden. Dies heißt aber nicht, dass ein entsprechendes Training nicht bereits vor der Pubertät stattfinden kann. Schließlich stellt es für viele Sportarten eine wichtige Grundlage dar. So werden bereits vor der Pubertät Zuwächse an Kraft bzw. Schnellkraft beobachtet. Man findet Muskelfaserquerschnittsvergrößerungen bei Jungen etwa ab dem 10. Lebensjahr, bei Mädchen ab dem 8.–10. Lebensjahr. Allerdings profitieren die Kinder v.a. von einer verbesserten inter- und intramuskulären Koordination. Ein entsprechendes Krafttraining sollte aber vorsichtig und dosiert stattfinden, um nicht den Bewegungsapparat durch das fehlende Muskelkorsett zu schädigen.

Bei einem Krafttraining sollten folgende Regeln berücksichtigt werden:

- Beurteilung des Gesundheitszustands, Ausschluss möglicher Kontraindikationen
- Adäquate und qualifizierte Betreuung und Supervision, insbesondere beim Training mit Geräten, z.B. in Fitnessstudios
- Kenntnis der korrekten Techniken
- Aufwärmen und Dehnen; Cool down anschließend
- Trainieren der großen Muskelgruppen, korrekte Ausführung
- Ausreichende Ruhetage nach Trainingstagen
- Zu Beginn viele Wiederholungen (> 15) und 2–3 Durchgänge, später höhere Intensitäten möglich (6–8 Wiederholungen) und 3–4 Durchgänge
- Bei Beschwerden unterbrechen bzw. aufhören

Schnelligkeit. Diese nimmt erst mit zunehmendem Alter zu. Mädchen erreichen max. Werte zwischen dem 15. und 17. Lebensjahr,

Jungen bzw. junge männliche Erwachsene zwischen dem 20. und 22. Lebensjahr. Dies liegt u.a. an der erst späteren Ausreifung der Skelettmuskulatur und an der noch nicht entsprechend ausgebildeten Fähigkeit der anaeroben Energiebereitstellung.

Merksätze
◢ Relativ erreichen Kinder und Jugendliche eine höhere Ausdauerleistungsfähigkeit als Erwachsene; auch hinsichtlich Flexibilität und Koordination sind sie ihnen überlegen.
◢ Kraft und Schnelligkeit hängen insbesondere aber von den Konzentrationen der Sexualhormone, speziell des Testosterons ab.
◢ Koordinativ sind Mädchen hinsichtlich Kraft und Ausdauer Jungen überlegen.

29.3 Training und Folgen im Kindes- und Jugendalter

Die Frage nach der **Trainierbarkeit** von Kindern und Jugendlichen spielt eine entscheidende Rolle hinsichtlich Leistungs- bzw. Hochleistungssport. Hierbei ist es wichtig, den Begriff des Talents vor dem Hintergrund Entwicklung genauer zu betrachten. Denn „Talent" ist nicht nur als feststehende Größe zu verstehen, sondern es fließen auch die Möglichkeiten der Trainierbarkeit ein, also der Reaktionsfähigkeit biologischer Strukturen auf einen entsprechenden Trainingsreiz. Möglicherweise gilt ein Kind, das zu einem früheren Zeitpunkt als andere einen entsprechenden Entwicklungsschritt aufweist, fälschlicherweise als Talent, und eine zu frühe Spezialisierung auf nur eine Sportart kann die Erkennung wirklicher Talente bzw. Talente in anderen Sportarten behindern. Manche Fähigkeiten bilden sich erst zu späteren Zeitpunkten aus.

Merksätze
◢ Ein Training im Kindes- und Jugendalter sollte spezifische und unspezifische Reize enthalten.
◢ Falls ein Kind mit vermeintlichem Talent zu spezifisch trainiert wird, bleibt es in seiner Entwicklung stehen, da die wirklichen Fähigkeiten in einem anderen Gebiet liegen.

Die Grundzüge eines Trainings werden auch aus (sport-)pädiatrischer Sicht in Kapitel 4 zusammengestellt. Im Folgenden sollen die Effekte, die ein regelmäßiges Training bei Kindern und Jugendlichen hat, zusammengestellt werden; nach [Bar-Or und Rowland 2004].

29.3.1 Physiologische Folgen

Kardiovaskuläre und hämatologische Folgen
Auch bei ausdauertrainierten Kindern kann es zur Ausbildung einer Linksherzhypertrophie bzw. des Herzvolumen als Zeichen eines Sportherzens kommen. Damit kommt es ebenfalls zu einer Steigerung des Schlagvolumens und einer Abnahme der submaximalen HF. Nach Beendigung eines entsprechenden Trainings bildet sich die Herzgröße in den physiologischen Bereich zurück. Der Blutdruck scheint niedriger zu sein als bei nicht trainierten Kindern, umgekehrt nehmen Blutvolumen und Gesamthämoglobin trainingsbedingt zu. Die arteriovenöse Differenz jedoch bleibt gleich.

Pulmonale Folgen
Über die pulmonalen Folgen ist weniger bekannt; vielmehr sind die entsprechenden Parameter eher von den morphologischen Bedingungen, z.B. Thoraxgröße, abhängig. Allerdings scheint Training zu einer Ökonomisierung der Atemarbeit zu führen, mit einer Abnahme der Atemfrequenz und einer

Steigerung der Leistungsfähigkeit der Atemmuskulatur.

Effekte für den Bewegungsapparat

Unstrittig ist der Nutzen eines Trainings für die Körperkomposition und auch die Knochendichte. Bei einseitigen Sportarten, z.B. Tennis, müssen entsprechende Ausgleichsübungen für die Gegenseite bedacht werden. Außerdem muss das biologische Alter stets berücksichtigt werden, um den noch wachsenden Organismus nicht zu schädigen. Immer wieder kommt es zu der Frage, ob durch die Stauchungen, den Einfluss auf Wachstumshormone etc. nicht das Längenwachstum beeinträchtigt wird. Bislang gibt es dafür aber keinen validen Beleg; vielmehr wird die genetisch determinierte Endlänge erreicht.

> **Merksätze**
> ◢ Ein regelmäßiges Training führt zu zahlreichen ausgewählten physiologischen Änderungen am Herzen, an der Lunge und am Blut.
> ◢ Der noch wachsende Bewegungsapparat sollte durch ein dem biologischen Alter angemessenes Training geschützt werden.

29.4 Bewegungsmangel und motorische Defizite

Wie bereits einleitend erwähnt, geht man heutzutage davon aus, dass die Bewegungszeit von Kindern und Jugendlichen in Alltag und Freizeit abgenommen hat. Dies zeigt sich für praktisch jedes Lebensalter. Reilly et al. (2004) verfolgten 72 Vorschulkinder vom 3.–5. Lebensjahr bez. körperlicher Aktivität und sitzender Tätigkeit. Die Kinder verbrachten in beiden Altersgruppen > 75% mit sitzender Tätigkeit und bewegten sich nur 2% bzw. 4% des überwachten Zeitraums. Untersuchungen von Bös et al. (2001) belegten,

dass die Bewegungsumfänge von Grundschulkindern von 3–4 h in den 1970er Jahren auf ca. 1 h/d zurückgegangen sind. Innerhalb dieser 60 min bewegten sich die Kinder lediglich 15–30 min intensiv. Dagegen lagen bzw. saßen die 6–10 Jahre alten Kinder jeweils 9 bzw. 5 h am Tag. Ähnliche Befunde konnten auch von Kleine (2003) aufgezeigt werden, der eine tägliche Bewegungszeit von bis zu 2 h zeigte. Jungen bewegten sich in der Wo. im Mittel 2 h mehr als Mädchen. Unterschiede fanden sich zwischen Wochentagen und Wochenendtagen. So bewegten sich Kinder im Mittel an Werktagen 1,8 h, am Wochenende zwischen 2,3 und 2,6 h. Kimm et al. (2002) untersuchten in einer multizentrischen prospektiven Längsschnittstudie die Freizeitaktivitäten von 2379 9-jährigen weißen und farbigen US-amerikanischen Mädchen über 10 Jahre. Der Energieverbrauch gemessen in sog. METS nahm insbesondere mit dem Eintritt in die Pubertät erheblich ab, am deutlichsten wurde dies zwischen dem 14. und 16. Lebensjahr beobachtet. Zusätzlich bestanden erhebliche Unterschiede zwischen den jeweiligen ethnischen Gruppen. Von den heranwachsenden Afroamerikanerinnen war nach der Pubertät keine mehr in ihrer Freizeit aktiv, bei den weißen Mädchen noch etwa $1/3$. Vergleichbare Untersuchungen aus Europa oder Deutschland bzw. für Jungen liegen bisher nicht vor. Kleinere, zumeist regional begrenzte Studien bestätigen allerdings die deutliche Reduktion von bewegungsreichen Alltags- und Freizeitaktivitäten in den letzten Jahrzehnten. So zeigten Herzfrequenzmessungen von Armstrong et al. (2000) eine Abnahme von intensiver (HF > 160 Schläge/min), aber auch moderater körperlicher Aktivität (HF zwischen 130 uns 160 Schlägen/min) von Kindern, die zu Beginn der Untersuchung 11 Jahre alt waren und über 2 Jahre verfolgt werden konnten. Mädchen wiesen geringere Level auf als Jungen. Zahlreiche Untersuchungen belegen unter Berücksichtigung unterschiedlicher methodischer Herangehensweisen einen Rückgang der körperlichen Aktivität und motorischen/körperlichen Leistungsfähigkeit bei Kindern und Jugendlichen. Im Rahmen des US-amerikanischen National Health and Nutrition Examination Survey zwischen 2001–2004 wurden 2964 Kinder zwischen 4 und < 12 Jahren untersucht. 37,3% der Kinder wurden als wenig aktiv eingestuft (≤ 6 × pro Wo. „Spielen"), 65% hatten ein hohes Maß an sog. Screen time (> 2 h TV etc. pro Tag) und 26,3% wiesen beides auf [Anderson et al. 2008]. Diese Konstellationen fanden sich insbesondere bei Mädchen, bei älteren, farbigen und/oder adipösen Kindern, aber bereits Vorschulkinder zeigten eine geringe Bewegungs- und hohe Fernsehzeit.

Laut KIGGS (Kinder- und Jugendgesundheitssurvey) treiben Kinder zwischen 3 und 10 Jahren regelmäßig Sport, 75% mindestens 1 × pro Wo., > 30% sogar 3 × oder häufiger [Lampert et al. 2007]. Eine genaue Quantifizierung der absoluten Bewegungszeit erfolgte in dieser Erhebung jedoch nicht. Auf der Basis älterer Zeitbudgetstudien, die allerdings meist im Grundschulalter vorgenommen wurden, zeigte sich eine Abnahme der Bewegungszeit von Kindern und Jugendlichen.

Körperliche Aktivität als Teil des Lebensstils unterliegt Faktoren, die positiv oder negativ die Ausübung beeinflussen. Auch hier findet sich ein Wechselspiel aus Umwelteinflüssen, familiärem Lebensstil und genetischen Determinanten, die den Grad individueller körperlicher Aktivität bzw. Inaktivität bestimmen. In der Quebec Family Study wurde die Erblichkeit für moderate/intensive körperliche Aktivität in einer Größenordnung von 16%, für Alltagsaktivitäten von 19% und für Inaktivität von 25% beschrieben [Simonen et al. 2002]. Hinsichtlich weiterer Einflussfaktoren auf das Bewegungsverhalten von Vorschulkindern analysierten Hinkley et al. (2008) 24 Studien und identifizierten 39 Variablen aus 5 Domänen. Zusam-

mengefasst waren Jungen aktiver als Mädchen, Kinder aktiver Eltern und solche, die mehr Zeit außen verbrachten, waren aktiver als Kinder, die sich mehr innen aufhielten bzw. inaktive Eltern hatten. Alter und BMI hatten in dieser Gruppe keinen Einfluss auf die körperliche Aktivität. Analog identifizierten Sallis, Prochaska und Taylor (2000) in 108 Studien 40 Variablen, die die Aktivität von Kindern (3–12 Jahre) beeinflussten, und 48 für Jugendliche (13–18 Jahre). Bei Kindern spielten vorrangig das männliche Geschlecht, der Gewichtsstatus der Eltern, die individuellen Neigungen und Vorerfahrungen, potenzielle Barrieren, eigene Motivation, Gesundheitszustand, Erreichbarkeit und Zeit, die mit Spielen im Freien verbracht wird, eine Rolle. Bei Jugendlichen fanden sich als Einflussfaktoren ebenfalls das männliche Geschlecht, Ethnie, Alter, selbst wahrgenommene Bewegungskompetenz, Depression, Vorerfahrungen, Vereinssport, Suche nach Sensationen, außerschulische Aktivität, familiäre Unterstützung (Eltern und Geschwister), aber auch Unterstützung anderer, Erreichbarkeit.

In Anlehnung daran untersuchten van der Horst et al. (2007) 60 Studien bez. der Einflussfaktoren auf körperliche Inaktivität. Zu Inaktivität wurden sitzende Tätigkeiten, wie bspw. Fernsehkonsum und Lesen gezählt, als nicht ausreichende Aktivität wurde z.B. < 1 h tgl. moderat, oder < 3 × intensive Bewegung pro Wo. interpretiert. Bei Kindern (zwischen 4 und 12 Jahren) korrelierten Inaktivität bzw. nicht ausreichende Aktivität positiv mit dem Alter, allein erziehend, wohnhaft in der Stadt und negativ mit der Ethnie, Selbstvertrauen, elterlichem Sporttreiben und familiärer Unterstützung. Bei Jugendlichen (zwischen 13 und 18 Jahren) korrelierte positiv männliches Geschlecht, der eigene BMI, Vorliegen einer Depression, Fernsehkonsum, negativ das Alter, Ethnie, der sozioökonomische Status bzw. der elterliche Bildungsgrad. Robbins et al. (2009) un-

Tab. 29.1: Barrieren gegenüber körperlicher Aktivität von Jungen und Mädchen der Middle School (N = 206). Nach [Robbins et al. 2009]

Jungen	Mittlerer Score (Standardabweichung)	Mädchen	Mittlerer Score (Standardabweichung)
Ich habe Beschwerden nach körperlicher Aktivität.	2,14 (1,01)	Ich habe Beschwerden nach körperlicher Aktivität.	2,29 (1,04)
Ich bin müde.	2,10 (0,98)	Ich bin müde.	2,26 (1,01)
Ich bin zu beschäftigt.	2,07 (0,95)	Ich bin zu beschäftigt.	2,22 (1,09)
Ich hatte einen schlechten Tag in der Schule.	2,05 (1,10)	Ich bin unmotiviert oder zu faul, um Sport zu treiben.	2,18 (1,07)
Ich fühle mich unwohl, wie ich aussehe, wenn ich Sport treibe.	2,05 (1,06)	Ich fühle mich unwohl, wie ich aussehe, wenn ich Sport treibe.	2,13 (1,12)
Ich bin unmotiviert oder zu faul, um Sport zu treiben.	1,95 (0,93)	Ich muss allein Sport treiben.	1,95 (1,14)
Ich muss allein Sport treiben.	1,85 (1,11)	Es ist sehr anstrengend.	1,90 (1,03)
Es ist sehr anstrengend.	1,78 (0,91)	Ich hatte einen schlechten Tag in der Schule.	1,85 (0,96)
Ich habe Angst zu versagen.	1,77 (1,06)	Ich habe Angst zu versagen.	1,78 (1,08)

tersuchten die Barrieren und den wahrgenommenen Nutzen gegenüber körperlicher Aktivität. Eine Skalierung erfolgte zwischen 1 (alles trifft nicht zu) und 4 (komplett zutreffend) bei 206 Kindern im Alter von 11–14 Jahren. In Tabelle 29.1 findet sich die Zusammenstellung möglicher Barrieren, in Tabelle 29.2 der genannte Nutzen. Solche Aspekte sollten in Konzeptionen für entsprechende präventive (und therapeutische) Programme berücksichtigt werden.

29.5 Folgen von Bewegungsmangel

Eine mögliche Folge dieser Entwicklungen sind **motorische Defizite**. Im Shuttle Run Test zeichnete sich bei etwa 130 000 Kindern und Jugendlichen (6–19 Jahre) aus 11 Ländern zwischen 1981 und 2000 eine mittlere Abnahme der aeroben Leistungsfähigkeit um jährlich etwa 0,5%, insgesamt also etwa 10%, ab [Tomkinson et al. 2003].

Inwiefern motorische Defizite langfristig ein gesundheitliches Risiko darstellen, kann aktuell nicht beantwortet werden. Sicherlich sind sie aber die Folge einer reduzierten Bewegungszeit und damit auch geringeren „Möglichkeiten" von Übung. Im Projekt PAKT (Prevention through Activity in Kindergarten Trial) wurden 2007 im Würzburger Raum die anthropometrischen Daten von 726 Kindergärten sowie ausgewählte motorische Tests durchgeführt und mit den Ergebnissen früherer Kollektive aus 1973 verglichen [Roth et al. 2009]. Hinsichtlich Größe und Gewicht, aber auch im Standweitsprung zeigten sich keine Unterschiede. Im Vergleich mit anderen Jahrgängen (1985 und 1989) zeigten sich ebenfalls nur in manchen Aufgaben Verschlechterungen. Kritisch muss hier allerdings angemerkt werden, dass zwar der überwiegende Teil der Vorschulkinder in den Kindergarten geht, bestimmte Risikogruppen tun es aber seltener, z.B. sozial schwach und/oder Migrationshintergrund (OECD). Im Motorikmodul, Teil des KIGGS, wurden insgesamt 45 239

Tab. 29.2: Wahrgenommener Nutzen von körperlicher Aktivität von Jungen und Mädchen der Middle School (N = 206). Nach [Robbins et al. 2009]

Jungen	Mittlerer Score (Standardabweichung)	Mädchen	Mittlerer Score (Standardabweichung)
Verbesserung meiner Fitness/Athletik	3,50 (0,87)	Eigene Fürsorge, in Form bleiben und sich gesünder fühlen	3,63 (0,63)
Eigene Fürsorge, in Form bleiben und sich gesünder fühlen	3,41 (0,76)	Spielen bzw. aktiv bleiben können	3,42 (0,83)
Spielen bzw. aktiv bleiben können	3,32 (0,83)	Mir selbst beweisen, was ich körperlich leisten kann	3,37 (0,87)
Mehr Energie haben	3,28 (0,86)	Mehr Energie haben	3,33 (0,92)
Mehr Spaß haben, allein oder in der Gruppe	3,18 (0,93)	Verbesserung meiner Fitness/Athletik	3,28 (0,93)
Macht mich zufriedener	3,17 (0,96)	Macht mich zufriedener	3,26 (0,90)
Mir selbst beweisen, was ich körperlich leisten kann	3,17 (0,94)	Mehr Spaß haben, allein oder in der Gruppe	3,25 (1,04)
Besseres Aussehen	3,14 (0,94)	Besseres Aussehen	2,98 (1,13)
Zeit mit meiner Familie, Freunden oder Teamkollegen verbringen	2,90 (0,99)	Zeit mit meiner Familie, Freunden oder Teamkollegen verbringen	2,95 (1,03)
Anderen Leute meine Fitness demonstrieren	2,71 (1,03)	Anderen Leute meine Fitness demonstrieren	2,53 (1,11)

Kinder und Jugendliche zwischen 4 und 17 Jahren untersucht [Lampert et al. 2007]. Im Vorschulalter konnte nur etwa $1/3$ der Kinder auf einem 3 cm breiten Balken 2 Schritte und mehr balancieren. Knapp 90% konnten nicht auf einer entsprechenden Schiene einbeinig stehen. Allerdings ist für diese Altersgruppe die Breite des Balkens ein methodisches Problem. In eigenen Untersuchungen haben wir bei etwa 600 Kindern verschiedene Balkenbreiten (3, 4, 5 und 6 cm) getestet. Eine Normalverteilung lag bei 4,5 cm (Daten bislang nicht publiziert). In unserem Kollektiv schnitten von 1225 Kindergartenkindern in den verschiedenen Testaufgaben zur Koordination, Kraft und Schnelligkeit, auch unter Berücksichtigung möglicher methodischer Schwächen, 44,0–47,3% unterdurchschnittlich ab [DeToia et al. 2009].

Ebenfalls im Zusammenhang mit Bewegungsmangel steht die Entwicklung von

Übergewicht und **Adipositas**. In Deutschland sind nach den aktuellen Erhebungen des Robert Koch-Instituts im Rahmen des KIGGS 6,2% der 3–6-Jährigen übergewichtig und 2,9% adipös [Kurth und Schaffrath-Rosario 2007]; in den USA finden sich im gleichen Altersbereich > 25% übergewichtige und adipöse [Odgen et al. 2006]. Allerdings sind diese Daten aufgrund unterschiedlicher Klassifikationssysteme nicht direkt vergleichbar, es finden sich aber überwiegend einheitlich begünstigende Faktoren wie ein geringer sozioökonomischer Status, Migrationshintergrund und eine entsprechende genetische Determination. Übergewicht ist für eine Vielzahl von Begleiterkrankungen, z.B. Fettstoffwechselstörungen, Diabetes mellitus Typ 2 etc. verantwortlich [Must und Anderson 2003], in dieser Altersgruppe aber auch für Verhaltensauffälligkeiten [Schwimmer, Burwinkle, Varni 2003; Strauss und Pollack 2003].

29.6 Aktuelle Empfehlungen für Kinder und Jugendliche

Nach aktuellen Empfehlungen sollten sich Kinder im Vorschulalter tgl. 2 h [Timmons, Naylor, Pfeiffer 2007], ältere 1 h moderat bis intensiv bewegen [Janssen 2007]. Dabei soll Raum für strukturierte (= angeleitete) und unstrukturierte (= freie) Bewegungszeit sein [National Association for Sport and Physical Education 2002]. Die entsprechenden Empfehlungen für Kinder zwischen 0 und 5 Jahren finden sich in Tabelle 29.1. Zusammengefasst kann man konstatieren: so viel Bewegung, so wenig sitzende Tätigkeit wie möglich. Das betrifft insbesondere die Nutzung audiovisueller Medien. Laut der American Academy of Pediatrics (2001) sollen Kinder < 2 Jahren kein Fernsehen schauen, ältere nicht mehr als max. 2 h. Es sollten sich weder ein Fernsehapparat noch sonstige audiovisuelle Medien im Schlaf-/Spielbereich der Kinder befinden; auch wenn für Letzteres die Datenlage nicht so eindeutig ist wie für den TV-Konsum. Bereits ein Plus an 15 min täglicher Bewegungszeit bei 12-Jährigen führte im Alter von 14 Jahren zu einer geringeren Körperfettmasse (11,9% weniger bei Jungen, 9,8% bei Mädchen [Riddoch et al. 2009]). Angepasst an regionale Verhältnisse wurde in der eigenen Arbeitsgruppe die Kinderbewegungspyramide entwickelt (s. Tab. 29.2 [Graf et al. 2006]). Hier wurde der „Portionsgedanke" auch für Bewegung übernommen und die Empfehlungen aus 15-minütigen Einheiten zusammengesetzt. Nach der Analyse der aktuellen Studien werden auch hier insgesamt 2 h Freizeit- und sportliche Aktivität angestrebt. Die Basis stellen Alltagsaktivitäten dar (Ziel zwischen 30 und 60 min). Die Fernsehzeit wurde je nach Alter auf null bis max. 1 bzw. 2 h begrenzt.

29.7 Bewegungstherapie in der Pädiatrie

Der **rehabilitative Aspekt** spielt auch im Kindes- und Jugendalter eine immer größere Rolle. Kinder mit chronischen Krankheiten, wie z.B. angeborenen Herzfehlern, Asthma etc., können ihre Leistung mit dosiertem körperlichem Training einschätzen lernen, ggf. verbessern und so mehr Integration und mehr Erleichterung im Alltag erfahren. Schließlich profitieren Kinder nicht nur körperlich von der Bewegung, sondern auch in Bezug auf ihre geistige Entwicklung. Dabei müssen selbstverständlich die Gegebenheiten der einzelnen Krankheitsbilder berücksichtigt werden. Nicht selten kommt es bei Kindern mit chronischen Erkrankungen infolge einer „übertriebenen" Sorge zur Meidung von Belastungssituationen, also auch Sport mit fatalen Folgen für die motorische, aber auch gesamte Entwicklung. Berater sollten daher nicht nur Kenntnisse hinsichtlich der entsprechenden Empfehlungen, sondern auch eine realistische Einschätzung der zugrunde liegenden Erkrankung besitzen, um die Bewegungstherapie optimal und adäquat nutzen zu können. Zur Beurteilung der Sporttauglichkeit sollten krankheitsübergeordnet folgende Fragen beantwortet werden:

- Wie hoch ist der Schweregrad der jeweiligen Erkrankung?
- Welches Ziel und Ergebnis hatte eine Therapie und/oder eine operative Korrektur? Kam es zu einer kompletten Wiederherstellung?
- Finden sich bedeutsame Restbefunde? Oder entsprechende Befunde infolge eines therapeutischen oder operativen Eingriffs?
- Bestehen Hinweise auf gravierende Begleit- oder Folge-Erkrankungen?
- Wie verhalten sich die jeweiligen Funktionsparameter in Ruhe und unter Belastung?

29.7.1 Übergewicht und Adipositas

Körperliche Aktivität ist eine wesentliche Säule in der Behandlung der juvenilen und adulten Adipositas. Ziel ist die Steigerung der Freizeit- wie auch der Alltagsaktivitäten [Spear et al. 2007]. Aus therapeutischer Sicht geht es aber weniger um den reinen Kalorienverbrauch bzw. die Verbesserung der Körperkomposition, sondern vielmehr um eine langfristige Änderung des Lebensstils. So soll auch nach der Teilnahme an einer ambulanten oder stationären Therapie das Körpergewicht stabilisiert bzw. weiter gesenkt werden. Betroffene Kinder und Jugendliche müssen (wieder) an sportliche Tätigkeiten herangeführt und motiviert werden, diese regelmäßig in ihren Tagesablauf zu integrieren [Graf et al. 2006]. Vordergründig ist der Abbau möglicher motorischer Defizite und langfristig die Steigerung von Alltags- und Freizeitaktivitäten anzustreben.

Körperliche Aktivität führt zu einer Verbesserung des Körper- und Selbstbildes sowie zu einer Stärkung der Ich-Kompetenz eines Kindes bzw. Jugendlichen. Freude zu empfinden bei gemeinsamem Spiel und Sport, die eigene Leistung und Leistungsfähigkeit zu spüren in einer Gruppe von Kindern mit gleichen und/oder ähnlichen Problemen, kann dem häufig sozial isolierten übergewichtigen Kind wieder Lebensqualität vermitteln und helfen, Kontakte zu knüpfen und neue Freunde zu finden [Strauss und Pollack 2003]. Möglicherweise lernt es, mit negativen Erfahrungen, die es im regulären Schul- und Vereinssport gemacht hat, umzugehen und körperliche Aktivitäten (wieder) als selbstverständlichen Bestandteil im Tagesverlauf zu schätzen.

Für den therapeutischen Bereich gelten die gleichen Empfehlungen wie für die Prävention von 60 min pro Tag [Spear et al. 2007]. Für die erfolgreiche Behandlung der adulten Adipositas sind jedoch deutlich höhere Umfänge zur Gewichtsstabilisierung bzw. -reduktion nötig [Donnelly et al. 2009], sodass man vermutlich auch bei der juvenilen Adipositas höhere Ziele anstreben sollte. Zusätzlich ist es wichtig, dass Eltern und Betreuungspersonen ihre Vorbildfunktion nutzen und sich derer auch bewusst sind, selbst aktiv sind bzw. Bewegung in den familiären Alltag aufnehmen. Ebenso sind Regelungen bez. der Nutzung audiovisueller Medien (TV, PC, Videospiele) von Bedeutung [Centers of disease control 2007].

Tab. 29.3: Häufigste angeborene Herzfehler im Kindes- und Jugendalter

Herzfehler	Prävalenz
Ventrikelseptumdefekt	25–30%
Fallot-Tetralogie	6–8%
Transposition der großen Gefäße	5–10%
Offener Ductus arteriosus Botalli	5–9%
Vorhofseptumdefekt	3–8%
Pulmonalstenose	3–8%
Aortenisthmusstenose	3–6%
AV-Septumdefekt	2–5%
Trikuspidalatresie	2%
Hypoplastisches Linksherzsyndrom	2%
Truncus arteriosus communis	1–3%
Sonstige	Bis zu 15%

29.7.2 Kinder mit Herzerkrankungen

Die wichtigsten Hintergründe zu den sehr viel häufiger im Kindes- und Jugendalter vorkommenden angeborenen Herzfehlern finden sich in Abschnitt 16.4. Die häufigsten Herzfehler finden sich in Tabelle 29.3. Grundsätzlich kommt es auch bei herzkranken Kindern zu den gleichen günstigen Effekten von körperlicher Aktivität wie bei gesunden. Die Besonderheiten der jeweiligen Grunderkrankungen müssen jedoch berücksichtigt werden (s. hierzu Abschn. 16.4). Allerdings kann etwa die Hälfte der Kinder ohne jede Einschränkungen als sporttauglich angesehen werden.

Nicht selten kommt es auch bei Kindern mit weniger schwerwiegenden Herzfehlern infolge der eingangs beschriebenen „overprotection" zu motorischen Defiziten [Bjarnason-Wehrens et al. 2007]. Berater sollten daher nicht nur Kenntnisse hinsichtlich der entsprechenden Empfehlungen, sondern auch über die Einschätzung des Schweregrads des jeweiligen Herzfehlers besitzen, um die Bewegungstherapie optimal und adäquat nutzen zu können. Zur Beurteilung der Sporttauglichkeit sollten hier die folgenden konkret auf Herzfehler bezogenen Fragen beantwortet werden:

◢ Wie hoch ist der Schweregrad des Herzfehlers?
◢ Welches Ziel und Ergebnis hatte eine operative Korrektur? Ist es anatomisch und funktionell komplett wiederhergestellt?
◢ Finden sich hämodynamisch bedeutsame Restbefunde? Oder entsprechende Befunde infolge des operativen Eingriffs?
◢ Bestehen Hinweise auf eine (latente) Herzinsuffizienz?
◢ Wie verhalten sich die kardiopulmonalen Funktionsparameter (HF, Blutdruck etc.) in Ruhe und unter Belastung?
◢ Bestehen HRST – in Ruhe? Unter Belastung?

Zur Beurteilung gelten die gleichen diagnostischen Verfahren wie für Erwachsene (s. Abschn. 16.4); die Anamnese, insbesondere zu möglichen Symptomen unter Belastung (z.B. Atemnot, Sachwindel) sollte sowohl die kindlichen wie auch die familiären Angaben berücksichtigen.

Positive Effekte sind:
◢ Verbesserung der motorischen Leistungsfähigkeit
◢ Ökonomisierung der Herzarbeit und damit auch für ein evtl. belastetes Herz ein geringerer Sauerstoffbedarf
◢ Steigerung der Lebensqualität
◢ Prävention möglicher Folgen von Bewegungsmangel

Mögliche Kontraindikationen sind daher für dieses Kollektiv neben den herkömmlichen (s. Ergometrie Abschn. 3.4.1):
◢ Schwere HRST
◢ Herzinsuffizienz

Häufig wird, insbesondere von Seiten der Eltern, die Frage nach der „richtigen" Sportart für herzkranke Kinder gestellt. Diese lässt sich sehr einfach beantworten, das was Spaß macht – zumindest solange aus gesundheitlicher Sicht nichts dagegen spricht. Zur Orientierung, insbesondere für Kinder mit möglichen Einschränkungen, lassen sich Sportarten (s. Tab. 29.2) nach ihrer Beanspruchung der dynamischen und statischen Belastung einteilen. Zusätzlich müssen Dauer, Frequenz und Intensität berücksichtigt werden. Im Vordergrund steht zunächst die Förderung der Koordination; ansonsten werden v.a. moderate Belastungen mit hoher dynamischer und geringer statischer Komponente bevorzugt. Vorsicht ist geboten, wenn die Einnahme gerinnungshemmender Medikamente erforderlich ist. Dabei sollten Sportarten mit einem hohen Verletzungsrisiko vermieden werden. Bei Kindern, die einen Herzschrittmacher benötigen, kann die Anpassung der HF limitiert sein (ggf. max. nur 150–160 Schläge/min erreichbar), sodass dieser Aspekt bei der Planung von körperlicher Aktivität berücksichtigt werden muss.

Merksätze
◢ Die Mehrzahl der Kinder mit Herzfehlern darf ohne Einschränkung Sport treiben.
◢ Es müssen Schweregrad, potenzielle (Rest-)Befunde nach Operation, Neigung zu HRST oder kardiale Dekompensation berücksichtigt werden.
◢ Grundsätzlich ist jede Sportart machbar, wenn keine Gegenanzeigen vorliegen; ansonsten müssen Dauer, Frequenz und Intensität dem jeweiligen Befund angepasst werden.

29.7.3 Asthma bronchiale

Im Kindes- und Jugendalter kommt am häufigsten das Asthma bronchiale mit 10% vor. Der Sport- bzw. Bewegungstherapie kommt beim Asthma bronchiale ein besonders hoher Stellenwert zu. Dazu zählen zum einen physikalische Maßnahmen im Rahmen der **Krankengymnastik**, die durch entsprechende Atemübungen die Bronchien von dem zähen Schleim reinigen sollen (**Bronchialtoilette**). Ziel ist es, dass Lungengebiete, die durch die Verstopfung der Bronchien nicht mehr mit Luft versorgt werden, wieder belüftet und die Atemmuskulatur gestärkt werden. Dadurch gelingt es dem Asthmatiker besser, den erhöhten Atemwiderstand zu überwinden.

Allerdings wird durch Sport/körperliche Aktivität beim Asthmapatienten mehr angestrebt als die Ziele der Atemgymnastik. Häufig liegt bei einem Patienten eine psychische Komponente vor, die die Anfälle auslöst. Die Angst vor diesen Anfällen verstärkt ihrerseits die Anfallsbereitschaft.

Bei Eltern zeigt sich, wie auch bei anderen chronischen Erkrankungen, oft ein übertriebenes Schutzbedürfnis (overprotection) gegenüber ihren betroffenen Kindern: Da auch körperliche Belastung selbst zu Asthma-Anfällen führen kann (Anstrengungsasthma), werden die Kinder oft vorsorglich vom Sport fern gehalten. Durch diese Isolierung werden sie sensibilisiert, und die Angst vor der Krankheit hat somit einen Verstärkungseffekt.

Dieser Kreislauf kann durch vernünftig betriebene körperliche Belastung unterbrochen werden. Sport ist zwar nicht in der Lage, ein Asthma bronchiale zu heilen, der Kranke gewinnt aber an Selbstvertrauen. So können die psychischen Folgen der Krankheit besser überwunden werden. Das Gleiche gilt auch für eine mögliche Folge der overprotection, den zunehmenden Leistungsabbau. Denn regelmäßige körperliche Aktivität führt zu einer Leistungssteigerung. Hinzu kommt die Kräftigung der Atemmuskulatur bzw. die Verbesserung der allgemeinen Abwehrlage, die den Kranken in der Bewältigung seiner Asthmaerkrankung, Asthma-Anfällen und sekundären Infektionen der Atemwege unterstützt.

> **Merksätze**
> ◿ Atemgymnastik hilft, die Bronchien zu reinigen und die Atemmuskulatur zu stärken.
> ◿ Sport trägt neben einer Verbesserung der Leistungsfähigkeit und Abwehrlage auch zu einer positiven psychischen Unterstützung bei. Allerdings kann Belastung auch in Form des Belastungsasthmas zum Auftreten von Anfällen führen.

Manche Asthmatiker sind derart leistungsfähig, dass durchaus auch Leistungssport getrieben werden kann (s. Abschn. 14.4). Eine Reihe von Olympiasiegern – v.a. in der Sportart Schwimmen – war asthmakrank. Inzwischen hat sich bereits eine Reihe von bewegungstherapeutischen Gruppen für Asthmapatienten gebildet. Um eine Bewegungstherapie für den Betroffenen optimal zu gestalten, sollten die Auslösemechanismen bekannt sein. Körperliche Aktivität kann fast bei jedem Asthmakranken Atemnot auslösen. Vor allem im Beginn der Erkrankung tritt das Asthma häufig erstmals und ausschließlich unter Belastung auf, das **Anstrengungs-** oder **Belastungsasthma**. Bei jeder unklaren Angabe von Atemnot, gelegentlich auch nur ständigem Hustenreiz unter körperlicher Belastung, sollte daran gedacht werden. Der Auslösemechanismus besteht in einer Abkühlung der Bronchialschleimhaut. Ursächlich hierfür sind v.a. die Verstärkung der Atmung (**Hyperventilation**) und die Austrocknung der Schleimhäute. Durch die verstärkte Atmung wird vermehrt wasserdampfgesättigte Luft aus der Lunge abgeatmet. Bei der Neubefeuchtung verdunstet Wasser und entzieht damit der Schleimhaut Wärme (Verdunstungskälte). Besonders eine Belastung in kalter bzw. trockener Luft verstärkt somit die Anfallsbereitschaft.

Aus diesen Überlegungen heraus ergeben sich die **Belastungsformen**, die besonders geeignet sind, Anfälle auszulösen, bzw. umgekehrt die Sportformen, die man Asthmakranken besonders empfehlen sollte (s. Tab. 29.4). Da die Bronchien v.a. bei Belastungen auskühlen, die hinreichend intensiv und lang durchgeführt werden, sind v.a. **Ausdauerbelastungen** und Belastungen in kalter und trockener Umgebung ungünstig. Dagegen stellt die günstigste Belastungsform das **Schwimmen** in relativ warmem Wasser dar (27–30 °C). Außerdem liegt eine warme, feuchtigkeitsgesättigte Luftschicht über dem Wasser, und die Schwimmbewegungen sind in besonderem Maß geeignet, die Atemmuskulatur zu kräftigen. Auch relativ kurzfristige (im Bereich von 1–2 min), hochintensive Belastungen lösen eher selten Anfälle aus. Die Auskühlungsphase der Bronchien ist hier zu kurz, um reizwirksam zu werden. Solche intervallartigen Belastungsformen finden sich hauptsächlich bei den **Spielsportarten**. Hinzu kommt der positive psychische Effekt eines Spiels.

Längerfristige Ausdauerbelastungen, etwa Laufbelastungen in langsamem Tempo, werden oft recht gut vertragen, da die Belastungsintensität und damit Atemminutenvolumen und Luftströmung in den Bronchien verhältnismäßig niedrig liegen. Dies erklärt die paradox erscheinende Tatsache, dass häufig auch **Skilanglauf** verhältnismäßig gut toleriert wird, obwohl er aus theoretischer Sicht (Ausdauerbelastung in kalter Umgebung) die ungünstigste Sportform darstellen sollte. Das „Geheimnis" liegt darin, dass der Asthmakranke aus Erfahrung heraus die Intensität so niedrig hält, dass die Atemarbeit nicht genügend ansteigt, um Anfälle auszulösen.

Als Sporttherapeut und -mediziner sollte man unbedingt dem Asthmakranken erklären, dass von dem Auftreten eines Anstrengungsasthmas i.d.R. keine Gefährdung ausgeht. Der Auslösemechanismus – die Belastung – wird mit der Atemnot beendet. Mit der Beendigung des Reizes verschwindet nach wenigen Minuten auch die Atemnot. Darüber hinaus lässt sich i.A. nach einem solchen Anfall eine Unempfindlichkeit gegenüber weiteren Anfällen beobachten (Refraktärphase). Sind die Vermittlersubstanzen (Histamin etc.) erst einmal freigesetzt, dauert es einige Zeit, bis ein neues Potenzial aufgebaut ist. Nach Beendigung der Atemnot kann also der Patient durchaus mit dem Sport fortfahren.

Treten trotz der Auswahl geeigneter Bewegungsformen beim Sport häufiger **Zustände von Atemnot** auf, sollten dem Asthmatiker die folgenden Hinweise gegeben werden:

◢ **Geeignete Atemtechnik.** Zur Anwärmung der Einatemluft sollte die Nasenatmung (Einatmung durch die Nase, Ausatmung durch den Mund) durchgeführt

Tab. 29.4: Geeignete und ungeeignete Sportarten für Asthmakranke

Geeignete Sportarten	Ungünstige Sportarten
Schwimmen	Skilanglauf
Wassergymnastik	Sport in kalter Umgebung
Moderates Jogging, Walken	
Gymnastik	
Intervallsportarten, z.B. Mannschaftsspiele	

werden. Neben der Befeuchtung der Atemluft wird hierdurch erreicht, dass die Intensität der Belastung entsprechend niedrig gehalten wird. Reicht dies nicht aus, kann v.a. in kalter Umgebung ein Mundschutz Verwendung finden.

◢ **Medikamentöse Vorbeugung** bzw. **Behandlung** (s. Abschn. 14.4). Für asthmakranke Leistungssportler ist allerdings darauf hinzuweisen, dass bestimmte Mittel auf der Dopingliste stehen (s. Kap. 35).

◢ **Einsatz eines Peakflow-Meters.**

29.7.4 Mukoviszidose

Die Mukoviszidose oder zystische Fibrose zählt zu den Erberkrankungen. Es handelt sich um die häufigste Stoffwechselerkrankung mit 1 Betroffenen pro 2500 Geburten. Man geht in Deutschland von etwa 5000 erkrankten Kindern und Jugendlichen aus (Angaben nach Pädiatrische Pneumologie und Allergologie, Universitätsklinikum Gießen 2002).

Als Ursache für die Mukoviszidose wurden verschiedene Mutationen am langen Arm des Chromosoms 7 (Locus 7q31.2) identifiziert. Die Mukoviszidose wird autosomal rezessiv vererbt, d.h. die Erkrankung kann nur dann auftreten, wenn beide Eltern Merkmalsträger sind und das Kind von beiden je ein mutiertes Gen erbt. Sind beide Eltern erkrankt, würden auch alle Kinder die Erkrankung erben. Allerdings tritt das selten auf, da die Betroffenen meist unfruchtbar sind. Das betroffene Gen codiert ein Protein, das in der Zellmembran als Kanal für Chloridionen fungiert. Durch die Veränderung im Gen wird ebenso das Protein verändert, die Kanalfunktion bleibt aus, und es kommt zur Produktion eines sehr zähen Sekrets. Die Zähigkeit ist bedingt durch eine krankhafte Zusammensetzung und gesteigerte Viskosität. Infolge dessen kommt es zu einer Behinderung der schleimproduzierenden Drüsen und entsprechenden Organen wie Bronchien

(Lunge), Galle, Pankreas und Darm. Daher kommt es typischerweise zu Störungen der Verdauung und des Wachstums sowie zu Atemnot, Husten und chronischer Lungenentzündung. Noch ist der Defekt nicht heilbar, d.h. die Krankheit kann nur durch eine symptomatische Therapie und Vermeidung von Begleiterkrankungen (z.B. Lungenentzündungen) verbessert und aufgehalten werden. Allerdings hat sich dadurch die Lebenserwartung von 30 Jahren auf 40–50 Jahre gesteigert [Frederiksen et al. 1996].

Die Therapie der Mukoviszidose im Kindesalter richtet sich nach den betroffenen Organen und dem jeweiligen Zustand des Betroffenen. Durch die gesteigerte Atemarbeit bzw. der Atemmuskulatur und der exokrinen Pankreasinsuffizienz kommt es i.d.R. zu einem erheblichen Gewichtsverlust. Der Krankheitsverlauf ist erheblich vom Gewichtsstatus abhängig; Untergewicht führt meistens zu einer Verschlechterung der Lungenfunktion. Bei den Betroffenen wird daher Mangelerscheinungen durch die Gabe hochkalorischer Nahrungsmittel und orale Verdauungsenzyme vorgebeugt.

Um den zähen Schleim in den Bronchien zu lösen, werden entsprechende Medikamente und physikalische Maßnahmen eingesetzt. Dazu zählen Inhalation und Durchführung der anschließenden Autogenen Drainage oder der Modifizierten Autogenen Drainage (MAD). Letztere sind speziell entwickelte Atemtherapien zum schonenden Abtransport des Sekrets aus der Lunge. Mit gezielter Antibiose werden Lungenentzündungen vorgebeugt, die sich auf dem für Bakterien günstigen Nährböden bilden. Auch Kortikosteroide werden inhalativ gezielt appliziert, um Entzündungsreaktionen zu mindern.

Bei zunehmender Lungeninsuffizienz wird der Atemluft dauerhaft Sauerstoff zugemischt (Sauerstofflangzeittherapie). Hinzu kommen Substanzen, wie rekombinante humane DNAse (rhDNAse, Dornase alpha), die ebenfalls zu einer Auflösung der im Schleim vorhandenen DNA-Filamente eingesetzt werden.

Sämtliche mögliche Begleiterscheinungen, z.B. Diabetes mellitus, eine gestörte Produktion von Gallensäuren, Darmverschluss, müssen adäquat und z.T. akut therapiert werden. Organtransplantationen infolge der Insuffizienz, besonders von Lunge, Leber und Pankreas, werden heute häufig in Transplantationszentren durchgeführt und stellen für viele Menschen eine echte Alternative in der Behandlung der Mukoviszidose dar. Der Nutzen einer Lungentransplantation bei dieser Indikation ist jedoch umstritten.

Bewegungstherapie

Das Schicksal der betroffenen Kinder ist von ständigen Atemwegsinfektionen, Zurückbleiben in der Entwicklung, Atemnot und quälendem Husten bestimmt. Sie werden daher meist geschont und treiben i.A. keinen Sport. Limitiert wird die Ausübung von Sport durch:

- Beeinträchtigung der Lungenfunktionen
- Begleiterkrankungen, z.B. Asthma bronchiale, Cor pulmonale
- Dehydratation
- Elektrolytstörungen
- Hypoglykämien, Untergewicht
- Muskelatrophie infolge der Mangelernährung
- Trainingsmangel
- Infektanfälligkeit
- Psychosoziale Faktoren

Diese Faktoren stellen teilweise (z.B. Hypoglykämien) auch potenzielle Risiken bei der Ausübung von Sport dar. Bestehende Begleiterkrankungen müssen daher unbedingt bekannt und berücksichtigt werden. Die Krankengymnastik spielt wie eingangs beschrieben in der Behandlung bisher eine sehr wichtige Rolle, um ein Abhusten des zähen Schleims zu erreichen. Inzwischen liegen jedoch zahlreiche Untersuchungen vor, die

den Nutzen von körperlicher Aktivität belegen [Wilkes et al. 2009]. Die Mechanismen sind vielfältig. Zwar ist eine Heilung nicht möglich, eine Besserung der Lebensqualität und auch Prognose ist jedoch ein wesentliches Ziel der Therapie. Durch Bewegung kommt es häufig zu Hustenreizen, die zu einem vermehrten Abtransport des Schleims führen. Welche Sportart betrieben werden kann, ist vom jeweiligen Zustand des Betroffenen abhängig. Die Datenlage ist allerdings wegen der meist kleinen Gruppen limitiert [Bradley und Moran 2008]. Auf Tauchen und Höhensportarten sollte allerdings naturgemäß verzichtet werden. Bei Neueinsteigern wird ein sehr niedrig intensiver Einstieg nach dem ACSM (2000) für niedrig bzw. nicht trainierte Individuen einen Einstieg mit 20–30 min an 3–5 Tagen bei 55–64% der HFmax empfohlen. Es ist möglich, die Leistung wöchentlich um 10% zu steigern [Hebestreit et al. 2002].

Positive Effekte sind:

- Training der Atem- und Atemhilfsmuskulatur
- Schleimlösend
- Steigerung der Immunfunktion
- Verbesserungen der Lungenfunktionsparameter z.B. FEV_1 und Peak flow
- Steigerung der Compliance
- Günstige Effekte auf mögliche Begleiterkrankungen (z.B. Diabetes, aber auch Osteoporose)

Zur Meidung möglicher Dehydratationen sollte unbedingt auf eine ausreichende Trinkmenge geachtet werden; bewährt hat sich der Zusatz von Kochsalz.

Merksätze

- Die zystische Fibrose ist eine erbliche Erkrankung der Körperdrüsen mit der Bildung eines zähen Schleims. Betroffen sind v.a. Lunge und Bauchspeicheldrüse. Die Lebenserwartung ist eingeschränkt.

◢ Kinder und junge Erwachsene profitieren von körperlicher Aktivität, weil der Schleim besser abgehustet werden kann, die Atem- und Atemhilfsmuskulatur gestärkt sowie die Leistungsfähigkeit verbessert wird.

◢ Die Erkrankten profitierten dementsprechend besonders durch ein Training der Atem- und Atemhilfsmuskulatur, ein angepasstes Krafttraining sowie durch Ausdauersportarten, insbesondere Schwimmen.

◢ Das größte Risiko im Sport sind für die Betroffenen unangenehme Hustenattacken, die teilweise Ausdruck eines begleitenden Belastungsasthmas sind.

29.7.5 Diabetes mellitus Typ 1

Derzeit werden in Deutschland 4–5 Mio. Menschen wegen Diabetes mellitus behandelt: 5% davon wegen Typ 1, der juvenilen Form, und 95% davon wegen Typ 2, dem „Alterszucker" (s. hierzu Abschn. 16.2). Aus Sicht der Bewegungstherapie kommt dem Diabetes mellitus nicht nur eine Bedeutung als Risikofaktor für die Arteriosklerose, sondern auch beim Diabetes Typ 1 ein hoher Eigenwert zu. Denn körperliche Aktivität wirkt sich auf die Therapie eines Diabetes mellitus, bestehend aus Diät, Medikament und Patientenschulung mit Selbstkontrolle, unterstützend aus. Die Grundzüge des Kohlenhydratstoffwechsels und der dazugehörigen Hormonsysteme werden in Abschnitt 16.2 ausführlich besprochen. Im Wesentlichen werden hier die Hintergründe des Diabetes Typ 1 sowie die Besonderheiten für das Kindes- und Jugendalter thematisiert. Es muss allerdings leider heutzutage ergänzt werden, dass der Diabetes Typ 2 bzw. eine Insulinresistenz nicht mehr allein auf das Erwachsenenalter begrenzt ist; vielmehr finden sich

zunehmend auch betroffene Kinder und Jugendliche. Jedoch steht ein „Altersdiabetes" in dieser Gruppe immer in Zusammenhang mit einer Adipositas. Im Gegensatz zum Typ 2 liegt beim Diabetes Typ 1 ein absoluter Insulinmangel bis zu einem völligen Fehlen an Insulin vor (Insulinmangeldiabetes). Die **Ursache** des Diabetes ist meist unbekannt. Erbliche Belastungen liegen hierbei oft nicht vor; vielmehr besteht beim Typ 2 eine hohe genetische Disposition. In der Entstehung des Diabetes Typ 1 kommt es zu einer Zerstörung der Inselzellen, nicht selten infolge einer Virusinfektion. Es gibt spezifische Viren, die speziell die Speicheldrüsen attackieren, wie dies etwa bei Mumps, der Entzündung der Ohrspeicheldrüse, bekannt ist. Auch autoimmun allergische Prozesse, also Angriff auf die eigenen Körperzellen durch die Immunabwehr, könnten von Bedeutung sein. Nur in seltenen Fällen liegen andere Ursachen eines Diabetes vor, man spricht dann von einem **sekundären Diabetes**. Aus pathophysiologischen Gründen heraus ist von Interesse, dass Tumoren, die vermehrt gegenregulatorische Hormone produzieren, damit auch einen Diabetes auslösen können, wie etwa die vermehrte Produktion von Cortison im Rahmen der Cushing-Krankheit oder die vermehrte Produktion von Wachstumshormon durch Tumoren der Hypophyse. Auch die Einnahme von entsprechenden Hormonen als Medikamente kann den gleichen Effekt auslösen, bspw. die Behandlung mit Cortison im Rahmen des sog. Steroiddiabetes. Bei Kindern finden sich derartige Ursachen allerdings selten.

Diagnostisch wird ein Diabetes laborchemisch nachgewiesen. Der Blutzuckerwert (in mg/dl oder in mmol/l) liegt bei einem gesunden Menschen nüchtern zwischen 70–99 mg/dl bzw. 3,9–5,5 mmol/l. Das sog. HbA1c oder Glykohämoglobin zeigt den Langzeitspiegel. Denn aufgrund der Bindung des Blutzuckers an das Hämoglobin ist eine Aussage über den Blutzuckerverlauf der letzten

6–10 Wo. möglich. Ziel ist ein HbA1c-Wert < 6%, wobei man aber die unterschiedlichen Einflussfaktoren auf den HbA1c-Wert mit interpretieren muss.

Bereits ab 100–110 mg/dl oder 5,5–6,1 mmol/l besteht ein V.a. Diabetes mellitus, bei Werten > 110 mg/dl oder 6,1 mmol/l geht man von einer manifesten Erkrankung aus. 2 h nach einem Essen gemessen (= oraler Glukosetoleranztest) sollten die Glukosespiegel < 140 mg/dl (7,8 mmol/l) liegen, zwischen 140–200 mg/dl oder 7,8–11,1 mmol/l besteht eine gestörte Zuckerverwertung, und Werte > 200 mg/dl (11,1 mmol/l) sprechen für eine manifeste Erkrankung.

Die klinischen Zeichen lassen sich aus den physiologischen Verhältnissen ableiten. Durch einen relativen Mangel an Insulin kann der Zucker nicht ausreichend aus dem Blutgefäß in die Zelle gelangen. Paradoxerweise ist trotz einer hohen Zuckerkonzentration im Blut die Zelle mit Glukose unterversorgt. Zu den **Frühsymptomen** gehören daher **Muskelschwäche** und **Müdigkeit**. Der Zucker stellt für den Organismus einen wichtigen Brennstoff dar. Normalerweise holt daher die Niere allen Zucker aus der Flüssigkeit, die sie als Urin ausscheidet, heraus. Ist allerdings die Zuckerkonzentration zu hoch, bewältigt sie diese Aufgabe nicht mehr vollständig. Es erscheint Zucker im Urin, der positive Nachweis des **Urinzuckers** ist daher häufig der 1. Hinweis auf das Vorliegen eines Diabetes. Zucker benötigt Wasser, um sich aufzulösen. Mit dem Anstieg der über die Niere verloren gegangenen Zuckermenge kommt es daher auch zu einem zunehmenden Wasserverlust. Dies muss durch entsprechende Trinkmengen ausgeglichen werden. Ein weit über den normalen Rahmen hinausgehendes Durstgefühl lenkt daher häufig erstmals auf den V.a. einen Diabetes mellitus. Das erhöhte Trinkbedürfnis bzw. die erhöhte Ausscheidung von zuckerhaltigem Urin gibt der Krankheit ihren Namen (Diabetes = vermehrte Urinausscheidung, mellitus = süß).

> **Merksätze**
> ◢ Blutzuckerspiegel von > 110 mg/dl nüchtern bzw. 200 mg/dl 2 h nach einer definierten Kohlenhydratgabe sprechen für die Diagnose Diabetes.
> ◢ Frühsymptome des Diabetes sind Müdigkeit, Muskelschwäche, starker Durst, Gewichtsabnahme, Abwehrschwäche gegenüber Infektionen, bei Kindern auch Wachstumsstörungen.

Ohne die Kohlenhydratverbrennung kommt es nicht zur Fettoxidation im Zitronensäurezyklus (s. Abschn. 2.2). Die aus den Fettsäuren abgespalteten Bruchstücke werden zu **Ketonkörpern**, wie z.B. **Azeton**, umgeformt. Ein positiver Nachweis von Azeton im Urin bei bekanntem Diabetes ist Hinweis auf eine schlechte Stoffwechseleinstellung; manchmal findet sich auch in der Ausatemluft der typische Azetongeruch (wie Nagellackentferner). Stellt man bei einem Betroffenen diesen Geruch fest, sind körperliche Aktivität und Sport in jeglicher Form untersagt, da dadurch die Gefahr eines ketoazidotischen Komas verstärkt wird. Denn mit weiterem Anstieg des Blutzuckerspiegels werden die Hirnzellen, die in ihrem Stoffwechsel ganz entscheidend von Kohlenhydraten abhängig sind, zunehmend minderversorgt. Es entwickelt sich langsam eine tiefe Bewusstlosigkeit (**diabetisches Koma**), die bei fehlender oder unzureichender Behandlung mit dem Tode endet. Die langsame Entwicklung dieser Bewusstlosigkeit lässt sich leicht von der mehr oder minder schlagartig einsetzenden Bewusstlosigkeit als Folge einer **Unterzuckerung** unterscheiden, s. auch **hypoglykämischer Schock**.

Häufig kommt es durch die schlechte Energieversorgung zu einer Störung der körpereigenen Abwehr. Infolgedessen findet sich eine **erhöhte Anfälligkeit gegenüber Infektionen**, etwa in Form von Hauteiterungen (Furunkeln) oder Pilzinfektionen, die normalerweise nicht vorkommen würden.

Das Auftreten von häufigen Furunkeln, Hautpilz und Pilzinfektionen, z.B. in der Scheide, ist daher ebenfalls ein wichtiger Hinweis auf einen Diabetes.

Neben den akuten Symptomen sind für den Diabetes besonders auch die Langzeitfolgen von Bedeutung, die früher fast immer eine Verkürzung der Lebenserwartung mit sich brachten. Durch die heute verfügbaren Behandlungsmethoden lassen sich bei guter Einstellung solche Langzeitfolgen vermeiden. Wie bei kaum einer anderen Erkrankung setzt dies jedoch eine entsprechende Mitarbeit und Führung des Diabetikers voraus. Diese Langzeitfolgen betreffen v.a. die folgenden Organsysteme.

Beim **Herz-Kreislauf-System** kommt es zu arteriosklerotischen Erkrankungen als Folge der sekundären Fettstoffwechselstörung. Typisch für den Diabetiker ist der Verschluss der kleinen Gefäße. Häufig kommt es daher zu Durchblutungsstörungen im Bereich der Haut, zur Ausbildung von Geschwüren im Bereich der Unterschenkel (Ulzera) bis hin zur Notwendigkeit einer Amputation von Zehen etc. und zu anderen Lokalisationen wie KHK und Zerebralsklerose.

Die **Nerven** sind in der Energiefreisetzung entscheidend von den Kohlenhydraten abhängig. Sie sind daher für Störungen im Kohlenhydratstoffwechsel sehr anfällig. Bei langjährigen Diabetikern sind demnach Nervenstörungen typisch, häufig im Bereich der Beine als sog. diabetische Polyneuropathie. Sie äußern sich in Muskelschwäche und Empfindungsstörungen, betreffen also gleichzeitig die sensiblen und motorischen Anteile vieler Nerven („Poly"neuropathie). Dies muss bei der Durchführung einer Bewegungstherapie Berücksichtigung finden. Auch die **Herznerven** werden geschädigt. Dies macht es verständlich, dass Diabetiker häufig Durchblutungsstörungen der Herzkranzgefäße bis hin zum kompletten („stummen") Herzinfarkt nicht bemerken. Auch im Rahmen der Bewegungstherapie sind besonders die Nervenstörungen und mögliche Folgen für die Koordination, aber auch Muskelschwäche und Empfindungsstörungen bei langjährigen Diabetikern zu berücksichtigen.

Bei den **Nieren** führt die Kombination von chronischen Entzündungen und Durchblutungsstörungen durch arteriosklerotische Nierengefäßveränderungen zu häufigen Nierenschädigungen bis hin zum Nierenversagen. Der Weg in die Urämie und damit zur künstlichen Niere war daher früher für viele Diabetiker vorgezeichnet.

Diabetes mellitus kann auf unterschiedlichen Wegen zu **Sehstörungen** führen. Die Veränderungen in der Blutzusammensetzung können eine Trübung der Augenlinsen bewirken (Grauer Star). Häufig kommt es zu Veränderungen der Augenhintergrundgefäße mit Blutungen und Netzhautablösungen, die dann eine Erblindung bewirken können. Dies muss besonders auch bei der Bewegungstherapie berücksichtigt werden. Bei langjährigen Diabetikern sollten daher alle Belastungen vermieden werden, die zu einer Steigerung des Augeninnendrucks durch Pressdruck führen. Sehstörungen können sich bei Diabetikern besonders bei Spielformen hinderlich auswirken.

Bei Diabetikern bestehen häufig Schädigungen der **Fortpflanzungsorgane**. Bei Frauen liegt nicht selten Sterilität vor, Fehlgeburten sind häufig, auch bei Männern kann es zu Störungen der Potenz und Fertilität kommen.

In der **Behandlung** muss die physiologischerweise vorhandene sorgfältige Bilanzierung von Energieaufnahme und Verbrauch künstlich reguliert werden. Dies setzt eine exakte Abstimmung von Nahrungsaufnahme und Energieverbrauch voraus, wobei im Bedarfsfall zusätzlich Medikamente eingesetzt werden müssen. Hieraus erklären sich die 3 „Säulen der Diabetesbehandlung":

◢ Diät

◢ Medikamente (hier Insulin)

◢ Körperliche Aktivität

Allerdings ist beim Typ-1-Diabetes die körperliche Aktivität „nur" ein Hilfsmittel, kein wirkliches Therapeutikum. Einen besonders hohen Stellenwert hat inzwischen auch die Aufklärung bzw. Schulung der Diabetespatienten. Häufig sind sie über ihre Erkrankung besser informiert als mancher Arzt.

Die **Diät** muss dem körperlichen Aktivitätsgrad angepasst sein. Wichtig sind die Gesamtkalorienzufuhr und der Kohlenhydratanteil. Im Allgemeinen wird nur der Kohlenhydratanteil vorgegeben, wobei davon ausgegangen wird, dass er ca. 50–60% der Gesamtkalorienaufnahme ausmacht. Die Kohlenhydratmenge wird nach Broteinheiten berechnet. Eine Broteinheit (BE = 1 Scheibe Brot) entspricht 12 g Kohlenhydraten oder ca. 50 kcal. Heutzutage wird allerdings vielmehr in Kohlenhydrateinheit (KE) gerechnet. Analog zur BE wird dabei die Menge eines kohlenhydrathaltigen Lebensmittels berechnet, das 10 g verfügbare Kohlenhydrate liefert. Dem Diabetiker stehen entsprechende Tabellen zur Verfügung, aus denen er verschiedene kohlenhydrathaltige Nahrungsmittel in Broteinheiten umrechnen und damit in seinen Diätplan einbeziehen kann. Wenn also der Tagesbedarf bei 2400 kcal liegt, sollten ca. 60% davon aus Kohlenhydraten bestehen. Dies entspricht ca. 1400 kcal oder ca. 342 g Kohlenhydraten bzw. ca. 34 KE. Die allgemeinen Diätempfehlungen für Diabetiker sind, modifiziert nach der Deutschen Diabetes Gesellschaft (2001):

◢ Mehrere kleine Mahlzeiten bevorzugen
◢ Eiweiß 10–20%
◢ Fett nicht > 30%
◢ Kohlenhydrate 55–60%
◢ Alkohol nur gelegentlich bis max. 30 g für Männer und 15 g für Frauen (Alkohol hemmt die Glukoneogenese in der Leber – **Cave**: Hypoglykämie!). Nicht für Kinder!

Bei den **Medikamenten** benötigt der Typ-1-Diabetiker in erster Linie Insulin. **Insulin** ist ein Hormon, das aus 51 Aminosäuren besteht. Der natürliche Bedarf liegt bei 40 Einheiten pro Tag. Als „Pille" würde es bei Aufnahme über den Magen durch die Magensäure zerstört, es muss daher stets gespritzt werden. Die für den Diabetiker erforderliche Menge wird in Insulineinheiten berechnet. Im Einzelfall muss je nach der vorhandenen Restmenge an Eigeninsulin der zu spritzende Bedarf ausgetestet werden. Je nach Schwere der Erkrankung wird die tägliche Dosis auf ein bis 3 Injektionen verteilt. Es stehen aber auch Insulinpumpen zur Verfügung, die die erforderliche Insulinmenge den physiologischen Verhältnissen wesentlich besser angepasst abgeben. Heutzutage ist die individuelle Anpassung durch die **intensivierte Therapie** für die Betroffenen deutlich vereinfacht, d.h. neben lang wirksamem Insulin kann der Patient mahlzeitabhängig kurz wirksames Insulin spritzen. Bei Typ-2-Diabetikern, ggf. auch betroffenen Jugendlichen (> 16) können orale Antidiabetika erforderlich werden (s. Abschn. 16.2).

Der **körperlichen Aktivität** kommt im Rahmen der Diabetestherapie zwar keine wirklich therapeutische, trotzdem aber entscheidende Bedeutung zu. Bereits vor der Entdeckung des Insulins war körperliche Aktivität neben einer adäquaten Ernährung die einzig mögliche Maßnahme. Schon in den medizinischen Lehrbüchern der Antike finden sich entsprechende Hinweise. So empfahl bspw. der indische Arzt Sosota, der als erster Beschreiber dieser Erkrankung in der Literatur gilt, in seinem jetzt über 3000 Jahre alten Lehrbuch der inneren Medizin Diabetikern körperliche Aktivität, und zwar in Form von „Kampfspielen" und „Reiten auf Pferden oder Elefanten".

Andererseits geht der Diabetiker unter körperlicher Belastung eine Reihe möglicher Risiken ein. Der Bewegungstherapeut sollte daher genau über **Vor-** und **Nachteile** informiert sein, um die körperliche Aktivität optimal zu steuern.

Akuter Effekt: Auch beim gesunden Nichtdiabetiker kommt es unter einer längeren körperlichen Belastung zu einer mäßigen **Senkung des Blutzuckers** im Bereich von 20–30 mg%. Nur extrem intensive, lang andauernde Belastungen können hier gelegentlich Unterzuckerungszustände herbeiführen. Bei Diabetikern ist eine wesentlich ausgeprägtere Senkung zu beobachten. Unter körperlicher Belastung entnimmt die arbeitende Muskelzelle dem Blut vermehrt Glukose. Körperliche Belastung stellt somit ein hervorragendes Mittel zur Blutzuckersenkung dar. Umgekehrt kann es bei Immobilisierung von Diabetikern zu einer Entgleisung des Zuckerstoffwechsels, im Extremfall sogar zum Koma kommen.

Ursächlich für diese stärkere Senkung des Blutzuckers sind mehrere Faktoren:

Der erhöhte Blutzuckerspiegel führt zu einem größeren Angebot an die arbeitende Muskelzelle.

Beim insulinbehandelten Typ-1-Diabetiker kommt es durch die Insulinwirkung zu einer Hemmung der Glukoneogenese. Die Neubildung von Glukose aus Spaltprodukten wie Laktat und Pyruvat sowie die Abspaltung aus Glykogen sind normalerweise als Puffer-

wirkung zu verstehen, die ein allzu drastisches Absinken des Blutzuckers verhindert.

Unter körperlicher Belastung wird aus den Depots vermehrt Insulin freigesetzt, möglicherweise besonders dann, wenn das Insulin v.a. in Körperbereichen gespritzt wird, die an der Leistungserbringung beteiligt sind, also z.B. bei Läufern in die Beinmuskulatur. Als Mechanismus werden die Wärmebildung- bzw. vermehrte Blutzufuhr und damit auch der Abtransport diskutiert.

Die im Vergleich zum Nichtdiabetiker wesentlich stärkere Zuckersenkung zeigt die Abbildung 29.1. Sie ist allerdings nur dann gegeben, wenn eine ausreichende Menge Insulin vorhanden ist. Fehlt diese, kommt es dagegen zu einem Anstieg des Blutzuckers.

Langfristige Verbesserung der diabetischen Stoffwechselsituation: Es kommt beim Diabetiker nicht nur zu einer Beeinflussung der aktuellen Stoffwechselreaktion, sondern auch zu Trainingsanpassungen im Sinne einer Verbesserung der Glukosetoleranz. Hierunter ist zu verstehen, dass die gleiche aufgenommene Menge an Traubenzucker zu einem geringeren Anstieg des Blutzuckers bzw. die gleiche Insulinmenge zu einer stärkeren Zuckersenkung führt. Dieser Effekt

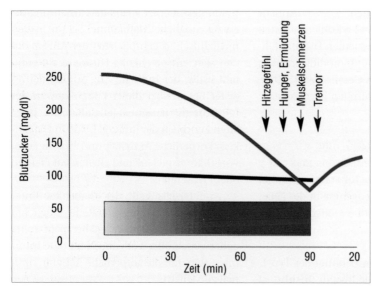

Abb. 29.1: Auswirkung von körperlicher Belastung auf den Blutzucker bei einem Diabetiker (rot) im Vergleich zu einem Stoffwechselgesunden (schwarz). Beim Stoffwechselgesunden kommt es bei einer Dauerbelastung zu einem geringfügigen, langsamen Blutzuckerabfall. Beim Diabetiker wird ein wesentlich steilerer Zuckerabfall beobachtet, ausgehend von einem höheren Niveau, der in Unterzuckerungszustände mit entsprechenden Symptomen führen kann (modifiziert nach Bar-Or).

lässt sich auch bei gesunden Trainierten nachweisen. Sie zeigen im Serum geringere Insulinspiegel als Untrainierte. Der biologische Sinn kann darin gesehen werden, dass hierdurch die Glukoneogenese in der Leber weniger gehemmt wird. Als Wirkmechanismus nimmt man eine Erhöhung der Zahl der an den Zellen vorhandenen Rezeptoren für das Insulin bzw. eine verstärkte Bindung zwischen Insulin und Rezeptoren (erhöhte Rezeptoraffinität) an. Ein weiterer Mechanismus für die verbesserte Glukosetoleranz wird in der Notwendigkeit einer Wiederauffüllung von Glykogenvorräten in Leber und Muskulatur nach längerer Belastung gesehen. Man beobachtet eine Steigerung des Enzyms, das das Glykogen aufbaut (Glykogensynthese). Durch die Wirkung dieses Enzyms sinkt der Glukosespiegel.

Unter Training kommt es ferner zu einer Abnahme der gegenregulatorisch wirksamen Hormone wie Katecholamine, Glukagon und Cortisol.

Verminderung der Gefahr einer Ketoazidose: Durch körperliche Aktivität wird Glukose besser verbrannt. Die Gefahr ist daher geringer, dass Spaltprodukte der Glykolyse zur Bildung von Milchsäure führen und damit die Gefahr einer Übersäuerung (Azidose) mit sich bringen. Durch die bessere Verwertung der Glukose werden weniger Fette mobilisiert. Aus unzureichend verstoffwechselten Spaltprodukten der Fette entstehen Ketonkörper wie Azeton. Diese gefürchtete Stoffwechselsituation der Ketoazidose bildet häufig den ersten Schritt ins diabetische Koma.

Regulierung und ggf. Senkung des Körpergewichts: Dieser Aspekt ist primär für Typ-2-Diabetiker von Bedeutung. Da aber die Folgeschäden bei Typ-1-Diabetikern identisch sind, sollte stets Normalgewicht angestrebt werden. Hierzu kann körperliche Aktivität in hohem Maß beitragen. **Einfluss auf weitere Risikofaktoren**: Diabetes mellitus ist auch bei Typ-1-Diabetikern häufig mit weiteren Risikofaktoren wie Fettstoffwechselstörungen, Hochdruck und Übergewicht kombiniert. Da sich solche Faktoren nicht nur addieren, sondern potenzieren, ist es besonders wichtig, dass durch körperliches Training der HDL/LDL-Quotient verbessert wird. Über eine Gewichtsabnahme und eine Senkung der Hyperinsulinämie kann der vorhandenen Tendenz zum Hochdruck vorgebeugt werden. Hierdurch wird der Entwicklung der arteriosklerotischen Folge-Erkrankungen entgegengewirkt.

Psychosoziale Effekte: Die moderne Behandlung des Diabetikers strebt keineswegs nur eine Normalisierung des Blutzuckers an, sondern eine Normalisierung des Lebensstils. Die Langzeitprognose des Diabetikers hängt entscheidend von seiner eigenen Mitarbeit ab. Umso wichtiger ist es, dies auch im Rahmen der Patientenschulungen zu sensibilisieren. Körperliche Aktivität trägt zur **Verbesserung der Therapietreue** (Compliance) bei. Nicht zuletzt sind beim jugendlichen Typ-1-Diabetiker diese psychosozialen Effekte von herausragender Bedeutung. Für ihn bedeutet Diabetes mellitus eine lebenslange Einschränkung. Körperliche Aktivität stellt unter allen Behandlungsmaßnahmen die einzige dar, die ihm keine Einschränkung auferlegt, sondern eine Bereicherung des Lebens anbietet. Diabetiker können sogar, auch wenn dies keineswegs anzustreben ist, im Einzelfall Leistungssport treiben. Gerade für den kindlichen und jugendlichen Diabetiker, den seine Krankheit außerhalb der Gemeinschaft Gleichaltriger stellt, bildet der Sport ein wichtiges sozialintegratives Moment.

Merksatz

◢ Die Vorteile der körperlichen Aktivität bei Diabetikern betreffen eine verbesserte Zuckerverwertung, niedrigere Insulinspiegel und höhere Empfindlichkeit der Insulinrezeptoren (bei regelmäßig aktiven Patienten), Gewichtsregulation, Risikoreduktion

> möglicher Stoffwechselentgleisungen, günstiger Einfluss auf Spätkomplikationen, besonders bei Vorliegen weiterer kardiovaskulärer Risikofaktoren, psychosoziale Stärkung.

Allerdings müssen auch mögliche Risiken durch körperliche Aktivität berücksichtigt werden.

Hypoglykämische Zustände: Im Gegensatz zur natürlichen Zuckerregulation kann nach Insulininjektionen die vorhandene Insulinmenge nicht mehr zurückgenommen werden, wenn dies ein erhöhter Energieverbrauch beim Sport erforderlich macht. Der Blutzucker kann unter eine kritische Grenze absinken. Es kommt zur Unterzuckerung, Hypoglykämie. Diese wird dadurch verstärkt, dass die Freisetzung von Glukose aus Leberglykogen (Glukoneogenese) durch das im Körper vorhandene Insulin unterdrückt wird (s. Abschn. 5.2.1). Sinkt der Blutzucker sehr stark ab, ist die Versorgung der Gehirnzellen mit Energie nicht mehr gewährleistet. Es kann sich ein Ohnmachtszustand oder Krampfanfall ausbilden (**hypoglykämischer Schock**). Die Entwicklung solcher Schockzustände erfolgt im Gegensatz zum diabetischen Koma relativ rasch und kann hierdurch leicht unterschieden werden.

Es gibt eine Reihe von **Warnsymptomen**, die der Diabetiker meist kennen; nicht aber unbedingt, wenn es sich um kleinere Kinder handelt, die sich ggf. auch noch nicht adäquat äußern können. Daher sollten auch Bewegungstherapeuten diese Symptome kennen:

◢ Heißhunger
◢ Schweißausbruch
◢ Psychische Auffälligkeiten (abnorme Verhaltensweisen, Aggressivität; Konzentrationsstörungen etc.)

Beim Auftreten entsprechender Symptome sollten sofort Kohlenhydrate eingenommen

werden, z.B. in Form von Brot oder zuckerhaltigen Getränken. Für den **Notfall** müssen bei der Betreuung einer Diabetikergruppe injizierbare Glukoselösungen, Traubenzuckerinfusionen und das gegenregulatorisch wirksame Glukagon verfügbar sein.

Die Neigung zu solchen Unterzuckerungszuständen ist sehr unterschiedlich. Bei manchen Diabetikern treten sie so gut wie nie auf. Der Diabetes ist sehr stabil eingestellt. Umgekehrt können jugendliche Diabetiker unter extremen Zuckerschwankungen leiden (labiler Diabetes). Dies kann manchmal eine Teilnahme an Bewegungstherapie und Sport unmöglich machen.

Um Unterzuckerungen möglichst vorzubeugen, sollte der Sport **möglichst regelmäßig** getrieben werden, am besten stets zur gleichen Tageszeit und mit gleicher Intensität. **Ausdauerbelastungen** sind vorzuziehen, da sie besser steuerbar sind.

An Tagen, an denen Sport getrieben wird, sollte die **Insulindosis** vor der Belastung um ca. 20% vermindert werden.

Vor der sportlichen Belastung sollten **kleinere Kohlenhydratmahlzeiten**, bei Ausdauerbelastungen zusätzlich alle 30 min Kohlenhydratzwischenmahlzeiten, etwa in Form von 10 g Kohlenhydrat als Obst oder Fruchtsaft, aufgenommen werden.

Der Sport sollte nicht zum Zeitpunkt der **max. Insulinwirkung** durchgeführt werden.

Eine Reihe von Autoren raten, das Insulin **nicht im Bereich arbeitender Körperteile** zu injizieren, also beim Läufer besser in die Bauchhaut als in die Haut am Oberschenkel. Im Bereich der arbeitenden Extremitäten besteht nach dieser Ansicht eine vermehrte Durchblutung und dadurch ein beschleunigter Abtransport des Insulins. Diese Meinung wird jedoch nicht von allen Fachleuten geteilt.

Wegen des möglichen **Nachbrenneffekts** sollte auch nach dem Sport, z.B. abends nochmals der Blutzucker kontrolliert werden, um mit einer höheren Kohlenhydratzufuhr oder geringeren Insulindosis darauf zu reagieren.

Entwicklung einer Ketoazidose: Unter einer ungünstigen Situation kann sich körperliche Aktivität auch negativ auswirken, dann nämlich, wenn keine ausreichende Insulinmenge zur Verfügung steht.

Die Zelle kann dann den Traubenzucker nicht aufnehmen, die Energie wird ausschließlich über Fette freigesetzt. Es entwickeln sich Ketonkörper mit dem Bild einer gleichzeitigen Übersäuerung (Ketoazidose). Die als Stresshormone freigesetzten Katecholamine (Adrenalin, Noradrenalin) steigern gegenregulatorisch den Blutzucker noch weiter. Dies kann die Entwicklung eines diabetischen Komas einleiten. Als **kritische Blutzuckergrenze**, ab der eine Belastung gefährlich werden kann, gilt ein Wert von ca. 350 mg%. Im Zweifelsfall sollte vor Beginn einer Trainingseinheit der Blutzucker überprüft werden. So äußert sich z.B. die Ketoazidose durch einen typischen Geruch nach Azeton (Nagellackentferner) in der Ausatemluft. Wenn der Azetonnachweis im Urin positiv ist (einfach mit einem Urinstäbchen durchführbar), sollte keine körperliche Aktivität betrieben werden.

Gefährdung durch arteriosklerotische Folge-Erkrankungen: Aufgrund des Risikofaktors, den der Diabetes darstellt, ist die Wahrscheinlichkeit für ein Vorliegen entsprechender Folge-Erkrankungen, speziell einer KHK, groß (s. hierzu Abschn. 16.3).

Erhöhte Infektionsneigung: Bei Diabetikern besteht eine erhöhte Gefährdung für Infektionen, bei Laufsportarten besonders für Fußinfektionen. Verstärkt wird dies durch eine möglicherweise vorhandene Durchblutungsstörung (arterielle Verschlusskrankheit) bzw. durch Schädigungen der sensiblen Nerven (Polyneuropathie). Der sog. **diabetische Fuß** ist ein großes Problem der Diabetiker und damit potenziell auch in der Sport- und Bewegungstherapie. Der Diabetiker sollte daher besonders sorgfältig auf Fußhygiene und gutes Schuhwerk achten.

Merksätze

◢ Um mögliche Risiken zu vermeiden, sollte beachtet werden: Unterzuckerung stellt eine tödliche Gefahr dar. Zu ihrer Vermeidung Reduktion der Insulindosis und/oder Erhöhung der Kohlenhydratzufuhr.

◢ Bei Symptomen sollten rasch Glukose bzw. zuckerhaltige Getränke eingeflößt werden.

◢ Ein potenzieller Nachbrenneffekt ist zu bedenken, daher empfiehlt es sich, nach dem Sport nochmals zu einem späteren Zeitpunkt den Zucker zu kontrollieren.

◢ Überzuckerung stellt sich häufig in Form der Ketoazidose dar. Kein Sport daher bei Azetongeruch in der Ausatemluft oder Azetonnachweis im Urin oder Blutzuckerwerten > 350 mg%.

◢ Weitere Risiken ergeben sich durch: mögliche Begleiterkrankungen, Infektanfälligkeit Wundheilungsstörungen.

Praxis von Sport- und Bewegungstherapie

Der Typ-1-Diabetiker kann jede Form von Sport durchführen. Die Teilnahme am Schulsport ist in keiner Weise eingeschränkt. Im Gegenteil, regelmäßige sportliche Betätigung führt auch hier zu einer Verbesserung der motorischen und körperlichen Leistungsfähigkeit; nicht selten werden diese Kinder überbehütet und daher – aus Angst vor unkontrollierbarem Verbrauch an Glukose und der potenziellen Gefahr einer Hypoglykämie – von den Eltern dem Sport fern gehalten. Mögliche Konsequenzen sind eine Abnahme der Leistungsfähigkeit und motorische Defizite bis hin zur Entstehung einer Adipositas. Auch aus psychosozialer Sicht sind körperliche Aktivität und Sport für diese Kinder essenziell und nützlich. Darüber hinaus profitieren Typ-1-Diabetiker von den gleichen Effekten des Sports wie auch Typ-2-Diabetiker. Es kommt zu einer Steigerung der Insulin-sensitivität, der Insulinbedarf kann damit sinken. Die Ketonämie und die Triglyzerid-spiegel sinken, das Lipidprofil verbessert sich mit dem entsprechenden langfristigen Nut-zen (s. auch Fettstoffwechselstörungen; Ka-pitel 16.2.5). Spezielle Besonderheiten sind jedoch zu beachten: So ist beim Typ-1-Diabe-tes die physiologische Anpassungsregulation an körperliche Belastungen gestört. Gespritz-tes Insulin kann nicht zurückgenommen werden. Der Blutzuckerspiegel kann daher – ohne zusätzliche Kohlenhydrateinnahme oder Senkung der Insulindosis – nicht stabil gehalten werden, sondern sinkt. Bei einem schlecht eingestellten Diabetes mit absolu-tem Insulinmangel kann es infolge der Adre-nalinausschüttung unter Belastung zu einem massiven Anstieg des Blutzuckerspiegels und der freien Fettsäuren unter Ausbildung einer Ketoazidose kommen. Ab einer Blutglukose-konzentration von > 250 mg% ist daher vom Sport abzuraten. Eine sportärztliche Vorun-tersuchung ist angeraten. Zu den allgemei-nen Vorsorgemaßnahmen gehört zusätzlich, dass Sportlehrer und Trainer über die Erkran-kung informiert sind und mit entsprechen-den Gegenmaßnahmen (Erkennen der Symptomatik, Traubenzuckergabe etc.) ver-traut sind. Vor jeder Sportstunde sollte der Blutzuckerspiegel bestimmt werden. Liegt die Glukosekonzentration bei Werten < 80–100 mg%, sollten 3–4 Kohlenhydrateinhei-ten, bei 100–150 mg% 1–3 KE zusätzlich ein-genommen werden. Bei Konzentrationen zwischen 150–250 mg% bestehen keinerlei Bedenken.

Bei älteren Typ-1-Diabetikern sind mögli-che Folge-Erkrankungen zu bedenken, die ggf. die Teilnahme am Sport oder an man-chen Sportarten, z.B. Krafttraining bei schlecht eingestellten Hypertonikern oder drohenden Netzhautablösungen, einschrän-ken.

29.7.6 ADHS

Zunehmend wird auch in Deutschland die Diagnose ADS bzw. ADHS für das Aufmerk-samkeitsdefizitsyndrom bzw. Aufmerksam-keitsdefizits-Hyperaktivitätssyndrom. Darun-ter wird eine Vielzahl diverser psychischer Störungen zusammengefasst. Aktuell geht man davon aus, dass ca. 3–10% aller Kinder, häufiger Jungen, betroffen sind. Die Ursache ist nicht eindeutig, man geht von einem mul-tifaktoriellen, genetisch determinierten Ge-schehen aus. Typische Symptome stellen eine hohe Ablenkbarkeit, eine kurze Dauer spon-taner Aktivitäten, mangelnde Ausdauer beim Spielen, ständige motorische Unruhe, Ver-gesslichkeit bei Alltagsaktivitäten etc. dar. Zu-sätzliche Komorbiditäten wie Depressionen etc. sind häufig. Die Therapie erfolgt in Ab-hängigkeit vom Schweregrad multimodal mit Psychotherapie, Coaching, ggf. Pharmakolo-gie. Die Rolle des Sports ist bislang noch nicht erschöpfend geklärt. Nicht selten wei-sen diese Kinder motorische Defizite auf, z.T. ist dies auf ein nicht mögliches Gruppenver-halten im Verein zurückzuführen; auch Stö-rungen der Feinmotorik treten auf. Sinnvoll ist eine Ergotherapie und/oder Psychomoto-rik, aber auch Sport selbst hat günstige Ef-fekte, u.a. um die motorischen Defizite, aber auch soziale Barrieren abzubauen. Bisher kann man nicht sicher sagen, welche Sportar-ten besonders geeignet sind; individuell kann sich auch eine zu hohe körperliche Erschöp-fung negativ auf die Situation auswirken. Es gilt daher stets, die individuelle Situation der Kinder zu berücksichtigen, ggf. zunächst me-dikamentöse Einstellung. Methylphenidat findet sich auf der Dopingliste (s. Kap. 35).

29.7.7 Ausgewählte onkologische Aspekte

In Deutschland erkranken etwa 1800 Kinder pro Jahr an malignen Tumorerkrankungen.

Die allgemeinen Aspekte und konkreten Erkrankungen werden in Abschnitt 15.5 zusammengefasst dargestellt; hier sollen noch einzelne wesentliche Punkte aus (sport-)pädiatrischer Sicht angesprochen werden. Auch hier müssen die spezifischen Besonderheiten der jeweiligen Tumorarten und ggf. Therapieregime berücksichtigt werden. Meist handelt es sich jedoch um Tumoren der blutbildenden Organe. Etwa die Hälfte leidet an Leukämien und Lymphomen, gefolgt von Hirntumoren, Neuroblastom (= Tumor des Nervensystems), Nephroblastom (von der Niere abgeleitet). Erst bei größeren Kindern und Jugendlichen finden sich auch andere Krebsarten wie Weichteil- und Knochensarkome, aber nur selten echte Karzinome, die als Tumorarten bei Erwachsenen die Mehrzahl ausmachen. Allgemein kann man von einer Heilungsrate von etwa $2/3$ ausgehen. Aber bereits während der Therapie und in der Nachsorge spielen körperliche Aktivität und Bewegung eine wichtige Rolle; wesentlich ist auch hier der Aspekt der Lebensqualität. Wie in allen Bereichen erfolgt eine Auswahl der Sportart anhand der individuellen Vorlieben und Neigungen.

Vorsicht ist geboten:
- Während einer Chemotherapie infolge einer Anämie, Einfluss auf die Immunabwehr, kardiotoxischen Effekten, Parästhesien (wie Ameisenkribbeln) etc.
- Infekten
- Blutungsneigung
- Muskelschwäche (nicht selten infolge von Cortison)
- Während einer Strahlentherapie

29.7.8 Ausgewählte Behinderungen

In Deutschland wurden im Jahr 2001 etwa 8% Personen mit Schwerbehindertenausweis registriert [Statistisches Bundesamt]. Davon waren $3/4$ älter als 55 Jahre, nur 4% waren < 25 Jahre. In der Gruppe der 0–15-Jährigen wurden von den Versorgungsämtern etwa 127 000 Betroffene verzeichnet. Zu den Effekten und Zusammenhängen mit körperlicher Aktivität wird daher auf Kapitel 31 verwiesen. Im Folgenden sollen nur die häufigsten Behinderungen im Kindes- und Jugendalter vorgestellt werden. Abbildung 29.2

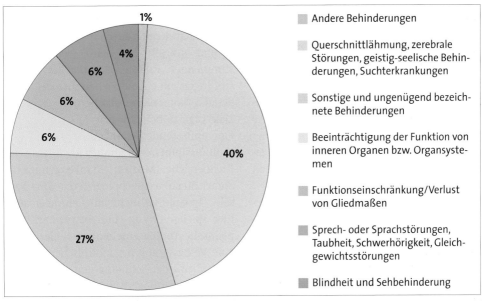

Abb. 29.2: Verteilung der schwersten Behinderungen nach ihrer Art bei Kindern und Jugendlichen, 0–18 Jahre, 2001 [Quelle: Statistisches Bundesamt 2003. Statistik der schwerbehinderten Menschen 2001]

zeigt die in Deutschland registrierten Behinderungen.

Zerebralparese

Die infantile Zerebralparese (zerebral = im Gehirn; Parese = Lähmung) ist eine kindliche zerebrale Bewegungsstörung (s. hierzu auch Kapitel 21). Der Erkrankung liegt eine nicht fortschreitende Hirnschädigung zugrunde. Diese muss nicht angeboren bzw. in der Schwangerschaft entstanden sein, sondern kann sich noch bis zum 4. Lebensjahr eines Kindes entwickeln. Die Ursachen sind vielfältig und können vor der Geburt, z.B. Sauerstoffunterversorgung, Medikamente, Alkohol oder Infektionskrankheiten der Mutter während der Schwangerschaft liegen. Während der Geburt kann die Krankheit durch eine Frühgeburt sowie durch Hirnblutungen des Säuglings infolge von Sauerstoffmangel und Stoffwechselbelastungen verursacht werden. Infektionen nach der Geburt, die zu Hirngefäßverschlüssen führen können, begünstigen ebenfalls eine Schädigung des ZNS und somit die Ausbildung der infantilen Zerebralparese.

Da die haltungs- und bewegungssteuernden Zentren des Gehirns betroffen sind, kommt es zu vielfältigen Störungen der normalen motorischen Entwicklung. Die Beeinträchtigung des Nerven- und Muskelsystems führt zu Tonusstörungen der Muskulatur, Haltungsanomalien und Störungen der Koordination und Bewegungsabläufe. Die Symptome äußern sich vorrangig in einer motorischen Behinderung und Reifeverzögerung. Die wichtigsten Ausprägungsformen stellen die 3 folgenden dar:

◁ Spastik, infolge einer Schädigung der Pyramidenbahn mit einem erhöhten Muskeltonus, Muskelverhärtungen und Dehnungswiderständen

◁ Ataxie mit einer Störung der Koordination, des Gleichgewichts und der Sprache infolge der Kleinhirnschäden bzw. seiner Verbindungen

◁ Dyskinesien mit verschiedenen Formen der Athetosen (unkontrollierte und unwillkürliche Bewegungsabläufe), Tremor (Schütteln) und eine unkontrollierte Mimik

Es können aber noch andere Symptome wie Wachstumsstörungen der betroffenen Extremitäten, Krampfanfälle, Störungen der Sprache und der Sinnesfunktionen (meist Schielen), Verhaltensstörungen (gesteigerte Aktivität, mangelnde Aufmerksamkeit etc.) und Intelligenzminderungen auftreten. Das Erscheinungsbild kann sich im Laufe der Entwicklung verändern, indem sich manche motorische Funktionen bessern oder neue, meist sekundäre Symptome auftreten, z.B. Lähmungen infolge der Spastik.

Je eher die Diagnose gestellt wird, umso früher können entsprechende Therapiemaßnahmen eingeleitet werden. Daher sollte, wenn die entsprechenden Risikofaktoren (Alkohol, Infekte etc.) während der Schwangerschaft auftreten, nach frühen Symptomen gefahndet werden. Dazu zählen Teilnahmslosigkeit, Störungen der Sprache, abnormes Schreien etc.

Die Therapie wird sehr individuell auf den Zustand des betroffenen Kindes abgestimmt. Es gilt, möglichst viele der bestimmenden Faktoren für die Bewegungsstörungen mit einzubeziehen sowie auch die gesamte körperlich-seelische und psychosoziale Lage zu berücksichtigen. Dies erfordert eine umfassende Befundaufnahme und eine multidisziplinäre Zusammenarbeit mehrerer Fachbereiche (Medizin, Krankengymnastik, Sprachtherapie, Psychologie etc.). Eine kausale Therapie ist nicht möglich; aber auch hier spielen physio- und bewegungstherapeutische Ansätze eine zentrale Rolle. Ziel ist eine Verbesserung der motorischen Koordination und der Schulung eines vielseitigen Bewegungsvermögens und krankengymnastische Methoden nach Bobath und Vojta sowie die Förderung der körperlichen Aktivität, der Normalisierung des Muskeltonus und des Abbaus pathologischer Bewegungsmuster durch geeignete sportliche Übungen, wie z.B. Schwimmen, Reiten, Radfahren und Skilauf.

Die übrigen Symptome werden durch Sprachtherapie, Ergotherapie, orthopädische Hilfsmittel, z.B. Funktionsschienen und Bewegungshilfen, und ggf. medikamentös behandelt.

29.7.9 Sonstige Erkrankungen

Hämophilie

Bei einer Hämophilie liegen Störungen des Gerinnungssystems vor; bei schweren Verläufen kann es zu spontanen Blutungen in die Gelenke kommen. Meist sind die Knie betroffen. Infolge dessen kommt es zu Vernarbungen und Funktionseinschränkungen. Aus Sorge vor Verletzungen werden diese Kinder vom Sport fern gehalten, mit den bereits mehrfach genannten negativen Folgen [Morris 2008]. Trotzdem spielt aber körperliche Aktivität eine wichtige Rolle bei Kindern und Jugendlichen. Häufig wird Radfahren, Laufen, Schwimmen, aber auch Inlineskaten angegeben. Blutungen fanden sich nur in etwa 10%, unabhängig von der Sportart [Fromme et al. 2007]. Trotzdem werden naturgemäß verletzungsträchtige Sportarten nicht unbedingt empfohlen.

Myopathien

Allgemein zeichnen sich Myopathien durch Muskelschwäche und Atrophien aus; es handelt sich aber um ein sehr heterogenes Erscheinungsbild, z.B. Muskeldystrophien, metabolische Myopathien. Die häufigste Muskeldystrophie im Kindes- und Jugendalter stellt mit 1:3000 die vom Typ Duchenne dar, meist Jungen. Es handelt sich um eine progressive, x-chromosomal vererbte Muskelkrankheit, die sämtliche Muskeln, inkl. Herz- und Atemmuskulatur betrifft.

Das sog. Duchenne-Gen produziert das Eiweiß Dystrophin, das wiederum ein wichtiger Bestandteil der Muskelfaserzellmembran ist. Bei der Erkrankung kommt es zu einem Mangel an Dystrophin und dadurch zu einer gesteigerten Durchlässigkeit der Zellmembran. Langfristig kommt es zu einem Zerfall der Muskelzellen und einem Ersatz durch Bindegewebe. Rund um die Gelenke entsteht eine bindegewebige Kapsel, konsekutiv entstehen Kontrakturen.

Die Krankheit tritt in den ersten 5 Lebensjahren auf und wird i.d.R. durch ein Elektromyologramm bzw. Ultraschall, ggf. auch Muskelbiopsien diagnostiziert. Im Blut wird meist eine erhöhte CK-Konzentration infolge des Zelluntergangs gemessen. Erste Auffälligkeiten machen sich in einer Verzögerung der motorischen Entwicklung bemerkbar, durch Bewegungsarmut, verspätetes Gehenlernen, häufiges Hinfallen, Antriebslosigkeit, „Ungeschicklichkeit" und Schwierigkeiten beim Versuch zu laufen. Typischerweise haben betroffene Kinder eine besondere Art des Aufstehens vom Boden, sie gehen zunächst in den Vierfüßlerstand und „arbeiten" sich dann mit den Händen von den Knien zu den Oberschenkeln hoch. Ab dem 8.–12. Lebensjahr sind die Kinder gehunfähig, d.h. auf einen Rollstuhl angewiesen.

Um die Stehfähigkeit so lange wie möglich zu erhalten, werden die Bewegungseinschränkungen in den Beinen und Füßen operativ korrigiert, z.B. durch Sehnenverlängerungen- oder Durchtrennungen in Hüft-, Knie- und Fußgelenken. Durch den fortschreitenden Verlauf unter Einbeziehung aller Muskeln kommt es u.a. durch die ungenügende Belüftung der Lungen zu einer erhöhten Anfälligkeit für Erkrankungen der Atemwege, durch die Immobilisierung zu Verdauungsproblemen etc.

Die Todesursache ist in den meisten Fällen die Folge einer Lungenentzündung oder eines Herzversagens. Die Lebenserwartung ist deutlich verkürzt und liegt im Durchschnitt um die 30 Jahre. Therapeutisch kann aktuell keine Heilung, sondern nur eine Linderung der Symptome erzielt werden. Krankengymnastische Übungen sollen dem Fortschreiten und der Entwicklung von Kontrakturen entgegenwirken. Aktive Bewegungsübungen werden empfohlen, allerdings nur im Bereich des individuell Möglichen; Muskeltraining wird allerdings kritisch diskutiert, da es ggf. den Abbau der Kraft beschleunigen kann. Besonders geeignet scheint die Bewegungstherapie im Wasser zu sein. Generelle Empfehlungen liegen bislang nicht vor; langsam fortschreitende Myopathien scheinen von einem moderaten Kraft- und Ausdauertraining zu profitieren [Ansved 2003]. Dazu zählt die Muskeldystrophie nach Becker-Kiener, die meist mit 11 Jahren beginnt.

Literatur

American Academy of Pediatrics, Committee ob Public Education, Children, adolescents, and television. Pediatrics (2001), 107, 423–426

American College of Sports Medicine (2000). In: Kenny WK (Ed), Guidelines for Exercise Testing and Prescription, 6th ed., 145. Lippincott Williams & Williams, Philadelphia

Anderson SE, Economos CD, Must A, Active play and screen time in US children aged 4 to 11 years in relation to sociodemographic and weight status characteristics: a nationally representative cross-sectional analysis. BMC Public Health (2008), 22(8), 366

Ansved T, Muscular dystrophies: influence of physical conditioning on the disease evolution. Curr Opin Clin Nutr Metab Care (2003), 6(4), 435–439

Armstrong N, Welsman JR, Kirby BJ, Longitudinal changes in 11–13-year-olds'physical activity. Acta Paediatr, (2000), 89(7), 775–780

Bar-Or O, Rowland, TW, Pediatric Exercise Medicine. Champaign, IL: Human Kinetics Publishers (2004)

Bjarnason-Wehrens B et al., Motor development in children with congenital cardiac diseases compared to their healthy peers. Cardiol Young (2007), 17(5), 487–498

Bös K et al., Fitness in der Grundschule. Haltung und Bewegung (2001), 21, 4–67

Bradley J, Moran F, Physical training for cystic fibrosis. Cochrane Database Syst Rev (2008), 23(1), CD002768 Review

Centres for Disease Control and Prevention, Physical activity for everyone: recommendations. http://www.cdc.gov/nccdphp/dnpa/physical/recommendations/young.htm. Accessed July 12, 2007

DeToia D et al., Relationship between anthropometry and motor abilities at preschool children. Obesity facts (2009), 2, 221–225

Deutsche Gesellschaft für Ernährung: DGE-Beratungsstandards. 4. Auflage, (2001), IV/3.2

Donnelly JE et al., Appropriate physical activity intervention strategies for weight loss and prevention of weight regain for adults. Med Sci Sports Exerc (2009), 41, 459–471

Fowler EG et al., Promotion of physical fitness and prevention of secondary conditions for children with cerebral palsy: section on pediatrics research summit proceedings. Phys Ther (2007), 87(11), 1495–1510

Frederiksen B, Lanng S, Koch C, Høiby N, Improved survival in the Danish center-treated cystic fibrosis patients: results of aggressive treatment. Pediatr Pulmonol. (1996), 21(3), 153–158

Fromme A et al., Participation in sports and physical activity of haemophilia patients. Haemophilia (2007), 13(3), 323–327

Graf C et al., The role of physical activity in the development and prevention of overweight and obesity in childhood. Current in Nutrition and Food Science (2006), 2, 215–219

Hebestreit H et al. (2002) Kinder- und Jugendsportmedizin. Thieme, Stuttgart, New York

Hills AP, King NA, Armstrong TP, The contribution of physical activity and sedentary behaviours to the growth and development of children and adolescents: implications for overweight and obesity. Sports Med (2007), 37, 533–545

Hinkley T et al., Preschool children and physical activity: a review of correlates. Am J Prev Med (2008), 34, 435–441

Janssen I, Physical activity guidelines for children and youth. Can J Public Health (2007), 98, 109–121

Kimm SY et al., Decline in physical activity in black girls and white girls during adolescence. N Engl J Med (2002), 347, 709–715

Kleine W (2003) Tausend gelebte Kinder. Juventa, Weinheim, München

Kurth BM, Schaffrath-Rosario A, Die Verbreitung von Übergewicht und Adipositas bei Kindern und Jugendlichen. Ergebnisse des bundesweiten Kinder- und Jugendgesundheitssurveys (KiGGS). Bundesgesundheitsbl Gesundheitsforsch Gesundheitsschutz (2007), 50, 737–743

Lampert T, Sygusch R, Schlack R, Nutzung elektronischer Medien im Jugendalter. Bundesgesundheitsbl Gesundheitsforsch Gesundheitsschutz (2007), 50, 643–652

Lampert T et al., Körperlich-sportliche Aktivität von Kindern und Jugendlichen in Deutschland. Bundesgesundheitsbl Gesundheitsforsch Gesundheitsschutz (2007), 50, 634–642

Morris PJ, Physical activity recommendations for children and adolescents with chronic disease. Curr Sports Med Rep (2008), 7(6), 353–358

Must A, Anderson SE, Effects of obesity on morbidity in children and adolescents. Nutr Clin Care (2003), 6, 4–12

National Association for Sport and Physical Education, Active Start: A Statement of Physical Activity Guidelines for Children Birth to Five Years. Reston (VA): NASPE Publications (2002), 26

Odgen CL et al., Prevalence of overweight and obesity in the United States, 1999–2004. JAMA (2006), 295, 1549–1555

OECD Kindergarten-Pisa. http://www.oecd.org/dataoecd/38/44/34484643.pdf Zugriff am 19.2.2011

Reilly JJ et al., Total energy expenditure and physical activity in young Scottish children: mixed longitudinal study. Lancet (2004), 363, 211–212

Riddoch CJ et al., Prospective associations between objective measures of physical activity and fat mass in 12 to 14 year old children: the Avon Longitudinal Study of Parents and Children (ALSPAC). BMJ (2009), 339, b4555

Robbins LB, Sikorskii A, Hamel LM, Wu TY, Wilbur J, Gender comparisons of perceived benefits of and barriers to physical activity in middle school youth. Res Nurs Health (2009), 32(2), 163–176

Roth K et al., Is there a secular decline in motor skills in preschool children? Scand J Med Sci Sports (2009). Epub Jul 3

Sallis JF, Prochaska JJ, Taylor WC, A review of correlates of physical activity of children and adolescents. Med Sci Sports Exerc (2000), 32, 963–975

Schwimmer JB, Burwinkle TM, Varni JW, Health-related quality of life of severely obese children and adolescents. JAMA (2003), 289, 1813–1819

Simonen RL et al., Familial aggregation of physical activity levels in the Quebec Family study. Med Sci Sports Exerc (2002), 34, 1137–1142

Spear BA et al., Recommendations for treatment of child and adolescent overweight and obesity. Pediatrics (2007), 120, 254–288

Strauss RS, Pollack HA, Social marginalisation of overweight children. Arch Pediatr Adolesc Med (2003), 157, 746–752

Timmons BW, Naylor PJ, Pfeiffer KA, Physical activity for preschool children – how much and how? Applied Physiology, Nutrition, and Metabolism (2007), 32, 122–134

Tomkinson GR et al., Secular trends in the performance of children and adolescents (1980–2000): an analysis of 55 studies of the 20 m shuttle run test in 11 countries. Sports Med (2003), 33, 285–300

Tortelero SR, Taylor WC, Murray NG (2000) Physical activity, physical fitness and social psychological and emotional health. In: Armstrong N, van Mechelen W (Eds), Paediatric Exercise Science and Medicine, 273–293 Oxford University Press, Oxford

Van Der Horst K, Paw MJ, Twisk JW, Van Mechelen W. A brief review on correlates of physical activity and sedentariness in youth. Med Sci Sports Exerc (2007), 39(8), 1241–1250

Wilkes DL et al., Exercise and physical activity in children with cystic fibrosis. Paediatr Respir Rev (2009), 10(3), 105–109

29.8 Kinderorthopädische Aspekte in der Sportmedizin

M. Rudolf

29.8.1 Haltung, Haltungsschwäche, Haltungsschaden

Haltung, Haltungsschwäche

Die Körperhaltung ist das Ergebnis von Körperstatik und Flexibilität; sie entsteht durch das Zusammenwirken von knöchernen Strukturen, vorrangig Wirbelsäule, Bändern und der Muskulatur. Sie unterliegt sowohl sensomotorischen als auch psychischen Einflüssen (Haltung zeigen, Rückrat haben etc.). Als Haltungsschwäche wird das Abweichen von physiologischen Haltungstypen ohne pathologische Fixierung bezeichnet, das durch Muskelaktivierung korrigierbar ist.

Die Haltungsschwäche ist der häufigste Grund für den Besuch der Eltern beim Pädiater oder beim Orthopäden, aus Angst, dass aus einer schlechten Haltung eine unkorrigierbare Deformierung wird oder die Kinder im Erwachsenenalter unter Rückenschmerzen zu leiden haben [Hefti 1997]. Fixe Zahlen existieren nicht, da Haltungsschwäche keine Krankheit darstellt.

Die Haltungstypen des Rückens sind normal, hohlrund, total rund, hohlflach, total flach. Dabei handelt es sich um physiologische Varianten ohne Fixierung. Diese Haltungstypen werden von der Skelettform (durch die Stellung des Sakrums), den Bändern, (falls die Muskeln nicht aktiviert sind, dann besteht eine sog. Bandhaltung), der Muskulatur (bei der es durch das Längenwachstum in der Pubertät und durch nachhängendes Querwachstum zu einer physiologischen Schwäche kommt) und die Psyche beeinflusst. In der Pubertät bestehen innere Konflikte, die oft demonstrativ in schlechter Haltung ausgedrückt werden. Auch bei morphologischen Veränderungen, wie Trichterbrust, Hühnerbrust oder Brustwachstum bei Mädchen, ist unter Jugendlichen eine Veränderung des Haltungstyps möglich [Hefti 1997].

Zur Beurteilung der Haltung des Kindes sollte der Untersucher sitzen und dann die Inspektion von hinten (Schulterstand, Scapulastand, Taillendreieck), die Inspektion von der Seite (Haltungstypen, ventraler oder dorsaler Überhang), den Haltungstest nach Matthias und den Muskelfunktionstest nach Janda durchführen. Ebenso werden Finger-Boden-Abstand und Aufrichtung der Kyphose sowie Beckenkammstand und Lot beurteilt [Debrunner et al. 1994; Matthias 1957].

Um die Haltung zu verändern, müssen die Muskulatur und die Psyche beeinflusst werden, d.h. die Muskulatur kann nur aktiv gestärkt werden, und eine Motivation besteht nur, wenn das Kind die Aktivität gern verrichtet.

Grundsätzlich besteht Sportfähigkeit. Besonders geeignet sind Schwimmen, Ballspielsportarten oder Tennis. Eigentlich jede Bewegungsform ist besser als jegliche Krankengymnastik.

> **Merksätze**
> ◿ Die Haltung entsteht aus dem Zusammenspiel des passiven und aktiven Bewegungsapparats.
> ◿ Bei Haltungsschwächen handelt es sich um von der Norm abweichende Haltungstypen.

Haltungsschaden

Bei einem Haltungsschaden handelt es sich dagegen um ein Abweichen von den physiologischen Haltungstypen mit pathologischer Fixierung. Typische Krankheitsbilder sind die fixierte Abweichung aus dem Lot (Skoliose) und der fixierte Rundrücken (M. Scheuermann).

Idiopathische Skoliose. Bei der ideopathischen Skoliose liegt eine seitliche Verbiegung der Wirbelsäule > 10° unbekannter Ursache vor. Sie tritt selten bei Säuglingen, infantil oder juvenil auf. Jungen und Mädchen sind fast gleich betroffen. Die Skoliose ist häufig thorakal, linkskonvex und mit einer Kyphose vergesellschaftet. Bei der adoleszenten Form sind vorrangig Mädchen betroffen. Diese Form tritt häufig thorakal und rechtskonvex mit einer Lordose zusammen auf.

Typisch ist das Auftreten zwischen dem 4. und 10. Lebensjahr für die infantile Skoliose und ab dem 11. Lebensjahr für die adoleszente Skolioseform. Die Prävalenz wird mit 2–7% der Bevölkerung angegeben [Schiller et al. 2008].

Die Skoliose entsteht dadurch, dass die Wirbelkörper schneller wachsen als die dorsalen Ligamente. Dadurch kommt es zu einer Lordose. Das dorsale Minderwachstum verhindert die Höhenzunahme. Die Wirbelkörper wollen sich Platz verschaffen, d.h. sie rotieren. Die Folge ist eine Rotationslordose. Weitere mögliche Ursachen für die Entstehung einer Skoliose sind das Wachstum, der pubertäre Schub, STH-Schwankungen, Osteoporose, Genetik, eine Beinlängendifferenz > 2 cm oder eine Asymmetrie der Muskulatur [Hefti 1997].

Spezielle Untersuchungsmethoden
Bei Mädchen ist die Feststellung der Menarche wichtig. Diese stellt den Höhepunkt des pubertären Wachstums dar. Von diesem Zeitpunkt an ist noch 2 Jahre von einem relativ starken Wachstum auszugehen, und eine Therapie in dieser Zeit ist essenziell. Bei Jungen gibt es keine sicheren Zeichen sexueller Reifung, die mit dem Wachstum korrelieren. Bei der klinischen Untersuchung erfolgt im Vorneigetest die Beurteilung des Rippenbuckels, des Lendenwulst und der Beinlängen. Das Ausmessen von Rippenbuckel und Lendenwulst erfolgt mittels eines Inklinometers. Ein klinisch relevanter Rippenbuckel und Lendenwulst bestehen ab 5°. Weiterhin erfolgen die Beurteilung des Lots, der Seitneige, der Taillendreiecke und die Untersuchung von der Seite zur Beurteilung einer harmonischer sagittalen Krümmung. Röntgenbilder erfolgen als a.p. Aufnahme zur Messung der skoliotischen Hauptkrümmung und der kompensatorischen Nebenkrümmung nach Cobb. Eine Beurteilung der Rotation erfolgt entsprechend der Einteilung nach Nash und Moe. Die Risserzeichen dienen zur Beurteilung der Stadien der Skelettreife. Die Funktionsaufnahmen werden zur Beurteilung der Korrigierbarkeit in max. Seitneige durchgeführt [Schiller et al. 2008; Hefti 1997].

Therapeutisch werden physiotherapeutische Maßnahmen eingeleitet. Eine Gymnastik kann die Progression nicht verhindern und die Skoliose nicht verbessern, da sie eine zu kurze Einwirkzeit hat. Es bestehen jedoch gewisse Therapien (z.B. Schroth), die bei intensiver Anwendung (mehrere Stunden täglich) wirksam sein können. Es gibt derzeit jedoch noch keine gut dokumentierten Studien zur Wirksamkeit der Physiotherapie. Dennoch hat die Physiotherapie positive Nebeneffekte, die unverzichtbar in der Skoliosebehandlung sind, wie die Verbesserung der allgemeinen Haltung, die Kräftigung der Muskulatur, die Endlordosierung und die Verbesserung des Körperwahrnehmungsvermögens sowie die Verbesserung der Herz- und Lungenfunktion.

Hinsichtlich der Therapie mit einer Gips- und Korsettbehandlung zeigen sich nachweisbare Erfolge. Die Prinzipien sind die aktive und passive Extension (z.B. Milwaukee), Redression durch seitlichen Druck (z.B. Boston und Cheneau), Redression durch Kompression (z.B. Stagnara und Wilmington) oder eine Redression durch Verkrümmung des Rumpfs zur Gegenseite (z.B. Charleston). Die Indikation zur Korsettbehandlung besteht bei einer idiopathischen Skoliose mit Cobbwinkel > 20°, einer nachgewiesenen Progredienz (> 5° zwischen 2 Röntgenkontrollen) und der noch vorhandenen Wachstumspotenz (Risserstadium 3 oder weniger). Im Ergebnis wird die Progredienz aufgehalten, die Skoliose jedoch nicht auf Dauer korrigiert. Bei konsequentem Tragen bleibt die Skoliose dauerhaft so, wie sie ist. Bei guter Compliance (95% der Fälle) kann man ohne Operation auskommen, mit der Voraussetzung, dass das Korsett 23 h am Tag getragen wird und die Korsettbehandlung mit Krankengymnastik kombiniert wird. Andere Autoren befürworten für 4 h/d Sport- und Physiotherapie sowie aggressive plyometrische Übungen [Pizzutillo 1993]. Dafür ist eine gute psychische Führung erforderlich (Arzt, Eltern, Physiotherapie und Lehrer). Bei sportlicher Aktivität und bei Physiotherapie darf der Patient das Korsett ausziehen. Sport darf uneingeschränkt getrieben werden.

Eine operative Behandlung erfolgt bei auffälliger Progredienz, zum teilweisen Aufrichten der Verkrümmung oder zum Erhalten der Korrektur. Eine OP-Indikation bei thorakalen Skoliosen besteht ab einem Cobbwinkel von > 40° und bei thorakolumbalen sowie bei lumbalen Skoliosen ab einem Cobbwinkel von 50° [Hefti 1997].

Bei operativ versorgten Patienten entscheidet der Chirurg entsprechend Fusionslevel und sportlicher Aktivität über den sportlichen Wiedereinstieg [Schiller et al. 2008; Green, Johnson, Moreau 2009]. Rubery und Bradford (2002) berichten, dass in 6 Monaten Studiosport, in 6 Monaten bis 1 Jahr Nonkontakt- und Kontaktsportarten in einem Jahr wieder ausgeführt werden. Aktuelle Empfehlungen zu Sport mit Skoliose sind online unter Arbeitskreis Skoliose abzufragen (http://www.skoliose-info-Forum.de).

> **Merksätze**
> ◢ Die idiopathische Skoliose tritt bei Sportlern nicht häufiger auf als bei der Normalbevölkerung, und auch die Progression ist nicht verstärkt. Selbst asymmetrische Sportarten (Speerwerfen, Fechten, Tennisspielen, Gymnastik, Ballett) bieten kein vermehrtes Skolioserisiko [Wood et al. 2002].

> ◢ Konservativ behandelte Sporttreibende mit Skoliosen können jede Sportart betreiben, operativ versorgte sollten Kollisionssportarten (z.B. Football) meiden.

29.8.2 M. Scheuermann

Bei M. Scheuermann handelt es sich um eine Wachstumsstörung der Wirbelsäule mit Bandscheibenverschmälerung, Keilwirbelbildung, Deckplatteneinbruch und Kyphosebildung [Hefti 1997; Scheuermann 1920]. Die Literatur zur Geschlechterdominanz ist widersprüchlich, jedoch tritt bei Adoleszenten mit bestimmten Sportarten ein M. Scheuermann signifikant häufiger auf (Leichtathletik, Skirennfahren oder Radrennfahren). In diesen Sportarten wird die Häufigkeit mit 12–30% der jugendlichen Athleten im Vergleich zu 4–8% der normalen Bevölkerung angegeben [Schiller et al. 2008; Bradford et al. 1977].

Die Ätiologie des M. Scheuermann ist vielfältig. Mechanische Faktoren (Großwuchs, Leistungssportler), endogene Faktoren (familiäre Häufung), Haltung (dauerhaft hyperkyphotische Haltung), Psyche (dominante Eltern oder Trichterbrust) sowie Osteoporose können eine Rolle spielen.

Bei Jugendlichen mit starken lumbalen Beschwerden ohne Trauma, Pigmentierung über den Dornfortsätzen und einer fixierten lumbalen Skoliose muss man an M. Scheuermann denken. Typische Röntgenzeichen sind die sog. Schmorlschen Knötchen, Randleistenhernien, Keilwirbel und Bandscheibenverschmälerung und im thorakalen Bereich zusätzlich ein Gesamtkyphosewinkel von > 50°.

Möglichkeiten der Therapie bieten die Versorgung mit Physiotherapie, Korsett und eine Operation. Bei Kyphose < 50° wird Physiotherapie angewandt und bei Kyphose von 50–75° Korsett und Physiotherapie. Bei Kyphose > 95° ist meist eine OP erforderlich.

Lumbale und thorakolumbale Skoliosen werden mit Korsett versorgt [Schiller et al. 2008].

Generell gilt keine Schulsportbefreiung, außer in aktivierten Phasen. Beim Sport sollten immer gut gefederte die Fersen entlastende Turnschuhe getragen werden. Bei Korsettträgern ist der Schulsport nach Ablegen des Korsetts möglich, jedoch erst nach Rücksprache mit dem Facharzt. Bei operierten Patienten versprechen neue OP-Methoden bessere Möglichkeiten zur Sportrückkehr [Schiller et al. 2008].

> **Merksätze**
> ◢ Sport bei M. Scheuermann ist sinnvoll in nichtaktiven Phasen der Erkrankung zur Förderung der Beweglichkeit und Kräftigung der Bauchmuskulatur. Sport als MTT ist im Rahmen von Reha verordnungsfähig ebenso wie Krankengymnastik, Haltungsturnen und das Bewegungsbad.
> ◢ Über den Sportmediziner oder Kinderarzt sollte die Beratung zu geeigneten Sportarten erfolgen. Schulsporttauglichkeit/-befreiung werden vom Amtsarzt festgelegt.
> ◢ Eine Teilsportbefreiung für kyphosebelastende Sportarten (Leichtathletik, Speerwerfen oder Radrennfahren) sollte erfolgen.

29.9 Erkrankungen des Bewegungsapparats im Kindes- und Jugendalter

29.9.1 Spondylolyse/Spondylolisthese

Spondylolyse bedeutet eine Unterbrechung der Pars interartikularis, und bei einer Spondylolisthese handelt es sich um ein Wirbelgleiten. Mechanische oder genetische Ursachen für beide Erkrankungen sind möglich. Zu den Wirbelsäulenerkrankungen des Kindesalters zählen Spondylolyse und Spondy-

lolisthese, die in diesem Wachstumsalter typische alters- und aktivitätsabhängige Charakteristika zeigen [Hasler und Dick 2002].

Bei Kindern mit 6 Jahren wird eine Rate von 4,4% angegeben. In speziellen Sportarten liegt die Inzidenz bei 7–47%, so bei Kunstturnern, Balletturnern, Speerwerfern, Gewichthebern, Footballspielern und Fallschirmspringern, aufgrund rezidivierender Hyperlordosierung und Rotation der Lendenwirbelsäule [Hasler und Dick 2002]. Bei adoleszenten Athleten mit Rückenschmerz besteht zu 47% eine Spondylolyse/Spondylolisthese [Radcliff et al. 2009].

Bei der Spondylolyse-/Spondylolisthese-Entstehung werden dorsale Elemente der Wirbelkörper in Hyperextension belastet (aufrechter Gang; lokaler Stress). Es handelt sich also um ein Problem der verminderten Belastbarkeit des nicht ausgewachsenen Knochens (mechanisches Problem). Zusätzlich in der Ätiologie werden vaskuläre Probleme, genetische Disposition, Dysplasie des Wirbelbogens diskutiert [Hasler und Dick 2002]. In der Klinik finden sich aktivitätsabhängige Beschwerden bei Reklination. Es erfolgt eine Feststellung im Röntgenbild und Stadieneinstellung nach Meyerding 1–4 (15, 50 und 75 und > 75% Verschiebung). Halbjährliche radiologische Kontrollen sind angezeigt. Der Aktivitätsgrad kann durch Szintigraphie kontrolliert werden.

Als therapeutische Optionen im Erkrankungsfall werden genutzt: Aktivitätseinschränkung, Physiotherapie, Korsett und OP. Im Vordergrund stehen die Physiotherapie zur Rumpfkräftigung und das temporäre Tragen eines Korsetts bei Schmerzen. Eine OP-Indikation wird eher zurückhaltend bei Listhesis > 50° gestellt, um damit Veränderung der Wirbelsäulenstatik und Beckensteilstellung zu verhindern. Ein mehrmonatiges aktiv konservatives Vorgehen mit Kräftigung abdominaler und Rückenmuskulatur ohne vorherige Schonphase führt zu guten klinischen Ergebnissen. Es sollte begleitend eine Schulsportbefreiung für lordosierende und rotierende Belastung (Sprünge) und Risikosportarten (Turnen, Ballett, Speerwerfen, Gewichtheben, Football) erfolgen. Alternative Sportarten sollten angeboten werden. Bei Schmerzen wird der Patient 6 Monate mit Korsett versorgt, und dann erfolgt die Rumpfkräftigung. Die Entscheidung zur OP wird durch den Orthopäden getroffen [Hasler und Dick 2002].

Spondylolyse bedeutet nicht per se ein Ausschlusskriterium für bestimmte Sportarten, da eine gute Sportlermuskulatur die Ventrolisthesis des Wirbelkörpers verhindern kann. Die Sportfähigkeit muss individuell entsprechend Instabilität, Gleitgrad und Beschwerdeprogredienz festgelegt werden. Nach der OP werden die Patienten 3 Monate mit Korsett versorgt und können nach 6 Monaten Nonkontakt- und nach 1 Jahr Kontaktsportarten ausüben [Radcliff et al. 2009].

> **Merksätze**
> ◢ Sport bei Spondylolyse/Spondylolisthese sollte immer von der Kräftigung abdominaler und Rückenmuskulatur begleitet sein.
> ◢ Schulsportbefreiung sollte für lordosierende und rotierende Belastungen und Risikosportarten (Turnen, Ballett, Speerwurf, Gewichtheben) erfolgen.

29.9.2 Epiphysiolysis capitis femoris

Die Epiphysiolysis capitis femoris (ECF) entspricht einem akuten oder chronischem Abrutschen der Femurkopfkappe nach medial/dorsal ohne Trauma.

Die Inzidenz der ECF wird mit 2 von 100 000 angegeben. Das Verhältnis w:m beträgt 1,5:1 und einseitig/doppelseitig 4:1. Bei sportlich nichtaktiven Kindern finden sich in 9% positive Röntgenzeichen und bei aktiven Kindern 24%, besonders bei Springern und Langstreckenläufern.

Adipöse großgewachsene Jugendliche sind häufig betroffen, ebenso sportliche Jugendliche. Vermutet wird hier eine Störung im hormonellen Gleichgewicht begleitet von mechanischer Belastung.

Immer noch gilt: „Klagt ein Kind Schmerzen im Knie, vergiss die Untersuchung der Hüft nie", d.h. übertragener Knieschmerz bei blander Hüftuntersuchung ist möglich. Zur Sicherung der Diagnose sollten eine axiale und eine a.p. Aufnahme nach Lauenstein erfolgen. Eine Klassifikation entsprechend der Klinik wird in akut (Anamnese < 2 Wo.), chronisch (Anamnese > 2 Wo.) und akut auf chronisch (Anamnesedauer > 2 Wo., dann plötzliche Verschlimmerung) vorgenommen [Hefti 1997].

In der floriden Phase sollte immer die OP (Nagelung, Schraubung, Korrekturosteotomie) erfolgen. Bei hauptsächlich operativen Therapien werden die Belastbarkeit und Sportbefreiung vom Operateur festgelegt. Bei der Akutform ist das Gelenk nach Metallentfernung so belastbar wie jedes andere. Bei der chronischen Form gilt Sportzurückhaltung, bis das Gelenk operativ korrigiert und ausgeheilt ist [Pförringer 2004].

> **Merksätze**
> ◢ In der floriden Phase einer ECF sollte immer die OP erfolgen, auch auf der scheinbar gesunden Gegenseite.
> ◢ Nach erkannter und behandelter ECF besteht Sporteinschränkung, solange das Material liegt. In dieser Zeit sollten nur Schwimmen und Radfahren erfolgen, dann entscheidet der Operateur.

29.9.3 Osteochondrosis dissecans

Die Osteochondrosis dissecans ist eine herdförmige Nekrose an der Gelenkobefläche, die sich ablösen und dann als freies Dissekat (Gelenkmaus) imponieren kann. Die Geschlechtsverteilung männlich zu weiblich entspricht 2:1. Die Inzidenz wird unterschiedlich angegeben, da sie sowohl die Gelenkflächen von Kniegelenk, Ellenbogen oder Sprunggelenk betreffen kann.

Hereditäre Ursachen oder Traumafolgen werden diskutiert.

Als Untersuchungsmethoden kommen Röntgen, Szintigraphie und MRT in Betracht. Therapeutisch sollte zunächst eine Reduktion des Sports erfolgen, bei Schmerzen erscheinen eine zeitweise Entlastung und Physiotherapie im Sinne stoffwechselanregender Therapie (Ultraschall, Laser) sinnvoll, Immobilisation soll den Progress verringern. Besonders bei sehr jungen Patienten wird in bis 50% der Fälle eine Spontanheilung beschrieben.

Absolutes Sportverbot sollte höchstens für 6 Wo. erteilt werden. Sonst besteht die Gefahr einer fibrösen Ankylose. Der sportartspezifische Belastungsentscheid erfolgt bei konservativem Vorgehen nach Röntgenkontrolle in einem $1/2$ Jahr. Bis dahin sollte Radfahren und Schwimmen als Sport erfolgen. Bei OP-Bedarf (Pridiebohrung, Dissekatrefixierung) gilt der Operateursentscheid, wann Sport wieder möglich ist [Hefti 1997].

> **Merksatz**
>
> ◁ Bei sehr jungen Patienten kommt es in > 50% der Fälle zu einer Spontanheilung. Eine Sportempfehlung erfolgt nach klinischer und Röntgenkontrolle, bei OPs entsprechend der OP-Art.

29.9.4 Stressfraktur

Bei einer Stressfraktur handelt es sich um eine Fraktur ohne Trauma mit chronischem Schmerz und reaktiver Knochenbildung. Die Tibia ist die häufigste Lokalisation, gefolgt von Metatarsale und Fibula. Stressfrakturen treten bis zu 13% bei sportlich aktiven Jugendlichen auf und führen zu monatelang anhaltenden Beschwerden. Sie treten besonders bei Leichtathleten, Racketsportarten, Fußballern und Tänzern auf.

Ursache für Stressfrakturen sind repetitive Biegebelastungen. Im Röntgenbild zeigt sich eine verdickte Corticalis, oft kein Frakturspalt. Bei stummen Röntgenbildern findet sich im Szintigramm eine starke Anreicherung. Zunächst erfolgen ein Sportverbot und das Entlasten (Anlegen entlastender Orthese für 6 Wo., ggf. Gips). Nach 6 Wo. ist vorsichtiger Sportbeginn möglich [Hefti 1997].

> **Merksatz**
>
> ◁ Bei Stressfrakturen sollte für 4–6 Wo. konsequente Entlastung in Gips oder Orthese erfolgen, danach ist ein Aufbautraining möglich.

29.9.5 M. Sinding-Larson-Johansson

Es handelt sich um eine aseptische Nekrose der Patellaspitze. Die Pathologie ist typisch für Sportler mit Sprungarten (Weitsprung, Hochsprung, Seilsprung, Volleyball, Handball etc.). Als Ursachen kommen repetitive Mikrotraumen an der Patellaspitze infrage. Klinisch bestehen Patellaschmerzen nach sportlicher Anstrengung (DD Jumpers Knee = Nekrose im Sehnenbereich nicht im Knorpelbereich). Eine Sicherung der Diagnose erfolgt in einer Röntgenkontrolle, Sonographie und Szintigraphie. In der akuten Phase werden Eis, Elektrotherapie (ET) und Taping angewandt. Im akuten Stadium sollte 6 Wo. bis 6 Monate eine Sportbefreiung erfolgen sowie für Leistungssportler eine Trainingsumstellung der Sprungart und ein Ausgleich von Dysbalancen der Beuger und Strecker.

> **Merksatz**
>
> ◁ Bei aseptischer Nekrose der Patellaspitze sollte nach 6 Wo. bis 6 Monaten Sportpause für kniebelastende Sportarten eine Trainingsumstellung für Sprünge und Sprints erfolgen.

29.9.6 M. Osgood-Schlatter

Bei M. Osgood-Schlatter besteht die aseptische Knochennekrose an der Tuberositas tibiae. Jungen sind davon häufiger betroffen als Mädchen. Sportliche Kinder in 21% und unsportliche in 4,5% der Fälle. Auch hier wird als wesentliche Ursache ein repetitiver Zug an der Tuberositas tibiae, besonders bei Sprung- und Laufsportarten diskutiert. Mögliche Nachweisverfahren stellen eine Röntgenkontrolle, Sonographie, Szintigraphie dar. Klinisch berichtet das Kind über Schmerzen an der Tuberositas tibiae. In der akuten Phase werden Eis, ET, NSAR angewandt und ggf. eine Orthese für 4–6 Wo. Eine Schulsportbefreiung kann für 6 Wo. bis $^1/_2$ Jahr, entsprechend dem Verlauf, ausgesprochen werden. Leistungssportler sollen in dieser Zeit das Training ohne Sprung und Sprints gestalten [Hefti 1997].

> **Merksatz**
> ◢ Die Sportempfehlungen entsprechen denen bei M. Sinding-Larson-Johansson.

29.10 Verletzungen des Bewegungsapparats

29.10.1 Wirbelkörperverletzungen

Unter Verletzung der Wirbelsäule versteht man Frakturen der Wirbelkörper, Wirbelbögen, Bandverletzungen und/oder die Luxation des Achsskeletts. Bei Kindern treten schwere Verletzungen der Wirbelsäule seltener auf als bei Erwachsenen (74/1 Mio./Jahr). Dafür gehen sie aber mit einer hohen Mortalität einher [Hefti 1997]. Die häufigsten Ursachen stellen Verkehrsunfälle und Stürze aus großer Höhe oder auch Snowboardstürze dar. Unabdingbar in der Diagnostik sind Röntgen, neurologische Untersuchungen und CT. Bei Keilwirbeln < 10° ist von einer spontanen Auf-

richtung auszugehen. Keilwirbel > 10° werden mit Korsett, Gips oder durch OP versorgt.

Über die Sportfähigkeit muss individuell, in Abhängigkeit vom Schweregrad und Ergebnis der Operation entschieden werden.

> **Merksatz**
> ◢ Um Wirbelkörperverletzungen im Sport zu vermeiden, sollte aktive Verletzungsprophylaxe (Balance- und Koordinationstraining, Sturzsimulation) erfolgen [Veihelmann und Boeckh (2005)].

29.10.2 Schulterluxation

Bei einer Schulterluxation handelt es sich um eine Dislokation des Humeruskopf aus dem Glenoid nach ventral, dorsal oder kaudal. Inzidenzzahlen existieren nicht, da unterschiedliche Ätiologie zur Erkrankung führen kann. Bei jungen Überkopfathleten führen extrinsische Faktoren/Trainingshäufigkeit etc. und biomechanische Faktoren zu Beschwerden [Sciassia et al. 2006]. Je nach Ätiologie teilt man die Schulterluxation ein in akut traumatisch, akut dispositionell, rezidivierend, habituell, selten kongenital, geburtstraumatisch und neurogen. Bei einer akuten Schulterluxation erfolgt die Diagnosestellung durch Schmerzen, abnorme Kontur, Röntgen-Y-Aufnahme mit Dislokation (entstanden durch einen massiven Bewegungsausschlag oder einfach Abduktion und Außenrotation). Eine spontane Reposition ist möglich, prädispositionelle Faktoren sind oft vorhanden. Eine habituelle Schulterluxation dagegen geschieht häufig ohne relevantes Trauma. Es besteht eine glenohumerale Translation, positiver Apprehentiontest. Zusätzliche Information bringt ein ergänzendes CT (Bankartläsion, Hill-Sachs-Delle). Wenn ein MRT durchgeführt werden soll, ist ein Arthro-MRT sinnvoll. Im Verlauf sollten willkürliche Luxationen vermieden werden. Bei eindeutig traumatischen Luxationen mit entsprechender Läsion (Bankart, Hill-Sachs) ist eine OP erforderlich [Hefti 1997]. In der Rehaphase sollte Sport zur Schulterstabilisation erfolgen (z.B. St. Antonio Muskeltrainingsprogramm bei Schulterinstabilität), sowohl bei konservativer als auch nach operativer Versorgung. Nach Rückkehr zum sportartspezifischen Training muss großer Wert auf eine technisch korrekte Ausführung und Muskelkräftigung gelegt werden [Sciassia et al. 2006]. Schulsportbefreiung bei Z.n. Schulterluxation besteht in der vollständigen Befreiung, solange die Ruhigstellung getragen wird (Konservativ: Gilchrist für 14 Tage, operativ: Abduktionskissen 6 Wo.).

In der Rehaphase wird eine Teilsportbefreiung für Sportarten der oberen Extremität inkl. Schwimmen ausgesprochen.

Merksatz

◢ Habituelle Schulterluxationen sollten durch Vermeidung von willkürlichen Luxationen und Muskelkräftigung behandelt werden. Operativ versorgte Patienten beginnen nach der Rehaphase (3–6 Monate) wieder mit dem Sport.

29.11 Überblick über traumatologische Erkrankungen der oberen und unteren Extremität

Es existiert eine Vielzahl von Verletzungen der Knochen, Bänder und Muskeln durch Verkehrsunfall, Sturz oder Sport. Je nach Region und ausgeübter Sportart finden sich unterschiedliche Inzidenzen. Bei Kindern bis zu 10 Jahren machen Frakturen fast $1/3$ aller Sportverletzungen aus. Aphophysenverletzungen treten meist zwischen dem 14. und 16. Lebensjahr auf [Graf 2001]. Ursächlich ist ein Trauma mit Betroffensein der Extremitäten.

Klinik, Röntgenkontrolle, CT, ggf. Neurologische Untersuchungen sind in der Dia-gnostik richtungweisend. Therapieoptionen entsprechend des Schweregrades stellen Gips, Orthese und OP dar. OP-Indikation besteht meist bei offenen, nichtreponierbaren Frakturen und bei Beteiligung von Gefäßen und Nerven, bei Gefährdung der Durchblutung (Schenkelhals und Hüftkopf) und bei Verletzungen der Epiphyse. Selten müssen auch Apophysenabrisse operativ behandelt werden (z.B. Patellasehne) [Graf 2001]. Zur Vermeidung sekundärer Meniskus- und Knorpelschäden wird in letzter Zeit auch bei Kindern eine operative Versorgung nach Kreuzbandruptur präferiert [Marx et al. 2009].

Literatur

Bradford DS (1977) Juvenile Kyphosis. Clin Orthop 128: 45–55

Debrunner AM (1994) Orthopädie – orthopädische Chirurgie. Huber, Bern

Green BN, Johnson C, Moreau W, Is physical activity contraindicated for individuals with scoliosis? A systematic literature review. J Chiropr Med (2009), 1, 25–37

Hasler C, Dick W, Spondylolyse und Spondylolisthesis im Wachstumsalter. Der Orthopäde (2002), 1, 78

Hefti F et al. (1997) Kinderorthopädie in der Praxis

Matthias HH (1957) Reifung und Entwicklung in ihren Beziehungen zu Leistungsstörungen des Haltungs- und Bewegungsapparates. In: Handbuch der Orthopädie, Bd. I, Thieme, Stuttgart

Marx A et al., ACL reconstruction in skeletally immature patients. Sportverletz Sportschaden (2009), 23(1), 47–51. Epub 2009 (German)

Pizzutillo PD, Spinal considerations in the young athlete. Instr Course Lect (1993), 42, 463–472

Radcliff Kristen E et al., Surgical Management of Spondylolysis and Spondylolisthesis in Athletes: Indications and Return to Play. Current Sports Med Rep (2009), 8(1), 35–40

Rost R, Graf C (2001) Lehrbuch der Sportmedizin. Sport im Kindes- und Jugendalter, Deutscher Ärzte-Verlag Köln

Rubery PT, Bradford DS, Athletic activity after spine surgery in children and adolescents:

Tab. 29.5: Sportfähigkeit entsprechend den AWMF-Leitlinien

Frakturlokalisation	Sportbeginn
Humerus supracondylär (Epiphysenlösung des distalen Humerus)	Nach 4–5 Wo. (freie Funktion nicht unbedingt Voraussetzung)
Humerus epicondylär	5.–6. Wo. nach Konsolidierung
Humerus transcondylär	4.–6. Wo. nach Konsolidierung, freie Beweglichkeit wird 4–6 Wo. nach Bewegungsfreigabe erreicht
Monteggialäsion	4 Wo. Ruhigstellung, dann Konsolidierung der Ulna, danach Bewegung bis an Schmerzgrenze möglich, volle Sportfähigkeit mit Erreichen der freien Beweglichkeit nach weitern 4–6 Wo. nach Bewegungsfreigabe
Proximaler Radiusschaft	5–6 Wo. nach Konsolidierung
Distaler Unterarm	2–3 Wo. nach Konsolidierung (auch bei belassener Fehlstellung)
Ellenbogen	4.–6. Wo. nach Bewegungsfreigabe, freie Beweglichkeit nach 10–14 Wo. nach Trauma erreicht
Apophysenabriss	Nach ca. 3 Wo.
Schenkelhals	6 Wo. nach Konsolidierung, wenn MRT-Kontrolle Kopfnekrose ausschließt
Pertrochantäre Fraktur	4–6 Wo. nach Konsolidierung, langsamer Sportbeginn, zunächst kein Wettkampfsport
Femurschaftfraktur	
Proximal	3–4 Wo. nach Konsolidierung
Diaphysär	4–6 Wo. nach Konsolidierung
Distal	4–6 Wo. nach Konsolidierung
Tibiafraktur	
Epiphysär	4–6 Wo. nach Konsolidierung
Metaphysär	3–4 Wo. nach Konsolidierung
Distale Tibiafraktur	3–4 Wo. nach Konsolidierung
Naviculare Fraktur	3–4 Monate nach Metallentfernung, danach bei Erreichen freier Beweglichkeit
Bandläsionen	
Knieseitenbänder	3 Wo. nach Gips-/Orthesenabnahme bei reizlosem Knie
Kreuzbänder	8–12 Wo. nach Trauma, nach 12 Wo. axiale Belastung, nach ¹/₂ Jahr kurze Stopps

results of a survey. Spine (2002), 27, 423–427

Sciasca A, Kibber WB, The pediatric overhead athlete: what is the real, problem? Clin J Sport Med 2006; 16/6: 471–7. Review

Scheuermann HW (1921) Kyphosis dorsalis juvenilis. Z Orthop Chir 41: 305

Schiller MD et al., Spinal Deformity and Athletics. Sports Med Arthrose Rev (2008), 16, 26–31

Wood KB, Spinal deformity in the adolescent athlete. Clin Sports Med (2002), 21, 77–92

Pförringer W, Standards der Sportmedizin – Epiphysiolysis capitis femoris und Sport. Deutsche Zeitschrift für Sportmedizin (2004), 55(7/8), 188–189

Veihelmann, Boeckh A, Snowboard-spezifische Verletzungen, Stuttgart, Orthoprof 1/05, Orthoprof (2005), 1(11), 28

VI Sportmedizinische Aspekte in speziellen Kollektiven

30 Frau und Sport

P. Platen

30.1 Menstruationszyklus und Sport

30.1.1 Physiologische Grundlagen des Zyklus

Während der unterschiedlichen Lebensabschnitte unterliegt die Frau charakteristischen hormonellen Einflüssen. Im gebärfähigen Alter, also zwischen der **Menarche** (erste Monatsblutung) und der **Menopause** (letzte Blutung) kommt es im Verlauf eines Menstruationszyklus zu wiederkehrenden hormonellen Veränderungen. Das wichtigste involvierte Steuerungshormon ist das hypothalamische Gonadotropin-Releasing-Hormon (GnRH). Getriggert durch eine „innere Uhr", bewirkt es in Abhängigkeit von der Phase des Menstruationszyklus in der Hirnanhangdrüse (Hypophyse) die Synthese und Ausschüttung des luteinisierenden Hormons (LH) und des follikelstimulierenden Hormons (FSH). Die GnRH-produzierenden Neuronen haben zahlreiche nervale Verbindungen und Vernetzungen, sodass sie vielfältigen Einflussfaktoren unterliegen. LH und FSH gelangen über den Blutweg zu den Ovarien (Eierstöcke) und bewirken dort die Synthese und Ausschüttung der weiblichen Steroidhormone Östrogene und Gestagene. Die wichtigsten Vertreter sind das **Östradiol** (E_2) und das **Progesteron**. Auf allen Ebenen dieser Hormonhierarchie existieren Feedback-Schleifen, die zu einer weiteren Stimulation oder Hemmung der Hormonproduktion führen. Ein weiteres relevantes Hormon ist das ebenfalls in der Hypophyse gebildete **Prolaktin**, das u.a. während einer Schwangerschaft das Brustwachstum und später die Milchbildung anregt. Prolaktin wird durch Dopamin gehemmt und durch Serotonin stimuliert. Eine Erhöhung der serotonergen Aktivität des ZNS führt somit zur Prolaktinsekretion. Prolaktin wiederum hat hemmende Wirkung auf das GnRH und kann so Störungen des Menstruationszyklus induzieren. Dies ist aus sportmedizinischer Sicht bedeutsam, da es unter körperlicher Aktivität zu einer Prolaktinsekretion kommt (Prolaktin als „Stresshormon"), was neben anderen Faktoren in Verbindung mit Zyklusstörungen bei Sportlerinnen gesehen wird.

Der 1. Tag der Monatsblutung ist definiert als der 1. Tag des Menstruationszyklus. Die Dauer eines Zyklus unterliegt einer ausgeprägten interindividuellen Variationsbreite von 21–36 Tagen. Die 1. Hälfte des Zyklus (Follikelphase) dauert bis zur Ovulation (Eisprung). Diese Zyklusphase ist in ihrer Länge sehr variabel. Sie dient der Follikelreifung unter dem Einfluss von FSH. Der wachsende Follikel produziert zunehmende Mengen an E_2. Die Gebärmutterschleimhaut wird auf eine mögliche Einnistung eines befruchteten Eis vorbereitet und nimmt an Dicke zu. Die Ovulation wird durch Zunahme der LH- und E_2-Sekretion je nach Dauer der Follikelphase etwa am 14. Zyklustag ausgelöst. Sie führt zu einem Anstieg der Basaltemperatur um etwa 0,5 °C. Nach der Ovulation wandelt sich die Follikelwand in das Corpus luteum (Gelbkörper) um, das neben E_2 unter dem dominanten Einfluss von LH nun auch große Mengen an Progesteron produziert (Lutealphase). Das Progesteron bewirkt eine weitere Entwicklung der Uterusschleimhaut zur Vorbereitung bzw. zum Erhalt einer Schwangerschaft. Die vom Corpus luteum gebildeten Östrogene und Gestagene wiederum führen zu einer zunehmenden Feedback-Hemmung der GnRH-Sekretion. So nimmt der stimulierende Einfluss von LH und FSH ab, und es kommt schließlich zum Untergang des Corpus luteum. Wird aber ein gesprungenes Ei befruchtet, übernimmt die sich entwickelnde Plazenta durch die Produktion des humanen Choriongonadotropins (HCG) die Stimulation der Steroidhormonproduktion im Corpus luteum (s.u.). Ansonsten geht der Untergang des Corpus luteum mit einem Abstoßen der Gebärmutterschleimhaut einher: Die nächste Menstruationsblutung hat eingesetzt, und der Zyklus beginnt von vorne (s. Abb. 30.1).

Aus sportmedizinischer Sicht sind der dominierende Einfluss der Östrogene in der Follikel- und der gemischte Einfluss der Gestagene plus Östrogene in der Lutealphase des Zyklus relevant.

30.1.2 Biologische Wirkungen der weiblichen Sexualhormone

Östrogene sind für die Entwicklung der weiblichen Geschlechtsmerkmale bedeutsam. E_2 fördert die Follikel- und Eireifung, den Aufbau der Gebärmutter- und die Verdickung der vaginalen Schleimhaut. Es verändert außerdem den Schleim im Muttermund. Östrogene erhöhen die Gerinnungsfähigkeit des Bluts (Thrombosegefahr) und führen zu einer Salz- und Wasserretention mit Wassereinlagerung ins Gewebe. Ferner stimulieren sie die Knochenneubildung, bremsen jedoch gleichzeitig das Längenwachstum und beschleunigen den Epiphysenschluss. Im Fettstoffwechsel wirken sie antiatherogen durch Senkung des LDL- und Anhebung des HDL-Cholesterins. Ferner reduzieren sie die Oxidation des LDL-Cholesterins. Dies erklärt, warum Frauen vor der Menopause ohne wei-

tere Risikofaktoren wie Rauchen nur selten einen Herzinfarkt erleiden. Östrogene haben außerdem vielfältige psychische Effekte. Im Sport können Östrogene wahrscheinlich einen belastungsinduzierten Muskelzellschaden reduzieren, indem sie die Muskelzellmembran stabilisieren und antioxidativ wirken.

Die Hauptaufgabe des **Progesterons** ist es, den Genitaltrakt der Frau für die Aufnahme und Reifung des befruchteten Eies vorzubereiten und die Schwangerschaft zu erhalten. Das in der Follikelphase gebildete E_2 sorgt für eine vermehrte Ausbildung von Progesteronrezeptoren in den Zielzellen. **Gestagene** fördern in der Gebärmutter die Reifung und Sekretionstätigkeit der Schleimhaut. In der weiblichen Brust tragen sie zur Entwicklung des Milchgangsystems bei. Sie steigern den Grundumsatz und die Körpertemperatur. Daher kommt es in der 2. Hälfte des Menstruationszyklus zu einem Anstieg der Basaltemperatur um etwa 0,5 °C (s.o.). Gestagene führen ferner zu einer Hyperventilation und mindern im Stoffwechsel die Insulinsensitivität. Progesteron ist wahrscheinlich verantwortlich für Verhaltensänderungen bis hin zu Depressionen vor der Menstruationsblutung ("prämenstruelles Syndrom") und am Ende einer Schwangerschaft. Im Bereich der Niere führt es zu einer leichten Verstärkung der Salzausscheidung, die wiederum Veränderungen der Hormone des Wasserhaushalts mit einer Netto-Wasserretention nach sich ziehen.

Merksätze

⊿ Östrogene und Gestagene unterliegen ausgeprägten zyklusphasenabhängigen Schwankungen.

⊿ Sie führen zu einer Vielzahl entsprechender physiologischer Veränderungen, die gerade für Sportlerinnen bedeutsam sind.

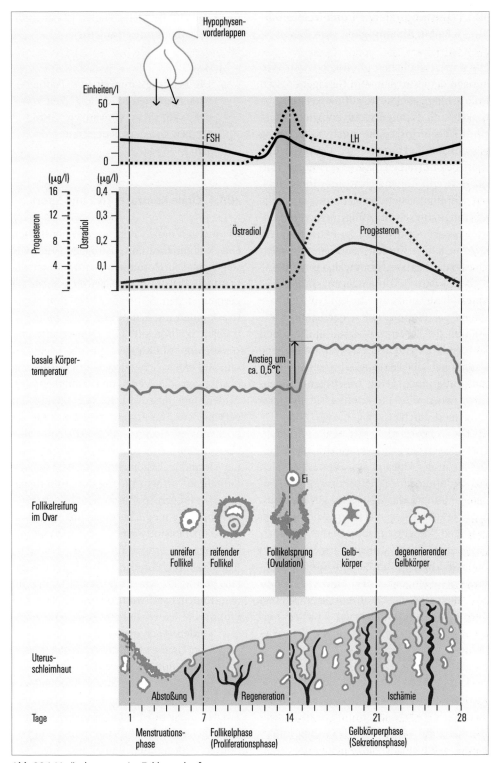

Abb. 30.1: Veränderungen im Zyklusverlauf.

30.1.3 Leistungsfähigkeit und Trainierbarkeit in Abhängigkeit vom Zyklus

Die unterschiedlichen physiologischen Wirkungen der Östrogene und Gestagene lassen zyklusabhängige Effekte auf die Leistungsfähigkeit und Trainierbarkeit erwarten. Diese sind jedoch insgesamt noch sehr wenig wissenschaftlich untersucht. Grundsätzlich muss betont werden, dass jede Frau auf Trainingsreize in Abhängigkeit ihres individuellen Hormonmusters reagiert und auch die Leistungsfähigkeit trotz allgemein zutreffender Aussagen individuell zu betrachten ist. Goldmedaillen wurden von Frauen in allen Phasen des Menstruationszyklus gewonnen.

Meist wird davon ausgegangen, dass die Lutealphase und die frühe Follikelphase (Phase der Blutung) mit einer leichten Reduktion der Leistungsfähigkeit einhergehen können. Während diskrete, zyklusabhängige Variationen der Leistungsfähigkeit bei Breitensportlerinnen keine wesentliche Bedeutung haben dürften, können sie im Leistungssport durchaus relevant sein.

Die Trainierbarkeit der Kraft ist möglicherweise in der Follikelphase des Zyklus höher als in der Lutealphase. Dies erklärt sich aus der androgenen Teilwirkung der Östrogene, während die Gestagene gewisse antianabole Effekte haben können. Aufgrund der erhöhten Körpertemperatur ist die Ausdauerleistungsfähigkeit unter warmen Umgebungsbedingungen in der Lutealphase möglicherweise eingeschränkt. Andererseits führen die erhöhten Konzentrationen von Östrogenen und Gestagenen zu einer vermehrten Glykogeneinlagerung, die wiederum eine höhere Belastungsintensität ermöglicht.

Da eine Vielzahl weiterer endokriner und metabolischer Faktoren mit den Effekten der weiblichen Geschlechtshormone in Zusammenhang mit körperlicher Belastung interagieren, wird eine verallgemeinernde Interpretation der Komplexität dieser Systeme nicht gerecht. Bei vielen Frauen ist eine individuelle Betrachtung erforderlich.

> **Merksatz**
> ◿ Die Leistungsfähigkeit und Trainierbarkeit können in Abhängigkeit von der Zyklusphase schwanken. Grundsätzlich reagiert jede Frau jedoch sehr individuell.

30.1.4 Orale Kontrazeptiva und Sport

Die meisten oralen Kontrazeptiva enthalten eine Kombination aus Östrogenen und Gestagenen. Die Hormonkonzentrationen der heutigen Präparate sind deutlich niedriger gegenüber den früheren. Orale Kontrazeptiva können die Symptome eines prämenstruellen Syndroms (PMS), schmerzhafte und starke Monatsblutungen günstig beeinflussen. Außerdem scheint sich ihre Einnahme positiv auf die Verletzungshäufigkeit von Athletinnen auszuwirken. Die Effekte auf verschiedene Leistungsparameter sind jedoch unklar. Grundsätzlich gelten die gleichen Zusammenhänge wie für die endogenen Hormone. Es gibt Hinweise, dass sich die Einnahme von sehr niedrig dosierten Präparaten bei jungen Sportlerinnen ohne gestörte Regelblutung möglicherweise ungünstig auf den Knochenstoffwechsel auswirkt. Ob sie auch negative Effekte auf den Muskelaufbau haben, ist noch unklar. Falls jedoch der Zyklus gestört ist, wirken sie stabilisierend auf den Knochenstoffwechsel und sollten zur Prophylaxe einer Osteoporose eingenommen werden. Auch die positiven Effekte von exogenen Östrogenen, die nach der Menopause eingenommen werden, wenn also vom Körper selbst keine ausreichenden Mengen mehr produziert werden, stehen außer Zweifel. Vorsicht ist lediglich bei einer familiären Belastung mit Brustkrebs und einer erhöhten Thromboseneigung angezeigt. Östrogene beugen einer Osteoporose vor und haben antiatherogene Effekte auf den Fettstoffwechsel. Diese Wirkungen sind besonders ausgeprägt, wenn zusätzlich zur Einnahme von Östrogenen regelmäßig Sport getrieben wird.

Orale Kontrazeptiva mit einer androgenen Komponente stehen auf der Dopingliste und sind daher im Leistungssport verboten. Es gibt jedoch genügend gut verträgliche Präparate, die ausreichende empfängnisverhütende Effekte haben und deren Einnahme im Leistungssport erlaubt ist.

Merksätze
- ◢ Orale Kontrazeptiva können sich bei medizinischen Problemen im Zusammenhang mit den zyklusbedingten hormonellen Veränderungen günstig auswirken und stellen ein wichtiges Therapeutikum dar.
- ◢ Möglicherweise haben die modernen, niedrig dosierten Präparate bei gesunden Sportlerinnen jedoch negative Effekte bez. der Belastungsadaptation.

30.2 Erkrankungen des reproduktiven Systems der Frau

30.2.1 Prämenstruelles Syndrom

In der Lutealphase des Menstruationszyklus liegen erhöhte Konzentrationen der weiblichen Geschlechtshormone vor. Diese können Symptome wie Schweregefühl der Brust, Wassereinlagerung, emotionale Labilität, Kopfschmerzen, Müdigkeit und Störungen des Kohlenhydratstoffwechsels induzieren, die als PMS bezeichnet werden. 40–90% aller Frauen klagen über mindestens ein PMS-Symptom, bei 2–4% liegt eine ausgeprägte Symptomatik vor. Regelmäßiges Training kann die PMS-Symptomatik günstig beeinflussen. Dies kann einerseits durch die Reduktion der weiblichen Geschlechtshormone

in Zusammenhang mit Sport, andererseits durch die unterschiedlichsten neuroendokrinen Effekte erfolgen, die durch körperliche Belastung ausgelöst werden. Diese führen in ihrer Gesamtheit zu einer Verbesserung der Stimmungslage und allgemeinen Entspannung.

Merksatz
- ◢ Die Symptome des PMS haben hormonelle Ursachen und lassen sich häufig durch Sport günstig beeinflussen.

30.2.2 Störungen des Menstruationszyklus im Sport

Während etwa 5% aller Frauen an Zyklusstörungen leiden, können je nach Sportart sogar bis zu 50% von Leistungssportlerinnen betroffen sein. Grundsätzlich sind offensichtliche Störungen, die sich durch Befragen der Sportlerin erfassen lassen, von subtilen Störungen zu unterscheiden, die eine hormonelle Diagnostik erfordern.

Zu den offensichtlichen Störungen gehören: verspätete 1. Monatsblutung (Menarche), unregelmäßige Zyklen (Poly- oder Oligomenorrhö) und das völlige Ausbleiben der Blutung (Amenorrhö).

Nicht jede späte Menarche ist sportinduziert. In einigen Sportarten, z.B. im Geräteturnen, gibt es eine positive Selektion von genetisch bedingt entwicklungsverzögerten Mädchen, deren Mütter häufig auch eine späte Menarche hatten. Hier liegt also keine verspätete, sondern lediglich eine späte Menarche vor.

Bei der primären Amenorrhö tritt bis zum 16. Lebensjahr überhaupt keine Blutung auf. Bei der sekundären Amenorrhö war bereits ein regelmäßiger Zyklus vorhanden, danach sind jedoch weniger als 3 Blutungen pro Jahr oder 6 Monate gar keine Blutungen mehr aufgetreten. Es kann jedoch sein, dass es trotz bestehender Amenorrhö gelegentlich zu einem Eisprung kommt, sodass nach wie vor Fruchtbarkeit bestehen kann. Dies ist aber eher die Ausnahme.

Von Oligomenorrhö spricht man bei weniger als 6 Blutungen pro Jahr oder Zykluslängen zwischen 39 und 90 Tagen. Die Dysmenorrhö beschreibt eine sehr schmerzhafte Monatsblutung.

Zu den subtilen Störungen des Zyklus gehört die unzureichende Progesteronproduktion in der Lutealphase mit einer Abnahme der Dauer dieser Phase auf 10 Tage oder weniger (Lutealinsuffizienz), ein Zyklus ohne Eisprung (anovulatorischer Zyklus) trotz normaler Länge und der Übergang von unregelmäßigen Zyklen mit erniedrigten Östrogenspiegeln bis hin zur Oligomenorrhö.

Die Ursachen für die genannten Störungen sind in ihren Einzelheiten noch nicht endgültig geklärt. Meist werden heute 2 Erklärungen gegeben: Einerseits führt eine chronische Aktivierung der sog. Stress-Achse (Hypothalamus-Hypophyse-Nebennierenrinde) mit einer erhöhten Cortisolproduktion zur Hemmung der Gonadenachse. Diese Hemmung wird durch eine chronische Aktivierung des sympathischen Nervensystems unterstützt. Andererseits führt eine kalorisch unzureichende Ernährung bei gleichzeitig erhöhtem Bedarf im Sport zu Energiesparmechanismen. Der Stoffwechsel wird u.a. durch Veränderungen der Schilddrüsenhormone gedrosselt (s. auch Abschn. 19.2). Auch dies führt durch Feedback-Mechanismen zu einer Hemmung der gonadalen Achse. Beide Mechanismen setzen auf hypothalamischer oder übergeordneter Ebene an. Das zentrale serotonerge System spielt hier wahrscheinlich in der Steuerung des Energieverbrauchs und der Regulation der Fortpflanzungsfähigkeit eine wichtige Rolle.

Merksatz

⊿ Es gibt offensichtliche Störungen des Menstruationszyklus wie die verspätete Menarche, die Oligomenorrhö und die Amenorrhö sowie subtile Störungen wie die Lutealphaseninsuffizienz, anovulatorische Zyklen und Zyklen mit erniedrigten Östrogenspiegeln.

Für die Entstehung **sportinduzierter Zyklusstörungen** besteht eine Reihe von Risikofaktoren. Hierzu zählt u.a. das Training bez. Art, Umfang und Intensität. Auch ein noch nicht ausgereiftes reproduktives Fortpflanzungssystem und ein niedriges Körpergewicht bzw. insbesondere ein niedriger Körperfettanteil stehen in Zusammenhang mit Zyklusstörungen, eng verbunden mit den Ernährungsgewohnheiten. Bedeutsam sind ferner zusätzliche emotionale und psychische Stressbelastungen. Aufgrund der Komplexität der Zusammenhänge lässt sich selten ein einzelner Faktor benennen. Wahrscheinlich hat jede Sportlerin ihre eigene Belastbarkeitsgrenze des reproduktiven Systems.

Merksatz

⊿ Nicht der Sport an sich ist verantwortlich für die Induktion von Zyklusstörungen bei Sportlerinnen, sondern ein für die individuelle Sportlerin überzogenes und durch negative Nebeneinflüsse, wie Mangelernährung, psychischer Stress etc., zusätzlich belastendes, nichtadäquates Training.

Zyklusstörungen bei Sportlerinnen sind aufgrund der geschilderten Zusammenhänge meist funktioneller Art. Bei entsprechender Verhaltensänderung, wie Änderung der Trainings- und Ernährungsgewohnheiten, Stressreduktion etc., stellt sich i.d.R. eine normale Monatsblutung mit normaler

Fruchtbarkeit wieder von allein ein. Ist dies nicht der Fall, sollte eine gynäkologische Abklärung erfolgen, da sich hinter einer vermeintlich sportinduzierten Störung eine ernstere Erkrankung verbergen kann.

Aber auch die medizinischen Konsequenzen von längerfristig reduzierten Konzentrationen weiblicher Geschlechtshormone sind gravierend und betreffen v.a. das Skelettsystem. Es kommt zu einer Entkalkung bis hin zur Osteoporose (s.u.). Ein erniedrigter Knochenmineralgehalt ist bei zyklusgestörten Sportlerinnen ebenso beschrieben wie eine erhöhte Verletzungsrate des aktiven und passiven Bewegungsapparats, einschließlich Stressfrakturen. Die knöchernen Umbauprozesse als Adaptation an körperliche Belastungen laufen unter Östrogenmangel verlangsamt ab. Aufgrund der pathogenetischen Zusammenhänge bezeichnet man den geschilderten Symptomkomplex bei Sportlerinnen auch als **Triade der sporttreibenden Frau – Störungen des Essverhaltens, Zyklusstörungen und Osteoporose**. Weitere Folgen der veränderten Geschlechtshormonkonzentrationen können ein erhöhtes Risiko für eine Arteriosklerose und Krebserkrankungen der Gebärmutter und der Brust sein. Eine Intervention sollte daher möglichst frühzeitig erfolgen. Kann eine Normalisierung des Zyklus durch Verhaltensänderungen nicht erreicht werden, sind eine Hormonsubstitution und eine Optimierung der Ernährung, insbesondere der Vitamin- und Mineralienversorgung, erforderlich.

30.3 Essstörungen bei Sportlerinnen

Zum Komplex der Triade der sporttreibenden Frau gehören Störungen des Essverhaltens, die in engem pathogenetischen Zusammenhang mit Störungen des Menstruationszyklus stehen (s.o.). Die Palette der Störungen des Essverhaltens reicht von unnormalen oder schlechten Essgewohnheiten bis hin zu den schwerwiegenderen Formen des streng kontrollierten Essverhaltens und der Fress-Brech-Sucht (Bulimia nervosa) bis hin zur Magersucht (Anorexia nervosa) mit nicht selten tödlichem Ausgang. 90–95% essgestörter Patienten sind Frauen. Etwa 1–4% aller Frauen im Alter zwischen 15 und 30 Jahren leiden an Anorexia nervosa, 2–5% an Bulimia nervosa. Die Übergänge sind fließend. Schwerwiegende metabolische, endokrine, ossäre und psychische Probleme können assoziiert sein. In einigen Sportarten scheint eine erhöhte Prävalenz von Essstörungen im Vergleich zur Normalbevölkerung vorzuliegen. Besonders betroffen sind Sportarten, in denen ein niedriges Körpergewicht Voraussetzung für das Erbringen einer Spitzenleistung ist. Zu diesen Risikosportarten gehören ästhetische Disziplinen wie rhythmische Sportgymnastik, Kunstturnen und Ballett sowie Sportarten mit Gewichtsklassen wie Leichtgewichtsrudern und Judo. Aber auch Sportarten, bei denen bei hoher metabolischer Belastung das eigene Körpergewicht getragen werden muss, z.B. Langstreckenlauf, zählen dazu. Das Vollbild der Anorexia nervosa tritt im Leistungssport nur selten auf. Veränderungen des Essverhaltens werden hier als Anorexia athletica bezeichnet. Im Gegensatz zur klassischen Anorexia nervosa hat eine Sportlerin mit einer Anorexia athletica ihr Essverhalten noch weitgehend unter Kontrolle. Aber auch zwischen diesen Formen sind die Übergänge fließend.

Merksatz

◢ Risikosportarten für das Auftreten von Essstörungen sind Disziplinen, in denen eine leistungsbedingte Notwendigkeit zum Schlanksein besteht. Dies sind v.a. ästhetische Disziplinen, der Langstreckenlauf und Gewichtsklassensportarten.

Während eine Anorexia nervosa durch eine klinische Untersuchung allein aufgrund der Körperproportionen recht eindeutig zu diagnostizieren ist, lassen sich die weiteren Essstörungen häufig nur durch spezifische Befragungen aufdecken. Die Problematik muss äußerst sensibel angegangen werden. In der Behandlung ist ein multidisziplinärer Ansatz am erfolgversprechendsten. Die Trainer, die betreuenden Personen im direkten Umfeld, bei jüngeren Frauen und Mädchen die Eltern, die Lehrer, Ernährungsberater und Psychologen spielen eine große Rolle und sollten in einem Team interagieren.

Ohne Behandlung können sich neben der Reduktion der Leistungsfähigkeit schwerwiegende und langfristige gesundheitliche Probleme ergeben. Die Sterberate bei einer voll ausgebildeten Anorexia nervosa liegt bei etwa 20%.

Wenn bei hoher körperlicher Belastung eine hypokalorische Ernährung eingehalten werden muss, sollte diese qualitativ sehr hochwertig sein. Bei einer Kalorienzufuhr von nur 1800 kcal/d und weniger kann der Bedarf an Mineralien, Vitaminen und Spurenelementen und wahrscheinlich auch an essenziellen Aminosäuren nicht mehr allein durch die Nahrung gedeckt werden. Auf die ausreichende Zufuhr dieser Substanzen, insbesondere von Calcium (1500 mg/d), ist unbedingt zu achten. Häufig ist eine Substitution durch entsprechende Präparate erforderlich.

Merksatz
◢ Störungen des Essverhaltens stellen ein schwerwiegendes gesundheitliches Problem im Frauensport dar und sollten möglichst frühzeitig und konsequent in Zusammenarbeit mit dem gesamten Umfeld der Sportlerin behandelt werden.

30.4 Weibliche Brust

Im Folgenden werden die wichtigsten Aspekte vorgestellt; zum Thema Brustkrebs und Sport (s. Abschn. 15.5).

30.4.1 Verletzungen der Brust

Störungen der weiblichen Brust in Zusammenhang mit Sport betreffen Verletzungen, Irritationen der Brustwarzen durch Kälte oder Reibung an der Sportkleidung und Spannungsgefühle beim Sport. Ein Austritt von Milch unabhängig von einer Schwangerschaft sollte gynäkologisch abgeklärt werden, da u.a. ein Tumor die Ursache sein kann.

Brusttraumata können zu Blutergüssen und gelegentlich zu Fettgewebsuntergang mit entsprechenden Hauteinziehungen führen. An den Brustwarzen können Reibungen und Blutungen bei Männern und Frauen, v.a. in den langen Laufdisziplinen, auftreten („Läufermamille"). Eine Vorbeugung ist durch die Verwendung von Vaseline, Tape oder Pflaster möglich. Außerdem können Kälteschäden der Brustwarzen, die sog. RadfahrerInnen-Brustwarzen, vorkommen, die durch entsprechende Thermokleidung vermieden werden können.

Durch körperliches Training wird die Größe der Brust an sich nicht verändert, auch nicht durch spezifisches Training des Brustmuskels. Bei Reduktion des Körperfettanteils nimmt aber auch der Fettanteil der weiblichen Brust ab und ihr Volumen wird kleiner. Eine Erhöhung des Muskeltonus des großen Brustmuskels kann ein Hängen der Brüste bis zu einem gewissen Grad reduzieren. Schmerzen in der Brust bei körperlicher Aktivität können durch das Tragen eines entsprechenden Sport-BHs reduziert oder behoben werden.

30.5 Sport und Schwangerschaft

30.5.1 Physiologische Grundlagen der Schwangerschaft

Die Schwangerschaft ist mit vielfältigen hormonellen Veränderungen verbunden, die dem Erhalt der Schwangerschaft und später der Vorbereitung der Geburt dienen (s. Abb. 30.2).

Abb. 30.2: Darstellung der hormonellen Veränderungen in der Schwangerschaft bei Mutter und Kind. Hormonproduktion von Plazenta, Mutter und Fetus (fetoplazentare Einheit) in der frühen (**a**) und späteren (**b**) Schwangerschaft. **c)** Hormonplasmakonzentrationen während der Schwangerschaft.

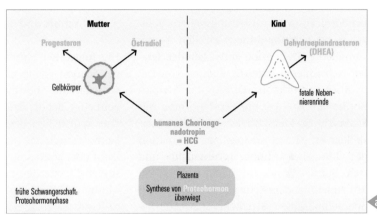

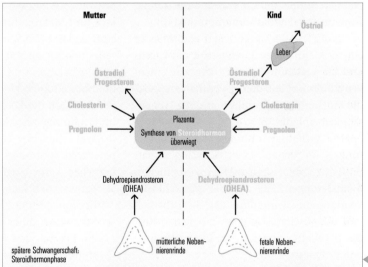

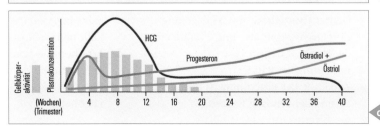

Ein wichtiges Hormon, das bereits ab dem 6.–8. Tag nach der Befruchtung von der sich entwickelnden Plazenta (Mutterkuchen) gebildet wird, ist das HCG, ein Proteohormon, das zum Schwangerschaftsnachweis im Urin gemessen werden kann (Schwangerschaftstest). HCG stimuliert in der Frühschwangerschaft den Erhalt des Gelbkörpers und somit die Produktion der Steroidhormone Östradiol und Progesteron und die Unterdrückung der Ausreifung weiterer Follikel zu befruchtungsfähigen Eizellen. Ferner stimuliert es in der sich entwickelnden fetalen Nebennierenrinde die Bildung von Dehydroepiandrosteron (DHEA) u.a. Steroidhormonen. HCG ist ein Peptidhormon mit anabolen Effekten. Da es synthetisch herstellbar ist, wird es im Sport zur Stimulation des Muskelwachstums missbraucht und steht auf der Dopingliste (s. auch Kap. 35). Mit zunehmendem Schwangerschaftsverlauf übernehmen die mütterliche und fetale Nebennierenrinde und die Plazenta die ständig zunehmende Steroidhormonproduktion.

In der Spätschwangerschaft kommt es zu einer zunehmenden Erregbarkeit des Uterus und zur Ausschüttung von **Oxytozin**, einem Peptidhormon aus dem Hypothalamus, das die Milchbildung stimuliert und die Wehentätigkeit einleitet.

Die vielfältigen hormonellen Veränderungen im Verlauf einer Schwangerschaft führen zu charakteristischen körperlichen Veränderungen, die für die Auswahl der Sportart, die Beurteilung der Belastbarkeit und die Abschätzung eines möglichen Risikos für Mutter und Kind beim Sporttreiben von Bedeutung sind:

◢ Gewichtszunahme und Veränderung der Gewichtsverteilung mit Verlagerung des Körperschwerpunkts und Veränderung der Statik
◢ Lockerung der Bänder
◢ Zunahme des Blutvolumens und Vergrößerung der venösen Kapazität
◢ Erschwerte Orthostase

◢ Erschwerte Wärmeregulation
◢ Erhöhung des Sauerstoffbedarfs
◢ Zunahme von HMV durch Anstieg von HF und SV und des AMV
◢ Hyperventilation und somit Abnahme der Pufferbasenkonzentration (Bikarbonat) im Blut

30.5.2 Sport während der Schwangerschaft und nach der Geburt

Die folgenden Empfehlungen wurden von der Sektion Frauensport der Deutschen Gesellschaft für Sportmedizin und Prävention erarbeitet. Bei der Beurteilung der Frage, welcher sportlichen Betätigung während einer Schwangerschaft nachgegangen werden kann oder sollte, müssen die möglichen positiven Effekte den potenziellen Risiken für Mutter und Kind gegenübergestellt werden.

Grundsätzlich besteht während einer Schwangerschaft ein erhöhter Bedarf an Mikro- und Makronährstoffen sowie an Sauerstoff, sodass beim Sport eine gewisse Konkurrenzsituation zwischen der belasteten Skelettmuskulatur und dem Kind mit der uteroplazentaren Einheit entsteht. Dies ist bei der Wahl der körperlichen Aktivität und im Ernährungsverhalten zu berücksichtigen.

Während einer Schwangerschaft sollten bevorzugt Sportarten mit aerober Belastung betrieben werden, denn sie:

◢ Beugen der Bildung von Thrombosen, Krampfadern und Hämorrhoiden vor
◢ Verbessern durch ihren positiven Effekt auf Plasma- und Blutvolumen die Sauerstoffversorgung von Mutter und Kind
◢ Bauen psychischen Stress ab, der Schwangerschafts- und Geburtenkomplikationen begünstigt
◢ Erhöhen die körperliche Leistungsfähigkeit während der Schwangerschaft bis in die Zeit der Entbindung und des Wochenbetts

Folgende **allgemeine Empfehlungen** sollten beachtet werden:

◢ Fortsetzen der bisherigen sportlichen Aktivität beim Eintritt einer Schwangerschaft, langsames Reduzieren bis zum 2. und 3. Schwangerschaftsdrittel

◢ Ausreichende Kohlenhydratzufuhr, vorwiegend bei Ausdauerbelastungen

◢ Körperliche Belastungen nur im aeroben und submaximalen Bereich

◢ Hohe Körpertemperaturen bei Ausdauerbelastungen vermeiden (mögliche Schädigung der Frucht)

◢ Vermeidung von extremen Beschleunigungen oder dem Abbremsen des Körpers um seine Achsen

◢ Vermeidung von Sportverletzungen während der Schwangerschaft, da deren Diagnostik, z.B. Röntgen, ggf. Therapie (Operation, Narkose) und die nachfolgende Ruhigstellung und Schonung Gefahren (z.B. erhöhtes Thromboserisiko) in sich bergen

◢ Tragen von sehr gutem Schuhwerk zur Vorbeugung von Überlastungen der gelockerten Bänder und Gelenke

Bestehen medizinische Risiken wie Herzerkrankungen, Diabetes mellitus, frisch durchgemachte Infektionen, frühere Fehl- oder Frühgeburten oder eine Mehrlingsschwangerschaft, ist eine eingehende fachärztliche Begutachtung notwendig. Die genannten Risiken bei der Auswahl und Ausübung der entsprechenden Sportart sollten dann berücksichtigt werden. Eine leistungsorientierte Sportausübung oder Wettkämpfe sind nicht zu empfehlen.

Als **Leitlinien** können gelten:

◢ **Ohne Einschränkungen erlaubt** sind: Jogging/Walking, Wandern bis 2000 m Höhe, lockeres Radfahren, Gymnastik, Tanzen und Schwimmen. Die HF sollte 130–140 Schläge/min nicht überschreiten. Schwimmen ist besonders empfehlenswert, da das erhöhte Körpergewicht getragen und die Gelenke somit entlastet werden und die Thermoregulation erleichtert ist. Die Wassertemperatur sollte jedoch nicht unter 20 °C und nicht über 35 °C liegen. Saunieren ist erlaubt, jedoch nicht länger als 10–12 min.

◢ **Erlaubt, aber nur deutlich im unteren submaximalen Belastungsbereich**, sind: Laufen, Rudern, Bodenturnen, Skilanglauf (nicht über 1500 m Höhe), Tennis, Squash, Badminton, Tischtennis, Segeln.

◢ **Erlaubt nur bis zur 16. SSW** (wegen Sturzgefahr) sind: Schlittschuhlaufen, Inlineskaten, Hochsprung, Weitsprung, Kugelstoßen, Diskus u.Ä.

◢ **Nur sehr bedingt erlaubt** sind wegen des hohen Verletzungsrisikos: Reiten und Ski Alpin (bis 2000 m Höhe).

◢ **Nicht empfehlenswert** sind: Mannschafts- und Kampfsportarten (Ballsportarten, Judo, Fechten u.Ä.), Disziplinen mit hohem Sturzrisiko (Wasserski, Surfen, Geräteturnen u.Ä.), körperliche Anstrengungen über 2000–2500 m Höhe (z.B. Höhentraining), Marathonlauf, Triathlon, Bodybuilding, Boxen, Gewichtheben, Fallschirmspringen, Gleitschirmfliegen, Bungee Jumping u.Ä.

Während Schnorcheltauchen durchgeführt werden kann, sollte auf das Gerätetauchen wegen der potenziellen Gefährdung des Kindes durch Stickstoffbläschen und bei Dekompressionsunfällen völlig verzichtet werden.

Sollte es in Zusammenhang mit dem Sport zu Blutungen, Wehen, Atemnot, Unwohlsein mit Augenflimmern und Kopfschmerzen kommen, sind ein sofortiges Sportverbot und ein Arztbesuch angeraten.

Entgegen einer früheren Auffassung verläuft die Entbindung einer Sportlerin nicht erschwert. Zwar kann die Eröffnungsphase bei Leistungssportlerinnen verlängert, jedoch können die Austreibungsperiode und die Gesamtgeburtsdauer verkürzt sein. Der

Wochenbettverlauf ist wegen der positiven Auswirkungen der körperlichen Fitness bei Sportlerinnen eher unkompliziert.

Ein systematischer Trainingsaufbau kann 4 Wochen nach der Entbindung bei unauffälligem Wochenbettverlauf beginnen. Dabei muss auf ein langsames, konsequentes Wiederaufbautraining des Sehnen-, Kapsel-, Band- und Muskelapparats neben der Wiederherstellung der kardiopulmonalen Leistungsfähigkeit besonderer Wert gelegt werden. Bei Sportarten mit hohen Belastungen von Sehnen, Bändern, Gelenken und der Muskulatur ist wegen der Verletzungsanfälligkeit frühestens nach 12 Wochen wieder ein volles Training zu empfehlen. Es gibt keine gesicherten Belege dafür, dass durch körperliche Belastung in der Stillzeit die Muttermilch geschmacklich verändert, sprich „sauer", wird.

Bei Beachtung der obigen Empfehlungen bestehen keine Bedenken gegen körperliche Aktivität in der Schwangerschaft. Ganz im Gegenteil, viele Frauen fühlen sich nur dann wohl, wenn sie ihren Sport in der Schwangerschaft in vernünftigem Maße weiter treiben können.

Merksätze

◢ Während einer Schwangerschaft besteht beim Sport eine gewisse Konkurrenzsituation zwischen der belasteten Skelettmuskulatur und dem Kind mit der uteroplazentaren Einheit.

◢ Körperliche Aktivität in vernünftigem Maße ist in vielen Fällen während einer unkomplizierten Schwangerschaft möglich.

30.6 Sport im Klimakterium

30.6.1 Physiologische Grundlagen des Klimakteriums

Mit dem Begriff Menopause bezeichnet man die letzte Menstruation einer Frau, die in den westlichen Ländern im Mittel zwischen dem 48. und 52. Lebensjahr liegt. Das Klimakterium oder die Wechseljahre beziehen sich auf die Übergangsphase von der vollen Geschlechtsreife bis zum Senium der Frau. Der Zeitraum beginnt individuell sehr unterschiedlich zwischen dem 35. und 45. Lebensjahr, schließt die perimenopausale Periode zwischen dem 46. und 55. Lebensjahr ein und zieht sich bis in die postmenopausalen Jahre zwischen dem 56. und 65. Lebensjahr. Während des Klimakteriums erlebt die Frau eine Reihe hormoneller, körperlicher und psychischer Veränderungen, wie:

◢ Ausbleiben der Monatsblutung
◢ Trockenheit und Atrophie der Vaginalschleimhaut
◢ Reduktion des Brustvolumens
◢ Stressinkontinenz der Harnblase
◢ Erhöhung des atherogenen Risikos durch Anstieg der Blutfette und der Thrombozytenaggregation
◢ Knochendemineralisation (Osteoporose)
◢ Störungen der Hautdurchblutung (Hitzewallungen)
◢ Abnahme der Hautdicke
◢ Depressionen, Ängste, Nervosität u.a.

Da die Hauptursache für diese Veränderungen die Abnahme der weiblichen Geschlechtshormone ist, werden bei Frauen, die unter den genannten Symptomen leiden, unter bestimmten Voraussetzungen entsprechende Hormonpräparate therapeutisch verordnet.

Merksatz

◢ Klimakterische Beschwerden werden durch die hormonellen Veränderungen in dieser Lebensphase verursacht.

30.6.2 Bedeutung von körperlicher Aktivität im Klimakterium

Die körperliche Leistungsfähigkeit der Frau, häufig dargestellt als $\dot{V}O_2$max, nimmt ebenso wie die des Mannes mit zunehmendem Alter ab. Dieser Prozess kann jedoch auch noch während und nach der Menopause durch regelmäßige körperliche Aktivität verlangsamt werden. Die Trainierbarkeit der Ausdauer ist vom Menopausenstatus weitestgehend unabhängig.

Neben der Hormonsubstitutionstherapie hat auch körperliche Aktivität positive Auswirkungen auf eine Vielzahl der genannten klimakterischen Veränderungen. So zeigen körperlich aktive Frauen ein geringeres atherogenes Lipidprofil als inaktive Frauen, wobei neben dem Sport einer kalorisch ausgeglichenen und fettarmen Ernährung ebenfalls eine sehr wichtige Rolle zukommt. Nach der Menopause profitiert die Frau noch mehr vom Sport als der Mann, denn die Herzinfarktrate der Frau gleicht sich nach der Menopause der des Mannes an und ist im höheren Alter sogar erhöht. Hier kommt der Prävention durch Sport und einer gesunden Lebensführung eine sehr hohe Bedeutung zu. Auch vasomotorische Symptome (Hitzewallungen) können durch Sport günstig beeinflusst werden, ebenso psychologische Symptome wie Stress, Ängste und Depressionen. Sport hat außerdem eine Vielzahl positiver Effekte auf den Knochenstoffwechsel bzw. auf das Osteoporoserisiko (s.u.).

Für einige klimakterische Veränderungen, wie manche psychischen Probleme und Verschiebungen im Lipidprofil, stellt regelmäßiger Sport möglicherweise eine Alternative zur Hormonbehandlung dar. Bei anderen Veränderungen wiederum scheinen die deutlichsten Effekte durch die Kombination von Hormonsubstitution und regelmäßiger körperlicher Aktivität erreichbar zu sein. Dies ist zumindest für die Osteoporose bei gesteigertem Knochenumbau nachgewiesen.

Um möglichst viele positive Effekte zu erzielen, sollte ein gesundheitlich ausgerichtetes Sportprogramm vielseitig sein. Es sollte sowohl Ausdauerkomponenten mit den positiven Effekten für das Lipidprofil und die Psyche enthalten als auch Kraftkomponenten, die insbesondere für den Knochenstoffwechsel günstig sind, sowie Flexibilitätskomponenten. Der wöchentliche Umfang sollte bei etwa $3^1/_2$ h, also bei durchschnittlich 30 min täglicher, körperlicher Aktivität liegen.

Merksatz

◢ Ein gesundheitlich orientiertes Sportprogramm im Klimakterium sollte möglichst vielseitig ausgerichtet sein und Ausdauer-, Kraft- und Flexibilitätskomponenten enthalten.

30.7 Stressinkontinenz

Unter Stressinkontinenz der Harnblase versteht man den unfreiwilligen Urinabgang bei intraabdomineller Druckerhöhung, z.B. durch Pressen, Husten oder auch bei entsprechender körperlicher Belastung. Sie stellt die häufigste Form der weiblichen Harninkontinenz dar. Etwa jede 4. Frau ist von einer Form der Inkontinenz betroffen und davon wiederum die Hälfte von Stressinkontinenz. Sie wird u.a. verursacht durch ein Tiefertreten der Beckeneingeweide und Verkürzung der funktionalen Harnröhre (Urethra) bei insuffizienter Beckenbodenmuskulatur. Auch Veränderungen der quergestreiften und glatten Schließ- und Blasenmuskulatur und Verlust der Elastizität der Harnröhre bei Sexualhormonmangel tragen dazu bei. Das Thema Stressinkontinenz wurde in Zusammenhang mit Sport möglicherweise aus Gründen der Schamhaftigkeit bisher wenig thematisiert. Jede 3. sporttreibende Frau berichtet unabhängig von vorausgegangenen Schwangerschaften über Symptome der Harninkontinenz, vom Abgang nur weniger Tropfen bis hin zu größeren Mengen an Urin, die die Verwendung von Einlagen erforderlich machen. Unter Stressinkontinenz leiden im Übrigen auch Männer, insbesondere nach Entfernung der Prostata oder bei starker Prostatavergrößerung.

Das Problem der belastungsinduzierten Inkontinenz kann häufig konservativ behandelt werden. Bei jüngeren Frauen kann ein Diaphragma zur Blasenaufrichtung führen und das Problem beseitigen. Hilfreich ist in vielen Fällen ein spezifisches Beckenbodentraining durch regelmäßige und bewusste Kontraktion der analen und urethralen Schließmuskulatur (3 × tgl. 2 min). Auch das Tragen eines intravaginalen Zylinders mit zunehmenden Gewichten trainiert die urethrale Muskulatur. Das Training muss jedoch über mehrere Wochen bis Monate durchgeführt werden. Möglicherweise müssen Alternativen zu bisher durchgeführten körperlichen Aktivitäten gesucht werden. So wird der Beckenboden z.B. beim Radfahren im Gegensatz zum Laufen nicht gestresst und das Problem der Harninkontinenz tritt seltener auf.

Neben diesen Maßnahmen kommen für bestimmte Formen der Inkontinenz medikamentöse Verfahren, wie z.B. Blasenmuskelrelaxantien, anticholinerge Medikamente oder Östrogene und chirurgische Therapien, zur Anwendung. Prinzipiell sollte aber keine Frau und kein Mann aus Gründen der Harninkontinenz körperliche Aktivität grundsätzlich vermeiden.

30.8 Sport und Osteoporose

Die Osteoporose ist eine systemische Skeletterkrankung mit niedriger Knochenmasse und mikroarchitektonischer Verschlechterung von Knochengewebe. Dies führt zu einer erhöhten Knochenbrüchigkeit und Frakturanfälligkeit. Eine effektive Prävention der Osteoporose ist v.a. durch eine Optimierung der Ernährung und eine Steigerung der allgemeinen körperlichen Aktivität zu erwarten, wobei beide Aspekte in gleicher Weise beachtet werden sollten: „**Essen und Trimmen – beides muss stimmen**".

Gewichtsbelastende körperliche Aktivitäten, womit sowohl die beruflichen und alltäglichen Aktivitäten als auch der Gesundheits-, Freizeit- und Leistungssport gemeint sind, stellen eine wesentliche Voraussetzung für die Knochengesundheit dar. Ende des letzten Jahrhunderts formulierte Wolff das immer noch gültige Gesetz von der Transformation der Knochen: Die Knochenform folgt der Funktion. Ohne die stimulierenden Effekte des Gravitationsfeldes oder mechanischer Belastung kommt es sowohl am axialen als auch am peripheren Skelett zu einem schnellen und ausgeprägten Knochenmasseverlust. Die Gesamtkraft, die auf einen bestimmten Skelettabschnitt wirkt, setzt sich aus den inneren Kräften durch Muskelkontraktionen und den äußeren Kräften durch das Gravitationsfeld sowie aus bewegungsbedingten Druck- und Zugkräften zusammen.

Neben den rein mechanischen Einflüssen unterliegt das Skelettsystem einer Vielzahl von Knochenaufbau oder -abbau fördernden hormonellen Faktoren. Viele dieser Hormone weisen akute und/oder chronische Veränderungen nach körperlicher Belastung auf. Die Serumkonzentrationen der knochenanabolen Hormone Testosteron und Östradiol, aber auch des katabolen Hormons Cortisol, steigen nach Belastungen an. Ein zu umfangreiches oder zu intensives Training kann jedoch zu einer Reduktion der Blutkon zentration der Sexualsteroide führen. Das Verhalten weiterer, den Knochenstoffwechsel beeinflussender Hormone (z.B. Kalzitonin, PTH, Vitamin D, Schilddrüsenhormone etc.) unter verschiedenen Belastungsbedingungen ist sehr komplex. Ihre Bedeutung als Mediatoren belastungsinduzierter Adaptationen ist in vielerlei Hinsicht ungeklärt.

> **Merksatz**
> ◢ Die Summation aller endokrinen und mechanischen Einflussfaktoren unter Berücksichtigung der individuellen genetischen Disposition bestimmt die aktuelle Knochenstruktur und den Knochenstoffwechsel an jeder spezifisch belasteten Skelettstelle.

Trainingsreize sollten an den Skelettstellen wirksam werden, an denen ein Gewinn an Knochenmasse erreicht werden soll, also hauptsächlich an den am stärksten durch Frakturen gefährdeten Bereichen Femur, Wirbelsäule und distalem Unterarm. Um knochenwirksame Effekte zu erzielen, müssen die Trainingsreize kontinuierlich gesteigert werden. Vor allem sollten die Trainingsbelastungen die üblichen Alltagsbelastungen deutlich übersteigen, wenn ein Gewinn an Knochenmasse erzielt werden soll. Die Unterbrechung eines Bewegungsprogramms führt zu einer Rückbildung der erzielten positiven Effekte am Skelettsystem auf das Ausgangsniveau. Je geringer die Ausgangswerte, umso höher werden die prozentualen Zunahmen an Knochenmasse sein. Je höher die Werte bereits sind, umso geringer sind die Gewinne, die noch erzielt werden können. Jedes biologische System hat seine genetische Determinierung. Das gilt für die max. erreichbare körperliche Leistungsfähigkeit i.A. und die Knochenmasse im Speziellen. In diesem Zusammenhang stellt sich die Frage, welche Zunahme an Knochenmasse bei jungen Frauen durch ein Fitnessprogramm erreicht werden kann, deren Werte im untersten Normbereich liegen.

Es ist bis heute unklar, ob beim Menschen die Steigerung der Intensität, der Häufigkeit oder der Dauer einer Belastung am stärksten knochenanabol wirkt. Überträgt man jedoch die Ergebnisse tierexperimenteller Studien auf Trainingsregimes beim Menschen, die das Ziel haben, Masse und Festigkeit der Knochen zu vergrößern, ergeben sich folgende Anforderungen an ein solches Programm.

Die Belastungen sollten:
◢ Dynamischer Natur sein
◢ Mit möglichst hoher Intensität und Frequenz durchgeführt werden
◢ Möglichst vielseitige Übungen enthalten

Also bestimmt nicht die Dauer, sondern vielmehr die Häufigkeit der Übungen in Kombination mit deren Intensität die Höhe des knochenanabolen Effekts. Kurze, intensive Belastungen scheinen eine höhere knochenanabole Wirkung zu haben als lang dauernde, wenig intensive. Die simple Verordnung „mehr Bewegung" zur Osteoporoseprävention genügt den heutigen sportmedizinischen Anforderungen nicht mehr, wenngleich in vielen Bereichen noch erheblicher Forschungsbedarf besteht.

Trainingsanpassungen des Knochens im Sinne einer Überkompensation können nur erzielt werden, wenn das „endokrine Milieu" und/oder nahrungsabhängige Parameter nicht pathologisch verändert sind und das Training entsprechend der individuellen Belastbarkeit nach trainingswissenschaftlichen Gesichtspunkten durchgeführt wird (s. auch Abschn. 4.1).

Es gibt jedoch bisher keine Belege dafür, dass körperliche Aktivität in der Menopause, wenn es also zu einer Reduktion der Konzentrationen der weiblichen Geschlechtshormone gekommen ist, allein den in dieser Lebensphase häufig beschleunigten Knochenmasseverlust aufhalten kann. Eine Reduktion der Verlustrate scheint jedoch möglich. Auch eine tatsächliche Zunahme an Knochenmasse kann durch die Kombination aus Belastung und Hormonsubstitutionstherapie erreicht werden.

Regelmäßiges körperliches Training im Sinne einer kontrollierten Bewegungstherapie bzw. – je nach individuellem Krankheitsbild – einer überwachten Krankengymnastik bzw. Physiotherapie hat sich als ein wichtiger Bestandteil im gesamten therapeutischen Konzept etabliert. Ob hierdurch allerdings ein Gewinn an Knochenmasse erreicht werden kann, ist noch nicht endgültig geklärt. Dies erscheint eher unwahrscheinlich, da die notwendigen Belastungsreize aufgrund der reduzierten Belastbarkeit und der in der betroffenen Altersgruppe häufig schlechten allgemeinen Fitness gar nicht erreicht werden können. Durch die Bewegungstherapie sind dennoch viele positive Effekte zu erzielen, die nicht nur einen Gewinn an Lebensqualität, sondern auch einen gewissen Schutz vor weiteren Frakturen bedeuten (s. Tab. 30.1). Nach erfolgter Rehabilitation und Wiedererlangung eines Mindestmaßes an Mobilität und Bewegungssicherheit erscheinen, jeweils unter Berücksichtigung des individuellen Krankheitsbildes, folgende Bewegungsformen sinnvoll:

◢ Kraftbetonte Gymnastik
◢ Dosiertes und gezieltes Krafttraining an Geräten
◢ Alle Übungsformen, die die Koordination und Flexibilität bei einfacher Dosierbarkeit und kontrollierter Bewegungsausführung schulen

Sportarten mit erhöhtem Sturz- und Stauchungsrisiko, z.B. Radfahren, Reiten und Turnen, sollten insbesondere bei fehlender Übung nicht mehr betrieben werden. Bei genügend Erfahrung in der jeweiligen Sportart kann jedoch das Training in dosierter Form und unter Minimierung des Sturz- und Stauchungsrisikos (z.B. Senioren-Dreirad, glattes Straßenprofil beim Radfahren etc.) fortgeführt werden. Außerdem besteht die Möglichkeit des Ergometertrainings.

> **Merksätze**
> ◢ Die Bewegungstherapie sollte als regelmäßiges Programm täglich durchgeführt werden.
> ◢ Darüber hinaus bieten sich für das weitere körperliche Training u.a. örtliche Osteoporosesportgruppen an, die die Durchführung sportlicher Aktivitäten unter Anleitung geschulter Therapeuten ermöglichen.

Literatur

ACOG, Exercise during pregnancy and the postpartum period. ACOG Committee Opinion No. 267. Obstet Gynecol (2002), 99, 171–173

Borodulin KM et al., Physical activity patterns during pregnancy. Med Sci Sports Exerc (2008), 40(11), 1901–1908

Contreras Ortiz O, Stress urinary incontinence in the gynecological practice. Int J Gynaecol Obstet (2004), 86(Suppl 1), 6–16

Tab. 30.1: Wesentliche Ziele der Bewegungstherapie in der Behandlung der Osteoporose

Förderung der Flexibilität und Dehnungsfähigkeit

Verbesserung der Alltagsmotorik

Vermeidung weiterer Frakturen durch Reduktion des Sturzrisikos

Kräftigung insbesondere der statischen Haltemuskulatur (Aufrichtung des Rumpfes, Verminderung einer kyphotischen Fehlhaltung

Entlastung der durch Wirbelfrakturen fehlgestellten und irritierten kleinen Wirbelgelenke

Langfristige Schmerzreduktion

Drinkwater BL (2000) Women in Sport: Olympic Encyclopaedia of Sports Medicine, 8. Wiley-Blackwell, Oxford

Drinkwater BL et al., ACSM Position Stand on Osteoporosis and Exercise. Med Sci Sports & Exerc (1995), 27(4), i–vii

Lebenstedt M, Bußmann G, Platen P (2004) Essstörungen im Leistungssport. Bundesinstitut für Sportwissenschaft, Bonn

Leidenberger F, Strowitzki T, Ortmann O (2005) Klinische Endokrinologie für Frauenärzte. Springer, Heidelberg

Minassian VA, Drutz HP, Al-Badr A, Urinary incontinence as a worldwide problem. Int J Gynaecol Obstet (2003), 82(3), 327–338

Nattiv A et al., ACSM Position Stand. The female athlete triad. Med Sci Sports Exerc (2007), 39(10), 1867–1882

Otis C et al., ACSM Position Stand: The female athlete triad. Med Sci Sports Exerc (1997), 29(5), i–ix

Platen P (2008) Essstörungen im Leistungssport. In: Herpertz S, de Zwaan M, Zipfel S, Essstörungen und Adipositas, 93–103. Springer, Berlin

Platen P, Prävention und Therapie der Osteoporose – Die Bedeutung des Sports und der körperlichen Aktivität. Dtsch Arztebl (1997), A2559–2574

Pollock ML et al., ACSM Position Stand: The Recommended Quantity and Quality of Exercise for Developing and Maintaining Cardiorespiratory and Muscular Fitness, and Flexibility in Healthy Adults. Med Sci Sports & Exerc (1998), 30(6), 975–991

Wyatt K, Premenstrual syndrome. Clin Evid (2003), 9, 2125–2144

VI Sportmedizinische Aspekte in speziellen Kollektiven

31 Sport von Menschen mit Behinderung (Behindertensport)

T. Abel

31.1 Hintergründe/Einleitung

Als im Jahr 1948 zeitgleich mit der Eröffnung der Olympischen Spiele in London im etwa 70 km entfernten Aylesbury (Stoke Mandville Hospital) die ersten Wettkämpfe für behinderte Sportler eröffnet wurden, begann eine ebenso faszinierende wie fruchtbare Bewegung innerhalb des Sports. Die von Sir Ludwig Guttmann initiierten Wettkämpfe der Menschen mit einer Behinderung gelten als Wurzel des Behindertensports, auch wenn bspw. bereits 1888 in Berlin ein Sportverein für Menschen mit Einschränkungen des Gehörs gegründet wurde. Die Spiele auf dem Gelände des Medizinischen Zentrums für die Behandlung von Kriegsversehrten dürfen gleichzeitig als Basis für die heutigen Paralympics bezeichnet werden, die seit den Sommerspielen in Rom 1960 regelmäßig stattfinden und das Aushängeschild des leistungsorientierten Behindertensports darstellen. Für den deutschstämmigen Guttmann stellte der Sport von Menschen, die von einer Behinderung betroffen sind, einen der beiden Eckpfeiler innerhalb seiner Behandlungsphilosophie dar. Aus seiner Sicht war keine Maßnahme besser geeignet, eine vollkommene Rehabilitation für Menschen mit einer Behinderung zu erzielen, als sportliche Aktivitäten und die Wiedereingliederung in die Erwerbstätigkeit [Guttmann 1967]. Dieser Zugang stellte zur damaligen Zeit eine Revolution zum Vorteil der Betroffenen dar, indem neue Lebensperspektiven und eine zu erwerbende Selbstständigkeit an die Stelle einer bis dahin üblichen pflegerischen Versorgung bei z.T. verheerend geringen Überlebenschancen der Betroffenen traten.

Aus dem zunächst stark von kriegsversehrten Sportlern getriebenen Behindertensport mit eher regionalen Wettkämpfen entwickelte sich ein großflächig betriebener internationaler Bereich des Sports, der mittlerweile Wettkämpfe mit mehr als 140 teilnehmenden Nationen und über 4000 Teilnehmern verzeichnet (Paralympics Peking 2008). Seit 1976 gibt es neben den Sommerspielen auch Winterspiele, wobei alle Paralympics jeweils zeitlich versetzt am Ort der Olympischen Sommer- bzw. Winterspiele stattfinden. Alle Sportler des paralympischen Sports werden in ihrer spezifischen Sportart und Disziplin klassifiziert, um einen möglichst fairen Wettkampf zu gewährleisten. Sportartübergreifend lassen sich folgende Gruppen im Sinne einer Klassifizierung abgrenzen:

- Menschen mit Amputationen.
- Menschen mit einer Zerebralparese.
- Menschen mit Sehbehinderungen.
- Menschen, die den Rollstuhl als Sportgerät nutzen.
- Kleinwüchsige Menschen.
- Les Autres – ein Begriff unter dem alle Athleten subsumiert werden, bei denen unterschiedliche Behinderungen, die den Bewegungsapparat betreffen vorliegen, die aber in keine der anderen Behinderungsklassen eingeordnet werden können.
- Ab 2012 werden erneut Menschen mit einer geistigen Behinderung an Paralympischen Spielen teilnehmen.

Neben den vom Internationalen Paralympischen Komitee (IPC) organisierten Paralympics wird der Sport von Athleten mit einer Beeinträchtigung des Gehörs eigenständig innerhalb der Deaflympics organisiert. Special Olympics, die weltweit größte Organisation für Menschen mit einer geistigen Behinderung, veranstaltet seit 1968 World Games.

In Deutschland lebten im Jahr 2007 etwa 6,9 Mio. Menschen, denen nach dem Gesetz ein Grad der Behinderung von mehr als 50 zuerkannt wurde (8,4% der Gesamtbevölkerung). Der Grad der Behinderung ist dabei ein Maß für die körperlichen, geistigen, seelischen und sozialen Auswirkungen einer Funktionsbeeinträchtigung aufgrund eines Gesundheitsschadens. Der Begriff wird im Zusammenhang mit dem Schwerbehindertenrecht verwendet [Sozialgesetzbuch – Neuntes Buch – (SGB IX) 2001]. Innerhalb des SGB IX § 2 wird Behinderung folgendermaßen definiert: „Menschen sind behindert, wenn ihre körperliche Funktion, geistige Fähigkeit oder seelische Gesundheit mit hoher Wahrscheinlichkeit länger als 6 Monate von dem für das Lebensalter typischen Zustand abweichen und daher ihre Teilhabe am Leben in der Gesellschaft beeinträchtigt ist. Sie sind von Behinderung bedroht, wenn die Beeinträchtigung zu erwarten ist." Der Grad der Behinderung wird im Rahmen eines ärztlichen Gutachtens auf Grundlage der Versorgungsmedizin-Verordnung des Bundesministeriums für Arbeit und Soziales festgelegt. Er kann zwischen 20 und 100 liegen und wird als Gesamtgrad festgelegt, wenn verschiedene Beeinträchtigungen vorliegen (z.B. Amputation rechter Unterschenkel und Sehbehinderung). Bei einem Grad der Behinderung von mehr als 50 gelten die betroffenen Menschen nach dem Gesetz als schwerbehindert. Grundlage für die deutsche Gesetzgebung war der Wechsel zum biopsychosozialen Modell der Internationalen Klassifikation der Funktionsfähigkeit, Behinderung und Gesundheit (ICF).

Innerhalb der so definierten Gruppe der Menschen mit Behinderung sind etwa 75%

älter als 55 Jahre und nur 4% jünger als 25 Jahre. Aus dem beschriebenen Altersprofil ergeben sich eine große Notwendigkeit von Sportangeboten für ältere Menschen mit einer Behinderung ebenso wie die Bedeutung von systematischen Sichtungs- und Förderungsprogrammen für junge Menschen mit einer Behinderung. Grundsätzlich sind etwa 82% aller Behinderungen durch eine Krankheit verursacht [Statistisches Bundesamt 2009]. Der Dachverband im organisierten Sport für Menschen mit Behinderungen ist der Deutsche Behindertensportverband mit seinen Landesverbänden. Derzeit sind dort 468 928 Mitglieder registriert. Darüber hinaus findet sich neben den in Verbandsstrukturen verankerten Personen eine erhebliche Anzahl von Menschen mit einer Behinderung, die eine Perspektive in Sport und körperlicher Aktivität unabhängig von einer Vereinszugehörigkeit gefunden haben. Der Sport von Menschen mit einer Behinderung findet sich dabei in verschiedenen Facetten und Lebensbereichen der Menschen wieder. Während der Behindertensport hier zunächst sicherlich eine rehabilitative Ausrichtung und Perspektive hatte und deshalb vornehmlich den Aktivitäten der Wiederherstellung zugeordnet wurde, haben sich aktuell die folgenden Themenfelder entwickelt:

- Schulsport
- Freizeit-/Breitensport
- Leistungssport
- Rehabilitationssports und der Sporttherapie

Demgegenüber steht die Physiotherapie, die zwar häufig von Menschen mit einer Behinderung begleitend genutzt wird, aber keine eigentliche sportliche Maßnahme darstellt.

Eine der großen Herausforderungen unserer Zeit besteht zweifelsfrei darin, die umfassende Bedeutung von lebenslanger körperlicher Aktivität und Sport für die Bevölkerung freudvoll erfahrbar und nutzbar zu machen. Dies muss für alle Gruppierungen unabhängig von gesellschaftlicher Schicht, Alter, Geschlecht, Ethnie, Bildung, bestehender Behinderung oder Berufstätigkeit gelten. Allerdings bekommt diese Herausforderung eine besondere Bedeutung, wenn eine aktive Teilnahme durch organisatorische Rahmenbedingungen sowie individuelle physische und psychische Gegebenheiten erschwert wird. Ziel aller Aktivitäten muss es hier sein, eine selbstbestimmte aktive Teilhabe von Menschen Realität werden zu lassen. Sport und körperliche Aktivität sind dabei aktives Erleben von Möglichkeiten und Grenzen des Einzelnen und der Erfahrbarkeit der eigenen Wertigkeit. In der Aktivität entsteht die Chance, die eigenen Fähigkeiten zu erkennen, auszudifferenzieren und damit Grenzen zu verschieben oder auch zu überwinden. Gleichzeitig vermittelt gesunder Sport und Leistungssport die Möglichkeit, Schranken und Grenzen akzeptieren zu lernen.

Im Bereich des Sports von Menschen mit Behinderung erfolgt in zunehmendem Maß eine Selbstorganisation durch die Betroffenen. Dieser Trend ist unbedingt zu unterstützen, um die eigentliche Expertise zum Wohle aller Beteiligten zu nutzen.

Dem Sport von Menschen mit einer Behinderung können folgende positive Aspekte zugeordnet werden:

◣ Stärkung des Selbstwertgefühls
◣ Realisierung von sozialen Kontakten
◣ Realisierung und Sicherung einer umfänglichen Rehabilitation
◣ Erhalt und Verbesserung von körperlicher Funktion
◣ Kompensation von beeinträchtigten körperlichen Funktionen
◣ Grenzerfahrung, Verschiebung von Grenzen und Akzeptanz von Grenzen
◣ Selbsthilfe in Gruppen
◣ Aktives Erleben von Integration

In Deutschland leben etwa 6,9 Mio. Menschen, denen ein Grad der Behinderung von mehr als 50 zugewiesen wurde.

Die Entwicklung des Sports von Menschen mit einer Behinderung ist zentral mit dem Wirken von Sir Ludwig Guttmann in England verbunden. Der Sport spielt für Menschen mit einer Behinderung in der Rehabilitation und zur Erlangung einer vollkommenen Teilhabe eine zentrale Rolle.

31.2 Schulsport

Bewegung, körperliche Aktivität, Spiel und Sport sind für die Entwicklung von Kindern und Jugendlichen ohne jeden Zweifel von zentraler Bedeutung. Dabei können motorische, kognitive, emotionale und soziale Entwicklungen angeregt und gefördert werden. Klafki spricht davon, das Wesentliche der Bildung sei nicht die Aufnahme und Aneignung von Inhalten, sondern Formung, Entwicklung, Reifung von körperlichen, seelischen und geistigen Kräften [Klafki 1993]. Aus dieser Definition lässt sich die Bedeutung von Bewegung innerhalb des Bildungsprozesses klar ableiten und fixiert für die Schule die Aufgabe, allen Kindern und Jugendlichen Möglichkeiten einzuräumen, durch umfangreiche und breit gefächerte Bewegungsangebote entsprechende Lern- und Entwicklungsprozesse zu präsentieren. Diese Forderung wird insbesondere an Gewicht gewinnen, wenn veränderte Chancen zur Bewegung vorliegen und damit die Anforderungen an die Qualität der gesetzten Bewegungsangebote steigen. Schulunterricht für Kinder und Jugendliche mit einer Behinderung, ob an einer Regelschule oder an einer Förderschule durchgeführt, muss deshalb in besonderem Maße der großen Bedeutung von Bewegung, Spiel und Sport gerecht werden und entsprechend qualifizierte und umfangreiche Angebote schaffen. Dies setzt auch entsprechend geschulte Pädagogen voraus. In den „Gemeinsamen Handlungsempfehlungen", die von der Kultusministerkonferenz und dem Deutschen Olympischen Sportbund mit dem Titel: „Sport für Kinder und Jugendliche mit Behinderung" im Jahr 2008 herausgegeben wurden, wird dieser qualitativ inhaltliche Anspruch klar formuliert und legitimiert. Gleichzeitig plädieren die Autoren der Handlungsempfehlung für eine engere Verbindung zwischen dem schulischen und außerschulischen Sport, um die Entwicklungsbedingungen der Kinder und Jugendlichen nachhaltig, systematisch und langfristig zu verbessern. Dies erscheint von großer Bedeutung, da Menschen mit einer Behinderung in deutlich geringerem Umfang im Verein sportlich verankert sind und Sport treiben. In einer Untersuchung von Doll-Tepper konnte bspw. nachgewiesen werden, dass Menschen mit einer Behinderung 10 × weniger in Sportvereinen organisiert sind als Menschen ohne Behinderung [Doll-Tepper, Schmidt-Gotz, Lienert 1994].

In der Realität stellt sich allerdings nach wie vor die Problematik, dass entsprechende fachliche Kompetenzen bei den Lehrern an Förderschulen nur bedingt vorhanden sind. So konnte in verschiedenen Studien über die Qualifizierungswege von Pädagogen an Förderschulen nur in geringem Umfang eine sportfachliche Qualifizierung nachgewiesen werden [Anneken und Schüle 2004]. Dieser Eindruck wird noch erheblich verstärkt, wenn die Tendenz, Schüler mit einer Behinderung an Regelschulen zu beschulen, bedacht wird. Die sicherlich zu befürwortende Entwicklung wird im Rahmen des Schulsportunterrichts problematisch, da das Lehrpersonal und deren Studien- und Lehrplan absolut unzureichend auf diese Schüler vorbereitet bzw. abgestimmt erscheinen. Es ist mit Nachdruck zu fordern, dass pädagogische Hochschulen ihre Absolventen aus den Studiengängen des Lehramts Sport ausreichend auf den integrativen Sportunterricht vorbereiten. Darüber hinaus sollten zwischen den Schulen und Sportvereinen, die Sport für

Menschen mit einer Behinderung anbieten, engere Verknüpfungen hergestellt werden. Dies kann sicherlich durch Aktivitäten der Vereine im System der Ganztagsschule erfolgen, aber auch durch möglichst enge personelle Verbindungen zwischen Schule und Verein, um ein lebenslanges Sporttreiben der Schüler vorzubereiten. Dass mit derartigen Verbindungen auch eine Verbesserung der Talentsichtung seitens des Deutschen Behindertensportverbandes einhergehen würde, wäre ein weiteres Argument für derartige Vernetzungen. Erste sehr fruchtbare Ansätze in diesem Sinne sind bspw. seitens des Deutschen Rollstuhlsportverbands zu verzeichnen. Ebenso sind Aktionen wie Bundesjugendspiele für Menschen mit Behinderung oder das Sportabzeichen für Menschen mit Behinderung Schritte in eine richtige Richtung. Hier können Kinder und Jugendliche mit einer Behinderung eine Teilhabe an Aktivitäten erwirken, die für gleichaltrige Kinder und Jugendliche bzw. ihre Mitschüler selbstverständlich ist. Der positive Effekt einer zielgerichteten Vorbereitung auf ein Ereignis, die damit einhergehende verbesserte körperliche Funktion und v.a. die Freude an Bewegung dürfen Kindern und Jugendlichen mit einer Behinderung nicht vorenthalten werden. Es wäre ausgesprochen wünschenswert, wenn diese Aktivitäten seitens betreuender Mediziner bekannt wären und Kinder und Jugendliche zum Sport ermutigt werden würden. Hier gilt es, Tendenzen der zu großen Behütung zu vermeiden. Insgesamt gilt es, alle Aktivitäten im Bereich des Schulsports zu verstärken und zu intensivieren.

Im Schulsport, den Kinder und Jugendliche mit einer Behinderung erleben, besteht die Möglichkeit, die eigenen körperlichen Möglichkeiten kennen zu lernen, Grenzen zu verschieben und gegebene Frustrationen abzubauen. Die Realisierung einer selbstständigen und selbstbewussten individuellen Handlungsfähigkeit, aber auch das gemeinsame Handeln als Team, also zentrale Bildungsziele im klassischen Sinne, lässt sich im Schulsport besonders vermitteln. Ziel des Schulsports sollte dabei immer die Vorbereitung auf eine lebenslange freudvolle körperliche Aktivität sein.

31.2.1 Freizeit-/Breitensport

Der Freizeit-/Breitensport von Menschen mit einer Behinderung unterscheidet sich grundsätzlich nicht vom Sport der Menschen ohne Behinderung. In jedem Fall geht es um das freudvolle Erfahren von Sport und körperlicher Aktivität in Gruppen oder als Einzelperson, organisiert in Vereinen oder als individuell betriebene Bewegung. Dabei zielt der Freizeit-/Breitensport auch darauf ab, positive psychosoziale und physische Wirkungen des Sports nach Möglichkeit lebenslang wirksam werden zu lassen. Damit kann der Freizeit-/Breitensport von Menschen mit einer Behinderung aber auch die ideale Fortführung des Rehabilitationssports sein und damit die Ziele der Rehabilitation nachhaltig sichern. In einer Gesellschaft, die sich einerseits durch beklagte hohe psychische und physische, aber auch zeitliche Belastungen im Erwerbsalltag, andererseits aber auch durch erhebliche Zeitressourcen der Einzeln auszeichnet, erwachsen dem Freizeit-/Breitensport große Aufgaben und Möglichkeiten. Einerseits kann in der Freizeit getriebener Sport mit seiner psycho-physischen Wirksamkeit erheblich zu Wohlbefinden und andauernder Gesundheit beitragen, andererseits kann der Sport um Zeiten konkurrieren, die ansonsten mit weniger hilfreichen sowie weniger gesundheitspositiven und sinnvollen Beschäftigungen gefüllt werden. Für die Gruppe der Menschen mit einer Behinderung gilt dies in besonderem Maße, da sie durchschnittlich über größere zeitliche Ressourcen verfügen. Der Anteil der Erwerbspersonen der jeweiligen Bevölkerungsgruppe in Prozent liegt z.B. für Männer mit einer Be-

hinderung bei 30%, für Männer ohne Behinderung bei 71%. Die oben aufgeführte Altersstruktur der Menschen mit einer Behinderung spielt hier sicherlich eine erhebliche Rolle, allerdings auch frühzeitige Berentungen und eine erhöhte Anzahl von Menschen ohne Arbeit. Vor diesem Hintergrund erscheint die Funktion einer sinnvollen Nutzung der zeitlichen Ressourcen nicht unerheblich.

Neben bekannten Sportarten für Menschen mit Behinderung etablieren sich im Freizeit-/Breitensport zunehmend auch sog. Fun-Sportarten. Dementsprechend gibt es Angebote für das Wasserskifahren von Menschen mit einer Querschnittlähmung ebenso wie Downhill-Rennen für Handcycler, das Segelfliegen für Menschen ohne Bein- oder Fußfunktion oder das Tauchen für Menschen mit Behinderung, um nur einige wenige Sportarten zu nennen. Frei nach dem Motto „Geht nicht, gibt's nicht" bringen hier viele Betroffene ihre positive auf dem eigenen Selbstwert gegründete Lebensphilosophie sehr zum Nutzen anderer Betroffener ein. Dennoch gilt es, wie im Sport der Menschen ohne Behinderung, darauf zu drängen, die eigene Sicherheit stets in den Vordergrund zu stellen und mit den Ressourcen der Natur sorgsam umzugehen.

Aktivurlaube mit sportlichen Angeboten zeichnen sich innerhalb der letzten Jahre durch eine hohe Beliebtheit bei den Nutzern und gute wirtschaftliche Perspektiven bei den Anbietern aus. Angebote, die integrativ oder ausschließlich für Menschen mit einer Behinderung konzipiert sind, sind allerdings unterrepräsentiert. Unter Berücksichtigung der großen Zielgruppe und der damit einhergehenden wirtschaftlichen Möglichkeit ist dies ebenso zu bedauern wie vor dem Hintergrund der damit offenbar (noch) nicht erzielten Gleichberechtigung bzw. Teilhabe.

Im Bereich des Seniorensports richtet der Deutsche Behindertensportverband bereits seit 1978 Bundesseniorensportfeste mit großer Teilnehmerzahl aus. Gleichzeitig gibt es hier eine große Anzahl von Sportangeboten, wobei ein stärkeres integratives Sportangebot wünschenswert wäre.

Zentrale zu berücksichtigende Aspekte bei der Umsetzung breitensportlicher Angebote sind veränderte Voraussetzungen bei der Mobilität seitens der Sportler und u.U. bestehende räumliche und architektonische Barrieren. Hier zeichnen sich die von Betroffenen selbstorganisierten Veranstaltungen und Angebote für gewöhnlich durch eine größere Weitsicht aus.

Der Freizeit-/Breitensport von Menschen mit Behinderung hat die gleichen Ziele und die gleiche Wertigkeit wie der Sport von Menschen ohne Behinderung. Wesentliches Ziel ist die Vermittlung einer lebenslangen Freude an Bewegung und Sport evtl. als Weiterführung von schulischen Aktivitäten.

31.2.2 Leistungssport

Viele Menschen unterschiedlichster Altersgruppen treiben Sport nicht nur als freizeit- oder breitensportliche Aktivität, sondern auch als Wettkampfsport mit klarer Leistungsorientierung. Die Lust an derartigen Vergleichen scheint dabei ebenso immanent im Wesen einiger Menschen angelegt zu sein wie das Unverständnis von Anderen gegenüber derartig intensiv betriebenem Training und Wettkampf. Diese kontroverse Sicht des Leistungssports darf für den Bereich der Menschen mit und ohne Behinderung glei-

chermaßen Gültigkeit beanspruchen. Tendenzen, bestimmten Menschen oder Gruppen der Bevölkerung aus falsch verstandener Fürsorge die eigenständige Entscheidung für oder gegen den Leistungssport abzunehmen, sind zu verurteilen. Der Leistungssport der Menschen mit einer Behinderung kann für die vergangenen Jahre eine enorme Steigerung im Bereich der Wettkampfergebnisse und z.T. auch im Bereich der öffentlichen Wirksamkeit verzeichnen [Abel et al. 2006]. Tabelle 31.1 stellt aktuelle Leistungen im Spitzensport von Menschen mit Behinderung denen ihrer Kollegen ohne Behinderung gegenüber. Zur Einschätzung der enormen Leistungsfähigkeit sind auch die Werte der Eignungsfeststellung an der Deutschen Sporthochschule Köln entsprechend dargestellt.

Förderungssysteme für Athleten, die derartige Leistungen durch systematische und professionelle Trainingsarbeit erzielen, sind allerdings nach wie vor überwiegend nicht adäquat angepasst, aber zweifelsfrei notwendig. Sinnvolle Tendenzen wie bspw. die Etablierung eines „Top Teams" in Kooperation mit adäquaten nationalen Sponsoren sind dabei auszubauen und zu intensivieren. Zu den bekanntesten Sportarten zählen die leichtathletischen Bewerbe, die Ballsportarten – hier insbesondere Rollstuhl-Basketball, der Radsport, das Schwimmen und verschiedene Wintersportarten. Es gibt allerdings eine Vielzahl von Sportarten, die es sowohl durch ihre Attraktivität als auch durch den Erfolg deutscher Teilnehmer verdient hätten,

Tab. 31.1: Spitzenleistung im Sport von Menschen mit und ohne Behinderung sowie Anforderungen der Eignungsfeststellung an der Deutschen Sporthochschule Köln

Disziplin	Europarekord bzw. Weltrekord Mensch mit Behinderung	Weltrekord Mensch ohne Behinderung	Zeitlimit Aufnahmeprüfung Deutsche Sporthochschule Köln
Leichtathletik: 100-m-Sprint	Wojtek Czyz 12,26 s Oberschenkelamputation 26.11.2009	Usain Bolt 9,58 s 16.08.2009	Männer: 13,4 s
Schwimmen: 100-m-Brust	Kirsten Bruhn 1:33,85 min Querschnittlähmung 16.08.2010	Jessica Hardy 01:04,45 min 07.08.2009	Frauen: 02:00,00 min

stärker in den Blickpunkt der Öffentlichkeit zu kommen. Wie im Bereich des Leistungssports von Menschen ohne Behinderung auch kann der Leistungssport der Menschen mit Behinderung zunächst allenfalls in Anspruch nehmen, in seiner Wirkung „gesundheitsneutral" zu sein. Auch hier liegt die Gefahr einer chronischen Überbelastung insbesondere des orthopädischen Systems dem Leistungssport immanent zugrunde und sollte entsprechend sensibel zwischen Athlet und Sportarzt diskutiert werden. Problematischer im Vergleich zum Sport von Menschen ohne Behinderung wird diese Gefahr u.U., wenn bspw. durch den Verlust eines Beins die Belastungen bei leichtathletischen Sprung- oder Laufdisziplinen potenziert werden. Innerhalb der sportmedizinischen Betreuung muss diesem Aspekt Rechnung getragen werden, wobei zentraler Gesichtspunkt sein sollte, dass in der aktiven auch leistungssportlichen Lebensgestaltung für die Betroffenen häufig ein weit über den eigentlichen sportlichen Erfolg herausgehender Benefit verbunden ist. Dennoch gilt es durch systematische Langzeitstudien potenzielle Gefahren von Sportarten aufzuzeigen und Möglichkeiten der positiven Beeinflussung zu erarbeiten. Darüber hinaus bedeutet Gleichberechtigung letztendlich aber immer, eine freie Entscheidung für oder gegen den Leistungssport unabhängig von einer bestehenden Behinderung treffen zu dürfen.

31.3 Klassifizierung

Um einen fairen Wettkampf zu ermöglichen, muss bei bestehenden leistungsrelevanten Unterschieden ein System greifen, das Vergleichbarkeiten schafft. Diese Vergleichbarkeit richtet sich dabei wesentlich an den Funktionen der Athleten aus und steht im Gegensatz zu ersten Formen der Klassifizierung, die nahezu eine ausschließlich medizinische Schadensklassifizierung darstellt

[Strohkendl 1994]. Analog zu Regelungen bspw. im Judo kann dem Anspruch nach einem fairen Wettkampf einerseits durch unterschiedliche Wettkampfklassen nachgekommen werden. Hier werden nach internationalen, von den jeweiligen Fachverbänden der Sportart erstellten Richtlinien die Aktiven hinsichtlich ihrer Funktion durch qualifiziertes Personal klassifiziert und treten dann nur innerhalb vergleichbarer physischer und psychischer Möglichkeiten gegeneinander an. Problematisch hierbei ist, dass nur ein feindifferenziertes Klassifizierungssystem einen wirklich fairen Wettbewerb erlauben würde, was einerseits in einer unübersichtlichen Anzahl von Startern resultiert und andererseits häufig zu einer mangelnden Konkurrenz innerhalb einer Wettkampfklasse aufgrund der geringen Anzahl von „passenden" Sportlern führen kann. Andere Klassifizierungssysteme versuchen, funktionelle Unterschiede im Sinne von prozentualen Leistungsunterschieden zu erfassen und über Zeitgutschriften einen fairen Wettkampf zu erzeugen. Dies ist hinsichtlich der Anzahl von Startern innerhalb eines Wettkampfs ausgesprochen wünschenswert. Es birgt aber die Gefahr, dass innerhalb des Verfahrens nicht nur Unterschiede hinsichtlich der Funktion, sondern auch des Trainingszustands in die bewertende Klassifizierung einfließen und damit das Verfahren unterminieren. Grundsätzlich bleibt festzuhalten, dass sich alle Klassifizierungssysteme immer nur dem Anspruch eines fairen Wettkampfs nähern können und dass die Etablierung von Systemen häufig durch Interessenskonflikte von an der Etablierung von Systemen beteiligten Funktionären, Wissenschaftlern und Trainern erschwert wird.

Eine Klassifizierung ist zentraler Bestandteil eines fairen Sports für Menschen mit einer Behinderung, wobei sich letztendlich immer nur eine weitestgehende Annäherung an gerechte Voraussetzungen erzielen lässt.

31.4 Material/Technik

Der Einsatz von Materialien im Leistungssport birgt grundsätzlich Optimierungsmöglichkeiten im Bereich der Sportgeräte, der Kleidung oder des Schuhmaterials. Hier ergibt sich wie im Bereich des Sports von Menschen ohne Behinderung auch die Möglichkeit, mithilfe von Wissenschaft und industriellen Partnern, die Wettkampfergebnisse zu verbessern oder bestimmte Sportarten überhaupt zu realisieren. Gleichwohl sollen Regelwerke Rahmen für derartige Entwicklungen geben, die einerseits einen sicheren und fairen Wettkampf anstreben und andererseits den „Geist einer Sportart wahren". Zweifelsfrei haben hier monetäre Voraussetzungen auf Seiten der Athleten bzw. der nationalen Verbände Einflüsse auf die Leistungsergebnisse oder gar auf die grundsätzliche Teilnahme am Leistungssport. Kosten eines Sportrollstuhls, der Teil des Körpers sein muss und deshalb eine Maßanfertigung ist, von etwa 5000–7000 € sind keine Seltenheit. Allerdings sind vergleichbare Problematiken auch aus dem Bereich des Sports von Menschen ohne Behinderung bekannt. Ein fruchtbarer Nebeneffekt der Entwicklungsarbeit für den Hochleistungssport ergibt sich aus der Verwendung neuartiger Materialien für die Hilfsmittelversorgung der Betroffenen im Alltag.

Darüber hinaus werden im Sport von Menschen mit Behinderung aber auch Hilfsmittel verwendet, bei denen z.T. die Diskussion aufkommt, ob die verwendete Technik nicht nur veränderte funktionelle Voraussetzungen kompensiert, sondern die Leistung im Vergleich zum Menschen ohne Behinderung erhöht. An dieser Stelle sei auf die heftige Diskussion verwiesen, die im Vorfeld der Olympischen Spiele in Peking 2008 um die Leistungsfähigkeit des 400-m-Sprinters Oskar Pistorius aus Südafrika geführt wurde. Als Leichtathlet mit einer beidseitigen Unterschenkelamputation, die seit dem 1. Lebensjahr besteht, verwendet Pistorius 2 High-Tech-Prothesen. Die Entscheidung, ob Pistorius bei Erfüllung der nationalen Normen eine Erlaubnis zur Teilnahme an den Olympischen Spielen bekommen sollte, wurde damals erst vor dem Internationale Sportgerichtshof (CAS) in Lausanne nach einer hitzigen Diskussion und unterschiedlichen wissenschaftlichen Gutachten letztlich positiv entschieden.

Es erscheint angezeigt, in diesem Zusammenhang auf eine Versachlichung der Diskussion in jeder Hinsicht zu drängen. Wenn ein im Behindertensport zulässiges, eingesetztes Hilfsmittel eine größere sportliche Funktionalität ermöglicht, als es der menschliche Körper bietet, verletzt dies ebenso den Aspekt der Gleichberechtigung und Gleichheit im fairen Wettkampf, wie es die Vorstellung tut, dass Sportler mit einer Behinderung im Sport von Menschen ohne Behinderung keinen Platz haben. Sinnvoll erscheint die Schaffung und Etablierung von transparenten und umfassenden Regeln, an deren Entstehung sowohl Menschen mit als auch ohne Behinderung beteiligt sein müssen.

Wie im Sport von Menschen ohne Behinderung auch gibt es Disziplinen, bei denen die technischen Voraussetzungen eine große Rolle spielen. Beim Einsatz von Hilfsmitteln wird z.T. die Frage eines technischen Dopings aufgeworfen, wobei eine Versachlichung der dabei entstehenden Diskussion dringend einzufordern ist.

31.5 Sportmedizinische Betreuung

Die sportmedizinische Betreuung der Sportler ist in Deutschland identisch mit dem Sport der Menschen ohne Behinderung an akkreditierte medizinische Zentren gebunden. Für gewöhnlich besteht hier eine enge Kooperation mit den entsprechenden Olympiastützpunkten. Häufig sind hier wenige

Unterschiede bez. der zum Einsatz kommenden Methoden und Verfahren der Diagnostik, aber auch hinsichtlich der Bedürfnisse der Sportler im Vergleich zum Sport der Menschen ohne Behinderung zu verzeichnen. Derartige Adaptationen lassen sich insbesondere in Abstimmung mit den Betroffenen für gewöhnlich leicht realisieren (Nutzung von speziellen Pedalen bei Menschen mit Amputationen oder Abbau einer Kurbel; Sicherungsband zur Laufbanduntersuchung bei Sportlern ohne Sehfähigkeit). Einige Behinderungsformen bedürfen allerdings einer größeren apparativen Anpassung und insbesondere einer verstärkten themengebundenen Expertise seitens des Sportmediziners. Dies gilt bspw. für Sportler mit einer hohen Querschnittlähmung, verschiedener anderer neurologischer Ursachen einer Behinderung oder für Aktive mit mentalen Beeinträchtigungen. Hinsichtlich der Harmonisierung von Untersuchungs- und Belastungsformen zeichnet sich die gegenwärtige Situation durch vorrangig regionale Lösungen aus. Dieser Zustand ist ebenso wie bei den Sportlern ohne Behinderung ausgesprochen ungünstig, da eine übergreifende Beurteilung oder der Vergleich von Untersuchungsergebnissen nicht oder allenfalls eingeschränkt gegeben ist. Vereinheitlichungen in Form von festen Vorgaben, die auch zur Anwendung kommen, wären hier auf nationaler und im 2. Schritt auch internationaler Ebene ausgesprochen wünschenswert [Schmid 2002].

Der Sportmediziner sollte sich im Rahmen der Betreuung von Leistungssport treibenden Menschen mit Behinderung auf deren besondere Situation adäquat vorbereiten.

31.6 Doping

Ausgehend von der Tatsache der Gleichheit und Gleichwertigkeit von Menschen mit und ohne Behinderung darf davon ausgegangen werden, dass für Menschen mit einer Behinderung keine größere Affinität zur Nutzung von unerlaubten Mitteln zur Leistungssteigerung besteht als bei allen anderen Sportlern. Andererseits bedeutet dies auch, dass die Dopingwahrscheinlichkeit im Behindertensport sich in keiner Weise vom Sport der Menschen ohne Behinderung unterscheidet. Unerlaubte leistungssteigernde Mittel oder Methoden bedingen in den Sportarten des Behindertensports in gleicher Weise physiologische und psychologische Veränderungen und sind in gleicher Weise als Betrug und Torpedierung der Grundwerte des Sports zu verurteilen. Hier gilt es, durch Aufklärung und Informationen der Sportler insbesondere im Nachwuchsbereich ebenso wie durch eine strikte und engmaschige Kontrolle der Athleten einem Missbrauch entgegenzuwirken.

Behinderungsbedingt gibt es allerdings einige zu bedenkende Sonderfälle. Dem betreuenden Sportmediziner kommt die Aufgabe zu, notwendige behinderungsspezifische Medikamente entsprechend den Hinweisen und Regeln der NADA auszuwählen und u.U. entsprechend kenntlich zu machen. Neben den auch aus dem Bereich der „Fußgänger" bekannten verbotenen Mitteln zur Leistungssteigerung liegt bei Querschnittlähmungen mit hoher Lokalisationshöhe (oberhalb von Th4) ein Sonderfall vor. Behinderungsbedingt ist bei vielen dieser Athleten die sympathische Innervation des Herzens und der Lunge beeinträchtigt und reduziert. Bei einer kompletten tetraplegischen Läsion führt dies bspw. dazu, dass die Katecholamine einen verminderten oder gar keinen Anstieg verzeichnen und die HFmax bei etwa 120 Schlägen/min limitiert ist [Abel et al. 2003]. Querschnittgelähmte Athleten mit einer Läsionshöhe oberhalb von Th4 berichten allerdings vereinzelt, dass zu einem bestimmten Zeitpunkt einer Belastung die Leistungsfähigkeit plötzlich deutlich ansteigt, ohne dass es hierfür eine trainingswissenschaftlich hinreichende Erklärung geben würde. In Verbindung mit diesem Anstieg der Leistungsfähigkeit wird oft ein Wärmegefühl im Bereich des Kopfs und Nackens u.U. begleitet von anderen Parästhesien wahrgenommen und eine deutlich höhere HFmax als unter normalen Bedingungen erreicht. Von manchen Athleten wird im Gegensatz hierzu beschrieben, dass bei gleich bleibender Belastung die HF absinkt, die Beanspruchung deutlich reduziert ist und deshalb erheblich länger toleriert werden kann. Es handelt sich in diesen Fällen höchstwahrscheinlich um eine autonome Dysreflexie. Dieses Phänomen, das zu einer für den Betroffenen untypisch erhöhten HF und Sauerstoffaufnahme bei gesteigerter Leistungsfähigkeit führen kann, tritt entweder spontan und ohne klare Genese auf, kann aber auch durch entzündliche Prozesse oder den Füllungszustand der Blase ausgelöst und damit auch manipulativ erzeugt werden [Abel 2002]. Aufgrund der fehlenden Sensibilität unterhalb der Läsionshöhe führt dies bspw. dazu, dass Athleten durch autoaggressive Verletzungen und deren weiterer „Pflege" zur Generierung einer Entzündung, oder durch eine aktive Füllung der Blase bei gleichzeitig ausbleibender Katheterisierung Phänomene der dysreflexiebedingten Leistungssteigerung provozieren und ausnützen können. Neben der Verurteilung derartiger Verfahren als Betrug muss hierbei auf die großen gesundheitlichen Gefahren derartiger Manipulationen hingewiesen werden (Stauungen und entzündliche Prozesse der Niere; Sepsen). Dem Sportarzt kommt hier in der Betreuung der Aktiven eine ausgesprochen verantwortungsvolle Position zu, die gleichsam ein ausreichendes Einfühlungsvermögen, eine entsprechende Vertrauensbasis als auch eine entsprechende Klarheit in Bezug auf die Verurteilung jedweder Form des Dopings verlangt. Die hier beschriebene Form der verbotenen Leistungssteigerung, die als „boosting" bezeichnet wird, fällt unter die Dopingregeln des IPC. Der Nachweis einer autonomen Dysreflexie ist allerdings nur wenig spezifisch über die Messung des Blutdrucks vor Wettkämpfen möglich. Dennoch wird ein Athlet mit erhöhten Blutdruckwerten zum Selbstschutz aus dem Wettkampf genommen. Der Umgang mit dem Dysreflexiephänomen ist Anlass zu intensiven Diskussionen, da eben auch ungewollt Dysreflexien auftreten können. Vielfach wird argumentiert, dass im Zustand der Dysreflexie dem Athleten Möglichkeiten zurückgegeben werden, die er schädigungsbedingt verloren hat. Es erscheint deshalb sinnvoll, das Dysreflexiephänomen systematisch zu untersuchen, einerseits zum Schutz der Athleten, andererseits aber auch, um die geführte Diskussion zu versachlichen und nicht zuletzt um die Chancengleichheit im Wettkampf zu gewährleisten.

Prinzipiell bedeutet Gleichheit und Gleichberechtigung auch, dass die Problematik des Dopings im Sport bei Menschen mit einer Behinderung analog zum Sport der Menschen ohne Behinderung gegenwärtig ist. Doping ist im Sport grundsätzlich zu verurteilen, eine Sonderstellung für Menschen mit einer Behinderung gibt es nicht. Hinsichtlich des Nachweises und bez. der Verursachung ist die autonome Dysreflexie bei Menschen mit einer hohen Querschnittlähmung problematisch.

31.7 Rehabilitationssport und Sporttherapie

Im Idealfall einer reibungslosen Rehabilitationskette erfolgt nach Krankengymnastik und Sporttherapie in der ambulanten oder stationären Rehabilitation der wohnortnahe Rehabilitationssport. Ziel des Rehabilitationssports ist es, die Erfolge der Rehabilitation mit den Mitteln des Sports in der Gruppe zu sichern und die Betroffenen zu einem lebenslangen Sporttreiben zu motivieren und damit auch die gesellschaftliche

Teilhabe zu unterstützen. Die Inhalte zielen dabei auf eine Wiederherstellung und Wiedereingliederung des Betroffenen auf physiologischer, psychologischer und sozialer Ebene. Vor diesem Hintergrund kommen Trainingsformen zur Steigerung der Leistungsfähigkeit oder der Verbesserung von Koordination und Flexibilität ebenso zum Einsatz wie Entspannungsverfahren mit entsprechendem wissenschaftlichem Nachweis. Anspruch auf Verordnung und Durchführung von Rehabilitationssport werden in der Rahmenvereinbarung über den Rehabilitationssport und das Funktionstraining vom 01.10.2003 aktuell in der Fassung vom 01.01.2007 geregelt. Dabei kann von den Kostenträgern über einen festgelegten Zeitpunkt oder über eine Anzahl von Rehabilitationssportstunden eine Bezuschussung erfolgen. Unglücklicherweise macht sich in diesem Zusammenhang die allgegenwärtige Notwendigkeit zur Kostenreduktion im Gesundheitswesen erheblich bemerkbar, obgleich gerade in der körperlichen Aktivität ein wesentlicher Schlüssel zur Kostenreduktion liegt. Bspw. konnte eine Arbeitsgruppe aus den Niederlanden für Menschen mit einer tetraplegischen Querschnittlähmung nachweisen, dass bereits eine mit den Mitteln des Sports erzielte Steigerung der Leistungsfähigkeit von ca. 15 W mit einer Befähigung einherging, Aktivitäten des täglichen Lebens eigenständig zu vollziehen [Janssen et al. 1994]. Neben der hierdurch ermöglichten Selbstständigkeit und Mobilität, die herausragend positiv auf die Psyche der Betroffenen wirkt, führen derartige Veränderungen natürlich auch dazu, Pflege- und Betreuungskosten erheblich zur reduzieren und eine Erwerbsfähigkeit zu ermöglichen.

Als außerordentlich erfolgreiches Konzept hat sich der Rehabilitationssport in der Nachsorge kardiovaskulärer Erkrankungen etabliert. Hier wurde seit den beginnenden 1970er Jahren systematisch ein Paradigmenwechsel in der Behandlung und Betreuung Betroffener eingeleitet. Nach Akutklinik und stationärer oder ambulanter Rehabilitation erfolgt innerhalb der 3. Rehabilitationsphase der wohnortnah organisierte Rehabilitationssport. In Deutschland sind 8000 Gruppen für derartigen „Herzsport" etabliert und leisten großartiges darin, Menschen nach einem kardialen Ereignis über die Sicherung und Verbesserung der eigenen körperlichen Möglichkeiten eine neue Lebensperspektive zu geben. Dabei gehen die Inhalte aber weit über ein reines physisches Training hinaus, da insbesondere psychologische und soziale Aspekte fokussiert und von den Betroffenen als ausgesprochen hilfreich empfunden werden. Derartige Gruppen werden von entsprechend qualifizierten Sportlehrern und Sporttherapeuten geleitet, erfordern aber die Anwesenheit eines Arztes. Da hier eine klare Definition von Verantwortlichkeiten vorliegt, muss sich der betreuende Sportarzt nicht nur mit entsprechenden körperlichen Voraussetzungen der Teilnehmerinnen und Teilnehmer auskennen, sondern auch Aspekte der Trainingslehre mit bedenken. Aus Sicht einer optimalen Rehabilitation sind die Verordnungen und die Inanspruchnahme von Rehabilitationssport allerdings unzureichend, da weniger als $1/3$ aller Rehabilitanden Maßnahmen des Rehabilitationssports in Anspruch nimmt.

Der Rehabilitationssport und die Sporttherapie zielen auf eine physiologische, physische und soziale Wiedereingliederung der von Behinderung betroffenen oder bedrohten Personen ab. Den positiven Wirkungen des Sports steht dabei die Problematik der Inanspruchnahme und der Finanzierung entgegen.

Literatur

Abel T (2002) Energetische und leistungsphysiologische Untersuchungen im Rollstuhlsport unter besonderer Berücksichtigung präventivmedizinischer Aspekte. Dissertation, Köln

Abel T et al., Performance diagnostics in handbiking during competition. Spinal Cord (2006), 44(4), 211–216

Abel T et al., Energy expenditure in wheelchair racing and handbiking – a basis for prevention of cardiovascular diseases in those with disabilities. Eur J Cardiovascular Prevention and Rehabilitation (2003), 10(5), 371–376

Anneken A, Schüle K, Zur Situation von Bewegung und Sport an Sonderschulen in Deutschland – Untersuchungen zur Lehrerqualifikation. Zeitschrift für Heilpädagogik (2004), 1, 24–27

Doll-Tepper G, Schmidt-Gotz E, Lienert C (1994) Einstellungen von Sportlehrkräften zur Integration von Menschen mit Behinderung in Schule und Verein. Sport und Buch Strauß, Köln

Guttmann LI, Organisation of spinal units. History of the National Spinal Injuries Centre, Stoke Mandeville Hospital, Aylesbury. Paraplegia (1967), 5(3), 115–126

Janssen TW et al., Physical strain in daily life of wheelchair users with spinal cord injuries. Med Sci Sports Exerc (1994), 26(6), 661–670

Klafki W (1993) Neue Studien zur Bildungstheorie und Didaktik. Zeitgemäße Allgemeinbildung und kritisch konstruktive Didaktik, 3. Aufl. Weinheim, Basel

Schmid A, Rollstuhlergometrie. Deut Z Sportmed (2002), 53(5), 153–154

Sozialgesetzbuch – Neuntes Buch – (SGB IX), Regelungen für behinderte und von Behinderung bedrohte Menschen § 1 (2001)

Statistisches Bundesamt (2009) Statistisches Bundesamt Deutschland, Wiesbaden

Strohkendl H, Sportspezifische funktionelle Klassifizierung im Rollstuhlsport. Leibesübung Leibeserziehung (1994), 48(4), 20–22

VI Sportmedizinische Aspekte in speziellen Kollektiven

32 Sport im höheren Lebensalter

C. Graf, R. Rost

32.1 Hintergrund

Der Alterungsprozess stellt einen irreversiblen Vorgang dar. Definitionsgemäß beginnt das Alter mit dem 65. Lebensjahr. Medizinisch spricht man vom Senium erst jenseits des 70. Lebensjahres. Die demographische Entwicklung hat zu deutlichen Veränderungen geführt, die Alterspyramide hat sich „verschlankt". Die bessere medizinische Versorgung hat dazu geführt, dass es wesentlich mehr ältere Menschen als noch vor 100 Jahren gibt. Unter guten Rahmenbedingungen können Menschen 100 Jahre und älter werden. Die bisher ältesten Menschen erreichten ein Lebensalter von knapp über 120 Jahren (max. Lebenserwartung). In den westlichen Ländern ist die Lebenserwartung von 40 Jahren im Jahr 1850 auf 70 im Jahre 1950 gestiegen. Heute liegt sie bei etwa 77 Jahren für den Mann und 82 für die Frau (s. Abb. 32.1).

Dementsprechend findet sich heutzutage eine zunehmend größer werdende Gruppe

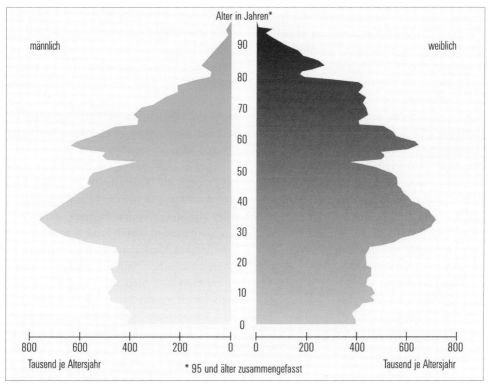

Abb. 32.1: Alterpyramide in Deutschland (Stand 31.12.1997). Zunehmend werden die Menschen in den westlichen Ländern älter. Die durchschnittliche Lebenserwartung beträgt bei einem Mann 77 und bei der Frau 82 Jahre. Dies wird an der Verschiebung der Alterspyramide deutlich (Quelle: Statistisches Bundesamt).

älterer Personen, deren Lebensqualität, aber auch gesundheitliche Situation maßgeblich von ihrer Leistungsfähigkeit bestimmt wird. Denn es ist nicht unbedingt erstrebenswert, „mehr Jahre an das Leben anzuhängen, sondern mehr Leben in die Jahre hineinzubringen". Ein regelmäßiges körperliches Training unterstützt den Erhalt und sogar die Verbesserung der Leistungsfähigkeit bei älteren Menschen. Das wirkt sich nicht nur auf Körper und Lebensqualität, sondern, wie man inzwischen weiß, auch auf Gehirnfunktionen positiv aus.

Allerdings finden sich natürlich mit zunehmendem Lebensalter auch vermehrt Erkrankungen. Daher muss in der Durchführung jeder körperlichen bzw. sportlichen Aktivität der individuelle Gesundheitszustand berücksichtigt und mögliche Einschränkungen bedacht werden. Daher unterscheidet man die Leistungsfähigkeit von der Belastbarkeit. Die Leistungsfähigkeit stellt die Fähigkeit dar, eine max. Leistung ohne Einschränkung zu erbringen. Sämtliche leistungsbegrenzenden physiologischen Prozesse sind max. stimuliert. Die Belastbarkeit beschreibt dagegen die symptomlimitierte Leistungsfähigkeit. Das bedeutet, es liegen pathologische Gründe vor, z.B. Durchblutungsstörungen des Herzens, infolgedessen die max. Leistungsfähigkeit nicht erreicht werden kann. Zu den typischen Alterskrankheiten zählen die Arteriosklerose, Bluthochdruck, Lungenemphysem, Arthrosen, neuromuskuläre Erkrankungen, aber insbesondere auch Depressionen und Demenzen etc. (s. Abschn. 16.2.5). Die Rolle der körperlichen Aktivität bei diesen Erkrankungen wird in den jeweiligen Kapiteln dargestellt; im vorliegenden Kapitel stehen die Besonderheiten der Bewegung bei älteren Menschen im Vordergrund.

Merksätze

◢ Die Menschen erreichen heutzutage ein immer höheres Alter. Körperliche Aktivität und Sport tragen zum Erhalt der körperlichen und geistigen Gesundheit und Lebensqualität bei.

◢ Besonders im höheren Lebensalter müssen in der Durchführung körperlicher Aktivitäten mögliche Erkrankungen berücksichtigt werden.

◢ Von der Leistungsfähigkeit unterscheidet man die Belastbarkeit als symptomlimitierte Leistungsfähigkeit.

32.2 Physiologische Grundlagen der Leistungsfähigkeit im Alter

Unter der allgemeinen körperlichen Leistungsfähigkeit versteht man die Summe der individuell möglichen stütz- und zielmotorischen Aktionen. Physiologisch scheint im Mittel der Alterungsprozess mit 30 zu beginnen und die Leistungsfähigkeit abzunehmen; besonders deutlich ab etwa dem 65. Lebensjahr. Hinsichtlich der Leistungsfähigkeit rechnet man mit einer Reduktion um etwa 5% pro Jahr.

Dies betrifft sowohl die VO_2max (s. Abb. 32.2) und die Muskelkraft [Holloszy und Kohrt 1995]. Die aerobe Leistungsfähigkeit wird von dem Respirationstrakt, dem Herz-Kreislauf-System und dem Metabolismus der arbeitenden Muskulatur mitbestimmt. Beim älteren Menschen findet sich zum einen eine zunehmende Einschränkung der Lungenfunktionen (s. Abschn. 3.3.4). Die Fähigkeit der Lunge zum effektiven Gasaustausch nimmt kontinuierlich pro Jahr um einige hundert Milliliter Volumen ab. Der Muskelmetabolismus wiederum wird beeinträchtigt durch eine Reduktion der Mitochondrienvolumina, der Enzymaktivität sowie des Myoglobin- und Glykogengehalts. Parallel findet

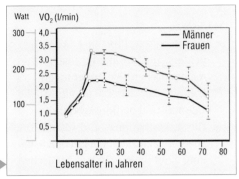
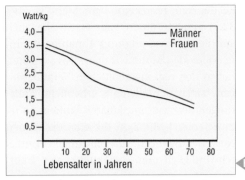

Abb. 32.2: Die Entwicklung der Leistungsfähigkeit in Abhängigkeit vom Lebensalter, für untrainierte Personen. **a)** Absolute maximale Leistungsfähigkeit in Watt bzw. maximale Sauerstoffaufnahme pro Minute (nach Hollmann). Die Maximalleistung steigt bis zum Erreichen des Erwachsenenzustandes an und fällt nach dem 30. Lebensjahr in etwa wieder linear ab. Die maximale Leistungsfähigkeit der Frau liegt niedriger, der altersabhängige Abfall der Leistungsfähigkeit ist geringer. **b)** Gewichtsbezogene Leistungsfähigkeit. Kinder haben eine Leistungsfähigkeit, die relativ über derjenigen der Erwachsenen liegt (3,3 Watt/kg Körpergewicht). Beim männlichen Geschlecht nimmt diese Leistungsfähigkeit linear ab, sie liegt im Alter von 20–30 Jahren bei 3 Watt/kg und vermindert sich dann weiter um ca. 1 %/Lebensjahr. Mädchen vor der Pubertät weisen eine geringfügig niedrigere gewichtsbezogene Leistungsfähigkeit auf als Jungen, sie vermindert sich mit der Pubertät auf 2,5 Watt/kg. Durch das geringere Körpergewicht der Frau sind die gewichtsbezogenen Leistungsunterschiede zwischen beiden Geschlechtern kleiner als die der Absolutwerte.

sich infolge von Änderungen der Gefäßelastizität und der Kreislaufreflexe eine sog. hypokinetische Kreislaufsituation. Das HMV liegt in Ruhe und unter körperlicher Belastung um ca. 1–2 l/min unter dem jüngerer Menschen. Man erklärt dies durch ein im Alter vermindertes SV und geringere HF. Die Erniedrigung des SV liegt vermutlich an einem kardialen Funktionsverlust im Alter. Nach dem Fickschen Prinzip muss daher die arteriovenöse Sauerstoffdifferenz erhöht werden, um eine bestimmte Sauerstoffaufnahme zu erreichen.

Die Herzgröße nimmt im Alter infolge des erhöhten Kreislaufwiderstands, den es überwinden muss, häufig zu. Es wird angenommen, dass es zu einer Verschiebung der Volumen- zu mehr Druckarbeit kommt. Dies lässt zwar die Bruttoarbeit des Herzens unverändert, bedeutet aber für das Herz einen erhöhten kardialen Sauerstoffverbrauch.

Die HF für gleiche absolute Belastungen ist beim älteren Menschen im Vergleich zu jüngeren überraschenderweise identisch. Dies wird zur Beurteilung der submaximalen Leistungsfähigkeit durch die PWC (s. Ergo-

metrie, Abschn. 3.4) herangezogen. Der Alterseinfluss auf die HF wirkt sich also nicht im submaximalen, sondern erst im Maximalbereich aus. Der max. Puls ist abhängig vom Lebensalter und beträgt im Mittel 220 Schläge/min minus Lebensalter mit einer Streubreite von ± 10 Schlägen/min. Daraus erklärt sich die Angabe gleicher absoluter Leistungsfähigkeit für 20–70-jährige Menschen bei einer HF von z.B. 130 Schlägen/min. Eine Belastung bei einer HF von 130 Schlägen/min bedeutet aber für einen 70-jährigen schon eine hohe relative, wenn nicht gar max. Belastungsintensität, für einen 20-Jährigen liegt sie dagegen „nur" im niedrigen Submaximalbereich.

Zusätzlich müssen Änderungen der Körperkomposition mit steigendem Alter berücksichtigt werden. Es kommt zu einer Reduktion der Muskelmasse („Sarkopenie") und einer gesteigerten Fettmasse, insbesondere viszeral, mit den entsprechenden kardiovaskulären Risiken [Kay und Fiatarone Singh 2007; Kallman, Plato, Tobin 1990]. Die Sarkopenie ist einerseits auf die geringeren Sexualhormonkonzentrationen, Östrogen bei der Frau, Testosteron beim Mann (s. Abb. 32.3) zurückzuführen, andererseits aber auch auf die Inaktivierung und Abnahme der innervierenden Motoneurone. Das bedeutet, neben den o.g. metabolischen Veränderungen zeigen sich ebenfalls erhebliche Änderungen der neuromuskulären Einheit. So reduzieren sich die Zahl der entsprechenden Nervenendigungen, die maximale Leitgeschwindigkeit und die Aktivität der Transmitter. Verstärkt sind v.a. die schnellen Muskelfasern Typ II betroffen. Damit verbunden sind eine geringere glykolytische Aktivität und verringerte Laktatbildung. Inwieweit hier auch zerebrale Änderungen eine Rolle spielen, ist bislang nicht abschließend geklärt, wird aber insbesondere auf der Ebene des Kleinhirns mit angenommen. Die Bewegungsabläufe sind weniger rund und geschmeidig, wirken dafür verlangsamt und zielloser (Involution der neuromuskulären Einheit). Abschließend darf besonderes bei Hochbetagten nicht außer Acht gelassen werden, dass auch die übrigen Körperfunktionen, z.B. Sehen, Hören, aber auch Aspekte wie Kontinenz etc. Alterungsprozessen unterliegen und dementsprechend die Ausführung von Bewegung bzw. die entsprechende Sicherheit (Sturzgefahr) beeinträchtigen können.

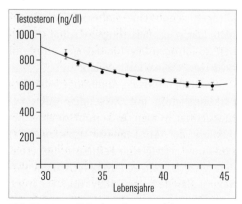

Abb. 32.3: Der Effekt des Alterns auf die Testosteronkonzentration bei 4462 Männern im Alter von 32 bis 44 Jahren (modifiziert nach Dabbs).

Merksätze

◢ Physiologisch führt der Alterungsprozess zu kardiopulmonalen und metabolischen Veränderungen, es kommt zu einer Abnahme der VO_2max und der Muskelkraft.

◢ Die Laktatbildung und damit die anaerob-laktazide Energiebereitstellung sind beim älteren Menschen vermindert. Ältere erreichen weniger hohe max. Milchsäurewerte als jüngere Menschen. Dies kann durch die Abnahme des relativen Anteils weißer Skelettmuskelfasern und ihrer hohen glykolytischen Kapazität erklärt werden.

◢ Änderungen des peripheren und zentralen Zusammenspiels zwischen Nerven und Muskulatur führen zu einer Involution der neuromuskulären Einheit.

32.3 Effekte von Bewegung im Alter

Die o.g. physiologischen Änderungen nehmen Einfluss auf sämtliche motorische Hauptbeanspruchungsformen. Umgekehrt hingegen wirkt sich körperliche Aktivität auch im Alter sehr günstig auf die motorischen Hauptbeanspruchungsformen aus. Für die Betroffenen ist allerdings vordergründig, dass es durch Bewegung zu einer erheblichen Steigerung der Lebensqualität kommt. Soziale Kontakte, aber auch Mobilität und Alterstauglichkeit werden gefördert. Physiologisch findet sich infolge eines regelmäßigen Trainings eine Steigerung der Muskelkraft und der Ausdauerleistungsfähigkeit um etwa 20–30% [Huang et al. 2005] sowie der nervalen Veränderungen, Körperkomposition und Knochendichte (s. auch Kap. 30).

Ausdauertraining verbessert die kardialen Funktionen und die oxidative Kapazität.

Sehr eindrucksvoll konnte dies für die **Ausdauerleistungsfähigkeit** gezeigt werden. So ist es für einen gesunden 60-Jährigen, der breitensportlich aktiv ist, durchaus möglich, die Ausdauerleistungsfähigkeit eines 40-Jährigen zu erreichen bzw. sie zu erhalten („20 Jahre lang 40 Jahre bleiben"). Darüber hinaus finden sich natürlich die günstigen Effekte für mögliche kardiovaskuläre Risikofaktoren, die in diesem Alter vermehrt zu finden sind (s. auch Abschn. 16.3).

Ein **Krafttraining** im Alter führt immer noch zu einem Muskelzuwachs, der allerdings aus den genannten Gründen geringer ist als bei jüngeren. Kraftathleten verfügen über eine etwa 30–50% höhere Kraft als ihre Altersgenossen [Klitgaard et al. 1990]. Ein Krafttraining in höherem Lebensalter wird daher heutzutage empfohlen, sollte aber unbedingt an den individuellen Zustand des Aktiven angepasst werden. Die o.g. „typischen" Alterserkrankungen betreffen insbesondere das Herz-Kreislauf-System. Zu hohe Belastungsintensitäten können zu erheblichen Blutdruckanstiegen führen. Die Zunahme des Blutdrucks ist von der eingesetzten Muskelkraft abhängig: Je höher also der Krafteinsatz, um so höher auch der Blutdruckanstieg. Gefährlich ist besonders der max. Krafteinsatz verbunden mit Pressdruck (s. auch Abschn. 34.3.2). Dies kann insbesondere bei älteren Patienten mit einer arteriellen Hypertonie oder bekannter Arteriosklerose zu Komplikationen führen. Daher sollte ein Krafttraining in jedem, insbesondere aber höherem Lebensalter kontrolliert und dosiert durchgeführt werden. Der Anstieg des Blutdrucks ist nicht von der eingesetzten Absolut-, sondern von der Relativkraft abhängig. Daher empfiehlt es sich, die Muskelkraft stets auf größere Muskelgruppen zu verteilen. Außerdem sollte ein Krafttraining im Alter eher moderat ausgeführt werden und die Wiederholungszahl der Übungen zwischen 8–12 × liegen.

Schnelligkeitsleistungen werden weitgehend anaerob durchgeführt. Sie führen somit nicht zu den präventiv wertvollen Trainingseffekten im Herz-Kreislauf-Bereich. Da – wie oben besprochen – beim älteren Menschen die anaerobe Energiebereitstellung und damit seine Leistungsfähigkeit in diesem Bereich abnehmen, schneidet er im Vergleich zu jüngeren Menschen deutlich schlechter ab. Durch die Milchsäurebildung und die damit verbundene Gefahr der Azidose können, wenn schon Kreislaufschäden vorhanden sein sollten, Zwischenfälle ausgelöst werden. Da Schnelligkeitsbelastungen häufig mit einem hohen Krafteinsatz verbunden sind und somit zu hohen Blutdruckanstiegen führen können, sind sie für ältere Menschen eher ungünstig. Wird trotzdem ein Schnelligkeitstraining durchgeführt, sollten organische Erkrankungen zuvor ausgeschlossen sein. Dies betrifft allerdings letztendlich jede Trainingsform. Wichtig für die Prophylaxe von Verletzungen ist ein entsprechendes Aufwärmprogramm.

Durch den altersbedingten Funktionsverlust des Bewegungsapparats ist die **Beweglichkeit** des älteren Menschen deutlich eingeschränkt. Durch eine gezielte und konsequente Gymnastik lässt sie sich jedoch verbessern. Zur Sturz- und somit Verletzungsprophylaxe sollte daher auch im Alter eine regelmäßige Gymnastik durchgeführt werden. Neue Bewegungsformen fallen dem älteren Menschen aufgrund seiner reduzierten **koordinativen Leistung** schwerer als dem jungen („Was Hänschen nicht lernt, lernt Hans nimmermehr"). Technisch schwere Bewegungsformen, wie beim alpinen Skilauf, werden im Alter nur schwer neu erlernt. Eine entsprechende Gymnastik hilft jedoch, die Koordination zu verbessern, und führt durch damit verbundene Krafteinsparungen zu Erleichterungen im Alltag. Viele ältere Menschen mit einer eingeschränkten kardiovaskulären Leistungsfähigkeit vermögen durch eine Ökonomisierung der Bewegungsformen mehr zu leisten.

Merksätze
- ◢ Besonders geeignet für ältere Personen sind Ausdauersportarten und Gymnastik zur Verbesserung der Koordination und Flexibilität.
- ◢ Die Schulung von Koordination, Kraft und Ausdauer führt gerade beim älteren Menschen neben der erhöhten Leistungsfähigkeit zu mehr Lebensqualität und Freude.

32.4 Empfehlungen

Im höheren Lebensalter zeigt sich eine stete Abnahme der körperlichen Aktivität [Lampert, Mensink, Ziese 2005], auch wenn dies im Einzelfall nicht unbedingt zutrifft. Bewegung und ihre Durchführung werden in dieser Personengruppe natürlich durch das mögliche Vorhandensein von Erkrankungen bzw. Alterserscheinungen geprägt, aber auch

durch den Lebensstil und die genetische Disposition [Weinert und Timiras 2003].

Auch das Profil der Auswahl von Sportarten verändert sich mit dem Alter. Beliebte Sportarten stellen Walking, Gartenarbeit, Golf und niedrig intensive Ausdauersportarten dar; jüngere bevorzugen eher Jogging und höher intensive Ausdauersportarten [Schoenborn et al. 2004]. Entsprechende Angebote müssen daher überhaupt verfügbar und bezahlbar (!) sein. Die grundsätzlichen Trainingsempfehlungen unterscheiden sich aber für ältere Menschen nicht grundsätzlich von denjenigen für jüngere Personen (s. Tab. 32.1). Insbesondere im Alterssport sind jedoch evtl. vorliegende Krankheiten, die o.g. strukturellen Veränderungen sowie die eingeschränkte allgemeine Leistungs-, Adaptations- und verlängerte Regenerationsfähigkeit zu berücksichtigen. Ältere Menschen können sich im Sport v.a. schlechter an mittlere und höhere Belastungsintensitäten anpassen. Auch auf spezielle Umweltbedingungen

Tab. 32.1: Empfehlungen für Ältere nach ACSM/AHA [DHHS 2008]

Allgemein	Wöchentliche Bewegungszeit mindestens 150 min
Zum Ausdauersport	
Dauer und Frequenz	30–60 min/Tag, möglich auch in 10-min-Einheiten, Ziel 150–300 min/Wo.
Intensität	Auf einer Skala zwischen 0–10 (höchste Intensität) entspricht moderat 5–6 und intensiv 7–8
Art	Orthopädische (Über-)Belastungen meiden. Besonders zu empfehlen sind Walking, Wassersport und Fahrradergometrie
Zum Krafttraining	
Frequenz	Mindestens 2 x/Wo.
Intensität	Auf einer Skala zwischen 0–10 (höchste Intensität) zwischen 5–6 und 7–8
Art	8–10 Übungen, die die großen Muskelgruppen integrieren, 8–12 Wiederholungen pro Übung
Zur Gymnastik	
Frequenz	Mindestens 2 x/Wo.
Intensität	Auf einer Skala zwischen 0–10 (höchste Intensität) bei 5–6
Art	Sämtliche Übungen, die zum Erhalt bzw. zur Verbesserung der Beweglichkeit beitragen; Balanceübungen (Vorsicht ist allerdings geboten bei Personen mit erhöhter Sturzgefahr)

wie Hitze oder Kälte kann sich ein älterer Organismus schwerer einstellen als ein jüngerer. Eine eingeschränkte Belastbarkeit, insbesondere des Bewegungsapparats, muss beachtet werden. Ferner sollte das Training bzw. die Wahl der bevorzugten Sportart auf ein möglicherweise reduziertes Gleichgewichtsempfinden sowie Seh- bzw. Hörstörungen abgestimmt werden.

Ein wesentlicher Gesichtspunkt von körperlicher Aktivität im Alter sollte neben dem gesundheitlichen Nutzen der Erhalt bzw. die Zunahme der Lebensqualität sein. Denn eine Verbesserung der allgemeinen Leistungsfähigkeit und Ausdauer führt nicht nur zu positiven primär- oder sekundärpräventiven Effekten, sondern auch zu mehr Selbständigkeit und psychosozialen Vorteilen durch mehr menschliche bzw. soziale Kontakte und Lebensfreude.

Grundsätzlich sind für den älteren Menschen dynamische Ausdauerbelastungen niedriger bis mittlerer Intensität besonders geeignet, wie z.B. Gehen, Joggen, Radfahren oder Schwimmen; Walking ist besonders beliebt, da die Bewegungsabläufe i.d.R. einfacher sind. Aber auch Spiele, möglichst ohne Wettkampfcharakter, sind empfehlenswert, denn sie besitzen neben den allgemeinen leistungssteigernden Effekten auch positive Einflüsse auf das Gleichgewicht und die Flexibilität. Außerdem ist es der Spaß am Spiel, der zur Motivation und somit langfristigen Teilnahme beiträgt. Sinnvoll ist es, entsprechende Kurse für Senioren anzubieten. Mögliche Barrieren, z.B. Depressionen, Inkontinenz bei Frauen, Gangunsicherheit, soziale/familiäre Einflüsse etc., müssen berücksichtigt werden und sollten behutsam im Gespräch unter vier Augen auch offen thematisiert werden.

Merksätze

◢ Für Ältere gelten im Wesentlichen die gleichen Empfehlungen wie für Jüngere, allerdings müssen die möglichen Alterserscheinungen berücksichtigt werden.

◢ Moderater Ausdauersport, ein angemessenes Krafttraining sowie Übungen zur Koordination und Flexibilität sollten integriert werden.

◢ Mögliche Barrieren sollten behutsam thematisiert werden.

Literatur

Chodzko-Zajko WJ et al., American College of Sports Medicine position stand. Exercise and physical activity for older adults. Med Sci Sports Exerc (2009), 7, 1510–1530

DHHS (2008) Physical activity Guidelines for Americans. U.S. Department of Health and Human Services, Rockville (MD)

Holloszy JO, Kohrt WM, Sect. 11. Chapter 24: Exercise. In: Handbook of Physiology. Aging. Bethesda (MD). American Physiological Society (1995), 633–666

Huang G et al., Resting heart rate changes after endurance training in older adults: a meta-analysis. Med Sci Sports Exerc (2005), 37(8), 1381–1386

Kallman DA, Plato CC, Tobin JD, The role of muscleloss in the age-related decline of grip strength: cross-sectional and longitudinal perspectives. J Gerontol (1990), 45, M82–88

Kay SJ, Fiatarone Singh MA, The influence of physical activity on abdominal fat: a systematic review of the literature. Obes Rev (2006), 7, 183–200

Klitgaard H et al., Function, morphology and protein expression of ageing skeletal muscle: a cross-sectional study of elderly men with different training backgrounds. Acta Physiol Scand (1990), 140, 41–54

Lampert T, Mensink G, Ziese T, Sport und Gesundheit bei Erwachsenen in Deutschland. Bundesgesundheitsbl Gesundheitsforsch Gesundheitsschutz (2005), 48, 1357–1364

Schoenborn CA et al., Health behaviours of adults: United States (1999–2001). Vital Health Stat 10 (2004), 219, 1–79

Weinert BT, Timiras PS, Invited review: theories of aging. J Appl Physiol (2003), 95, 1706–1716

VII Besondere Aspekte des Sports

33 Motivation

E. Quilling, C. Graf

33.1 Hintergrund

Der Nutzen von körperlicher Aktivität aus präventiver, aber auch aus rehabilitativer Sicht ist heutzutage hinreichend belegt. Die Effektivität regelmäßiger sportlicher Aktivität bei der primären und sekundären Prävention ist bei Adipositas und bei einer Vielzahl anderer chronischer Erkrankungen, wie z.B. Diabetes, Herz-Kreislauf-Erkrankungen u.a., nachgewiesen (s. auch Abschn. 16.2 und folgende). Grundsätzlich ist dies auch der breiten Bevölkerung bekannt. Umso verwunderlicher erscheint es, dass es an der Umsetzung mangelt. In Deutschland bewegt sich nach den Daten des Bundesgesundheitssurveys nur etwa $1/3$ der Bevölkerung so, dass es annähernd empfehlungskonform ist. Dieses Kapitel widmet sich daher im Kern der Frage, wie es zu dieser Kluft zwischen Wissen und Verhalten kommt und welche Möglichkeiten es gibt, diese Kluft zu verringern.

Immer wieder wird dies bereits im Rahmen verschiedener Kampagnen versucht, z.B. „3000 Schritte Kampagne", „Überwinde deinen inneren Schweinehund!" (http://www.ueberwin.de). Eine Überprüfung hinsichtlich des Nutzens solcher Maßnahmen liegt bislang nicht vor, auch eine Trendwende zeichnet sich nicht ab. Es scheint, dass – wenn überhaupt – die Kampagnen einen wesentlichen Beitrag zur Wissensvermittlung beitragen nach dem Motto: „Bewegung ist gesund." Dies führt nach heutigem Kenntnisstand jedoch nicht zu einer Änderung im Verhalten. Obwohl der enge Zusammenhang zwischen körperlicher Aktivität und dem Gesundheitszustand – insbesondere durch diverse Medien – regelmäßig empfohlen wird und daher in der breiten Bevölkerung hinlänglich bekannt sein sollte, wird die Vielzahl von Bewegungsangeboten in Deutschland nur unzureichend genutzt.

Dabei scheint dies nicht an der mangelnden Motivation entsprechender Vermittler, z.B. (Sport-)Ärzte, Sportwissenschaftler, Übungsleiter etc., zu liegen. Im Gegenteil, die Motivation der Vermittelnden ist hoch, aber sie sind auch nicht diejenigen, die ihre persönlichen Gewohnheiten und alltäglichen Routinen ändern müssen. Allerdings will auch Beratung zur Verhaltensänderung adäquat gelernt sein, und dies wird in den wenigsten beruflichen Ausbildungen berücksichtigt. Lebensstiländerung, sinnvoll oder nicht, erfordert Zeit. Hierbei ist insbesondere auch eine adäquate (therapeutische oder beratende) Begleitung auf dem Weg zu einem verbesserten Lebensstil notwendig. Zumeist erfolgen aber in der Praxis Frontal- und Pauschalaussagen, wie z.B. „Sie müssen sich mehr bewegen!" oder „Laufen Sie – dreimal pro Woche!". So steht es letztlich auch in jeder einschlägigen Zeitschrift, lässt aber damit ein wesentliches Grundprinzip in der Gesundheits-/Bewegungsförderung aus: die Partizipation. Wenn der Berater sein Gegenüber kennt und „mit nimmt", d.h. die Bedürfnisse und Neigungen aufnimmt, professionell lenkt und damit befähigt, den Lebensstil von sich aus zu verändern (= Empowerment), ist die Wahrscheinlichkeit auf nachhaltigen Erfolg deutlich höher.

Merksätze

◢ Der Nutzen von körperlicher Aktivität ist bekannt, die Zahl der Inaktiven jedoch nach wie vor hoch.

◢ Auch in der Beratung sind professionelle Strategien zur Lebensstiländerung erforderlich.

33.2 Besondere Aspekte der Motivation

Sehr verkürzt kann hier zusammengefasst werden, dass Inaktivität besonders häufig mit den folgenden Merkmalen verbunden ist: weiblich, älter, weniger gebildet und/ oder Migrationshintergrund. Zur Motivation dieser Personengruppen scheint daher eine besondere Ansprache vonnöten. Zunächst könnten aber aus dem Blickwinkel von Public Health entsprechende Gesetzes- oder Lehrplanänderungen, z.B. durch die regelmäßige Integration von Bewegung und Entspannung in den Unterricht, Zeichen setzen und auf diese Weise mehr Bewegung in den Alltag bringen. Eine andere Möglichkeit wäre die Stärkung des Stellenwerts des Präventionsgedankens in der Sozialgesetzgebung. Es wird postuliert, dass ein solcher verhältnispräventiver Ansatz die Umsetzung von Verhaltensänderungen unterstützt und möglicherweise vereinfacht [Graf, Starke, Nellen 2008], wie z.B. mit der Gurtpflicht.

Neben der Vermittlung von Fähigkeiten und Einstellungen sollte aber auch die Schaffung von gesundheitsfördernden Lebenswelten unterstützt werden. Die Settings selbst sollten die Möglichkeiten und Anregungen bieten, sich im Alltag zu bewegen und v.a. auch dazu einladen. Auch Städte und Gemeinden sollten bei der Entwicklungsplanung z.B. beim Straßenbau darauf achten, Bewegungsmöglichkeiten zu erhalten und neue Bewegungsräume zu erschließen. Verbote wie „Betreten der Rasenfläche untersagt." oder verschlossene Schulhöfe unterstützen den Rückzug der Kinder und Jugendlichen in das Zuhause und machen das Sitzen am PC- oder Fernsehbildschirm zu einer bequemen und attraktiven Freizeitalternative. Je höher die Hürden liegen, die überwunden werden müssen, um sich regelmäßig zu bewegen, umso höher muss die Motivation des Einzelnen sein, sich täglich bewegen zu wollen. Nur wenn es gelingt, diese Hürden abzubauen, kann Bewegung wieder zur Alltagsgewohnheit jedes Einzelnen werden. Dabei ist die zentrale Fragestellung, wo sind die größten Hürden und wie können diese sinnvoll beseitigt werden. Darüber hinaus stellt sich die Frage wie es gelingen kann, die Motivation zu mehr Bewegung zu erhöhen.

Individuelle Gesundheitsförderung voranzutreiben – insbesondere die Steigerung von Bewegungsaktivitäten – bedeutet personale Kompetenzen zu entwickeln. Hier sind v.a. Bildungseinrichtungen in der Pflicht, sowohl positive Einstellungen als auch grundlegende Fertigkeiten zu vermitteln. Angefangen bei Kindertageseinrichtungen über Schulen, aber auch Institutionen der Erwachsenenbildung müssen sich dieser verantwortungsvollen Aufgabe widmen und die Voraussetzungen dafür schaffen, lebenslange Bewegungsaktivität zu ermöglichen und in die entsprechenden Lebenswelten zu implementieren, vgl. [Brand und Schlicht 2007].

Als Motivation kann nach Alfermann und Stoll (2007) Aktivierung, Zielausrichtung und Intensivierung von Handeln verstanden werden. Sie beschreiben Motivation als Sammelbezeichnung für alle personenbezogenen Zustände und Prozesse, mit deren Hilfe versucht wird, das **Warum** und **Wozu** menschlichen Verhaltens zu erklären, vgl. auch [Gabler 2002].

Motivation soll sowohl interindividuelle als auch intraindividuelle Unterschiede im menschlichen Verhalten erklären. Zur besseren Verdeutlichung werden im Folgenden einige motivationstheoretische Ansätze dargestellt.

Neben Motiven, die oft nur unterbewusst wirken und entsprechend auch das Handeln unbewusst auslösen, spielen für menschliches Handeln bewusste Willensbildungsprozesse eine große Rolle. Diese provozieren eine bewusste Entscheidung für oder gegen eine Handlung. In vielen Situationen ist es so, dass ein Entschluss zur Erreichung eines Ziels bewusst gefasst wird, wie z.B. sich mit einer Freundin im Fitnessstudio anzumelden, weil sich damit die Chance erhöht, tatsächlich auch „dabei zu bleiben". Sobald aber eine attraktivere Handlungsalternative zum Sport vorliegt, ist davon auszugehen, dass willentlich ein neuer Entschluss für oder gegen die Teilnahme am Sport gefasst wird. Dieser Prozess der Willensbildung ermöglicht erst den bewussten Handlungsentschluss, auf den dann die Umsetzung der Handlung folgt [,Rubikonmodell' in Heckhausen 1989]. Nach dem Rubikonmodell gibt es 4 zentrale Phasen:

◢ Die Phase des Abwägens von Handlungsmöglichkeiten
◢ Die Phase des Planens der Umsetzung einer Handlung
◢ Die Phase der konkreten Umsetzung der Handlung
◢ Die Phase des Bewertens der Handlung bzw. Handlungserfolgs

Bei dem Rubikonmodell endet die Phase der Motivierung entweder mit der Absichtsbildung oder dem Rückzug. Im Fall der Absichtsbildung geht die sog. Fazit-Tendenz in die Volitionsphase über. Die Volitionsphase beinhaltet dann erst die bewusste und willentliche Entscheidung zur eigentlichen Umsetzung der Handlung. Im Vergleich zu rein unbewusst motiviertem Verhalten, leidet dieser Willensbildungsprozess unter einer größeren Störanfälligkeit, da die Handlungsalternativen immer attraktiver erscheinen können als das geplante Verhalten. Aller-

dings begegnet uns der Willensbildungsprozess deutlich häufiger als das rein unbewusst motivierte Verhalten. Häufig gibt es auch eine Mischform, wenn die Grundmotivation zwar vorhanden ist, aber die Umstände zur Umsetzung besonders schwierig sind, dann ist in der Regel ein willentlicher Entschluss erforderlich [Alfermann und Stoll 2007].

Selbst wenn ein Entschluss zur Lebensstiländerung, hier besonders zur Durchführung von sportlicher Aktivität getroffen wird, schaffen es die Aktiven nicht, dieses positive Verhalten auch langfristig aufrechtzuerhalten, sondern fallen bereits während der ersten 6 Monate in ihre inaktive Lebensweise zurück, vgl. [Marcus et al. 2000]. Aus therapeutischer Sicht wird hier dieser Verlauf – häufig zu einfach – mit Faulheit erklärt. Faulheit ist jedoch nur das messbare Ergebnis, das sich im „Nichtstun", zeigt. Aus (gesundheits-)psychologischer Sicht und zur erfolgreichen Beratung ist es aber wesentlich, die Gründe für die Bevorzugung des Nichtstuns zu finden. Hier gilt es letztlich wieder, die Partizipation der Betroffenen in den Mittelpunkt zu rücken. Darauf aufbauend können Handlungsdirektiven entwickelt werden, die zu einer nachhaltigen aktiven Lebensführung beitragen.

Verschiedene Untersuchungen haben auf dieser Basis Determinanten der Aufrechterhaltung sportlicher Aktivität beschrieben: z.B. die physische, psychische und subjektive Gesundheit, Selbstwirksamkeitserwartung, soziale Unterstützung, Konsequenzerwartung und Intention zur regelmäßigen Sportaktivität, vgl. [Wagner 2000].

Die Theorie des geplanten Verhaltens nach Ajzen (1985) stellt eine der zentralen Theorien zur Erklärung von Verhalten i.A. dar. Sie wird aber auch häufig für die Erklärung bzw. Vorhersage von Gesundheitsverhalten herangezogen, dabei steht die Bildung einer Absicht im Mittelpunkt:

Bevor Menschen sich in einer bestimmten Art und Weise verhalten, bilden sie eine

Absicht (Intention). Ob es jedoch überhaupt zu einer Intention kommt, hängt von der Einstellung gegenüber dem Verhalten ab. Einstellungen werden in diesem Fall definiert als die erwarteten Konsequenzen des eigenen Verhaltens (behavioral beliefs) und die darauf gerichteten emotionalen Bewertungen (positiv oder negativ). Aus sportmedizinischer Sicht steht hier die Frage im Zentrum: „Was habe ich von körperlicher Aktivität?"

Darüber hinaus bedingen sog. normative Erwartungen die Bildung einer Intention. Als normative Erwartungen werden Annahmen der Person bezeichnet, dass nahe stehende oder wichtige Personen im Umfeld des Individuums das geplante Verhalten gerne sähen. Diese Erwartungen werden mit der Bereitschaft verknüpft, diesen entsprechen zu wollen.

Die 3. Voraussetzung zur Bildung einer Intention ist schließlich die wahrgenommene Verhaltenskontrolle. Sie bezeichnet das Zutrauen in die eigenen Fähigkeiten einerseits und das Vorhandensein von Anlässen andererseits, um das geplante Verhalten in Aktion umsetzen zu können.

Vereinfacht lassen sich die Kernannahmen von Ajzens Theorie in Abbildung 33.1 zusammenfassen.

Grundlegende Bestandteile des Modells sind also die Einstellungen gegenüber dem Zielverhalten, wie bspw. „Bewegung macht Freude" oder „Sport tut mir gut", die subjektive Norm (z.B. „Meine Freundin meint, ich sollte mich mehr bewegen bzw. regelmäßig Sport treiben.") und die subjektive Verhaltenskontrolle (z.B. „Ich weiß, dass ich regelmäßig Sport treiben kann."). Diese drei Komponenten bedingen sich wechselseitig und fließen letztlich in die Intention, ein bestimmtes Verhalten zeigen zu wollen (z.B. „Ich habe das Ziel, mich regelmäßig zu bewegen."). Die Theorie des geplanten Verhaltens geht davon aus, dass eine (gesundheitsorientierte) Verhaltensänderung umso wahrscheinlicher wird, je höher die entsprechende Intention ist, vgl. [Ajzen 1991].

Somit gilt die Intention in der sozialpsychologischen Verhaltensforschung als ein wesentlicher Faktor für das tatsächliche Verhalten. Intentionen sind bewusste und spezifische Verhaltensabsichten, durch die Personen Zielzustände definieren, die durch das eigene Handeln umgesetzt werden sollen. Im gesundheitlichen und sportmedizinischen Bereich richten sich Intentionen v.a. auf Aspekte der Prävention bzw. Wiederherstellung von Gesundheit.

Daraus ergibt sich für die Steigerung der Motivation von Bewegungsaktivitäten zunächst, dass diejenigen, die sich konkret vornehmen, ihre Bewegungsaktivitäten im All-

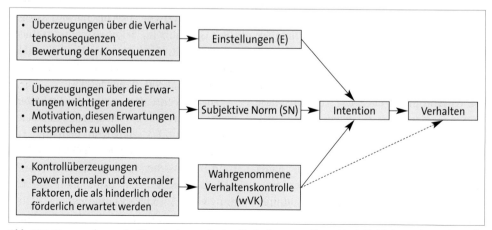

Abb. 33.1: Kernannahmen der Theorie des geplanten Verhaltens von Ajzen. Nach [Schlicht und Brand 2007]

tag zu steigern, dies eher umsetzen werden, als diejenigen, denen diese konkrete Absicht fehlt. Dies bedeutet allerdings nicht, dass die Intention zur Bewegungssteigerung allein ausreicht, um das tatsächliche Verhalten zu ändern. Allerdings zählt sie – im Gegensatz zu den Determinanten Alter und Geschlecht – zu den beeinflussbaren Variablen. Dies heißt aber ebenso wenig, dass mit fehlender Intention eine Beratung überflüssig und ohne Aussicht auf Erfolg ist. Vielmehr ist es dann umso wichtiger, die „Betroffenen" zu dieser Intention hin zu führen. Hier spielen beratende Personen wie Ärzte und Sportwissenschaftler eine zentrale Rolle. Denn eine Person wird umso eher beabsichtigen (Intention), sich gesund zu verhalten, je eher sie befürchtet, dass ernsthafte Erkrankung (Ernsthaftigkeit) sie selbst betreffen könnte (Verletzlichkeit) und sie ein Verhalten (Nichtrauchen, körperliche Aktivität) kennt, von dem sie annimmt, dass sie dieses ausführen kann (Selbstwirksamkeit), um damit die Gefahr der Erkrankung abzuwenden (Konsequenzerwartungen) [Brand und Schlicht 2007].

Wenn es um mehr als Bewegungssteigerung im Alltag aus gesundheitsfördernder Perspektive geht, wie z.B. Leistungssport, müssen auch Theorien der Leistungsmotivation Berücksichtigung finden, wie etwa das Risikowahlmodell [McClelland et al. 1953], die Attributionstheorie [Heckhausen und Weiner 1974] oder die Theorie der Zielorientierung [Hall und Duda 2001; Nicholls 1984]. Zusammenfassend lässt sich zu diesen Theorien festhalten, dass das menschliche Handeln bestimmt wird durch Hoffnung auf Erfolg und durch Vermeidung von Misserfolg und den damit verbundenen Gefühlen von Stolz und Scham. Diese Affekte rückte Atkinson in den Mittelpunkt seines Risikowahlmodells. Die situativen Anreize kommen später hinzu: 1. Erfolgswahrscheinlichkeit, 2. Anreizwert der Aufgabe, der von der subjektiven Erfolgswahrscheinlichkeit ab-

hängt. Je größer die Erfolgswahrscheinlichkeit, desto geringer wird der Anreizwert der Aufgabe und umgekehrt. Das bedeutet, dass eine mittelschwere Aufgabe am ehesten motivierend wirken kann. „Das Risikowahlmodell geht somit davon aus, dass Personen sich je nach Motivtendenz unterschiedliche Schwierigkeitsgrade wählen, unterschiedlichen Anreizwert bei leistungsthematischen Situationen wahrnehmen und schließlich eine unterschiedliche Affektbilanz erleben." [Alfermann und Stoll 2007].

33.3 Motivation im Kontext der Bewegung

Im Folgenden sollen nun mögliche Strategien besprochen werden, wie die Absicht, sich mehr zu bewegen, in die Tat umgesetzt und beibehalten werden kann.

MoVo-Prozess-Modell nach [Fuchs und Göhner 2007]. Das MoVo-Konzept (Motivations-Volitions-Konzept) basiert darauf, dass es vielen Menschen schwer fällt, das, was sie sich vorgenommen haben, auch in die Tat umzusetzen, wie z.B. den Vorsatz, sich mehr zu bewegen. Selbst bei einer hohen Motivation ist die tatsächliche Umsetzung nicht selbstverständlich. Fuchs und Göhner rücken daher in ihren Überlegungen Prozesse der Selbstregulation und Selbstkontrolle in den Mittelpunkt. Die Überzeugung, Vorsätze auch in die Tat umsetzen zu können, scheint eine zentrale Bedeutung zu haben, um interne und externe Barrieren überwinden zu können, vgl. [Fuchs und Göhner 2007; Fuchs 2005, 2006; http://www.movo-konzept.de].

So bedeutet das Anfangen mit einer sportlichen Aktivität nicht auch automatisch das kontinuierliche Dabeibleiben; hierbei handelt es sich um 2 völlig unterschiedliche Aspekte der Verhaltensänderung. Während für viele Menschen schon der Beginn ein großes Hindernis für die Aufnahme sportlicher Aktivität darstellt, scheint die eigentliche Schwierigkeit jedoch darin zu bestehen, den begonnenen Sport dauerhaft weiterzuführen. Das belegen auch Abbruchquoten von Sport- und Fitnessprogrammen. Häufig brechen die Teilnehmenden schon innerhalb der erst 6 Monate solche Programme ab. Insbesondere die Zielgruppen, die besonders von mehr Bewegung profitieren würden, wie Übergewichtige oder Herz-Kreislauf-Patienten, halten Bewegungsprogramme häufig nicht durch, vgl. [Renneberg und Hammelstein 2006].

Fuchs und Göhner (2007) kommen daher zu dem Schluss, dass beim Anfangen Prozesse der Intentionsbildung, Umsetzungsplanung und Handlungsinitiierung im Vordergrund stehen, während für das längerfristige Dabeibleiben v.a. Faktoren wie die Selbstkonkordanz der Zielintention sowie Prozesse der Intentionsabschirmung und der Rückmeldungsverwertung von Bedeutung sein dürften (s. Abb. 33.2).

Der motivationale Prozess der Intentionsbildung mündet nach Fuchs und Göhner (2007) in der Festlegung einer Zielintention, wie bspw. „Ich beabsichtige, regelmäßig Aquafitness zu machen." Dabei ist die Stärke dieser Zielintention im Wesentlichen von einschlägigen Kosten-Nutzen-Überlegungen (den sog. Konsequenzerwartungen) und der Verhaltenskontrolle (Selbstwirksamkeitserwartungen) abhängig. Das bedeutet, Menschen sind zu gesteigertem Bewegungsver-

halten motiviert, wenn sie sich davon mehr Nutzen als Kosten versprechen und wenn sie der Überzeugung sind, dieses Verhalten auch ausführen zu können und damit die Kontrolle über dieses Verhalten besitzen, vgl. [Fuchs und Göhner 2007].

„Grundlegend für den Prozess der Initiierung und Verfestigung eines regelmäßigen Sportverhaltens ist aber nicht nur die Existenz einer starken Zielintention, sondern auch eine möglichst hohe Selbstkonkordanz dieser Zielintention." ... „Im externalen Modus (der Zielintention) ist die Selbstkonkordanz am niedrigsten, im intrinsischen Modus am höchsten. Wird eine Zielintention nur deshalb verfolgt, weil die Person von außen dazu veranlasst wird, dann befindet sich die Selbstkonkordanz im externalen Modus (z.B. Beitragsrückerstattung der Krankenkasse für die Teilnahme an Sportprogrammen). Im introjizierten Modus hat die Person die Gründe, die zur Herausbildung der Zielintention geführt haben, zwar schon verinnerlicht, aber es sind noch nicht die „eigenen" (z.B. wenn sie nur deshalb Sport treibt, „weil der Arzt es gesagt hat"). Ein identifizierter Modus liegt vor, wenn die Person die Gründe der Zielintention in einer freien Entscheidung für sich selbst als wichtig ansieht und die Zielintention deshalb im Einklang mit dem persönlichen Überzeugungs- und Wertesystem steht (z.B. „Ich treibe Sport, weil ich davon überzeugt bin, dass es gut für

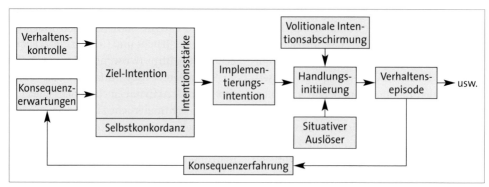

Abb. 33.2: MoVo-Prozess-Modell nach Fuchs [Fuchs und Göhner 2007]

meine Gesundheit ist"). Vom intrinsischen Modus ist dann die Rede, wenn zur Herausbildung der Zielintention gar keine Gründe mehr nötig sind, die außerhalb des angestrebten Verhaltens selbst liegen. Dieser Fall liegt nur dann vor, wenn die Absicht besteht, eine Handlung (hier das Sporttreiben) um ihrer selbst willen, also wegen der in ihr selbst liegenden Anreize auszuführen." [Fuchs und Göhner 2007].

Prozesse der aktuellen Handlungsinitiierung werden sowohl von personalen Faktoren wie der Handlungslageorientierung als auch von situativen Faktoren wie dem Eintreffen der in der Planung antizipierten raum-zeitlichen Auslösebedingungen gesteuert [Gollwitzer 1999]. Das bedeutet, dass neben personalen Faktoren, der Prozess der Handlungsinitiierung auch von situativen Faktoren, wie z.B. räumlich und/oder zeitlichen Bedingungen abhängt.

Damit auf die beschriebenen Zielintentionen konkrete Handlungen folgen können, bedarf es daher der konkreten Umsetzungsplanung (sog. Implementierungsintentionen), in denen die Handlungsumsetzung (das Was, Wann, Wo und Wie) fixiert wird.

Die Verbindung zwischen antizipierter Situation und intendiertem Verhalten delegiert einen Teil der Handlungskontrolle an die äußere Situation. Durch die Spezifizierung der situativen Aktivitätsbedingungen unterstützt die Umsetzungsplanung den Aufbau eines regelmäßigen Bewegungsverhaltens. Allerdings können durch Hindernisse und Barrieren auch solche selbstkonkordanten Zielintentionen scheitern, die über geeignete Implementierungsintentionen verfügen, wenn z.B. Überraschungsbesuch kommt, kann das ein Scheitern der Intention, Samstagmorgen um 10 Uhr Joggen zu gehen, hervorrufen. Um die intendierte Handlung durchführen zu können, ist es sinnvoll, die Handlungsalternativen abzuschirmen (Intentionsabschirmung). Zu den Strategien der Intentionsabschirmung gehö

ren nach Fuchs und Göhner (2007) z.B. die Aufmerksamkeitskontrolle (Ausblenden von Informationen, die konkurrierende Zielintentionen unterstützen würden), die Umweltkontrolle (Gestaltung der sozialen und räumlich-materiellen Umwelt so, dass das intendierte Verhalten erleichtert wird) oder das kognitive Umstrukturieren (Neubewertung der Situation im Dienste der aktuellen Absicht), vgl. [Fuchs, Göhner, Seelig 2007].

> **Merksatz**
> ◢ Die Grundlagen für die Initiierung sportlicher Aktivität sind demnach:
> – Starke und selbstkonkordante Zielintention
> – Geeignete Implementierungsintentionen
> – Dazugehörige Abschirmstrategien

Soll die sportliche Aktivität jedoch regelmäßig wiederholt und dauerhaft ins Verhaltensrepertoire aufgenommen werden, muss es zu einer schrittweisen Habitualisierung des Verhaltens kommen. Dabei steht nach Fuchs die Rückmeldungsverwertung (die sog. Konsequenzerfahrung) im Mittelpunkt. Wenn eine Person das geplante (Bewegungs-)Verhalten ausübt, werden die dabei gemachten Erfahrungen mit den anfänglichen Konsequenzerwartungen verglichen. Das Ergebnis dieses Abgleichs von Erfahrung und Erwartung kann zu einer Korrektur der Konsequenzerwartungen und damit auch zu einer Stärkung oder Schwächung der Zielintention führen. Empirische Belege dafür, dass mit dem Konstrukt der Verhaltenszufriedenheit [Rothman 2000] bzw. der Konsequenzerfahrung ein wichtiger Faktor der Verhaltensaufrechterhaltung identifiziert ist, gibt es bislang noch wenige (ausführlicher dazu [Fuchs 2003, S. 142ff.], s. [Fuchs und Göhner 2007, S. 322]).

HAPA (Health Action Process Approach)
Das HAPA-Modell wurde Ende der 1980er Jahre von Schwarzer [Schwarzer 1992] entwi

ckelt. Als sozial-kognitives Prozessmodell stellt es den Versuch dar, die Faktoren verschiedener anderer Modelle zu integrieren und in einen sinnvollen Gesamtkontext zu stellen. Konzeptionell knüpft Schwarzer dabei, wie viele andere Modelle auch, an das Salutogenese-Modell von Antonovsky an. Schwarzer beschreibt in seinem Modell einzelne Phasen, die ein „Änderungswilliger" durchlaufen muss, um das gewünschte Verhalten (entweder durch Einstellung eines schädigenden und/oder Aufnahme eines gesundheitsfördernden Verhaltens) aufzunehmen und nachhaltig aufrechtzuerhalten. Das HAPA-Modell dient damit der Erklärung und Vorhersage gesundheitsförderlicher und gesundheitsschädlicher Verhaltensweisen (s. Abb. 33.3).

„Da den Selbstwirksamkeitserwartungen eine besonders wichtige Rolle für die Aufnahme und die Aufrechterhaltung eines gesundheitsrelevanten Verhaltens beigemessen wird, sind hier die Entstehungs- und Einflussnahmebedingungen insbesondere durch Lehrkräfte oder andere Multiplikatoren skizziert. Selbstwirksamkeitsüberzeugungen werden im Lebensverlauf durch Informationen aus vier unterschiedlichen Quellen aufgebaut: Informationen durch (1) eigene Handlungserfolge, (2) Erfahrungen aus dem sozialen Vergleich mit anderen, (3) überzeugende verbale Rückmeldungen wichtiger Anderer

und (4) physiologische und affektive Zustände."

Belza und Whitney [aus Belza et al. 2004] beschrieben in ihrem biobehavioralen Modell der körperlichen Aktivität sehr ausführlich die verschiedenen Barrieren und Ressourcen. Sie unterschieden zwischen personalen Faktoren, die das Individuum direkt betreffen, wie biologische Größen (z.B. das Alter) und Umgebungsfaktoren(z.B. Medien, soziale Unterstützung etc.). Dazwischen befindet sich ein Gleichgewicht zwischen Aktivität und Inaktivität, das durch die Barrieren oder Benefits in die eine oder andere Richtung beeinflusst wird.

IHAC (Individual Health Action Cycle)

Der IHAC stellt ein Modell zur Betreuung und Beratung in der Gesundheitsförderung dar. Auf der Basis des salutogenetischen Verständnisses nach Antonovsky und in Anlehnung an das HAPA-Modell wird der public health action cycle auf die individuelle Ebene übertragen [Graf, Quilling, Starke Publikation in Vorbereitung]. Der IHAC rückt das Individuum und den Prozess der Verhaltensänderung – verknüpft mit internen und externen Einflussfaktoren – ins Zentrum der Betrachtungen. Der IHAC unterscheidet sich v.a. dadurch von anderen Modellen, dass er einerseits sowohl das Individuum als auch den Prozess betrachtet und andererseits in-

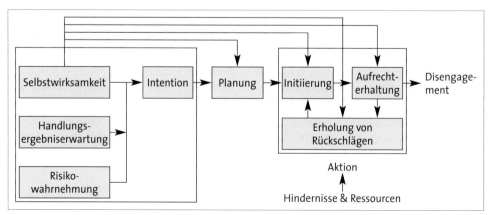

Abb. 33.3: HAPA-Modell

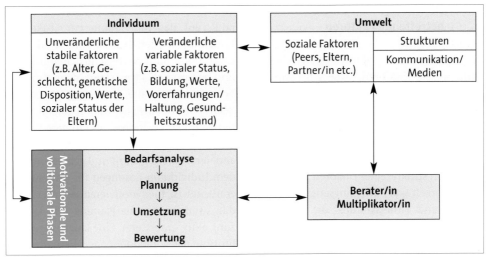

Abb. 33.4: IHAC [Graf, Quilling, Starke 2010]

terne und externe Faktoren gleichermaßen mit in die Überlegungen einbezieht und zur Grundlage für Beratung macht. Nicht zuletzt geht es bei gesundheitsförderlicher Verhaltensänderung nicht nur um eine Bewegungssteigerung, sondern auch um Stressregulierung, Ernährungsumstellung etc. Das Modell verfolgt daher im wesentlichen zwei Ziele: Zum einen geht es darum, die verschiedenen „Schrauben", die neben Selbstwirksamkeitserwartungen Verhaltungsänderung[1] beeinflussen, zu verdeutlichen und damit auch Möglichkeiten der Einflussnahme, z.B. als Beratungsperson, Hemmnisse aus dem Umfeld des Individuums zu erkennen und gemeinsam Lösungen zu finden, die für den Betroffenen erreichbar und umsetzbar sind. Zum anderen aber werden die im Prozess erforderlichen Schritte nicht nur einmal zu Beginn vollzogen, sondern stets wieder neu bewertet und danach die Entscheidung zur weiteren Durchführung getroffen (s. Abb. 33.4).

33.3.1 Interne bzw. das Individuum betreffende Faktoren

Zu den internen Faktoren zählen unabänderliche Variablen wie Alter und Geschlecht. In der Regel sind Ältere inaktiver als jüngere und Frauen inaktiver als Männer [Bundesgesundheitssurvey 2003]. Aber auch Normen und Werte und der soziale Status der Eltern zählen zu den unveränderlichen Variablen, die unseren Lebensstil entscheidend mit beeinflussen.

Darüber hinaus beeinflussen auch abänderliche Faktoren das Verhalten, z.B. Kenntnisse und Einstellung gegenüber dem jeweiligen Handlungsfeld, z.B. Bewegung. Wenn Kinder in einem bewegungsfreudigen Umfeld aufwachsen, ist die Chance, dass sie auch im Erwachsenenalter Freude an Bewegung zeigen, sehr groß. Sie bringen die entsprechende Einstellung schon mit. Wachsen Kinder jedoch in einer inaktiven, bewegungsarmen Umgebung auf, werden sie als Erwachsene eher einen inaktiven Lebensstil führen. Hier ist es notwendig, dass sich die Einstellung des Individuums gegenüber Bewegung ändert. Zu den veränderbaren Faktoren zählen auch Bildung, sozialer Status und Gesundheitszustand (abgesehen von genetischen Dispositionen).

---

[1] Damit ist jede Form der Verhaltensänderung gemeint; neben Bewegung auch Ernährung, Stressregulierung etc.

33.3.2 Externe bzw. die Umwelt betreffende Faktoren

Bei den externen Faktoren unterscheidet man soziale Faktoren, wie z.B. Partner, Freunde, Arbeitskollegen oder bei Kindern und Jugendlichen die peer group, sowie das Beratungsumfeld (z.B. Sportlehrer, Trainer, Therapeuten, (Sport-)Ärzte, Diätberater etc.) und strukturelle Faktoren.

Zu den strukturellen Faktoren zählen z.B. Erreichbarkeit von Bewegungsangeboten wie Vereine und Fitnessstudios, die Wohnverhältnisse: Gibt es Grünflächen in der Umgebung oder ist die Wohnung groß genug, um Fitnessgeräte aufzustellen, ist die Schule oder der Arbeitsplatz zu Fuß oder mit dem Fahrrad erreichbar oder müssen diese Wege mit dem Auto oder öffentlichen Verkehrsmitteln gemacht werden? In diesem infrastrukturellen Bereich liegen häufig externe Hemmnisse, die für Betroffene auf den ersten Blick unüberwindbar scheinen. Hier liegt die Aufgabe der Beratung, alternative Ideen vorzuschlagen, wie mehr Bewegung in den Alltag kommt. Darüber hinaus zählen zu den externen oder auch Umfeldfaktoren das mediale Umfeld, wie z.B. Presse, Fernsehen, Internet etc., und das soziale. Die sozialen Faktoren zählen in der Regel am stärksten: Wenn in der peer group Skaten angesagt ist, dann werden häufig auch größere strukturelle Hürden überwunden, um dazu gehören zu können. Ähnliches gilt für Lebenspartnerschaften oder gut funktionierende Kollegien.

33.3.3 Action Cycle

Sämtliche der aufgeführten Faktoren können sich fördernd oder hemmend auf das Individuum auswirken, das für sich persönlich den individuellen Bedarf einer Lebensstiländerung/Verhaltensänderung klärt, plant und umsetzt. In jede dieser Phasen spielen Motivation und Volition mehr oder weniger aus-

geprägt [Schwarzer 1992] hinein. Es wirkt i.d.R. auf das Individuum ein „Faktoren-Konglomerat", letztlich eine mehr oder weniger hohe Summe verschiedener interner und externer Faktoren mit dem Resultat: Vorsatz der Verhaltensänderung. Indem der Berater die Summe aller Faktoren berücksichtigt, kann er das Individuum in dem Prozess unterstützen. Wichtig ist daher, dass er diese anderen Faktoren kennt und gemeinsam mit dem Individuum Lösungen für Änderungen erarbeitet (s. hier motivierendes Interview), d.h., wenn nötig, die Planung und Umsetzung aktiv unterstützt. Eine langfristige Fortführung der vorgenommenen Verhaltensänderung hängt schließlich in der Bewertung der Umsetzung und wirkt sich wieder auf die Motivation aus. Eine positive Bewertung wird die Motivation und den für sich festgestellten individuellen Bedarf steigern, eine negative Bewertung eher bremsen. Spielt bspw. in Zeiten einer Weltmeisterschaft das Thema Fußball in den Medien eine wichtige Rolle, sind entsprechende Angebote vor Ort – vielleicht sogar im Betrieb – vorhanden, gründen die Kollegen eine Betriebsmannschaft und der Hausarzt hat ohnehin hartnäckig wegen zu hohem Cholesterinspiegel zu mehr Bewegung geraten, ist es leicht nachvollziehbar, dass die Motivation und der individuelle Bedarf hoch eingeschätzt wird. Selbst wenn die Umsetzung zu Muskelkater geführt, aber viel Spaß gemacht hat, die Kollegen das Stürmertalent loben und der Hausarzt zu dem günstigeren Lipidprofil beglückwünscht, heißt die Konsequenz: Dran bleiben! Umgekehrt wird die ältere Ehefrau, deren Ehemann ein warmes Abendessen verspeisen möchte, trotz guter Angebotslage und gleichem Hausarzt, in der Summe eine deutlich geringere Motivation haben und ihren individuellen Bedarf niedriger einstufen.

33.3.4 Motivierendes Interview bzw. Beratungsgespräch

Folgende Punkte sollten im Beratungsprozess beachtet werden:

⊿ Gespräch eröffnen, Situation ansprechen, Möglichkeiten, Rolle und Zeitrahmen transparent machen
⊿ Persönliche Beziehung herstellen
⊿ Zeit für die Schilderung des Anliegens/des Problems des Betroffenen und die aktive Erfassung und Beschreibung der Problemlage und des Zustands der Person
⊿ Lösungsorientierte Fragen stellen:
  – Wo möchten Sie hin?
  – Was soll an die Stelle des Problems treten?
  – Wie sieht eine gute Lösung für Sie aus?
  – Was hat Ihnen in der Vergangenheit bereits schon einmal geholfen?
  – Was wäre anders, wenn das Problem bereits gelöst wäre?
  – Woran würden Sie das bemerken?
  – Wer kann Sie dabei unterstützen?
⊿ Aktives Zuhören:
  – Gesagtes mit eigenen Worten wiederholen und sich somit versichern, als Berater alles richtig verstanden zu haben.
⊿ Zeitorientierung:
  – Zukunftsorientiert
⊿ Vorläufiges Ergebnis formulieren
  Ergebnis sichern und Perspektive in die Zukunft ansprechen
⊿ Wirkungen:
  – Lösungen und Ziele finden
  – Motivations- und leistungsanregend

Der folgende Reflexionsbogen kann Berater in diesem Prozess nach dem IHAC-Modell unterstützen (s. Abb. 33.5). Er dient einmal der Gesprächsführung, ist aber insbesondere in der längerfristigen Begleitung von Verhaltensänderungen hilfreich. Da Änderungen aufgezeigt und wieder bewusst gemacht werden können, um den Prozess der Bewertung positiv zu beeinflussen.

Literatur

Ajzen I (1991) The theory of planned behaviour. Organizational Behaviour and Human Decision Processes, 50, 179–211

Ajzen I (1985) From intentions to actions: A theory of planned behaviour. In: Kuhl J, Beckman J (Eds), Actioncontrol: From cognition to behaviour, 11–39. Springer, Heidelberg

Alfermann D, Stoll O (2007) Sportpsychologie. Ein Lehrbuch in 12 Lektionen, 2. Aufl., Bd. 4. Meyer & Meyer, Aachen

Beitz R et al. (2003) Bundes-Gesundheitssurvey: Bausteine der Gesundheitssurveillance in Deutschland, Robert Koch-Institut, Statistisches Bundesamt, Berlin

Belza B, Warms C (2004) Physical activity and exercise in women's health. Nurs Clin North Am. Mar;39(1):181–93

Brand R, Schlicht W (2007) Körperliche Aktivität, Sport und Gesundheit. Juventa, Weinheim

Fuchs R (2006) Motivation zum Freizeit- und Gesundheitssport. In: Tietjens M, Strauß B (Hrsg), Handbuch Sportpsychologie, 270–278. Hofmann, Schorndorf

Fuchs R (2005) Körperliche Aktivität. In: Schwarzer R (Hrsg), Enzyklopädie der Psychologie, Band: Gesundheitspsychologie, 447–465. Hogrefe, Göttingen

Fuchs R, Göhner W (2007) Änderung des Gesundheitsverhaltens. MoVo Gruppenprogramme für körperliche Aktivität und gesunde Ernährung. Hogrefe, Göttingen

Fuchs R, Göhner W, Seelig H (2007) Aufbau eines körperlich-aktiven Lebensstils. Hogrefe, Göttingen

Gabler H (2002) Motive im Sport. Hofmann, Schorndorf

Graf C, Starke D, Nellen M, Anwendungsorientierung und Qualitätssicherung in der Krankheitsprävention und Gesundheitsförderung. Strukturmodell zur Planung und Umsetzung präventiver und gesundheitsfördernder Maßnahmen. Bundesgesundheitsbl Gesundheitsforsch Gesundheitsschutz (2008), 51, 1321–1328

Göhner W, Fuchs R (2007) Änderung des Gesundheitsverhaltens. Hogrefe, Göttingen

Gollwitzer PM et al. (1999) A motivational-volitional perspective on identity development. In: Brandtstaetter J, Lerner RM (Eds), Action and self-development: Theory and research through the lifespan, 283–314. Thousand Oaks, Sage, CA

Individuelle Gesundheitsziele – Strategie- und Ablaufplanung

Welche Ziele haben Sie sich für Ihre Gesundheit gesetzt?

Bewegung _____

_____

Ernährung _____

_____

Stressregulation _____

_____

Wie können Sie diese Ziele erreichen? Und welche Verhaltensweisen müssen Sie ändern, um die Ziele erreichen zu können?

_____

_____

Welche Umstände können eintreten, die Sie an der Zielerreichung hindern? Bzw. welche Personen können Sie von Ihrem Vorhaben abhalten und warum?

_____

_____

Wie können Sie evtl. Hindernisse bereits im Vorfeld überwinden? Was tun Sie konkret, wenn Schwierigkeiten auftauchen, und wie können Sie Ihre Pläne trotz dieser Schwierigkeiten umsetzen?

_____

_____

Überlegen Sie, welche Personen Sie bei der Umsetzung Ihrer Pläne unterstützen können und welche Rolle sie dabei spielen?

_____

_____

Bis wann wollen Sie Ihre Ziele erreichen?

Endziel: _____

Zwischenziel: _____

Zwischenziel: _____

Abb. 33.5: Reflexionsbogen Individuelle Gesundheitsziele [Quilling 2010]

Hall H, Duda JL (2001) Achievement goal theory in sport: Recent extensions and future directions. In: Singer RN et al., Handbook of sport psychology. Wiley, New York

Heckhausen H (1989) Motivation und Handeln. Springer, Berlin

Heckhausen H, Weiner B (1974) The emergence of a cognitive psychology of motivation. In: Weiner B (Ed), Achievement motivation and attribution theory, 49–66. General Learning Press, Morristown

Marcus BH et al., Physical activity behavior change: Issues in adoption and maintenance. Health Psychology (2000), 19, 32–41

McClelland D et al. (1953) The achievement motive. Appleton Century Crofts, New York

Nicholls JG, Achievement motivation: Conceptions of ability, subjective experience, task choice, and performance. Psychological Review (1984), 91, 328–380

Renneberg B, Hammelstein P (2006) Gesundheitspsychologie. Springer, Heidelberg

Rothman, AJ (2000) Toward a theory-based analysis of behavioral maintenance. Health Psychology, 19, 64–69

Schwarzer R (2008) Mehrsprachige Materialien zu Selbstwirksamkeit, HAPA-Modell, des Arbeitsbereichs Gesundheitspsychologie der Freien Universität Berlin. http://www.hapa-model.de/ und http://userpage.fu-berlin.de/health/author.htm (11.04.2010)

Schwarzer R (2004) Psychologie des Gesundheitsverhaltens. Einführung in die Gesundheitspsychologie, 3., überarb. Aufl. Hogrefe, Göttingen

Schwarzer R, Volitionstheorie in der Gesundheitserziehung. Z f Päd (1994), 40, 907–922

Schwarzer R (1992) Self-efficacy in adoption and maintenance of health behaviors: Theoretical approaches and a new model. In: Schwarzer R (Ed), Self-efficacy: Thought control of action, 217–243). Taylor & Francis, Bristol, PA

Wagner, P (2000) Aussteigen oder Dabeibleiben? Determinanten der Aufrechterhaltung sportlicher Aktivität in gesundheitsorientierten Sportprogrammen. Wissenschaftliche Buchgesellschaft, Darmstadt

Weiner B (1974) Achievement motivation as conceptualized by attribution theorist. In: Weiner B (Ed), Achievement motivation and attribution theory, 3–48. General Learning Press, Morristown

VII Besondere Aspekte des Sports

34 Bewegung, Sport und Gesundheit

C. Graf, R. Rost

34.1 Begriffsbestimmung Gesundheitsförderung/Prävention

Dieses Kapitel soll nochmals die Effekte von Bewegung allgemein bzw. spezifisch für verschiedene Sportarten auflisten. Besonderheiten, die sich infolge verschiedener Erkrankungen ergeben, werden daher nur genannt, wenn dafür besondere Gründe vorliegen. Zunächst erfolgt jedoch eine Einführung in die Grundbegriffe Gesundheit, Gesundheitsförderung und Prävention; auch wenn sich dies in der Praxis nicht immer klar voneinander abgrenzen lässt, ist eine möglichst eindeutige Zuordnung für die Planung entsprechender Maßnahmen wichtig. Grundsätzlich wird eine **kontextbezogene** oder **Verhältnisprävention** von einer **individuumsbezogenen** oder **Verhaltensprävention** unterschieden. Erstere richtet sich an das persönliche, berufliche oder strukturelle Umfeld bzw. ist wesentlich von technologischen, wirtschaftlichen und/oder gesetzgeberischen Rahmenbedingungen abhängig. Ein klassisches Beispiel für eine verhältnispräventive Intervention ist aus Sicht der Sportmedizin/Sportwissenschaft die Einführung von Radwegen. Die Verhaltensprävention zielt dagegen eher auf eine (positive) Beeinflussung des persönlichen Lebensstils ab; zumeist erfolgt dies durch eine Stärkung individueller Schutzfaktoren bzw. Reduktion potenzieller Risikofaktoren, wie z.B. Raucherentwöhnungskurse, Lebensstilprogramme für Menschen mit einem Diabetesrisiko und Rückenschulung etc.

Seit 2000 unterscheidet die WHO in Anlehnung an die Begriffe primordiale, primäre, sekundäre und tertiäre Prävention [WHO 2000]:

◿ Universelle oder allgemeine Prävention/ Gesundheitsförderung
◿ Selektive Prävention
◿ Gezielte oder indizierte Prävention

Auf jeder Ebene sind verhaltens- und verhältnispräventive Maßnahmen möglich, die wiederum wechselseitig und einander verstärkend wirksam werden können. Mit der **universellen Prävention/Gesundheitsförderung** werden alle Personen/Bevölkerungsschichten adressiert, d.h. sowohl Gesunde als auch risikobelastete und kranke Menschen. Nicht selten wird aber unterschieden, ob es sich nicht doch um Maßnahmen für Personen handelt, die sich in ihrer Gesundheit und ihrem Wohlbefinden (noch) nicht beeinträchtigt fühlen und die aber potenziell einen großen Nutzen von Maßnahmen haben. Gesundheitsförderung ist „unspezifisch", während sich Prävention, am Beispiel der Adipositas, „gezielt" an Normal- und Übergewichtige richtet. Im Rahmen dieses Kapitels wird Gesundheitsförderung entsprechend der Ottawa-Charta (1986; zitiert nach dem [Sachverständigenrat 2005]) als ein Prozess zusammengefasst werden, „allen Menschen ein höheres Maß an Selbstbestimmung über ihre Gesundheit zu ermöglichen und sie damit zur Stärkung ihrer Gesundheit zu befähigen (…). Die sich verändernden Lebens-, Arbeits- und Freizeitbedingungen haben entscheidenden Einfluss auf die Gesundheit. Die Art und Weise, wie eine Gesellschaft die Arbeit, die Arbeitsbedingungen und die Freizeit organisiert, sollte eine Quelle der Gesundheit und nicht der Krankheit sein. Gesundheitsförderung schafft sichere, anregende, befriedigende und angenehme Lebens- und Arbeitsbedingungen." Durch die Bangkok-Charta (2005) werden aktuelle Entwicklungen im Sinne der Public Health hinzugefügt und mit der Übernahme politischer und wirtschaftlicher Verantwortung verknüpft.

Ein zentrales Element stellt dabei somit das höhere Maß an Selbstbestimmung bzw. Befähigung zu einem gesundheitsförderlichen Handeln dar, das sog. **Empowerment**. Um dies möglichst passgenau für Personen oder Zielgruppen entwerfen zu können, bzw. wenn möglich, wird es sogar aus der Zielgruppe heraus selbst entwickelt, kommt ein weiteres Element hinzu, die **Partizipation**. Je höher das Verständnis und die Kenntnis von Beratern hinsichtlich der Bedürfnisse und Wünsche von Zielgruppen sind, umso konkreter kann die entsprechende Maßnahme darauf zugeschnitten werden. Zur Orientierung kann das Strukturmodell zur Planung und Umsetzung präventiver und gesundheitsfördernder Maßnahmen dienen [Graf, Starke, Nellen 2008]. Personen gewinnen damit eine größere Kontrolle über Entscheidungen und Handlungen, die wiederum die eigene Gesundheit beeinflussen [WHO 1998]. Ein **individuelles Empowerment** bezieht sich auf die Fähigkeit des Einzelnen, Entscheidungen zu treffen und die Kontrolle über das persönliche Leben zu haben, während das **gemeinschaftsbezogene Empowerment** Individuen in ein gemeinschaftliches Handeln einbezieht, um gemeinsam mehr Einfluss und Kontrolle über die Determinanten der Gesundheit und die Lebensqualität in ihrer Gemeinschaft zu gewinnen. In unserem Arbeitsalltag haben wir zumeist mit Ersterem zu tun (s. auch Kap. 33). Um Personen in dieser Entwicklung zu begleiten, ist es hilfreich, nach [Hurrelmann 2003], vgl. auch [Antonovsky 1997], Gesundheit als ein Gleichgewicht zu verstehen, das stets neu wiederhergestellt werden muss. Dies wird durch personale und soziale Faktoren unterstützt, die nicht selten auch als sog. life skills

bzw. Lebenskompetenzen bezeichnet werden. Danach gilt als lebenskompetent, wer:

- Sich selber kennt und mag
- Empathisch ist
- Kritisch und kreativ denkt
- Kommunizieren und Beziehungen führen kann
- Durchdachte Entscheidungen trifft
- Erfolgreich Probleme löst
- Gefühle und Stress bewältigen kann

Diese eher allgemeinen Faktoren lassen sich einfach in sportmedizinische/sportwissenschaftliche Ansätze integrieren. Nicht selten kann körperliche Aktivität, z.B. Jogging, zu Stressabbau beitragen. Viele Läufer, insbesondere im Freizeit- und Breitensport, berichten, dass sich während des Sports „Knoten im Kopf" lösen lassen. Dabei geht es nicht um die Sportart „Laufen", sondern vielmehr um die günstigen „Nebenwirkungen", die neben metabolischen Effekten stattfinden.

> **Merksätze**
> - Gesundheitsförderung und universelle Prävention wollen dem Prinzip des Empowerment folgend Menschen zu einem verbesserten gesundheitlichen Handeln befähigen.
> - Die Ottawa-Charta von 1986 betont zur Vermittlung den Settingsansatz: Die Personen sollen in den jeweiligen Lebenswelten oder Settings erreicht werden.

Selektive Maßnahmen richten sich an sog. Risikogruppen. Hierzu gehören z.B. übergewichtige, aber noch nicht adipöse Erwachsene oder Personen mit einer gestörten Zuckerverwertung ohne manifesten Diabetes Typ 2 (s. Abschn. 16.2.5). Je höher das Risiko der betroffenen Personen ist zu erkranken, desto notwendiger wird ein selektiver oder/und gezielter Ansatz. Eine klare Abgrenzung ist allerdings weder zur universellen noch zur gezielten Prävention immer gegeben. Die

gezielte oder **indizierte Prävention** richtet sich an Personen mit gesicherten Risikofaktoren für eine Erkrankung, z.B. Adipöse, Patienten mit Diabetes mellitus oder Patienten mit einer KHK. Sie verfolgt das Ziel, vorhandene Risikofaktoren und das Fortschreiten von Erkrankungen zu mindern.

Lebensräume bzw. soziale Kontexte, in denen Gesundheitsförderung und Prävention stattfinden, werden als Setting bezeichnet. Settings gelten als räumlicher oder sozialer Kontext, in dem Menschen ihrem Alltag nachgehen und umweltbezogene, organisatorische, personale Faktoren sowie Ressourcen zusammenwirken und Gesundheit und Wohlbefinden beeinflussen [WHO 1998]. In der Gesundheitsförderung ist ein Setting ein abgegrenztes soziales System, das anlässlich einer Intervention analysiert und definiert wird; optimal nimmt das Setting bzw. nehmen die darin Angesiedelten diese Analysen von sich vor. Maßnahmen können auf das System als Ganzes abzielen (gesundheitsfördernde Schule), aber auch Bewegungsangebote für Schwangere oder innerhalb des Systems umgesetzt werden (z.B. Ernährung und Bewegung im Verein). Die Größe eines Settings ist nicht definiert; es kann sich um Familien, Schulen, aber auch Vereine handeln.

Merksätze

◢ Während sich allgemeine Maßnahmen an große Bevölkerungsgruppen wenden und damit jeder einzelne Mensch in begrenztem Umfang erreicht/betreut werden kann, ist die Zielgruppe der selektiven Prävention kleiner.

◢ In der Praxis entspricht sie dem Hochrisikoansatz. Je gezielter die Prävention, umso höher sind Aufwand und Kosten pro Person [Graf, Dordel, Reinehr 2007].

◢ Die gezielte Prävention entspricht im engeren Sinne therapeutischen oder rehabilitativen Maßnahmen.

34.2 Transfer in die Praxis

Die Steigerung der Lebenserwartung in den letzten 100 Jahren ist nicht nur auf bessere Behandlungsmöglichkeiten zurückzuführen, sondern auch auf eine Verhinderung möglicher Krankheiten. Sport bzw. Bewegung spielt eine wichtige Rolle im Rahmen eines gesunden Lebensstils. Aber auch die Bewegungstherapie hat zu dieser Entwicklung beigetragen; allerdings hat es diesbezüglich einen Paradigmenwechsel gegeben. In vielen der in diesem Buch vorgestellten Erkrankungen wurde historisch statt Aktivität das Prinzip der Ruhigstellung bevorzugt. Bspw. musste ein Patient nach einem Herzinfarkt noch in den 1950er und 1960er Jahren mindestens 6 Wo. lang im Bett liegen bleiben. Ein Skelettmuskel aber, der z.B. nach einem Beinbruch ruhig gestellt wird, bildet sich zurück. Nichtgebrauch führt zu Verkümmerung, übermäßiger Gebrauch aber zu Überforderung (s. auch Abschn. 4.5). So gilt es in der Medizin, speziell in der Sportmedizin, ein vernünftiges Maß zwischen Ruhigstellung und Beanspruchung zu finden. Sport beinhaltet somit nicht nur Leistungs- oder Wettkampfsport, sondern auch Krankheitsprophylaxe/Prävention und -therapie. Am deutlichsten wird diese Rolle bei Betrachtung der Herz-Kreislauf-Erkrankungen, aber auch der Tumorerkrankungen (s. Abschn. 16.2 und 15.5). Beide machen ca. 75% der Todesursachen in den westlichen Industrienationen aus. Inzwischen liegen zahlreiche Meta-Analyse vor, die zusammengefasst zu folgenden Erkenntnissen führten:

◢ Das Erkrankungsrisiko ist vielfach bei körperlich aktiven Personen um etwa 30% gemindert (z.B. KHK, Krebserkrankungen etc.) im Vergleich zu inaktiven.

◢ Erkrankungen treten bei körperlich weniger aktiven Personen früher auf als bei aktiven.

◢ In der Mehrzahl der Untersuchungen zeigte sich eine Dosis-Wirkungs-Beziehung, d.h., ein definiertes Pensum an Sport bzw. Kalorienverbrauch bringt den optimalen Schutz.

◢ Auch die Einbeziehung weiterer Risikofaktoren (arterielle Hypertonie, Übergewicht etc.) deckte in den meisten Studien auf, dass die sportinduzierte Schutzwirkung unabhängig von anderen z.B. KHK-typischen Risikofaktoren auftritt [Myers et al. 2002].

◢ Die meisten Untersuchungen wurden bisher bei Männern durchgeführt. Zunehmend finden sich aber ähnliche Ergebnisse in Studien, in die auch Frauen integriert wurden. Auch hier ist eine Risikoreduktion in jedem Lebensalter möglich.

Naturgemäß müssen sich diese Aussagen stets dem Kritikpunkt stellen, dass sich meist bei Sportlern bzw. körperlich Aktiven ein ausgeprägteres Gesundheitsbewusstsein findet. Sie rauchen i.d.R. weniger, ernähren sich gesünder, leiden weniger an Übergewicht, Fettstoffwechselstörungen oder Diabetes mellitus etc. Die vorliegenden Studien konnten aber eindrucksvoll belegen, dass körperliche Aktivität tatsächlich unabhängig von dem Vorliegen weiterer Risikofaktoren vor den genannten Erkrankungen schützt.

Welche Art der Belastung, Intensität und Umfänge bewirken den optimalen Schutz? Eine Antwort darauf wurde lange Zeit aus der sog. Paffenbarger-Studie abgeleitet. Über 10 Jahre wurden die Bewegungsabläufe (sowohl Sport als auch Alltagsbelastungen wie Treppensteigen) von etwa 17 000 Männern verfolgt. Daraus wurde die verbrauchte Kalorienmenge berechnet und mit dem Auftreten eines Herzinfarkts in Beziehung gebracht (s. Abb. 34.1). Dabei konnte ein klarer Zusammenhang zwischen der Menge der verbrauchten Kalorien und dem Auftreten eines Herzinfarkts gezeigt werden. Das Optimum lag bei einem zusätzlichen Verbrauch von 2000–3000 kcal/Wo. Dies entspricht etwa

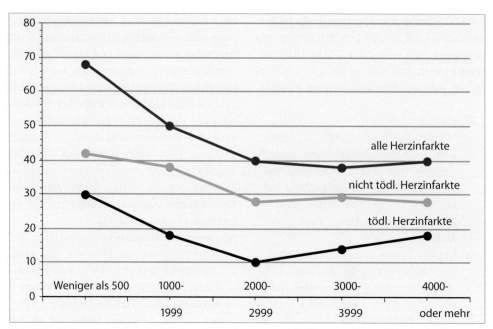

Abb. 34.1: Häufigkeit des Herzinfarktes bzw. des Todes am Herzinfarkt innerhalb von 10 Jahren in Abhängigkeit von der körperlichen Aktivität nach den Daten von Paffenbarger. Die geringste Häufigkeit für einen Tod durch Herzinfarkt findet sich bei einem Verbrauch von 2000–3000 kcal pro Woche durch körperliche Aktivität.

300–400 kcal/d bzw. einem 30- bis 40-minütigen täglichen Jogging. Myers et al. berechneten eine Risikosenkung bereits ab einem Verbrauch von 1000 kcal [Myers et al. 2002]; danach wäre das Jogging dreimal wöchentlich bereits ausreichend. Analog kann man den zusätzlichen Verbrauch für andere Sportarten oder Alltagsaktivitäten berechnen (s. Tab. 34.1), denn die Daten dieser Studie geben keinerlei Hinweis darauf, ob eine bestimmte Sportart zu bevorzugen ist. Das Entscheidende scheint v.a. die Aktivität an sich zu sein bzw. der dadurch erzielte Kalorienverbrauch. Als Basis bzw. Einstieg können Schrittzähler genutzt werden. Bravata et al. (2007) analysierten 26 Studien mit 2767 Beteiligten (Durchschnittsalter 49 Jahre, 85% weiblich). Sie zeigten, dass durch die Nutzung von Schrittzählern die Bewegungszeit um etwa 27% gesteigert, der BMI um 0,4 kg/m^2 und der systolische Blutdruck um 4 mmHg gesenkt wurde. Die mittlere Inter-

Tab. 34.1: Durchschnittlicher gewichtsunabhängiger Kalorienverbrauch pro 10 min Sport

Sportart	Kalorienverbrauch	Sportart	Kalorienverbrauch
Kegeln	35	Golf	40–55
Wasserski	70	Radfahren	
Tennis	80	• 10 km/h	28
Badminton	80	• 20 km/h	78
Tischtennis	53	Schwimmen	
Bergsteigen	80	• Brust (50 m/min)	113
Fechten	100	• Rücken (25 m/min)	70
Handball	140	• Kraul (50 m/min)	140
Basketball	140	• Delphin (50 m/min)	143
Trampolin	140	Eishockey	104
Ringen, Judo	140	Fußball	93
Rudern (50 m/min), je nach Boot	20–30	Volleyball	
Kanu (125 m/min)	83	• Freizeit	45
Paddeln (125 m/min)	68	• Leistungssport	101
Tanzen		Skilaufen	
• Foxtrott	60	• Langlauf 6 km/h	112
• Wiener Walzer	70	• Langlauf 10 km/h	151
• Rumba	70	• Langlauf 14 km/h	231
Laufen		• Abfahrt-Schuss	87
• 9 km/h	100	• Slalom	229
• 12 km/h	114	Schlittschuhlaufen	
• 15 km/h	131	• 12 km/h	47
Gehen		• 15 km/h	62
• 4 km/h	31	• 21 km/h	104
• 6 km/h	53	• Eiskunstlauf je nach Form	50–250

ventionsdauer betrug 18 Wo. Als wichtigster Prädiktor stellte sich heraus, dass das Ziel von tgl. 10 000 Schritten kommuniziert wurde. Bei einer durchschnittlichen Schrittlänge von 80 cm beträgt dies etwa 8 km. Für Kinder und Jugendliche sollten 13 000 Schritte angestrebt werden [Graf, Dordel, Reinehr 2007].

Merksätze

◢ Auf der Basis der aktuellen Daten sollte der wöchentliche Kalorienverbrauch durch körperliche Aktivität zwischen 1000 und 3000 kcal liegen.

◢ Als Grundlage dienen Alltagsaktivitäten, z.B. Schritte. Die Zielzahl beträgt bei Erwachsenen 10 000 Schritte, bei Kindern und Jugendlichen 13 000 Schritte tgl.

Vielfach wird die Frage diskutiert, inwieweit der protektive Effekt durch die körperliche Aktivität als solche oder die daraus resultierende Fitness erzielt wurde. Nach Untersuchungen von Blair und Conelly (1996) ist die Wahrscheinlichkeit, dass Männer mit der höchsten Fitness in den nächsten 8 Jahren versterben, um den Faktor 3,1 niedriger als bei weniger trainierten Männern. Die Untersuchungen zeigten parallel eine Abnahme der Wahrscheinlichkeit eines Krebstodes in der trainierten Gruppe um den Faktor 4,3 im Vergleich zu der Gruppe der Männer mit der geringsten Fitness (s. auch Abschn. 16.2).

Ähnlich wie bei der KHK kann körperliche Aktivität auch bei Schlaganfällen das Risiko um 1,5 reduzieren. Dieser Effekt ist jedoch nicht ganz so eindeutig wie beim Herzinfarkt. Dies liegt wahrscheinlich an der unterschiedlichen Gewichtung der jeweiligen Risikofaktoren. So spielt beim Schlaganfall die arterielle Hypertonie die führende Rolle, wohingegen bei der KHK die Fettstoffwechselstörungen dominieren. Die Beeinflussung der Fettstoffwechselstörungen durch den Sport und gesunde Lebensführung scheint

eher möglich als die Beeinflussung einer arteriellen Hypertonie.

Auch wenn die Datenlage (noch) nicht genauso umfangreich für Frauen ist, finden sich im Wesentlichen die gleichen Ergebnisse. In der Women's Health Initiative wies die Gruppe der fittesten Frauen eine um $1/3$ geminderte Herz-Kreislauf-Sterblichkeit auf [Manson et al. 2002]. Eine Verbesserung der Fitness führte in einem Beobachtungszeitraum von im Mittel etwa 6 Jahren bei 7553 Frauen zu einer Halbierung der Gesamt- und der Herz-Kreislauf-Sterblichkeit [Gregg et al. 2003].

Die körperliche Fitness ist z.T. genetisch determiniert [Rankinen et al. 2002]. Die Frage, ob damit auch das präventive Potenzial vererbt wird, untersuchte eine finnische Zwillingsuntersuchung [Kujala et al. 1998]. Dabei zeigte sich eine Reduktion kardiovaskulärer Ereignisse um 29% (< 6 ×/Monat) bzw. 43% (> 6 ×/Monat) bei regelmäßig aktiven gegenüber inaktiven Personen. Der Schutz trat somit unabhängig von den Genen auf und hing vielmehr von der Häufigkeit und Regelmäßigkeit des Sporttreibens ab. Diese Untersuchungen lassen weiterhin den Schluss zu, dass die körperliche Aktivität **per se** den kardiovaskulären Schutz vermittelt und nicht erst die Verbesserung des Fitnessgrades. Denn um die Leistungsfähigkeit zu steigern, muss eine Belastung einen trainingswirksamen Reiz darstellen, der individuell vom Trainingszustand des Einzelnen abhängig ist. Für einen sportlichen Neu- bzw. Wiedereinsteiger kann daher zunächst die moderate körperliche Aktivität ausreichend sein. In einem höheren Leistungsniveau spiegelt sich langfristig der Erfolg des Trainings wider. Als Ziel gelten die Empfehlungen des ACSM (s. Tab. 34.2).

Aus der Praxis heraus ergibt sich nicht selten die Frage, ob es ausreichend ist, nur am Wochenende aktiv zu sein. Lee et al. (2004) haben 8350 Männer untersucht und in 4 Gruppe eingeteilt. Die inaktiven Männer

Tab. 34.2: Empfehlungen des ACSM. Modifiziert nach [Haskell et al. 2007]

30 min moderat (50–70% der HFmax) an mindestens 5 Tagen/Wo.

Auch möglich: 10-min-Einheiten 3 x tgl.

Einschätzung der Intensität: intensiv – deutlicher Anstieg der HF/außer Atem/Schwitzen

Bis zu 2 x/Wo. auch Krafttraining

Zusätzlich zu aktivem Alltag

verbrauchten pro Wo. weniger als 500 kcal, die nicht ausreichend aktiven zwar mehr als 500, aber weniger als 1000 kcal und die aktiven mehr als 1000, jedoch einmal nur am Wochenende, die sog. weekend warriors, und die anderen regelmäßig auch in der Woche. Personen, die keinerlei kardiovaskuläre Risikofaktoren aufwiesen wie Bluthochdruck, Raucher, Fettstoffwechselstörungen und/oder Übergewicht, konnten ihr Sterblichkeitsrisiko auch als weekend warriors in gleichem Maße wie die regelmäßig aktiven Personen senken. Anders sah es allerdings bei Männern mit den genannten Risikofaktoren aus. Für sie konnte eine Risikoreduktion nur durch ein regelmäßiges Bewegen erreicht werden. Auch in dieser Untersuchung war im Übrigen die Art des Kalorienverbrauchs sekundär, vielfach war es Gartenarbeit, aber auch Tennis, Golf etc. Zur Anleitung werden nicht selten Bewegungspyramiden genutzt; in Tabelle 34.3 wurden verschiedene nationale und internationale Versionen zusammengestellt. In Abb. 34.2 wurde in Anlehnung an die Kinderbewegungspyramide der Portionsgedanke von 10 min pro Einheit berücksichtigt. Alltagsaktivitäten stellen die Basis dar, Freizeitaktivitäten die Mitte und Sport die Spitze. Damit lässt sich das angestrebte Bewegungsminimum erreichen.

> **Merksätze**
> - Die körperliche Fitness stellt einen Schutzfaktor für zahlreiche Erkrankungen dar.
> - Um sie zu verbessern, sind zwar adäquate Trainingsreize notwendig, jedoch kann der Einstieg über jede Form der Aktivität erfolgen.
> - Je untrainierter die Ausgangslage, umso deutlicher und rascher lassen sich Effekte nachweisen.

34.3 Verschiedene Sportarten

Aufgrund der großen und immer weiter wachsenden Zahl verschiedener Sportarten sollen hier in aller Kürze nur die wichtigsten aufgegriffen und hinsichtlich ihrer gesundheitlichen Bedeutung beleuchtet werden. Der Schwerpunkt liegt dabei auf der Gesundheitsförderung und Prävention, bei tiefer gehendem Interesse, speziell auch über exotische Sportarten, muss auf die entsprechende Fachliteratur verwiesen werden. Die Rolle von körperlicher Aktivität/Bewegungstherapie bei ausgewählten Erkrankungen wird in den jeweiligen Kapiteln genauer thematisiert. Grundsätzlich muss betont werden, dass jede Sportart ihre Besonderheiten be-

Abb. 34.2: Bewegungspyramide

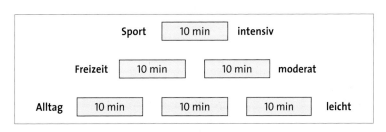

Tab. 34.3: Bewegungspyramiden

Name	Ursprung/Quelle	Alltag	Ausdauerorientierte Empfehlung	Kraftorientierte Empfehlung	Beweglichkeit	Besonderheiten
US-Department of Health and Human Services	http://www.health.gov/paguidelines/factSheetAdults.aspx		Wochenziel: aerobe Aktivitäten 2 h 30 min (mittlere Intensität) oder 1 h 15 min (hohe Intensität) – jeweils 10-min-Einheiten. Beispiele: Schwimmen, Tanzen, Tennis, Gartenarbeit	Wochenziel: mindestens an 2 Tagen Training der wichtigsten Muskelgruppen, pro Trainingseinheit: 8–12 x	Keine Empfehlung	Inaktivitäten meiden; Steigerungen empfohlen auf 300 min (mittlere Aktivität) oder 150 min (hohe Intensität)
EU-Leitlinien	http://ec.europa.eu/sport/news/news682_en.htm		2–3 Tage Stärkung Ausdauer; mindestens 30 min gemäßigte körperliche Aktivität an 5 Tagen (oder mindestens 20 min intensiv an 3 Tagen) 10-min-Einheiten	Soll trainiert werden	Keine Empfehlung	
RKI (2005)	Heft 26, Körperliche Aktivität	Alltagsbewegung nicht explizit genannt	3 x pro Wo. (20–60 min). Mindestens 30 min (mittlere Intensität) an den meisten, am besten an allen Tagen der Wo.	2 x pro Wo.	2 x pro Wo. (alternativ zu Kraft)	
Die Bewegungspyramide für Kinder und Erwachsene (Österreich)	Forum Ernährung (2006) http://www.forum-ernaehrung.at/cms/feh/dokument.html?ctx=ch01448&doc=cms1167208843388	Stufe 1: Mindestens 30 min täglich/sitzende Freizeit so wenig wie möglich (z.B. Gehen, Treppensteigen, Radfahren zum Einkauf, Spielen, Inliner ...)	Stufe 2: 3–5 x pro Wo. (mind. 20 min) (z.B. Mountainbike, Walken, Ballspiel)	Stufe 3: 2–3 x pro Wo. mind. 10 min (z.B. Fitnessstudio, Bauchmuskelübung, Reckturnen, Klettern)	Hinweis, dass Kraftsport auch Flexibilität fördert	Sitzende Tätigkeiten so gering wie möglich
Bundesamt für Sport BASPO (Schweiz), hepa.ch (2006)	http://www.hepa.ch/internet/hepa/de/home/themen/bewegung/dokumente/html	Stufe 1: 30 min täglich oder Sport mittlerer Intensität (leicht beschleunigter Atem) 10-min-Einheiten können zusammengezählt werden = zusätzliche 1000 kcal-Mehrverbrauch pro Wo.	Stufe 2: 3 x pro Wo. 20–60 min (leichtes Schwitzen, beschleunigter Atem); Beispiele: Laufen, Velofahren, Schwimmen, Skilanglauf, Herz-Kreislauf-Training an Fitnessgeräten	Stufe 2: 2 x pro Wo.	Stufe 2: Gymnastik und Stretchingübungen ergänzen Krafttraining und fördern die Beweglichkeit	Stufe 3: Pyramidenspitze: weitergehende sportliche Aktivitäten

sitzt und keine aus gesundheitlicher Sicht schlechter ist als andere; vielmehr kommt es auf die Art der Durchführung an. Dies lässt sich am Beispiel Boxen sehr anschaulich darstellen, Boxen in seiner Wettkampfausführung ist sicherlich keine Sportart, die man aus präventiver Sicht empfehlen würde; das zugrunde liegende Training jedoch fördert sämtliche motorischen Hauptbeanspruchungsformen und ist für bestimmte Zielgruppen sehr attraktiv. Daher sind bestimmte Verhaltensmaßregeln in der Durchführung, z.B. bei Jugendlichen, wesentlich. Rost beschrieb diese Herangehensweise frei nach Goethes Faust 2 mit „Das was bedenke, mehr bedenke – wie". Übersetzt in den Sport heißt dies, im Grunde genommen, ist jede Sportart möglich, nur die Ausführung sollte an die jeweilige Zielgruppe und deren Besonderheiten angepasst werden.

34.3.1 Ausdauersportarten

Ausdauersportarten haben in der Prävention von vielen Erkrankungen eine große Bedeutung erlangt (s. auch Abschn. 15.5). Dies gilt heutzutage zwar nicht mehr ausschließlich für diese Sportarten, vielmehr sollte ein Training die Elemente der anderen motorischen Hauptbeanspruchungsformen ebenfalls beinhalten. Trotzdem wurden als wesentliche Vorteile eines Ausdauertrainings die gute Steuerbarkeit und die einfache Durchführung (z.B. beim Walking) angesehen. Allge-

mein wird angenommen, dass für einen ausreichenden Trainingseffekt die Belastung mindestens 50% der Maximalleistung betragen sollte. Die Dauer sollte im Bereich des Breitensports mindestens 20 min, am besten 30–40 min betragen; die Frequenz mehr als 2–3 × pro Wo. Als Orientierung für die Trainingsherzfrequenz (für ein Lauftraining) stehen diverse Formeln zur Verfügung, die in Tabelle 34.4 zusammengestellt wurden. Nach Pollock et al. (1998) sollte der Puls bei leichter Intensität unter 54%, bei moderater Intensität zwischen 55–69% und bei intensiver Intensität über 70% der Maximalherzfrequenz liegen. Eine weitere Differenzierung nimmt Lagerstrøm wie folgt vor:

> Trainingsherzfrequenz = Ruheherzfrequenz + (220 – $^3/_4$ Lebensalter – Ruheherzfrequenz) × Belastungsfaktor X

Belastungsfaktor X:
- Untrainierte: 0,60–0,65
- Trainierte: 0,65–0,70
- Hochtrainierte: 0,70–0,75

Als Ruheherzfrequenz gilt die HF, die morgens direkt nach dem Aufwachen bestimmt wird.

Ähnlich funktioniert die sogenannte Karvonenformel. Hier wird die Herzfrequenz-Reserve (= Differenz zwischen der maximalen HF und der Ruhe-HF) eingesetzt:

> HFtrain. = (HFmax – RP) × Faktor + RP

Tab. 34.4: Verschiedene Varianten von rechnerischen Bestimmungen der Trainingsherzfrequenz

Pulsformeln		
Baum-Hollmann'sche Regel	180 – Lebensalter	
Fletcher-Formel	HFr + (HFmax – HFr) x 40–60%	
Graf & Lagerstrøm	HFr + (HFmax – HFr) x 60–70%	Bei 45–90-Minuten-Lauf
Graf & Lagerstrøm	HFr + (HFmax – HFr) x 70–80%	Bei 30–45-Minuten-Lauf
Graf & Lagerstrøm	HFr + (HFmax – HFr) x 80–90%	Bei 20–30-Minuten-Lauf
Graf & Lagerstrøm	HFr + (HFmax – HFr) x 90–100%	Bei 20–60-Sekunden-Lauf

Zur Einschätzung der Intensität wurden folgende Faktoren angegeben:

- für intensives Ausdauertraining: 0,8
- für extensives Ausdauertraining: 0,6
- für Untrainierte: 0,5

In einer aktuellen Untersuchung (Daten nicht publiziert) zeigt sich die höchste Korrelation zwischen 70% der 4 mmol Laktatkonzentration (s. Abschn. 2.2) mit der Formel: HFr + (HFmax – HFr) × 100%. Die Maximalherzfrequenz kann, wenn kein Betablocker eingenommen wird, aus der Formel berechnet werden: 220 – Lebensalter.

Zur weiteren Kontrolle der Belastungsintensität eignet sich neben der HF auch die subjektive Einschätzung (Received perception of exertion = RPE-Werte) bzw. die Borg-Skala. Danach sollte die Belastung in etwa zwischen leicht und etwas stärker empfunden werden. In der o.g. Untersuchung wurde allerdings die eigene Wahrnehmung nicht mit berücksichtigt.

Merksätze

- Ausdauersportarten haben insbesondere in der Prävention von Herz-Kreislauf-Erkrankungen eine große Bedeutung erlangt.
- Für einen Trainingseffekt sollte die Belastung mindestens 50% der Maximalleistung betragen.
- Die Trainingsphasen sollten im Bereich des Breitensports mindestens 20 min, am besten 30–40 min andauern und mehr als 2–3 × pro Wo. betrieben werden.
- Als Orientierung für die Trainingsherzfrequenz (für ein Lauftraining) liegen verschiedene Formeln vor. Als einfache Faustformel gilt – wenn kein Betablocker eingesetzt wird – Ruheherzfrequenz plus der Differenz aus Maximal- und der Ruheherzfrequenz.

Gehen/Walking/Nordic Walking

Der Nutzen von Gehen bzw. Schritten als Basis wurde oben bereits besprochen. Die tägliche Zielzahl sollte bei Erwachsenen 10 000 Schritte, bei Kindern und Jugendlichen 13 000 sein. Walking entspricht sportlichem Gehen. Es weist die Vorteile eines Ausdauertrainings auf und ist besonders für übergewichtige Personen und Sportneulinge oder Patienten mit Gelenkschäden oder nach Hüftgelenkersatz geeigneter als Jogging, da die Stoßbelastung geringer ist. Leistungsfähigere Personen sind beim Walking möglicherweise unterfordert und profitieren daher eher vom Laufen bzw. Jogging.

Inlineskaten

Diese sportlichere Variante des Rollschuhfahrens stellt nicht nur Anforderungen an die Ausdauer, sondern in hohem Maß auch an die Koordination und Flexibilität sowie Schnelligkeit. Dabei muss man die verschiedenen Formen des Inlineskatens, z.B. Speedskaten, Stuntskaten, Freizeitskaten etc., berücksichtigen. Das Skaten gewinnt heutzutage zunehmend an Bedeutung, da es sich von einer Trendsportart hin zu einer Volkssportart mit der Möglichkeit der Teilnahme an einem Inline-Marathon entwickelt hat. Auch sind nicht mehr Jugendliche und Kinder die eigentlichen Aktiven, sondern zunehmend Ältere. Auf das Tragen der kompletten Schutzausrüstung (Knie-, Ellenbogenschoner, Handgelenksprotektoren und Helm) sollte geachtet und zumindest eine Bremsmethode beherrscht werden. Die Verletzungsgefahr ist unter Beachtung dieser Maßregeln deutlich reduziert. Vorsicht ist allerdings bei Patienten geboten, die Antikoagulanzien einnehmen, denn Stürze können zu schwerwiegenden Blutungen führen.

Jogging/Laufen

Jogging zählt aus internistischer Sicht zu den besonders günstigen Sportarten, da es als Ausdauersport zu den genannten präventiven Effekten führt. Außerdem kann es ohne wesentliche Hilfsmittel durchgeführt werden; sinnvoll ist lediglich ein guter Laufschuh, der die individuelle Fußstabilität und den Laufstil berücksichtigt. Der sehr gut dosierbare und im Breitensport nur geringe Krafteinsatz und die große eingesetzte Muskelmasse machen diese Sportart noch günstiger. Außerdem stellt das Laufen keine allzu großen Ansprüche an koordinative Fähigkeiten. Neueinsteiger können wechselweise gehen und laufen, z.B. minütlich wechseln.

Für übergewichtige Personen ist aber diese Sportart durch die Belastung der Gelenke der unteren Extremität nur bedingt geeignet. Für Patienten mit Kniegelenksarthrosen ist ein Lauftraining möglicherweise sogar kontraindiziert. Solche Personen könnten ihr Training auf das schonendere Walking (s.o.) oder Aquajogging verlagern. Beim Aquajogging wird mithilfe eines Auftriebgurts im tiefen Wasser „gejoggt". Die Gelenkbelastung ist äußerst gering. Nicht selten wird insbesondere bei diesen Sportarten v.a. von übergewichtigen Personen gefragt, ob nüchtern trainieren die Fettverbrennung optimiert, in der Hoffnung schneller abzunehmen. Es trifft zwar zu, dass eine erhöhte Kohlenhydratzufuhr die Lipolyse hemmt; allerdings ist dies kalorisch betrachtet zu vernachlässigen. Generell können nur Fette „im Feuer der Kohlenhydrate" verbrannt werden, d.h. ohne eine ausreichende Menge an Kohlenhydraten findet keine Fettverbrennung statt. Allerdings sind bei normaler Ernährungssituation genug Reserven verfügbar. Zusammengefasst heißt das, der Nutzen, nüchtern zu trainieren, ist zwar vorhanden, allerdings nur wenn gewährleistet ist, dass ausreichend Kohlenhydrate, z.B. in Form von Glykogen vorhanden ist. Auch nach der optimalen Uhrzeit wird immer wieder gefragt. Das abendliche Training scheint durch die Effekte auf Insulin für die Verbrennung etwas von Vorteil zu sein, aber auch dieser Effekt ist kalorisch quantitativ zu vernachlässigen.

Radfahren

Fahrradfahren gehört zu den beliebtesten Ausdauersportarten. Es ist bereits im frühen Kindesalter erlernbar und kann bis ins hohe Alter fortgesetzt werden. Heutzutage wird es in allen möglichen Varianten durchgeführt, z.B. Rennradfahren, Mountainbiking, Trekking-Radfahren oder als Ergometertraining auf einem Standfahrrad zu Hause.

Durch die Zugehörigkeit zu den Ausdauersportarten besitzt es einen hohen präventivmedizinischen Stellenwert. Gegenüber dem Jogging ist allerdings von Nachteil, dass die eingesetzte Muskelmasse geringer und der notwendige lokale Krafteinsatz größer ist. Trotzdem sind die Blutdruckanstiege nicht wesentlich höher als beim Jogging.

Besonders günstig ist Radfahren für Übergewichtige, da das Körpergewicht vom Fahrrad getragen wird. Bei sehr adipösen Menschen allerdings ist durch die Reibung der Oberschenkelinnenseiten selbst das Radfahren erschwert. Eine Variante ist Aquariding (auch Aquacycling; Aquabiking), bei dem ein Standrad in einem Wasserbecken steht.

Für Patienten mit Arthrosen oder mit Wirbelsäulenschäden ist das Radfahren zu bevorzugen, denn durch eine entsprechende Einstellung der Rahmengeometrie können die Gelenke geschont und die Wirbelsäule kann entlastet werden.

Bei der Einnahme von gerinnungshemmenden Medikamenten, z.B. Marcumar, besteht bei Stürzen vom Rad eine erhöhte Blutungsgefahr. Insbesondere bei einem Sturz auf den Kopf muss an die Möglichkeit einer Hirnblutung gedacht werden. Daher empfiehlt sich das Tragen eines Fahrradhelms.

Von besonderem Interesse ist ein regelmäßiges Ergometertraining in der kardialen Rehabilitation. Die gewünschte Belastung kann exakt bestimmt und eingestellt werden. Im weiteren Verlauf der Rehabilitation ist solch eine genaue Überwachung nicht mehr unbedingt notwendig, sodass auch auf dem Gelände gefahren werden kann.

Rudern

Rudern zählt, trotz seines hohen Krafteinsatzes, ebenfalls zu den Ausdauersportarten, da die eingesetzte Muskelmasse sehr hoch ist. Prinzipiell finden sich daher auch hier die präventiven Vorteile, allerdings ist es für Herzpatienten aufgrund des Krafteinsatzes nicht unbedingt geeignet. Da Rudern häufig als Mannschaftssportart betrieben wird, ist eine individuelle Dosierung nicht immer einfach möglich. Wenn jemand allerdings rudererfahren ist und die Krafteinsätze gut dosieren kann, dann ist es auch für Herzpatienten eine mögliche Sportart.

Schwimmen

Schwimmen lässt sich bereits im Kindesalter erlernen. Leider zeichnet sich heutzutage ein Trend ab, dass immer weniger Kinder im Grundschulalter überhaupt schwimmen können. Dabei soll bereits Babyschwimmen positive Reize, insbesondere in der Entwicklung motorischer Fähigkeiten, wie z.B. Koordination und Flexibilität, setzen. Prinzipiell werden beim Schwimmen verschiedene Techniken unterschieden. Zu den üblichen zählen Brust-, Kraul- und Rückenschwimmen. Brustschwimmen kann zu einer Belastung der Halswirbelsäule mit der Konsequenz von Verspannungen in der Nacken- und Rückenmuskulatur führen, besonders wenn der Kopf bei der Ein- und Ausatmung über der Wasseroberfläche bleibt. Daher empfiehlt sich für Menschen mit HWS-Beschwerden eher Rückenschwimmen.

Schwimmen ist gerade in höherem Lebensalter ein beliebter Sport. Da das Gewicht vom Wasser getragen wird, ist es ausgesprochen gelenkschonend. Allerdings darf es nicht ganz unkritisch betrachtet werden, wie bei allen Wassersportarten kommt es auch beim Schwimmen durch die **Immersion** (s. Kap. 27) infolge des hydrostatischen Drucks zu erheblichen physiologischen Reaktionen. Der Vagusreiz bzw. Tauchreflex führt zu einer Abnahme der HF (Tauchbradykardie), der Wasserdruck zu einer Umverteilung des Bluts aus den Beinvenen in den Brustkorb. Die Folgen sind eine Steigerung des enddiastolischen Volumens im Bereich der rechten Herzkammer und des Drucks in den Lungengefäßen. Wie hoch diese Effekte ausfallen, hängt von der Eintauchtiefe ab. Die Folge können u.a. HRST sein, die bei Herzpatienten u.U. gefährlich werden können. Sie sollten daher, ggf. mit einer Schwimmtelemetrie (EKG im Wasser), abgeklärt werden. Die Mindestleistungsfähigkeit eines Herz-Kreislauf-Patienten, der schwimmen möchte, sollte 1 W/kg KG betragen. Die optimale Wassertemperatur für Herzpatienten liegt im Bereich von etwa 27 °C. Ist es kühler, besteht die Gefahr einer Auskühlung; ist es wärmer, besteht eine ungünstig hohe Kreislaufbelastung. Viele Varianten finden sich heutzutage, die ebenfalls im Wasser betrieben werden, wie Aquajogging (s. Jogging), Aquariding (s. Radfahren).

Skilanglauf

Zunehmend findet der Skilanglauf auch in unseren Breiten Anklang, in dem auch ohne Schnee im Winter (und Sommer) mit Rollen trainiert wird. Auch ältere Personen können diese Sportart durchführen, allerdings stellt sie Ansprüche an koordinative Fähigkeiten. Trotzdem ist Skilanglauf relativ leicht erlernbar und bietet den Vorteil einer recht geringen Verletzungsgefahr, und durch das Gleiten gilt es als besonders gelenkschonend. Beim Skilanglauf wird eine größere Muskelmasse als beim Jogging beansprucht, und der Krafteinsatz ist noch geringer. Deshalb hat es inzwischen seinen Einzug in die Bewegungstherapie von Herzpatienten gehalten. Herzpatienten sollten jedoch eine Höhe von 2000 m nicht überschreiten. Außerdem sind Umgebungsbedingungen, wie z.B. Sonneneinstrahlung und Witterungsbedingungen, insbesondere Kälte, zu berücksichtigen. Die oft reizvolle Umgebung kann zu einer Überlastung beitragen, wenn in der Euphorie die eigenen Grenzen nicht mehr beachtet werden.

Wandern/Bergwandern

Das Wandern und Bergwandern sind wichtige Freizeit- und Urlaubsaktivitäten. Sie können von Menschen jeder Altersstufe betrieben werden und sind bis ins höchste Alter möglich. Man erlebt nicht nur die Natur und die Bewegung an der frischen Luft, sondern baut auch Stress ab. Sie erfordern wenig Material- oder Geräteaufwand. Man kann sie allein oder in der Gruppe betreiben. Wandern zeichnet sich durch einen gewissen Ausdauertrainingseffekt aus, der allerdings von der Geschwindigkeit und dem Gelände abhängig ist. Bei Herzpatienten sollte man vom Bergwandern, zumindest über 2000 m Höhe hinaus, aufgrund des niedrigen Sauerstoffpartialdrucks eher abraten.

34.3.2 Kraftsportarten

Die Kraftsportarten verfolgen das Ziel, die Muskelkraft zu verbessern und ggf. die Muskelmasse zu steigern (s. auch Abschn. 2.1). Ein Krafttraining kann vielfältig in Prävention, Therapie und Rehabilitation angewendet werden, z.B. unter Nutzung des eigenen Körpergewichts. Klassischerweise zählen zu den Kraftsportarten das Gewichtheben, Bodybuilding, Kugelstoßen, Hammerwerfen etc. Zumeist wird es jedoch in Form eines Gewichtstrainings mit progressivem Widerstand durchgeführt. Unter Berücksichtigung der Repetitionsmaxima bzw. Wiederholungszahl soll es individuell dosiert zu einer muskulären Überlastung kommen, die letztendlich den muskulären Reiz darstellt. Aufgrund dessen wird das Krafttraining allgemein aus gesundheitlicher Sicht unterschiedlich bewertet. Sportarten, die Maximalkraft erfordern, bergen potenzielle Risiken, wie z.B. Pressdruck und damit verbundene hohe Blutdruckanstiege. Für Herzpatienten sind sie daher nur sehr eingeschränkt geeignet. Allerdings ist es insbesondere für Ältere wichtig, den Muskelmantel zu erhalten, um Alltagsanforderungen besser zu bewältigen und einer Osteoporose vorzubeugen. Es gibt vielerlei Arten, ein Krafttraining durchzuführen. Welche man auswählt, hängt von den jeweiligen Zielen und sicherlich auch vom individuellen Gesundheitszustand ab. Beim Bodybuilding werden eher mit Isolationsübungen gezielt Muskeln/Muskelgruppen trainiert. Bei Grundübungen werden größere, über mehrere Gelenke gehende Muskeln eingesetzt. Als Repetitionsmaximum (RM) wird das Maximum an Gewicht bezeichnet, das nur ein einziges Mal bewältigt werden kann. Daran orientiert sich häufig die Wiederholungszahl.

Die Folgen sind myogene und neuromuskuläre Effekte. Dazu muss allerdings ein Krafttraining regelmäßig mindestens 2–3 × wöchentlich über 45 min durchgeführt werden. Im Verlauf von mehreren Wochen führt ein Krafttraining zu einer Muskelhypertrophie und damit Steigerung der Muskelkraft. In welchem Ausmaß die Änderungen stattfinden, hängt von den genetischen Voraussetzungen, aber auch von Lebensalter und Geschlecht ab. Bei Patienten oder älteren Personen sollte daher ein Krafttraining, vorsichtig dosiert, d.h. mit 30 bis max. 50% der Maximalkraft (entsprechend 10–15, ggf. 20 Wiederholungen), erfolgen.

Zu den günstigen Effekten eines Krafttrainings zählen:

- Muskelhypertrophie
- Ausgleich muskulärer Dysbalancen
- Steigerung der Kapillarisierung
- Kräftigung des intramuskulären Bindegewebes
- Positive Auswirkungen auf die Gelenkstabilität
- Reduktion des muskulären Fettgehalts
- ZNS (Verbesserung der inter-/intramuskulären Koordination)
- Verletzungsprophylaxe
- Steigerung der Knochendichte und Osteoporoseprävention
- Verbesserung der Koordination

In einem gesunden Gefäßsystem werden auch hohe Blutdruckwerte problemlos toleriert. Bei einem vorgeschädigten Herz-Kreislauf-System bestehen jedoch Risiken wie Schlaganfälle oder HRST. Daher sollte insbesondere bei Risikopatienten und älteren Menschen ein sehr dosiertes, submaximales Krafttraining unter Vermeidung der Pressatmung durchgeführt werden. Infolge aber der günstigen Effekte (s.o.) spielt inzwischen selbst bei herzinsuffizienten Patienten Krafttraining eine wichtige Rolle. Als Orientierung für die Höhe der Kraftbelastung im Training kann gelten, dass die Übungen in einem Bereich liegen sollen, der 10–12-malige (ggf. auch 15–20) Wiederholungen erlaubt. Kontraindikationen gegenüber einem Krafttraining sollten allerdings berücksichtigt werden. Sie lauten:

◢ Kardiovaskuläre Erkrankungen (z.B. nicht ausreichend eingestellte arterielle Hypertonie, unbehandelte KHK, hochgradigere HRST)

◢ Akute Infektionserkrankungen

◢ Nicht eingestellter Diabetes mellitus

◢ Schwere psychiatrische Erkrankungen

◢ Schwere neurologische Erkrankungen

◢ Aortenaneurysma

◢ Thrombophlebitis

◢ Schwere proliferative Retinopathie

◢ Frische Frakturen, schwere Wirbelsäulen- und Gelenkinstabilitäten

Merksätze

◢ Ein angemessenes Krafttraining erzielt praktisch vergleichbare gesundheitlich positive Effekte wie Ausdauersport, z.B. Senkung des Blutdrucks, Minderung des Diabetes- und HLP-Risikos, Prävention der Osteoporose etc.

◢ Sportarten, die Maximalkraft erfordern, bergen potenzielle Risiken, wie z.B. Pressdruck und damit verbundene hohe Blutdruckanstiege. Für Herzpatienten sind sie daher nur sehr eingeschränkt geeignet.

◢ Der Erhalt der Muskulatur ist aber auch im höheren Lebensalter zur Alltagsbewältigung und Sturzprävention erstrebenswert.

◢ Daher sollte ein Krafttraining, insbesondere bei Patienten oder älteren Personen, vorsichtig dosiert, d.h. mit 30 bis max. 50% der Maximalkraft, erfolgen.

Bodybuilding

Das heutige Bodybuilding wurde etwa in den 1930er Jahren eingeführt. Ein häufig angestrebtes Ziel der Bodybuilding-Wettkämpfe ist es, in Form von bestimmten Posen die Muskeln bzw. das Muskelspiel zu demonstrieren. Inzwischen gibt es viele moderate Varianten wie Bodyforming etc., die einem wohldosierten, körperbetonten Krafttraining entsprechen. Vorsicht ist allerdings aus o.g. Gründen bei Herzpatienten geboten. Aus präventiver Sicht ist es bedeutsam, neben dem reinen Krafttraining auch ein Ausdauertraining, z.B. Radfahren oder Stepper, mit durchzuführen.

Gewichtheben

Gegen die Erdanziehungskraft wird ein möglichst hohes Gewicht in die Höhe gebracht. Der gesundheitliche Wert ist umstritten. Aufgrund des Valsalva-Manövers kann es zum orthostatischen Kollaps kommen. Für Patienten ist das klassische Gewichtheben i.d.R. ungeeignet.

34.3.3 Spielsportarten

Die Spielsportarten gehören zu den gemischtmotorischen Sportarten. Mannschaftsspiele haben nicht nur einen sportlichen, sondern einen erheblichen Freizeitwert. Sie beanspruchen den Organismus auf vielfältige Weise. Der motivierende Faktor innerhalb einer Mannschaftssportart ist erheblich. Dies kann bei herzkranken Personen dazu führen, dass falscher Ehrgeiz zu Überlastungen führt. Aus diesem Grund kann es nicht nur zu Verletzungen des Bewegungsapparats, sondern auch zu internistischen Problemen bis hin zu kardialen Zwischenfällen kommen. Etwas anders sind die Verhältnisse bei den sog. Mannschaftsrückschlagspielen, wie z.B. bei Volleyball. Da die Laufbelastung dabei nicht so hoch ist, haben sich solche Spiele bspw. in den ambulanten Herzgruppen durchgesetzt (s. dort). Ist die kardiale Pumpleistung bei Herzpatienten allerdings hochgradig eingeschränkt, sollte auch auf solche modifizierten Spielformen verzichtet werden.

Merksätze

- ◢ Mannschaftsspiele haben nicht nur einen sportlichen, sondern auch einen erheblichen Freizeitwert.
- ◢ Bei Patienten kann der hohe Motivationsfaktor zu Überlastungen führen, eine entsprechende Anpassung der Spielsportarten sollte daher ggf. vorgenommen werden.
- ◢ Bei Herzpatienten mit hochgradig eingeschränkter Herzfunktion sollte auch auf solche modifizierten Spielformen verzichtet werden.

Basketball

Basketball stellt eine sehr laufintensive Sportart dar. Sie stellt hohe Anforderungen an die Ausdauer, Schnelligkeit und Koordination. Durch die aggressiven Gegnerkontakte besteht eine relativ hohe Verletzungsrate. Für Herzpatienten ist Basketball in der üblichen Form daher nicht unbedingt geeignet.

Fußball

Fußball zählt zu den weit verbreitetsten und beliebtesten Spielsportarten in Deutschland. Durch seine mehr oder weniger starken Laufanteile bietet es die Vorteile einer Ausdauer-

sportart, fördert aber gleichzeitig Koordination, Flexibilität und Schnelligkeit. Die intensive Belastung kann jedoch vermehrt zu orthopädischen Problemen, insbesondere im Knie- und Adduktorenbereich führen. Als Vorbeugung sind daher ein intensives und gezieltes Aufwärmtraining und eine Ausgleichsgymnastik besonders wichtig.

Für Herzpatienten ist Fußball aufgrund der langen Spieldauer, des erhöhten Verletzungsrisikos und der schlechten Intensitätssteuerung nicht unbedingt zu befürworten. Die gesundheitlichen Risiken lassen sich aber durch entsprechende Beachtung reduzieren. Eine mögliche Variante für Herzpatienten stellt das Fußballtennis dar. Dabei wird ein Softball von den Spielern der einen Mannschaft mit dem Fuß oder Kopf über ein Hindernis, wie z.B. eine Bank, gelupft, wobei der Ball den Boden aber nur einmal berühren darf. Auf diese Weise nutzt man die positiven Seiten des Fußballs, insbesondere die Förderung der Koordination und Flexibilität, und reduziert potenzielle Risiken.

Volleyball

Gegenüber anderen Ballspielsportarten zeichnet sich das Volleyballspielen durch eine höhere Koordination innerhalb der Mannschaft aus. In erster Linie sind Flexibilität und Koordination gefordert, in eher geringerem Maße Schnelligkeit und Ausdauer. Durch den hohen Freizeitwert ist das Volleyballspiel für viele Personen interessant und wird auch bei Herzpatienten unter Zuhilfenahme spezieller Regeln mit großem Erfolg eingesetzt. So muss der Ball mindestens 3 × im Feld geschlagen werden und darf nicht geschmettert oder geblockt werden. Die Verletzungsgefahr durch Gegnereinwirkung ist daher eher gering. Verletzungen betreffen v.a. die Fußgelenke und Finger. Um dem vorzubeugen, sollte ein entsprechend gezieltes Aufwärmprogramm durchgeführt werden.

Rückschlagspiele

Rückschlagspiele haben das Ziel, einen Ball oder ein ähnliches Sportgerät in das gegnerische Feld zu bringen. Sie können als Mannschafts- (z.B. Volleyball) oder Einzelsportart (z.B. Tennis) durchgeführt werden. Je nach Geübtheit und persönlichem Ehrgeiz ist ein Rückschlagspiel mit enormer Anstrengung verbunden, die nicht selten dazu führt, dass es zu Zwischenfällen auf dem Platz kommen kann. Daher sollte ein Herzpatient Rückschlagspiele nur dosiert und mit der entsprechenden Vorerfahrung durchführen. Im Folgenden werden die wichtigsten Rückschlagspielarten aufgeführt.

Badminton. Badminton stellt die sportliche Form des Federballs dar. Es ist schnell erlernbar, stellt aber hohe Anforderungen an Koordination, Flexibilität und Schnelligkeit und bietet somit eine erhebliche Herz-Kreislauf-Belastung. Daher ist für Herzpatienten Federball eher geeignet. Beim Badminton können durchaus Überlastungen auftreten.

Squash. Squash ist ein Rückschlagspiel mit kurzen, sehr intensiven Belastungsspitzen. Es muss nicht nur zu zweit, sondern kann auch alleine gespielt werden. Da es sich um einen Hallensport handelt, kann man es wetterunabhängig das ganze Jahr über spielen. Die Grundtechniken sind relativ leicht erlernbar. Squash zählt zu den bewegungsintensivsten Sportarten und ist 3 × belastender als z.B. Tennis. Es fordert insbesondere Schnelligkeit, Konzentration und Reaktion. Somit hat es zwar teilweise günstige Trainingseffekte, jedoch sind durch die hohe Belastung des Bewegungsapparats die Verletzungs- und Überbeanspruchungsgefahr bzw. das Überbelastungsrisiko sehr groß. Beim Squash besteht durch die Größe des Squashballs ferner die Gefahr von Augenverletzungen (s. Abschn. 22.1.4).

Die Blutdruckspitzen, die beim Squash auftreten können, machen diese Sportart zur bedingten Kontraindikation für Herzpatienten.

Tennis. Tennis ist eines der klassischen Rückschlagspiele. Es wird i.d.R. zu zweit als Einzel oder zu viert als Doppel gespielt. Man kann Tennissport im Kindesalter lernen und bis ins hohe Alter treiben. Es fordert nur zu einem geringen Grad die Ausdauerleistungsfähigkeit, insbesondere aber Koordination und Schnelligkeit. Ein Vorteil des Tennissports ist, dass man sowohl in der Halle als auch im Freien und damit das ganze Jahr über spielen kann.

Die Gefahr von Verletzungen ist, besonders durch die abrupten Bremsbewegungen, nicht unerheblich. Allerdings ist das Verletzungsrisiko abhängig von der Belastungsintensität. Insgesamt ist die Verletzungsrate beim Tennis aber nicht sehr hoch. Häufiger liegen Verschleißerscheinungen oder Überlastungsschäden, wie z.B. der sog. Tennisellenbogen (s. Abschn. 9.3), vor. Durch die wechselnden Intensitäten ist dieser Sport für Herzpatienten nicht unbedingt geeignet. Gerade im Einzel kann es zu erheblichen Blutdruckspitzen kommen. Daher empfiehlt sich für Herzpatienten eher das Doppel.

Tischtennis. Auch Tischtennis besitzt die Vorteile eines hohen Freizeitwerts. Im Gegensatz zu vielen anderen Sportarten findet sich beim Tischtennis ein anderer Aspekt: die Kreislaufbelastung ist umso höher, je besser man spielt. Daher sollten Herzpatienten, die tischtenniserfahren sind, eher zurückhaltend sein.

34.3.4 Kampfsportarten

Kampfsportarten gehören zu den ursprünglichsten Sportarten. Sie werden teilweise mit Waffen bzw. Stöcken, aber auch unbewaffnet durchgeführt. Neben den traditionellen Kampfsportarten wie Ringen und Boxen haben sich zunehmend auch fernöstliche Varianten bei uns durchgesetzt, wie z.B. Karate, Judo etc.

Merksätze
- ◢ Kampfsportarten sind eine sehr heterogene Gruppe; sie werden teilweise mit Waffen bzw. Stöcken, aber auch unbewaffnet durchgeführt.
- ◢ Vorteilhaft ist die Beanspruchung sämtlicher motorischer Hauptbeanspruchungsformen, insbesondere der Koordination.

Asiatische Kampfsportarten

Karate ist eine harte Form der Selbstverteidigung. Ein K.o. des Gegners gilt jedoch als Disqualifikation. Wegen der intervallartigen Belastung ist es für Asthmapatienten durchaus geeignet. Beim Taekwondo handelt es sich um die koreanische Variante des Karate. Fuß- und Sprungtechniken sind charakteristisch für diese Kampfsportart. Sie sind gekennzeichnet durch hohe Anforderungen an Kraftausdauer, Schnelligkeit und Beweglichkeit. Die Verletzungsrate ist bei beiden Sportarten hoch. Aufgrund der hohen Belastungsintensitäten sind sie für Herzpatienten nicht geeignet. Karateähnliche Stoßbewegungen zeigt Kung-Fu. Ursprünglich von den Mönchen des Shaolin-Klosters aufgebracht, ist es eine sehr intensive Kampfsportart. Die bekannteste asiatische Kampfsportart ist sicherlich das Judo. Es wurde Ende des letzten Jahrhunderts aus der alten japanischen Kriegskunst Jiu-Jitsu entwickelt. Es beansprucht sämtliche motorischen Eigenschaften, besonders die Kraftausdauer und Beweglichkeit. Wegen des Kampfsportcharakters ist es i.A. nur für junge, gesunde Menschen geeignet. Auch hier besteht ein hohes Verletzungsrisiko.

Beim Tai Chi und Qigong stehen dagegen häufig die geistigen Effekte im Vordergrund. In diesen beiden Sportarten kommt die ganzheitliche Sicht des menschlichen Körpers einschließlich der Seele zum Ausdruck. Sie werden in der Entspannung, aber auch Therapie vieler Erkrankungen, z.B. Herz-Kreislauf- und Krebs-Erkrankungen genutzt. Nicht nur die Verbesserung der „Lebensenergie", sondern auch die Steigerung von Koordination und Konzentration erklären den hohen Stellenwert.

Boxen

Boxen ist die einzige Sportart, bei der die Schädigung des Gegners nicht Zufall, sondern das eigentliche Ziel darstellt. Der K.o.-Schlag bedeutet i.d.R. mindestens eine Gehirnerschütterung. Daher ist das Boxen aus sportmedizinischer Sicht abzulehnen.

Ein Boxtraining ist jedoch sehr vielseitig. Es stellt hohe Anforderungen an sämtliche 5 motorischen Hauptbeanspruchungsformen. Das Training hat demnach einen gesundheitlich hohen Stellenwert und kann kreislaufgesunden Jugendlichen uneingeschränkt empfohlen werden.

Ringen

Das Ringen ist wie das Boxen eine sehr alte Sportart. Schon ägyptische Wandmalereien zeigen ringende Menschen. Man unterscheidet verschiedene Stile, den griechisch-römischen mit der Ausrichtung auf die oberen Körperpartien und das Freistilringen als Gesamtkörperbelastung. Es fordert in besonderem Maße Kraft, Schnelligkeit und Beweglichkeit, allerdings ist die Verletzungsrate hoch. Aufgrund des hohen Krafteinsatzes in Verbindung mit Pressdruck ist Ringen für Herzpatienten nicht empfehlenswert.

34.3.5 Weitere Sportarten

Windsurfen/Segeln

Windsurfen und Segeln stellen typische Freizeitsportarten dar, die besondere Reize durch das Naturerleben mit sich bringen. Die Muskelbeanspruchung ist v.a. lokal und statisch.

Daher finden sich keine positiven Effekte im Sinne eines Ausdauertrainings. Allerdings hängen die Effekte stark von der Art der Ausführung ab und betreffen neben der Kraftausdauer auch koordinative Fähigkeiten und die Beweglichkeit.

Eine adäquate Kleidung schützt vor Auskühlung. Die starke, teilweise reflektierende Sonneneinstrahlung ist zu beachten.

Für Herzpatienten ist das Windsurfen aufgrund des Krafteinsatzes nur bedingt geeignet. Kontrolliertes Segeln bei nicht zu starken Winden kann vom geübten Herzpatienten sicher ausgeübt werden. Die Gefahr des plötzlichen Eintauchens in kaltes Wasser kann zu Blutdruckanstiegen und HRST führen.

Tauchen
(s. Kap. 27)

Alpiner Skilauf
Der alpine Skilauf gehört zu den beliebtesten Urlaubssportarten. Er wird v.a. von der Bewegungskoordination und Kraftbelastung bestimmt. Durch die zusätzliche psychische Anspannung kann es u.U. zu erheblichen Blutdruck- und Herzfrequenzanstiegen kommen. Daher wird der alpine Skilauf für Herzpatienten, v.a. den ungeübten Läufer, sehr viel kritischer betrachtet. Die Fahrradergometerleistung sollte den Normwerten altersgleicher Herzgesunder entsprechen und ein Herzinfarkt mindestens 1 Jahr zurückliegen.

Spezielle Probleme ergeben sich insbesondere aus der Höhe und Kälte. Wegen des erniedrigten Sauerstoffpartialdrucks sollten 2000 m nicht überschritten werden. Da Kälte AP auslösen kann, sollten sich insbesondere Herzpatienten adäquat schützen. Allerdings hängt dies erheblich von der Vorerfahrung des Einzelnen und von den entsprechenden Umgebungsbedingungen ab. Auf ausreichende Pausen ist zu achten. Alkohol sollte beim Après-Ski kontrolliert genossen werden, da er zu HRST führen kann.

Patienten, die blutverdünnende Medikamente einnehmen müssen (z.B. nach Herzklappenersatz), sollten besser auf das Skilaufen verzichten, da schwerwiegende Blutungen als Folge einer Verletzung entstehen können.

Golf
Zunehmend wird auch im Breitensport Golf gespielt. Dies liegt an der wachsenden Anzahl freier Plätze ohne teure Clubbindung. Es handelt sich um eine Sportart, die ohne weiteres bis ins hohe Alter gespielt werden kann. Ein Golfschwung dauert durchschnittlich etwa 2 s. Es kommt daher zu keiner wesentlichen metabolischen Belastung. Aufgrund der niedrigen Belastungsintensität ist auch der Trainingseffekt nur gering. Trotzdem sorgt der meist mehrstündige Marsch über die 18 Löcher für einen positiven Effekt auf den Fettstoffwechsel und Kalorienverbrauch. Die entsprechenden Umweltbedingungen, wie lange Sonneneinstrahlung, Hitze etc., sind zu beachten.

Gymnastik
Gymnastik stellt in vielfacher Hinsicht eine wichtige Sportart dar, insbesondere da sie von klein auf bis ins hohe Lebensalter in verschiedenster Form durchgeführt werden kann. Varianten sind z.B. schonende Hockergymnastik bis hin zu intensiver Musikgymnastik, dem sog. High-Impact-Aerobic. Gymnastik ist die Grundlage jeden Sports. Die Trainingswirkungen hängen davon ab, ob Übungen zur Verbesserung der Koordination, Beweglichkeit oder Muskelkraft im Vordergrund stehen. Gymnastik dient außerdem der Entspannung und dem Abschalten und vermittelt ein erhöhtes Körperbewusstsein. Im mittleren und höheren Lebensalter ist sie durch die Beanspruchung des Knochenbaus v.a. auch als Vorbeugung der Osteoporose und aufgrund ihrer vielfältigen Bewegungsschulung zur Vorbeugung vor Stürzen geeignet.

Kegeln

Auch Kegeln zählt zu den Sportarten mit hohem Freizeitwert. Allerdings ist es nicht ganz ungefährlich, denn Statistiken zeigen, dass es gerade in dieser Sportart häufig zu plötzlichen Todesfällen kommt. Diese werden am ehesten auf den Pressdruck und die damit verbundenen Risiken zurückgeführt. Einem gesunden Gefäßsystem macht ein plötzlicher Druckanstieg jedoch nichts aus. Beim Kegeln finden sich eher ältere, häufig koronarkranke Personen, bei denen die geschilderten Zusammenhänge evtl. kombiniert mit Zigarettenrauch und Alkohol zu einem koronaren Ereignis führen können. Prinzipiell bestehen zwar keine Bedenken gegen kegelnde Herzpatienten, aber die entsprechenden Risiken sollten bedacht und berücksichtigt werden.

Trainingseffekte durch Kegeln sind eher gering, sodass dieser Sportart nur eine zu vernachlässigende präventive Bedeutung zukommt.

Klettern

Durch den Aufbau von Kletterhallen hat diese Sportart einen erheblichen Aufwind erfahren. Damit können auch Unerfahrene diese Sportart, die hohe Anforderungen an Koordination und Kraft stellt, kennen lernen. Insbesondere Kinder und Jugendliche, aber auch alle anderen Altersklassen haben viel Spaß. Klettern in der freien Natur motiviert sicherlich besonders, sollte aber unter professioneller Anleitung erfolgen.

Reiten

Reiten erfreut sich großer Beliebtheit. Die Trainingseffekte betreffen jedoch überwiegend das Pferd, sodass Reiten aus präventiver Sicht nicht unbedingt zu empfehlen ist. Trotzdem braucht gerade der Ungeübte relativ viel Kraft, um sich auf einem Pferd zu halten. So kann das Reiten zu einem hohen Blutdruckanstieg führen. Für Herzpatienten ist Reiten daher eher ungeeignet. Stürze mit schwerwiegenderen Komplikationen sind keine Seltenheit, daher gilt erhöhte Vorsicht insbesondere bei Patienten, die gerinnungshemmende Medikamente einnehmen.

Tanzen

Bewegung zu Musik beansprucht die gesamte Motorik, besonders die Beweglichkeit, Koordination und je nach Tanzart auch Ausdauer und Kraft. Die gesellschaftliche Komponente hat gerade beim Tanzen eine große Bedeutung. Dies gilt insbesondere in Alterssportgruppen. Das breite Spektrum der verschiedenen Tanzformen gewährleistet, dass für jeden Gesundheits- und Leistungszustand etwas dabei ist. Ein Herzpatient sollte sich allerdings vor Übertreibungen im Schwung der Musik hüten.

Literatur

Antonovsky A (1997) Salutogenese. Zur Entmystifizierung der Gesundheit. Deutsche erweiterte Ausgabe von Alexa Franke. Deutsche Gesellschaft für Verhaltenstherapie, Tübingen

Bangkok Charta 6th Global Conference on Health Promotion in Bangkok Thailand 2005

Blair SN, Conelly J, How much physical activity should we do? The case of moderate amounts and intensities of physical activity. Res Q Exerc Sport (1996), 67, 193–205

Bravata DM et al., Using pedometers to increase physical activity and improve health: a systematic review. JAMA (2007), 298(19), 2296–2304

Graf C, Starke D, Nellen M, Anwendungsorientierung und Qualitätssicherung in der Krankheitsprävention und Gesundheitsförderung. Strukturmodell zur Planung und Umsetzung präventiver und gesundheitsfördernder Maßnahmen. Bundesgesundheitsbl Gesundheitsforsch Gesundheitsschutz (2008), 51, 1321–1328

Graf C, Dordel S, Reinehr T (2007) Bewegungsmangel und Fehlernährung im Kindes- und Jugendalter, 1. Aufl. Deutscher Ärzte-Verlag, Köln

Gregg EW et al., Study of Osteoporotic Fractures Research Group. Relationship of changes in physical activity and mortality among older women. JAMA (2003), 289(18), 2379–2386

Haskell WL et al., Physical activity and public health: updated recommendation for adults from the American College of Sports Medicine and the American Heart Association. Med Sci Sports Exerc (2007), 8, 1423–1434

Hurrelmann K (2003) Gesundheitssoziologie, 5. Aufl. Juventa, Weinheim, München

Kujala UM et al., Relationship of leisure-time physical activity and mortality: the Finnish twin cohort. JAMA (1998), 279, 440–444

Lee IM et al., The „weekend warrior" and risk of mortality. Am J Epidemiol (2004), 160(7), 636–641

Manson JE et al., Walking compared with vigorous exercise for the prevention of cardiovascular events in women. N Engl J Med (2002), 347, 716–725

Myers J et al., Exercise capacity and mortality among men referred for exercise testing. N Engl J Med (2002), 346, 793–801

Pollock ML et al., The recommended quantity and quality of exercise for developing and maintaining cardiorespiratory and muscular fitness, and flexibility in healthy adults. Med Sci Sports Exerc (1998), 30, 975–991

Rankinen T et al., The human gene map for performance and health-related fitness phenotypes: the 2001 update. Med Sci Sports Exerc (2002), 34, 1219–1233

Sachverständigenrat zur Begutachtung der Entwicklung im Gesundheitswesen (2005) Koordination und Qualität im Gesundheitswesen. Gutachten. Eigenverlag

WHO, The World Health Report 1998. ISSN 1020–3311

WHO, Obesity. Preventing and managing a global epidemic. Report of a WHO Consultation. WHO Technical Report Series 2000. Geneva

VII   Besondere Aspekte des Sports

35 Doping im Sport

W. Schänzer

Die Geschichte des Dopings beginnt bereits im Altertum und ist keine Erscheinung, die nur den Zeitgeist des 20. Jahrhunderts betrifft. Bereits bei Wettkämpfen der Olympischen Spiele im Altertum sollen nach Berichten von Philostratos und Galen pflanzliche Produkte zur Stimulation und damit zur Verbesserung der Wettkampfleistung angewendet worden sein [Donike 1990]. Über die genaue Zusammensetzung der Wirkstoffe dieser pflanzlichen Präparate ist allerdings nichts Genaues bekannt.

Der Begriff Doping wird auf das Wort Dop zurückgeführt, das aus einem Dialekt eingeborener Kaffern im südöstlichen Afrika stammt und in die Burensprache übernommen wurde. Dop bezeichnete einen schweren Schnaps, der bei kultischen Handlungen der Kaffern als Stimulans angewendet wurde.

Doping im Sport wurde nach dem Zweiten Weltkrieg ab 1950 bekannt, v.a. im Radrennsport. Nach Donike war die Einnahme von Stimulanzien und stark wirksamen Narkotika in den Jahren 1960–1967 bei Radrennen so weit verbreitet, dass praktisch kein Berufsradrennfahrer ungedopt an den Start ging.

In den 1960er Jahren kam es zu mehreren Todesfällen im Radrennsport, insbesondere in Verbindung mit der Einnahme von Stimulanzien aus der Reihe der Amphetamine. Der wohl bekannteste Todesfall war der des Radrennfahrers Tom Simpson bei der Tour de France 1967. Ursache hierfür war die Einnahme von Amphetamin und Alkohol im Zusammenwirken mit der extremen körperlichen Belastung. Diese tragische Entwicklung veranlasste 1967 den Internationalen Radsportverband (UCI), Regeln gegen die Anwendung von Dopingsubstanzen im Wettkampf aufzustellen. Im gleichen Jahr verabschiedete auch das IOC die ersten Antidopingregeln. In den Folgejahren von 1968 bis Ende 2003 wurden die Antidopingregeln des IOC vorgegeben und von den Internationalen Sportfachverbänden übernommen. Seit 2004 ist die Welt-Antidoping-Agentur (WADA) mit Sitz in Montreal (Kanada) für den Antidopingkampf federführend zuständig. Die WADA wurde als Folge der spektakulären Dopingvorfälle bei der Tour de France 1998 ins Leben gerufen.

Die seit dem 01.01.2004 gültige Dopingdefinition der WADA ist in Tabelle 35.1 wiedergegeben. Die zugehörige Dopingliste (s. Tab. 35.2) führt die verbotenen Substanzen klassifiziert nach Wirkstoffgruppen und verbotenen Methoden auf.

Verboten sind dabei keine Medikamente, sondern die Wirkstoffe in den Medikamenten. Zu den verschiedenen Wirkstoffgruppen werden nur Beispiele aufgelistet, aber keine Listen mit Vollständigkeitsanspruch. Jede Gruppe weist i.d.R., mit Ausnahme der Narkotika (S7), den Zusatz „und weitere Verbindungen mit chemisch verwandter Struktur und/oder pharmakologisch ähnlicher Wirkung" auf. Mit diesem Zusatz bleibt die Dopingliste offen, sodass neue Pharmaka und Substanzen, die illegal als Designerdrogen hergestellt werden, ohne namentliche Erwähnung durch die Dopingliste verboten sind.

Als Kriterien, nach denen ein Wirkstoff bzw. eine Methode als dopingrelevant eingestuft werden kann, gibt die WADA folgende 3 Punkte an, von denen 2 erfüllt sein sollten:

Tab. 35.1: Dopingdefinition der WADA

Artikel 1 Definition von Doping

Doping ist definiert als ein ein- oder mehrmaliger Verstoß gegen die Antidopingregeln, wie sie in Artikel 2.1 bis 2.8 ausgewiesen sind.

Artikel 2 Verstöße gegen die Antidopingregeln

Die folgenden Artikel stellen Verstöße gegen die Antidopingregeln dar:

2.1 Die Anwesenheit einer verbotenen Substanz, deren Metaboliten oder eines Markers in einer dem Athleten entnommenen Probe (z.B. Urinprobe des Athleten)

2.2 Die Anwendung bzw. der Versuch der Anwendung einer verbotenen Substanz oder einer verbotenen Methode

2.3 Verweigerung oder Nichterfüllung (ohne ausreichende Begründung) der Abgabe einer Probe nach Aufforderung zur Dopingkontrolle entsprechend der Autorisierung durch die Antidopingregeln

2.4 Verhinderung der Verfügbarkeit bei Kontrollen außerhalb des Wettkampfs einschließlich des Unterlassens der Aufenthaltsmeldepflicht

2.5 Betrug oder der Versuch eines Betruges bei der Dopingkontrolle

2.6 Besitz von verbotenen Substanzen oder verbotenen Methoden

2.7 Weitergabe jeglicher verbotenen Substanz oder verbotenen Methode

2.8 Anstiftung, Mitbeteiligung, Unterstützung oder Ermutigung zur Anwendung oder zum Versuch einer Anwendung einer verbotenen Substanz oder verbotenen Methode oder jegliche Art der Beteiligung an einem Verstoß gegen die Antidopingregeln

◢ Der Wirkstoff bzw. die Methode ist gesundheitsgefährdend.

◢ Der Wirkstoff bzw. die Methode führt zu einer Leistungssteigerung.

◢ Der Einsatz des Wirkstoffs bzw. der Methode ist aus sportethischen Gründen unerwünscht.

Das Reglement unterscheidet zwischen Substanzen, die während der Phase außerhalb des Wettkampfs verboten sind, und Substanzen, die nur während des Wettkampfs verboten sind. Danach sind für den Wettkampf alle Substanzen verboten. Für Substanzen der Gruppen Stimulanzien, Narkotika und Kortikosteroide, die außerhalb des Wettkampfs zugelassen sind, müssen diese aber, wenn sie aus medizinischen Gründen verwendet werden, vor einem Wettkampf früh genug abgesetzt werden. Für eine weitere medizinische Betreuung während eines Wettkampfs müssen dann alternative Substanzen, die nicht auf der Dopingliste stehen, verabreicht werden, oder es muss eine therapeutische Ausnahmegenehmigung (TUE = therapeutic use exemption) bei der zuständigen Antidopingorganisation beantragt werden.

Im Folgenden wird auf verbotene Wirkstoffgruppen im Einzelnen eingegangen, wobei physiologische Wirkungen und mögliche Nebenwirkungen aufgezeigt werden.

35.1 Anabole Wirkstoffe

Die Gruppe der anabolen Wirkstoffe ist seit 1993 unterteilt in (1) anabol androgene Steroidhormone (AAS) und (2) andere anabole Wirkstoffe.

Tab. 35.2: Dopingliste der WADA. Stand 01.01.2011*

I. Verbotene Substanzen und Methoden während und außerhalb des Wettkampfs

S1   Anabole Wirkstoffe

S2   Hormone und verwandte Substanzen

S3 β_2-Agonisten

S4   Hormonantagonisten und Modulatoren

S5   Diuretika und andere maskierende Substanzen

M1   Verbesserung des Sauerstofftransports

M2   Manipulationen

M3   Gendoping

II. Verbotene Substanzen nur während des Wettkampfs

S6   Stimulanzien

S7   Narkotika

S8   Cannabinoide

S9   Glukokortikosteroide

III. Verbotene Substanzen in speziellen Sportarten

P1   Alkohol

P2   Betablocker

* Aktuelle Dopingliste der WADA unter http://www.wada-ama.org

35.1.1 Anabol androgene Steroidhormone

AAS (auch als Anabolika bezeichnet) wurden erstmals 1974 verboten und stellen seitdem die Gruppe der am häufigsten verwendeten Dopingsubstanzen dar. Das Verbot beschränkte sich zu diesem Zeitpunkt allerdings nur auf synthetische anabole Steroidhormone. Hierunter werden Steroide verstanden, die der menschliche Organismus selber nicht synthetisieren kann. Im Gegensatz hierzu werden Steroide, die der Körper selber synthetisieren kann, als körpereigene (endogene) Steroidhormone bezeichnet. 1984 wurde auch die Anwendung des körpereigenen Steroidhormons Testosteron verboten. Bei den weltweit durchgeführten Dopingkontrollen stellen die AAS die am häufigsten ermittelten Dopingverstöße dar. Eine Auswahl der Beispielliste mit jenen Wirkstoffen, die 2003–2005 in den von der WADA akkreditierten Laboratorien im Rahmen von Dopingkontrollen ermittelt wurden, sind in Tabelle 35.3 zusammengefasst.

Tabelle 35.4 zeigt nach einer Statistik des IOC aus den Jahren 1992–1996 den Missbrauch von AAS in Abhängigkeit verschiedener Sportarten auf. Es wird deutlich, dass die Bodybuilding-Verbände zum einen nur sehr wenige Kontrollen durchführen und zum anderen einen hohen Prozentsatz positiver Proben aufweisen. Die Maßnahmen dieser Verbände müssen deshalb als absolut unzureichend angesehen werden.

35.1.2 Wirkungen des Testosterons

Alle synthetischen AAS leiten sich vom Testosteron ab und unterscheiden sich in ihrer Struktur vom Testosteron nur durch Änderungen chemischer Funktionen am Steroidgrundgerüst. Die am häufigsten missbrauch-

ten anabolen Steroide im Sport sind Testosteron, 19-Nortestosteron, Stanozolol und Metandienon (s. Abb. 35.1).

Die wesentlichen Wirkungen des Testosterons (s. Tab. 35.5) können als anabole und androgene Effekte zusammengefasst werden. Da
für eine Therapie von katabolen Zuständen,

z.B. bei Unfällen mit Knochenbrüchen, nur
die anabolen Effekte von Nutzen sind, die androgenen Wirkungen aber als Nebenwirkungen auftreten, wurde bereits in den 1930er
Jahren versucht, synthetische Präparate herzustellen, die überwiegend anabol wirken und
nur gering androgen. Von 1950–1970 wurden

Tab. 35.3: Positive Dopingbefunde weltweiter Kontrollen AAS (2003–2005) [Statistik der von der WADA akkreditierten Laboratorien]*

Substanzen	Anzahl	Substanzen	Anzahl
Testosteron**	900	Oxymetholon	11
Nandrolon	893	1-Testosteron	11
Stanozolol	618	1-Androstendiol	8
Methandienon	178	Trenbolon	7
Boldenon	63	Danazol	4
Metenolon	61	Dehydrochlormethyltestosteron	4
Methyltestosteron	51	Mestanolon	4
Mesterolon	45	Etiocholanolon	4
Prasteron (DHEA)	27	Fluoxymesteron	3
Androsteron	22	Methandriol	3
Clostebol*	15	Boldion	1
Oxandrolon	14	Norethandrolon	1
Tetrahydrogestrinon	14	Oxymesteron	1
Drostanolon	12	Dihydrotestosteron	1
Androstendion	12	5β-Androstandiol	1

*   Ca. 503 000 Dopingkontrollproben mit ca. 2100 (0,41%) positiven Befunden (A-Proben)
** Daten von Testosteron konnten nur geschätzt werden.

Tab. 35.4: Positive Befunde AAS bei weltweiten Dopingkontrollen von 1992–1996 [IOC-Statistik der A-Proben, ohne Testosteron]

Sportart	Anzahl der Tests	Befunde mit AAS	%
Bodybuilding	3429	900	26,25
Kraftdreikampf	8018	273	3,40
Gewichtheben	21 255	456	2,15
Leichtathletik	66 340	240	0,36
Schwimmen	15 589	43	0,28
Radfahren	52 020	138	0,27
American Football	90 717	215	0,24
Andere Sportarten	203 017	392	0,19
Gesamt	**460 385**	**2657**	**0,58**

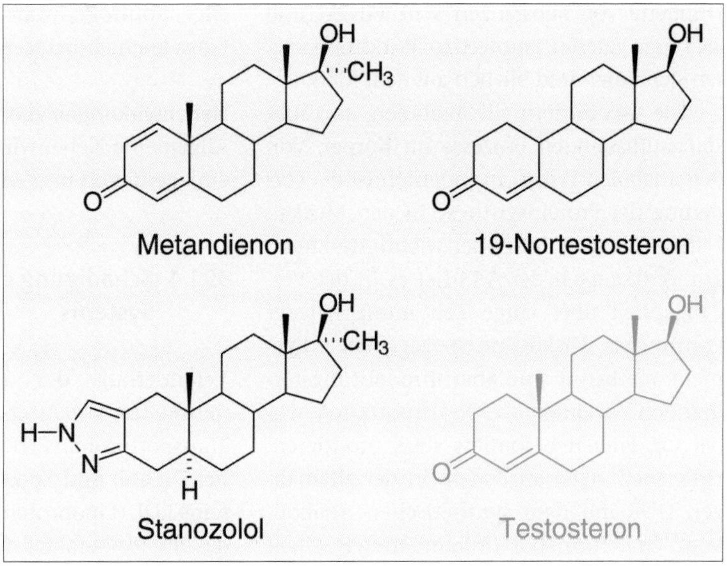

Abb. 35.1: Beispiele der
am meisten miss-
brauchten AAS

Metandienon   19-Nortestosteron

Stanozolol   Testosteron

Tab. 35.5: Wirkungen des Testosterons

Testosteron ist das wichtigste männliche Sexualhormon. Es hat sowohl androgene als auch anabole Wirkungen.

Androgene Wirkungen

Peniswachstum

Wachstum und Entwicklung der Bläschendrüsen

Wachstum und Entwicklung der Prostata

Zunehmende Körperbehaarung

Wachstum und Musterbildung der Schambehaarung

Verdichtung und Verteilung der Gesichtsbehaarung

Vertiefung der Stimme

Zunahme der Talgbildung der Talgdrüsen

Zunahme von Geschlechtstrieb und sexuellem Interesse

Im physischen Verhalten: Aggressivitätszunahme (beim Menschen nicht gesichert)

Anabole Wirkungen

Zunahme der Skelettmuskelmasse

Zunahme der Hämoglobinkonzentration

Zunahme der roten Blutkörperchen

Prozentuale Abnahme des Körperfetts

Kontrolle der Körperfettverteilung

Verstärkte Calciumaufnahme der Knochen

Zunahme der Gesamtkörperstickstoffbilanz (positive Stickstoffbilanz)

Zunahme der Körperbilanz verschiedener Elektrolyte

Hunderte von Substanzen synthetisiert und an Tieren getestet. Nur wenige Wirkstoffe setzten sich durch und blieben auf dem Markt.

Die AAS fördern alle anabolen, also substanzaufbauenden Prozesse im Körper. Von den anabolen Wirkkomponenten ist die Förderung der Proteinsynthese in den Muskelzellen für den Sportler der wichtigste Effekt. Zur Wirksamkeit der AAS hat es in der Vergangenheit über lange Zeit immer wieder kontroverse Diskussionen gegeben. Allgemein anerkannt sind aber ihre leistungsfördernden Wirkungen bei Kraftsportarten, wobei v.a. Frauen besonders stark profitieren. Untersuchungen an Frauen in der ehemaligen DDR mit dem synthetischen Anabolikum Oral-Turinabol dokumentieren einen eindeutigen Leistungseffekt [Franke und Berendonk 1997]. Ein möglicher positiver Einfluss von Testosteron auf die Regenerationsphase nach intensiver sportlicher Belastung wird zwar vermutet, konnte aber wissenschaftlich noch nicht bestätigt werden.

Der Rückgang und die Stagnation der Spitzenleistungen seit Beginn der 1990er Jahre in den Wurfdisziplinen der Leichtathletik werden mit der Einführung der Trainingskontrollen 1989 begründet, die zunehmend in den letzten Jahren effektiver geworden sind.

35.1.3 Nebenwirkungen der AAS

Da Nebenwirkungen von anabolen Steroidhormonen, insbesondere von 17-methylierten Steroiden, zunehmend bekannt werden, soll eine kurze Zusammenfassung gegeben werden. Diese Ergebnisse sind im Wesentlichen aufgrund des hohen Missbrauchs anaboler Steroidhormone im Freizeitbereich, besonders bei Bodybuildern, gewonnen worden. Grundsätzlich muss davon ausgegangen werden, dass Schädigungen bei Frauen und Jugendlichen schwerwiegender sind als bei Männern. Eine Freigabe dieser Substanzen, selbst unter ärztli-

cher Kontrolle, wäre aus gesundheitlichen Gründen nicht zu rechtfertigen.

Nebenwirkungen von AAS
Allgemeine Nebenwirkungen: Akne, Wassereinlagerungen ins Gewebe

35.1.4 Schädigung des Herz-Kreislauf-Systems

Veränderung des Fettstoffwechsels: Abnahme des vor Arteriosklerose schützenden Transportproteins HDL (Lipoprotein mit hoher Dichte) und Zunahme des Transportproteins LDL (Lipoprotein mit niedriger Dichte), das als Risikofaktor für Herzinfarkt angesehen wird [Deligiannis et al. 2006].

Weitere kardiovaskuläre Erkrankungen, direkte Myokardschädigung und Veränderungen des Gerinnungssystems (Thrombogenese) [Deligiannis et al. 2006].

Zunahme der Herzmuskelmasse ohne entsprechende Zunahme der Blutversorgung durch eine verbesserte Kapillarisierung (bisher nur im Tierversuch nachgewiesen) [Tagarakis et al. 1995].

35.1.5 Leber

◿ Abnormale Werte in den Leberfunktionstests (v.a. durch Einnahme von 17-Methylsteroiden)
◿ Hinweise auf Peliosis hepatis (Leberblutungen) und Lebertumorbildung

35.1.6 Psychische Veränderungen

◿ Euphorisches Gefühl
◿ Steigerung der Aggressivität
◿ Hinweise auf psychische Abhängigkeit (z.B. Depressionen nach Absetzen)
◿ Veränderungen des Sexualverhaltens (Steigerung oder Abschwächung der Libido)

35.1.7 Nebenwirkungen bei Frauen

Es gibt kein synthetisches Anabolikum ohne androgene (vermännlichende = virilisierende) Nebenwirkungen.

◿ Vertiefung der Stimme durch Kehlkopfverknöcherung (irreversibel)
◿ Männliches Behaarungsmuster (z.B. Bartwuchs)
◿ Veränderung der Fettverteilung (z.B. Abnahme des Fettgewebes der Brust)
◿ Klitorisvergrößerung
◿ Veränderungen des Menstruationszyklus

35.1.8 Nebenwirkungen bei Männern

◿ Brustwachstum (Gynäkomastie)
◿ Abnahme des Hodenvolumens und der Spermienzahl (Antibabypille beim Mann)
◿ Veränderung des Haarverteilungsmusters
◿ Vorzeitiger Wachstumsstopp bei Kindern und Jugendlichen
◿ Vorzeitiges Schließen der Wachstumsfugen in den Knochen

35.1.9 Andere anabole Wirkstoffe

Die Gruppe „Andere Anabole Wirkstoffe" umfasst 4 Substanzen:

Clenbuterol (β_2-Agonist), Tibolon (synthetisches Steroidhormon), Zeranol (xenobiotische von Pflanzen synthetisierte Substanz), Zilpaterol (illegaler Wachstumsförderer in der Tiermast) und eine seit dem 01.01.2009 erstmalig verbotene Gruppe der Selektiven Androgenrezeptor Modulatoren (SARMs).

Während Clenbuterol als β_2-Agonist (s. Abb. 35.2, s. auch Abschn. 35.3) eine besondere Bedeutung als anaboler Wirkstoff in der Dopingpraxis darstellt, sind die Substanzen Tibolon, Zeranol und Zilpaterol, obwohl sie gut nachweisbar sind, eher Wirkstoffe, die zwar entsprechend der Literatur anabole Ef-

fekte aufweisen können, die im Sport bisher keine Auffälligkeiten zeigten.

Mit Clenbuterol hat es im Spitzensport immer wieder positive Befunde gegeben. Es wird als einziger β_2-Agonist in dieser Gruppe aufgeführt, womit die WADA die besondere Bedeutung und Dopingrelevanz dieser Substanz im Vergleich zu den anderen β_2-Agonisten herausstellen möchte.

SARMs befinden sich derzeit noch in der 3. klinischen Phase. Es wird erwartet, dass die 1. Substanz dieser Gruppe (Ostarin) 2010/2011 als Medikament zugelassen wird. SARMs binden selektiv an den Androgenrezeptor und sollen ausschließlich anabole Wirkungen vermitteln. Damit hätten sie medizinisch einen entscheidenden Vorteil gegenüber AAS, die bekanntlich neben der anabolen Wirkkomponente ausgeprägte androgene Nebenwirkungen aufweisen.

Entsprechende Nachweisverfahren für SARMs sind bereits entwickelt [Thevis et al. 2007], sodass ein möglicher Missbrauch im Sport gut kontrolliert werden kann.

35.2 Hormone und verwandte Substanzen

Die Gruppe Hormone fasst ausschließlich Peptidhormone (s. Tab. 35.6) zusammen. Die frühere Bezeichnung Peptidhormone für diese Substanzklasse wäre demnach auch präziser. Diese Gruppe stellt nach wie vor für den Dopingnachweis besondere analytische Herausforderungen dar.

Unter Peptidhormonen werden Hormone verstanden, die aus Aminosäuren auf-

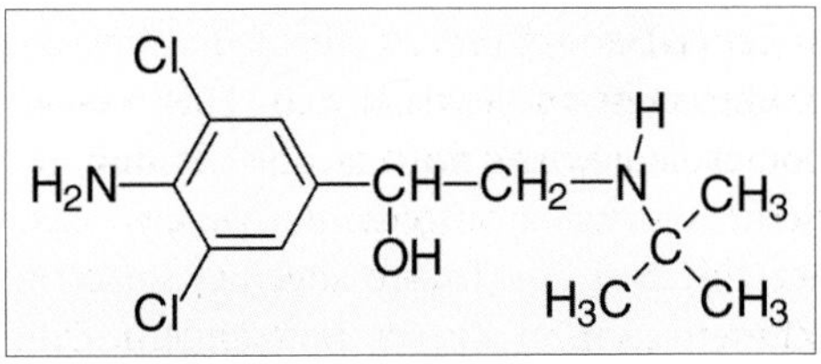

Abb. 35.2: Strukturformel von Clenbuterol

Tab. 35.6: Hormone und verwandte Substanzen

Folgende Substanzen und ihre Releasing-Faktoren sind verboten:
Erythropoese stimulierende Substanzen (z.B. EPO), Darbepoietin (dEPO), Hematide
Wachstumshormon (GH), Insulin-like Growth Factors (z.B. IGF-1), Mechano Growth Factors (MGFs)
Choriongonadotropin (CG) und Luteinisierendes Hormon (LH) bei Männern
Insulin
Kortikotropine
Andere Substanzen mit ähnlicher chemischer Struktur oder biologischer Wirkung

gebaut sind. Sie werden auch als Proteine bzw. Eiweiße bezeichnet. Damit unterscheiden sie sich eindeutig in ihrer Struktur von den verbotenen Steroidhormonen (Anabolika).

Mit dem Begriff Glykoproteine werden Proteine charakterisiert, die zusätzlich zur Aminosäurekette heterogen aufgebaute Zuckerketten aufweisen, die über die Seitenketten einiger Aminosäuren kovalent mit dem Protein verknüpft sind. So sind bspw. Kortikotropine (wie Synacthen) und HGH „reine" Proteine, während EPO und CG Glykoproteine darstellen.

Die aufgeführten verbotenen Peptidhormone nehmen im Stoffwechsel wichtige regulatorische Funktionen ein. Einige dieser beschriebenen Hormone gehören zur Hypothalamus/Hypophysen-Achse, die als zentrale endokrinologische Regulationseinheit betrachtet wird.

35.2.1 EPO

EPO ist ein Glykoprotein, das in der Niere gebildet wird und in den Knochenmarkstammzellen die Ausreifung der Erythrozyten stimuliert. Dieses führt zu einer Erhöhung der Bildungsrate an Erythrozyten. EPO hat ein Molekulargewicht von ca. 29 000 und besteht aus insgesamt 165 Aminosäuren, wobei an 4 Stellen Zuckerreste angefügt sind. Die Zuckerreste sind absolut notwendig für die biologische Aktivität der Verbindung. In der Medizin wird EPO bei Patienten eingesetzt, die aufgrund einer Nierenerkrankung nicht genug EPO produzieren können und damit zu wenig rote Blutkörperchen aufweisen (renale Anämie, z.B. bei dialysepflichtigen Patienten). Seit 1988 wird EPO gentechnisch hergestellt, wobei Säugetierzellen (Ovarienzellen von chinesischen Hamstern) die Produktion eines hinsichtlich seiner Aminosäuresequenz dem Menschen identischen EPO gewährleisten.

EPO wird unter das Fettgewebe (subkutan) gespritzt bzw. i.v. appliziert. Eine orale Aufnahme von Peptidhormonen ist i.d.R. nicht möglich, da diese bereits im Magen und Dünndarm verdaut, also enzymatisch gespalten werden.

Athleten erhoffen sich durch die nicht-medizinische Anwendung von EPO eine Zunahme der Erythrozytenzahl im Blut, woraus ein verbesserter Sauerstofftransport und damit verbunden eine erhöhte Ausdauerleistung resultieren können. Ein ähnlicher Effekt kann u.U. auch mit einem Höhentraining erzielt werden. Der wichtigste Faktor zur Regulation von EPO im Körper ist dabei die O_2-Konzentration im Blut (s. Abb. 35.3). Bei Erniedrigung des O_2-Drucks, ähnlich wie in der Höhe, wird die Bildung von EPO stimuliert.

Hierbei spielt ein Proteinkomplex HIF (hypoxia-inducible transcription factors) als sog. Sauerstoffsensor eine wesentliche Rolle. Ist die Sauerstoffkonzentration im Blut erhöht, wird dieser Komplex oxidiert und ist

Abb. 35.3: Wirkungsweise von EPO

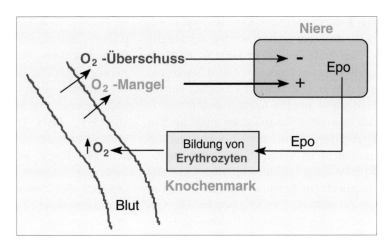

nicht in der Lage das EPO-Gen zu aktivieren. Bei reduziertem Sauerstoffgehalt im Blut dagegen bleibt der HIF-Komplex stabil, es kommt folglich zu einer Aktivierung des EPO-Gens, zu einer erhöhten Bildungsrate von EPO und zu einer Zunahme der Bildungsrate von Erythrozyten in den Stammzellen des Knochenmarks und somit nach Tagen zu einer Kompensation des Sauerstoffdefizits.

Die ersten EPO-Präparate, die medizinisch eingesetzt wurden, hatten die gleiche Aminosäuresequenz wie das körpereigene EPO. Neue Präparate wie Darbepoetin, Mircera (auch als CERA bezeichnet) und Hematide unterscheiden sich deutlich von dem EPO, das der menschliche Organismus synthetisiert.

Seit 2001 ist ein Urinnachweisverfahren (IEF = isoelektrische Fokussierung) zur Unterscheidung des zugeführten EPO vom körpereigenen EPO im Rahmen der Dopinganalytik etabliert [Lasne et al. 2002]. Dieses Verfahren wird seit 2006 durch ein Verfahren der SDS-Page-Technik ergänzt [Kohler et al. 2008].

Neben diesem Urintest geben auch Veränderungen im Blutbild Hinweise für eine Manipulation mit EPO. So verändern sich der Hämatokritwert (erhöht), die Hämoglobinkonzentration (erhöht) und die Anzahl der Retikulozyten (erhöht).

Nebenwirkungen

Nebenwirkungen können bei unkontrollierter Anwendung von EPO, insbesondere bei hoher Dosierung und über längere Zeiträume nach Applikation von EPO auftreten, wenn die Anzahl der roten Blutkörperchen zu groß wird. Die Folge können eine deutliche Verschlechterung der Blutviskosität, eine Erhöhung des Blutdrucks und eine Thrombosegefährdung sein. Darüber hinaus wurden vereinzelt in klinischen Prüfungen akneähnliche Hautveränderungen, Herzinfarkt und anaphylaktische Reaktionen festgestellt.

35.2.2 Wachstumshormon (Somatotropin oder HGH)

Wachstumshormon (fachlich auch Somatotropin) ist ein Protein, das aus 191 Aminosäuren (Molekulargewicht ca. 22 000 oder 22 kD) aufgebaut ist. Die biologische Halbwertszeit ($T_{1/2}$) von HGH im Blut liegt zwischen 15 und 30 min. HGH wirkt im ganzen Organismus. Im Fettgewebe stimuliert HGH den Abbau von Fetten (Lipolyse), während es im Kohlenhydratstoffwechsel eine erhöhte Freisetzung von Glukose aus Glykogen auslöst (Hyperglykämie). Dagegen werden alle anabolen Effekte, wie eine erhöhte Proteinsynthese und Skelettwachstum, hauptsächlich indirekt über Somatomedine wie IGF-1, die in der Leber gebildet werden, vermittelt.

Seit Ende der 1980er Jahre ist HGH als gentechnisches Produkt auf dem Markt und somit in großen Mengen verfügbar. Für die Produktion werden Bakterienzellen wie E. coli verwendet. Das zuvor aus menschlichen Hypophysen gewonnene Wachstumshormon steht im Verdacht, das Jakob-Creutzfeldt-Syndrom auszulösen. Die wichtigste therapeutische Bedeutung des HGH liegt in der Behandlung von Zwergwuchs von Kindern und bei Erwachsenen, wenn ein HGH-Mangel vorliegt.

Über den Missbrauch des Wachstumshormons im Sport wurde in den letzten 2 Jahrzehnten immer wieder berichtet und spekuliert [Holt and Sönksen 2008]. Mit der Anwendung von HGH erhoffen sich Sportler Leistungsgewinne, wobei auf anabole Effekte des Hormons hingewiesen wird. Eine tatsächliche Wirksamkeit von HGH bei Hochleistungssportlern bleibt aber nach wie vor fraglich. Eine natürliche Stimulation von HGH kann durch sportliches Training erreicht werden. Hierbei können Erhöhungen der Plasmakonzentrationen von HGH bis zu einem Faktor von 100 erzielt werden. Darüber hinaus ist in der Nacht in der 1. Schlafphase eine erhöhte HGH-Produktion zu beobachten.

Eine zusätzliche Wirkung von HGH durch exogene Zufuhr wäre demnach nur dann zu erwarten, wenn extrem hohe Dosen appliziert würden, womit auch alle Nebenwirkungen des HGH zum Tragen kämen. Bei Patienten, die an einer Überproduktion von HGH (Akromegalie) leiden, wird beobachtet, dass das erhöhte Wachstum nicht mit einer körperlichen Leistungssteigerung einhergeht. „Untergrundempfehlungen" zur HGH-Anwendung aus dem Bodybuilding-Bereich sprechen nur von einer optimalen Wirkung, „wenn gleichzeitig Schilddrüsenhormone, Gonadotropine, Insulin, Estrogene, Androgene und anabole Steroide appliziert werden".

Für den HGH-Nachweis werden Serumproben (Blutproben) benötigt. Der aktuelle Dopingnachweis beruht auf einer Differenzierungsmethodik, bei der 2 unterschiedliche Immuno-Assays angewendet werden [Bidlingmaier, Wu, Strasburger 2000; Wu et al. 1999]. Beim HGH-Nachweis besteht grundsätzlich die Schwierigkeit, zwischen dem vom Körper selber produzierten Hormon und dem von außen zugeführten zu unterscheiden. Sowohl das vom Menschen produzierte HGH als auch das über gentechnische Verfahren hergestellte sind in ihrer Peptidstruktur, der Aminosäuresequenz, absolut identisch. Die beiden Assays ermöglichen die Berechnung eines Quotienten aus der Menge an gentechnisch hergestelltem HGH (22-kD-Variante), das auch endogen vorkommt, und der Menge aller endogen vorkommenden Wachstumshormonvarianten. Bei HGH-Anwendung ist dieser Quotient signifikant erhöht.

Nebenwirkungen

Die wichtigsten Nebenwirkungen beim HGH liegen im erhöhten Blutzuckerspiegel, da HGH synergistisch zum Insulin wirkt. Hier kann es zu Schäden ähnlich wie beim Diabetes kommen. Weiterhin können bei einer nichttherapeutischen Anwendung Nebenwirkungen wie beim Krankheitsbild der Akromegalie auftreten. Dabei werden Wachstumsprozesse aller nicht knöchernen Strukturen (Akren), aber auch von Organen wie des Herzens, beobachtet. Wachstumsprozesse am Herzen können mit kardiovaskulären Schäden, mit Herzmuskelschwäche und Herzrhythmusstörungen einhergehen.

35.2.3 Choriongonadotropin (CG auch HCG)

Choriongonadotropin ist das sog. Schwangerschaftshormon der Frauen. Bei Männern stimuliert es die Synthese von Testosteron.

Verboten ist es im Sport deshalb nur bei Männern.

HCG hat ein Molekulargewicht von 36 000–40 000 und strukturelle Ähnlichkeit mit LH. Es besteht aus 2 Untereinheiten (α und β), wobei die α-Untereinheit mit der von LH identisch ist. Der Nachweis von HCG im Urin von Frauen (3–4 Wo. nach der Befruchtung) wird als Schwangerschaftstest verwendet, wobei Maximalwerte zwischen dem 60. und 90. Tag der Schwangerschaft erreicht werden. Es wirkt auf die Gebärmutter und fördert hier die Bildung von Estradiol und Progesteron. Diese beiden Hormone steuern während der Schwangerschaft die Ausreifung der Gebärmutter und somit die Entwicklung des Fötus. Beide Hormone werden deshalb auch als nicht dopingrelevant eingestuft.

Der Dopingnachweis eines HCG-Missbrauchs beim Mann basiert auf der Tatsache, dass Männer keine relevanten Mengen an HCG produzieren. In diesem Fall wird der analytische Nachweis von HCG in einer Urinprobe eines männlichen Athleten eindeutig als Dopingverstoß bewertet.

35.2.4 Kortikotropine

Unter Kortikotropine werden Hormone wie ACTH oder Analoga verstanden. ACTH ist ein Peptidhormon aus 39 Aminosäuren mit einem Molekulargewicht von etwa 4500, das in der Gehirnanhangdrüse (Hypophyse) gebildet wird. Nach der Abgabe ins Blut stimuliert es in der Nebennierenrinde die Bildung von Glukokortikoiden, insbesondere von Cortisol. ACTH selber wird aber medizinisch nicht vermarktet, wohl aber ein ACTH-Analogon, das unter dem Namen Synacthen als Arzneimittel gehandelt wird. Der Missbrauch von Synacthen im Radrennsport wurde durch Geständnisse von Radrennfahrern belegt. Es wird angenommen, dass Athleten mit einer Erhöhung der Glukokortikoidspie-

gel mögliche euphorisierende Effekte ausnutzen wollen. Da Kortikotropine die Glukokortikoidbiosynthese stimulieren, ist eine Applikation mit einer ebenfalls verbotenen p.o. oder i.v. Applikation von Glukokortikoiden gleichzusetzen (s. Abschn. 35.9).

35.2.5 Insulin

Insulin ist ein Hormon aus den Langerhans-Inseln des Pankreas (s. auch Abschn. 6.7 ⊘). Es reguliert im Wesentlichen die Glukosekonzentration im Blut. Eine Erhöhung der Blutglukosekonzentration (z.B. nach Mahlzeiten) führt zu einer Stimulation der Insulinsekretion. Insulin bindet an Insulinrezeptoren der Zielzellen (z.B. Muskel und Leber) und ermöglicht durch die Aktivierung von Glukosetransportern die verbesserte Aufnahme von Glukose. Als Folge sinkt der Glukosespiegel im Blut auf Normalwerte. Störungen in der Insulinbildung und -sekretion sind mit den Krankheitsbildern vom Diabetes mellitus Typ 1 und Typ 2 bekannt (s. auch Abschn. 16.2) und werden heutzutage insbesondere beim Diabetes Typ 1 (Jugenddiabetes) mit biotechnologisch hergestellten rekombinanten Insulinen behandelt. Dabei wurden humanidentische und synthetische (Substitution einzelner Aminosäuren) Insuline entwickelt und therapeutisch eingesetzt.

Der Missbrauch von Insulinpräparaten wurde erstmals 1998 bekannt, wobei folgende Effekte anscheinend für Sportler von Interesse sind: (1) verbesserte Füllung der Glykogenspeicher in Muskulatur und Leber nach erschöpfender Belastung (bessere Regeneration), (2) antikatabole (quasi anabole) Wirkung aufgrund einer Hemmung des Proteinabbaus [Holt und Sönksen 2008], und (3) soll es nach Untergrundinformationen für Bodybuilder synergistisch die anabole Wirkungen bei gleichzeitiger Anwendung von Wachstumshormon verstärken.

Nebenwirkungen

Zu hohe unkontrollierte Dosierungen von Insulin können zu einem hypoglykämischen Zustand führen, der sich durch Hunger, Schweißausbrüche, Kopfschmerzen, extremes Schwächegefühl, Schwindel usw. auszeichnet. Dieser Zustand kann in extremen Fällen zu einem Koma bis hin zum Tod führen.

35.3 β₂-Agonisten

β₂-Agonisten, die therapeutisch gegen Asthmaerkrankungen eingesetzt werden, wurden erstmals 1993 als Dopingsubstanzen deklariert und verboten, nachdem ihr Missbrauch im Sport bekannt wurde.

Der populärste Vertreter dieser Gruppe ist das Clenbuterol (s. Abb. 35.2), das durch viele Skandale in der Tiermast bekannt wurde. Clenbuterol wird allerdings von der WADA als einziger β₂-Agonist in der Gruppe S1.2 unter „andere anabole Wirkstoffe" geführt, womit die WADA das besondere Missbrauchspotenzial von Clenbuterol hervorheben wollte.

Eine der wesentlichen Wirkungen der β₂-Agonisten ist die Vasodilatation der glatten Muskulatur der Blutgefäße des Bronchialtrakts. Damit wird eine verbesserte Durchblutung und hieraus resultierend eine verbesserte Atmung erreicht.

Neben dem klassischen β-Sympathomimetikum Isoprenalin, das gleichermaßen β₁- und β₂-Rezeptoren stimuliert, ist eine Reihe von Substanzen synthetisiert worden, wie z.B. Salbutamol und Terbutalin, die an β₂-Rezeptoren deutlich wirksamer sind. Mittlerweile werden sogar β₂-Agonisten der 3. Generation medizinisch eingesetzt. Mit deren Entwicklung stehen Verbindungen zur Verfügung, die bei Asthma bronchiale Anwendung finden, deren Wirkung am Herzen aber als gering einzustufen ist. Bei allen Wirkstoffen, die bei bronchialen Erkrankungen eingesetzt werden, ist die lokale Anwendung durch Inhalation (Dosierspray) der oralen Zufuhr vorzuziehen. Damit werden einerseits die Nebenwirkungen verringert, da eine niedrigere Dosierung für eine adäquate Wirkung ausreicht, ferner wird durch die Inhalation ein schnellerer Wirkungseintritt ausgelöst.

Für den therapeutischen Einsatz von β₂-Agonisten können Athleten allerdings eine TUE beantragen.

Die Kontrolle eines Missbrauchs von β₂-Agonisten in der Tiermast, v.a. von Clenbuterol, ist seit Jahren eine Hauptaufgabe der Lebensmittelüberwachung durch staatliche Untersuchungsbehörden. Bei hoher Dosierung sollen β₂-Agonisten stimulierend auf die Proteinbiosynthese wirken und somit das Muskelwachstum fördern, ein Hauptgrund für den illegalen Einsatz in der Tiermast und für Sportler, mit diesen Substanzen zu dopen. Eine Vielzahl von Experten sind allerdings der Auffassung, dass diese Effekte nur für einige wenige β₂-Agonisten wie Clenbuterol und Salbutamol zutreffend sind, während es für die überwiegende Anzahl von β₂-Agonisten aber keine Daten gibt, die leistungssteigernde Effekte aufzeigen.

Nebenwirkungen der β₂-Agonisten

Als akute Nebenwirkungen am Herzen können Tachykardie (eine extreme Zunahme der Herzschlagfrequenz), Agina pectoris und Arrhythmien auftreten. Damit erklärt sich, dass Menschen mit Herzrisiko besonders gefährdet sind. Weitere unerwünschte Wirkungen sind Tremor (häufigste Nebenwirkung), Hyperglykämie (Erhöhung der Glukosewerte) durch einen verstärkten Glykogenabbau in der Leber und eine Erniedrigung des Kaliumspiegels im Blut.

35.4 Hormonantagonisten und Modulatoren

Die ursprüngliche Benennung dieser Substanzgruppe „Substanzen mit antiestrogener Wirkung" wurde ab 01.01.2008 von der WADA mit der Aufnahme von Substanzen, die die Funktion des Myostatins beeinflussen können (sog. Myostatin-Inhibitoren und ähnliche Verbindungen), erweitert und umbenannt.

Die Gruppe unterteilt sich in:

◿ Aromatasehemmer (z.B. Anastrozol, Letrozol, Aminogluthetimid, Exemestan, Formestan, Testolacton)

◿ Selektive Estrogen-Rezeptor-Modulatoren (SERM, z.B. Raloxifen, Tamoxifen, Toremifen)

◿ Andere Antiestrogene wie Clomifen, Cyclofenil und Fulvestran

◿ Myostatin-Inhibitoren

35.4.1 Aromatasehemmer

Aromatase ist ein Enzym, das bei der Biosynthese von Steroidhormonen, insbesondere bei der Synthese von Estradiol, mitwirkt, das aus Testosteron bzw. aus Androstendion über die Zwischenstufe des Estrons gebildet wird. Durch Hemmung der Aromatase kommt es bei Frauen zu einer Reduktion der Biosynthese von Estrogen aus Testosteron bzw. Androstendion, was im Besonderen für die Unterdrückung des Wachstums hormonabhängiger Mammakarzinome von Bedeutung ist. Die medikamentöse Hemmung des Enzyms Aromatase kann die Estrogenbiosynthese in peripheren Geweben erniedrigen und so zur Rückbildung von Tumoren führen. Zurzeit werden 3 Gruppen von Aromatasehemmern unterschieden: (1) Aminogluthetimid, (2) nichtsteroidale Aromatasehemmer (z.B. Anastrozol, Letrozol, Vorozol) und (3) steroidale Aromatasehemmer (Exemestan, Formestan).

Bei Männern sollen durch Aromatasehemmer Nebenwirkungen durch den Missbrauch von Anabolika abgemildert werden. So ist z.B. Gynäkomastie (Brustwachstum) bei männlichen Anabolika-Anwendern beschrieben. Dieses wird im Wesentlichen als estrogene Nebenwirkung erklärt, die durch die Umwandlung von Androgenen wie Testosteron zu Estradiol gegeben sein soll. Generell soll durch eine Blockierung der Estradiolbildung ein Anstieg der Testosteronkonzentration im Blut erreicht werden. Weiterhin soll eine erhöhte Stimulation der Testosteronbiosynthese gegeben sein. Diese Wirkungen sind allerdings wissenschaftlich nicht belegt.

Nebenwirkungen

Aromatasehemmer weisen sehr umfangreiche Nebenwirkungen auf. So werden z.B. für Aminoglutethimid u.a. Müdigkeit, Benommenheit, Verwirrtheit, Teilnahmslosigkeit, innere Unruhe, depressive Verstimmung, Adynamie, Durchschlafstörungen, Ataxie bei höherer Dosierung, Übelkeit, Erbrechen, Verstopfung, Diarrhö, Anämie usw. beschrieben.

35.4.2 Antiestrogene

Antiestrogene werden ebenfalls bei der missbräuchlichen Anwendung von Anabolika eingesetzt. Mit der gleichzeitigen Gabe sollen wie bei den Aromatasehemmern (s.o.) die Nebenwirkungen der Anabolika wie Gynäkomastie eingeschränkt werden. Beispiele für derzeit zugelassene und therapeutisch eingesetzte Antiestrogene sind Tamoxifen und Clomifen.

Nach Untergrundhandbüchern für Bodybuilder sollen die Substanzen Steroidrezeptoren für Estrogene blockieren und einen Anstieg der LH- und FSH-Ausschüttung in der Hypophyse ermöglichen. Dieser Effekt soll besonders von Athleten am Ende einer Anabolikakur ausgenutzt werden, um die durch die exogene Hormonzufuhr verminderte Eigenproduktion von Testosteron schneller zu regenerieren.

Nebenwirkungen

Unerwünschte Wirkungen z.B. von Tamoxifen sind im Vergleich zu den meisten anderen endokrinen Therapien des Mammakarzinoms deutlich seltener und auch geringfügiger. Sie äußern sich im Wesentlichen durch Hautausschlag, Knochenschmerzen und Schmerzen im Bereich des erkrankten Gewebes, Benommenheit, Sehstörungen (Katarakte, Hornhautveränderungen und/oder Retinopathien) und gastrointestinale Störungen (z.B. Übelkeit, Erbrechen), Hitzewallungen und Flüssigkeitsretention.

35.4.3 Myostatin-Inhibitoren

Myostatin ist ein Wachstumsfaktor und bei der Regulation des Muskelwachstums von Bedeutung. Hierbei übernimmt es eine Art der negativen Regulation, indem es die Muskelbildung hemmt. Die Bildung des Myostatin wird über das Myostatingen reguliert, wird es inhibiert, kommt es zu einem vermehrten Muskelwachstum.

Substanzen, die die Aktivität des Myostatingens (Genexpression) hemmen, bewirken somit indirekt ein unphysiologisches Muskelwachstum, was möglicherweise auch zu Dopingzwecken missbraucht werden kann.

Myostatin-Inhibitoren könnten medizinisch möglicherweise zur Behandlung von degenerativen Muskelerkrankungen (Muskeldystrophie) von Interesse sein. Das Krankheitsbild zeigt insbesondere bei Männern eine ausgeprägte Form der Muskelschwäche. Aktuell (2010) sind Myostatin-Inhibitoren allerdings noch in der klinischen Erprobung und als Arzneimittel noch nicht zugelassen.

35.5 Diuretika und andere maskierende Substanzen

Diuretika sind harntreibende Substanzen und führen zur Erhöhung des Urinvolumens. Auch Trinken von Wasser erhöht diese Ausscheidung. Mit dem Einsatz von Diuretika wird allerdings eine negative Flüssigkeitsbilanz erreicht, d.h. der Gesamtwassergehalt im Körper wird erniedrigt. Der hierfür verantwortliche Mechanismus ist überwiegend eine Erhöhung der Ausscheidung von Salzen wie Na^+-Ionen, die ihrerseits osmotisch Wasser binden. Dieses kann bei entsprechenden Krankheitsbildern therapeutisch ausgenutzt werden, wie z.B. zum Ausschwemmen von Flüssigkeit aus Ödemen oder zur Erniedrigung des Blutdrucks bei Gefährdungen durch Bluthochdruck.

Diuretika sind allerdings keine Substanzen, die die körperliche Leistung steigern. Ihr Missbrauch im Sport hat 2 unterschiedliche Gründe: (1) Diuretika finden in Sportarten mit Gewichtsklassen Anwendung, um mit einer erhöhten Wasserausscheidung das Körpergewicht derart zu erniedrigen, dass der Start in einer niedrigeren Gewichtsklasse möglich wird, und (2) versuchen Dopinganwender, mit der Einnahme von Diuretika den Urin derart zu verdünnen, dass sie erhoffen, den analytischen Nachweis zu verhindern.

Der Versuch, Urin zu verdünnen, ist mittlerweile auch durch die Regel, dass der abgegebene Urin bei der Kontrolle eine relative Dichte von 1,010 nicht unterschreiten darf, erschwert worden. Wird ein solcher Wert bei der Kontrolle ermittelt, sind die Kontrolleure angehalten, eine weitere Urinprobe vom Athleten zu verlangen.

Die Anwendung eines Diuretikums stellt somit eine eindeutige Manipulation einer Urinprobe dar.

Weitere Substanzen, die zur Maskierung von Dopingsubstanzen verboten sind, sind Probenecid und die Anwendung von Plasmaexpandern (z.B. i.v. Injektionen von Albumin, Dextran, Hydroxyethylstärke and Mannitol) u.a. Substanzen mit ähnlicher physiologischer Wirkung.

Die Gefahren, denen sich der dopende Sportler aussetzt, sind mit der extrem hohen Abgabe von Flüssigkeitsmengen verbunden, eine anhaltende Diurese, in akuten Fällen ein initialer Blutdruckabfall, bei längerem Verlauf bedrohliche Störungen des Elektrolythaushalts und u.U. HRST.

35.6 Stimulanzien

Die Gruppe der Stimulanzien (s. Tab. 35.7) umfasst eine Vielzahl von Substanzen vom Amphetamintyp wie Amphetamin und Metamphetamin. Eine große Anzahl der Substanzen unterliegt dem Betäubungsmittelgesetz. Ihre nichtmedizinische Anwendung verstößt somit nicht nur gegen die Dopingregeln, sondern auch gegen gültige Gesetze. Andere Substanzen dieser Gruppe, die nicht als Drogen klassifiziert wurden, sind z.B. Ephedrin, eine Substanz, die in vielen nicht verschreibungspflichtigen Medikamenten enthalten ist. Die WADA unterteilt diese Gruppe in spezifizierte und nicht spezifizierte Substanzen. So gehört Ephedrin zur Gruppe der spezifizierten Substanzen, für die aufgrund ihrer leichten Verfügbarkeit und der Möglichkeit eines nicht beabsichtigten

Tab. 35.7: Dopingbefunde weltweiter Kontrollen Stimulanzien (2003–2005) [Statistik der von der WADA akkreditierten Laboratorien]*

Substanzen	Anzahl	Substanzen	Anzahl
Nicht spezifizierte Substanzen		Cropropamid	1
Amphetamin	349	Crotetamid	1
Cocaine	208	Dimethamphetamin	1
MDMA	37	Fenproporex	1
Phentermin	32	Mesocarb	1
Metamphetamin	28		
MDA	11		
Modafinil	10	**Spezifizierte Substanzen**	
Fenetyllin	9	Ephedrin	295
Carphedon	8	Methylphenidat	33
Amfepramon	7	Heptaminol	29
Benzylpiperazin	7	Cathin	25
Norfenfluramin	6	Nikethamid	21
Mephentermin	4	Etilefrin	11
Phendimetrazin	2	Pemolin	10
Clobenzorex	2	Methylephedrin	5
Fenfluramine	2	Etamivan	4
MDEA	2	Strychnin	2
Bromantan	1	Parahydroxyamphetamin	1
		Propylhexedrin	1

Weitere Stimulanzien (ohne positive Befunde) s. Dopingliste der WADA

* Ca. 302 000 Dopingkontrollproben (nur Wettkampfproben) mit ca. 868 (0,29%) positiven Befunden (A-Proben)

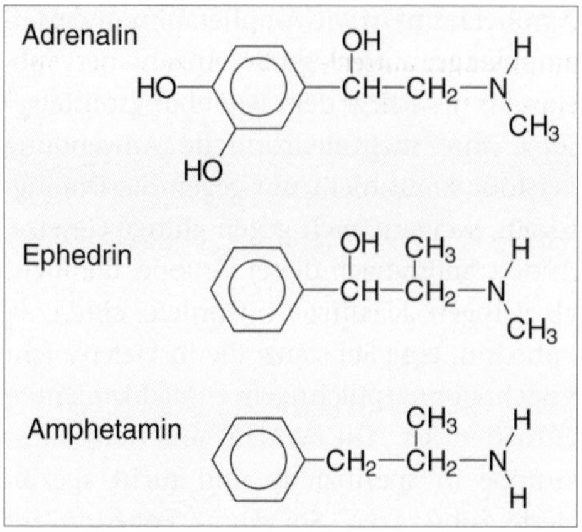

Abb. 35.4: Chemische Strukturformeln von Adrenalin, Amphetamin und Ephedrin

Dopingverstoßes eine geringe Sanktion im ersten Verstoßfall ausgesprochen werden kann. Dagegen sind Amphetamin und Metamphetamin nicht spezifizierte Substanzen, für die bei einem Verstoß eine Wettkampfsperre von 2 Jahren ausgesprochen werden sollte.

Stimulanzien vom Amphetamintyp: Verbindungen, die chemisch eine hohe strukturelle Ähnlichkeit zu den Katecholaminen Adrenalin und Noradrenalin aufweisen. Als klassischer Vertreter dieser Gruppe muss Amphetamin (s. Abb. 35.4) betrachtet werden, das historisch gesehen eines der ersten therapeutisch verwendeten Stimulanzien war.

35.6.1 Entdeckung des Amphetamins und Ephedrins [Snyder 1988]

Amphetamin wurde entwickelt, um Asthma zu behandeln. Bei Asthma führt eine Verengung der Atemwege zu einer anfallartigen Atemnot. Eines der wirksamsten Mittel zur Behandlung des Asthmas stellt Adrenalin dar. Adrenalin ist ein Katecholamin und somit ein Hormon, das unter Stressbedingungen vermehrt im Nebennierenmark gebildet und in die Blutbahn ausgeschüttet wird. Adrenalin erhöht die Herzfrequenz und -kontraktilität, führt zur gesteigerten Muskelaktivität und erweitert die Blutgefäße in den Bronchien, was ein tieferes und besseres Atmen erlaubt. Leider kann Adrenalin aber nicht oral verabreicht werden, da es bereits im Magen-Darm-Trakt z.T. aufgrund seiner Oxidationsempfindlichkeit abgebaut wird. Im Blut wird es sehr schnell metabolisiert und zu inaktiven Metaboliten verstoffwechselt. Daher wurde ein Derivat gesucht, das ausreichend stabil ist und aus dem Magen-Darm-Trakt gut resorbiert wird. Dieses gelang in den 1920er Jahren mit der Isolierung von Ephedrin aus der Pflanze „ma huang". Die Wirkung des Ephedrins war der des Adrenalins sehr ähnlich. Die Ähnlichkeit beider Wirkstoffe ist in den Strukturformeln in Abbildung 35.4 wiedergegeben.

Da diese Pflanze sehr selten ist, blieb das Problem, eine wirksame Verbindung zur Behandlung von Asthma zu finden, prinzipiell bestehen. Mitte der 1930er Jahre gelang es Gordon Alles in Los Angeles, Amphetamin zu synthetisieren, das ähnlich wirksam war wie die Katecholamine.

Eine der wesentlichen Wirkungen des Amphetamins besteht darin, die Schläfrigkeit zu verhindern, sodass ermüdete Personen länger wach bleiben. Daher stammt auch der Name Weckamine für Substanzen vom Amphetamintyp. Während des Zweiten Weltkriegs soll die deutsche Wehrmacht ihre Piloten mit Amphetamin behandelt haben, um sie während der Angriffsphasen nächtelang wach zu halten. Auf der Gegenseite sollen britische und amerikanische Soldaten die Droge ebenfalls verwendet haben.

Die Wirkungen der Stimulanzien vom Amphetamintyp entsprechen im Wesentlichen denen der körpereigenen Stresshormone Adrenalin und Noradrenalin und resultieren aus ihrer strukturellen Ähnlichkeit.

Sie haben aber im Gegensatz zu den Katecholaminen stärkere Wirkungen auf das ZNS.

Katecholamine versetzen den Körper in die Lage, eine höhere Leistung zu vollbringen. Wesentliche Wirkungen sind hierbei die Erweiterung der Bronchien (bessere Atmung und damit O_2-Aufnahme) und die Erhöhung der Herzkraft und der HF (verbesserter O_2-Transport). In der Leber und in der Muskulatur wird Glykogen verstärkt zu Glukose abgebaut (Glykogenolyse), und in den Fettzellen ist der Abbau von Fetten zu Fettsäuren erhöht (Lipolyse). Eine schnelle Glukose- und Fettsäurebereitstellung zur erhöhten Energieversorgung bei sportlichen Aktivitäten ist somit gegeben.

Beim Wirkungsmechanismus von Amphetaminen und Katecholaminen muss allerdings zwischen einer direkten und indirekten Wirkung unterschieden werden. Eine direkte Wirkung besitzen Substanzen vom Amphetamintyp, wenn sie ähnlich wie die Katecholamine über mehrere Hydroxygruppen verfügen. Diese Derivate stimulieren sowohl α- als auch β-Rezeptoren der Zielzellen, indem sie direkt an die Rezeptoren binden. Eine indirekte Wirkung zeigen dagegen Substanzen, die wie Amphetamin keine Hydroxygruppen aufweisen. Die indirekte Wirkung erklärt sich dadurch, dass Mechanismen zur Inaktivierung der Katecholamine bzw. zur Wiederaufnahme der Katecholamine aus dem synaptischen Spalt in die Vesikel der Neurone gehemmt werden. Es kommt somit zu einer verlängerten Aktivierung der Zielzellen durch die Katecholamine selber.

Nebenwirkungen

Nach hohen Dosen, v.a. von Amphetamin, können Psychosen, Halluzinationen und auch schwere psychische Abhängigkeit auftreten. Unerwünschte Nebenwirkungen sind der Wirkung des Noradrenalins ähnlich: Verengung der Blutgefäße und Blutdruckanstieg bis hin zum Wärmestau. Der Körper wird gewissermaßen überhitzt, die Thermoregulation kann den Zustand nicht ausgleichen. Unter Amphetamineinfluss wird die Ermü-

dung verzögert und die sportliche Leistung kann länger aufrechterhalten werden. Dieses kann aber zu einer unnatürlichen Ausschöpfung von Energiereserven führen und körperliche Schäden bewirken. Zu erwähnen sind hier die Radrennfahrer-Dopes (Amphetamin, Fenetyllin, Methylphenidat u.a.), die in den 1960er Jahren zu zahlreichen Todesfällen geführt haben [Forth et al. 1996].

35.7 Narkotika

Zur Gruppe der Narkotika gehören 11 ausgewiesene opioidartige Analgetika (s. Tab. 35.8), die sich in ihrer Wirkung vom Morphin (s. Abb. 35.5) ableiten, während alle nichtopioidartigen Analgetika, wie z.B. Aspirin, Naproxen oder Voltaren, erlaubt sind.

Die Substanzen dieser Wirkstoffklasse bestehen vorwiegend aus Morphinanaloga, seinen chemischen Verwandten und synthetischen Opioiden. Ihre Hauptwirkung ist die Schmerzunterdrückung. Sie werden deshalb auch als stark wirksame Analgetika bezeichnet.

Der Missbrauch dieser Verbindungen im Sport in früheren Jahren war der Grund, dass das IOC diese Substanzen auf die Liste der

Tab. 35.8: Liste der verbotenen Wirkstoffgruppe der Narkotika

Buprenorphin

Diamorphin (Heroin)

Dextromoramid

Fentanyl und Fentanyl-Derivate

Hydromorphon

Methadon

Morphin

Oxycodon

Oxymorphon

Pentazocin

Pethidin

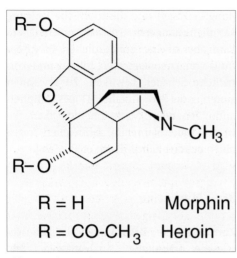

Abb. 35.5: Chemische Strukturformel des Morphins und Heroins

verbotenen Wirkstoffe gesetzt hat. Mithilfe dieser Substanzen ist eine Leistungsverbesserung möglich, wenn Schmerzen die aktuelle sportliche Tätigkeit im Wettkampf limitieren und eine Leistungsminderung zu erwarten ist. Dieses Verbot ist mit nationalen und internationalen Gesetzen konform, die den Missbrauch von opioidartigen Narkotika unter Strafe stellen (Betäubungsmittelgesetze). Aufgrund der Tatsache, dass heutzutage zur Schmerzunterdrückung andere nicht verbotene effektiv wirksame Pharmaka wie nichtsteroidale Analgetika zur Verfügung stehen, spielt der Missbrauch der Narkotika zu Dopingzwecken nur eine untergeordnete Rolle.

Ursprung des Morphins

Opium ist der getrocknete Milchsaft des Schlafmohns. Hierbei handelt es sich um ein Gemisch aus etwa 25 verschiedenen Alkaloiden, deren wichtigste, neben dem Hauptalkaloid Morphin, Codein und Thebain sind. Die narkotisierende und schmerzstillende Wirkung des Opiums geht nur von den Alkaloiden Morphin, Kodein und Thebain aus. Der Name Opium leitet sich vom griechischen opus = Saft her.

Mohn wurde schon im Alten Ägypten angebaut, und Opium war bereits um 1600–

1400 v. Chr. bekannt. Der griechische Arzt Galen verabreichte Opium als schmerzstillendes Mittel bei Kopfschmerzen, Gallenblasenbeschwerden, Koliken und Nierensteinen und als Beruhigungsmittel. 1803 isolierte der deutsche Chemiker Friedrich Sertürmer eine unbekannte Verbindung in hoher Konzentration aus dem Schlafmohn. Er nannte sie in Anlehnung an Morpheus, den griechischen Gott der Träume, Morphin.

Im Deutsch-Französischen Krieg 1870/1871 wurde Morphin umfangreich verabreicht, und viele Kriegsveteranen kehrten als Morphinisten heim.

Die Opiatabhängigkeit ist aber hauptsächlich auf den Missbrauch von Heroin zurückzuführen. Heroin ist ein Derivat des Morphins, wobei die beiden Hydroxygruppen azetyliert sind. Die höhere Wirksamkeit des Heroins gegenüber Morphin erklärt sich aufgrund der besseren Fettlöslichkeit, weshalb der Wirkstoff leichter die Blut-Hirn-Schranke durchdringen und ins Gehirn gelangen kann.

Wirkungen des Morphins

Morphin und seine pharmakologischen Verwandten üben weitgehend ähnliche Wirkungen aus. Diese Eigenschaften können deshalb beispielhaft mit der Beschreibung der Wirkungen des Morphins aufgezeigt werden.

1973 gelang es, spezifische Opiatrezeptoren an Membranen von Hirnzellen nachzuweisen. Es konnte gezeigt werden, dass die Wirkung des Morphins über diese Rezeptoren vermittelt wird. Diese Entdeckung erklärt aber noch nicht, wieso Morphin Schmerzzustände lindern kann und wieso es zu euphorischen Empfindungen des Wohlbefindens kommen kann. Da der Säugetierorganismus selber nicht Morphin synthetisieren kann, stellt sich die Frage, wozu überhaupt Opiatrezeptoren existieren. Es müssen logischerweise Substanzen im menschlichen Körper vorkommen, die an diese Rezeptoren binden. 1975 gelang es Huges und Kosterlitz als Erste, körpereigene Opiate nachzuweisen. Sie identifizierten diese Substanzen als kurzkettige Peptide und nannten sie Enkephaline. Diese natürlichen Peptide wurden synonym auch als Endorphine (endogene oder körpereigene Morphine) bezeichnet.

Die Wirkungen des Morphins können in zentrale und periphere Effekte unterteilt werden. Zu der zentralen Wirkungen gehören die Schmerzdämpfung, Atemdepression (eine Atemlähmung mit tödlichem Ausgang ist erst bei Dosierungen von 200–250 mg und mehr zu erwarten), Dämpfung des Hustenreflexes, Unterdrückung des Brechreizes und eine erregende Wirkung auf die Augenmuskulatur (die typischen „stecknadelkopfgroßen" Pupillen sind ein Indiz für die Einnahme von Morphin u.a. bei Vergiftungen). Zu den peripheren Wirkungen zählen die Steigerung des Tonus der glatten Muskulatur, eine Verzögerung der Magenentleerung, eine Hemmung der Kontraktion der Darmmuskulatur (deshalb ist Morphin auch ein Mittel bei Durchfall) und die Kontraktion der Blasenmuskulatur.

Nebenwirkungen des Morphins

Bei den Nebenwirkungen des Morphins wird generell zwischen akuten und chronischen Wirkungen unterschieden. Die wichtigsten akuten Nebenwirkungen zeigen sich bei einer Überdosierung in Form einer Atemlähmung, wobei es zu einer Schädigung der Gefäße (Sauerstoffunterversorgung) und zum Kreislaufschock kommen kann. Todesfolgen sind hier aus der Drogenszene bekannt.

Die chronischen Wirkungen werden als Opiatsucht zusammengefasst und sind eine Toleranzentwicklung mit Ausbildung einer körperlichen und psychischen Abhängigkeit.

Toleranz

Bei langfristiger Anwendung von Morphin kommt es zu einer Abnahme der Empfindlichkeit des ZNS. Die Folge ist, dass immer höhere Dosen verwendet werden müssen, um die anfängliche Wirkung zu erreichen. Eine genaue wissenschaftliche Erklärung für die Toleranzentwicklung liegt zurzeit noch nicht vor.

Körperliche oder physische Abhängigkeit

Dieses Phänomen zeigt sich, wenn die Droge nach längerer Zeit ihrer Einnahme abgesetzt wird. Es kommt zu schweren körperlichen Entzugssymptomen, die z.T. den Wirkungen des Morphins entgegengesetzt sind. Bei einer morphinabhängigen Person zeigen sich nach Absetzen z.B.: Schweißausbrüche, Tränenfluss, Erbrechen, Kreislaufversagen, Depressionen und Überempfindlichkeit gegenüber Schmerzen.

Die Entzugserscheinungen können durch morphinähnliche Drogen aufgehoben werden (z.B. Methadontherapie).

Psychische Abhängigkeit (Drogensuchtverhalten)

Dieses ist ein zwanghaftes Verhalten, ein Pharmakon zu verwenden und seinen Gebrauch fortzusetzen. Dieses kann bis hin zur Beschaffungskriminalität führen. Es kann zu einer extremen Verwahrlosung des Abhängigen kommen.

35.8 Cannabinoide

Cannabinoide sind Wirkstoffe des Hanfs (Cannabis sativa). Von dieser Gattung sind am bekanntesten der Faserhanf und der indische Hanf. Der indische Hanf enthält zahlreiche Inhaltsstoffe, wobei von über 30 Cannabinoiden das Delta-9-Tetrahydrocannabinol (THC) die wirksamste Verbindung darstellt.

Die Wirkungen von Tetrahydrocannabinol sind sehr vielseitig und bis heute noch nicht vollständig bekannt. Das Gleiche gilt dann natürlich auch für die möglichen Nebenwirkungen. Vermittelt werden die THC-

Wirkungen über den Cannabinoidrezeptor, der in verschiedenen Bereichen des Gehirns vorkommt (z.B. Basalganglien).

THC besitzt überwiegend psychotrope Wirkungen. Es wird zwischen akuten und chronischen Wirkungen unterschieden.

Zu den akuten Wirkungen werden ein Gefühl der Entspannung, eine leichte Euphorie und eine Distanz zu Alltagsproblemen angegeben. Sinnesreize werden intensiver empfunden und Denkprozesse phantasievoller und berauschender erlebt. Die Menge der applizierten Droge spielt hierbei eine entscheidende Rolle. Bei Dosen bis 5 mg THC sollen vornehmlich sedative (beruhigende) Effekte überwiegen, während bei Dosen von über 15 mg THC Erregung bis hin zu psychotischen Anfällen möglich sind.

Die Anwendung von Cannabis führt eigentlich nicht zu einer Verbesserung sportlicher Höchstleistungen. Allerdings kann aufgrund der sedierenden (beruhigenden) Wirkung von Cannabis ein Athlet in gefährlichen Sportarten (z.B. Downhill-Radfahren) risikobereiter in den Wettkampf gehen, was u.U. dann auch mit einem besseren Wettkampfergebnis einhergehen kann.

In Spielsportarten kann ein Sportler unter Cannabis eine Gefährdung der Mitspieler bewirken, da er aufgrund der sedierenden Wirkung eine Distanz zu der aktuellen Spielsituation erlebt und ein höheres Risiko in Zweikämpfen in Kauf nehmen kann. Vor allem in Motorsportarten, im Skiabfahrtslauf und ähnlich gefährlichen Sportarten stellt ein Cannabis konsumierender Athlet ein erhöhtes Unfallrisiko dar. Darüber hinaus kommt es bei höherer Dosierung von Cannabis zu einer Verschlechterung der Koordination. Aus diesen Gründen wurde in vielen Sportarten Cannabis für den Wettkampf verboten. Regelmäßiger Konsum von Cannabis in der Trainingsphase kann allerdings dazu führen, dass selbst nach Wochen der Hauptmetabolit von THC (THC-Carbonsäure) noch nachweisbar ist. Aufgrund der Mög-

lichkeit, dass Athleten passiv THC aufnehmen, wenn sie sich in Räumen mit Personen aufhalten, die z.B. Marihuana rauchen, wird ein Grenzwert von 15 ng/ml im Urin beachtet und nur Proben mit höheren Konzentrationen positiv bewertet.

Die lange Nachweisbarkeit von Cannabis bedeutet, dass Athleten grundsätzlich in der Trainingsphase kein Cannabis konsumieren dürfen.

35.9 Glukokortikosteroide

Glukokortikosteroide oder Glukokortikoide sind an der Regulation des Kohlenhydratstoffwechsels beteiligt. Sie beeinflussen aber auch den Fett- und Eiweißstoffwechsel. Sie werden unter Stress vermehrt synthetisiert und ausgeschieden. Das wichtigste körpereigene Glukokortikoid ist Cortisol.

Glukokortikoide fördern die Synthese von Glukose aus Aminosäuren (Glukoneogenese), die aus dem Abbau von Proteinen freigesetzt werden. Der Glukoseumsatz wird gesteigert und Glykogen wird vermehrt in der Leber gebildet. Erhöhte Cortisolkonzentrationen führen zu einer Unterdrückung immunologischer und entzündlicher Vorgänge.

Die antiinflammatorische (entzündungshemmende) Wirkung ist abhängig von der direkten Wirkung des Glukokortikoids im Entzündungsgebiet. Sie hemmen hier vielfältige Prozesse, die sich bei der Ödembildung und im Entzündungsvorgang abspielen. So stabilisieren sie z.B. die Zellmembranen der Lysosomen und verhindern somit die Freisetzung lysosomaler Enzyme.

Seit 1975 hat die Medizinische Kommission des IOC versucht, den Gebrauch von Glukokortikoiden während der Olympischen Spiele zu reduzieren, indem nach Applikation ein Attest des Mannschaftsarztes verlangt wurde. Diese Regel haben alle internationalen Sportverbände übernommen. Hiermit soll der unkontrollierte Einsatz dieser Verbindungen verhindert werden. Der Grund hierfür war, dass Glukokortikoide aus nichtmedizinischen Gründen p.o, i.m. und sogar i.v. in einigen Sportarten missbraucht wurden. Weshalb diese Verbindungen eingesetzt wurden, ist schwer verständlich. Gerade die Tatsache, dass sie das Immunsystem bei längerer Anwendung extrem schwächen, lässt ihre Anwendung kontraproduktiv erscheinen. Es wird vermutet, dass euphorisierende Effekte der Glukokortikoide wahrscheinlich einer der Hauptgründe für ihren Missbrauch ist.

Die Benutzung von Glukokortikoiden ist verboten, wenn sie systemisch eingesetzt werden. Hierzu gehören folgende Anwendungsformen: i.m. und i.v. Injektion sowie p.o. und rektale Applikation. Für die nichtsystemische Anwendung generell und im Einzelfall auch für die systemische Anwendung muss eine TUE beantragt bzw. eine „Erklärung zum medizinischen Gebrauch" angegeben werden.

Nebenwirkungen

Nebenwirkungen treten i.d.R. erst bei Langzeitbehandlungen auf und können stichwortartig zusammengefasst werden: Cushing-Syndrom (Vollmondgesicht, Stammfettsucht, Stiernacken, Striae), Osteoporose, Magen-Darm-Ulzera mit Blutungen, erhöhte Infektionsanfälligkeit, diabetogene Stoffwechsellage, Blutdruckanstieg, Thromboseneigung, Myopathie, Verhaltens- und Wesensänderungen (Euphorie, Depression, Schizophrenie) usw. [Forth et al. 1996].

35.10 Verbotene Substanzen in speziellen Sportarten

Substanzen wie Alkohol und Betablocker sind nur in speziellen Sportarten verboten und zwar nur während des Wettkampfs.

Unter Alkoholeinfluss kommt es bei den meisten Sportarten zu keiner Leistungsstei-

gerung. Ausnahmen sind aber jene Sportarten, in denen eine sympathische Erregung zu Leistungseinbußen führen kann. So ist in Sportarten wie Automobilsport, Bogenschießen, Karate, Moderner Fünfkampf (Disziplin Schießen) und weitere Alkohol verboten, und Alkoholkontrollen können vorgenommen werden.

Nach der Dopingliste der WADA (s. Tab. 35.2) wird genau angegeben, in welchen Sportarten Alkohol verboten ist. Grundsätzlich gilt ein Grenzwert von 0,1 permill (g/l) im Blut als Entscheidungskriterium.

Betablocker können ähnlich wie Alkohol in Sportarten, in denen Wettkampfnervosität zu Leistungseinbußen führen kann, missbraucht werden. Sie sind ebenfalls nur in ausgewiesenen Sportarten verboten. Positive Befunde hat es immer wieder mit Betablockern im Schießsport gegeben, weshalb die Substanzgruppe in dieser Sportart auch für die Phase außerhalb des Wettkampfs verboten wurde.

35.11 Verbotene Methoden

Unter den verbotenen Methoden werden nach der WADA-Liste der verbotenen Substanzen 3 Methoden aufgeführt:
- Verbesserung des Sauerstofftransports
- Chemische und physikalische Manipulation
- Gendoping

Methoden zur Verbesserung des Sauerstofftransports

Die verbotene Methode wird in Blutdoping und weitere Methoden zur künstlichen Beeinflussung des Sauerstofftransports unterteilt.

Blutdoping

Unter Blutdoping wird die Anwendung einer autologen (Eigenbluttransfusion), homologen (Fremdbluttransfusion) oder heterologen Transfusion (Spender ist ein Lebewesen einer anderen Gattung) von Blut, roten Blutzellen oder anderen Blutzellprodukten verstanden. Durch die Bluttransfusion wird eine Erhöhung der Erythrozytenmenge im Gesamtblut erreicht, sodass eine deutlich verbesserte Sauerstofftransportleistung und daraus resultierend eine verbesserte Ausdauerleistung ermöglicht wird. Diese Maßnahmen stehen nicht im Einklang mit der medizinischen Ethik und der Ethik des Sports. Sie beinhalten, insbesondere bei einer Fremdbluttransfusion, gesundheitliche Risiken wie allergische und akute hämolytische Reaktionen mit Nierenschädigungen, wenn falsch gekennzeichnetes Blut verwendet wird.

Ferner können Nebenwirkungen auftreten wie Fieber, Gelbsucht, Infektionen (Virushepatitis und Aids) und Überlastungen des Herz-Kreislauf-Systems und metabolischer Schock.

Weitere Methoden zur künstlichen Beeinflussung des Sauerstofftransports

Weiterhin verboten ist die Anwendung von Produkten bzw. Substanzen, die die Aufnahme, den Transport bzw. die Freisetzung von Sauerstoff im Gewebe erhöhen. Hierzu zählen modifizierte Hämoglobine, Perfluorkohlenwasserstoffe und Efaproxiral (RSR13).

Bei quervernetzten bzw. polymerisierten Hämoglobinen wird der Sauerstoffträger Hämoglobin unabhängig von den roten Blutzellen (Erythrozyten) eingesetzt. Damit wird die Gesamtkapazität des Bluts, Sauerstoff zu binden, erhöht, womit für Ausdauersportler eine verbesserte Ausdauerleistungsfähigkeit verbunden wäre. Mehrere Präparate sind allerdings in den klinischen Studien aufgrund erheblicher Nebenwirkungen aufgegeben worden. Ein Präparat **Hemopure** soll in Südafrika zugelassen sein, während in Amerika von der Firma Biopure Corporation ein Präparat **Oxyglobin** für die veterinärmedizinische Anwendung zugelassen ist.

Unter PFC wird eine Substanzgruppe zusammengefasst, die als Perfluorkohlenwasserstoffe (Perfluorcarbon = PFC) bezeichnet werden. Hierbei handelt es sich um perfluorierte Kohlenwasserstoffe wie Perfluordecalin, Perfluortripropylamin oder Perfluoroctylbromid.

Perfluorkohlenwasserstoffe binden mit hoher Affinität Sauerstoff und können somit die Funktion der roten Blutkörper übernehmen. Sie mischen sich allerdings nicht mit Wasser und werden deshalb als Emulsionen mit Phospholipiden eingesetzt. Aufgrund ihrer hohen Viskosität werden sie als verdünnte Lösungen (z.B. 20%) infundiert. Es wird deshalb eine Beatmung der Patienten, die PFC bekommen, mit 80–100%igem Sauerstoff vorgenommen, um eine vergleichbare Sauerstoffsättigung wie bei Erythrozyten zu gewährleisten.

Bei RSR 13 handelt es sich um einen Modulator für die Sauerstoffaffinität des Hämoglobins. RSR13 bindet an Hämoglobin und verschiebt dadurch das Gleichgewicht zwischen oxygenierter und deoxygenierter Form zum deoxygenierten Zustand. Dieses bedeutet, dass eine höhere Sauerstoffabgabe in das Gewebe ermöglicht wird. Dieses Phänomen wird mit einer sog. Rechtsverschiebung der Sauerstoffbindungskurve beschrieben und könnte unter körperlicher Belastung eine bessere Sauerstoffausnutzung und damit erhöhte Energiebereitstellung ermöglichen.

Medizinisch ist RSR13 noch in der klinischen Testphase, um es möglicherweise bei Patienten mit einer verminderten Sauerstoffsättigung des Bluts (Hypoxie), z.B. bei bestimmten Anämieformen, bei kardiopulmonalen Erkrankungen, bei verschiedenen Krebsarten und im Rahmen einer Chemotherapie zur Krebsbehandlung einsetzen zu können.

Chemische und physikalische Manipulation

Verschiedene chemische und physikalische Manipulationsmöglichkeiten, um Dopinganwendungen zu maskieren, sind im Sport bekannt und z.T. auch nachgewiesen worden. Bei der chemischen Manipulation wird versucht, durch die Zugabe von Chemikalien bzw. Enzymen zur Urinprobe Dopingsubstanzen durch Oxidations- und Abbauprozesse zu zerstören und einen Dopingnachweis zu verhindern. Gängige Methoden bei der physikalischen Manipulation sind Abgabe eines Fremdurins durch Täuschung des Kontrolleurs bzw. mittels Katheterisierung, der Austausch des Urinfiltrats in der Blase gegen eine negative Urinprobe zeitnah zur Dopingkontrolle.

Gendoping

Seit 2003 verbieten das IOC und die WADA Gendoping. Der Begriff Gendoping wird im Hinblick auf zukünftige Dopingmöglichkeiten diskutiert, womit im Rahmen der Erforschung des menschlichen Erbguts und der Aufklärung aller menschlichen Gene (Human-Genomprojekt) auch neue Manipulationswege zur sportlichen Leistungssteigerung für möglich gehalten werden. Die Thematik eröffnet einen breiten Raum für Spekulationen bez. der möglichen Gendopingverfahren als auch der Nachweismöglichkeiten.

Entsprechend der Dopingliste unterscheidet die WADA unter dem Begriff Gendoping 2 Verfahren: gentherapeutische Verfahren und Verfahren bzw. Substanzen zur Beeinflussung der Genaktivität (Genexpression).

Gentherapeutische Verfahren

Gentherapeutische Verfahren wurden im Ansatz im Tierversuch für EPO entwickelt, bisher nicht für Menschen (z.B. Repoxygen). Bei diesen Verfahren wird z.B. das EPO-Gen in den Zellkern von Haut- bzw. Muskelzellen von Mäusen eingeschleust, sodass die Tiere

vermehrt körpereigenes EPO produzieren. Ein entsprechendes Verfahren wurde bereits bei Affen getestet und zeigte eindeutig veränderte EPO-Formen, die mit dem bisherigen Test auffallen würden [Lasne et al. 2004]. Dieses erklärt sich mit dem zellspezifischen Syntheseort. EPO wird zu über 90% in der Nierenzelle produziert, während bei für Tiere entwickelten gentherapeutischen Verfahren Haut- bzw. Muskelzellen benutzt werden. Der Kohlenhydratanteil des EPO wird zellspezifisch gebildet und führt somit in Haut- und Muskelzellen zu unterschiedlichen EPO-Formen im Vergleich zu in Nieren gebildetem EPO.

Weitere gentherapeutische Verfahren, die möglicherweise zu Dopingzwecken eingesetzt werden können, sind zurzeit nicht bekannt.

Beeinflussung der Genexpression

Zu dieser verbotenen Methode wurden von der WADA ab 01.01.2009 2 Substanzen, GW1516 und AICAR, als verbotene Substanzen namentlich ausgewiesen. Die Substanzen sollen im Tierversuch deutliche Verbesserungen in der Laufausdauer gezeigt haben und werden deshalb problematisiert. Sowohl AICAR als auch GW1516 sollen über eine Aktivierung von Genen zu einer vermehren Bildung von Enzymen des Fettstoffwechsels führen.

Für die Analytik ist GW1516 kein größeres Problem, es ist eine niedermolekulare Substanz, körperfremd und gut nachweisbar [Thevis et al. 2009]. Für AICAR stellt sich allerdings das Problem, dass es auch vom menschlichen Organismus synthetisiert wird und somit von einer exogenen Zufuhr zurzeit nicht differenziert werden kann.

Für beide Substanzen liegen derzeit keine Daten vor, ob sie beim Menschen, insbesondere bei austrainierten Sportlern tatsächlich zur Verbesserung der Ausdauerleistungsfähigkeit führen können.

Literatur

Bidlingmaier M, Wu Z, Strasburger CJ, Test method: GH. Bailliere's Clin Endocrinol Metab (2000), 14, 99–109

Deligiannis A et al., ESC study group of sports cardiology position paper on adverse cardiovascular effects of doping in athletes. Eur J Cardiovasc Prev Rehabil (2006), 13, 687–694

Donike M (1990) Doping. Trainerakademie Köln e.V. (Hrsg), Studienbrief 10 der Trainerakademie Köln, 185–216. Hoffmann, Schorndorf

Forth W et al. (1996) Lehrbuch der allgemeinen und speziellen Pharmakologie, 7. Aufl. Wissenschaftsverlag Mannheim, Leipzig, Wien, Zürich

Franke WW, Berendonk B, Hormonal doping and androgenization of athletes: a secret program of the German Democratic Republic government. Clin Chem (1997), 43, 1262–1279

Holt RIG, Sönksen PH, Review – Growth hormone, IGF-I and insulin and their abuse in sport. British Journal of Pharmacology (2008), 1–15

Kohler M et al., Discrimination of recombinant and endogenous urinary erythropoietin by calculating relative mobility values from SDS gels. Int J Sports Med (2008), 29, 1–6

Lasne F et al., „Genetic Doping" with erythropoietin cDNA in primate muscle is detectable. Letter to the Editor. Molecular Therapy (2004), 10, 409–441

Lasne F et al., Detection of isoelectric profiles of erythropoietin in urine: differentiation of natural and administered recombinant hormones. Anal Biochem (2002), 311, 119–126

Snyder SH (1988) Chemie der Psyche – Drogenwirkung im Gehirn. Spektrum der Wissenschaft, Heidelberg

Tagarakis CVM et al., Anabolic steroids inhibit the exercise-induced increase of the capillarisation of the heart. Eur Heart J (1995), 16, 312

Thevis M et al., Doping control analysis of emerging drugs in human plasma – identification of GW501516, S-107, JTV-519, and S-40503. Rapid Commun Mass Spectrom (2009), 23(8), 1139–1146

Thevis M et al., Screening for 2-quinolinone-derived selective androgen receptor agonists in doping control analysis. Rapid Commun Mass Spectrom (2007), 21, 3477–3486

Wu Z et al., Detection of doping with human growth hormone. Lancet (1999), 353, 895

Stichwortverzeichnis

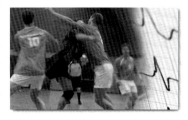
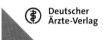

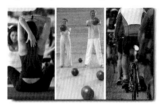